呼吸系统疑难重症
中西医基础与临床

主编 武蕾 贾琳 李彬 朱艳风

U0301840

世界图书出版公司

图书在版编目（CIP）数据

呼吸系统疑难重症中西医基础与临床/武蕾等主编
. --北京：世界图书出版公司，2020.5
　　ISBN 978-7-5192-7415-3

　　Ⅰ. ①呼… Ⅱ. ①武… Ⅲ. ①呼吸系统疾病—中西医
结合疗法 Ⅳ. ①R56

　　中国版本图书馆 CIP 数据核字（2020）第 065121 号

书　　　名	呼吸系统疑难重症中西医基础与临床
（汉语拼音）	HUXI XITONG YINAN ZHONGZHENG ZHONGXIYI JICHU YU LINCHUANG
主　　　编	武　蕾　贾　琳　李　彬　朱艳风
总 策 划	吴　迪
责 任 编 辑	韩　捷　崔志军
装 帧 设 计	刘　陶
出 版 发 行	世界图书出版公司长春公司
地　　　址	吉林省长春市春城大街 789 号
邮　　　编	130062
电　　　话	0431－86805551（发行）　　0431-86805562（编辑）
网　　　址	http：//www.wpcdb.com.cn
邮　　　箱	DBSJ@163.com
经　　　销	各地新华书店
印　　　刷	长春市农安县胜达印刷厂
开　　　本	787mm×1092mm 1/16
印　　　张	33.25
字　　　数	809 千字
印　　　数	1—5 000
版　　　次	2021 年 1 月第 1 版　2021 年 1 月第 1 次印刷
国 际 书 号	ISBN 978-7-5192-7415-3
定　　　价	138.00 元

编 委 会

前　言

　　呼吸系统疑难重症疾病是严重威胁我国人民健康的常见病和多发病。由于环境污染和人们生活方式的改变，呼吸系统疑难重症疾病的发病率和病死率均呈逐渐上升趋势。随着现代医学的发展，我们对呼吸系统疑难重症疾病进行了广泛的、深入的基础理论和临床实践研究，取得了重大的进展。中医药学源远流长、博大精深，积累了丰富的治疗肺系疑难重症的经验。中西医结合综合运用两种医学体系，取长补短，携手前行，更能攻破一道道难题。为了便于与同行交流，以不断提高呼吸系统疑难重症的诊治水平，促进中西医结合治疗呼吸系统疾病的发展，我们在参考大量国内外文献的基础上，结合多年的临床经验编写本书，希望对从事呼吸系统疾病的医务人员有所帮助。

　　本书分两篇，共26章。第一篇为呼吸疑难重症基础，主要讲述呼吸病学中医概述、呼吸系统的解剖与生理功能、呼吸疑难重症主要症状和体征、呼吸疑难重症的床旁检查、呼吸疑难重症的诊断监测技术、呼吸疑难重症抢救技术、呼吸系统疾病常用药物、呼吸系统疾病常用中药、呼吸系统疾病常用方剂的相关内容；第二篇为呼吸疑难重症临床，包括重症肺炎、肺动脉高压、肺血栓栓塞症、特发性肺纤维化、急性间质性肺炎、肺脓肿、重症哮喘、呼吸衰竭、慢性阻塞性肺疾病、睡眠呼吸暂停综合征、肺源性心脏病、肺癌、肺性脑病、气胸、急性肺水肿、急性肺损伤与急性呼吸窘迫综合征、咯血相关疑难重症疾病的相关内容。本书内容全面，结构合理，重点突出。

　　本书读者对象为呼吸科及广大基层医疗机构，包括县级医院、乡镇医院及社区医疗服务中心的临床医生；同时还包括广大研究生、进修生、医学院校学生等，可作为其工作和学习的工具书及辅助参考资料。

本书编写过程中，得到了多位同道的支持和关怀，他们在繁忙的医疗、教学和科研工作之余参与撰写，在此表示衷心的感谢。

由于时间仓促，专业水平有限，书中难免存在不妥之处，敬请读者和同道批评指正。

武蕾

2020 年 1 月

目　录

第一篇　呼吸疑难重症基础

第二篇　呼吸疑难重症临床

第一篇　呼吸疑难重症基础

第一章　呼吸病学中医概述

第一节　中医学对呼吸病的认识

中医学是具有中国特色的生命科学，源远流长，数千年来为中华民族的健康繁衍、国家的繁荣发展做出了重要贡献。时至今日在科学技术高速发展的21世纪，具有独特理论体系和明显的临床疗效的中医药学，仍是令世人瞩目和不断挖掘的伟大医学宝库，在世界医学之林中占有重要的地位。由于呼吸系统疾病一直是临床常见病、多发病，更有很多疑难杂症，古往今来，中医对呼吸系统疾病的预防和治疗积累了丰富的经验，尤其对现代呼吸疑难病症更有独到的认识和见解。

中医学将呼吸系统称之为肺系，包括现代解剖学的鼻、咽、喉、气管、肺脏等组织器官，而肺是中医"藏象学说"中五脏之一，肺是肺系功能的主宰。

一、肺的位置和形态

1. 肺的部位　肺位于胸腔，上连气道，喉为门户，开窍于鼻，为气体出入的器官，在人体脏腑之中位置最高，故称肺为华盖。"肺者，五脏六腑之盖也"（《灵枢·九针论》）。"肺者脏之盖也"（《素问·病能篇》）。"心肺独居膈上"（《难经·十二难》）。"喉下为肺，两叶白莹，谓之华盖，以复诸脏"（《医贯》）。指出了肺在人体中的位置。

2. 肺的形态　肺为白色分叶状，质地疏松，"肺重三斤三两，六叶两耳，凡八叶"（《难经·四十二难》）。"肺得水而浮""肺熟而复沉"（《难经·十三难》）。"肺叶白莹，谓为华盖，以复诸脏，虚如蜂巢，下无透窍，吸之则满，呼之则虚"（《医宗必读》）。这里的"虚如蜂巢""得水而浮"，就是说肺脏本身是质地疏松含气的器官。至于重量问题，《难经》记载的心肺重量之间的比例与现代解剖学讲的心和肺之间的比例，也十分相似，说明古人对肺确有较深刻的了解。

二、肺的生理功能

"肺者，相傅之官，治节出焉"（《素问·灵兰秘典论》）。"相傅"，傅同辅，有辅佐、协助的意思，是和"心为君主之官"的"君主"相对而言的，意即肺对心脏有协助作用。所谓"治节"，就是"治理""调节"，就是说，人体的各种生理调节代偿功能，均属于肺的职能范围。"脉气流经，经气归于肺，肺朝百脉，输精于皮毛。毛脉合精，行气于府，府精神明，留于四脏，气归于权衡"（《素问·经脉别论》）。"四脏"是指肺以外其余器官"权衡"，就是调节作用，说明了肺与全身器官的关系。因此，肺是一个对人体各种生理功能具有调节代偿作用的重要器官，所以说，肺与心皆居膈上，位高近君，犹之宰辅，故称"相傅之官"。由于肺位最高，覆盖其他脏腑，故有"华盖"之称。又因肺叶娇嫩，不耐寒热，易被邪侵，故又称"娇脏"。中医学将肺系的生理功能概括为以下几个方面：肺主气司呼吸，主宣发肃降，通调水道，肺朝百脉、主治节；肺在志为忧，在液为涕，在体合皮，其华在毛，在窍为鼻；肺与大肠相表里；肺在五行中属金，其气清肃，与肝（木）、心（火）、脾（土）、肾（水）诸脏有生、克、乘、侮关系。

1. 主气、司呼吸　气是人体赖以维持生命活动的重要物质。所谓肺主气，是指人身之气均为肺所主，所以说"诸气者，皆属于肺"（《素问·五脏生成论》）。肺主气，是指肺有主持人体之气的功能，包括主呼吸之气和主一身之气两个方面。

（1）主呼吸之气：是指肺是体内外气体交换的场所。人体通过肺吸入自然界的清气，呼出体内的浊气，不断进行着体内外气体的交换，调节着气的升降出入运动。这样，不但维系了人体与外界环境的沟通，同时也保证了人体内部新陈代谢的正常进行。肺的功能正常，则气道通畅，呼吸调匀。所以肺的呼吸均匀调和，是气的生成和气机调畅的根本条件。

（2）主一身之气：是指一身之气都归属于肺，由肺所主。肺主一身之气，首先体现在宗气的生成方面。肺吸入的清气和脾胃运化的水谷精气结合而成宗气，宗气积聚于胸中，通过肺的作用，出入于咽喉以司呼吸，贯通心脉以行气血，并通过心脉周流全身，从而维持各脏腑组织器官的功能活动；其次，肺主一身之气还体现在肺的呼吸运动调节着全身气机的升降出入运动。肺主一身之气的功能正常，则脏腑功能旺盛。若肺主一身之气的功能失常，必然导致气的生成和运行的异常，从而导致各种疾病的发生。

肺主呼吸之气和一身之气，实际上都属于肺的呼吸功能。如果肺丧失了呼吸功能，清气不能吸入，浊气不能排出，人的生命活动就将终结。另外，肺司呼吸的功能还需肾的协作，肺主呼，肾主纳，一呼一纳，一出一入，才能完成呼吸运动。故有"肺为气之主，肾为气之根"之说。正常情况下，气道通畅，呼吸调匀。如因病邪致气机不畅，肺气壅塞，则呼吸功能失调而出现咳嗽、气喘、呼吸不利等症状。

2. 主宣发、肃降　宣发，即宣发和布散，是指肺气向上的升宣和向外周布散的作用。肃降，即清肃、洁净和下降，是指肺气向下通降和使呼吸道保持清洁的作用。

（1）肺主宣发的生理作用体现在三个方面：①通过肺的气化作用，排出体内的浊气；②将脾转输的津液和水谷精微布散到全身，外达皮毛；③宣发卫气，调节腠理的开合，排出汗液，维持体温的相对恒定。如肺主宣发功能障碍，则肺气闭郁，呼吸不利，可见咳嗽、喘促、胸闷，以及鼻塞、流涕等病理现象。

（2）肺主肃降的生理作用亦体现在三个方面：①吸入自然界的清气；②将吸入的清气及由脾转输至肺的津液和水谷精微向下布散；③肃清肺和呼吸道的异物，以保持呼吸道的清洁和通畅。若肺失肃降，则可见咳痰、咯血、呼吸表浅等病理表现。

肺的宣发和肃降是相反相成的矛盾运动，既相互依存，又相互制约。正常情况下，肺有节律地一宣一降，维持呼吸均匀协调、气机调畅，实现了体内外气体的交换，促进全身气血津液的正常运行。若肺的功能失调，必然导致"肺气失宣"或"肺失肃降"，而见气喘、咳嗽、咳痰、胸闷、气促、鼻塞流涕等病理表现。所以《素问·脏气法时论》说："肺苦气上逆"；《素问·至真要大论》中也有"诸气膹郁，皆属于肺"之说。

3. 通调水道　通即疏通，调即调节。水道，是水液运行和排泄的通道。肺通调水道，是指肺的宣发肃降运动对体内水液的输布、运行和排泄起着疏通和调节的作用。肺主宣发，不但将津液和水谷精微布散全身，而且通过调节汗孔的开合排泄汗液，来调节水液的代谢。肺气的肃降，将水液不断向下输送，经肾和膀胱的气化作用，生成尿液排出体外。故有"肺主行水"和"肺为水之上源"之说。如肺失通调，则水液停聚而生痰、成饮，甚则全身水肿。

4. 朝百脉、主治节　朝，朝向、聚会之意；百脉，泛指全身的血脉。肺朝百脉，是指全身的血液都通过血脉汇聚于肺，并经过肺的呼吸进行体内外气体的交换，然后再将富含清气的血液通过血脉输送到全身。《素问·经脉别论》说："食气入胃，浊气归心，淫精于脉，脉气流经，精气归于肺，肺朝百脉，输精于皮毛。"而血的运行，又依赖于气的推动，随着气的升降运动而运行全身。所以说，肺能够协助心脏以行血。病理情况下，若肺气壅塞，可致血脉运行不畅，甚则血脉瘀滞，而见心悸胸闷、口唇青紫等病理表现。

"治节"即治理和调节。主要体现在四个方面：①肺主呼吸，人体的呼吸运动是有节奏地一呼一吸；②随着肺的呼吸运动，治理和调节全身的气机，即调节全身气机的升降出入运动；③由于调节气的升降、出入运动，因而辅助心脏，推动和调节血液在脉中的运行；④肺的宣发和肃降，治理和调节津液的输布、运行和排泄。由此可以看出，肺主治节的功能实际上是对肺生理功能的高度概括。若肺的治理调节的功能失常，则可见呼吸、水液代谢、气血运行的异常，进而影响全身相应脏腑的功能。

5. 肺的在志、在液、在体和在窍

（1）在志为忧：以五志分属五脏，则肺在志为忧。忧和悲的情志变化，虽略有不同，但其对于人体生理活动的影响是基本相同的，所以忧和悲同属肺志。忧愁和悲伤，都是非良性刺激的情绪，对人体的影响主要是使气不断地被消耗，故悲忧易于伤肺。反之，肺虚时，机体易于产生悲忧的情绪变化。

（2）在液为涕：涕是由鼻黏膜分泌的黏液，有润泽鼻腔的作用。正常的情况下，鼻涕润泽鼻腔而不外流。若肺寒，则鼻流清涕；肺热，则涕黄浊；肺燥，则鼻干。

（3）在体合皮，其华在毛：皮毛，包括皮肤、汗腺、毫毛等组织，是一身之表，依赖于卫气和津液的温养和润泽，成为抵御外邪侵袭的屏障。由于肺主气属卫，具有宣发卫气，输精于皮毛等生理功能。所以肺的生理功能正常，则皮肤致密，毫毛光泽，抵御外邪侵袭的能力较强；反之，肺气虚，宣发卫气和输精于皮毛的生理功能减弱，则卫表不固，抵御外邪侵袭的能力就会降低，可出现多汗和易于感冒，或皮毛憔悴枯槁等现象。由肺与皮毛相合,所以在外邪侵犯皮毛、腠理闭塞、卫气郁滞的同时,也会影响到肺,导致肺气不宣;当外邪袭肺,肺气不宣时,也同样会引起腠理闭塞、卫气郁滞等病理变化。中医学中把汗孔称为"气门",也就是说,汗孔不仅排泄由津液所化之汗液,实际上也随着肺的宣发和肃降进行着身体内外的气体交换。所以《医经精义》中指出,皮毛也有"宣肺气"的作用。

(4)在窍为鼻:肺开窍于鼻,鼻与喉相通而连于肺,鼻与喉是呼吸的门户,固有"鼻为肺之窍""喉为肺之门户"的说法。鼻的嗅觉与喉的发音都是肺气的作用。所以肺气和、呼吸利,则嗅觉灵敏,声音能彰。由于肺与喉相通而开窍于鼻,所以外邪袭肺,多从鼻喉而入。肺的病变,也多见于鼻、喉的证候,如鼻塞、流涕、喷嚏、喉痒、音哑和失音等。

6. 肺与大肠相表里　肺与大肠通过经脉的络属而构成阴阳表里的关系。肺气的肃降,有助于大肠传导功能的发挥,大肠传导功能的正常,则有助于肺的肃降。若大肠实热、腑气不通则可影响肺的肃降,而产生胸满、咳喘等症。如肺失清肃,津液不能下达,可见大便困难,肺气虚弱,气虚推动无力,则可见大便艰涩不行,称之为"气虚便秘"。若气虚不能固摄,清浊混杂而下,则可见大便溏泄。

三、肺的病理特点

病理,中医称为病机,是指疾病发生、发展、变化的机制。中医学认为任何疾病都有共同的病理基础,即基本病机,如邪正斗争、阴阳失调、升降失常等。呼吸系统疾病除基本病机外,还具有如下病机特点:

1. 肺为娇脏,易受邪侵　肺为华盖,乃清轻之地,肺叶娇嫩,不耐寒热,故有"娇脏"之名,且肺主皮毛而开窍于鼻,凡外邪袭入,如不从皮毛而客则必由鼻窍而入,故六淫外邪最易侵袭肺卫。如毒气、烟雾、粉尘等最易从口鼻皮毛而入。肺主气属卫,肺卫不足则更易邪侵。因脏腑失和所致的痰、饮、水、湿、瘀血、火热之邪等皆可上扰于肺而导致肺系病变。如上呼吸道感染、急性支气管炎、肺炎、肺结核等发病多与邪侵有关。

2. 宣降失常,气易上逆　肺主气,司呼吸,主宣发肃降。如宣肃正常则呼吸平稳自如。宣降失常乃肺系病的基本病理变化,而肺气上逆则是这一病理变化的必然结果,在临床上则可表现为咳、喘、哮等病症。凡外邪袭肺,痰饮、瘀血、粉尘等阻肺,皆可致肺气郁闭而致肺气失宣;若肝火犯肺或痨虫蚀肺或劳倦内伤,皆可导致气机升降失常而使肺失清肃。肺失宣发和肺失肃降往往同时发生,且常互为影响,两者均可产生肺气上逆的病理结果。临床上如支气管哮喘、COPD、慢性咳嗽等疾病均存在肺失宣肃、肺气上逆的病理特点。

3. 治节失司,痰瘀易结　肺朝百脉、主治节;肺主行水,又为水之上源。若因邪侵,肺气失宣或肃降失司,则水道不利,治节无权,津液的输布与排泄障碍,水液停聚而生痰、成饮,甚则水泛为肿等病变。"肺为贮痰之器",肺脏自病或他脏病及肺者均可产生痰浊阻肺之证。"肺朝百脉"以助心行血,主生宗气,后者"走息道以行呼吸,贯心脉以行气血",故当各种原因导致肺的功能失常(或虚或郁或逆等),均可使宗气不能推动血液正常运行,而致血液瘀滞于肺络。又因痰瘀同源,痰可酿瘀,瘀能生痰,痰瘀更易互结,阻于肺内,从而诱发多种肺系疾患或使病情加重,如肺癌、肺心病、肺间质纤维化等发病均与痰瘀有关。

4. 寒热易见,虚实易成　肺为娇脏,不耐寒热,易受邪侵,邪正相争,阴阳失衡,易出现或寒或热，或虚或实，甚至寒热虚实之间的相兼、转化、夹杂、真假等病理特点。这与所受内外之邪的性质以及人之禀赋体质有关。如风寒外袭而表寒之证易见，风热犯肺而表热之证已成，风寒未及时表散，易入里化热。外感风寒，内有郁热则成"寒包火"证。"邪气盛则实，精气夺则虚"，外感六淫、疫疠、内伤七情以及因脏腑功能失调所致的痰饮、水湿、瘀血等均可侵袭肺系而成邪实之候；年老体弱、劳倦内伤、久病失治延误，迁延不愈等皆可导致正气亏虚之证。肺系疾患，不仅易虚易实，更易虚实夹杂。如肺卫不足，易为外邪所侵；外寒束肺，可致肺气亏虚证；而肺气不足，可聚湿生痰成饮，阻滞气机而成气滞血瘀、痰瘀互结之证；外感邪热入里或痰饮瘀血化热，易耗伤肺津；而肺津不足，虚火内炽，则可煎熬津液而成痰，上有痰浊壅肺，下见肾阳虚乏，则成"上实下虚"证。因此，本虚标实、虚实夹杂可谓肺系疾病常见病理变化之一。各种急慢性肺部病症均具有这一病理特点，其中尤以 COPD、肺癌、肺间质纤维化等最为突出。

四、肺与其他四脏的关系

1. 肺与心的关系

(1)生理：心主血，肺主气；心主行血，肺主呼吸。"诸血者，皆属于心"，"诸气者，皆属于肺"，心主血与肺主气的关系，实际上是气和血相互依存、互相为用的关系。肺主宣发肃降和"朝百脉"，能促进心行血的作用，是血液正常运行的必要条件，符合"气为血帅"的一般规律；反之，只有正常的血液循环，才能维持肺呼吸功能的正常进行，故又有"呼出心与肺"之说，这也符合气舍于血的一般规律。积于胸中的"宗气"是连接心之搏动与肺之呼吸两者之间的中心环节，宗气具有贯心脉而司呼吸的生理功能，从而强化了血液循环和呼吸之间的协调平衡。

(2)病理：如肺气虚或肺失宣降，均可影响心的行血功能，而导致血液的运行失常、涩迟，而出现胸闷、心率改变，甚至出现唇青舌紫等血瘀的病理表现；反之，若心气不足、心阳不振、瘀阻心脉等导致血行异常时，也会影响到肺的宣发肃降功能失常，出现咳嗽气促等肺气上逆的病理表现。

2. 肺与肝的关系

(1)生理：肝主升发，肺主肃降，肝升肺降则气机调畅，气血上下贯通，所以两者的关系主要表现在人体气血的升降运行上。肺居膈上，其位最高，为五脏六腑之华盖，其气以清肃下降为顺；肝位居下，主疏泄，调畅气机，助脾气升清，贮藏血液，调节血量，疏泄于心脉，其经脉由下而上，贯膈注于肺，其气升发而上。如是，肝升肺降，以调节人体气机的升降运动。

(2)病理：若肝气郁结，气郁化火，循经上行，灼肺伤津，影响肺之宣肃，形成"肝火犯肺"(又称"木火刑金")之证，出现咳嗽咽干、咳引胁痛，甚或咯血等。反之，肺失清肃，燥热下行，灼伤肝肾之阴，使肝失调达，疏泄不利，则在咳嗽同时，还可以出现胸胁引痛、胀满、头晕、头痛、面红目赤等症。如温热病的秋燥证，燥热伤肺，肺热阴伤，清肃无权，导致肝失疏泄，则在干咳无痰、咽喉干燥的同时，又伴有胸满胁痛之症。甚者燥热传入下焦，多伤肝。肾之阴，易于造成水不涵木、肝阳偏亢或虚风内动之证。

3. 肺与肾的关系

(1)生理：肺为水之上源，肾为主水之脏。肺主一身之气，水液只有经过肺气的宣发和肃降，才能达到全身各个组织器官并下输膀胱，故称"肺为水之上源"。而肾阳为人体诸阳之本，其气化作用有升降水液的功能，肺肾相互合作，共同完成正常的水液代谢。肺肾两脏在调节水液代谢时，肾主水液的功能居于重要地位，所以有"其本在肾，其标在肺"之说。

肺为气之主，肾为气之根。肺司呼吸，肾主纳气，呼吸虽为肺主，但需要肾主纳气作用来协助。只有肾的精气充沛，吸入之气，经过肺的肃降，才能使之下归于肾，肺肾互相配合共同完成呼吸的生理活动。

(2)病理：肺失宣肃，不能通调水道，肾不主水，水邪泛滥，肺肾相互影响，导致水液代谢障碍。水液代谢障碍虽然与肺有关，但其根本仍在于肾，所以"水病下为浮肿大腹，上为喘呼，不得卧者，标本俱病""其本在肾，其末在肺"(《素问·水热穴论》)。由于肺脾肾三脏在调节水液代谢过程中相互联系、相互影响，发挥不同的作用，因此，治疗水液代谢病变的关键是以肾为本、以肺为标、以脾为中流砥柱。

若肾气不足，摄纳无权，气浮于上，肺气久虚，伤及肾气，而致肾失摄纳，均会出现气短喘促、呼多吸少、动则尤甚等症。这种现象称为"肾不纳气"或"气不归根"。它的治疗，也必须用补肾纳气的方法。此外，肺肾阴液也是互相滋养的(称为金水相生)，而肾阴又为人体诸阴之本，因此，肺阴虚可损及肾阴，肾阴虚不能上滋肺阴，则肺阴亦虚，最后导致肺肾阴虚，而见腰膝酸软、潮热、盗汗、咽干、颧红、干咳、音哑、男子遗精、女子经闭等症。如为肺痨、咳喘患者，病久不愈，均可出现肺肾两虚之候。

4. 肺与脾的关系　肺主气，脾益气。肺为水之上源，脾主运化水湿，所以肺与脾的关系主要表现在气和水两个方面。

(1)生理：肺为主气之枢，脾为生气之源。肺主气，脾益气，两者相互促进，形成后天之气。脾主运化，为气血生化之源，但脾运化生的水谷之气，必赖肺气的宣降方能输布全身。而肺所需的津气，要靠脾运化水谷精微来供应，故脾能助肺益气。所谓"脾为元气之本，赖谷气以生；肺为气化之源，而寄养于脾者也"。所以，何梦瑶说"饮食入胃，脾为运行其精英之令，虽曰周布诸脏，实先上输于肺，肺先受其益，是为脾土生肺金，肺受脾之益，则气益旺，化水下降，泽及百体(《医碥》)。"所谓肺为主气之枢，脾为生气之源，就是肺与脾在气的生成和输布方面的相互作用。

肺为贮痰之器，脾为生痰之源。脾应运化水湿，肺应通调水道。人体的津液由脾上输于肺，再通过肺的宣发和肃降而布散至周身及下输膀胱。脾之运化水湿，赖肺气宣降的协助，而肺的宣降又靠脾之运化以滋助，两者相互合作，参与体内水液代谢。如果脾失健运，则水液停聚，就会酿湿生痰，甚至聚水而为饮为肿，犯肺上逆而为喘等症，所以有"肺为贮痰之器，脾为生痰之源"的说法。

(2)病理

1)气的方面：肺虚累脾，脾虚及肺。肺气久虚，精气不布，必致脾气虚弱。脾气虚弱，营养障碍，抗病力降低，易患肺病，形成肺虚→脾虚→肺虚的恶性循环，常出现食少、便溏、消瘦、面色苍白、懒言、咳嗽等脾肺俱虚的证候。临床上对某些肺病的疾患，可用补脾的方法进行治疗，如肺气不足者，可采用补脾的方法以益气。又如慢性气管炎的病理转变规律，就是肺虚→脾虚→肾虚这样的一个过程，当慢性气管炎由肺虚发展到脾虚阶段，常采取健脾的治法而获效。所以说"扶脾即所以保肺，土能生金也""土能生金，金亦能生土，脾气衰败，须益气以扶土"。

2）水液代谢方面：脾肺均能调节水液代谢，若脾虚不运，水湿不化，聚为痰饮，出现久咳不愈，痰多而稀白之候，病象多表现在肺而病本却在于脾。痰之动主于脾，痰之成贮于肺，肺不伤不咳，脾不伤不久咳。所以临床上治疗痰饮咳嗽，以健脾燥湿与肃肺化痰同用，就是根据"肺为贮痰之器，脾为生痰之源"的理论。

五、呼吸系统疾病常见致病因素

中医对疾病病因通常分为三大类，即外因、内因和不内外因，这三类因素在呼吸系统疾病中都能见到。而由于肺的特殊生理特性，呼吸系统疾病多由外因而引发，可有内伤在先，亦可仅由外邪致病。

（一）外因

外因包括六淫，即风、寒、暑、湿、燥、火，还包括疠气、痨虫、粉尘等。

1. 风　自然界中的风是空气流动所形成的，因此把具有善动、轻扬、开泄等特点的致病因素称为风邪。风邪具有以下致病特点：风为阳邪，其性开泄，易袭阳位：风邪具有轻扬、升散、向上、向外的特点。风性开泄是指风邪为害会使人腠理疏泄，汗液外漏。由于风性轻扬，有向上向外游行的特点，《素问·太阴阳明论》说："伤于风者，上先受之"，肺高居诸脏之上，号为华盖，故风邪犯人，多先由肺受。风性善行数变，"善行"是风邪变动不居、游走不定的特性。"数变"是因"善行"而致的必然结果，使风邪致病后变化多端，而且变化速度较快。再者风为百病之长，易于兼夹其他病邪，比如风兼寒而成风寒，风兼热而成风热，风兼湿而成风湿等。

2. 寒　寒者，冷也。自然界里具有寒冷特性的外邪称为寒邪。寒邪为病称为外寒病。寒邪致病具有以下特性：首先，寒为阴邪，易伤阳气。寒邪侵犯后，人体以阳气来抵御，邪正相争，日久则伤及阳气；其次，寒性凝滞，凝滞即凝结，郁滞不通。寒邪犯人，常致经脉凝滞不通而出现疼痛等证候；最后，寒性收引。收引是收缩、牵引之意。寒性收引是指寒邪具有收缩、牵引样的特征，故寒邪侵犯人体可表现为气机收引、肌腠闭塞、经脉收缩拘急的致病特点。肺合皮毛，寒邪多自外而犯皮毛，或从口鼻而入，其收引之性使肺气不舒，宣降不能，故感寒则玄府不开而无汗，肺失宣降而咳喘等。

3. 暑　是夏季的特有邪气，其性火热。一般入伏以后，天气炎热，此种气候下产生的火热之邪称为暑邪，暑邪致病就是暑病，或称为中暑。暑邪有以下致病特点：一是暑为阳邪，其性炎热。暑是夏季的炎热邪气，因此暑邪侵犯人体会出现一派热性征象，如高热、面红目赤、心烦、小便短赤、脉洪大等症；二是暑邪易伤津耗气。暑为阳邪，性善升散，再加上火热加之于人体，迫汗外泄，正所谓阳加于阴谓之汗，汗出过多则伤津耗气。气伤则乏力困倦，少气无力；津伤则口干舌燥欲饮，小便短赤等；三是暑易夹湿。这一特点和季节有关，夏季不仅炎热，而且多雨潮热，热蒸湿郁，湿热相参，故此，暑邪侵犯不仅可见发热汗出、口渴、烦躁，还有乏力、不欲食、恶心呕吐、大便不爽等。

4. 湿　自然界中的水湿有重浊、黏滞、趋下的特征，中医取象比类，凡具有以上特征的致病因素称为湿邪。湿邪有以下致病特点：一是湿为阴邪，易阻碍气机，损耗阳气。

湿是水的变生物，其性属阴，所以湿为阴邪，湿邪留于人体，阻碍气机运行，气机受阻则症见胸膈满闷、脘腹胀痞不适。湿是阴邪，阴胜则病，所以湿邪易伤阳气；二是湿性重浊，"重"即沉重、重着之意，所以湿邪致病的临床表现具有沉重的特点。如果湿邪袭表，可见周身困重、四肢倦怠、头重如裹。又如湿邪留滞关节，可见关节重着疼痛。"浊"，即浑浊、污秽之意，指湿邪为病，其排泄物和分泌物等具有秽浊不清的特点，可见面垢、眵多；反应在下部则见小便浑浊不清、大便溏泻、下痢黏液脓血、妇女带下过多；反应在肌表，则可见湿疹、滋生秽浊等；三是湿性黏滞。"黏"即黏腻，"滞"即停滞。这种特点主要表现在两个方面：首先是症状的黏滞性。湿邪致病多可出现黏滞不爽的症状，如湿滞大肠，腑气不通，大便黏滞，便后不爽，欲罢不能；湿聚膀胱，气化不利，则小便涩滞不畅，舌苔厚腻；其次是病程绵长不易治愈；四是湿性趋下，易袭阴位。湿有渗下的特性，湿邪致病也具有易伤及人体下部的特点；五是湿浊所犯，多聚而为痰，肺为贮痰之器，痰阻肺中，则形成多种疾病，如哮喘、咳嗽等，一般在临床表现为咳痰，且痰多易咳。另外，痰留肺中，可变生他病，因为痰本身不仅是病理产物，而且是致病因素。

5. 燥 是秋天的主气，具有干燥伤津的致病因素称为燥邪。燥邪的致病特点有以下几个方面：一是燥为阳邪，易伤津液。津被燥伤则出现一系列干燥、涩滞的症状，如目睛干涩、口唇干燥、大便燥实难解、皮肤干裂等；二是其邪易从口鼻而入，口鼻乃肺之门户也，因此，燥最易伤肺。肺为燥伤，则肺津首先受损，症见干咳少痰、口干舌燥，甚或音哑声嘶、咳痰带血等。

6. 火 即热，具有火热之性的致病因素称为火邪，一般多在夏季出现。火邪的致病特点有以下几方面：一是火为阳邪，其性炎上，所以易于侵犯人体的上部，外如头目，内如心肺。火邪上犯可见头痛目赤，鼻头红热，咽红而痛；火扰心肺则见心烦不安，肺热咳嗽，甚者狂乱神昏。叶天士曾说："温邪上受，首先犯肺。"说明肺对火热之邪易感；二是火为阳邪，易伤津耗气。一般火热伤人会出现发热、面赤、口渴、溲黄便干、舌红苔黄干燥、脉数等症状，火邪在内煎熬阴液，从而津伤阴损，出现一系列的干燥症状；三是火易扰心神。五脏之中，心属火，邪火与心火相应，火入心包，则扰动心神，心神不安而心烦不眠，甚或狂躁不安、神昏谵语等；四是火邪易成疮痈。比如火热入肺且不能及时得解，则灼伤肺叶，热盛肉腐而成肺痈。

7. 疠气 是一类具有强传染性的邪气，又称为疫气、疫毒、戾气、异气、毒气等。疠气可以通过空气传播，从口鼻而入；也可通过饮食传入；也可因蚊虫叮咬而进入人体。疠气侵犯所致的疾病称为疫病、温病、瘟疫等。疠气的致病特点有以下几方面：一是传染性强。疠气可以通过各种方式进入人体，一般侵袭力很强，无论老少都易感染；二是发病急骤，病情危重。疠气是一种致病能力很强的邪气，一旦接触就会立即侵入人体，导致疾病发生，发病后变化迅速，防治稍有不妥就会直陷入血，使病势危笃；三是一气一病，症状相似。因为一种疠气引起一种疫病，故当某一种疠气流行时其临床症状基本相似，故《素问》称："无问大小，症状相似。"比如 2003 年所发生的流行性疾病 SARS，都表现为发热、咳嗽、咳痰、咯血，甚则呼吸困难。

(二)内因

1. 饮食不节 主要是饮食没有规律，或过饱，或过饥。如果过食肥甘厚味，积滞于肠胃，则致脾胃不运，或郁而成热，或聚而为痰，痰热之害，都可成肺疾。如久受饥饿，则后天之本乏源，气血生化不足，可致肺叶痰饮。如饮食生冷，饥饱失调，损脾伤胃，日久脾虚失健，痰浊内生，上逆于肺，肺失宣降而病。如饮食不洁，病邪自口而入，亦可以犯肺，出现咳嗽、咳痰、气短、气喘等症。

2. 情志失调

（1）七情的基本概念：七情是喜、怒、忧、思、悲、恐、惊七种情志的变化。七情可根据五行的类象相比而归入五脏：喜与心相应，怒与肝相应，忧、悲与肺相应，思与脾相应，惊、恐与肾相应。在正常情况下，七情是人体对外界所做出的七种不同的情志反应，一般不会导致疾病的发生。只有突然或强烈或长期的情志刺激，超过人体本身的生理活动调节范围，引起脏腑气血功能紊乱，才会导致疾病的发生，此时七情就成为致病因素。七情能否导致发病，除七情的强烈程度和持续时间外还与个体本身的耐受性有关。

（2）七情和脏腑气血的关系：脏腑和气血是七情活动的物质基础，如五脏与七情有着相对应的关系，这种关系是相互影响的，比如喜和心相应，就是说，过喜会伤心，反之，心气不足或心气涣散也可以喜笑不休。七情与气机也有相应的关系，可总结为：喜则气缓，怒则气上，悲则气消，恐则气下，思则气结。

（3）七情的致病特点

1）七情皆从心发，心藏神，主宰人体的生理活动，也主宰人体的心理活动，情志就是心理活动的具体表现。

2）直接伤及内脏：由于五脏是七情的生理基础，因此，七情太过直接伤及脏腑，而且有相对应的关系，比如过怒伤肝、过喜伤心、过思伤脾、过悲伤肺、过恐伤肾。

总之，情志刺激，使人体脏腑功能失调，气机失于疏泄，肝失条达，肺气闭阻，可出现胸闷胸痛、喘息咳嗽；如气郁化火，气火逆肺，肺失肃降，产生胸闷胁痛、烦躁易怒、气逆咳喘、咽中不爽等症状。

3. 劳倦过度　劳力、劳神或房劳过度，伤及人体的正常生理，从而成为疾病生成的原因。劳力是指过度使用体力，且不能及时休息。脾主四肢肌肉，所以劳力过度首先伤脾，脾运不健，生化乏源，不能有效地向肺上输精微物质，肺无以布则肌消皮槁、毛枯发落；另外，脾运不健则水液代谢能力低下，水湿不运则聚而成痰，痰贮肺中，则变生肺疾；再者，脾气被伤，日久肺气也因之受损，导致脾肺同病。劳神是思虑过度、劳伤心神的简称。房劳是房事不节，纵欲过度，精伤肾亏。肾阳亏虚则肢冷怕寒，腰膝酸软；气虚则乏力懒言，肾不纳气，则气短不足以吸；肾阴亏虚则五心烦热，口干咽红，舌红苔少，脉细数。

4. 内生五邪　包括内风、内寒、内热、内燥、内湿。内风可由肝阳化风、热极生风、阴虚风动、血虚风动所致。内寒是阳气虚衰、温煦气化功能衰退的一种表现，故又称虚寒。内燥是津伤液耗的一种表现，其证多由热盛津伤，或汗、吐、下后伤亡津液，或失血过多，或久病精血内夺等原因引起。内火主要是脏腑阴阳偏盛偏衰的表现，其中阳盛者属实火，阴虚者属虚火。内湿的形成，多因饮食不节，损伤脾胃，脾伤则运化失职，致津液不得运化转输，故湿从内生。

5. 病理产物　在疾病过程中形成的病理产物不能及时排出体外，可变成致病因素。

病理产物形成的病因一般包括水湿痰饮和瘀血。

（1）水湿痰饮：是各种疾病所致的机体水液代谢障碍形成的病理产物。水湿痰饮都是阴邪，都从水变化而来。一般认为湿聚成水，积水成饮，饮凝成痰，因而就形质来说，浊稠者为痰，清稀者为饮，更清者为水，而湿乃是水液弥散浸渍于人体组织中的状态，其形质不如痰饮和水明显。水湿痰饮的致病特点有以下几点：一是易阻碍气机，水饮聚于胸中则形成悬饮，阻滞气机则成胸中憋闷、气短干咳，或胸痛不适。肺为贮痰之器，痰的生成多在肺中留存，影响肺的宣发和肃降，导致多种疾病的发生；二是致病广泛，变化多端；三是病势缠绵，病程较长；四是易扰神明；五是多见滑腻舌苔。

（2）瘀血：是指血液停滞，不能正常循行。瘀血的形成可有以下几种形式：①气虚血瘀：气为血之帅，气行则血行，气虚无力推动则血液运行无力，凝滞不前，另外气对血还有固摄作用，可以保证血液在脉道中正常运行，气虚则不能固摄，血溢脉外，成离经之血，则亦成瘀血；②气滞血瘀：气行则血行，气滞则血凝，因此气机不畅就会造成血滞成瘀；③寒凝血瘀：寒性收引凝滞，一使气机不伸，二使脉道收缩不畅，这两者都阻碍了血液的循行，血行不畅，瘀血从此而生；④血热成瘀：热邪易伤津耗气，血由津和营气化赤而成，津伤则血凝，气伤则动血无力，抑或邪热迫血溢出脉外，导致瘀血生成。此外，中医学还有"久病成瘀的说法"。瘀血有以下致病特点：一是表现为疼痛，所谓瘀滞不通，不通则痛；二是瘀结日久形成肿块，且肿块固定不移；三是瘀阻经络，血不能循经而行而成出血；四是瘀血多表现为面色紫暗，口唇发绀，舌质紫暗或有瘀斑，舌下静脉迂曲，脉沉涩。

第二节　呼吸系统疾病辨证思路与要点

一、辨证思路

1. 中医的症与证　症，即症状，是指在患病后出现的背离正常范围的异常现象。包括患者自我的不适感和医生在诊察患者时所获得的主要资料。症状是疾病所反映的现象，是认识的主体，它是判断病种、辨别证候的主要依据。

所谓辨证，即是抓主症，观兼症，以确定病名诊断。如以咳嗽为主症，则病名为咳嗽，然后结合兼症，确定证候属外感咳嗽或内伤咳嗽；而以鼻塞流涕为主症兼有咳嗽则为感冒，再细辨为风寒感冒还是风热感冒。

证，即证候，是中医学的一个特有概念。证是一系列症状、舌脉的综合，是对疾病过程中所处一定阶段的病因、病机、病位、病性等所做的高度概括，是对致病因素与机体反应性两方面情况的综合，反映出疾病发展过程中某一阶段的病理变化的本质。

所谓辨证，就是将四诊（望、闻、问、切）所收集的资料、症状和体征，通过分析、综合，辨清疾病的病因、病性、病位、病机转化，以及邪正之间的关系，概括、判断为某种证候，从而得出证候名或病症名，并可了解病史发展、病情轻重。

总之,症状是人体在疾病状态发出的每一个信息,而证候则是疾病状态下人体发出的信息总和,因而证候比症状更全面、更深刻、更准确地揭示了疾病的本质。

2. 辨证与辨病相结合　病,是对疾病发展全过程中出现的与其他疾病表现有所不同的典型临床特点以及病机演变规律的高度概括。中医有些疾病以其典型的临床特征及病理转归而命名,如感冒、肺痈、肺痨、肺胀等,也有以其主要症状为着眼点而命名的,如咳嗽、喘证、哮证。作为症状,如咳嗽、咳痰、咯血、胸痛、喘急,可以见于多种肺系疾病或急慢性疾病之中;而其作为证候,又有各自的一系列临床表现和病机特点。

病与证的不同,即病是对某一病理状态全过程的总体概括,反映了某种疾病全过程病机转化的基本规律。证候是对疾病过程中某一阶段的概括,反映了疾病阶段性的病机特征。病和证的关系,表现在同一疾病可以有不同的证,即"同病异治";而不同的疾病又有相同的证,即"异病同治"。如感冒一病,有风寒束表和风热袭表的差异,从而有风寒证和风热证的不同。同属风寒束表,由于体质差异,又有表实证和表虚证的不同。如痰热壅肺证,可见于咳嗽、哮证、喘证、肺胀等多种肺系疾病中,因此临证时既要辨中医的证,也要辨中医的病,辨证与辨病均应分层次深入,如咳嗽一病应先分清外感还是内伤,然后再看病证是风寒、风热、风燥;内伤中再分证候是痰浊阻肺、痰热壅肺、肝火犯肺或是肺肾两虚。辨证与辨病相结合有利于对疾病性质的全面准确地认识。随着中西医融会贯通,目前辨病应兼顾西医诊断,如喘证,从中医辨证当分清虚实、脏腑归属以及寒热转化等,从西医辨病当分清是慢阻肺、肺心病之喘(肺胀喘),还是冠心病、风心病等心衰之喘(胸痹喘),但中西医病名不能完全对应,如急性上呼吸道感染,以主症不同,可能归类于感冒,也可能归于咳嗽;慢阻肺可能归于咳嗽,也可能归于喘证;肺心病中医名可用肺胀、肺厥,其证候多种又有轻重之别。

3. 宏观辨证与微观辨证相结合　宏观辨证是指根据临床上的症状、舌脉体征,进行辨证;微观辨证可视为中医望诊的延伸,是中西医结合的产物,是中医现代化的具体表现之一。它是指在中医基础理论的指导下,运用现代医学影像学检查、内镜检查、实验室检查、病理组织检查,甚至基因检查等先进技术,旨在从器官、细胞、亚细胞、分子、基因水平等较深层次上辨别病证,从而为临床诊断治疗提供一定的客观依据的辨证方法。"微观辨证"作为"宏观辨证"的必要补充,可以在更深层次上认识"证",对一些中医"宏观辨证"无法识别的疾病做出明确的诊断,所以近年来已经潜移默化地融入现代中医的诊疗过程中,成为临床上必不可少的诊疗手段。但是实行"微观辨证"必须坚持以中医理论为指导,不能将一些现代医学名词简单地与"证"画上等号。在疾病发展过程中,微观、宏观都会发生变化,因此证候也不是一成不变的。

二、辨证要点

在中医呼吸病学中主要应用八纲辨证(阴阳、表里、寒热、虚实)以及脏腑辨证方法,首先对疾病分清发作期与缓解期,然后重点辨其寒热、虚实、脏腑病位、病因病机特点及转化,现将常见呼吸病学的辨证要点分述如下:

1. 咳嗽　咳嗽辨证,主要通过了解咳嗽的时间、节律、声音以及加重的诱因,注意痰的色、质、量、味,结合病史、伴随症状,辨别外感内伤,分清虚实寒热。

(1)辨别外感与内伤:外感咳嗽,多是新病,常突然发生,病程短,初起多伴有寒热、头痛、鼻塞等肺卫表证，属于邪实。内伤咳嗽，多为久病，常反复发作，迁延不愈，常兼他脏病症，多属邪实正虚证。咳嗽时作，白天多于夜间，咳而时剧，声重，咽痒则咳，或咳声嘶哑，病势急而病程短者，多为外感风寒或风热证；咳声粗浊者多为风热或痰热伤津所致；早晨咳嗽阵发加剧，咳嗽连声重浊，痰出咳减者，多为痰湿或痰热咳嗽；病势缓而病程长者多有阴虚或气虚证；午后、黄昏咳嗽加重，或夜间时有咳嗽，咳嗽轻微短促者，多属肺燥阴虚证；夜卧咳嗽较剧，持续不已，少气或伴气喘者，多为久咳致喘的虚寒证。

（2）分清寒热虚实：外感咳嗽以风寒、风热、风燥为主者多属实证，而内伤咳嗽中痰湿、痰热、肝火多属邪实，日久伤肺，可与正虚并见。临床上恶寒、咳痰、鼻涕清稀色白，多属寒；恶风、咳痰，鼻涕黏稠而黄，多属热；病势急，病程短，咳声洪亮有力属实；病势缓，病程长，咳声低弱，气怯，乏力属虚。咳嗽痰少，或干咳无痰者，多属燥热、气火、阴虚；痰多者，常属痰湿、痰热、虚寒；痰白清稀者，属风、属寒；痰白而稠厚者，属湿；痰黄而黏稠者，属热；痰中带血者，多属肺热或肺阴虚。脓血相兼当注意痰热蕴结成痈之候；痰有热腥味或腥臭味为热痰；味甜者为湿痰，味咸者属肾虚。

2. 喘证

（1）辨虚实：实喘由外邪侵袭，内伤饮食、情志所致，症见呼吸深长有余，呼出为快，气粗声高，伴有痰鸣咳嗽，脉数有力。因于外感者，发病急骤，病程短，多有表证；因于内伤者，病程久，反复发作，外无表证。虚喘多由久病迁延或劳欲损伤所致，病程较长，常反复发作，症见呼吸短促难续，深吸为快，气怯声低，少有痰鸣咳嗽，脉象微弱或浮大中空，病势徐缓，时轻时重，遇劳则甚。肺虚者操劳后则喘，肾虚者静息时也气息喘促，动则尤甚，若心气虚衰，可见喘息持续不已。

（2）辨寒热：属寒者痰液清稀如水或痰白有沫，面色青灰，口不渴或渴喜热饮，或四肢不温，小便清冷，或恶寒无汗，全身酸楚，舌质淡，苔白滑，脉象浮紧或弦迟。属热者症见痰色黄、黏稠或色白而黏，咳吐不利，身热面赤，口渴饮冷，便干尿黄，或颧红唇赤，烦热或发热，微恶风，汗出，舌质红或干红，苔黄腻或黄燥或少苔，脉象滑数或浮数或细数。

（3）辨病位：即辨别喘证病变是在肺或在肾。一般感受外邪、痰浊阻肺、肝气乘肺等所致的肺气壅滞，失于宣降，气逆而喘者，病变为实，病位在肺；而久病劳欲，肺肾出纳失常而致喘者，病变多属虚，或虚实夹杂，病变在肺肾两脏。

3. 哮病 哮病的发生，乃宿痰内伏于肺，复因外感、饮食、情志、劳倦等诱因引发，以致痰气交阻于气道，肺失宣肃，肺气出入艰难所致。哮病的病理因素以痰为主，哮病发作期与缓解期的病理变化不同。临床辨证要点如下：

（1）辨已病或未病：哮病发作期与缓解期的临床表现不同。发作期以喉中哮鸣有声，呼吸气促困难，甚至喘息不能平卧等为典型临床表现，多由气候变化、饮食不当、情志刺激、劳累等因素诱发，突然起病，或先有鼻痒、喷嚏、咳嗽、胸闷等先兆症状，继则发作，持续时间长短不一，病情轻重不等，严重者可能窒息死亡。缓解期无典型症状，以肺、脾、肾虚损为主要表现，或肺气虚，或肺气阴两虚，或脾气虚、肾气虚、肺脾气虚、肺肾两虚等。平时有轻度症状者，在大发作时容易出现哮喘持续难平。

（2）辨证候虚实：从病程来看，新病多实，久病多虚，已发多实，未发以正虚为主。从病症来看，痰阻气壅，喉中痰鸣，痰声漉漉，痰出为舒，苔厚腻，脉弦滑为实；气机壅滞，胸憋满闷，胁肋胀痛，以呼出为快，哮鸣声细尖高调，舌红苔薄，脉弦也为实；自汗恶风，易于感冒，因气候变化而发作痰鸣，或面白神疲，食少脘痞，动则喘息，腰膝酸软者为虚。《类证治裁》："大率新病多实，久病多虚，喉如鼻鼾声者虚，如水鸡声者实，遇风寒而发为冷哮为实，伤暑热而发为热哮为实，其盐哮、酒哮、糖哮皆虚哮也。"已做简要概括，供临床辨证参考。

（3）辨寒热属性：在分清证候虚实的基础上，发作期尤当辨别寒热之属性及其相兼、转化等演变。辨寒热首先依据痰之色、质、量、味，咳吐难易、诱发因素以及兼次症等，一般不难辨别。寒哮多有寒痰伏饮，外感风寒，内外皆寒，哮鸣如水鸡声，咳痰清稀，或色白如泡沫，口不渴，舌质淡，苔白滑，脉浮紧；热哮乃痰热壅盛，又感暑热之邪，痰鸣如吼，胸高气促，痰黄黏稠，咳吐不利，口渴喜饮，舌质红，苔黄腻，脉滑数。通常外风多夹寒邪而袭肺（外风哮），内风多夹虚火而灼金（内风哮），寒哮、郁哮发作日久易化热，热哮迁延不愈可从寒化，痰热内郁，风寒外束者更易形成寒包火证。

（4）辨病机特点：哮病以痰为内因之主，发作期虽皆因痰气交阻于气道，气道挛急，肺失宣降而成，但依据体质与发病诱因的不同，病机特点各异，从而有寒哮、热哮、郁哮、风哮等证候之别。寒哮、热哮征象明显，易于鉴别；郁哮以气郁痰阻为病机之要，郁象突出，发病与情志、月经有关，寒热表现不著；风哮为风邪作乱，起病急骤，诱因明确，体质禀赋或为肺脾气虚，或为脾肾阳虚，或为肝肾阴虚，从而导致风动伏痰，风摇钟鸣。缓解期病机以肺、脾、肾虚为特点，表现为肺脾肾的气虚及阳虚，或肺肾的阴虚。临床辨证不仅要辨别寒、热、风、郁、虚等病机要点，更要注意辨别孰轻孰重、主次兼杂及相互转化。

4. 肺胀

（1）辨标本虚实：肺胀总属本虚标实之证，但有偏虚偏实的不同。偏虚者当分清病位所在之脏，肺、脾、肾、心、肝五脏之中，何脏受损为主，是一脏虚弱，还是几脏相兼皆虚，脏虚特点是气虚、气阴两虚，还是阳虚为主。一般初起多为肺气虚，表现为咳喘短气，易受外感；或肺气阴两虚，而见咳喘气短，痰少难咳，舌红，口咽干燥。渐成肺脾气虚，症见喘咳、胸脘胀满、痰多纳呆等；或肺肾两虚，而见呼吸浅短难续、声音低怯、张口抬肩、动则尤甚等；而后致心肾阳虚，易成喘脱之证；脾肾阳虚，易成阳虚水泛之证。偏实者需要区分邪浊种类，如痰浊、痰热、水饮、气滞、血瘀、外感六淫等，若有水饮者，水气上逆，可见心悸、气逆、面浮肿、目如脱；夹有痰浊者，痰浊凝滞可见黏痰，浊痰壅塞，不易咳出，痰热则痰黄量多或难以咳出；夹有气滞者，气逆胸中，膨膨胀满更甚；夹有瘀血者，面色晦暗，唇舌紫暗，爪甲青紫。若有外邪，当有卫表证，应审其风寒、风热、风燥等，且咳喘上气、胸闷胀满诸症皆因之加剧。辨别正虚与邪实的标本主次，才能更好施治。

（2）辨病情轻重：肺胀若无外邪侵袭于肺，病情一般稳定，仅见咳喘上气，胸闷胀满，动则加重，病情相对属轻。凡见鼻煽气促，张口抬肩，目胀欲脱，烦躁不安，痰多难咳，即表示病情加重，需要注意有无寒热表证相兼。肺胀危重症，临床可见心慌动悸、面唇发绀、肢体浮肿、吐血、便血、谵妄、嗜睡昏迷、抽搐或厥脱等，凡此，皆需急救处理。

第三节　呼吸系统疾病的中医治疗原则与方法

一、治疗原则

治疗原则，即治疗疾病的法则。它是按照整体观念和辨证论治理论制定的，对治疗过程中的治法、处方、用药等具有指导意义。其内容可以概括为整体论治、治病求本、动中施治和调治结合等。

1. 整体论治　由于人体的脏腑、经络以及形体诸窍构成一个完整的有机体，同时又与自然界保持密切关系。因此，人体任何局部的疾病往往影响到全身，治疗时单纯治疗局部是不够的，更应该注意整体，从调理整体达到治疗局部病变的目的。再者，治疗过程中还应该结合天时、地利、体质等因素通盘考虑，采取因时、因地、因人制宜的方法，才能获得更好的效果。

2. 治病求本　是指对发病的根本原因予以治疗。"本"和"标"是相对而言的，就正邪而言，正气是本，邪气是标；就疾病先后而言，旧病、原发病是本，新病、继发病是标。通过辨证分析能够认识疾病的本质，看出标与本，从而确定相应的治疗方法。运用"治病求本"这一法则，必须掌握"正治与反治——治标与治本""扶正与祛邪"以及"预防为主"等内容。

（1）正治与反治

1）正治：是逆其证候性质而治的一种治疗法则，又称逆治。正治法适用于疾病的征象与本质相一致的疾病。

2）反治：是顺从疾病假象而治的一种治疗法则，又称从治。如"热因热用"治疗真寒假热证，"寒因寒用"治疗真热假寒证，"塞因塞用"治疗真虚假实证，"通因通用"治疗真实假虚证等。

（2）治标与治本：病变中常有主次标本的不同，治疗时也宜有先后缓急的区别，一般采取"急则治其标，缓则治其本"及"标本同治"的原则。

1）急则治其标：在疾病的过程中，当标病甚急，如不及时处理，则危及患者生命或严重影响疾病的治疗时，必须抓紧时间，抓住病机，尽快解决标病。

2）缓则治其本：在标病缓解之后或无明显危重证候的情况下，可以针对发病的根本原因或原发疾病进行治疗。此原则是对慢性病或急性病根本原因或原发疾病进行治疗。所以，这对慢性病或急性病的恢复期治疗有重要意义。

3）标本兼顾：标病本病并重之时，必须两者兼顾，而不能舍本治标或舍标治本，如益气解表法或表里双解法等。

（3）扶正与祛邪：疾病的发生发展，就是正气与邪气相互斗争的过程，而治疗疾病就是扶助正气，祛除邪气，从而使病情逐渐好转，终至痊愈。

1）扶正：是扶助正气，增强体质，提高机体抗病能力。此法则适用于疾病发展过程中，以正气虚弱为主要矛盾而邪气不盛的虚证。

2）祛邪：是用泻实之法祛除病邪，从而达到邪去正安。此法则适用于以邪气盛为主要矛盾而正气不衰的实证。

在具体运用扶正、祛邪法则时，还有先扶正后祛邪、先祛邪后扶正或扶正与祛邪兼用之别。先扶正后祛邪适用于正虚邪实而以正虚为主的情况，正气虚而不耐攻邪，则当先扶正，待正气恢复后再攻邪；先祛邪后扶正适用于正虚邪实，而正气虽虚尚能耐受攻邪，或祛邪同时扶正反而会助邪的情况，故先祛邪气，邪退正虚时再予以扶正；扶正与祛邪兼用适用于正虚邪实，势均力敌，两者兼用则扶正不留邪，祛邪又不会伤正。

（4）预防为主：预防，是指采取一定的措施，防止疾病的发生与发展。其内容包括未病先防和既病防变两个方面。

1）未病先防：疾病的发生取决于正邪两个方面，因此，增强机体正气则使邪不可干，正气的维护和增强主要依靠调摄精神，使情绪安定，气机调畅；锻炼身体，使体质增强，气血旺盛；保持生活起居的规律，养精蓄锐，以应付不断变化的不良刺激和损伤；另外，药物预防和人工免疫以及讲究卫生，防止环境、水源和食物污染也很重要。

2）既病防变：若疾病已经发生，则应早期诊断，早期治疗，以防止疾病的发展和转变。

3. 动中施治　疾病发生以后，则有好转或加重的变化，因此，必须用发展的观点、动态的观点进行观察和处理。在临证过程中，不仅需要掌握常法、主方，而且应该随着病情的变化进行治法乃至方药的加减增损，不应在治疗中用一法一方守到底。无论外感病或内伤病，都有一定的阶段性，既要熟悉某一阶段的特点，又要知道其转化规律，从而能够知常达变，随证施治。

4. 调治结合　调即调理，在治疗疾病的过程中，运用中医"天人合一""形神合一""心神同治"理论，加强精神、饮食起居、服药等方面的调理至关重要。在临床上，根据不同的疾病特点，在辨证施治的同时，采取必要的护理措施，可以提高疗效。

二、治疗方法

肺系疾病的治法较多，除了辨证立法、选用内服汤药的内治法之外，还有中药外治法、针灸、推拿、敷贴、埋线等其他治法。内治法以脏腑辨证为基础，注重脏腑论治以调节脏腑功能。肺系疾病临床表现多有咳、痰、喘，故应注重止咳、化痰、平喘等对症治疗，现将各种治法分述如下：

（一）中药内治法

中药内治法中，主要有直接治肺、肺与他脏同治和对症治疗。

1. 直接治肺法　常用的有宣肺、肃肺、温肺、清肺、润肺、敛肺、补肺、泻肺八法。

（1）宣肺：即宣肺通气，以治疗外邪侵袭，肺气失宣所致之咳、痰、喘等症，主要包括宣肺散寒、宣肺解热、宣肺降逆及宣肺行水四法。

1）宣肺散寒法：适用于寒邪束表，肺失宣肃，症见恶寒发热、头身疼痛、鼻塞、咳嗽、胸闷不舒、吐痰清稀。以麻黄汤、荆防败毒散为代表方。

2）宣肺解热法：适用于温邪袭肺，肺卫失宣，症见身热恶风、咽痛、流涕、咳嗽、舌尖红、脉浮等。以桑菊饮、银翘散为代表方。

3) 宣肺降逆法：适用于邪犯肺卫，肺失肃降而喘促咳嗽者。偏寒多用三拗汤之类，偏热多用麻杏石甘汤之类。

4) 宣肺行水法：适用于外邪侵犯，肺气不宣，不能通调水道，因而水湿停滞者，症见浮肿，小便不利，兼有恶风、发热、脉浮等。以越婢汤及越婢加术汤为代表方。

(2) 肃肺：即肃降肺气，以治疗因肺失肃降所致的咳、痰、喘等症状。主要包括肃降肺气、降气豁痰及肃肺祛瘀三法。

1) 肃肺降气法：适用于肺气郁滞、肺失肃降而气逆咳嗽或咳喘者。以苏子降气汤及葶苈大枣泻肺汤为代表方。

2) 降气豁痰法：适用于痰涎壅盛所致的咳嗽痰多。以三子养亲汤、加味半瓜丸为代表方。

3) 肃肺祛瘀法：适用于瘀血内阻的咳嗽。代表方为桃仁散和加味当归丸。

(3) 温肺：即温通肺气，以治疗因肺寒所致的痰、哮、喘、咳等症。主要包括温肺止咳、温中化痰、温肺平喘及温肺理气四法。

1) 温肺止咳法：适用于肺寒咳嗽、痰多、清稀、色白等症。以止嗽散为代表方。

2) 温肺化痰法：适用于形寒肢冷，肺脾俱寒，咳嗽吐稀涎痰者。以加味理中丸为代表方。

3) 温肺平喘法：适用于肺寒喘证与哮证。以小青龙汤、苏子降气汤、射干麻黄汤、苓甘五味姜辛汤为代表方。

4) 温肺理气法：适用于肺寒、气机不利而咳嗽上气者。以九宝饮酌加旋覆花汤为代表方。

(4) 清肺：即清肺泄热，以治疗热毒蕴肺、痰热壅肺的咳、痰、喘症。主要包括清肺化痰、清肺泻火、清暑益肺、清肺降逆及清肺解毒五法。

1) 清肺化痰法：适用于肺热痰多的咳嗽。以清肺化痰汤为代表方。

2) 清肺泻火法：适用于火热咳嗽。以二母宁嗽汤为代表方。

3) 清暑益肺法：适用于暑热伤肺之咳喘。以加味玉露散为代表方。

4) 清肺降逆法：适用于肺热喘咳之证。以麻杏石甘汤、定喘汤为代表方。

5) 清肺解毒法：适用于热毒蕴肺证。症见发热、胸痛、咳吐脓血，或咽喉、腮颊肿痛。以千金苇茎汤、普济消毒饮为代表方。

(5) 润肺：即滋润肺阴，以治疗肺燥津伤的咳、痰、喘症。主要包括润肺清燥、润肺散寒两法。

1) 润肺清燥法：适用于肺燥津伤的咳喘等症，以桑杏汤为代表方。

2) 润肺散寒法：适用于外感凉燥的咳嗽等症，以杏苏散为代表方。

(6) 敛肺：即收敛肺气，以治疗肺气耗散之咳喘，兼止汗、止血之功。主要包括敛肺降逆、敛肺止血、敛肺止汗三法。

1) 敛肺降逆法：适用于肺气耗散、肺虚不敛的久咳不止，脉细而数等症。以五味子汤、人参补肺汤为代表方。

2) 敛肺止血法：适用于久咳不愈并见咯血者。以五味子、白及、阿胶、海蛤粉等敛肺、止血为主，辅以百合、百部、贝母等润肺、化痰、止咳之品，共收敛肺止血之效。

3）敛肺止汗法：适用于气阴两虚、卫外失固而自汗、盗汗甚多，久汗不止等。以生脉散为代表方。

（7）补肺：即补肺气、养肺阴，以治疗肺气、肺阴亏虚的咳、痰、喘等症。主要包括补气、滋阴、气阴双补三法。

1）补益肺气法：适用于肺气虚弱证。以补中益气汤、玉屏风散、人参蛤蚧散为代表方。

2）滋养肺阴法：适用于肺阴不足之干咳少痰或痰中带血。以琼玉膏、百合固金汤为代表方。

3）气阴双补法：适用于肺气阴两虚久咳、久喘等症，以生脉散为代表方。

（8）泻肺：即泻肺逐饮，通调水道，为治疗痰液壅肺导致的咳、痰、喘等症，轻症治以葶苈大枣泻肺汤，重症以十枣汤或大陷胸汤为代表方。

以上八法，宣肺、肃肺、清肺、泻肺，属于祛邪；温肺、润肺有其祛邪的一面，又有其扶正的一面；补肺、敛肺均属于扶正。临证时，以上诸法多参合应用，如宣降同用，清降同用，清润同用，清宣同用，润降同用，敛补同用，还可多法叠加运用，如温、清、宣、敛合用，宣、降、清、润合用等。

2. 肺与他脏同治　即通过五脏生克关系、脏腑表里关系进行治疗的方法，常用的有肺脾同治、肺肝同治、肺肾同治、肺心同治、肺肠同治、肺脾肾同治、肺肝脾同治七法。

（1）肺脾同治法

1）培土生金以治痰源：临床多见咳喘，痰多清稀，胸闷乏力。多在治肺方药中加入二陈汤、参苓白术丸、苓桂术甘汤等方。

2）益气固表以防风邪犯肺：临床多见哮喘多汗，稍受凉即发鼻塞、流清涕，多以玉屏风散、四君子汤等方化裁。

3）苦降辛开以畅气机：临床多见哮喘，胸满脘胀，苔腻而黄，脉滑数，多以半夏泻心汤与其他治肺方药合方化裁。

（2）肺肝同治法

1）泻肝清肺以治木火刑金：症见咳喘阵作，干咳无痰或痰黄黏稠，痰中夹血。多以泻白散、黛蛤散加入宣降肺气方中。

2）理气降逆以畅达气机：如咳、喘与情志、月经有关时，选用四逆散、柴胡汤加减。

3）酸甘柔润以养肝风：临床多见哮喘、咳嗽骤发骤止，苔薄白，舌质略红，脉细弦小数，可用过敏煎合地龙、僵蚕或全蝎等，或合钩藤、白蒺藜等药治之。

（3）肺肾同治法

1）温肾散寒以治顽固寒哮、寒喘：临床见哮喘痰多，遇寒加剧或引发，腰膝酸冷。多用麻黄附子细辛汤稍加泻肺药。

2）温肾纳气以治喘促、喘脱：临床多见哮喘持续，汗出淋漓，呼多吸少，痰声漉漉。多用都气丸加紫石英、补骨脂、沉香粉等。

3）滋阴补肾，壮水之主：临床多用于久服激素类药物后乏力，动则作喘，口渴，舌红脉细，多用六味地黄丸、麦味地黄丸等服用一定阶段后，待阴生阳长，再进阴阳双补之剂,同时渐减激素。

4)温补肾阳,益火之源:临床多见哮喘日久,面色苍白或黧黑,动则喘甚,腰膝酸冷,阵阵烘热,舌质淡,苔白,脉细无力。多用二仙汤、青娥丸、金匮肾气丸合入治肺药物中。

(4)肺心同治法

1)宣痹通阳以畅心肺气血:临床多见哮喘,胸憋闷痛,痰多色白,用瓜蒌薤白桂枝汤合入治肺药中。

2)活血通脉以利肺气宣降:哮喘日久,面色黧黑,心悸时作,舌有瘀斑,脉结代,多用丹参饮、血府逐瘀汤加治肺药。

3)温阳化饮以助气运血行:哮喘久发,颜面虚浮,动则心悸喘重,舌暗红,苔腻,多用桑苏桂苓饮、瓜蒌薤白半夏汤、苓桂剂加治肺药。

(5)肺肠同治法

1)宣肺通便以治肺热肠实:症见咳、喘、哮,气粗声高,伴有寒热,大便数日不解,苔黄腻,脉弦滑,多用宣白承气汤化裁或己椒苈黄丸加理肺药。

2)解肌清里以治肺热里传阳明:症见咳、喘、哮,伴有寒热,大便稀薄,口渴苔黄,脉弦数,多用葛根芩连汤化裁。

(6)肺脾肾同治法:滋肺肾化痰湿以治肺肾阴虚,见痰湿内停之咳喘痰多,五心烦热,白汗盗汗,多用金水六君煎化裁。

(7)肺肝脾同治法:养肝健脾理肺治咳喘日久,痰稀白量多,水肿,纳呆乏力,常用当归芍药散加宣降肺气药。

3. 对症治疗 即针对主症进行治疗的方法,常用的有止咳、化痰、平喘、治血等法。

(1)止咳法:外感与内伤多种病因导致肺气失于宣发、肃降时均可产生咳嗽症状。对于咳嗽的治疗,其主要方法是根据其病因病机进行治疗,古人云:"咳嗽不离乎肺,咳嗽不止于肺。"前述脏腑论治中,基本概括了针对病因病机治疗的原则。针对症状治疗,有止咳和镇咳两法。止咳法如宣肺止咳、肃肺止咳、化痰止咳、理气止咳等。刘河间云:"咳嗽者,治痰为先;治痰者,下气为上。"因此,止咳药多有利肺气、化痰浊作用。药如杏仁、前胡、紫菀、贝母等。镇咳针对咳嗽剧烈,或咳嗽并咯血须急当止咳者用之。药如罂粟壳、诃子肉、五倍子等,此类药一般不主张早用,以免闭门留寇。

(2)平喘法:喘不外寒、热、虚、实四证。治疗当守《素问·至真要大论篇》"寒者温之,热者清之,虚者补之,实者泻之"的原则。常用药:实喘多选用麻黄、葶苈子等宣降肺气之品;虚喘多用五味子、补骨脂、人参、制附子等。

(3)化痰法:中医有"脾为生痰之源,肺为贮痰之器"之说,痰与肺系疾病关系密切,化痰法亦为肺系疾病治疗时所常用。主要有燥湿化痰、清热化痰、润燥化痰、温化寒痰、祛风化痰五法。

1)燥湿化痰法:适用于湿痰证,症见痰多易咳、胸脘痞闷、呕恶眩晕、肢体困倦、舌苔白滑或腻、脉缓或弦滑等,常用燥湿化痰药物如半夏、南星、陈皮等代表方如二陈汤。

2)清化热痰法:适用于热痰证,症见咳嗽痰黄、黏稠难咳、舌红、苔黄腻、脉滑数等。常用清热化痰药物如瓜蒌、胆南星等,代表方如贝母瓜蒌散。

3)润燥化痰法:适用于燥痰证,症见痰稠而黏、咳之不爽、咽喉干燥,甚至呛咳、声音嘶哑等。常用润肺化痰药物如贝母、瓜蒌等，代表方如贝母瓜蒌散。

4）温化寒痰法：适用于寒痰证，症见咳痰清稀色白、舌苔白滑等。常用温化寒痰药物如干姜、细辛等，代表方如苓甘五味姜辛汤。

5）祛风化痰法：适用于风痰证，外感风邪，肺气不宣，痰浊内生。症见恶寒发热、咳嗽痰多、咽痒、舌苔薄白等，常以宣散风邪药物与化痰药合用，代表方如止嗽散。

止咳、化痰、平喘法多参合应用，如止咳、化痰同用，化痰、平喘同用，止咳、平喘同用，止咳、化痰、平喘合用。临证时当灵活变通应用。

（4）治血法：咯血的成因很多，中医由"血动之由，惟火惟气""离经之血便是瘀"，认为出血的病因病机以"热伤血络""气不摄血""瘀血内阻"为主，临床治疗必须审因论治，不能妄用止血之剂，以免造成"闭门留寇"之弊，甚则加重出血。由于肺居上焦，火性炎上，热迫血妄行在咯血中居多。故常用治咯血方法有清肝泻火凉血止血法、清热化痰止血法、滋阴降火止血法。

1）清肝泻火凉血止血法：治疗肝郁化火、木火刑金出现痰中带血，或咳吐大量鲜红色鲜血，代表方为泻白散和黛蛤散加黄芩、栀子、龙胆草等。

2）清热化痰止血法：治疗痰热壅肺、热伤血络出现痰中带血如铁锈色，代表方为麻杏石甘汤加鱼腥草、黄芩、蒲公英、紫花地丁等。

3）滋阴降火止血法：治疗阴虚火旺、灼伤肺络而咯血鲜红者，代表方如百合固金汤加炒栀子、白及、地榆等。

另有辨病与辨证相结合治疗也应当重视。如肺痨，除辨证论治外，可加中药抗痨药如黄芩、百部、侧柏叶等；肺痈，除分期辨证外，可加用鱼腥草、连翘、桔梗、贝母等排脓解毒药；哮喘按内源性和外源性分别加用中药解痉脱敏药如蝉衣、僵蚕、防风、乌梅等。还有饮食疗法，可作为内治法的辅助治疗方法之一，如胖大海冰糖茶、梨与冰糖同蒸，治疗肺热咳嗽、音哑失音等；沙参煲鸡蛋养阴清肺、可治肺结核痰中带血；川贝母、梨皮、冰糖炖服治疗肺虚咳嗽等。

（二）中药外治法

1. 敷法 ①生南星末或白芥子末适量，姜汁调敷足心以治痰喘上气；②寒痰用草乌、南星、白果各等量，姜汁调敷肺俞穴、膻中穴。热痰用大黄、五倍子、牡蛎各等量为末，以醋调敷膻中穴、肺俞穴。

2. 贴法 三健膏（天雄、川乌、穿附子、桂心、官桂、桂枝、细辛、川椒、干姜各等分，麻油煎，加黄丹收膏）摊贴肺俞穴，3 日一换，可治哮喘。

3. 涂法 白芥子、延胡索各 30 g，甘遂、细辛各 15 g，加麝香 1.5 g，研末杵匀，姜汁调涂肺俞、膏肓、百劳等穴，10 日一换。最好在夏季三伏天涂，用以治哮喘。

4. 熨法 紫苏子 60 g，白芥子 30 g，莱菔子 60 g，炒熨背部以治痰实气喘。

5. 擦法 ①姜汁和蜜擦背治干咳；②荞麦和鸡蛋清为团，擦胸口治疗哮喘痰稠，大便秘结的实热证；③姜渣、竹沥擦胸治疗痰结；④杏仁诃子散（杏仁、青黛、诃子肉，佐以海蛤粉、半夏、香附、瓜蒌，以姜汁、白蜜调）擦胸背治疗肺胀，咳而上气，烦躁而喘。

6. 吸法 三奇散：款冬花、木鳖仁或款冬花、雄黄、艾叶各 30 g，共研末，摊纸上卷筒烧烟吸治疗咳嗽，水肿喘促。

7. 塞法　①白果麻黄栓(白果、麻黄各等量捣碎)塞鼻治寒哮；②金银丸(巴豆霜、姜汁为丸，橘皮裹)塞鼻治喘。

8. 雾化吸入法　鲜竹沥水 20ml 置于雾化器中雾化吸入以化痰。

9. 埋线法　选取定喘、大椎、肺俞、厥阴俞、中府、尺泽等穴，埋植羊肠线，每 20～30 天 1 次，连续数次以治疗哮喘。

10. 割治法　选取膻中穴，常规消毒皮肤后，切开膻中穴皮肤，以刀刺激鼓膜数次，然后缝合包扎。

（三）针灸疗法

1. 体针　①主穴：肺俞、尺泽；②配穴：痰多配丰隆；咽痒而咳配天突；胸胁憋闷配内关、膻中；恶寒发热加泻大椎、合谷；头痛刺太阳、风池；气逆作咳，胸胁隐痛配阳陵泉、太冲；咳喘、体弱温灸肺俞、肾俞、脾俞；③手法：外感实证宜浅刺，用泻法；内伤虚证宜平补平泻，并可配合艾灸。

2. 耳针　①主穴：肺、神门；②配穴：咳嗽配支气管、枕点；哮喘配肾、肾上腺、平喘、交感、皮质下；③手法：每日 1 次，每次留针 30 分钟或 1 小时，5～10 次为一个疗程，疗程间休息 3～5 天。

3. 皮肤针　咳嗽叩刺督脉经、膀胱经的上背部的循行部位，以皮肤红润或少量出血为度，每日 1 次，5 次为一个疗程。哮喘发作期，可用皮肤针叩击鱼际及前臂手太阴肺经循行部位 15 分钟，两侧胸锁乳突肌 15 分钟，有缓解作用。

4. 拔罐疗法　①走罐：取上背部脊柱两侧，3～5 天治疗 1 次，5 次为一个疗程；②刺络拔罐：部位同走罐，先用皮肤针叩刺，再施拔罐。

（四）推拿

长期推拿治疗能提高患者的免疫力，对肺系疾病的预防和缓解其临床症状有较好的疗效。

1. 手法　平推、按、揉、提拿等。

2. 取穴　膻中、天突、肩井、肺俞、膈俞、肾俞等。

3. 疗程　每日 1 次。实证 6 次为一个疗程，虚证 12 次为一个疗程。各疗程之间休息 3～5 天。

第四节　呼吸系统疑难重症中医治疗的特点与优势

一、辨病与辨证相结合，重在发挥中医特色

在认识某种病的临床表现反映这种疾病全过程的总体属性、特征和规律方面，西医有一定的优势。因为西医是近几百年来发展起来的医学，受现代科技的影响大，解剖学、分子学、细胞学及放射、检验等学科的相应发展，使西医对每一种疾病的病变定位、属性、特征和规律有比较清楚的认识。以呼吸病而言，感冒后导致咳嗽不止为咽炎、气管炎、支气管炎，日久不愈发展成慢性气管炎，再进一步发展就导致胸部横肋变平、胸腔变大为特点的阻塞性肺气肿，该病再发展则影响心脏就导致肺源性心脏病；支气管周围肺组织的炎症，损坏了管壁形成了以痰多、反复咯血为主症的支气管扩张；结核杆菌引起的慢性传染病为肺结核等；肺间质部产生炎症为间质性肺炎等。西医对各种疾病表现出的症状、体征、诊断方法、疗效判断标准都有比较明确的论述，在这方面有优势，值得我们借鉴。但是西药毕竟发展的年代短，用药多是化学制品，出一种新药的过程复杂，因此，西医治疗方法偏于治标，疏于治本，尤其对一些慢性病只能临时缓解症状，难以取得长效。在治疗过程中，只以病的特性为依据，很少考虑患者的具体情况。这都是西医的不足之处。而中医有几千年的历史，源远流长，其内容博大精深，而且深受哲学的影响，对疾病的认识和治疗不但能根据疾病的特点和规律，还能结合每个患者的体质及环境的影响，治疗方法多，针对性强，尤其"善于治本"是其突出的优势。而中医对病的认识相对来说不太清晰，如咳嗽、痰饮、喘病在多种疾病中都有病位不同、属性有别、发展规律也不一样的情况，中医在临床诊断时只考虑证候的差异，不考虑疾病全程，不掌握疾病变化和发展的规律，准确率必定不高，这是其不足之处。所以对呼吸病的治疗，我们采取根据西医的诊断，了解该病的病位特征、表现症状及发展规律，以中医学的观点确定该病的病机，结合患者的体质、发病的季节、邪正盛衰的状况而分型论治，处方用药，这样就吸取了中西医之长，补其所短，重在发挥中医的特色，所以能取得良好的治疗效果。

二、重在扶正治本

正邪盛衰，决定着疾病的发生、发展与转归。扶正祛邪是中医治疗的基本原则之一。扶正，即扶助正气，增强体质，提高抵抗病邪及康复身体的能力；祛邪，即祛除邪气，消解病邪的侵袭及对人体的损害，抑制过亢的病理反应。

标与本是相对的，标本关系多用来概括事物的现象与本质。就病机与症状而言，病机为本，症状为标；就正邪而言，正气为本，邪气为标；就过敏性疾病而言，过敏体质为本，过敏原(即特异之邪)为标。

在呼吸病的治疗过程中，西医偏于祛邪治标，重在消炎杀菌，以祛除致病的外邪。如对上呼吸道感染、急慢性气管炎、肺结核、支气管扩张、肺脓肿等病的治疗，都是以消炎杀菌为主，甚至对慢性阻塞性肺气肿、肺心病的急性感染的治疗也是如此。对过敏性疾病，如支气管哮喘、咳嗽变异型喘的治疗虽不是采用消炎杀菌，而是采取缓解支气管痉挛以达到止咳平喘的方法，也是一种治标不治本的治法。所以，西医多能使呼吸病通过治疗取得一时的缓解，难以取得以后不复发的疗效。

中医则重在扶正治本，即通过益气、养血、滋阴、温阳及增强各脏腑生理功能的治法，采取扶正祛邪、标本兼治的方法进行治疗，因而疗效巩固，症状消失后不再复发，且症状缓解后，正气得到了恢复，体质有所增强，机体抗病力有所提高，达到病愈、身体健康得以恢复的效果。因此，经服中药而痰消咳止喘平的慢性支气管炎、支气管哮喘、咳嗽变异哮喘，再到发病季节，或再遇到过敏原的刺激，不会有咳喘的发作。这正是中医药治疗呼吸病的最大的优势。

或有人会说，我也服过一段时间的中药并没有达到以上的效果。这也是事实。所以如此，与中西医两个体系的特点有关，西医治疗是经过相关的检查确诊后，治疗方法大致相同，中医在治疗的过程中即便诊断一致，而在处方用药上都各不相同。用药不一致，用量不相同，这都会影响医疗的效果。所以用中医药治疗没能取得理想的效果，大多是因为辨证不清、治疗不当所致，并不能认为中医药治疗这种病就不能取得良好的效果。

三、坚持补气调气的治疗原则

正如前面所提到的，肺与气密切相关，肺系病变多导致气的功能与运行失常。反之，气虚、气机不利(气的升降出入失调)也是肺系病生成之本。所以治疗肺系病总的治疗原则在于补气调气。基于这一观点，加深了我们对多种肺系病，即呼吸病发病机制及治疗方法上的认识。如对以咳嗽(或兼喘)、咳痰为主症的慢性气管炎反复发作、日久不愈，认识到这是由于咳嗽日久伤肺，导致肺气虚所致，故在治疗该病时更应加用补益肺气之药。又如相当于支气管哮喘的哮病，是由于宗气不足、肺失宣降所致，治疗时采取补益宗气，宣降肺气，利痰止哮，标本同治的方法，使这种反复发作，日久不愈的咳喘重证，能取得咳喘缓解后再不发作的效果。其他如以补气调气法治疗肺气肿，以益气活血法治疗肺源性心脏病，以益气养血、生津润肺、补肾纳气的方法治疗肺间质纤维化等这类动则气短、呼吸困难、严重损害患者生存质量的疑难重证，也取得了咳喘得以改善或缓解、身体康健、生存质量提高、延缓或控制病情的发展、延年增寿的效果。补气调气可以恢复并增强脏腑的生理功能，尤其有助恢复并增强肺脾肾的功能，肺脾肾的功能恢复，呼吸病的症状自然缓解，体质有所增强则疗效巩固。

四、重视整体疗法

中医学认为，人体是一个有机的整体，各脏腑、组织、器官都要发挥自身的功能，又要靠脏腑间相辅相成的协同作用和相反相成的制约作用，才能维持人体的生理平衡。正如肺与其他脏腑关系中所说的，人体是一个统一的有机整体，各脏腑的功能不是孤立的，而是存在着相互依存、相互为用、相互制约、相互协调的关系。呼吸病相当于中医学肺系疾患，病位在肺，但治疗不单治肺，由其他脏腑功能失常影响到肺而形成的呼吸病则主治相关的脏腑，恢复其正常的生理功能，以达到治疗呼吸病的目的。其中尤以脾、肾为主，其次肝、胃、大肠也多与呼吸病的发生发展关系密切，治疗中多予相应的调理。

五、坚持个体化治疗特色

因体质的差异、病情的轻重不同，兼有不同的合并疾病等多种因素，导致同一种病的患者，表现的症状多有一定的差异。中医的治疗方法是根据患者的不同症状进行辨证施治，这样既以所患病的症状为主症，也兼顾了患者本身的特点，此即当代中医对每种疾病所采取的辨证分型施治的方法，这也体现了中医个体化治疗的特色。这种治疗方法对患者来讲，其处方用药针对性更强，能取得更好的疗效。

六、重视"因时制宜"的诊疗方法

自然界的任何变化都与人体息息相通，人的生理活动、病理变化必然也受时令气候、地理环境的影响。中医对呼吸病的诊疗也依此作为重要的依据之一。如对慢性支气管炎的诊断，除了以西医诊断为主外，还把该病每年冬季发病或加重，来年天暖时自然减轻或缓解这一特点作为重要的临床诊断参考标准。又如对支气管哮喘和咳嗽变异型哮喘的诊断，除按西医的标准外，都把该病以夜间咳嗽或喘息这一特点作为重要的临床诊断标准之一。

在对咳嗽的症状治疗时，早晨起床时即症重痰多，将痰咳出即咳嗽缓解者多为湿痰阻肺，宜用橘红、半夏、紫菀等祛痰止咳之品；午后或夜晚睡前咳重者，为阴虚内热之咳，宜用知母等滋阴清热止咳之药；夜间咳重多为肺脾气虚，每以党参而取得止咳的卓效。

第二章 呼吸系统的解剖与生理功能

第一节 支气管及肺解剖

一、胸壁

胸壁是由骨性胸廓及覆盖于其外侧的软组织所组成。

1. 骨性胸廓 由一块胸骨、十二块胸椎、十二对肋骨和肋软骨通过骨连接组成，是整个胸部的基本支架。其外形近似为上窄下宽、前后稍扁的圆锥体，包括前、后、侧三壁和上、下两口。前壁稍短，包括胸骨、肋软骨和一部分肋骨；侧壁为肋骨；后壁为肋骨和脊柱的胸段。上口较小，是胸部和颈部的分界，其平面略向前下倾斜，包括胸骨柄颈静脉切迹、第1肋、第1胸椎和锁骨；下口较大而不完整，是胸部和腹部的分界，其平面向后下倾斜，包括剑突、肋弓、第11肋、第12肋、第12胸椎。骨性胸廓的主要功能不仅保护了胸腔内脏器，同时也遮盖上腹部的部分器官，如肝、脾、胃、肾和肾上腺，此外最重要的是还参与了人体的呼吸运动。吸气时，在呼吸肌的作用下，肋骨前部和胸骨上升，增加了胸廓的前后径，肋体向外翻转，增加了胸廓的横径，使得胸腔的容积增大；呼气时则呈现出相反的运动规律，使得胸腔的容积减小。

（1）胸骨：胸骨略向前凸，位于人体胸部前壁正中线，从上到下包括胸骨柄、胸骨体和剑突。胸骨柄略呈倒三角形，位于胸骨上部，平对第3、第4胸椎，其上外侧有一卵圆形的关节面，与锁骨的胸骨端形成关节；上缘正中有一浅宽的凹陷，为颈静脉切迹（亦称锁骨上切迹）；两侧缘中份有一肋切迹，与第1肋形成关节；两侧缘下份的半个切迹与胸骨体侧面的半个切迹合成一完整的肋切迹，与第2肋形成关节。胸骨体呈长方形，位于胸骨中部，平对5～7胸椎，其上端与胸骨柄下缘结合，结合部不在同一平面而略向前凸，形成夹角，称为胸骨角，平对第4、第5胸椎，两侧平对第2肋，是非常重要的骨性标志，常用于肋骨计数和胸椎定位。胸骨体的侧缘除最上方半个切迹与胸骨柄半个切迹共同与第2肋形成关节外，还包含五个完整肋切迹，从上至下分别与第3至第7肋形成关节。剑突扁而薄，位于胸骨最下部，上端连接于胸骨体，下端游离，青少年时期为透明软骨，成年后可有骨化。胸骨的动脉供应主要来源于锁骨下动脉肋颈干所发出的胸廓内动脉，其穿支在每个肋间隙里形成前后胸骨动脉网，分布于整个胸骨系统中，其静脉回流经同名静脉汇于胸廓内静脉。

（2）肋：包括肋骨和肋软骨。人体共有12对肋骨。典型的肋骨为扁骨，呈长条板状，弓形弯曲，骨面较宽，分为内、外两面和上、下两缘。肋骨从形态上可分为肋头、肋颈、肋结节和肋体四个部分。肋头和肋结节分别与胸椎的椎体和横突形成关节，肋体下缘薄，内面有一凹陷的肋沟，起到容纳和保护神经及血管的作用。12 对肋骨后面与胸椎相连，前面通过肋软骨连接胸骨，其中 1～7 肋通过自身肋软骨与胸骨侧缘形成关节而直接连于胸骨，被称为真肋；8～10 肋软骨未到达胸骨，而是分别与上位肋软骨以纤维结缔组织相连，最后通过连接第 7 肋软骨间接连接胸骨，被称为假肋。8～10 肋软骨之间的相互连接共同构成了肋弓；11、12 肋由于其前段游离而被称为浮肋，无肋颈、肋结节和肋角等结构。肋软骨为扁圆形透明软骨。

（3）脊柱胸段：由 12 块胸椎及其直接的连接构成。12 块胸椎具备典型的椎体、椎弓。椎体呈圆柱体，从上到下逐渐增大，主要作用是承重，两侧缘包含一对卵圆形的关节面，称为肋凹，与肋头形成关节。椎弓位于椎体的后方，前段变细形成与椎体相连的椎弓根，椎弓根的上、下缘凹陷形成椎上切迹和椎下切迹，上位胸椎的椎下切迹与下位胸椎的椎上切迹围成椎间孔，供脊神经穿行。每个椎弓包含 7 个突起，分别是一对上关节突、一对下关节突、一对横突和一个棘突。横突上也有一对肋凹，与肋结节形成关节。椎体和椎弓围成椎孔，上下椎孔连接在一起形成椎管，容纳脊髓及其相关结构。12 个胸椎体通过椎间盘直接连接，椎体前壁和后壁分别有一致密的前纵韧带和后纵韧带，椎弓之间有呈节段的黄韧带、棘间韧带和棘上韧带，椎间盘连同所有的韧带将 12 个胸椎稳固地连接在一起形成脊柱胸段。

2. 胸壁软组织　覆盖于骨性胸廓的软组织包括皮肤、筋膜、肌肉以及血管和神经等。胸前壁和侧壁的皮肤较薄；胸后壁的皮肤厚实，后上方的皮肤包含许多较大的皮脂腺，容易发生腺管堵塞，造成皮脂腺囊肿。

筋膜包括浅筋膜和深筋膜。浅筋膜的发育程度与个体的年龄、性别和营养状况关系密切，其中包含了皮神经、浅血管、淋巴管等组织。皮神经主要来自于肋间神经和颈丛，其分布具有节段性重叠支配的特点：锁骨下到胸骨角平面区域为第 3、第 4 颈脊神经发出的锁骨上神经，胸骨角平面以下的胸前侧壁来自于第 2 至第 7 胸脊神经，胸后壁来自于第 3 至第 11 胸脊神经。胸前外侧壁的动脉供应主要来自于胸廓内动脉的穿支和由胸主动脉发出的肋间后动脉的外侧支；胸后壁的动脉供应主要来自于肋间后动脉，最后通过同名静脉进行回流。胸壁的淋巴回流主要汇入腋淋巴结和胸骨旁淋巴结。胸壁的深筋膜较薄，可分为深、浅两层来包裹胸壁的肌肉，如胸大肌、前锯肌等，其深层在肌深面移行融合形成一些重要的特殊筋膜或韧带，包括锁胸筋膜、腋深筋膜、肋喙突韧带等，起到保护腋窝中走行的重要动脉和神经的作用。

乳房是由皮肤特殊分化的器官，受性激素调控。男性乳房停止于青春期并且终生不再发育。女性乳房为成对的器官，从青春期开始发育，为女性的第二性征，也是重要的哺乳器官，位于胸肌筋膜的前方，胸骨旁线与腋中线之间，平对第 2 至第 6 肋，乳头正对第 4 肋间隙，乳腺的外上部常有突起伸向腋窝，甚至通过深筋膜到达腋窝顶，称为腋突。乳房主要由皮肤、脂肪、乳腺和纤维结缔组织组成，其动脉供应主要来自于胸廓内动脉、腋动脉和肋间后动脉的前穿支；神经支配主要来自于锁骨上神经、第 2 至第 4 肋间神经的前皮支和第 2 至第 6 肋间神经的外侧皮支以及内脏神经。乳房的淋巴回流很复杂，主要回流入胸骨旁淋巴结和腋淋巴结，少数回流入锁骨上淋巴结、膈下淋巴结等。由于其回流途径及回流淋巴结众多，所以乳腺癌手术的重点和难点是淋巴结清扫。

胸壁的肌组成较为丰富，胸前壁包含胸大肌、胸小肌、腹直肌和腹外侧三层扁肌的上部，胸侧壁主要是前锯肌，胸后壁包含斜方肌、背阔肌、竖脊肌和肩关节周围的肌群。这些肌的作用是运动人体的上肢、保护胸部及维持胸壁和胸腔的稳定性。此外，胸壁还有三层固有肌存在于每一个肋间隙，从浅入深分别为肋间外肌、肋间内肌和肋间最深层肌(肋间最内肌、肋下肌、胸横肌及其筋膜)。三层固有肌除了维持和稳定肋间隙外，最重要的作用是参与人体的呼吸运动。肋间外肌能提肋，有助于吸气。肋间内肌和肋间最内肌可降肋，有助于呼气。胸部肌的动脉供应主要来自于胸廓内动脉、肋间后动脉和腋动脉，神经支配主要来自于胸脊神经和臂丛。

二、支气管

气管下行至胸骨角平面分叉为左、右主支气管，两者呈 60°~80° 的夹角。气管分叉处称为气管杈，内面有一向上凸起的纵嵴，呈半月形，称为气管隆嵴，是临床支气管镜检查的重要标志。主支气管进入肺门并在肺内不断分支，形成支气管树，每一主支气管分支成叶支气管，叶支气管分支成段支气管，再经历多次分支，管径 <1mm 时称为细支气管，细支气管分支为终末细支气管，终末细支气管分支为呼吸性细支气管，每一根呼吸性细支气管再分支为 2~11 个肺泡管，最终连接于肺泡囊和肺泡。支气管树的各级分支功能不同，从肺叶支气管到终末细支气管为肺内气体传导管，从呼吸性细支气管到肺泡为肺内呼吸管。

1. 左主支气管　左主支气管细长，直径为 0.9~1.4cm，长 4~5cm，与器官纵轴线呈 40°~50° 的夹角，经由主动脉弓后下方、胸主动脉前方和升主动脉后方，向下左行于第 6 胸椎高度入左肺门。进入肺门后，左主支气管分支为左肺上叶支气管和左肺下叶支气管。左肺上叶支气管起自于左主支气管前外侧壁，向外弯曲分为上、下两支，上支上升约 1cm 后分支为前段支气管和尖后段支气管，尖后段支气管再上升 1cm 后又分支为尖段支气管和后段支气管；下支向前下方走行进入左肺上叶的前下部和左肺小舌，成为舌支气管，再分支为上舌段支气管和下舌段支气管。左肺下叶支气管向后外侧走行 1cm 后从其后壁分出上段支气管，其主干继续向后外方走行 1~2cm 后分支为前外侧干和后外侧干，前外侧干又分支为内侧底段支气管和前底段支气管，后外侧干又分支为外侧底段支气管和后底段支气管。

2. 右主支气管　右主支气管粗短，直径为 1.2~1.5cm，长 2~3cm，与气管纵轴呈 25°~30° 的夹角，经由升主动脉和上腔静脉后方、奇静脉弓下方进入右肺门。由于管径粗大、位置陡直，故其气流量比左主支气管大，且经气管的异物也容易进入右主支气管。在右肺门附近右主支气管外侧发出右上叶支气管，其向外上方走行进入肺门后分支为尖段支气管、前段支气管和后段支气管。右主支气管本干在发出右上叶支气管后改名为叶间干，进入斜裂继续下行，并在斜裂中发出右中叶支气管，其向前外侧分支为内侧段支气管和外侧段支气管。叶间干则延续成为右下叶支气管，在其后壁发出上段支气管，右下叶支气管主干继续向后外侧下行，在其后内侧壁发出内侧底段支气管，右下叶支气管继续下行，最终分支为前底段支气管、后底段支气管和外侧底段支气管。

3. 支气管的血液供应　支气管的血液供应来自于支气管动脉，其数量通常有变异，为1~4支。左支气管动脉绝大部分起自于胸主动脉和主动脉弓，极少数起自于肋间后动脉；右支气管动脉超过一半起自于第3至第5右肋间后动脉，1/3单独或与左支气管动脉共干起自于胸主动脉。支气管动脉在肺根处都集中行于左主支气管的上、下缘和右主支气管的后壁、下缘，紧贴支气管壁进入肺内。通过同名静脉回流，支气管静脉细小，通常注入奇静脉、半奇静脉、肋间后静脉，也可直接汇入上腔静脉。

三、肺

肺是呼吸系统的重要器官，是气体交换的场所，通过呼吸运动吸入氧气排出二氧化碳；肺也是重要的内分泌器官。肺的颜色随年龄增长而变化，婴幼儿的肺呈淡红色，成年人的肺呈深灰色或蓝黑色，吸烟者的肺颜色更深。成人肺的重量约为自身体重的2%，健康成年男性两肺的空气容积为5000~6500ml，女性稍小。人肺在成熟后，随年龄增长会逐步出现结构老化和功能减退等萎缩性改变，通常在60岁后较为明显。肺的表面由脏层胸膜包裹，由肺实质和肺间质构成，肺实质主要包括肺内各级支气管和肺泡，肺间质主要包括肺内血管、淋巴管和结缔组织。

1. **肺的位置**　肺为左右各一的成对脏器，位于胸腔内、两侧胸膜腔外、膈上方、纵隔的两侧，肺除了借肺根和肺韧带与纵隔相连外，与其他组织均无连接。

2. **肺的形态**　两肺外形不同，右肺受到肝脏向上挤压而较为宽短，左肺受到心脏向左挤压而较为狭长。肺的形态根据空气的充盈程度和胸廓的形态而变化，肺易受压变形，压力消除后可迅速恢复原形。肺呈圆锥形，可分为一尖一底两面三缘。尖是肺尖，位于肺的最上部，向上突向颈部，在锁骨内侧1/3上方2~3cm处，其前方与前斜角肌、膈神经和锁骨下动静脉毗邻，左侧肺尖前方还有胸导管跨过；肺后方与交感干、第1胸神经和最上肋间动脉毗邻；外侧毗邻中斜角肌；左肺尖内侧毗邻左锁骨下动脉和左头臂静脉，右肺尖内侧毗邻气管、头臂干和右头臂静脉。底是肺底，位于肺的最下部，略凸向上，与膈相邻并与之形态相适应，也称为膈面，左侧肺底隔着膈与胃底、脾和肝左叶上面毗邻，右侧肺底隔着膈与肝右叶上面毗邻。两面包括肺的前、外、后侧邻接肋的肋面和内侧邻接纵隔的纵隔面。肋面光滑圆钝，与胸廓前、后、外侧壁的内表面毗邻。纵隔面向肺内凹陷，分为前、后两部，前部称为纵隔部，与纵隔心包毗邻，后部称为脊柱部，与脊柱胸段毗邻；左侧纵隔面上有心室、主动脉弓和胸主动脉在肺表面形成的压迹，右侧纵隔面上有奇静脉和上腔静脉形成的压迹。三缘是肺的三面交界处所形成的前、后、下缘。肺前缘薄而锐利，位于肺肋面前壁与纵隔面之间，左肺前缘的下部有心切迹，右肺前缘几乎垂直向下；肺后缘圆钝，位于肺肋面后壁与纵隔面之间；肺下缘也较为锐利，位于肋面与膈面之间。

3. **肺的体表投影**　两侧肺尖位于胸锁关节和锁骨中内1/3交界处之间，比锁骨高出1~4cm。两肺前缘的投影起自于肺尖，向内下方斜行，经胸锁关节后方至胸骨柄后面，约在胸骨角平面左右靠拢并垂直下降，左肺前缘降至第4胸肋关节而形成心切迹，随后沿第4肋软骨向外下方走行，至第6肋软骨重点移行为左肺下缘；右肺前缘则下行于第6胸肋关节，随后弯向外下方移行为右肺下缘。平静呼吸时，两肺下缘各自沿着同侧第6肋骨向外后方走行，在锁骨中线处与第6肋骨相交、在腋中线处与第8肋骨相交、在肩胛线处与第10肋骨相交、在接近脊柱时平第10胸椎高度。深呼吸时，两肺下缘均可向上或向下各移动2~3cm。

4. 肺裂　为脏胸膜深入肺组织中在肺叶之间形成的裂隙，包括斜裂和水平裂。左肺被斜裂分为上、下两个肺叶，右肺被斜裂和水平裂分为上、中、下三个肺叶。左肺斜裂的后端通常位于第5肋骨平面，向前下方斜行，在腋中线上跨过第5或第6肋骨，继续沿着第6肋间隙前行，终止于第7肋骨前端或第6肋间隙。右肺斜裂后端的起点较左侧高，通常位于第3或第4胸椎棘突平面，斜向前下方沿着第6肋骨至腋中线，再向前行至第6肋间隙，终止于第6肋骨与肋软骨的交接处。右肺的水平裂通常起自于右斜裂与腋中线的交界处，横行或略偏向上，终止于第4肋骨与肋软骨的交接处。肺裂的体表投影是：两侧斜裂起自于第3至第4胸椎棘突外侧2~5cm处，斜向外下前行，左侧斜裂终止于第6肋与肋软骨的交接处下方，右侧斜裂终止于第6肋与肋软骨的交接处；右侧水平裂起自于右肺前缘投影线与第4肋软骨的交点，大致沿水平方向外行至斜裂与腋中线的交点。肺裂在肺的表面并不是呈直线走行，从肺表面到肺门也不是平面；肺裂贯穿肺的深度也因人而异，在肺门处可不完全分隔肺叶而使得相邻肺叶有连接，这可能引起一个肺叶的感染通过连接处扩散。肺裂可能发育不完全甚至阙如，左、右侧肺裂的阙如率分别约为1%和2%。左、右侧额外肺裂的出现率分别约为30%和20%。如果额外肺裂的位置与肺段分界线一致，则可以看成是肺段的独立分离，例如下叶较为常见的后副裂，位于上段和底段之间，将下叶上段分隔出背叶；位于膈面走向肺韧带前方的下副裂将下叶的内侧底段分隔出心叶；位于左肺上叶舌段与其他段之间的左横裂将左肺上叶的前下部分隔出舌叶。也有与肺段分界线不一致的额外肺裂，其中最重要和常见的是奇静脉裂（发生率为0.5%~1.0%），位于右肺上叶，将上叶尖部分隔成为内外或后内和前外抑或上下两部分，其中分隔出来的内部或后内部抑或上部就是奇静脉叶。

5. 肺门　为肺纵隔面中央卵圆形的凹陷区域，又称为第一肺门，为肺与外界交流的门户，主要有主支气管、肺动静脉、支气管动静脉、淋巴和神经出入。整个左肺门在第2、第3肋间隙深面，右肺门在第3肋骨及其上下肋间隙深面。肺门的体表投影是：从胸前壁看位于胸骨角稍下方，从胸后壁看位于第4至第6胸椎棘突高度，后正中线与肩胛线之间。各肺叶支气管与肺血管到肺叶的分支和属支等结构进出肺叶的部位称为第二肺门。肺门处包含数个支气管肺淋巴结，称为肺门淋巴结。

6. 肺根　由出入肺门的各种结构（主要是主支气管、肺动脉和肺静脉）、肺丛神经和一些淋巴组织，以及被胸膜和一些结缔组织包裹而形成。在肺根的不同部位，组成肺根的主支气管、肺动脉、肺静脉之间的位置关系有所不同。在肺根的心包部，主支气管和肺动脉位于肺静脉之上，肺动脉位于主支气管的前方，上肺静脉位于肺动脉的后下，下肺静脉的位置最低。在肺根的纵隔部，从前往后依次为上肺静脉、肺动脉、主支气管和下肺静脉；从上往下左侧依次为肺动脉、主支气管、上肺静脉和下肺静脉，而右侧依次为上叶支气管、肺动脉、中叶支气管、下叶支气管、上肺静脉和下肺静脉。肺根的各成分之间有大量的疏松结缔组织充填，适合于实施局部浸润麻醉。在肺门处，进出肺的各主要结构的分支数常有变异，它们之间的位置关系也不恒定，特别是血管分支较多时更显复杂，手术时需特别注意。成人肺根的长度约为1cm，其内侧份为肺根的心包段，位于心包内，其外侧份为肺根的纵隔部，被脏壁胸膜的转折部包绕。肺根的体表投影是：在胸前壁相当于第 3 至第 5 肋软骨处，在胸后壁相当于第 5 至第 7 胸椎处。左肺根前方毗邻左侧膈神经、心包膈神经和肺丛，上方被主动脉弓跨过，后方毗邻胸主动脉、左迷走神经和肺丛；右肺根前方毗邻上腔静脉、右心房和心包，上方被奇静脉跨过，后方毗邻奇静脉、右迷走神经和肺丛。

7. **支气管肺段** 由每一个肺段支气管及其分支所分布的肺组织所构成的一个功能单位称为支气管肺段，简称为肺段。肺段呈锥形，底部朝向肺表面、尖端朝向肺门，内部有肺段支气管、肺段动脉和支气管血管伴行。肺段在形态和功能上有一定的独立性，很多疾病施行肺段切除，可见肺段的解剖特征具有重要的临床意义。右肺共包含 10 个肺段，其中上叶 3 个、中叶 2 个和下叶 5 个；左肺共包含 8 个肺段，其中上、下叶各 4 个。肺段是根据其在肺内的位置来命名的，按照从上到下的顺序进行编号，这个编号也可以代表肺段的名称。其中，左肺上叶的尖段支气管和后段支气管共干而合称为尖后段；同理，下叶的前底段支气管和内侧底段支气管共干而合称为前内底段。

8. **肺的血供** 肺有两套血管系统，行使不同的功能，一个是肺的功能性血管系统，即肺循环的肺动脉和肺静脉，主要功能是完成肺的气体交换；另一个是肺段营养性血管，即体循环的支气管动脉和支气管静脉，主要功能是给支气管和肺泡提供营养以维持肺自身的活动和新陈代谢。

肺动脉：肺动脉干由右心室动脉圆锥发出，长约 4.5cm，起点在偏胸骨左侧第 2 肋间隙或第 3 肋骨平面，行经左主支气管前方再向左后下方走行，于主动脉弓下面约第 4 胸椎的高度分支为左、右肺动脉，经肺门入肺，在肺内伴随支气管分支分布。左肺动脉较短，进入肺门后一般分为两支，分别分布于左肺的上叶和下叶。右肺动脉较长，在升主动脉和上腔静脉后方、奇静脉弓下方横向进入肺门，随后发出较小的上支（分布于上叶）和较大的下支（分布于中叶和下叶）。肺动脉偶尔可见起源变异、阙如或发育不全，异常起源的肺动脉可发自升主动脉、胸主动脉、锁骨下动脉或肋间动脉等。

肺静脉：由肺泡周围的毛细血管逐级汇合而成，左右各有两条，分别称为上肺静脉和下肺静脉。左上肺静脉和左下肺静脉分别由左肺上叶的静脉和左肺下叶的静脉汇合而成，最后汇入左心房的上部。右上肺静脉由右肺上叶和中叶的静脉汇合而成，右下肺支气管动脉在肺门处发出分支形成广泛的交通网，入肺后随支气管分支至各肺叶，分布于支气管壁、肺动脉壁、肺静脉壁、淋巴结和脏胸膜。

支气管静脉：较细小，伴行于同名动脉，左、右侧支气管静脉分别汇入半奇静脉和奇静脉，也可直接汇入腔静脉或肺静脉的属支。

9. **肺的神经** 肺由内脏神经支配，包括运动和感觉两个部分。运动部分来自于交感和副交感神经的双重支配，两者相辅相成。交感和副交感神经在肺根的前、后方形成肺丛，经肺根分布于整个肺。交感神经中枢部来自于 T_{2-5} 脊髓节段的侧角，节前纤维经颈、胸交感神经节换元后的节后纤维参与组成肺丛；副交感神经的节前纤维则来自于迷走神经，经位于肺丛内或支气管神经丛内的副交感神经元换元后的节后纤维参与组成肺丛。副交感神经兴奋使支气管平滑肌收缩、血管舒张和腺体分泌，而交感神经兴奋时则作用相反。感觉部的神经纤维伴行于迷走神经和交感神经，参与组成肺丛，其末梢分布于各级支气管的黏膜上皮、管壁的平滑肌、肺泡壁和胸膜等处。

10. 肺的淋巴　肺的淋巴管分为深、浅两组。深组淋巴管位于肺组织内，浅组淋巴管位于脏胸膜深面，汇合后从各个方向往肺门集中。肺内深、浅两组淋巴管间存在一些吻合支，由于频繁的交通吻合，所以深、浅淋巴管之间并没有绝对的界限。肺的淋巴结和引流淋巴结分布很广泛，包括位于段支气管及其分叉处的肺淋巴结，位于肺叶支气管处的叶支气管淋巴结，位于肺门处的肺门淋巴结，位于主支气管周围的支气管淋巴结，位于气管与主支气管交接处的气管支气管上淋巴结，位于气管分叉角内的隆嵴下淋巴结，位于气管周围的气管淋巴结，位于肺韧带处的肺韧带淋巴结，分别位于主动脉弓前上壁和前下壁附近的主动脉弓淋巴结和动脉韧带淋巴结。通常来说，右肺上叶淋巴管多经右侧肺门淋巴结注入或直接注入右侧气管支气管上淋巴结和隆嵴下淋巴结；右肺中叶的淋巴管直接注入或经右侧肺门淋巴结注入右侧气管支气管上淋巴结和隆嵴下淋巴结；右肺下叶的淋巴管可直接注入或经肺门淋巴结注入隆嵴下淋巴结。左肺上叶上部的淋巴管多经肺门淋巴结注入或直接注入主动脉弓淋巴结和动脉韧带淋巴结；左肺上叶下部的淋巴管直接注入或经肺门淋巴结注入左侧气管支气管上淋巴结和隆嵴下淋巴结；左肺下叶大部分淋巴管直接注入或经肺门淋巴结注入隆嵴下淋巴结和左侧气管支气管上淋巴结；左肺下叶底部的一部分淋巴管注入肺韧带淋巴结和食管旁淋巴结。由此可见，肺门淋巴结、气管支气管上淋巴结、隆嵴下淋巴结是肺淋巴引流的主要淋巴结，动脉韧带淋巴结是左肺上叶引流的主要淋巴结，两侧的气管支气管上淋巴结注入气管淋巴结，再由支气管纵隔淋巴结注入胸导管和右淋巴导管。

四、胸膜

胸膜为存在于胸腔内，覆于肺表面、胸壁内面、膈上面和纵隔表面的一层光滑的浆膜。根据其贴覆的部位可分为覆盖肺表面的脏胸膜和覆盖胸壁内面、膈上面和纵隔表面的壁胸膜。脏胸膜贴覆于整个肺组织的表面，与肺泡紧密连接难以分离，在肺表面转折走行，伸入肺叶之间直至肺门，在肺叶之间形成裂隙，将左肺和右肺分别分隔成独立而又相互贴附的两个和三个肺叶，在进行肺叶切除时多由肺裂处进行解剖和分离。壁胸膜根据贴附的部位可分成四个部分，分别为膈胸膜（壁胸膜覆盖于膈上表面的部分）、纵隔胸膜（壁胸膜覆盖纵隔两侧面的部分）、胸膜顶（位于左右胸廓顶部的最高处，覆盖胸膜上膜下面的部分）、肋胸膜（覆盖两侧前、外、后侧胸部胸内筋膜内面的部分，为四个部分里面积最大的部分）。壁胸膜的四个部分是连续的一个整体，因其覆盖的部位不一样而给了不同的名字。四个部分在其移行处的胸膜腔形成了一些胸膜隐窝，这些隐窝是深呼吸时肺亦不能充满的间隙，如肋胸膜与膈胸膜转折处形成的肋膈隐窝，左右各一，人体直立时为胸膜腔最低部位，肺下缘不能充满其内，胸膜腔积液首先积聚于此；还有胸前壁肋胸膜与纵隔胸膜转折处形成的肋纵隔隐窝，肺前缘不能伸入。脏、壁两层胸膜在肺根处相互移行，包绕肺根并向下重叠形成三角形的皱襞，称为肺韧带，起到固定肺的作用。胸膜的动脉供应主要来自于肺动脉、支气管动脉、肋间后动脉和胸廓内动脉的分支，静脉与同名动脉伴行汇入肺静脉和上腔静脉。脏胸膜和壁胸膜的感觉神经纤维分别来自于肺神经丛和脊神经。

1. 胸腔与胸膜腔　胸腔是由胸廓和膈围成的腔室，上界通过胸廓上口与颈部相连，下界以膈与腹部分隔。整个胸腔可分为中间的纵隔以及被纵隔分隔开的左胸膜腔和左肺、右胸膜腔和右肺三个部分。胸膜腔是脏、壁胸膜在肺根处相互转折移行时形成的一个潜在性间隙，位于胸腔内、纵隔的两侧、两肺的周围，左右各一。左右胸膜腔严格闭合，互不相通，呈负压，正常情况下腔内只有少量由胸膜所分泌的浆液，其作用是润滑胸膜以减少呼吸运动时的摩擦。

2. 胸膜的体表投影　两侧胸膜顶和胸膜前缘的投影基本与肺尖和肺前缘一致；而胸膜下缘的投影则比同侧的肺投影约低两个肋骨，即在锁骨中线处与第 8 肋骨相交、在腋中线处与第 10 肋骨相交、在肩胛线处与第 11 肋骨相交、在接近脊柱时平第 12 胸椎高度。

第二节　呼吸系统的呼吸功能

呼吸系统最主要的功能为通气与换气功能，又称肺的呼吸功能。通过传导气道的清洁过滤，温暖湿润无菌（或近似无菌）的空气进入呼吸性细支气管和肺泡，在肺泡水平进行 O_2 和 CO_2 的交换。肺的呼吸功能涉及肺通气、吸入气在肺内合理分布、恰当的通气血流比例、肺毛细血管弥散等几个方面，任何一个环节发生功能障碍均可影响肺的呼吸功能。

一、肺通气的产生

胸廓由胸骨、肋骨、脊柱、膈肌和胸壁肌肉组成。正常胸腔为密闭的体腔，前后径小于左右径，呈扁平形。其容积随着呼吸肌的节奏舒缩而缩小或增大以完成呼吸运动。在人体发育过程中，由于胸廓的生长超过肺的生长，出生后形成胸内负压。胸内负压的存在有利于肺的扩张。胸廓呼吸运动通过胸内负压的改变调节肺内压，保障呼吸运动进行。通气与换气功能是肺的主要生理功能。前者通过一系列呼吸系统管道将气体传输至肺泡，后者是在肺泡水平上进行 O_2 和 CO_2 气体交换。呼吸周期是由于吸气肌收缩与松弛引起胸腔内一系列的压力变化产生气流，随之发生容积改变。在中枢神经系统调节下呼吸肌收缩，胸廓扩张而容积增大，肺脏被牵引而扩张，肺泡内形成负压，产生气流进入肺泡，肺脏的容积也随之增加，即生理情况下的负压呼吸。随后当肺泡压等于口腔压时吸气终止，呼吸肌松弛，肋骨还原复位，肺脏依其弹性回缩，肺泡内又形成正压，气体自肺内排出，完成呼气动作。在正常平静呼吸时，吸气是主动的，呼气是被动的，只有在深呼气时，肋间内肌与腹壁肌肉才参与构成主动呼气。当出现气胸或胸腔内大量胸腔积液造成胸腔负压被破坏时，即可以影响到肺的膨胀，影响呼吸运动和呼吸功能。尤其是外界气体不断进入造成胸腔内气压高于大气压时，可压缩患侧肺使其塌陷，甚至造成纵隔移位，影响血液和淋巴回流和对侧肺的膨胀，而发生严重的呼吸循环功能障碍。

二、通气量的调节

呼吸系统对通气量的调节主要是通过控制各级传导气道的口径以及呼吸肌的收缩力

来完成的。鼻腔内鼻甲下黏膜有丰富的毛细血管,毛细血管的收缩与舒张以及鼻腔黏液分泌是吸入气体调节的第一站。咽喉等在生理上易出现狭窄的部位在疾病状况下也参与了吸气量的调节。临床上,各种原因引起的鼻甲肥大及咽喉部位的狭窄有时可引起通气量不足,尤其在睡眠时可造成低通气甚至呼吸暂停。随着支气管分级,其内径逐渐变细,但总截面积增大,气道阻力降低。然而,软骨成分减少,平滑肌成分增多又会使气道内径乃至气道阻力更容易受神经体液因素的调节。生理情况下这有利于调节通气/血流比例的平衡,疾病状态下则会发生通气不足或(和)通气血流比例失衡。

呼吸肌对通气量的调节依赖于肌肉的收缩力量。慢性阻塞性肺疾病(COPD)晚期合并的呼吸衰竭多与呼吸肌疲劳、收缩力减弱有关。

三、肺循环与肺换气功能

肺循环由肺动脉、肺毛细血管和肺静脉组成,具有高容量、低压低阻的特点。肺毛细血管平均内径不足 $10\mu m$,刚好能够让单个红细胞通过。肺毛细血管在肺泡壁上形成了一层致密的毛细血管床,使得肺泡气体可以与血液充分接触,肺循环血液从肺泡中获取 O_2 并将从组织细胞带来的 CO_2 由肺泡排出。O_2 和 CO_2 在肺泡和肺毛细血管进行气体交换的生理功能称为肺换气,即肺的弥散功能。肺泡为气体交换的场所,正常的气体交换需要吸入气体和肺循环血液相对应地分布到每个气体交换单位。然而,在正常情况下,由于重力等因素的存在,其通气和血流的分布是不均匀的。在上中下三个肺区,通气/血流比例不同,但在整体上保持相对恒定的水平。大叶性肺炎和肺栓塞引起的低氧血症多与通气/血流比例失衡有关,临床上严重的通气/血流比例失衡是呼吸衰竭的重要病因之一。

肺换气功能除了保证有效的通气功能和与适当的通气/血流比例有关外,主要与呼吸膜的弥散功能有关。根据弥散定律,气体在通过薄层组织时,单位时间内气体的弥散容积与组织两侧的气体分压差和弥散面积成正比,与弥散厚度成反比。任何原因造成呼吸膜增厚或(和)呼吸面积减少都将影响气体的交换。临床上心源性肺水肿可造成肺间质存在水肿液,引起呼吸膜增厚;而各种原因的肺间质纤维化也是临床上呼吸膜增厚的常见原因。当呼吸膜增厚到正常的 2~3 倍时,可降低呼吸膜的弥散能力,表现为以低氧血症为主要表现的呼吸功能不全。当呼吸膜面积显著减少,如一侧肺切除时呼吸膜面积减少,或肺气肿患者的肺泡壁结缔组织变性断裂,致使肺泡融合、间隔消失,也会使呼吸膜总面积减少,甚至可降到正常时的 1/3 以下。这种情况下,即使在休息时,患者也会感到明显的呼吸困难。

呼吸膜两侧 O_2 和 CO_2 气体交换的主要动力来源于其压力梯度。正常时肺泡内气体 O_2 分压(约 $103mmHg$, $13.7kPa$, $1kPa = 7.5mmHg$)高于毛细血管内血液的 O_2 分压(约 $40mmHg$),O_2 由肺泡进入血液;而毛细血管血液内的 CO_2 分压为 $46mmHg$,明显高于肺泡内 $0.3mmHg$ 的 CO_2 分压,故 CO_2 从血液弥散入肺泡而被呼出。此外,气体的弥散系数取决于组织和气体分子的特性,即与气体在组织中的溶解度成正比,与气体分子量的平方根成反比。CO_2 与 O_2 的分子量差异不太大,而 CO_2 在组织中的溶解度是 O_2 的 20 倍,因此 CO_2 的弥散速率就是 O_2 的 20 倍。所以临床上换气功能障碍,即弥散功能障碍引起的呼吸功能不全一般表现为低氧血症，往往不存在 CO_2 的潴留。

四、呼吸运动的调节

呼吸运动控制和调节的目的在于无论体内外环境如何变化，都能够为机体提供充足的氧，排出 CO_2，维持体内的酸碱平衡，使动脉血气在一个狭窄而稳定的生理范围。机体通过呼吸中枢、神经反射和体液化学调节三个环节共同完成呼吸运动的调节。

1. 呼吸中枢　中枢神经系统内参与启动和调节呼吸运动的神经元统称为呼吸中枢。呼吸中枢不是特定的神经核，而是一些分布于脑桥和延髓背面网状结构作用不同的神经元群。位于不同部位的神经元群相互协调、相互制约，共同完成中枢神经系统对呼吸运动的调节。呼吸运动的节律来源于中枢神经系统内的大脑皮层、脑桥、延髓和脊髓等部位。大脑皮层在一定限度内可以随意控制呼吸的频率和深度，随意控制呼吸的冲动来自于大脑皮层的运动区和运动前区，通过皮质脊髓束向下传导来控制自主呼吸。大脑皮层还可以通过以往对运动适应过程中产生的条件反射而预先增加通气量，以避免神经发射和体液调节的滞后性，使机体更好地适应运动状态，避免体内血气指标出现较大的波动。延髓有吸气和呼气中枢，是维持正常呼吸节律的基本神经元。延髓嘴端面神经后的包氏复合体为一组抑制性神经元，通过双向纤维与脑桥呼吸神经元联系，与脑桥的呼吸调整中枢和长吸中枢共同完成呼吸时相的转换，使呼吸节律更趋完善。脊髓上位神经元是呼吸中枢与呼吸肌进行神经联系的通路，是呼吸中枢对呼吸肌最直接的作用者。低氧可使呼吸中枢，尤其是延髓神经元的完整性受到损害而影响呼吸节律。

2. 呼吸运动的神经反射　呼吸的神经反射属于神经系统活动的一种方式。它与呼吸的体液调节作用一样，在起源上是一种较原始的呼吸调节方式，主要起着负反馈调节作用。在人体的睡眠和麻醉状态下发挥着优势调节作用。呼吸运动的神经反射调节包括感受器、传入神经、中枢、传出神经和效应器 5 个部分。

（1）肺牵张反射：又称黑－伯反射或吸气抑制反射，指肺扩张受牵拉时反射性地抑制吸气动作使肺发生呼气而缩小的反射性变化。肺牵张反射的感受器在呼吸道平滑肌中，经迷走神经传入脑干的孤束核，抑制吸气中枢的活动。肺牵张反射属于一种负反馈调节机制，生理意义在于促使吸气动作及时向呼气动作转化，维持正常的呼吸节律。肺牵张刺激还通过迷走神经抑制脑桥的长吸中枢，使呼吸中枢更加完善。在肺水肿或肺炎等情况下，肺的顺应性下降，肺泡不易扩张，肺牵张感受器受到的刺激增强，因而出现浅快呼吸。

（2）呼吸肌的本体感受性反射：呼吸肌肌肉中的肌梭是本体感受器，肌纤维受到牵拉刺激时肌梭感受器将冲动经脊神经背根传导至脊髓中枢，又由脊髓前角 α 神经元传到肌梭引起收缩。同时，由脊髓前角 γ 神经元传到肌纤维引起收缩。该反射的意义在于使机体能随呼吸肌负荷增强而相应的增强呼吸运动。

（3）肺毛细血管旁感受器：肺泡－毛细血管膜的间质中有迷走神经传入纤维末梢，称为肺毛细血管旁感受器（J 感受器）。这种感受器可能是接受肺毛细血管压或肺间质积液时的压力刺激。这种刺激经迷走神经传至延髓，可使呼吸暂停或出现浅促呼吸、心动过缓、血压下降等。过强的体力劳动时的呼吸困难感觉可能是由于肺动脉及肺毛细血管血压升高，刺激了 J 感受器所致。

（4）咳嗽反射及喷嚏反射：两者都是神经系统调节呼吸的一种特殊方式。生理意义在于呼吸道的防御反应。喉气管及支气管内壁黏膜下有丰富的传入神经末梢（感受器）。传入神经纤维主要在迷走神经中。机械性或化学性刺激（如组胺、氨气、乙醚、二氧化硫等）能刺激神经末梢发动咳嗽反射。大支气管以上部位的感受器对机械刺激比较敏感，第二级支气管以下部位的感受器对化学性刺激比较敏感。对于敏感的患者，冷空气也是咳嗽反射的刺激物。另外，咽、食管、胸膜等部位受刺激也能发动咳嗽反射。

咳嗽反射的中枢可能在延髓。反射开始时有吸气动作，接着紧闭声门，并发生强烈的呼气动作，提高胸膜腔内压，呼吸道由于受到胸膜腔内正压的影响而发生收缩，气管截面可以明显缩小，肺内压也大大地升高，然后声门突然开启，由于压力的作用，肺泡及呼吸道内的气体以极高的速度咳出体外，从而排出呼吸道内的异物或分泌物。咳嗽时短时间内胸膜腔内压异常增高，可以阻碍静脉回流，减少心排血量，降低动脉血压。阵发性咳嗽可引起血液循环不足，产生脑缺血，临床上表现为晕厥。

喷嚏反射与咳嗽反射相类似。感受器在鼻黏膜，经三叉神经传入至脑干中枢。喷嚏反射与咳嗽反射的动作区别在于它是腭垂下垂，舌根压向软腭，使气流从鼻腔冲出，以清除鼻腔的刺激物。

3. 呼吸运动的化学性调节　呼吸系统正常的通气和换气功能可使动脉血中的 PO_2、PCO_2 和 pH 维持在相对稳定的范围，而动脉血中的 PO_2、PCO_2 和 pH 变化又可影响通气功能，即呼吸的化学性调节，又称呼吸的体液调节。根据感受器的不同将化学调节分为中枢性和周围性两类。中枢化学感受器位于延髓的腹外侧表面，第Ⅸ对和第Ⅹ对脑神经发出处。它们是不同于延髓呼吸神经元的另一类细胞，对 CO_2 的刺激敏感。周围化学感受器有颈动脉体和主动脉体。其中颈动脉体位于颈总动脉和颈内外动脉的分叉处。主动脉体化学感受器实际上是一群分散的细胞，分布于颈总动脉和左右锁骨上区及肺动脉和主动脉之间。

（1）二氧化碳对呼吸的调节作用：血液中必须有一定浓度的 CO_2 才能维持呼吸中枢正常的兴奋性。当血液中 CO_2 浓度增加到 45mmHg 以上时，即可引起呼吸加深加快，增加通气量以排除体内过多的 CO_2。反之当血液中 CO_2 浓度低于正常时，则呼吸转浅变慢。动脉血中 PCO_2 增高可通过颈动脉体和主动脉体外周化学感受器反射性地加强呼吸运动，但以中枢化学感受器调节为主。血液中溶解的 CO_2 更容易通过血－脑屏障进入脑脊液，使脑脊液中 $[H^+]$ 增加，刺激中枢化学感受器增加通气量。高浓度 CO_2 潴留时对呼吸中枢有抑制作用。临床上多见于 COPD 晚期患者，称为 CO_2 麻醉。CO_2 麻醉现象的出现不仅取决于动脉血 PCO_2 的水平，更取决于 CO_2 积聚的速度。在短时间内 CO_2 迅速升高者更易出现 CO_2 麻醉。吸入气中 CO_2 浓度对于通气量的影响表现不同，当吸入气 CO_2 浓度增高但低于 15% 时，有兴奋呼吸的作用，表现为通气量增加。浓度超过 15% 时呼吸受抑制，通气量下降。不同的个体对吸入气中 CO_2 的浓度增加的反应有所不同。

（2）缺氧对呼吸的调节作用：缺氧对呼吸的刺激作用小于 CO_2 的作用，其原因与化学感受器对缺氧的敏感性较低和缺氧对呼吸中枢有直接损害，降低呼吸中枢反应性有关。另外，缺氧刺激的呼吸运动增强可使血中 CO_2 减少，部分抵消缺氧的刺激作用。缺氧对中枢的直接作用不是兴奋，而是抑制呼吸中枢。因而缺氧对呼吸的调节作用以颈动脉体和主动脉体化学感受器为主。生理情况下，缺氧对通气量的影响较小，但在严重缺氧，如吸入氧气浓度低于12%或（和）动脉血氧分压低于60mmHg时，肺泡通气量会明显增加。化学感受器对缺氧的耐受性甚强，动脉血氧分压越低，发出冲动频率兴奋呼吸的作用就越强。在CO_2麻醉时，缺氧会成为兴奋呼吸的主要动力。此时如吸入高浓度的O_2，会出现呼吸中枢严重抑制，导致严重的后果。

（3）[H^+]对呼吸的调节：血液和脑脊液中的[H^+]增加，可分别兴奋外周和中枢化学感受器，使通气量增加。代谢性酸中毒（如糖尿病酮症酸中毒或肾功能不全尿毒症）患者的呼吸运动增强，是由于血液中的氢离子对外周化学感受器刺激的结果。通气量增加可排出大量的CO_2，CO_2分压降低可部分抵消[H^+]对呼吸的刺激作用。一般来说，脑脊液与血液中pH是一致的。CO_2可以自由通过血－脑屏障，但氢离子和碳酸氢根离子不易通过血－脑屏障。所以如果血液中$PaCO_2$急性改变时，数小时后碳酸氢根离子才会有变化，需1~2天才能达到平衡。同样，如长时间CO_2潴留后，过快地排除CO_2，则短时间内脑脊液也难以代偿。虽然血中$PaCO_2$已降至正常，但脑脊液呈酸性，患者可能仍表现为呼吸抑制。

第三节　呼吸系统的非呼吸功能

一、呼吸道的清洁过滤功能

肺是开放性空腔脏器。呼吸系统对吸入气体进行有效的清洁过滤有助于避免外界环境中病原微生物和微尘颗粒对机体的侵袭损伤。因此，呼吸系统清洁过滤等防御功能是完成通气和换气功能的必要条件。

1. 上呼吸道的清洁过滤功能　上呼吸道是外界空气进入人体的第一站。上呼吸道由于管径曲折，使吸入气体形成涡流，增加外来异物及灰尘颗粒在上呼吸道的沉降机会。直径10μm以上的微粒及异物绝大部分在鼻腔及咽部被清除。鼻腔、口腔和咽部具有黏膜表面积大，血液循环丰富的特点，适宜对吸入气体进行加温增湿。经过上呼吸道调节，气体进入下呼吸道时，已基本接近体温，相对湿度近100%。少数情况下，对于超过体温的吸入气体，上呼吸道也有一定的散热功能。当体内外各种原因引起上呼吸道血流不足、脱水或气道纤毛功能减退时，可使吸入气体无法进行充分加温增湿，造成黏膜干燥、异物感，甚至可以发生呼吸困难、肺顺应性降低和肺不张等。上呼吸道对于吸入气体的加温增湿及清洁过滤功能是机体防御外界理化因素刺激和病原微生物侵入的第一步。

2. 下呼吸道的清洁过滤功能　经过上呼吸道的清洁过滤作用，吸入气体进入下呼吸道时已经有了适当的温度和湿度，但仍有一些直径<10μm的微尘颗粒可以进入下呼吸道。下呼吸道的清洁过滤作用主要是由纤毛上皮运动来完成的。气管支气管的管壁可分为黏膜层、黏膜下层和外膜层三层。黏膜层为假复层柱状纤毛上皮细胞，从气管到终

末细支气管(直径 $0.5 \sim 1mm$),均具有这种柱状纤毛上皮细胞。但在终末细支气管以下,由于黏膜渐薄,其上皮细胞已由假复层逐渐变成单层,由柱状上皮细胞变成立方上皮细胞,甚至扁平上皮细胞,表面缺少纤毛。因此呼吸道的清除功能越是末梢部位就越差。一般而言,吸入的含有病原微生物的颗粒越小,吸入到达呼吸道的部位越深,排出就越困难,越容易引起感染。$2 \sim 10\mu m$ 的颗粒多沉积在气管、支气管及细支气管管壁上。在支气管管壁上纤毛上皮细胞每个细胞表面约有 200 个纤毛,每根纤毛长 $6 \sim 7\mu m$,每平方厘米支气管黏膜表面有 150 亿 $\sim$ 200 亿根纤毛,纤毛顶端约有 $5\mu m$ 厚黏液组成的黏液毯。纤毛以 $10 \sim 20$ 次/秒的频率向咽部方向摆动,以排除分泌物或异物。纤毛上皮的运动具有一氧化氮(NO)依赖机制,Kartagener 综合征患者气道内因缺乏 NO,可表现为纤毛运动能力降低,甚至"纤毛不动"。正常情况下人体纤毛运动的潜力很大,当分泌物增多时,只要分泌物不黏稠,其排出速度可达正常情况下的 2000 倍。但当分泌物黏稠时,其排出速度明显减慢。慢性呼吸道黏膜炎症可造成纤毛功能损伤;寒冷、干燥、黏稠分泌物、pH 6.5 以下的酸性环境可造成纤毛活动能力减弱;吸烟、镇咳药、缺氧等可抑制纤毛运动。这最终将有损于气管支气管的清洁功能,易发生呼吸道的感染。

直径在 $0.3 \sim 2.0\mu m$ 的小颗粒难以被传导气道黏膜俘获,可以直接进入终末呼吸单位。由于呼吸性细支气管、肺泡管和肺泡皆不含纤毛,因而只能靠肺泡巨噬细胞的吞噬作用来清除。直径 $<0.3\mu m$ 的颗粒可像水蒸气一样,以气溶胶的形式呼出肺外。

二、防御功能

正常成人肺泡表面积高达 $80m^2$,每日接触的空气高达 15 000L,与外界接触的机会远大于任何其他器官。为防止各种微生物、变应原、毒素和粉尘等有害颗粒的侵入,肺与呼吸道共同构成了一整套完善的防御机制,将这些致病因子净化、灭活、清除。但若致病因子过多过强及(或)上述防御功能降低,则导致疾病的发生。

1. 气道对吸入颗粒的防御机制 鼻腔黏膜是呼吸系统的第一道防线,可对吸入气的温、湿度进行有效调节,并对直径 $>10mm$ 的粉尘颗粒起滤过作用。吸入气中更小的颗粒可沿呼吸道滤过沉积,如直径为 $2 \sim 10mm$ 的颗粒主要沉积在气管、支气管、细支气管、呼吸性细支气管的黏液纤毛毯,而直径 $<2mm$ 的颗粒主要沉积在肺泡。

2. 黏液纤毛运载系统的防御机制 黏液纤毛运载系统由纤维细胞的纤毛和气道上皮细胞分泌的黏液及浆液组成,是呼吸系统最重要的防御机制之一。在气道远端如呼吸性细支气管,由于杯状细胞缺少,纤毛细胞稀少和纤毛短小,分泌物向近端推进的速度仅 $0.4mm/min$,因此沉积此处的颗粒一天仅排出 $40\% \sim 50\%$。在较大的细支气管,开始有黏液分泌,成为悬浮在浆液层上的黏液小滴。在支气管,纤毛细胞和黏液分泌增多,黏液小滴聚成片,像木筏一样以稍快的速度向前流动。到了气管,形成连续的黏液层,异物以很快的速度($12 \sim 14mm/min$)被运载和清除。沉积于较大气道的颗粒一般均能在 24 小时内被排出,其中气管内颗粒的排出只需几小时。因此,吸入气中的颗粒越小,沉积的部位越深,在机体停留时间越长,对机体越有害。慢性支气管炎、支气管扩张、烟雾、有害气体如 SO_2 和 NO_2 等、囊性纤维性变、长期吸入未经鼻咽黏膜充分温化的气体等均可使黏液变稠或纤毛细胞受损,从而降低或损害纤毛运载系统的功能,妨碍气道表面异物的清除。

3. **肺泡的防御机制**　肺泡液、肺泡上皮、肺泡毛细血管床和肺泡巨噬细胞均可借不同机制发挥防御作用。①肺泡液的防御作用：肺泡液含大量 PS，PS 自高浓度区（肺泡）向低浓度区（细支气管）扩散的同时，将沉积的颗粒运送至细支气管，再经黏液纤毛运载系统排出；肺泡液可增强肺泡巨噬细胞吞噬功能；能氧化有害气体；还含有某些免疫成分；②肺泡上皮的防御作用：肺泡上皮细胞间彼此紧密连接，形成一道物理屏障，以防止有害物质进入组织；Ⅰ型肺泡上皮细胞的胞饮作用，可将某些致病因子运送入肺泡；在病理情况下，也将肺泡内的水肿液或蛋白性物质运送到肺间质；Ⅰ型和Ⅱ型上皮细胞都有吞噬作用，可清除吸入的尘粒等；③肺泡毛细血管床的滤过作用：肺血管床极为丰富，且全身血液都要经过肺，故肺血管床可截留来自体循环的各种栓子，如血栓、脂肪栓、气栓、瘤细胞栓等，起滤过血液的作用。此外，肺纤溶活性较强，加之肺血管内皮细胞的吞噬作用，故在发生血栓栓塞后 2～6 周，栓子常可自肺内消除；④肺泡巨噬细胞的防御作用：肺内具吞噬作用的细胞包括肺巨噬细胞、肺泡上皮细胞和肺血管内皮细胞，其中以肺泡巨噬细胞最重要。肺泡巨噬细胞来自骨髓幼稚单核细胞，具有强大的吞噬清除活性，如给动物吸入金黄色葡萄球菌 $3.53 \times 10^9 /(m^3 \cdot min)$，2.5 小时和 5 小时后，肺泡巨噬细胞的清除率分别为 44.5% 和 76.9%。颗粒被肺泡巨噬细胞吞噬后，借黏液纤毛运载系统的自动扶梯而排出体外。肺泡巨噬细胞不仅具非特异性吞噬功能，也是肺免疫反应中的重要效应细胞，在多种炎症、破坏性和纤维性肺部疾患发病中占重要地位。此外，肺泡淋巴系统也具有清除异物的作用。

4. **反射性防御机制**　除上述机械防御机制外，呼吸系统还具有保护性神经反射功能，使机体对有害刺激做出迅速反应。

（1）喷嚏反射：鼻腔感受器的传入神经是三叉神经，它们受刺激可引起喷嚏反射和呼吸暂停，前者有利于异物排出，后者伴有喉头收缩，有利于防止有害物质进入下呼吸道。

（2）咳嗽反射：鼻咽部、喉头和气管上皮的感受器受到刺激时可出现吸气反射、喉头关闭、喉头收缩和咳嗽反射。通过这样一系列快速而协调的动作，有利于将异物吸至咽部，然后咳出或咽下。

（3）支气管收缩反射：肺内支气管受物理和化学因素刺激，通过支气管上皮下的受体，引起反射性支气管收缩。后者引起咳嗽反射，从而清除异物。此外，肺泡壁内有毛细血管旁感受器，当受氯气、氨气等有害气体刺激时，可引起反射性呼吸暂停，保护肺泡不受有害气体损伤。

（4）Hering - Breuer 反射：当肺受到过度牵张时被激活，以限制肺过度扩张。

5. **肺免疫防御机制**　肺免疫防御包括体液免疫和细胞免疫。

（1）体液免疫：指 B 细胞在抗原刺激下增生、分化、形成浆细胞，产生并释放各类免疫球蛋白，发挥其免疫功能的过程。在呼吸道分泌液中存在多种免疫球蛋白，如咽喉以上的气道分泌液中主要是 IgA，IgA 在抵抗黏病毒、呼吸道融合病毒、鼻病毒等作用较明确。IgG 是下呼吸道的主要免疫球蛋白，在抵抗下呼吸道感染中有重要作用。肺也可产生微量 IgM，其在呼吸道的作用有待研究。

（2）细胞免疫：指 T 细胞在抗原刺激下增生所产生的各种淋巴因子和致敏淋巴细胞本身的免疫作用。鼻、咽、扁桃体和大、中支气管黏膜有 T 淋巴细胞，黏膜表面局部能产生 IgA，抗流感过程中有致敏 T 淋巴细胞参与，这些都支持上呼吸道存在细胞免疫。

三、免疫及内分泌代谢功能

1. 呼吸系统的免疫功能　呼吸系统的免疫功能是全身免疫系统的一部分，在呼吸道黏膜的免疫组织以及参与呼吸系统免疫应答的免疫分子和免疫细胞相互关联，相互协同，构成了呼吸系统的免疫应答网络，共同识别与排除抗原性异物，参与机体免疫调节。由于呼吸系统在结构上是一开放系统，外界环境中的病原微生物和异物等可能经常侵入呼吸道，因此，呼吸系统的免疫功能显得尤为重要。同样，由于肺循环自身的特点，机体产生的自身抗原或循环免疫复合物也可以通过血流丰富的肺循环进入呼吸系统，甚至产生呼吸系统的病变。恰当的免疫分子和免疫细胞对保护呼吸系统免于外源性损伤是至关重要的，过度的免疫反应也会损伤呼吸系统正常的结构与功能。

呼吸系统免疫反应一般被分为特异性和非特异性免疫两个部分，这两种免疫反应在体内是一个整体。呼吸系统的非特异性免疫主要包含着溶菌酶、α_1 - 抗胰蛋白酶、干扰素、补体等一些可溶性因子。当病原体侵入下呼吸道时，呼吸道黏膜的吞噬细胞可非特异性地吞噬病原体，黏液中的补体有促进抗体对病毒的中和作用，黏膜下层的淋巴组织可阻碍和破坏病原体的生长和繁殖。特异性免疫是后天获得的，有 B、T 淋巴细胞，嗜酸性粒细胞，肥大细胞等参与。一些具有免疫趋化活性的细胞因子和黏附分子有助于上述免疫细胞在呼吸系统中的活化。活化的 B 淋巴细胞分泌多种体液免疫因子，如 IgA、IgG、IgM、IgE、IgD。在呼吸道黏膜中以分泌型 IgA（SIgA）最重要。它是黏膜表面重要的抗菌、抗病毒及抗毒素的免疫因子，起着抑制细菌生长、凝集抗原、中和毒素、保护呼吸道黏膜的作用，是机体抗感染的一道重要"屏障"。以 T 淋巴细胞亚群为基础，各种 T 淋巴细胞介导的细胞免疫反应也是呼吸系统特异性免疫的一部分。呼吸系统的免疫反应是全身免疫系统的一部分，因此，影响肺部免疫功能的因素均能导致肺部病变。如艾滋病（AIDS），由于 T 淋巴细胞免疫功能低下并发严重的肺部条件致病菌感染和罕见的 Kaposi 肉瘤。此外，一些肺部疾病还与机体的变态反应密切相关，有些全身疾病也直接涉及肺部变态反应，如哮喘、嗜酸性粒细胞浸润症、肺出血 - 肾炎综合征等。

2. 呼吸系统的内分泌代谢功能　许多研究表明，呼吸系统不仅是气体运输和交换的最重要器官，还涉及体内蛋白质、脂类物质的代谢，参与体内一些生物活性物质的生成、释放、激活和灭活过程。这些物质可能影响呼吸系统的结构与功能。因此，呼吸系统还是一个具有多种代谢功能的内分泌器官。目前已知肺内代谢的生物活性介质主要有：前列腺素（PG）、血栓素（TX）和白三烯（LT）等脂源性炎症介质，5 - 羟色胺（5 - HT）、神经多肽和前炎症多肽、血管紧张素、缓激肽等。肺内血管床面积达 $70m^2$，由于肺的解剖位置，全身血液均须通过肺毛细血管，肺对进入动脉血液的成分起着独特的调节作用，因而肺的代谢功能可能影响着全身许多器官和系统。与肺代谢有关的细胞包括肺泡 I 型上皮细胞、II 型上皮细胞、肺毛细血管内皮细胞、肺泡巨噬细胞、Clara 细胞以及纤毛细胞等。

（1）花生四烯酸及其代谢产物：花生四烯酸（AA）及其分解代谢产物为脂源性生物活

性物质。多数炎症细胞活化早期就有 AA 的迁移及代谢物生成。其代谢产物包括血小板活化因子(PAF)、PG、TX、LT、脂氧素(LX)、羟基二十碳四烯酸(HETE)和羟基环氧素(HX)等。肺内 AA 贮存在膜磷脂上,在细胞受到刺激时,磷脂酶 A_2(PLA$_2$)活化,释放 AA,AA 进一步被环氧化酶代谢生成多种 PG 和 TX,经脂氧化酶代谢生成 LT 和 TX 等。PG、TX、LT 等生物活性物质在呼吸系统内具有强大的生物活性,对肺动脉高压、支气管哮喘等疾病的发生发展起着重要的作用。

(2)肺内 NO 的代谢与功能:NO 是一氧化氮合酶(NOS)作用于 L - 精氨酸(L - Arg)而产生的。NOS 广泛分布于呼吸系统各组织细胞中。气道上皮细胞、血管平滑肌细胞、血管内皮细胞及胸膜巨噬细胞等都有高水平的 NOS 表达。一些炎性细胞因子和内毒素可以使诱生型 NOS(iNOS)的表达呈几倍,甚至几十倍的增加。呼吸系统中,一方面 NO 可以调节支气管的扩张,有利于解除气道的收缩;另一方面在炎症局部高浓度的 NO 又会扩张黏膜血管,增加毛细血管后微静脉血流,导致黏膜充血水肿,加重气道的阻塞。同时,NO 还可以与炎性细胞产生的超氧阴离子 O_2^- 结合,反应生成毒性更强的自由基 OONO$^-$。因此有人认为,哮喘患者呼出气中 NO 含量增加是气道炎症的结果,监测哮喘患者呼出气 NO 浓度有助于对哮喘发作和严重程度的判断。

(3)肺泡表面活性物质的代谢:肺泡表面活性物质(PS)主要由肺泡 II 型上皮细胞合成并储存在板层包涵体中,然后向肺泡腔内分泌,主要成分包括多种磷脂(二棕榈酰卵磷脂等)、特定的生物活性蛋白(SP - A、SP - B、SP - C 等)和一些无机盐,对降低气 - 液界面表面张力,保持不同大小肺泡具有同等的扩张机会起重要作用。另外,PS 降低表面张力也是防止肺水肿发生、防止小气道萎陷和气体陷闭的重要因素。

(4)肺泡巨噬细胞的功能:肺泡巨噬细胞(AM)是肺脏的重要免疫防御细胞,它可受多种物质刺激活化而发挥免疫活性。肺部出现炎症或免疫反应时,AM 可释放多种生物活性介质参与炎症的调控。某些疾病与此有密切关系,如过敏性肺泡炎、结节病等。此外,AM 还参与了肺部肿瘤的发生发展过程,对于增强机体抗肿瘤的自身免疫功能有着重要的作用。

(5)肺内活性氧的代谢:机体内每天吸入的一部分氧可成为带有毒性的活性氧,即 O_2^-、OH^-、H_2O_2,这些物质可直接损伤组织细胞。另外,机体也存在防止活性氧损伤的机制。例如,活性氧可在超氧化物歧化酶(SOD)或过氧化氢酶(CAT)的作用下被分解代谢而失去毒性。临床上一些肺部疾病,如特发性肺纤维化(IFP)、急性呼吸窘迫综合征(ARDS)等可能与活性氧代谢紊乱有关。

(6)肺内结缔组织的代谢:肺内结缔组织主要是胶原、弹性蛋白、蛋白多糖和糖蛋白 4 类大分子物质。其中以胶原所占的比重最大,占肺实体的 15%~20%。它广泛分布于肺内各种结构中,尤其是间质组织。胶原在体内经由前胶原蛋白代谢为原胶原蛋白,再转化为胶原纤维。肺内共有 5 型胶原。正常 I/III 型胶原之比为 2/1。当肺纤维化时,胶原的总含量并不一定增加,但比例发生改变,一般是 I 型胶原的量相对增加。肺内弹性纤维由微纤维和弹性蛋白构成,在肺气肿时有许多弹性纤维断裂。蛋白多糖和糖蛋白均构成肺间质组织,当发生某些肺部病变时,其结构和比例(数量)均有变化。

(7)神经肽类物质及其在呼吸系统中的作用:神经肽类物质包括阿片样肽、神经激素类肽、脑肠肽类和其他神经肽四大类几十种物质。它们对呼吸道的管径和肺血管的张力控制、腺体分泌和清除作用、上皮和血管的通透性以及上皮和炎性细胞的迁移等有着不同程度的作用。如在气管、支气管和呼吸道腺泡周围存在有大量含有血管活性肠肽（VIP）的神经纤维，参与了气道高反应性和哮喘气道的舒缩调节。气道和肺中绝大多数神经内分泌样细胞均以聚集成簇的形式存在，称之为神经上皮小体（NEBs），在生长过程中NEBs的数量变化不大，但在某些慢性肺部疾病（如COPD）时，这类细胞数会明显增加，其作用可能参与了肺部通气/血流的调节。

第三章　呼吸疑难重症主要症状和体征

第一节　咳嗽、咳痰

一、概述

咳嗽、咳痰是呼吸科患者最常见的症状。在美国，咳嗽是患者就医的最常见原因，持续性咳嗽占胸部疾病门诊量的 10% ~38%。咳嗽表现为爆发性的呼气，是一种保护性的反射动作，通过咳嗽可以清除气道内的分泌物和异物。咳痰是指通过咳嗽动作将气道内的病理性分泌物排出口腔的过程。剧烈、频繁的咳嗽、咳痰常对患者的生活、工作产生严重影响。导致咳嗽、咳痰的病因，除最常见的呼吸道与胸膜疾病外，还包括心血管疾病、中枢神经系统疾病、消化系统疾病等，因涉及众多系统疾病，容易出现误诊、漏诊及过度治疗，故临床医生对咳嗽、咳痰必须掌握正确的、清晰的诊断思路。

二、病因

1. 呼吸道及肺疾病　从鼻咽部至小支气管的呼吸道黏膜受到刺激时，均可引起咳嗽。肺泡内的分泌物、渗出液、漏出液进入小支气管可引起咳嗽，某些化学刺激物刺激分布于肺内的 C 纤维末梢也可引起咳嗽。咽喉炎、喉结核、喉癌、气管 - 支气管炎、支气管哮喘、支气管扩张、支气管内膜结核及各种物理、化学、过敏因素对气管、支气管的刺激以及肺部细菌、结核分枝杆菌、真菌、病毒、支原体或寄生虫感染以及肺部肿瘤均可引起咳嗽和咳痰。呼吸道感染是引起咳嗽、咳痰最常见的原因。

2. 胸膜疾病　气胸、各种原因所致的胸膜炎以及胸膜间皮瘤均可引起咳嗽。

3. 心血管疾病　心瓣膜病或其他原因导致左心衰竭引起肺淤血或肺水肿时，肺泡及支气管内浆液性或血性渗出物的刺激可引起咳嗽。体循环或右心静脉栓子脱落发生肺栓塞时也可引起咳嗽。

4. 中枢神经因素　通过从大脑皮层发出冲动传至延髓咳嗽中枢，人类可自主随意引起或抑制咳嗽反射。如皮肤受冷刺激或三叉神经分布的鼻黏膜及舌咽神经支配的咽峡部黏膜受刺激时可引起咳嗽。脑膜炎、脑炎时也可出现咳嗽。

5. 其他原因　如某些患者服用血管紧张素转化酶抑制药（ACEI）后出现咳嗽、胃食管反流病所致咳嗽以及习惯性、心源性咳嗽等。

三、发病机制

咳嗽是一种反射性防御动作。耳、鼻、咽、喉、气管、支气管、胸膜等处的咳嗽感受器受到刺激后，冲动沿迷走神经传入延髓咳嗽中枢，经中枢整合后再将冲动传向运动神经，如喉下神经、膈神经和脊髓神经，分别引起咽肌、膈肌和其他呼吸肌的运动来完成咳嗽动作：表现为短促的深吸气后声门迅速关闭，膈肌、肋间肌及腹肌收缩，气道内压力急剧上升，继而声门突然开放，剧烈的呼气通过狭窄的声门产生咳嗽声音。

咳嗽的发生机制十分复杂，目前尚未完全研究清楚。感觉感受器是咳嗽反射的起点，引发咳嗽的刺激物的广泛性表明感觉感受器具有同样的广泛性。喉和气管支气管树是引发咳嗽的最敏感部位，尤其是隆突和支气管的分叉处。目前已经发现至少两种咳嗽感受器亚型——机械感受器和伤害感受器，每种感受器分别对一类不同的刺激产生应答。机械感受器具备一些局限的化学感觉属性而对点状触觉机械刺激十分敏感，而伤害感受器可以探测到一系列有害的化学刺激物但对机械刺激相对不敏感。机械感受器被激活后将以不规则模式进行快适应性放电并在迷走神经有髓鞘纤维（AS）中快速传导，相应的刺激包括香烟烟雾、氨气、乙醚蒸气、酸碱溶液、低渗及高渗盐水，以及由导管、黏液或灰尘引起的点状机械刺激；而伤害感受器对一些有害刺激如辣椒素、酸、尼古丁和丙烯醛以及多种促炎分子如缓激肽、前列腺素、白三烯、蛋白酶和细胞因子敏感，其冲动由无髓鞘的 C 纤维缓慢传导。咳嗽信号在延髓进行整合，传入纤维在孤束核或其附近进行第一次中继；后疑核的运动传出发送运动神经元至呼吸肌，疑核的运动传出发送运动神经元至喉和支气管树。咳嗽也可以主动随意发起，源于大脑运动皮质和运动前区，此类下行通路可能绕过了脑干整合中枢，因为一些脑干损伤的患者虽缺乏咳嗽反射但仍能有意识地咳嗽以通畅气道。研究已经表明，咳嗽中枢神经膜受体对 5 - 羟色胺、γ - 氨基丁酸、N - 甲基 - D - 天冬氨酸（NMDA）、神经激肽和多巴胺存在应答，这可能预示着相当大的治疗意义。

咳嗽感受器还可引起气道黏膜下腺体反射性分泌黏液。黏液黏附吸入的颗粒及刺激性化学物质，将其由黏膜 - 纤毛转运系统及咳嗽动作从气道清除。黏液也可以作为气道腔内刺激物和气道壁的物理化学屏障。尽管在健康人群中清理气道的主要方式是黏膜 - 纤毛转运，但咳嗽是一种重要的储备机制，特别是对于肺部疾病患者。在很多肺部疾病中，黏膜 - 纤毛转运系统的清除功能受损，咳嗽是必要的清除增多的分泌物和组织碎片的方式。健康人的黏膜 - 纤毛清除率是慢性支气管炎患者的 2 倍，但在咳嗽的情况下，患者的清除率能增加 20%，而健康人只增加 2.5%。咳嗽在黏液高分泌时是有效的清除手段。

咳痰是一种病理现象。正常支气管黏膜腺体和杯状细胞只分泌少量黏液，以保持呼吸道黏膜的湿润。当呼吸道发生炎症时，毛细血管通透性增加导致浆液渗出，黏膜充血、水肿，黏液分泌增多。含白细胞、巨噬细胞、红细胞、纤维蛋白等的渗出液与黏液、吸入的尘埃及组织碎片等混合形成痰液，经咳嗽动作由口腔排出。在肺淤血和肺水肿时，肺泡和小支气管内有不同程度的浆液漏出，也可引起咳痰。

四、诊断要点

1. 病史询问　仔细询问病史能提供病因诊断线索，有助于选择相关检查，明确病因。咳嗽者应询问其咳嗽持续时间、时相、性质、音色、诱发或加重因素以及伴随症状，咳痰者应询问痰量、颜色、气味及性状。急性发作的刺激性干咳伴有发热、声嘶常为急性喉、气管和支气管炎。常年咳嗽，秋冬季加重提示慢性支气管炎。急性发作的咳嗽伴发热、胸痛、脓痰，可能是肺炎。高亢的干咳伴有呼吸困难可能是中央型肺癌累及气管或主支气管。运动后咳嗽常见于运动性哮喘，夜间咳嗽多见于咳嗽变异性哮喘（CVA）和心脏疾病。痰量较多、咳脓性痰，应考虑呼吸道感染性疾病。大量黄脓痰常见于肺脓肿或支气管扩张，铁锈色痰提示肺炎链球菌感染，红棕色胶冻样痰提示肺炎克雷伯杆菌感染，恶臭脓痰提示大肠埃希菌感染，果酱样痰提示肺吸虫病，粉红色稀薄泡沫痰提示心力衰竭所致的肺水肿。慢性支气管炎常咳白色黏液痰。痰中带血或咯血者应考虑肺结核、支气管扩张和肺癌的可能。有过敏性疾病史和家族史者应注意排除过敏性鼻炎和哮喘相关的咳嗽。大量吸烟和职业性接触粉尘也是导致慢性咳嗽的重要原因。有胃病史的患者需排除胃食管反流性咳嗽（GERC）。有心血管疾病史者要注意慢性心功能不全等引起的咳嗽。高血压患者服用 ACEI 类药物也会导致咳嗽。

2. **体格检查**　包括有无口唇发绀、杵状指、鼻腔咽喉情况、颈静脉是否充盈、气管的位置、双肺及心脏的全面检查。杵状指主要见于支气管扩张、肺脓肿、脓胸和肺癌。若闻及呼气期哮鸣音，提示支气管哮喘，若为吸气期哮鸣音，要警惕气道异物、中央型肺癌及支气管结核。心脏查体要注意有无心界扩大、各瓣膜区有无病理性杂音等。

3. **辅助检查**

（1）影像学检查：X 线应作为慢性咳嗽的常规检查，如发现明显病变，则根据病变特征进一步选择相关检查，如无明显病变，则按慢性咳嗽诊断流程进行检查。胸部 CT 检查有助于发现纵隔区域病变、肺内小结节等胸部 X 线检查不易发现的病变。高分辨率 CT 有助于诊断早期间质性肺疾病、非典型支气管扩张及早期肺癌。

（2）肺功能检查：肺通气功能和支气管舒张试验可帮助诊断和鉴别气道阻塞性疾病，如支气管哮喘、慢性阻塞性肺疾病。支气管激发试验是诊断 CVA 的关键方法。

（3）诱导痰检查：诱导痰检查嗜酸性粒细胞增高是诊断嗜酸性粒细胞性支气管炎（EB）的主要依据。可采用雾化吸入高渗盐水的方法进行痰液的诱导。

（4）纤维支气管镜检查：可有效诊断气道腔内的病变，如中央型肺癌、气道异物、支气管结核等。

（5）24 小时食管 pH 监测：用于判断是否存在胃食管反流。检查时实时记录反流相关症状，以确定反流与咳嗽的关系。

（6）其他检查：外周血检查嗜酸性粒细胞增高提示寄生虫感染及变应性疾病。变应原皮试（SPT）和血清特异性 IgE 测定有助于诊断变应性疾病和确定变应原类型。

五、诊断

咳嗽通常按病程分为 3 类：急性咳嗽、亚急性咳嗽和慢性咳嗽。急性咳嗽持续时间 <3 周，亚急性咳嗽持续时间 3~8 周，慢性咳嗽持续时间 >8 周。这三类咳嗽的病因及诊断流程存在差别。

1. **急性咳嗽**　急性咳嗽的诊断首先要判断是否为致命性疾病所致，如重症肺炎、哮喘急性重度发作、慢性阻塞性肺疾病急性加重（AECOPD）、肺栓塞、心力衰竭或其他严重疾病，因这些疾病需要立即评估和治疗。排除致命性疾病后，急性咳嗽最常见的病因为普通感冒和急性气管 – 支气管炎。

普通感冒临床表现为流涕、打喷嚏、鼻塞和鼻后滴流感、咽喉刺激感或不适，伴或不伴发热。急性气管－支气管炎最常见的病原体为病毒，但常继发细菌感染，冷空气、粉尘及刺激性气体也可引起此病。起病初期常有上呼吸道感染症状，随后咳嗽可逐渐加剧，伴或不伴咳痰，细菌感染者常咳黄脓痰。咳嗽、咳痰一般持续 2～3 周。查体双肺呼吸音增粗，有时可闻及湿性或干性啰音。胸部 X 线检查无明显异常或仅有肺纹理增多。

2. 亚急性咳嗽　最常见的原因是感染后咳嗽，感染后咳嗽多表现为刺激性干咳或咳少量白色黏痰，通常持续 3～8 周，其中也包括感染后导致的新发或原有疾病加重，如上气道咳嗽综合征(UACS)、哮喘、GERC、EB、慢性支气管炎急性加重等。在诊断亚急性咳嗽时，首先要判断咳嗽是否继发于先前的呼吸道感染，并进行经验性治疗。治疗无效者，再考虑其他病因并参考慢性咳嗽诊断程序进行诊治。

3. 慢性咳嗽　常见病因包括 CVA、UACS、EB 和 GERC，这四类疾病约占慢性咳嗽病因的 90%。慢性咳嗽的诊断思路如下：

(1)询问病史和查体：通过病史询问缩小诊断范围。有时病史可直接提示相应病因，如存在鼻后滴流或频繁清喉时，可先按 UACS 治疗，联合使用第一代抗组胺药和减充血剂，对变应性鼻炎可鼻腔局部使用糖皮质激素，治疗 1～2 周症状无改善者，可行鼻窦 CT 或鼻咽喉镜检查。如有吸烟、环境刺激物暴露或服用 ACEI，则戒烟、脱离刺激物接触或停药观察 4 周。若咳嗽仍未缓解或无上述诱发因素，则进入下一步诊断程序。

(2)胸片检查：胸片有明显病变者，根据病变的性质选择进一步检查。胸片无明显病变者，进入下一步诊断程序。

(3)肺功能及诱导痰检查：首先进行通气功能检查，若存在阻塞性通气功能障碍($FEV_1 < 70\%$ 预测值)。则进行支气管舒张试验判断气道阻塞的可逆性；如果 $FEV_1 \geqslant 70\%$ 预测值，则可行支气管激发试验检测是否存在气道高反应性。若通气功能正常、支气管激发试验阴性，则行诱导痰细胞学检查，判断是否存在 EB。

(4)如上述检查无异常，或患者伴有反流相关症状，可行 24 小时食管 pH 监测。无条件进行此项检查且高度怀疑者可进行经验性治疗。

(5)怀疑变应性咳嗽(AC)者，可行 SPT、血清 IgE 和咳嗽敏感性检测。

(6)通过上述检查仍不能确诊，或经验性治疗后仍继续咳嗽者，可考虑行高分辨率 CT、纤维支气管镜和心脏等方面的检查，以除外支气管扩张症、肺间质性疾病、支气管结核、肺癌、支气管异物及左心功能不全等疾病。

第二节　咯血

一、概述

咯血是指喉及喉以下呼吸系统任何部位的组织出血且血液经口腔排出。咯血可由多种疾病引起，是各种严重疾病的重要表现，应予以高度重视。咯血的临床过程难以预料，即使初始仅少量的痰中带血，也可能是致命性大咯血的先兆。

咯血应与呕血鉴别。咯血的最大特点是一般都伴有咳嗽、咳痰、咽痒感，特别是咳嗽，血呈弱碱性。呕血多伴有恶心，血呈酸性，暗红或咖啡渣样，可混有食物，有时有黑便。患者有食管、胃、十二指肠、肝病病史等，有助于鉴别。此外，也应注意与口腔、鼻腔出血的鉴别，口腔溃疡、牙龈出血及咽部炎症等都会使口腔内有积血，有时误认为是咯血；鼻腔出血，多从鼻前孔流出，鼻后部出血较多时，血液从后鼻孔沿咽壁下流误认为是咯血，在诊疗中应通过细致检查加以鉴别。

二、咯血程度分类

咯血根据咯血量分为痰中带血、小量咯血（每日在 100ml 以内）、中等量咯血（每日在 100～500ml）、大量咯血（每日在 500ml 以上或一次 100ml 以上）。急性（致死性）大咯血指从口鼻急剧喷射出大量鲜血，出血量在 2000ml 以上。当一次咯血量达 1500ml 以上时，即可发生休克。急性大咯血可因血块阻塞气道发生窒息而死亡。大咯血内科保守治疗效果极差，病死率 50%～100%。

三、常见病因

引起咯血的原因繁多，主要是呼吸系统疾病。

1. 支气管疾病　常见的有支气管扩张症、支气管肺癌、支气管内膜结核、慢性支气管炎等；较少见的有支气管内结石、良性支气管腺瘤、支气管黏膜非特异性溃疡等。

2. 肺部疾病　常见的有肺结核、肺炎、肺脓肿等；较少见的有肺淤血、肺梗死、肺囊肿、肺真菌病、肺吸虫病、肺含铁血黄素沉着症和肺出血－肾炎综合征等。在我国，肺结核是最常见的咯血原因之一。

3. 心血管系统疾病　风湿性心脏病二尖瓣狭窄、肺动脉高压、肺栓塞、肺动静脉瘘等。

4. 全身性疾病与其他原因　血小板减少性紫癜、白血病、血友病、再生障碍性贫血、弥散性血管内凝血、肺出血型钩端螺旋体病、肺型鼠疫、慢性肾衰竭、尿毒症、白塞病、胸部外伤、肺出血－肾炎综合征、替代性月经、氧中毒和结缔组织疾病等。

四、几种常见疾病的咯血特点

1. 支气管扩张症　大多既往有肺炎病史，特别是麻疹、百日咳、流感等继发的支气管肺炎。经常有慢性咳嗽、咳脓痰伴有小量的咯血。一般在咯血前有肺部感染阶段。有的患者有咯血突然发生或突然停止表现，主要是由于出血常来自支气管动脉系统，其动脉血管壁弹性好、收缩功能强，以致很快止血。有些患者有大量脓痰，每日可达数百毫升。表现在起床后或卧位后以及体位改变后咳嗽加剧，咳痰增多。有些年轻患者无慢性咳嗽、咳痰、咯血等病史，首次以咯血而就诊，后经有关检查而确诊称为干性咯血。

2. 肺结核咯血　肺结核常见的症状之一是咯血，其特点是咯血量可多可少。少者为痰中带血，多者为大咯血，颜色鲜红。咯血与结核的类型有一定的关系，多见于浸润型肺结核、慢性纤维空洞型肺结核、结核性支气管扩张症、干酪性肺炎等。咯血的程度不一定与病灶大小成正比例。肺结核大咯血多为肺动脉分支破损所致，其中以空洞内形成的动脉瘤破裂较常见，其出血来势猛、量大，不易止血。多数患者咯血之后常有发热，平时有结核中毒症状。痰结核菌检查有助于确诊。

3. 肺癌咯血　患者平时有胸痛、咳嗽，痰中带血丝或少量咯血，晚期可有反复咯血及大咯血。多为 40 岁以上，有吸烟史者。胸部 X 线检查有助诊断。痰细胞学检查找到瘤细胞可确诊。

第三节　呼吸困难

一、概述

呼吸困难指患者的某种不同强度、不同性质的空气不足、呼吸不畅、呼吸费力及窒息等呼吸不适感的主观体验，伴或不伴呼吸费力表现，如张口呼吸、鼻翼翕动、呼吸肌辅助参与呼吸运动等，也可伴有呼吸频率、深度与节律的改变，患者的精神状况、生活环境、文化水平、心理因素及疾病性质等对其呼吸困难的描述具有一定的影响。据国外文献报道，9% ~ 13% 社区成人有轻至中度的呼吸困难症状，≥40 岁者中 15% ~ 18%，≥70 岁者中 25% ~ 37% 有呼吸困难症状。美国每年因呼吸困难急诊就诊达 300 万 ~ 400 万人次。研究显示，呼吸困难为心肺疾病患者住院和死亡的主要原因之一，在某些疾病中与 5 年生存率密切相关，而且与心脏疾病死亡关系更明显。呼吸困难的病因涉及呼吸、循环、消化、神经、血液、精神等多个系统，进行鉴别诊断需要系统和科学的临床思维方法，因其在临床诊治中常发生误诊，故提高呼吸困难诊断与处理水平十分重要。

二、病因分类

1. 肺源性呼吸困难　是指呼吸系统疾病引起的通气、换气功能障碍，引起缺氧和（或）二氧化碳潴留所致。患者自觉空气不足、呼吸费力，并伴有呼吸频率、深度与节律的异常。临床上常分为三种类型：

（1）吸气性呼吸困难：吸气时困难明显，重者出现胸骨、锁骨上窝及肋间隙凹陷即三凹征，常见于喉头水肿、炎症、异物和肿瘤引起的上呼吸道狭窄，伴吸气性喘鸣音。

（2）呼气性呼吸困难：呼气费力，呼气相延长，常伴有哮鸣音，多见于支气管哮喘和哮喘合并慢性阻塞性肺病引起的广泛支气管痉挛。

（3）混合性呼吸困难：主要特点表现为吸气期及呼气期均感呼吸费力、呼吸频率增快、深度变浅，可伴有呼吸音异常或病理性呼吸音。主要是由于肺或胸膜腔病变使肺呼吸面积减少导致换气功能障碍所致。常见于重症肺炎、重症肺结核、大面积肺梗死、弥散性肺间质疾病、大量胸腔积液、气胸、广泛性胸膜增厚等。

2. 心源性呼吸困难　又称气促或气急，是患者在休息或较轻的体力活动中自我感觉到的呼吸异常。循环系统疾病引起呼吸困难最常见的病因是左心功能不全，也可见于右心功能不全、心包炎、心脏压塞等。急性左心衰竭时，常可出现夜间阵发性呼吸困难，表现为夜间睡眠中突感胸闷气急，被迫坐起，惊恐不安。轻者数分钟至数十分钟后症状逐渐减轻、消失；重者可见端坐呼吸、面色发绀、大汗伴哮鸣音、咳浆液性粉红色泡沫样痰、两肺底有较多的湿啰音、心率增快，可有奔马律。此种呼吸困难称为"心源性哮喘"。

3. 中毒性呼吸困难 各种酸类、氮的氧化物及氨气、氯及其化合物、硫的化合物、酯类、金属化合物、醛类、氟代烃类、硼烷、氧甲、甲醚、四氯化碳、一甲胺及军用毒气等，均可引起严重的咽喉炎、喉痉挛及中毒性肺炎、肺水肿等损害，可出现咳嗽、咳痰及呼吸困难等症状。代谢性酸中毒可导致血中代谢产物增多，刺激颈动脉窦、主动脉体化学受体或直接兴奋刺激呼吸中枢引起呼吸困难。其主要表现为：①有引起代谢性酸中毒的基础病因，如尿毒症、糖尿病酮症酸中毒等；②出现深长而规则的呼吸，可伴有鼻鼾，称为酸中毒大呼吸。

4. 精神性呼吸困难 主要表现为呼吸频率浅而快，伴有叹息样呼吸或出现手足搐搦。临床上常见于癔症患者，患者可突然发生呼吸困难。其发生机制多为过度通气而发生呼吸性碱中毒，严重时也可出现意识障碍。多见于 20 ~ 40 岁的女性，情绪紧张、恐惧、焦虑可出现高通气综合征，患者呼吸困难与活动无关，可反复发生。

5. 血源性呼吸困难 多由红细胞携氧量减少，血氧含量降低所致。表现为呼吸浅、心率快。临床常见于重度贫血、高铁血红蛋白血症、硫化血红蛋白血症。除此以外，大出血或休克时，因缺氧和血压下降，刺激呼吸中枢，也可使呼吸加快。

6. 中枢性呼吸困难 主要是由于呼吸中枢受增高的颅内压和供血减少的刺激，使呼吸变为慢而深，并常伴有呼吸节律的改变，如双吸气(抽泣样呼吸)、呼吸遏制(吸气突然停止)等。临床上常见于重症颅脑疾患，如脑出血、脑炎、脑膜炎、脑脓肿、脑外伤及脑肿瘤等。

三、伴随症状

1. 发作性呼吸困难伴哮鸣音 多见于支气管哮喘、心源性哮喘；突发性重度呼吸困难见于急性喉水肿、气管异物、大面积肺栓塞、自发性气胸等。

2. 呼吸困难伴发热 多见于肺炎、肺脓肿、肺结核、胸膜炎、急性心包炎等。

3. 呼吸困难伴胸痛 多见于大叶性肺炎、急性渗出性胸膜炎、肺栓塞、自发性气胸、急性心肌梗死、支气管肺癌等。

4. 呼吸困难伴咳嗽、咳痰 见于慢性支气管炎、阻塞性肺气肿继发肺部感染、支气管扩张症、肺脓肿等；伴大量泡沫样痰也可见于有机磷中毒；伴粉红色泡沫样痰见于急性左心衰竭。

5. 呼吸困难伴意识障碍 见于脑出血、脑膜炎、糖尿病酮症酸中毒、尿毒症、肺性脑病、急性中毒、休克型肺炎等。

第四节　胸痛

一、概述

胸痛是一种常见的临床症状，指位于胸前区的不适感，包括闷痛、针刺痛、烧灼、紧缩、压榨感等，有时可放射至面颊及下颌部、咽颈部、肩部、后背部、上肢或上腹部，表现为酸胀、麻木或沉重感等。研究显示，人群中20%～40%的个体一生中有过胸痛主诉，年发生率约为15.5%。胸痛症状随年龄增长而增多，老年人群中高发，以男性为著。胸痛病因繁杂，几乎涉及胸部的所有器官，少数腹腔脏器病变和精神心理障碍也可表现为胸痛。胸痛的表现复杂多变，病情程度轻重不一，规范化的胸痛评估与诊断对早期识别胸痛病因、挽救生命、改善预后、合理使用医疗资源有重要意义。

二、发生机制

各种物理、化学因素及炎症因子刺激胸部的感觉神经纤维产生痛觉冲动，传至大脑皮质的痛觉中枢产生胸痛。胸部的感觉纤维分布大致有：支配胸壁各层结构、肋胸膜、膈肌周边部分的肋间神经感觉纤维；支配心脏及大血管的交感神经纤维；支配气管、支气管及食管的迷走神经；支配膈肌中央部分、心包膈面的膈神经。由于体表传入纤维与内脏传入纤维在脊髓后角发生突触联系，内脏的痛觉传入可放射至相应的体表区域。

三、常见病因

呼吸系统疾病所致胸痛的共同特点是：常伴有呼吸系统的常见症状，如咳嗽、咳痰；胸痛常因咳嗽或深呼吸而加剧；胸壁局部没有压痛；伴有原发病的症状、体征；胸部体格检查与X线检查可发现相应病变。

1. 胸膜病变

(1)胸膜炎：由于各种病因所致的胸膜炎的胸痛，在呼吸时加剧，尤其是深呼吸时更明显。呈刺痛或撕裂痛，多位于胸廓下部腋前线与腋中线附近，膈胸膜炎可引起下胸部疼痛，可伴有腹壁紧张及压痛而误诊为腹部疾病。渗出性胸膜炎早期为干性胸膜炎，有深吸气时胸痛，可触及胸膜摩擦感，闻及胸膜摩擦音。随渗出液的增加，胸痛逐渐消失，出现胸腔积液。

(2)胸膜肿瘤：胸膜的原发性或继发性肿瘤均可引起胸痛，尤其是胸膜间皮细胞瘤，其早期为钝痛、刺痛，晚期侵犯肋间神经时出现难以忍受的剧烈疼痛。

患者有如下特点时有助于间皮细胞瘤的诊断：患者有石棉接触史；年龄一般多在40岁以上；大约60%的患者有胸腔积液，其中75%为血性胸腔积液伴有进行性胸痛、呼吸困难、乏力、体重减轻或刺激性干咳；胸腔积液的透明质酸含量升高，大于250mg/L；胸片检查显示胸膜呈不规则状、波浪状起伏，或结节状影，来自胸膜的孤立性肿块，密度高，边缘光滑，呈分叶状；胸腔积液检查可发现恶性间皮细胞瘤细胞。胸部CT和MRI可评价胸壁和纵隔的受累情况。胸腔镜直视下的活检是确诊的主要手段。

(3)自发性气胸、血气胸：青壮年多发，男性多于女性。常在突然用力后出现一侧剧烈胸痛，伴有呼吸困难，表现有气胸或胸腔积液的体征。胸部X线检查有助于本病的诊断。

2. 气管、支气管及肺部疾病

(1)支气管炎：急性支气管炎时，因剧烈咳嗽，常引起胸骨后隐痛或紧迫感。慢性支气管炎引起胸痛者少见。

(2)原发性支气管肺癌：早期患者仅有胸闷不适感，随着病情的发展，支气管肺癌侵犯胸膜、肋骨，压迫脊神经后根时可出现胸痛，多为持续性钝痛，夜间为重。凡中年以上吸烟患者，出现不明原因的胸痛，伴有刺激性干咳或血痰，应考虑本病的可能，胸片、胸部 CT 扫描、痰及胸腔积液检查癌细胞、纤维支气管镜检查等可进一步确诊。

（3）肺部感染性疾病：累及胸膜及胸壁时均可引起胸痛，如各种原因引起的肺炎、肺结核等，表现为胸膜炎样胸痛。

（4）肺栓塞：常发生于下肢深静脉血栓形成、心脏病、外科手术后、骨折、恶性肿瘤、肿瘤静脉化疗、长期卧床、老年肥胖等患者。典型的肺栓塞可突然发病，表现为心绞痛样胸痛或胸膜炎性胸痛，出现呼吸困难、晕厥、发绀、咯血、休克、右心衰竭等。典型的心电图改变有肺型 P 波，电轴右偏，右束支传导阻滞、$S_I Q_{III} T_{III}$ 征，$V_1 \sim V_4$ 导联的 T 波及 ST 段改变等，但发生率较低。胸片可显示肺动脉阻塞征、肺动脉高压及右心扩大征，典型征象为梗死部位呈楔状致密阴影，底部近胸膜，尖端向肺门，可有肺组织不规则阴影、胸腔积液、同侧膈肌上升等。螺旋 CT、放射性核素肺灌注和通气扫描、磁共振成像、肺动脉造影有助于明确诊断。本病早期引起疼痛，呼吸困难和心电图改变，应注意与心肌梗死鉴别。

3. 心脏及主动脉疾病所致胸痛　其共同特点为疼痛部位多位于胸骨后或心前区，呈绞痛、压榨样痛；疼痛的发作多与活动有关，休息后可缓解或停止。

（1）心绞痛：典型的心绞痛有明确诱因，如活动、情绪激动、饱餐、受凉等，常表现为胸部压迫或紧缩感。疼痛位于胸骨后中上段或心前区，可放射至左肩、左臂内侧达无名指和小指，或颈、咽、下颌部，持续 3～5 分钟，休息或舌下含服硝酸甘油后可缓解。绝大多数患者胸痛发作时，心电图出现特征性的缺血性改变，平静时，若心电图正常，可做运动负荷试验。

（2）急性心肌梗死：患者有冠状动脉粥样硬化的危险因素。急性心肌梗死的疼痛通常在胸骨后或心前区，可向左上臂、背部或肩部放射，有时疼痛部位不典型，可在上腹部、颈部、下颌等部位，疼痛持续在 20 分钟以上，通常是剧烈的压榨样疼痛或紧迫、烧灼感，常伴有呼吸困难、出汗、恶心、呕吐或眩晕等。特征性的心电图改变和心肌坏死标志物的检出是确立诊断的重要依据，冠状动脉造影及 CT 是诊断的"金标准"。

（3）急性心包炎：常为突然发作的胸骨后中下段或心前区疼痛，可放射至左肩、左颈及左上肢，呈锐痛或压迫感，随吞咽、咳嗽、呼吸、心跳而加重，前倾坐位可减轻胸痛，听诊可闻及心包摩擦音，若有心包积液，则出现心脏压塞症状及心包积液的相应体征，胸片、心电图、心脏超声有助于诊断。

（4）主动脉夹层动脉瘤：患者往往有高血压病史。发病急骤，其特征为运动后突然出现心前区或胸骨后撕裂痛或剧烈的烧灼痛，放射至头、颈、上肢、背、腰、中下腹部甚至下肢，常伴有呼吸困难等其他症状。本病可误诊为急性心肌梗死。主动脉夹层动脉瘤时的胸痛放射范围更为广泛，且在剧烈疼痛时仍能维持较高的血压。如夹层动脉瘤引起无名动脉或左锁骨下动脉阻塞，可致该侧上肢血压较低，脉搏较弱。主动脉 CT 及 MRI 检查对主动脉夹层动脉瘤有很高的检出率。

4. 胸壁疾病所致胸痛　其共同特征是：疼痛固定于病变部位；局部常有压痛；深呼吸、咳嗽、举臂或转动躯干等动作使胸部活动时可诱发或加重胸痛。通过细致的体格检查不难做出诊断。

5. 食管疾病所致胸痛　其共同特征是：疼痛多位于胸骨后；呈持续性隐痛或钻痛；吞咽常使疼痛加剧；常伴有吞咽困难。CT、MRI 有助于原发病的诊断及与其他疾病的鉴别，食管 24 小时 pH 监测有助于胃食管反流的诊断。

6. 腹腔脏器病变的胸痛　特征：常表现为下胸部疼痛或胸腹痛，罕见情况下只表现为胸痛；病变累及膈肌中央部位时可放射至颈、肩部；伴有原发病的症状、体征。上消化道内镜检查有助于消化性溃疡的诊断，腹部 B 超、CT 可显示病变的脏器。

四、临床表现

青壮年胸痛多考虑结核性胸膜炎、自发性气胸、心肌炎、心肌病、风湿性心瓣膜病；40 岁以上则需注意心绞痛、心肌梗死和支气管肺癌。

1. 胸痛部位　大部分疾病引起的胸痛常有一定部位。例如胸壁疾病所致的胸痛常固定在病变部位，且局部有压痛，若为胸壁皮肤的炎症性病变，局部可有红、肿、热、痛表现；带状疱疹所致的胸痛，可见成簇的水疱沿一侧肋间神经分布伴剧烈疼痛，且疱疹不超过体表中线；肋软骨炎引起的胸痛，常在第 1 肋软骨、第 2 肋软骨处见单个或多个隆起，局部有压痛，但无红肿表现；典型心绞痛位于胸骨后，呈阵发性压榨样痛，于体力活动或情绪激动时诱发，休息后可缓解；急性主动脉夹层动脉瘤患者可出现胸骨后或心前区撕裂性剧痛或烧灼痛；急性心包炎引起的疼痛可因呼吸或咳嗽而加剧；心血管神经症患者也可出现心尖部针刺样疼痛，但与劳累、休息无关，且活动后减轻，常伴神经衰弱症状；肝胆疾病及膈下脓肿引起的胸痛多在右下胸，侵犯膈肌中心部时疼痛放射至右肩部；肺尖部肺癌引起的胸痛多以肩部、腋下为主，向上肢内侧放射。

2. 胸痛性质　自轻微的隐痛到剧烈的疼痛，程度不等，性质各异。肋间神经疼痛呈刀割样、触电样灼痛；肌痛呈酸胀痛；骨痛呈酸痛、锥痛。原发性肺癌和纵隔肿瘤可能胸部隐痛和闷痛。心绞痛和心肌梗死常呈压榨样痛，可伴有窒息感。主动脉瘤侵蚀胸壁时呈锥痛。食管炎和膈疝呈灼痛或灼热感。

3. 疼痛持续时间　平滑肌痉挛或血管狭窄缺血所致的疼痛为阵发性，炎症、肿瘤、栓塞或梗死所致的疼痛呈持续性。如心绞痛发作时间短暂(1~5 分钟)，而心肌梗死疼痛时间持续时间很长(数小时或更长)。

4. 伴随症状　胸痛伴咳嗽者考虑呼吸系统疾患，胸痛同时有高热者考虑肺炎；胸痛伴有小量咯血者应考虑到肺癌、肺梗死、肺结核；胸痛突然发生伴呼吸困难者应想到自发性气胸；胸痛伴吞咽困难者考虑食管疾患。

第五节　肺部啰音

肺部啰音是呼吸系统疾病最常见的体征，啰音是呼吸音以外的附加音，按性质的不同分为湿啰音和干啰音。湿啰音是由于吸气时气体通过呼吸道内的稀薄分泌物如渗出液、痰液、血液、黏液等形成水泡并破裂所产生的声音；或由于小支气管壁因分泌物黏着而陷闭，当吸气时突然张开重新充气所产生的爆裂音。湿啰音按性质分为粗湿啰音、中湿啰音、细湿啰音和捻发音。产生湿啰音的病因有支气管扩张、肺炎、支气管炎、肺淤血水肿、肺间质纤维化等。如支气管扩张患者在病变严重部位听诊可闻及粗湿啰音，提示需要加强化痰、痰液引流治疗；如心力衰竭患者听诊时两肺底闻及湿啰音，提示肺淤血水肿，应给予利尿药治疗，如呋塞米等静脉或口服治疗，必要时还应加用洋地黄类强心治疗。

　　干啰音是由于气管、支气管或细支气管狭窄或部分狭窄，空气吸入或呼出时发生湍流所产生的声音，主要由于各种炎症引起的黏膜充血水肿、分泌物阻塞、支气管平滑肌痉挛、管腔内肿瘤或异物以及管腔外肿大淋巴结压迫等原因导致呼吸道狭窄所致。干啰音由于产生的病因不同，性质、分布亦不同，哮喘发作时由于支气管痉挛所致的干啰音一般弥散、对称分布，以呼气相为主；而异物或肿瘤所致的一般为局限性，音调高，并且部位固定。如支气管哮喘患者听诊时闻及广泛的、弥散分布的哮鸣音，提示哮喘急性发作，气道炎症水肿、黏液分泌增多，支气管平滑肌痉挛，需给予积极的抗炎解痉治疗，必要时应静脉应用糖皮质激素以迅速抗炎、减轻黏膜水肿、减少黏液分泌，同时应用支气管扩张药，可局部雾化吸入速效 β_2 受体激动药（如沙丁胺醇）以快速解除支气管平滑肌痉挛，还可以静脉应用茶碱等支气管扩张药物；如哮喘患者听诊时仅闻及少许哮鸣音，并且呼吸困难不严重，一般在原来治疗的基础上加用吸入速效 β_2 受体激动药（如沙丁胺醇）即可缓解症状。

第六节　发热

一、概述

　　发热是指人感觉身体热度增高及不适，测体温增高的一种生物学现象。人体的体温在正常生理状态下是相对恒定的。正常人的体温受体温调节中枢的调控，并通过神经、体液因素使产热和散热过程呈动态平衡，保持体温在正常范围内。测量体温常使用的方法有三种：口测法、肛测法及腋测法。口测法即测量口腔内体温，正常值为 36.3 ～ 37.2℃，肛测法即测量直肠温度，正常值为 36.5 ～ 37.7℃。测量口腔及直肠温度需要 3 分钟。腋测法即测量腋窝温度，正常值为 36 ～ 37℃。腋下体温测量值超过 37.5℃，或者虽然只超过 37.3℃，但是体温波动超过 1℃都可称为发热。正常人在 24 小时内体温略有波动，一般不会超过 1℃。生理状态下，早晨较低，中午较高，运动与进食后稍高。老年人体温略低，月经期前或妊娠中女性体温稍高。

　　当机体在致热原或其他原因作用下引起体温调节功能障碍，使机体温度超过正常范围，称为发热。发热不是一种独立的疾病，而是一种病理生理过程，是机体对病原物质清除的一种反应，也是许多疾病的早期表现之一。因此，通常可以把发热视为疾病的早期信号和重要的临床表现，最常见的原因为感染性疾病。

不明原因发热(FUO)：即经常规检查和治疗后体温仍然不能恢复正常，诊断不能明确，称为发热待查。它是目前临床医生经常遇到的难题，由于引起发热疾病种类繁多，导致最终诊断比较困难。FUO 的诊断标准：①国内：病程 2 周以上，体温多次超过 37.5℃，经完整病史询问、体格检查仍然不能明确诊断者；②国外：病程 3 周以上，体温超过 38.3℃，入院 1 周仍不能明确诊断者。

二、发病机制

按照导致发热的原因，可以将发热分为致热原所致的发热和非致热原所致的发热。

1. 致热原所致的发热　分为外源性致热原和内源性致热原所致的发热。

(1)外源性致热原所致的发热：外源性致热原的种类较多，临床主要分为以下几类：①细菌及其毒素：较为常见的是革兰阴性菌及其释放的内毒素(ET)，主要成分是脂多糖(LPS)和革兰阳性菌释放的外毒素。其中 LPS 主要的致热及毒性部分为脂质 A(lipid A)；②病毒和其他微生物；③抗原抗体复合物；④类固醇：体内某些类固醇对人体有致热作用，如睾酮的中间代谢产物本胆烷醇酮是一种典型的可导致发热的外源性致热内固醇；⑤炎性渗出物及无菌性坏死组织。在以上致热原中，细菌及其产生的内毒素是最为常见的一类，其分子量较大，不能直接透过血 – 脑脊液屏障作用于体温调节中枢，而是通过激活血液中的中性粒细胞及单核巨噬细胞等系统，使其产生内源性致热物而导致发热。

(2)内源性致热原所致的发热：内源性致热原是一组内源性的不耐热的小分子蛋白质，已经证实的内源性致热原有白介素 1(IL – 1)、肿瘤坏死因子(TNF)、干扰素(IFN)、白介素 6(IL – 6)和巨噬细胞炎症蛋白 1(MIP – 1)等。内源性致热原能透过血 – 脑脊液屏障，直接作用于下丘脑的体温调节中枢，使体温调节中枢的调定点上移，体温调节中枢通过垂体内分泌系统使代谢增加或通过运动神经使骨骼肌收缩(临床表现为寒战)，使产热增加；另外，可通过交感神经使皮肤毛细血管收缩，导致散热减少。通过上述机制的调节，人体产热多于散热，体温升高引起发热。

2. 非致热原导致的发热　可见于：①体温调节中枢直接受损如颅脑外伤、颅内、肿瘤、出血、炎症等；②引起产热过多的疾病如癫痫持续状态、甲状腺功能亢进症等；③引起散热减少的疾病如广泛性皮肤病、皮肤广泛烧伤、中暑、心力衰竭等。

三、临床表现

1. 发热的分度　按照体温的高低，以口腔温度为标准，可分为：①低热：37.5 ~ 37.9℃，或者体温超过 37.3℃，但体温波动超过 1℃；②中热：38.0 ~ 38.9℃；③高热：39 ~ 41℃；④超高热：41℃以上。

2. 发热的热型及临床意义　不同时间测得的体温数值分别记录在体温单上，将各体温数值点连接起来成体温曲线，该曲线的不同形态(形状)称为热型。不同的病因所致发热的热型也常不同。呼吸系统疾病发热多为炎症性，大多数为中低热，病情严重时也可高热。临床上常见的热型有以下几种：

(1)稽留热：是指体温恒定地维持在 39 ~ 40℃或以上的高水平，达数天或数周，24 小时内体温波动范围不超过 1℃。常见于大叶性肺炎、斑疹伤寒及伤寒极期、流行性脑脊髓膜炎、恙虫病的症状明显期。

(2)弛张热:又称败血症热型。体温常在39℃以上,波动幅度大,24小时内波动范围超过2℃,但都在正常水平以上。常见于败血症、风湿热、重症肺结核及化脓性脑膜炎等。

(3)间歇热:体温骤升达高峰后持续数小时,又迅速降至正常水平,无热期(间歇期)可持续1天至数天,如此高热期与无热期反复交替出现。常见于疟疾、急性肾盂肾炎等。

(4)波状热:体温逐渐上升达39℃或以上,数天后又逐渐下降至正常水平,持续数天后又逐渐升高,如此反复多次。常见于布氏杆菌病。

(5)回归热:体温急剧上升至39℃或以上,持续数天后又骤然下降至正常水平。高热期与无热期各持续若干天后规律性交替一次。可见于回归热、霍奇金病等。

(6)不规则热:发热的体温曲线无一定规律,可见于结核病、风湿热、支气管肺炎、渗出性胸膜炎等。仔细记录体温,准确分辨不同的热型对发热性疾病的病因学诊断有重要的临床意义。但值得注意的是,由于人体的个体免疫差异和病原体的数量、种类、侵袭力的不同,同一疾病可能出现的热型并不完全一致。

3. 发热的临床过程及特点 发热的临床过程一般经过三个阶段。

(1)体温上升期:产热大于散热。此期体温上升形式一般有骤升和渐升两种形式。骤升是指体温迅速上升,在数小时内达到39~40℃或更高,可见于大叶性肺炎、血行播散性肺结核等疾病。渐升是指在数小时内,体温逐渐上升,经数天可达高峰,可见于伤寒、结核、布氏杆菌病等。此期患者临床表现多为皮肤苍白、干燥无汗、畏寒,有时伴寒战、肌肉酸痛、无力。感染性发热的患者在此期进行病原学培养(如血培养等)检查阳性率较高。

(2)高热持续期:产热与散热在较高水平上趋于平衡,体温维持在较高状态。此期患者临床表现多为皮肤潮红而灼热、呼吸增快、心率加快、头痛、头晕、食欲缺乏以及全身不适。

(3)体温下降期:散热增加,产热趋于正常,体温恢复至正常水平。此期患者体温下降方式一般有骤退和渐退两种形式。骤退是指体温在数小时内迅速降至正常,常伴有大汗淋漓,常见于疟疾、急性肾盂肾炎、肺脓肿及肝脓肿等。渐退是指体温在数天内逐渐降至正常,如伤寒、风湿热等疾病。

4. 导致发热的常见病因及分类 引起发热的疾病种类众多,出于方便诊断的目的,临床上通常将其分为感染性发热和非感染性发热两大类。据统计,感染性发热占所有发热性疾病的60%~70%,非感染性占所有发热性疾病的30%~40%。从临床表现上看,感染性发热除体温升高外,通常还具备食欲下降、乏力倦怠、寒战等感染中毒症状,而非感染发热较少具备上述症状。

(1)感染性发热:临床多见,按病程长短可分为急性、亚急性或慢性。按照感染的部位也可分为全身性或局部性感染。按照感染的病原体分为病毒、细菌、支原体、立克次体、螺旋体、真菌、寄生虫等。细菌感染的特点:占所有感染性疾病的81%左右,是最为常见感染病原体。患者除发热外,还有全身感染中毒症状,如头昏头痛、全身不适、关节肌肉疼痛、畏食等，发热期前具有寒战等伴随症状，细菌感染多出现白细胞计数升高、降钙素原升高等实验室检查异常，感染部位的病原学培养阳性是确诊感染性发热的金标准。抗原及抗体检查适用于不能培养的病原体，如支原体、衣原体、病毒、寄生虫等感染，抗原阳性或抗体滴度持续增加 4 倍以上，也有诊断价值。支气管肺泡灌洗液及血清DNA 检查用于诊断病毒感染感冒、禽流感、CMV、腺病毒感染；结核及非结核分枝杆菌感染、真菌感染等。

（2）非感染性发热：主要有下列几类原因：

1）无菌性坏死物质的吸收：如机械性、物理性或化学性损害后导致的组织坏死，无菌性的坏死物质吸收所致的发热。如挤压伤后的肌肉坏死及大手术后导致的发热，以及血管栓塞或血栓形成引起的内脏梗死或肢体坏死等。

2）抗原－抗体反应：比如风湿热、药物热和结缔组织病所致的发热等。本类疾病除导致发热症状外，多具有特征性皮疹、关节疼痛等伴随症状。免疫学检查异常是该类疾病诊断的标准。感染后的变态反应性溶血也不少见，如肺炎支原体、EBV 等感染引起冷凝集素及冷球蛋白产生，导致发热、急性血管内溶血及血管外溶血性贫血。

（3）呼吸系统常见发热性疾病及特点

1）原发感染病症：多数呼吸系统疾病发热时，合并咳嗽、咳痰、胸痛或者气促等症状。因此，有呼吸系统症状或体征的发热性疾病，需高度怀疑呼吸系统疾病所致的发热。呼吸系统疾病发热的病因中，经大量数据统计显示，呼吸系统发热性疾病90%以上为感染性疾病，以肺炎及上呼吸道感染较为多见。高热多见于细菌感染和病毒感染，中低热多见于肺结核及肿瘤性病变。院内感染以耐药菌感染为主，真菌多见；社区获得性感染以敏感菌为主。咽部链球菌感染后引起急性风湿热等。某些患者低热伴咳嗽、咳痰及发热，甚至还可伴有头痛，肺部无异常，多系鼻窦炎，应进行鼻窦的检查。

2）感染后的继发病症：引起发热的原因除了感染病原体毒素作用外，尚有部分患者是由于感染后的变态反应导致，如支原体肺炎、EB 病毒及巨细胞病毒肺炎，可合并少见的冷球蛋白血症或冷凝集素血症，引起血管内溶血发生严重贫血。

四、诊断方法

（一）病史采集

1. 针对发热本身的问诊

（1）询问发热起病的缓急、病程的长短及起病诱因和加重或缓解的因素。急性起病，病程少于 2 周者为急性发热，主要由感染引起。病程在 2 周以上，体温在38.1℃以上的高热为长期发热，常由感染、肿瘤和结缔组织病引起，但仍以感染为主。体温在38℃以下的非生理性发热，持续 1 个月以上者，称慢性低热，可能是器质性低热，也可能是功能性低热。

（2）询问热度和发热的特点，明确发热的热型对诊断和鉴别诊断有帮助。

2. 伴随症状问诊

（1）寒战：伴随寒战常见于感染性发热，急性抗原抗体反应导致的发热前也可有寒战。一次性寒战，即先寒战后发热，发热后不再发生寒战，多见于肺炎球菌性肺炎、输血反应及输液反应。

（2）咳嗽、咳痰、呼吸困难：这些伴随症状出现多提示呼吸系统局部感染。据统计，感染性疾病所致的发热其感染部位85%集中于全身的开放性系统及器官。

（3）咯血：见于流行性出血热、登革热、埃博拉出血热等合并肺部疾病时，或严重肺炎合并的全身性感染如败血症合并弥散性血管内凝血（DIC）、钩端螺旋体病、炭疽、鼠疫等。

（4）头痛：多数感染性疾病发热时可出现头痛，一般都在发热高时头痛明显，体温下降后头痛减轻或消失。但长时间、剧烈的头痛见于颅内感染、鼻窦炎特别是筛窦及额窦炎、颅内出血或结缔组织病的血管炎等。

（5）胸痛：是呼吸系统疾病最常见的症状之一，常见于肺炎球菌肺炎、胸膜炎、肺脓肿、肺吸虫病引起的胸壁病变等。心包炎、心肌炎、急性心肌梗死时，也可有发热伴胸痛。

（6）腹痛：为腹腔疾病的主要表现之一，但需注意，少数以发热、腹痛为主要表现的患者可能为化脓性胸膜炎或肺炎等疾病。

（7）肌肉痛：多数感染性疾病可伴有全身肌肉疼痛，特别是急性病毒及细菌感染，可见于肌炎、皮肌炎、钩端螺旋体病。

（8）关节痛：是感染的常见症状，以病毒、细菌、真菌感染多见。

（二）体格检查

1. 一般状况及全身皮肤黏膜检查　注意全身营养状况。恶病质提示重症结核、恶性肿瘤。

2. 皮疹　斑疹见于丹毒、斑疹伤寒，面部蝶形红斑、成人 Still's 病、手足口病等。指端及甲周红斑提示为系统性红斑狼疮；环形红斑见于风湿热；丘疹和斑丘疹见于猩红热、药物疹。

3. 淋巴结检查　局部淋巴结肿大、质软、有压痛，要注意肺部肿瘤引起腋下及颈部等相应引流区淋巴结肿大。

4. 头颈部检查　扁桃体肿大，其上有黄白色渗出物可以拭去，为化脓性扁桃体炎；外耳道流出脓性分泌物为化脓性中耳炎；乳突红肿伴压痛为乳突炎。咽喉壁发现黏液性分泌物或脓性分泌物，同时有鼻窦区压痛见于鼻窦炎；检查颈部时注意颈部有无阻力，阻力增加或颈项强直提示为脑膜刺激，见于脑膜炎或脑膜脑炎。

5. 心脏检查　呼吸系统疾病常常会引起心率增快。

6. 肺部检查　一侧肺局限性叩浊，语颤增强，有湿啰音，提示为大叶性肺炎；下胸部或背部固定或反复出现湿啰音，见于支气管扩张伴继发感染；一侧肺下部叩浊、呼吸音及语颤减低，提示胸腔积液；大量积液时患侧胸廓饱满，气管移向健侧，在年轻患者中以结核性胸膜炎多见。

7. 腹部检查　肺下叶炎症及化脓性胸膜炎时可有上腹部压痛，肝区叩痛伴有咳嗽胸痛者，要考虑肝脓肿及膈下脓肿穿孔引起的脓胸及肺脓肿，特别是肝脏介入手术后感染。

8. 四肢与神经系统检查　杵状指（趾）伴发热，可见于肺癌、肺脓肿、支气管扩张、感染性心内膜炎；肺部炎症严重时可有意识改变。

五、诊断流程

1. 明确是感染性发热还是非感染性发热　由于感染性发热是发热中最常见的原因，因此应首先考虑。全身感染的患者多伴有感染中毒症状，如头昏、头痛、乏力、畏食、全身不适、关节肌肉疼痛等，局部感染的患者多伴有局部症状（各系统炎症的表现）。辅助检查白细胞总数升高，分类以成熟中性粒细胞为主，严重者伴中性杆状核细胞增高呈核左移，或成熟中性粒细胞内见中毒颗粒，通常提示为细菌性感染。但感染性疾病中的结核分枝杆菌、病毒感染等白细胞总数并不增多。发热伴血白细胞总数增多及嗜酸性粒细胞增高，要考虑肺吸虫及血吸虫肺部病变。

2. 如为感染性发热，明确感染的部位及病原体。

（1）感染部位确定：根据症状、体征及辅助检查来确定感染部位。

1）呼吸系统感染常伴随呼吸系统病症，如发热伴咽痛、扁桃体肿大、白细胞升高为急性化脓性扁桃体炎。

2）发热、咳嗽、咳痰、胸痛可能为肺炎，摄胸片可明确诊断。

3）发热伴大量脓臭痰提示为肺脓肿行肺部影像学确定诊断。

4）其他系统疾病的发热鉴别：消化系统疾病、泌尿系统、神经系统等进行鉴别。

（2）感染病原体确定：呼吸系统疾病病原学诊断需要进行采集的标本有痰、咽拭子、支气管肺泡灌洗液；病原学诊断检查方法有：病原学培养主要用于细菌及真菌感染。结核诊断：PPD皮肤试验、γ-干扰素释放试验、结核抗体；病原菌成分检查：PCT、G试验、GM试验；血清学检查：Torch、EBV抗体；PCR核酸检测：查病原体特异性核酸；组织涂片：查病原体、组织免疫组织化学染色检查、病理组织进行PCR扩增病原体核酸。

3. 如为非感染性疾病，明确其为血液系统疾病、肿瘤性疾病还是结缔组织疾病。病理、免疫、组化、影像学等进行鉴别。

4. 药物热　当以上各种检查未能证实发热原因，各种抗感染药物治疗无效，通常患者一般情况好，无感染毒血症状，可停用各种抗菌药物及其他可能引起发热的药物，观察3~4天的体温变化，若停药后高热逐渐退至正常，可考虑为药物热。

第四章　呼吸疑难重症的床旁检查

第一节　痰液检验

一、标本采集

1. 一般检查应留取清晨深咳后的第 1 至第 2 口痰液,咳痰前温水或 3% H_2O_2 漱口数次,尽量避免混入唾液或鼻腔分泌物,吐入容器中送检。

2. 细菌培养,应先用灭菌水漱口,咳痰后置无菌容器(不得含消毒剂)中数分钟送检最为理想,否则肺炎链球菌、流感嗜血杆菌很快自溶。

3. 分枝杆菌(包括结核菌)和深部真菌感染的诊断,一般推荐连续 3~5 天留取晨起的痰。

4. 做 24 小时痰量和分层检查时,应嘱患者将痰吐在无色广口大玻璃瓶内加少许防腐剂(沙石炭酸)防腐。

5. 做细胞学检查时,应留 9~10 时深咳的痰液送检(清晨呼吸道停留时间久,细胞变性),应尽量送含血的癌液送检。

如果患者无痰,可用高渗盐水(3%~10%)超声雾化吸入后,咳痰送检。必要时可经环甲膜 – 气管穿刺,快速注入 1~2ml 高渗盐水,刺激咳嗽,留取深部痰液。将痰液放在低倍镜(10×10)下观察,鳞状上皮细胞 <10 个/低倍视野、多核白细胞 >25 个/低倍视野,或两者比例 <1∶2.5 的视为合格标本。

二、一般性状

1. **痰量**　慢性支气管炎、支气管哮喘、肺结核、大叶性肺炎消散期等痰量较多。

2. **黏稠度**　①浆液性:稀薄而有泡沫,多见于肺水肿;②黏液性:多见于支气管炎、支气管哮喘;③脓性:多见于脓胸、肺脓肿、支气管扩张;④血性:多见于肺癌、肺结核或出血性疾病等。

3. **色泽**　①黄色:含有脓性细胞所致,见于肺部感染性疾病;②黄绿色:常见于进展期肺结核、慢性支气管炎、支气管扩张合并有绿脓杆菌感染;③棕色:肺梗死、心脏病及肺部慢性充血;④铁锈色:多见于肺炎链球菌引起的大叶性肺炎;⑤红色:肺结核、肺炎、肺部肿瘤、出血性肺病、特发性含铁血黄素沉积症;⑥黑色:多为大量尘埃所致,病理意义不大。

4. 气味　血性痰有血腥味；脓性痰，晚期肺癌、肺脓肿的痰有特殊恶臭味。

5. 支气管管型及痰块　由纤维蛋白及黏液等在支气管内形成，呈白色或灰色的树枝状体，偶为红色或红棕色。在刚咳出的痰液中，常卷曲呈球状，交缠成块。可见于肺炎链球菌肺炎、慢性支气管炎、哮喘、囊性纤维化等。

6. 干酪块　呈豆腐渣样，是肺组织坏死的产物，见于肺坏疽和肺结核。

三、光镜检查

(一)细胞成分

1. 上皮细胞

(1)复层鳞状上皮细胞：最常见的为来自口腔黏膜、咽喉部的黏膜，其增多见于喉炎、咽炎和口腔炎。

(2)柱状上皮细胞：来源于气管和支气管黏膜。正常痰中少见，其增多见于气管和支气管炎。

2. 吞噬细胞

(1)涂片中有无吞噬细胞是判别标本合格与否的重要标准：若涂片中只有鳞状上皮细胞而无吞噬细胞则说明标本来自上呼吸道或完全为唾液，无检查意义。

(2)吞噬细胞胞质包涵物有助于肺部疾病的鉴别诊断：①有含铁血黄素颗粒：常见于肺瘀血心功能不全、肺炎、肺栓塞、肺出血及特发性含铁血黄素沉着症；②含有脂肪小滴：见于组织坏死，脂质性肺炎；③多核巨噬细胞：见于肺部慢性炎症、病毒感染。

3. 中性粒细胞及红细胞　出现大量中性粒细胞，见于呼吸道炎症、肺癌等。正常人痰中无红细胞，肺结核、肺癌、支气管扩张咯血及呼吸系统炎症时可见红细胞。

4. 嗜酸性粒细胞　多见于支气管哮喘、喘息性支气管炎、肺寄生虫病等。

5. 淋巴细胞　多于见呼吸道慢性炎症、肺结核。

(二)非细胞性成分

1. 库什曼螺旋体　多见于慢性支气管炎、肺气肿及肺癌引起的支气管不完全阻塞。

2. 弹力纤维　为组织破坏产物，见于支气管和肺组织破坏性病变，如肺脓肿、肺癌、空洞型肺结核。

3. 夏科莱登结晶　伴嗜酸性粒细胞同时出现，常见于哮喘、过敏性肺炎。

4. 石棉小体　棒状样断片结构，似竹枝。常在石棉工人的痰中发现。

5. 胆固醇结晶　为缺角的方形平板状物质，见于肺结核及肺脓肿。

6. 胆红素结晶　为黄褐色针状成菱形结晶，可排成花束状，见于肺脓肿。

7. 寄生虫及虫卵　肺吸虫病患者痰中偶见肺吸虫；蛔虫感染早期，偶在痰中检出蛔虫卵。

四、病原学检查

1. 不染色涂片　镜下寻找寄生虫卵，如阿米巴滋养体、卡氏肺孢子虫包囊和肺吸虫卵可帮助鉴别诊断阿米巴性肺脓肿、卡氏肺孢子虫病和肺吸虫病。涂片找真菌，分枝杆菌对临床也有指导意义。

2. 涂片染色

（1）革兰染色：可鉴定革兰阳性球菌或革兰阴性杆菌，可为初步选用抗生素的依据。

（2）瑞氏染色：主要用于鉴别红细胞、上皮细胞的种类、并发现其病理变化，也可识别炎性细胞和癌变细胞。

（3）抗酸染色：主要检验结核杆菌。如果为阳性，尚需考虑非典型分枝杆菌、奴卡菌的可能。

五、培养

收集大量的痰进行培养并进行菌落计数，算出各菌种所占的百分比，菌落数 > 10^7cfu（菌落形成单位）/ml 时可认为是致病菌群；< 10^7cfu/ml 但 > 10^4cfu/ml 时为可疑致病菌群，需结合涂片及是否纯培养等做出判断；< 10^4cfu/ml 时提示为口腔污染菌群；经支气管保护性毛刷或经支气管穿刺所得标本菌落记数在 10^3cfu/ml 也有重要的参考和诊断价值。

分枝杆菌培养，一般在接种后第一周观察 2 次，以后每周观察一次，仔细观察菌落的形态、数量、色泽变化和出现时间等。阳性结果随时报告，阴性结果第 8 周方可报出。分枝杆菌快速培养阴性报告 40 天方可报出。培养基上菌落特点：黄色或乳白色干燥颗粒状，表面呈波纹状，形似菜花。

第二节　胸部影像学检查

呼吸系统包括胸廓、肺组织、膈肌及纵隔等结构，可发生各种疾病，涉及临床各个科室。临床医生应结合胸部疾病的解剖、病理特点与影像成像原理和技术特点，熟悉和掌握胸部疾病的影像学表现。

正常情况下，含气的肺组织与周围结构对比良好，因而肺组织在 X 检查中能显示出来。X 线平片是呼吸系统最基本的检查方法。CT 检查具有高的密度分辨率，各组织结构不重叠，特别是多排螺旋 CT（MDCT），可利用原始数据进行图像后处理，清楚显示呼吸系统结构及其病变的细节和三维立体形态，提高对病变诊断的定位和定性能力。MRI 检查具有高的软组织分辨率，还可以多参数、多方位成像，对胸壁软组织、纵隔结构和病变的诊断具有较高价值，MRI 心血管成像和 MRI 电影技术可以进行血管性和膈肌功能性病变等的诊断。此外，超声、放射性核素扫描等技术也可应用于呼吸系统病变的诊断。

一、胸部 X 线检查

呼吸系统的常用影像检查方法包括普通 X 线检查、CT、MRI、超声及放射性核素扫描等，其中胸片是最基本的检查方法，CT 为最重要的检查方法。

（一）普通 X 线检查

1. 透视　是呼吸系统最简捷和快速的检查方法，曾用于体检筛查。目前临床上可用于观察心血管搏动、膈肌运动。其缺点是图像密度分辨率和空间分辨率较低，不易发现细微病变。透视包括荧光屏透视与影像增强透视，前者因空间分辨率差、暗室操作等原因，现已少用，而影像增强透视图像已数字化，然而仍存在影像细节显示不够清晰的缺点。

2. 摄片　是呼吸系统最基本的影像检查方法。一般采用胸部后前位和侧位，必要时加做仰卧位、半卧位、前弓位。摄片时嘱患者深吸气后屏气时曝光，管电流 60～80kV，球管与胶片的距离为 185cm。

X 线数字化成像技术（CR、DR）现广泛应用于呼吸系统检查。与传统 X 线摄片相比，数字化影像可通过调节图像的灰阶显示呼吸系统的各种结构，同时可将图像存储下来。

然而 X 线检查有一定限度，因为 X 线检查技术是三维人体组织的二维平面投影，存在前后或左右结构相互重叠，致使小病变和低密度病变显示不清或容易漏诊。如周围型肺小腺癌，由于其密度较低及结构重叠，约 76% 在胸片上不能显示。

常用摄影体位：①后前位：取立位，胸前壁紧靠片匣，双臂尽量内旋，X 线自背后射入；②侧位：常采用右侧位，即患者右侧胸壁靠片，双手臂上举抱头。侧位片可以从侧面观察病变的位置和形态；③仰卧位：常用于体质衰弱以及不能站立的患者和婴幼儿等；④前弓位：主要用于肺尖病变与锁骨和肋骨重叠时。

3. 特殊检查

（1）体层摄影：过去主要用于肺内病变与支气管的关系或支气管本身的病变，如狭窄、扩张、受压和中断等。对于肺内病变能显示其内部细微结构，如是否有空洞。然而自 CT 应用以来，目前已经很少应用。

（2）高千伏摄影：管电压采用 120～150kV 摄片，从而获得低对比度、层次丰富的 X 线照片，主要用于显示被肋骨遮盖的肺内病变以及位于心脏和纵隔后方的病变。

（3）放大摄影：利用焦点、肢体和胶片的几何学关系，将某些细小病变的阴影加以放大进行观察。一般来说，有效焦点面积越小，影像清晰度越高。

4. 血管造影检查　呼吸系统动脉和静脉造影包括主动脉造影、肺动脉造影、上腔静脉造影和支气管动脉造影等。在血管性病变和某些肿瘤性疾病的诊断和鉴别诊断中有重要作用。

（二）CT 检查

1. 螺旋 CT 常规扫描　传统 CT 在轴向扫描时，X 线球管每次扫描绕患者一周只能获取一个层面，采集到的为分离独立的数据。而螺旋 CT 扫描时扫描床匀速通过扫描野，X 线球管持续单方向旋转并连续曝光，使扫描路径形成一条螺旋线，由此获得一组连续的容积扫描数据。采用螺旋 CT 技术，患者单次屏气就能完成整个检查部位的扫描，且能获得各向同性数据，进行任意方向的图像重建。

（1）扫描方法：包含平扫和增强扫描。平扫是指不用对比剂进行扫描。多数呼吸系统疾病通过 CT 平扫能做出正确诊断。增强扫描指静脉内注入对比剂后扫描，常用于鉴别肺内病变的性质、了解肺内病变与心脏及大血管的关系、肺门及纵隔淋巴结与血管的鉴别、淋巴结的定性诊断等。扫描方式可以是连续动态扫描，也可以是感兴趣区同层动态扫描。螺旋 CT 血管造影是诊断肺动脉栓塞直观可靠的检查方法，因为能清楚显示血栓部位、形态与管壁的关系及腔内受损的情况。

（2）螺旋CT后处理技术：利用螺旋CT扫描所得的原始数据可进行如下处理：

1）多层面重建技术（MPR技术）：用于气管、支气管通畅情况的整体显示，观察气道内肿瘤大小、管腔阻塞程度及受侵范围。增强后的MPR还能观察肿瘤与血管关系，判断血管是否受侵及受侵程度。

2）曲面重建技术（CPR技术）：能在一个平面内显示一个完整的曲面图形，一般用于显示支气管、血管的走行及其内部结构，较单纯轴位CT能获取更多信息。

3）最大密度投影技术（MIP技术）：用于肺栓塞、肺癌侵犯血管形成的癌栓以及肺血管畸形等。

4）最小密度投影（minIP）：减除纵隔、肺门大血管影的重叠，利于肺及支气管病变观察，可用于支气管扩张、肺气肿、磨玻璃密度的显示。

5）容积重建技术（VRT）：展示支气管及血管腔内结构及其与周围结构关系，类似常规血管造影。也可用于整个肺及支气管树的三维立体观察。

6）表面遮盖法重建技术（SSD技术）：空间立体感强，解剖关系清晰，利于定位病灶。用于气道、血管等显示。

7）CT仿真内镜技术（CTVE）：非侵入性检查，时间短，用于检查支气管腔内病变，以及确定肿瘤原发部位、管腔狭窄程度及受侵范围。CTVE还可用于观察腔外淋巴结等周围结构，但是CT仿真内镜存在一定的假阳性和假阴性。

（3）结节倍增时间的计算：随访动态观察与计算肺内结节倍增时间（DT）是鉴别肺内结节良恶性的方法之一。常规的二维CT测量存在一定的误差，有时难准确判断结节的体积。三维容积测量和在此基础上计算的肿瘤倍增时间（TDT）相对来说有较高的准确度。Lung Care软件是目前多层螺旋CT通过了FDA认证的肺结节CT分析软件，它能快速测定5～20mm肺结节容积与密度值分布，对肺结节CT诊断与鉴别诊断有辅助作用。

（4）CT肺功能定量测定：多层螺旋CT除能清晰显示肺内细微结构外，还可通过CT的定量指标初步反应肺功能情况。患者屏气后行快速全肺扫描，采用12mm的准直宽度、5～10mm的间隔，取隆突及隆突上、下各5cm的三个层面分别代表上、中、下三个肺野进行高分辨率重建及CT定量分析。然后经由自动评估软件勾画肺野范围，计算出相应的CT定量数据，还可通过伪彩技术将不同CT值的组织相区别，三维重建后可3D显示全肺野，从而更直观地显示病变并更准确地诊断疾病。相较于常规肺功能检查，CT肺功能检查测量值更接近实际，具有定位、定量诊断病变的优势，能对单侧甚至一叶肺进行功能评价，可进行动态观察及随访，适用于不能耐常规肺功能检查者。CT肺功能评价可用于各种肺容积指标的测量、肺气肿的量化研究、肺大疱定位定量诊断、肺间质纤维化评分等。

（5）低剂量胸部CT：低剂量胸部CT扫描技术常用于早期肺癌的筛查，或随访性质不确定的肺结节。低剂量CT可通过降低管电压（kVp）或管电流量（mAs）来降低受检者的辐射剂量。在可接受的噪声范围内，身体横径在41cm以下时，管电压需大于100kVp；而横径在36cm以下者，管电压不能小于80kVp。当管电流降至40～80mAs时，可获得与常规剂量高分辨率CT完全相同的影像信息；当管电流降至20mAs时，其敏感性和特异性与常规剂量(200mAs)相比无统计学差异。低剂量 CT 在发现病灶方面与常规剂量 CT 扫描相等。

2. 高分辨率 CT 检查(HRCT)　高分辨率 CT 检查需满足以下条件：①薄层扫描，即常规扫描层厚 2mm，层间距 1mm，扫描时间 1.5 秒；②采用高电压、高电流以降低图像噪声，一般管电压 130kV，管电流 400mA；③高分辨率算法，又称骨算法，提高图像的空间分辨率更利于显示更多解剖病理细节；④采用靶重建技术，缩小视野、增大矩阵，从而突出感兴趣区，以提高空间分辨率。

HRCT 检查主要用于肺组织的细小结构(小气道、血管及小叶间隔、肺间质及毫米级的肺内小结节等)的显示，达到大体标本相似的形态学，被认为是目前诊断肺弥散性病变的首选方法，主要应用在：①肺弥散性疾病及鉴别诊断，如癌性淋巴管炎、特发性间质纤维化、肺气肿、支气管扩张症等；②小结节病变的形态学特征及内部结构等方面，有助于小肺癌的诊断和鉴别诊断。

3. CT 灌注成像　快速团注对比剂后，对感兴趣区层面进行动态 CT 扫描，获得病灶时间 – 密度曲线(TDC)，再通过各种算法分析这些曲线，从而获取不同的 CT 灌注参数，以此来反映局部肺组织的血流灌注量。TDC 与 CT 灌注成像相结合可以用于孤立性肺结节(SPN)的良恶性鉴别，对于制订治疗方案、评价疗效及预后均有一定的帮助。

常见 CT 灌注参数有：①血流量(BF)：指单位时间内流经某一组织血管的血量；②血容量(BV)：指一定组织或器官的有效循环血量；③毛细血管表面通透性(PS)溶质通过单位面积的毛细血管上皮向细胞间质单一方向弥散的总量；④平均通过时间(MTT)：指对比剂从动脉端至静脉端通过的平均时间。当灌注压力较高时，MTT 则较短，故 MTT 一定程度上可以代表灌注压力大小；⑤对比剂峰值时间(TTP)：从注射开始至血管内造影剂达到最高浓度(峰值)的时间。

CT 灌注成像能更早发现无形态学改变而仅有血流动力学改变的恶性结节，显示肿瘤活跃区域从而指导穿刺活检，监测肿瘤新生血管，放化疗的评价、随访及判断预后。

4. 双能量 CT 扫描(DECT)　通过两种不同能量的 X 线线束穿透组织，利用两者吸收曲线的差异，从而准确地推算出组织成分构成。与传统 CT 相比，DECT 能够准确获得扫描对象的材料信息——物质的电子密度和有效原子序数(传统的 CT 只能获得物质的电子密度)。DECT 扫描可以在数秒内完成，在胸部能消除呼吸运动伪影、错位伪影和使血流灌注与通气可视化，通过 80kVp 和 140kVp 同时采集可以避免图像错位。目前临床上主要用于肺栓塞或其他疾病的灌注成像、肺小结节分析、应用氙增强后通气 – 灌注成像、心肌灌注、心肌活性成像、心脏铁沉积检测等。

二、MRI 检查

1. 检查方法　常规采用自旋回波(SE)的 T_1WI 和快速自旋回波序列(FSE)的 T_2WI。为了减少呼吸运动伪影，可加用梯度回波序列、心电门控技术、流动补偿技术和呼吸触发相位编码技术等。MRI 平扫能清楚显示纵隔内病变、淋巴结和血管。增强扫描通过观察病灶信号的变化，增加组织对比，了解病变的血供特点。

2. 扫描断面　常规横断面成像后加用冠状位和矢状位成像。

3. 血管成像技术　MRI 血管成像能较好地显示心脏、大血管的解剖及其病变。MRI 成像技术，除显示心脏运动外，还可以观察膈肌运动情况，利于膈肌动力性疾病的诊断。此外，还可做心功能分析和心肌灌注。

4. MRI 图像　胸壁的解剖形态与 CT 大致一致。气管和支气管内含有气体，MRI 表现为极低信号，其管壁在 T_1WI 呈等信号管状结构，MRI 难以显示肺段以下的支气管。矢状位或倾斜的冠状面可显示气管和支气管全貌。肺门血管由于流空效应而呈低信号。肺门淋巴结呈圆形或卵圆形的中等信号，边缘光滑，其短径大于 1cm 时，有临床病理意义。胸壁肌肉组织在 T_1WI 呈中等信号，T_2WI 呈更低信号。脂肪组织呈高信号。骨皮质呈低信号，而骨髓由于含大量脂肪而呈高信号。

5. MRI 成像在胸部检查中的应用　MRI 可多方位成像，其对软组织有较高的分辨力。主要用于：①鉴别肺内病变、纵隔内病变、膈肌病变，对于疾病起源的判定有重要意义；②鉴别纵隔肿块为血管性或非血管性、实性或囊性、侵袭性或非侵袭性；③能区别肺部肿瘤与阻塞引起的远端实变；④对判断神经源性肿瘤的起源、周围组织受侵情况有重要作用。肺 MRI 快速成像、肺血管成像、肺实质灌注成像等新技术可改善图像质量，扩大 MRI 在胸部疾病的应用范围。

磁共振对肺癌临床诊断及分期有重要的作用。常规的 T_1WI、T_2WI 及常规增强序列可对肺癌进行形态学评价及组织信号评价，特别对肿瘤引起的肺继发改变鉴别具有较大的优势。同时 MRI 的一些特殊序列，如灌注加权序列及弥散加权序列，还可评价肿瘤内血管生成、肿瘤细胞多少及间质情况。动态灌注还可用于肺癌病理组织学分型，可区分腺癌与鳞状上皮癌。而弥散加权序列联合 T_2WI 优于增强 CT 对阻塞后肺不张和肿块的鉴别。动脉自旋标记技术、MRI 血管成像以及基于肿瘤分子特异性水平的靶向成像，亦对肺癌及其转移侵犯有重要的临床价值。

然而，因肺含气多、信号弱，常规 MRI 对肺部细小结构显示效果不好，较少用于慢性支气管炎、肺气肿、肺间质性炎症、支气管扩张等以间质改变为主的疾病。

三、胸部影像学基本征象

呼吸系统的基本征象包括肺部、气管、支气管、肺门、胸膜、纵隔及横膈等病变。

（一）肺部病变

1. 肺实变　为肺泡内的气体被渗出物、蛋白、细胞或病理组织所替代后所形成，多见于各种急性炎症、肺水肿、肺出血、浸润性肺结核、细支气管肺泡癌和真菌病等。最常见的是炎性渗出，由于肺泡内的渗出液可通过肺泡孔向邻近肺泡蔓延，因而病变区与正常肺组织间常无明显的界限。急性炎症、肺水肿和肺出血等引起的实变吸收较快。

X 线表现与 CT 表现基本一致，但 CT 较胸片显示更加清晰、全面和准确。病变累及范围不同，可表现为肺泡、肺小叶实变，呈边缘模糊的斑点状和斑片状密度增高影，若融合成片，则表现为大片状的密度增高阴影，波及整个肺段或肺叶。若实变扩展至肺门附近时，叶和段支气管内含气体，它与实变的肺组织存在自然对比，形成"空气支气管征"，是肺炎性病变一个较为特异的征象。

2. 肺不张　为肺体积的缩小及肺内气体的减少，其机制主要为近侧气管、支气管阻塞,肺舒张受限等。继发于近侧支气管受到腔内阻塞或腔外压迫,导致气体不能进入,体积缩小,通常称之为阻塞性肺不张,如中心型肺癌。此外,根据病因不同,还有压迫性肺不张、瘢痕性肺不张以及继发于表面活性物质减少所致的肺不张。肺不张根据累及的范围可分为全肺、叶、段和亚段的不张。X线和CT表现大致相同,但CT较胸片显示更加清晰、全面和准确。

X线与CT表现:①一侧肺不张:患侧肺野密度增高呈均匀致密,肋间隙变窄,纵隔向患侧移位,横膈抬高,健侧肺代偿性气肿;②肺叶不张:直接征象为肺叶体积缩小,密度均匀增高,相邻的叶间裂向心性移位,血管、支气管聚拢等。间接征象为纵隔或气管向患侧移位,肺门的移位以及横膈位置的抬高等;③肺段和小叶不张:肺段不张多表现为基底向外、尖端指向肺门的三角形或小的斑片状密度增高影。右肺中叶内侧段不张,表现为基底向内与右心缘重叠、尖端朝向肺门的三角形密度影。小叶不张表现为多数小的斑片状影,与邻近的灶性炎症相区别困难。

3. 肺气肿 为终末细支气管以远的含气腔隙过度充气和异常扩大,可伴或不伴肺泡壁的破坏,包括局限性和弥散性肺气肿。

(1)X线表现

1)局限性肺气肿:常表现为局部肺透亮度的增加,肺纹理稀疏。

2)弥散性肺气肿:表现为肺过度充气膨胀,肺透光度增强,肺纹理稀少,严重时胸廓前后径增大,呈桶状胸,膈肌低平,心影狭长。有时肺大疱形成,表现为多少不等、大小不一的局限性含气囊状影。

(2)CT表现:根据病变破坏的范围,可分为小叶中央型、全小叶型和小叶间隔旁型肺气肿。

1)小叶中央型肺气肿:病变累及肺小叶中央的呼吸性细支气管。CT表现为肺内圆形的无血管低密度透亮影。随着病变程度加重,肺纹理逐渐减少。

2)全小叶型肺气肿:病变累及全部肺小叶,以下叶分布较多见。CT表现为肺纹理稀疏,透光度增强,分布广泛、均匀一致的低密度区。

3)小叶间隔旁型肺气肿:病变累及肺小叶边缘,范围较小,以胸膜下或沿小叶间隔周围常见。CT表现为胸膜下囊状异常透光区,范围较局限,无肺实质结构。

此外还有瘢痕旁肺气肿、局灶尘埃性肺气肿、肺泡管气肿等。

4. 钙化 肺内钙化是指钙盐在肺内的异常沉积,常发生在退行性变或坏死组织内。在X线平片和CT上常表现为类似于骨骼密度的高密度影,但CT较胸片更易显示细小钙化,同时还可进行肺密度测定。MRI对钙化的敏感度较差。肺内钙化可见于多种疾病。一般来说,结核多为斑点状或斑块状钙化;错构瘤有特征性"爆米花"样钙化;硅肺钙化多为两肺散在多发结节状或环状钙化;而少数肺癌肿块内可见钙化,表现形式不一,可为沙粒状或点状钙化。

5. 肿块与结节 肿块或结节呈圆形、类圆形或不规则形密度增高影,现在认为病灶最大直径>2cm的为肿块,直径≤2cm称结节。两者均可单发或多发,单发者多见于肺癌、结核球、炎性假瘤、错构瘤和转移瘤等;多发者常见于肺转移瘤、血行播散性肺结核、金黄色葡萄球菌肺炎以及寄生虫囊肿等疾病。

（1）X 线及 CT 表现

1）良性肿块或结节：肿块多有包膜，生长缓慢，常表现为边界光滑清晰，偶有浅分叶，毛刺少见等，如结核球常有钙化，同时伴有卫星灶、空洞、胸膜增厚粘连、钙化、纵隔及肺门淋巴结增大或钙化等。结核球仅周边环形轻度强化，肺良性肿瘤可不强化或轻度均匀强化，肺部炎性假瘤可呈环状强化或轻度均匀性强化。

2）恶性肿块或结节：早期肺癌多表现为结节，随着病变的发展，中晚期肺癌多表现为肿块，肿块多有分叶征、毛刺征、空气支气管征、血管集束征、胸膜凹陷征等征象。CT上增强扫描示结节或肿块呈轻中度均匀强化或不均匀强化，部分结节或肿块内缘呈不规则的环状强化。肺恶性肿瘤常为均匀强化或中心强化，且呈一过性强化。

（2）MRI 表现：结节或肿块在 T_1WI、T_2WI 上可呈均匀或混杂信号，根据其成分不同而有所差异，肿瘤液化坏死时在 T_1WI 表现为低信号，在 T_2WI 上为高信号。

（3）肺内良恶性结节评价

1）形态学评价

A. 内部结构

a. 密度：是评价肺内结节内部结构的重要参数之一，包括平扫密度和增强后密度变化。近年来，采用低剂量 CT 检出早期周围型肺小腺癌，肿瘤在 HRCT 上多数表现为密度不均匀，常含有不同比例的磨玻璃样成分，其病理改变为肿瘤细胞沿肺泡壁生长，常残留有含气肺泡。

b. 空洞征：指结节内无管状形态的透亮影，病理上指结节内有坏死液化并排出所致。肿瘤空洞多为偏心、厚壁空洞，内壁不规则，可有壁结节。良性空洞多数壁较薄，内壁光滑。一般认为，多数结节的空洞壁厚度大于 10mm 为恶性，而壁厚小于 4mm 常为良性结节。

c. 脂肪：结节含有脂肪成分（CT 值 $-40 \sim 120HU$）是诊断错构瘤的较为可靠的征象，脂肪在 CT 上显示率可高达 50%，薄层 CT 扫描显示率更高。

d. 钙化：结节内钙化有中心型、弥散型、分层型和爆米花型四种类型。前三者钙化常见于先前有感染的情况，特别是结核球或组织胞质菌病。爆米花型钙化主要见于错构瘤。尽管钙化是良性结节的重要指征之一，但是 38% ~ 63% 的良性结节没有钙化，5% ~ 50% 的错构瘤有钙化。肺癌以及类癌也可有钙化，显示率可高达 6%，钙化常呈弥散型和不定型。

e. 空泡征：多见于周围型肺小腺癌。病理基础主要是尚存在未被肿瘤破坏、替代的肺结构支架，如肺泡、未闭的细支气管扩张。部分是肿瘤无效腔或含黏液的腺腔结构。

支气管征及细支气管征：恶性肿瘤中的支气管常受到肿瘤侵犯，出现管腔狭窄、截断，内壁不光整，管壁增厚僵硬等表现；另外，肿瘤常有黏稠分泌物阻塞，可导致支气管扩张。良性病变（如大叶性肺炎）中的支气管结构完整，无破坏，其内壁光滑，因而管腔多为正常形态。

B. 边缘：结节的边缘和轮廓包括平滑、分叶、不规则或毛刺等类型。一般认为深分叶征是恶性结节的征象，但约 1/4 的良性结节也有深分叶。结节边缘不规则，有毛刺及周边扭曲的血管常提示为肺癌。尽管多数边缘平滑而清晰的结节是良性病灶，但仍有约

21%的恶性结节边缘清晰。

C. 其他伴发征象

a. 胸膜凹陷征：病理基础主要包括结节内纤维瘢痕收缩牵拉和胸膜增厚、粘连，影像表现为规则线条影自结节牵拉胸膜，胸膜内凹形成典型喇叭口状，良、恶性结节均可见此征象。

b. 支气管血管集束征：病变周围支气管血管结构由于肿瘤内纤维收缩而向肿瘤聚拢。肿瘤常有该征象，但良性结节也可见类似征象。

c. 卫星病灶：卫星病灶通常较小，分布于原发灶周围，边缘可清楚或模糊。卫星病灶常提示为结核球，有时也见于肿瘤。

d. 肺门和纵隔淋巴结肿大：当淋巴结明显肿大时，大多为肿瘤淋巴结转移，肺内病灶相对较小而淋巴结肿大很明显，常为小细胞性肺癌的特征性表现之一。

D. 大小：传统观点认为，结节越小，其良性的可能性就越大，认为80%的良性结节直径小于20mm，病灶大于30mm，结节恶性的可能越大。但是，小结节并不能排除肺癌，最近研究表明，15%的恶性结节直径小于1cm，约42%的恶性结节直径不超过2cm。特别是CT发现的小肺癌（≤20mm），这些肿瘤大多数在胸片上不易显示，主要见于周围型肺小腺癌。

2）功能性CT评价：多数肺内结节采用形态学方法可以鉴别良恶性，但对于不能定性者，采用以下方法，可提高定性的准确性。

A. CT增强幅值：由于恶性结节的血供在质和量上均不同于良性结节，增强的程度与结节的恶性度和血管密切相关，因此增强CT扫描可鉴别良性与恶性结节。一般认为，结节增强CT值小于15HU提示常常为良性，而大于20HU多提示为恶性。此外，利用CT动态增强扫描，在不同时间点上显示肺结节血供情况的动态增强时间 - 密度曲线（DTC），能更准确地反映结节血供特点，以有助于结节的良恶性鉴别。

B. 肿瘤倍增时间：倍增时间是指结节容积增加1倍所需的时间。传统观点认为，恶性结节倍增时间常为30~400天，小于30天提示是急性炎症，大于400天多为良性肿瘤或肉芽肿性病变。观察病变对抗炎治疗和抗肿瘤治疗是否敏感，对定性诊断也有价值。

但是，CT才能发现的小肺癌，其肿瘤倍增时间则有所不同。吸烟者的肿瘤倍增时间为292天，而不吸烟为607天，提示吸烟可加速肿瘤的生长。磨玻璃样结节为813天，混杂密度结节为457天，实体结节为149天。在追踪过程中，肿瘤体积增大和（或）密度增高，肺癌的可能性大。了解不同结节的肿瘤倍增时间，有助于肺癌结节影像追踪，提高肺结节定性诊断的准确性。

C. PET：FDG - PET诊断结节有较高的临床应用价值，因为可通过测定结节的代谢状态来判断结节的良、恶性以及肿瘤有无远处转移。肿瘤易聚集FDG，高FDG摄影取率病灶为恶性结节，低FDG摄取率病灶为良性结节。FDG - PET诊断良性结节的敏感性为96%，特异性为88%和准确性为94%。有时可能出现假阳性，如活动性结核、组织胞质菌病和类风湿关节炎等。值得注意，有时支气管肺泡癌可出现低FDG的摄取。

3）组织学活检

A. 经胸针吸活检及纤维支气管镜活检：当影像表现定性困难时，经胸针吸活检、纤维支气管镜、VATS 或胸部手术常可有助于定性诊断。胸针吸活检常用于周围肺结节，有较高的准确性。对于小结节 10～15mm，其敏感性可达 95%～100%。然而，对良性结节诊断有一定限度，尽管报道称 91% 病变可确立诊断。有时该法可发生并发症，包括气胸和出血。

B. 电磁导航支气管镜：周围型病变诊断过去使用经皮穿刺肺活检、支气管内径向超声（EBUS）等方法，有时病灶小，诊断率不高。最近，电磁导航支气管镜（ENB）作为一项新兴技术，可以准确定位体积较小、常规支气管镜无法到达的肺外周结节，可获取病变组织进行病理检查。ENB 能结合 CT、MRI 等的图像三维模拟技术，利用电磁场对病灶进行定位和治疗。ENB 技术使用便捷、无须造影剂、定位精确，是微创技术与医学可视化的有效结合，能进一步提高周围型肺病变的诊断率。

6. 空洞与空腔

（1）空洞：肺内病变组织发生液化坏死后经引流支气管排出后形成空洞。空洞壁由坏死组织、肉芽组织、纤维组织、肿瘤组织构成，多见于肺结核、肺脓肿、肺癌。根据洞壁的厚度可分为厚壁和薄壁空洞。

1）厚壁空洞：X 线或 CT 表现为洞壁厚度在 3mm 以上，呈圆形、椭圆形或不规则形，可合并有洞腔内液气平或壁结节。肺癌空洞多有壁结节，肺脓肿多有液气平面。

2）薄壁空洞：X 线或 CT 表现为空洞壁厚度在 3mm 以下，边界清楚，内壁光滑的圆形或类圆形透亮区，其洞壁多由纤维组织与肉芽组织构成，周围可伴有斑点状病灶，以肺结核为多见。

3）虫蚀样空洞：又称无壁空洞，大片阴影内有多发边缘不规则透明区，像虫蚀样表现，临床上主要见于干酪样肺炎。

（2）空腔：病理改变为肺内生理性腔隙的病理性扩大，如肺大疱、囊状支气管扩张和含气支气管囊肿等。X 线和 CT 表现为边界清楚、光滑，壁厚约 1mm 或更薄的类圆形透亮区，CT 较胸片更易揭示空腔的细微解剖病理改变，多层螺旋 CT 三维重建更利显示空洞的三维结构。当有感染时，腔内常有液平面以及空腔周围斑片状阴影。

7. 增生性病变　病理基础为成纤维细胞、血管内皮细胞和组织细胞增生，含有淋巴细胞、浆细胞形成的浸润病灶。肉芽肿性病变多呈结节形状，炎性假瘤多呈球形或肿块形状，慢性肺炎多为肺段或肺叶阴影。

8. 纤维化　增生性病变中纤维成分可逐渐代替细胞成分，成为主要的病变组织成分。肺纤维化可分为局限性和弥散性两类。局限性纤维化常是慢性肺炎及肺结核的愈合后果。弥散性纤维化的原因可见于胶原病、硬皮病、类风湿、肺尘埃沉着症、过敏性肺炎和慢性支气管炎。胸片和 CT 上，局限性纤维化表现为结节、肿块、肺段及肺叶阴影时，纤维化与增生性病变不能鉴别。弥散性纤维化主要表现为小结节、网状、线状和蜂窝状影像，呈弥散性分布。

9. 肺间质性病变　由于肺间质广泛分布在支气管与血管周围、肺泡间隔、小叶间隔及胸膜下，因而肺间质性病变累及范围较广泛。在临床上，肺间质病变病因复杂，常见疾病有间质性肺炎、结缔组织病、肺水肿、肺尘埃沉着症、肺结核、癌性淋巴管炎等。肺间质性病变影像表现也多种多样，分别叙述如下。

（1）X线表现：①肺纹理增粗、模糊，并看见纤维索条状影；②纤维网状或网状小结节影、蜂窝状阴影；③间隔线：又称为 Kerley 线，多见于肺静脉高压、间质性肺水肿，小叶间隔内有液体积聚或组织增生，根据部位和形态不同，分为以下三种：Kerley A 线，Kerley B 线，Kerley C 线。

（2）HRCT 表现：肺间质纤维化的 HRCT 表现如下

1）支气管血管束周围的间质增厚：界面征、印戒征。

2）次级小叶异常：小叶间隔增厚、索带影、小叶中心结构增厚、胸膜下线、蜂窝征。

3）结节影：多弥散分布于肺门邻近的支气管血管束、小叶间隔、胸膜下等部位。其病理基础为肉芽肿、肿瘤、纤维组织、淀粉样变等。

4）毛玻璃样影：HRCT 上表现为肺内密度轻度增高的密度影，但其内的支气管血管束仍可显示。其病理基础为气腔的部分充填、间质增厚、部分肺泡塌陷、正常呼气或毛细血管容量增加等。常见于肺泡蛋白沉积症、癌症和淋巴增生性疾病、嗜酸性粒细胞肺炎、肺水肿、肺纤维化、肉芽肿性疾病、急性肺移植反应、成人呼吸窘迫综合征、肺出血、闭塞性细支气管炎、巨细胞病毒肺炎、卡氏肺孢子虫肺炎等。

5）树芽征：是指细支气管以下的小气道受累时，小叶中心性的气道结节样扩张伴腔内炎性物质填充，在肺部 HRCT 上表现为直径 3~5mm 的小结节密度影和与之相连的分支状线影，形似树芽。常见于感染性局限性细支气管炎、气道内播散性疾病（如肺结核和肿瘤）、弥散性泛细支气管炎、过敏性肺炎、有毒及刺激物质吸入等。

6）晕征：表现为肺内结节或肿块周围出现的晕状磨玻璃密度影，其密度低于中央结节，但高于正常肺组织，形似日晕。晕征常见于感染（如侵袭性肺曲霉菌病）、周围型肺小腺癌、非感染性炎性疾病等。

7）铺路石征：为磨玻璃样密度的背景下，同时伴有网格状小叶间隔和小叶内间隔增厚，呈现不规则的铺路石样表现。该征象最早见于肺泡蛋白沉积症，也见于其他类型同时累及肺间质和肺实质的弥散性肺疾病。

（二）气管、支气管病变

1. 气管、支气管的狭窄及其阻塞性改变　气管、支气管的狭窄可为先天性发育异常，也可为后天性的腔内良/恶性肿瘤、异物、炎症和结核等原因引起。表现为局限性狭窄或完全闭塞。外压性狭窄最常见的原因是淋巴结增大。支气管完全阻塞可引起阻塞性肺不张，不完全阻塞可引起阻塞性肺气肿和阻塞性肺感染等。

（1）X线表现：后前位和侧位胸片较难发现气管、支气管病变，但是阻塞性改变的间接征象，如阻塞性肺炎、阻塞性肺气肿和阻塞性肺不张等可显示。

（2）CT 表现：CT 可以直接显示管腔内肿瘤、异物、管壁增厚和气管、支气管树的结构异常，CT 较 X 线显示支气管阻塞性改变（肺不张、肺炎和肺气肿）不同的是，CT 能清晰显示阻塞性肺不张时的叶间裂移位和血管支气管聚拢。CT 检查还可分辨出不同病理类型的肺气肿。

2. 气管、支气管扩张　指气管、支气管腔的持久性扩张和变形，常伴有管壁的增厚。少数为先天发育不良所致，多数为慢性化脓性感染的继发改变。

（1）X线表现：轻度支气管扩张可表现正常。当扩张明显时，支气管形成囊状、管状或不规则透亮影，有时有小液平，当分泌物充满支气管时表现为不规则杵状致密影。支气管扩张常伴有肺纹理增多、增粗、走行紊乱，继发感染时有斑片状或片状密度增高影。

（2）CT表现：CT显示支气管扩张可分为：柱状型、囊状型、静脉曲张型和混合型四种类型，以柱状型与囊状型为常见。CT显示支气管壁增厚、管腔增宽。若扩张的支气管走行与CT层面平行时表现为"轨道征"，当其与CT层面垂直时则表现为"印戒征"。若扩张的支气管被黏液充盈时则类似"指状征"改变。囊状支气管扩张表现为成簇的囊状影，形似葡萄串。而静脉曲张型支气管扩张表现为串珠状改变。HRCT利用1~2mm薄层扫描技术及骨算法重建技术，较常规CT对支气管扩张显示更为准确，因此HRCT已成为支气管扩张诊断的主要手段。

3. 小气道病变　HRCT可以显示直径小到几毫米的气道特点，对毛细支气管炎、呼吸性细支气管炎、滤泡性细支气管炎、泛细支气管炎、伴气道狭窄的小气道疾病等有较高价值，因呼气后HRCT可观察有无空气潴留。

（三）肺门改变

X线和CT均可显示肺门大小改变、密度改变、形态异常等，采用CT增强扫描可明确肺门增大的原因，包括血管性疾病、肿瘤以及淋巴结增大。

1. 肺门增大　单侧肺门增大常见于肺淋巴结增大，多见于结核及肺癌转移，炎症较少见。中央型肺癌可形成肺门肿块。单侧肺动脉或肺静脉扩大也可引起肺门增大。双侧肺门增大多见于结节病、两侧肺动脉瘤和肺动脉高压。肺门淋巴结增大的X线和CT表现为肺门部球形或分叶状肿块。中央型肺癌多表现为长而不规则形状肿块，肿块与支气管关系密切。肺动脉瘤及肺动脉高压时，病变保持与肺动脉分支相连的血管特点。

2. 肺门缩小　单侧肺门缩小主要见于肺动脉分支先天狭窄或闭锁。而两肺门缩小多见于法洛四联症，系肺动脉瓣和（或）漏斗部狭窄所致。

3. 肺门移位　常为一个肺叶或相邻的两个肺叶肺不张及肺内广泛增生性病变牵拉所致，前者以支气管梗阻性病变引起者居多，后者则以肺结核及慢性肺炎较常见。由于发生于上叶的肺结核多见，因而上叶病变引起的肺门上移较常见。

（四）胸膜病变

1. 胸腔积液　多种疾病可累及胸膜产生胸腔积液，包括炎性渗出液、漏出液、脓液、血性积液或乳糜液等。X线和CT均可清楚显示积液的位置和量的多少。根据积液的分布情况分为游离性积液和局限性积液。根据积液量分为小、中、大量积液。CT检查还可以发现胸腔积液的病因。

局限性胸腔积液包括包裹性积液、叶间积液和肺底积液等。包裹性积液表现为自胸壁向肺野突出的凸镜形液体密度影，基底部较宽，位于胸膜腔，多与胸壁呈钝角，边缘光滑，清楚，多伴有邻近胸膜的增厚、粘连。叶间积液表现为叶间片状、梭形或球状密度增高影。肺底积液在CT上更易于显示清楚。

2. 气胸和液气胸　多种原因导致脏层胸膜和（或）壁层胸膜的破坏，使得空气或气体进入胸膜腔内，前者多于胸膜下肺部病变基础上发生，如肺大疱、肺结核、肺脓肿等。后者多见于胸部外伤引起的壁层胸膜的直接损伤。如果胸膜腔内液体和气体并存则称之为液气胸。根据病因将气胸分为：自发性气胸、外伤性气胸、手术及胸腔穿刺后气胸等。根据气胸发生后对胸腔内压力的影响又可分为闭合性气胸、开放性气胸和张力性气胸。

（1）X线表现：气胸区为气体影，其内无肺纹理。少量气胸表现为肺野外带线状或带状的低密度影，可见正常肺组织被压迫的边缘，呼气相容易显示。随着气体量的增多，肺组织逐渐被压至肺门区，大量气胸时，肺门区为压缩的肺组织，呈密度均匀的软组织密度影，相应同侧肋间隙增宽，纵隔向健侧移位。液气胸于站立位可见液气平面，若伴有胸膜的增厚粘连，易形成局限性或多房性气胸、液气胸。

（2）CT表现：肺外周带无肺纹理的带状气体密度影，其内侧为被压缩的肺组织。当伴有液体时，由于重力作用，液体分布于背侧，气体分布于腹侧，形成液气平。液气胸由于胸膜增厚粘连可局限于胸腔某一部位。

（3）胸膜增厚、粘连、钙化：胸膜炎性渗出、肉芽组织增生及出血机化等均可引起胸膜增厚、粘连及钙化。胸膜增厚常与粘连并存。X线和CT表现大致相同，但CT较胸片显示更加清晰、全面和准确。

1）X线表现：表现为结节状、扁丘状、半球形或不规则形软组织影，密度均匀，边缘清楚，与胸壁相交呈钝角。弥散性结节或肿块可伴有胸腔积液，转移瘤有时伴有肋骨破坏。

2）CT表现：局限性胸膜结节或肿块表现为胸腔周边孤立性实性病变，呈结节状或扁圆形，边缘清，非肿瘤性病变，如结核性胸膜炎等可伴有钙化的存在。弥散性胸膜结节或肿块多伴有弥散性的胸膜增厚，可呈结节状或波浪状，范围广泛者可累及一侧胸膜腔。增强扫描胸膜结节或肿块多呈明显强化。

（五）膈肌改变

膈肌为分隔胸腹的肌性结构，胸腹部的病变均可以引起其形态、位置及运动的改变。膈肌上抬多见于肺不张、肺切除术后，膈神经受损致膈麻痹以及腹腔压力增高等。膈肌下移多见于严重肺气肿、大量胸腔积液等患者。膈疝包括食管裂孔疝、胸腹裂孔疝以及外伤性裂孔疝。X线及CT均可显示膈肌升高、下降及其病因。膈肌的结节或肿块可见于膈肌囊肿、平滑肌瘤、转移瘤及棘球蚴病等，可呈局限性或弥散性分布。X线或CT上表现为半球形、丘状或卵圆形边缘清楚结节或肿块。

四、PET/CT显像

（一）概述

正电子发射性断层（PET）是目前最先进的无创性生物学显像技术之一，与反映机体解剖结构变化的传统影像学检查方法如X线平片、CT及MRI不同，PET是一种将机体的功能或代谢变化以形态学方式进行显示的显像技术。它能够无创、动态地从分子或细胞水平观察生物活性物质在机体内的生理、生化变化，探测各种疾病在不同时期某种生物活性物质的变化情况。PET具有灵敏度高、特异性强等特点，可定量分析检查结果，并可一次完成全身显像，是目前最成熟的代谢显像技术。

PET/CT显像，即PET和CT同机融合显像，它综合利用了PET和CT的信息，并彼此提供信息互补，能够准确、全面地显示组织或器官的结构、功能及病理生理变化，使解剖显像与功能显像有机结合起来，可以对临床诊治、疗效评价提供更为有效的信息。PET/CT 诊断效能优于单独 PET、单独 CT，并优于 PET 和 CT 的非同机融合对照分析。

自 20 世纪 70 年代初 PET 问世以来，PET 或 PET/CT 在临床诊疗工作中的应用日益广泛，发挥越来越重要的作用。PET/CT 在肿瘤学、心脏病学、神经科学等方面的应用价值已为临床所认可并显示出广阔的应用前景。

根据显像所用分子探针与靶分子结合的类型或原理不同，PET/CT 显像大致分为：代谢显像、受体显像、放射免疫显像、反义显像、基因显像、乏氧显像、凋亡显像等。临床常用的是肿瘤代谢显像，其主要包括葡萄糖代谢显像、氨基酸代谢显像、醋酸盐代谢显像、胆碱代谢显像、核酸代谢显像、脂肪酸代谢显像。目前最常用的是 ^{18}F – FDG PET/CT 葡萄糖代谢显像。这里我们重点介绍 ^{18}F – FDG PET/CT 在肺部疾病中的应用。

（二）肿瘤 ^{18}F – FDG 显像

1. 显像原理　葡萄糖吸收入血后，在细胞膜葡萄糖转运体蛋白（Glut），如 Glut – 1、Glut – 2、Glut – 3、Glut – 4 等的作用下通过细胞膜进入细胞。在细胞内己糖激酶的作用下磷酸化，生成葡萄糖 – 6 – 磷酸，继而在磷酸己糖异构酶的作用下转化为果糖 – 6 – 磷酸，并进一步代谢，最终释放能量或以糖原形式储存。

2 – 氟 – 18 – 氟 – 2 – 脱氧 – D – 葡萄糖（^{18}F – FDG）是葡萄糖的类似物，在体内与葡萄糖有相似的生物学行为。静脉注射 ^{18}F – FDG 后，在细胞膜葡萄糖转运体蛋白作用下通过细胞膜进入细胞。细胞内的 ^{18}F – FDG 在己糖激酶作用下磷酸化，生成 $6 – PO_4 – ^{18}F$ – FDG，由于 $6 – PO_4 – ^{18}F$ – FDG 的 2 – 位碳原子上的羟基被 ^{18}F 取代，与葡萄糖的结构不同，不能进一步代谢，而 $6 – PO_4 – ^{18}F$ – FDG 不能自由出入细胞膜而滞留在细胞内。在葡萄糖代谢平衡状态下，$6 – PO_4 – ^{18}F$ – FDG 在细胞内的滞留量通常与组织细胞葡萄糖消耗量一致，因此，^{18}F – FDG 能反映体内葡萄糖利用状况。

大多数恶性肿瘤细胞具有高代谢特点，尤其是糖酵解作用明显增强，因此，肿瘤细胞内可积聚大量 ^{18}F – FDG，经 PET/CT 显像可显示肿瘤的部位、形态、大小、数量及肿瘤内的放射性分布，用于肿瘤的良恶性鉴别诊断、分期、疗效评价、监测复发及预后判断。恶性肿瘤细胞大量摄取 ^{18}F – FDG 的机制可能与下述因素有关：①肿瘤细胞膜上的葡萄糖转运体蛋白高表达，大量的 ^{18}F – FDG 被转运入细胞内；②肿瘤细胞内己糖激酶活性增高，而使 $6 – PO_4 – ^{18}F$ – FDG 去磷酸化的葡萄糖 – 6 – 磷酸酶活性降低，因此，大量的 ^{18}F – FDG 被磷酸化而滞留于细胞内。另外，肿瘤乏氧可能激活糖酵解旁路，增加肿瘤细胞 ^{18}F – FDG 的聚集。

2. 显像前注意事项

（1）患者准备

1）检查前应禁食 6 小时（包括禁止喝含糖饮料及药物、胃肠营养液）；检查前 4 小时内应禁止静脉输入含有葡萄糖的液体。主要目的是减少人体正常组织或器官对 ^{18}F – FDG 的生理性摄取（如心肌、骨骼肌等），而提高靶组织（肿瘤部位）对 ^{18}F – FDG 的摄取。

2）糖尿病患者血糖水平控制：注射 ^{18}F – FDG 前测定血糖，理想的血糖应在 150mg/dl（8.3mmol/L）以下，若 >200mg/dl（11.1mmol/L），建议重新安排检查时间，待血糖控制后再行检查。

对于口服药物控制良好的 2 型糖尿病患者，检查当天应继续服用降糖药物以控制血糖(采用白开水服用)。对于 1 型或胰岛素依赖的 2 型糖尿病患者，可正常饮食和注射胰岛素，餐后 6 小时血糖水平符合要求可以行检查。对于有些情况下需要临时使用胰岛素控制血糖者，需要在胰岛素注射后至少 4 小时后方可行检查。

3)应激情况：由于运动、紧张或寒冷等刺激可造成受检者机体处于应激状态，出现肌肉、棕色脂肪组织等摄取，^{18}F – FDG 增高，对肿瘤病变的检出有影响。故检查前 24 小时内及注射药物后应避免肌肉过度运动(如剧烈运动、频繁说话、嚼口香糖等)，避免患者在寒冷环境中长时间滞留。

4)检查前 2 周应避免使用骨髓刺激因子及类固醇激素以减少骨髓摄取 ^{18}F – FDG 对病灶的影响。

5)检查前 1 周内避免消化道钡餐检查。

6)对于化疗患者，如在化疗期间行治疗反应评估，建议 PET 检查安排在末次化疗结束后 10 天以上进行，并尽可能接近下一次化疗开始时间。对于化疗结束后判断有无肿瘤残留及进展，建议至少在化疗结束后 3 周，最好 6~8 周后再行 PET 检查。对有放疗史的患者，最好在放疗结束 3 个月后检查。

(2)显像前需要了解以下信息

1)主要症状、病变的部位、有无病理诊断、诊治情况、显像目的、各种治疗距离本次 PET 检查的时间间隔、最近有无感染、外伤史，有无药物过敏史。

2)询问能否耐受检查(如图像采集期间能否静卧、能否将手臂举过头顶、有无幽闭恐惧症史等)。

3)对于女性患者要了解有无怀孕、是否哺乳；同时记录月经史及末次月经日期。

3. 图像分析方法

(1)半定量分析：主要有肿瘤/非肿瘤组织的 ^{18}F – FDG 摄取比值(T/NT)和标准化摄取值(SUV)两种方式。临床常规采取 SUV 估计 ^{18}F – FDG 的摄取程度。SUV 包括平均 SUV(SUV_{mean})、最大 SUV(UV_{max})。

SUV 是描述病灶放射性摄取量的指标，在 ^{18}F – FDG PET 显像时，SUV 对于鉴别病变的良、恶性具有一定参考价值，特别是对于评价病灶治疗前后的代谢变化更有意义。通常将病灶的 SUV_{max}≥2.5 判断为恶性，反之为良性。

SUV 的影响因素较多，使用 SUV 鉴别病变良、恶性时，一定要结合病灶的位置、形态、大小、数量及病灶内的放射性分布等，同时要密切结合患者的病史和其他影像及检查的结果进行综合分析。

(2)定性分析：通过视觉对图像中 ^{18}F – FDG 的摄取程度进行分析。可对采集图像的质量、异常 ^{18}F – FDG 摄取的位置、程度以及图像融合的精确性等进行判断。

4. 图像判断

(1)正常图像：葡萄糖为脑部最主要的能量来源，因此脑实质放射性分布很高。心脏的能量来源除葡萄糖外，还有游离脂肪酸，一般情况下，血糖水平高时，心肌优先用葡萄糖作为能量底物，血糖水平低时，心肌主要以游离脂肪酸作为能量底物，因此心肌的放射性分布不同个体、不同时间差异很大。咽淋巴环可出现生理性浓聚。双肺放射性分布低而均匀。纵隔血池放射性分布较双肺高而略低于肝。肝及脾放射性分布稍高而均匀。^{18}F – FDG 主要通过泌尿系统排泄，因此，泌尿系统见明显的放射性浓聚。胃壁可出现不同程度生理性浓聚，小肠及大肠可出现浓淡不均的放射性浓聚。全身肌肉浓聚程度常较低，全身骨骼的放射性分布较肌肉略高。

（2）生理性变异：某些情况下会出现生理性的浓聚，如视觉未封闭好，眼肌及大脑的视皮质会出现较高的放射性浓聚；注射显影剂后说话较多，可出现喉部肌肉^{18}F – FDG 摄取增高；颈部和其他部位肌肉紧张时可出现与肌肉走向一致的浓聚影；精神紧张及寒冷刺激可引起棕色脂肪^{18}F – FDG 高摄取；使用胰岛素可出现全身肌肉的^{18}F – FDG 高摄取。双侧乳腺在月经期可出现轻度均匀性浓聚，乳头更明显。月经期子宫腔内绝大多数会出现明显浓聚，一般情况下此时可见宫腔扩大；双侧卵巢在卵泡等的刺激下常可出现不同程度的浓聚。老年人有时在主动脉壁可见较高的放射性摄取，部分受检者睾丸可出现不同程度浓聚。熟悉以上正常生理性改变，有助于显像结果的正确分析。

（3）异常图像：在 PET 显像图上出现放射性分布异常浓聚（高代谢灶）或稀疏缺损（低代谢灶）即为异常图像。高代谢灶是指病灶的放射性分布高于周围正常组织；低代谢灶是指病灶的放射性分布低于周围正常组织；有时也可出现病灶的放射性分布与周围正常组织相等。

部分良性病变不摄取^{18}F – FDG 或仅轻度摄取增高，但文献报道有超过一半的良性病变表现为中度或明显增高。摄取^{18}F – FDG 增高的良性病变中，绝大多数为炎性病变，良性肿瘤或肿瘤样病变、创伤后修复期等也可以摄取^{18}F – FDG。多数恶性肿瘤摄取^{18}F – FDG 增高，但并非所有恶性肿瘤均表现为^{18}F – FDG 的高摄取。摄取^{18}F – FDG 的程度与肿瘤的大小、细胞密度和 Ki – 67 阳性率等成正相关。如肝细胞癌、肾透明细胞癌等。另外，恶性肿瘤摄取^{18}F – FDG 的水平受诸多因素的影响，因此，对疾病做出诊断前，需充分排除各种影响因素。

5. 在呼吸系统疾病中的应用　基于循证医学证据，目前^{18}F – FDG PET/CT 在呼吸系统疾病中主要应用于：肺结节的良恶性鉴别、肺癌的分期和肺癌放疗靶区的勾画。

（1）肺孤立性结节（SPN）的良恶性鉴别

1）实性结节的鉴别：^{18}F – FDG PET 适合于直径 >8mm 的实性结节良恶性的鉴别，直径≤8mm 的结节通常^{18}F – FDG 显像表现为阴性，同时，这些结节恶性可能性小，因此^{18}F – FDG PET 不适用于结节直径≤8mm 的结节，对于直径≤8mm 的结节，建议 CT 随访。

恶性病灶表现为结节状的局限性放射性浓聚影，即高代谢病灶。绝大多数良性病灶不摄取^{18}F – FDG 或轻度摄取^{18}F – FDG，但也有部分良性病变出现^{18}F – FDG 高摄取，即假阳性。假阳性的常见病因有：结核、肉芽肿性病变、曲霉病、炎性假瘤、炎症、腺瘤等。可能产生假阴性的常见病因有：细支气管肺泡癌、类癌、神经内分泌肿瘤、含黏液成分高的肿瘤、小病灶（<1cm）、高分化肿瘤等。

美国胸科医师学会（ACCP）指出，在诊断肺结节的性质时，首先对患者行肺癌危险度分层，当患者的肺癌危险度评价与 CT 结果不一致尤其是临床评价患者患癌的概率较低，但 CT 无法确定结节的性质时，行 PET 检查的性价比最高。对性质不明且直径 > 8mm 的实性肺结节给出了以下建议：①对于中低危患者推荐用 PET 来明确结节的良恶性；②对于高危患者，PET 的作用不是为了明确结节的性质，而是治疗前分期；③如患癌风险度低或穿刺活检无特异性发现，且 PET 显像阴性，推荐用 CT 随访观察；④对 PET 显像呈 ^{18}F – FDG 高摄取的结节，推荐手术切除以明确诊断。

但对于 CT 无法确定性质的高危患者，PET 阴性结果并不十分可靠，需要持续随访 2 年以上以确保结节为良性。谨慎起见，也可选择有创性检查方法。PET 对活检有重要的指导意义，对代谢活跃的病灶或病灶中代谢活跃的部分进行穿刺活检最可能获得有价值的诊断依据。

2）非实性结节的鉴别：非实性结节包含两种情况，即纯磨玻璃密度结节及包含了毛玻璃密度和实性成分的部分实性结节。许多学者认为 PET 在非实性结节良恶性鉴别方面的价值有限，尤其纯磨玻璃密度结节基本不摄取 ^{18}F – FDG。以最大标准化摄取值（SUV）1.2 作为鉴别非实性结节良恶性的临界值时，PET 诊断肺癌的敏感性和特异性分别为 62%、80%。尽管非实性结节易表现为假阴性，但阴性结果通常预示预后良好。另有研究发现，在那些以贴壁生长为主的腺癌中，肿瘤的 ^{18}F – FDG 摄取水平与肿瘤内实性成分所占的比例成正相关。鉴于上述原因，ACCP 建议，对于那些直径 >8mm 且 3 个月后的 CT 复查仍存在的部分实性结节，如其实性成分直径 >8mm，推荐使用 ^{18}F – FDG PET 来明确性质，而对于那些直径 >15mm 的部分实性结节，不管实性成分如何均建议行 ^{18}F – FDG PET 或有创检查。

^{18}F – FDG PET 存在假阳性与假阴性，不管是实性结节还是非实性结节，鉴别诊断时结合 ^{18}F – FDG 摄取程度、CT 图像上影像特点、临床表现等可以明显提高诊断的准确性。

（2）肺癌的治疗前分期与治疗后再分期：PET 作为全身性检查，不仅可以用于肺部原发灶的诊断，而且在纵隔、肺门淋巴结、锁骨上淋结以及全身远处器官的转移灶诊断中较 CT 具有优势，从而获得较准确的分期。多项多中心随机对照临床试验发现，与传统影像学检查方法比较，PET 的性价比更高，与患者的预后相关性更好，并且可能影响 35% ~72% 肺癌患者临床治疗决策的制订。

1）^{18}F – FDG PET/CT 在非小细胞肺癌分期中的应用：^{18}F – FDG PET 可灵敏地检出 CT 显示为正常大小的转移淋巴结，以及发现传统分期方法未发现的局部和远隔转移灶，减少不必要的手术。^{18}F – FDG PET 在肺癌 T、N、M 分期中的优势有所不同。

A. T 分期：受限于分辨率影响，PET 很难准确判断肺癌原发灶的位置、大小和局部侵犯范围；另外，部分代谢活性较低的肿瘤如黏液腺癌和类癌在 PET 图像上存在一定的假阴性；因此，PET 在 T 分期方面没有优势，主要作为其他检查方法的补充，但在肺癌合并阻塞性肺炎或阻塞性肺不张时的意义较大。由于 PET/CT 逐渐取代了单独的 PET，PET/CT 在非小细胞肺癌 T 分期上的价值优于单独 PET 和单独 CT。

B. N 分期：传统影像学检查方法（如 CT）主要依据淋巴结的大小来判断有无转移，最常以淋巴结短径 >10mm 作为是否存在转移的判断标准。但由于肺癌常常合并肺部炎症，可能会导致淋巴结反应性增生而肿大。另外，部分短径 <10mm 的淋巴结，也被病理证实为肿瘤转移。上述两种情况均会导致误诊。PET 根据葡萄糖代谢情况判断有无转

移，不受淋巴结大小影响，在淋巴结转移方面敏感性和特异性均优于 CT。但由于^{18}F - FDG 并非肿瘤特异性示踪剂，肉芽肿性炎、感染和反应性增生也会表现为^{18}F - FDG 的摄取增高。另外，受限于空间分辨率的不足，PET 对那些直径 <7mm 的转移淋巴结敏感性也有限。因此，不能只依赖 PET 检查来排除根治性手术的机会，此类患者需要结合有创检查来明确分期。但由于 PET 在ⅠA 期周围型肺癌纵隔淋巴结分期中的假阴性率仅为4%，因此，当此类患者纵隔淋巴结在 CT 和 PET 上均显示为正常时，无须进一步的术前检查。

C. M 分期：与传统影像学检查比较，PET 能在 6% ~37% 的患者中发现更多的转移灶，从而使这些患者的分期更加准确。PET 较骨扫描更容易发现骨转移，其敏感性、特异性、NPV、PPV 和准确性均超过 90%。PET 在发现肝脏和肾上腺转移方面的准确性均接近 100%。但由于脑组织生理情况下呈^{18}F - FDG 高摄取，且部分转移灶体积较小、合并坏死或紧邻皮质等原因，PET 对脑转移的敏感性不足，因此不推荐用 PET 寻找脑转移灶，而应首选 MRI。此外，PET 对于肺内转移和胸膜转移的检出能力目前尚缺乏大样本的数据。但 PET/CT 融合显像大大提高了 PET 的诊断效能。

2)^{18}F - FDG PET/CT 在小细胞肺癌分期中的应用：小细胞癌目前同时使用两种分期方法，即美国退伍军人管理系统针对小细胞癌的分期方法（局限期和广泛期）和美国癌症联合委员会/国际抗癌联盟（AJCC/UICC）的 TNM 分期系统（Ⅰ ~ Ⅳ期）。由于小细胞肺癌是一种代谢高度活跃的肿瘤，PET 发现小细胞癌原发灶的敏感性达 100%。在传统影像学检查分期为局限期的患者中，PET 发现 16% 的患者属于广泛期，而在传统影像学检查分期为广泛期的患者中，PET 发现 11% 的患者属于局限期。除脑转移外，PET 在诊断其余部位转移灶的敏感性和特异性均优于传统影像学检查。研究发现，PET 检查可以改变 28% 的初始治疗方案，其中 1/3 是由于分期的改变而导致治疗方案发生全面调整。目前指南推荐在临床局限期患者使用 PET 进行分期。

（3）肺癌放疗靶区勾画：肺癌放疗首先需要解决的问题是勾画肿瘤的边界，即放疗靶区。PET 对肿瘤放疗的影响主要在两方面：①通过精确 N 分期确定肿瘤累及范围来影响照射野；②对于中心型肺癌与纵隔分界不清，或肺癌合并肺炎/肺不张的患者，PET 能通过代谢程度差异更好地确定原发病灶的边界，改变照射野形态和容积，进而改变照射剂量的分布。通过上述两方面，PET 有助于减少对正常组织的照射剂量，同时增加对靶病灶的剂量输出。研究表明，约 19% 的局限期小细胞癌在行 PET 扫描时发生了放疗野的改变。而通过 PET 指导放疗计划的患者，肿瘤的局部控制率明显提高，仅有 3% 的患者出现了局部淋巴结的复发，而仅仅依赖 CT 指导放疗计划的患者，局部淋巴结的复发率为 11%。

关于 PET 在肺癌中的应用价值的研究仍在不断进行，对于治疗过程中及治疗结束后疗效评价、随访等方面的价值目前尚缺乏大样本的数据。随着研究的不断深入，特别是一些新型显像剂的临床应用，PET 或 PET/CT 在肺癌中的应用价值将得到拓展。

（三）核医学诊断

呼吸系统核素显像主要有肺灌注显像和肺通气显像，前者用于检查肺动脉血流灌注情况，后者用于检查气道的通畅性，两者联合应用即肺通气/灌注显像（V/Q scan）可对肺部疾患进行诊断和鉴别诊断并评估肺功能。

1. 肺灌注显像

(1)显像原理和显像剂：人的双肺约有2.5×10^{11}条毛细血管(内径$\leq 8\mu m$)及2×10^{8}条毛细血管前动脉(内径$\leq 35\mu m$)。当静脉注射大于肺毛细血管直径的放射性蛋白颗粒后，颗粒将随血液循环进入右心并与血液混合均匀，最终到达肺毛细血管前动脉和肺泡毛细血管，并嵌顿在此处。局部嵌顿的颗粒数与该处的血流灌注量成正比，影像的放射性分布即可反映肺内各部位血流灌注情况。当肺动脉某分支阻塞，血管收缩，肺静脉压明显增高或肺间质压力增高，如肺水肿、肿物压迫或炎症浸润等，都可出现局部放射性颗粒的沉积减少或阙如。

Taplin于1964年首先应用$^{131}I-MAA$(人血清聚合白蛋白)进行肺灌注显像。1969年以后$^{99m}Tc-MAA$成为最常用的肺灌注显像剂，其平均直径约为$40\mu m$(范围$10 \sim 90\mu m$)，但也有用大小非常均匀($30\mu m$)的$^{99m}Tc-HAM$(人蛋白微球颗粒)作为肺灌注显像剂。

临床使用$^{99m}Tc-MAA$做肺灌注显像是安全的。一次静脉注射，有$2 \times (10^{5} \sim 10^{6})$个$^{99m}Tc-MAA$颗粒进入肺内，每次肺灌注显像仅阻塞整个肺毛细血管的十万分之一左右，所以在正常情况下注射$^{99m}Tc-MAA$所致肺毛细血管阻塞对肺生理功能无明显影响。同时，这种阻塞是暂时性的，因MAA颗粒在肺中会降解成小颗粒，而且还以$6 \sim 8$小时的生物半衰期从肺血管消除，极少数由肝细胞摄取，从胆道排除。另外，一般1mg的白蛋白约能制成20万个颗粒，每次注射$2 \times (10^{5} \sim 10^{6})$个$^{99m}Tc-MAA$颗粒，相当于注射$1 \sim 10mg$的白蛋白。白蛋白颗粒的最小中毒量为每公斤体重20mg，按体重50kg计算，注射白蛋白总量仅为最小中毒量的$1/(1000 \sim 100)$。由此可见，当进入肺循环的颗粒数目和大小得到严格控制，且受检者心肺功能不是很差的情况下，理论上来说是安全的，多年临床应用也证明了这一点。当心肺功能严重不良和部分颗粒直径大于$100\mu m$时，则危险性增加。颗粒太小不会被肺毛细血管截留，所以不能成功进行肺灌注显像。$^{99m}Tc-MAA$所致肺部辐照的吸收剂量为$0.15 \sim 0.20rad/mCi$。但是，右向左分流的疾病，如先天性心脏病及肺血管畸形等，却是$^{99m}Tc-MAA$肺灌注显像的相对禁忌证。因为理论上$^{99m}Tc-MAA$肺灌注显像会导致这类患者脑、心脏、双肾以及其他组织器官的腔隙性梗死，尤其是脑梗死。

(2)显像方法：抽药前用力振荡，将$^{99m}Tc-MAA$混匀，注射时严禁回血，以防止颗粒凝聚。患者吸氧10分钟后，取仰卧位，缓慢静脉注射$^{99m}Tc-MAA$ $74 \sim 185MBq$($2 \sim 5mCi$)，并嘱患者进行深呼吸，使药物能充分而均匀地分布于肺的各个部位。注药过程中应密切观察患者情况，遇不良反应时应立即停止注入并进行必要的处理。静脉注射后立即进行前位、后位、左侧位、右侧位、左前斜位、右后斜位、左后斜位及右前斜位8体位静态采集。若有可能，取立位采集较卧位较好，因为立位时肺扩张良好，对显示病变更为有利，且便于与通气显像进行比较。当拟观察肺血管高压时，则应采取坐位静脉注射。

探头配置低能通用型或低能高分辨准直器，每一体位进行定数采集信息(500K)。如进行SPECT断层显像，采集结束后进行断层重建，获得横断面、矢状面和冠状面影像。

(3)正常影像：正常图像与X线的肺影相同，但略小。

1)前位：右肺影呈长三角形，形状完整，肺底弧形，受呼吸活动的影响而稍不齐。左肺上部与右侧对称，内下部有心脏压迹，受心脏搏动影响而略为不整，心尖以外有2cm宽的肺影，心脏扩大时此影变得更为狭窄或消失。肺内放射性分布基本均匀，右肺一般较左肺稍浓，肺尖可略显稀疏，周边呈渐进性减低。

2)后位：基本与前位所见相同，两肺中间的空白区呈条状，心脏影像较小，但左肺内下部仍可见心脏所致的放射性减低区。整个肺野暴露良好，有利于全面观察肺内情况。

3)侧位：基本呈椭圆形，后缘较直，约呈160°弧线，前缘较弯呈120°弧线。仰卧位注射颗粒，双肺后部放射性较浓。左叶内下缘在心脏部位放射性更浓。右侧位对显示右肺中叶较好。

4)前斜位：显示左肺的舌叶和右肺下叶的内、外基底段良好。

5)后斜位：显示下叶后基底段和外基底段较清楚。熟悉影像上的肺叶和肺段分布对诊断肺疾患十分重要。

（4）异常影像：肺灌注影像可呈单肺、肺叶、肺段、亚肺段性、楔形或非节段性显像剂分布明显稀疏或缺损。楔形、肺叶、肺段或亚肺段性血流灌注缺损多见于肺栓塞；非节段性显像剂分布缺损多见于慢性阻塞性肺疾病、肺部肿瘤、炎症、心力衰竭等。肺内显像剂分布明显减少，而体循环中出现大量显像剂时，尤其脑部，表明有右向左分流性疾病。

2. 肺通气显像

（1）显像原理和显像剂：肺通气显像所用的显像剂分为两种：一种是非水溶性放射性惰性气体，如^{133}Xe、^{127}Xe、^{81m}Kr等，被吸入气道和肺泡后，不会进入血液，而后又被呼出。根据局部放射性进入的多少和排出的难易，可以判断气道通畅程度；另一种是放射性气溶胶，如雾化^{99m}Tc－DTPA。雾粒大小控制在$1\sim30\mu m$，经反复吸入，沉积在支气管、细支气管和肺泡内。当气道通畅且肺泡正常时，雾粒均匀地分布在呼吸道中。气道部分阻塞时，部分雾粒可因受阻而沉积于狭窄近端，狭窄远端有涡流发生，也有部分雾粒沉积。气道完全阻塞时，远端无放射性，近端也由于气流减少而只有少量雾粒沉积。如果气道通畅，但肺泡充满液体或萎陷，气流量减少，肺泡和细支气管内可以无放射性，仅支气管内有少量放射性。假如沉积在肺中气溶胶颗粒不溶解，则将由黏膜纤毛活动而排出或经淋巴引流而被消除。临床最常用的是^{133}Xe和^{99m}Tc－DTPA，^{133}Xe在肺内的生物半衰期约为90秒，^{99m}Tc－DTPA在肺内的生物半衰期约为1小时。

（2）显像方法

1)^{133}Xe法：患者取坐位，先应在呼吸机上进行呼吸练习，令患者衔住口衔管、夹住鼻孔，使其只能呼吸密闭的专用肺通气装置中的气体。适应后，将370~740MBq（10~20mCi）^{133}Xe注入肺通气装置中，并依次进行首次吸气、气体平衡及动态清除三个时相的影像。探头配置低能通用型或低能高分辨准直器，大视野、采集能峰81keV。

2)^{99m}Tc－DTPA法：吸入^{99m}Tc－DTPA溶液有超声雾化法和喷气雾化法。

A. 超声雾化法：将^{99m}Tc－DTPA 1.85 gBq（50mCi）置于雾化缸内，启动雾化器，气溶胶开始形成，经过分离器两次分离，再将大颗粒气溶胶经过重力分离滤过，保证受检

者吸入的雾粒 <1.0μm。

B. 喷气雾化法：雾化器的进口与氧气瓶相连，有手控开关，出口通过一橡皮管与受检者口腔相连，管内有活瓣，使受检者练习操作和均匀呼吸，熟练后才正式开始吸入。应注意检查前嘱患者将痰咳出，吸入过程中有痰时应终止，将痰排出后再吸。对哮喘患者，可在放射性溶液中加入少量支气管扩张药。

在吸入足够的^{99m}Tc – DTPA 后，对患者行前位、后位、左侧位、右侧位、左前斜位、右后斜位、左后斜位及右前斜位等 8 体位显像。

（3）异常影像

1）^{133}Xe 放射性气体通气显像：气体吸入相影像和平衡相影像的异常，主要表现为局部显像剂分布稀疏或缺损。若气体吸入相影像异常，而平衡影像正常，提示为气道病变；若两者异常一致，则提示为肺实质性病变或局部气道完全性阻塞所致。动态清除影像的异常，表现为局部显像剂清除缓慢和局部显像剂滞留，表明该处气道狭窄或肺容积与相应局部气道的截面积比值增大。

2）放射性气溶胶通气显像：局部显像剂分布稀释或缺损，主要由局部气道和肺泡内充盈液体、肺泡塌陷或气道完全阻塞所致。若在气道内出现局限性显像剂浓聚的"热点"，表明该处气道狭窄，而狭窄部远端的气溶胶微粒分布正常或下降。

3. 肺通气/灌注显像　同时进行肺灌注和通气显像，观察两者的匹配关系，对研究和诊断某些肺疾患，特别是肺栓塞，很有价值。V/Q 显像需分为两步进行，应先做能量低的 γ 射线检查，以免干扰下一步检查的结果。若先做能量高的检查，后进行能量低的检查时，残留在肺内能量高的核素的康 – 吴散射线将进入低能量核素的计数窗，而带来误差。故正确的顺序是^{133}Xe – ^{99m}Tc、^{81m}Kr – ^{99m}Tc。如两种核素相同（如皆为^{99m}Tc），则第二次检查的强度要比第一次的高 5 倍以上，才能基本上免除第一次检查对第二次的干扰。两次显像的体位应尽量保持一致，便于对比。

根据灌注影像和通气影像的平衡相，计算机可以计算出各个部位血流占全肺血流总量的分数（Q）和各个部位通气占全肺通气总量的分数（V），V/Q 比值乃可求得，也可将此比值以不同灰阶或彩色显示在各个部位，此为肺的 V/Q 功能显像，便于一目了然地发现匹配异常的部位。

4. 肺栓塞的诊断标准和图像解释　肺栓塞（PE）是一种复杂而多变的急诊病种，病情变化极快，诊断比较困难。通常，非介入影像医学主要依据 V/Q 显像和 X 线结果的综合判断对 PE 做出诊断。在数十年的临床应用过程中，建立了多种 V/Q 显像的 PE 诊断标准，尤以华盛顿/哥伦比亚标准，即 Biello 标准、PIOPED 标准和 McNeil 标准最为常用，但三种诊断标准的诊断准确性略有差别。其后，又出现一种新的诊断标准，即美国国家卫生研究院资助的修订 PIOPED 标准。目前在临床工作中应用最多的是 PIOPED 和修正的 PIOPED 标准。以下为修正的 PIOPED 标准：

（1）高度可能性（>80%）：V/Q 显像中有两个或两个以上节段性不匹配缺损区，无胸片异常，或灌注缺损区确实大于胸片的异常面积；任何节段性不匹配缺损区范围相当于上述缺损面积。

（2）中度可能性（20%～80%）：V/Q 显像中有一个中等范围的节段性不匹配缺损

区，胸片正常；有一大范围或两个中等范围的节段性不匹配缺损区，胸片正常；有三个中等范围的节段性不匹配缺损区，胸片正常；有一大范围和一个中等范围的节段性不匹配缺损区，胸片正常；通气、灌注和胸片中同时存有不匹配性缺损区；难以将其并入低度或高度可能性范围的缺损性病变；不符合低度或高度可能性之外的其他情况。

（3）低度可能性（＜20%）：非节段性灌注缺损（即伴有肋膈角变钝的少量胸腔积液）、心脏扩大（膈肌抬高、主动脉、肺门和纵隔增大）；确实大于胸片异常面积的任何灌注缺损区；通气和灌注影像的匹配性缺损区，胸片正常；小范围亚节段性灌注缺损区。

（4）正常无灌注缺损区。

在应用 V/Q 显像对 PE 进行诊断时，应获得相同时间和同一体位的 X 线。首先读胸片，观察并记录所有异常。判断其是否具有 PE 常伴有的肺膨胀不全、少量胸腔积液和患侧膈肌抬高等特征，以及其他少见异常表现，如肺动脉栓塞远端血量减少、肺动脉近段增大等。

记录胸片结果后，观察肺灌注影像的节段或亚节段灌注缺损部位、大小和数量，随后与通气影像和胸片的同一区域进行比较分析，判断是否存在节段或亚节段性不匹配缺损区，以及记录缺损区的数量和大小，最后依据修正 MOPED 标准对 PE 进行诊断。肺动脉血管树枝样分布的节段性解剖图谱应熟记心中，便于 PE 的准确诊断。

依据该诊断标准，临床可疑 PE 患者中约有 55% 为正常或低度可能性；35% 为中度可能性；10% 为高度可能性。在高度可能性 PE 患者中，其诊断特异性为 97%，基本可以直接进行溶栓治疗；若存有溶栓高危险因素时，该类患者仍需行肺动脉造影以明确诊断。经临床和肺动脉造影证实，有中度可能性、低度可能性和正常或几乎正常诊断的 PE 发生率分别为 33%、12% 和 4%。若能结合患者临床信息进行判断，V/Q 显像可明显提高 PE 的诊断准确性。而双下肢深静脉核素显像（RNV）诊断 DVT 对 PE 的诊断和治疗评价有很大帮助。目前，在我国许多医院，已将同日法 RNV 和 V/Q 显像作为诊断 PE 的常规项目。

5. 肺栓塞的鉴别诊断　除 PE 外，仍有许多疾病能够导致肺血流灌注降低或中断，造成假阳性和假阴性结果。因此，在应用 V/Q 显像对 PE 进行诊断时，应慎重鉴别。

引起假阳性结果的最常见因素为慢性 PE 和陈旧性 PE。故此，应详细了解可疑 PE 患者的临床病史，询问是否有陈旧 PE 病史，是否做过 V/Q 显像，若有，其血流灌注影像可作为基础结果进行对照研究，便于除外近期发生的新 PE。此外，还有许多因素可造成肺动脉的完全或不完全性阻塞，如肺动脉炎、其他原因的栓塞、肺动脉发育不良或肺动脉缺失、支气管肺癌、纵隔或肺门肿大淋巴结压迫肺动脉或静脉、肺部放射治疗后改变等。这些病变相对应的局部气道却是通畅的，造成了假性节段或亚节段不匹配性改变。而另外有可能引起假阳性结果的一些因素是 COPD、支气管炎、支气管扩张、充血性心力衰竭、肺水肿、哮喘、胸腔积液、肺外伤、肺血管瘤、支气管黏膜斑块、吸入性损伤、肺癌等。其在通气灌注影像上表现为非节段匹配性改变。

造成假阴性结果的重要因素为肺动脉不全阻塞。肺血流灌注显像无法探测到大多数肺动脉不全阻塞性 PE。肺动脉不全阻塞虽能使栓塞部位远端动脉的血供明显减少，但无法完全阻断显像剂随血流向远端分布，故易造成假阴性结果。

五、超声诊断

(一)应用现状

正常的肺组织含气良好,声波在强反射界面发生多重反射,产生混响伪像,使肺内结构难以直接成像。病理状态下,肺泡、间质内液气比例发生改变,肺内结构得以显像。超声在肺部疾病的诊断中已经得到了广泛应用,尤其在急重症医学领域,肺部超声已成为肺部疾病诊断与筛查的首选手段。

(二)检查方法

探头频率2~5MHz,必要时可使用高频线阵探头。检查体位:仰卧位、俯卧位、侧卧位,必要时坐位。分区:将两侧肺分为12个区,胸骨角平面及人体中轴平面将胸部分为上、下、左、右4个区。再以腋前线和腋后线为界将每一个区分为前、中、后3个区。探头从锁骨下开始扫查,从上至下、从左向右、从前向后,先沿肋间隙横向扫查,再垂直于肋骨纵向扫查,扫查范围应有部分重叠。

(三)常见肺超声征象

1. A线(A line)   当超声垂直投射入胸壁,胸壁回声出现混响伪像,表现为探头与界面之间来回反射,在胸膜下方的肺组织区域出现多条等距离回声,也称多次反射,其回声强度随深度的增加而逐渐减低。这种在正常肺组织内出现的混响伪像即为正常肺组织的声像图特征,称为A线,也称水平线。

2. 肺滑动征   动态观察正常肺,脏层胸膜和壁层胸膜之间在呼吸运动时会有明显的相对滑动,称滑动征。当发生气胸时,这种相对滑动就会消失。

3. 蝙蝠征   肺部超声对整个胸部进行扫查时,探头可纵向、垂直或倾斜地放置。纵向放置探头时能看到所谓的"蝙蝠征",上下肋骨影是"蝙蝠的翅膀",肋骨之间的胸膜线是"蝙蝠的身体"。

4. 彗星尾征   是由于脏层胸膜和壁层胸膜之间存在少量不规则液体,声束在两层胸膜之间多重反射形成的一种伪像。正常情况下,每个肋间都会显示1~2条"彗星尾",气胸时,这种伪像就会消失。

正常肺的声像图特征包括A线、肺滑动征、蝙蝠征和彗星尾征。

5. B线(B line)与肺火箭征   在侧胸壁最后一个肋间侧壁扫查时,可见到自胸膜发出并与胸膜线垂直的彗星尾征向远端延伸。这种与胸膜线垂直,且延伸至远场的彗星尾征称为B线,也称垂直线。正常肺部扫查时,B线仅出现在侧胸部最后一个肋间,在一个扫查切面内B线的数目不超过3条。

B线的特点:是一种彗星尾伪像(多重反射伪像);起自胸膜线,边缘清晰,激光样,很长、蔓延到屏幕边缘且没有衰减;强回声;遮挡住所谓的"A线";随着肺的滑动而移动。

肺火箭征即著名的"B线"。在一个视野内出现3条或3条以上的B线为"肺火箭征"阳性或"B线征"阳性,提示肺间质综合征(可以是局灶性病变)。

6. 海岸沙滩征和平流层征   胸膜滑动征可在M-模式下静态图像被显示。正常情况下由于胸膜滑动的存在,胸膜线深面的回声线呈现为颗粒状,与前面平行的肌层和皮下软组织线共同构成所谓的"海岸沙滩征"。

气胸时由于胸膜滑动征缺乏，导致 M 型超声上胸膜线深面的回声也呈现为平行线样表现，称为"平流层征"。

7. 肺点征　超声检查时在正常肺与游离气体交界处的征象，在这一点上可以显示正常的肺征象（胸膜滑动和彗星尾征存在）和游离气体征象（胸膜滑动和彗星尾征缺乏）交替出现。"肺点征"是一种动态征象，需要在某一固定点连续观察数个呼吸周期。这一征象的检出对于气胸具有确诊价值，同时能够根据"肺点"的位置初步判定气胸的范围。

8. 实性组织征　是肺实变的一种征象。含气的肺泡被渗出液充填后呈现类似肝实质或脾实质的实性组织样回声。

9. 破布征　是肺实变时出现的一种静态声像图征象。实变的肺会呈现实性组织样回声，其深部边界与含气的肺部之间的界限呈碎片样不规则，就像一块撕下来的破布。较大的全叶性肺实变时一般不会出现这一征象。这一征象是局限性肺炎的主要征象，具有很高的灵敏度和特异性。

10. 四边形征　是胸腔积液的一个征象。胸腔积液时将胸膜线和肺表面分离，与上下肋骨的声影一起构成四边形的形状。四边形征可以作为各种胸腔积液的特征性征象，无论积液是有回声（如积血、积脓等）还是无回声。

11. 正弦波征　也是胸腔积液的一个征象，是指利用 M 型超声扫查时显示的肺表面线随呼吸的搏动向胸膜线方向运动而呈现类似正弦波样的改变。

12. 空气支气管征　是指在实变的肺内出现的点状或线状强回声，是用来描述肺实变的一种重要征象。由于含气的支气管和细支气管内的气体回声是强回声，实变肺内的点状或线状强回声代表含气的支气管或细支气管。动态空气支气管征是指实变肺内的气体强回声随着呼吸运动出现的离心性改变的现象，变化距离 >1mm 可以作为判定为阳性的标准。可以在实时超声下直接观察，也可以利用 M 型超声显示该强回声的运动轨迹。

13. 极光征　常规腹部扫查时，有时可以在肺底部看到多个条带状的振铃伪像出现。这些伪像通常在肋下向上斜切或经肋间扫查时看到。如果将膈下的右肝看作地球的话，这些众多的条带状强回声振铃伪像很像地球两极出现的极光现象，因此这种现象又被称为"极光征"。

一般认为在一个断面内振铃伪像不少于 3 条，总数量不少于 10 条即可定义为"极光征"阳性。"极光征"阳性往往提示右下肺实质存在病理性改变，最常见的肺部病变是间质性肺疾病。

（四）肺超声的临床应用

1. 判断胸腔积液及液体量的估计　超声检查对胸腔积液的诊断具有简单、易行、精准、重复性好等优点，但是对胸腔积液的定量准确性较差，局限性都比较相似。

（1）操作者依赖性：探头是否严格垂直于体表、声束方向及测量方法是否相同都可能影响数据结果及推导公式而产生误差。

（2）患者个体差异：患者体型不同导致胸腔形状、大小及肺形态不同；膈肌的位置不同影响胸腔形状及大小；因大量胸腔积液导致双肺的形态特征不同（如肺不张等），导致测量值与实际量之间产生误差。

2. 气胸的超声诊断　随着超声设备的不断发展,便携式超声已经成为急诊室和重症监护病房的标准配置。床旁超声简单、方便、迅速,除了采用机械性通气的患者外,其他任何怀疑为气胸的患者都可以利用超声检查作为首选的影像学方法,其敏感性和特异性都比较好。怀疑为外伤性气胸的患者因为需要保护颈椎,只能平卧位检查,这种情况下,X线平片检查的灵敏度会大大下降。

检查体位和方法:患者一般采取平卧位,如果临床需要,也可以采用坐位。但坐位检查可能会使超声检测少量气胸的敏感性降低。

气胸的超声征象:缺乏以下两种征象可以作为超声怀疑气胸的主要征象:①缺乏胸膜滑动征;②缺乏"彗星尾"伪像。"肺点征"具有确诊意义,并能够初步判断气胸的范围,不过这一征象的识别比较困难。

3. 急性呼吸衰竭的超声检查——BLUE协议　主要原理:BLUE协议是一种简单的肺部(必要时包括肢体静脉)超声分析过程,它的第一个目的是通过提供即时诊断,更快缓解患者的呼吸困难;第二个目的是减少复杂检查(如CT、复杂的超声心动图等)的使用、减少有创测试(动脉血液分析)的应用和特定情况下(怀孕)减少放射性检查的应用,以及在医疗资源稀缺的情况下提高治疗护理水平。

BLUE协议允许根据7个特征资料进行分类,利用决策树判定急性呼吸衰竭的病因。通过决策树可以对90%以上病例的5种最常见急性呼吸衰竭的病因做出判断。BLUE协议结合传统方法包括病史和体格检查的采集可以获得最佳的收益。

急性呼吸衰竭的5个主要病因:肺水肿、慢性阻塞性肺病或哮喘持续状态、肺栓塞、气胸、肺炎。

BLUE协议中的7个主要特征资料:①肺滑动征;②A线;③B – Profile(弥散性双侧前胸部肺B线征阳性伴肺滑动);④A – Profile(双侧胸部A线征阳性伴肺滑动);⑤AB – Profile或C – Profile(一侧胸部A线征阳性,另一侧B线征阳性);⑥B'profile(弥散性双侧前胸部肺B线征阳性伴肺滑动消失);⑦肺点征。

PLAPS,后侧胸部肺泡或胸膜综合征,即在后侧胸部检查时发现破布征、实性组织征、胸腔积液等局部肺炎的征象。

4. 肺部超声在休克中的应用——FALLS协议　休克按照血流动力学改变特点分为:①低血容量性休克;②心源性休克;③分布性休克;④梗阻性休克。不同类型的休克补液原则和补液时机不同。快速对不同类型的休克做出准确判断,能够为后续的患者管理提供最佳的时机和选择。

FALLS协议是利用床旁超声检查(主要是肺部超声检查,结合简单的心脏超声和腔静脉超声)快速对休克进行分类,并指导液体管理的一种快速操作流程。FALLS协议其实是BLUE协议的一个产物,其主要的内容来源于BLUE协议。

FALLS协议的第一个目标是通过以下步骤排除梗阻性休克:①简单的心脏超声:可以迅速排除心脏压塞;通过右心压排除较大的肺栓塞;②肺超声:根据肺滑动征、肺点征、平流层征的有无排除张力性气胸。

FALLS协议的第二个目标是利用超声在肺胸膜界面的征象来评估血容量状况,即评估间质综合征和胸腔积液:①B – Profile提示心源性休克,下腔静脉扩张并不可压缩和胸腔积液进一步支持诊断，是补液治疗和使用升压治疗的信号；②A‐Profile 提示低血容量休克或分布性休克，是进一步积极液体治疗的信号。

5. 肺泡‐间质综合征的超声诊断　肺泡‐间质综合征是急诊和监护病房常见的临床状况。了解肺泡‐间质的水肿状况对临床医师的治疗非常重要。通常的诊断手段是 X 线胸部检查。但床旁的胸片检查由于受到技术条件的限制，常常不能满足临床的需要。

床旁超声检查能够在很大程度上提示肺泡‐间质综合征，提示间质增厚水肿的程度，简单方便，容易实施，已经成为急诊室和监护病房的必备检查手段。

由于超声不能穿过肺‐软组织界面，长期以来，大家忽视了超声检查在肺部疾病诊断中的意义。法国医生 Daniel Lichtenstein 等系统研究对比了超声检查与 CT 检查的发现，提出所谓的"B 线"能够作为判断间质水肿的依据。

A 线是胸膜肺界面强回声及与其平行的多重反射强回声线，在正常状况下可清晰显示。B 线是指与 A 线垂直的条带样强回声，也叫胸膜彗尾线。B 线增多(3 条以上/1 肋间)与肺间质综合征相关，特别是肺水肿前期的肺间质水肿。在急诊、ICU、CCU 等床旁超声检查，超声能够比 X 线更灵敏提示早期亚临床肺水肿。

第三节　动脉血气分析和酸碱失衡

酸碱平衡和电解质平衡是维持人体内环境稳定的重要因素，它们互相影响，互相制约，共同起着维持内环境稳定、保障生命的作用。目前动脉血气分析已被广泛应用于临床各科，特别是在危重患者抢救中占重要地位。动脉血气分析特别是动态的动脉血气监测，在判断危重患者的呼吸功能和酸碱失衡类型、指导治疗、预后判断，尤其是危重患者的救治中显示了重要作用。

一、血气分析

(一)概述

氧气从吸入气转运到细胞线粒体代谢大致可分为四个过程，即气体‐动脉‐组织细胞‐静脉，而二氧化碳则经历上述过程的逆过程。通过血气监测，包括动脉血气监测和混合静脉血气监测，可以了解氧和二氧化碳代谢的全过程，了解包括外呼吸、血液运输和内呼吸在内的气体代谢各个环节，从而指导围术期患者和其他危重患者的监测和治疗。

(二)血气监测参数及临床意义

1. 血氧分压(PO_2)　系指溶解在血浆中氧所产生的压力。在吸入空气的情况下，以溶解状态存在于血液中的氧是很少的，每 100ml 血液中仅能溶解氧约 0.3ml，而绝大部分氧以与血红蛋白相结合的形式存在并运输。

(1)动脉血氧分压(PaO_2)：是血液中物理溶解的氧分子所产生的压力。PaO_2 正常范围 $12.6 \sim 13.3kPa$ 或 $100 - 0.33 \times$ 年龄 $\pm 5mmHg$，PaO_2 低于同龄人正常范围下限者，称为低氧血症。为便于临床应用，多数血气分析正常 PaO_2 参考范围为 $80 \sim 100mmHg$。测定的主要临床意义在于判断机体是否存在缺氧及缺氧的缺氧的程度。PaO_2 降至 $80 \sim 60mmHg$ 为轻度低氧血症；PaO_2 降至 $60 \sim 40mmHg$ 为中度低氧血症，是呼吸衰竭诊断的标准（或计算 $PaO_2/FiO_2 < 300mmHg$），机体已处于失代偿的边缘；PaO_2 降至 $40mmHg$ 以下为重度低氧血症。当 PaO_2 在 $20mmHg$ 以下时，由于动脉血与组织细胞间的氧降阶梯消失，组织细胞将不能够通过弥散作用从血液中摄取氧气，有氧代谢不能进行，生命将要终止。

(2)经皮氧分压($PtCO_2$)：经患者完整皮肤表面检测氧分压，用以反映动脉血氧分压变化的方法，称为无创性经皮氧分压监测。增加局部皮肤温度可使其皮肤毛细血管的血流量增加，气体经皮肤角质层弥散速率升高，以电极测定皮肤表面的氧分压可反映 PaO_2，其优点是不必采血即可连续无创性监测氧分压。健康成年人的 $PtCO_2$ 与 PaO_2 相关性良好，$PtCO_2$ 一般比 PaO_2 低 $10mmHg$。婴幼儿皮肤菲薄，透过性好，$PtCO_2$ 与 PaO_2 更接近。$PtCO_2$ 在局部血流充足的情况下与动脉血气密切相关。而当局部血流减少，如局部血管收缩、心排血量下降，以及低血容量时 $PtCO_2$ 将失去与动脉血气的相关性，而主要反映流量的变化，因此，$PtCO_2$ 也被用做循环功能和组织灌流量监测。

(3)混合静脉血氧分压(PvO_2)：即肺动脉血的血氧分压，它也是反映全身氧供与氧耗平衡的综合指标。可通过肺动脉导管从肺动脉抽取混合静脉血样测定 PvO_2。测量时应注意将肺动脉导管球囊放气，并缓慢抽取，以免抽到远端已氧合的动脉血而掺杂入混合静脉血中，干扰 PvO_2 的测定。PvO_2 正常值是 $37 \sim 42mmHg$，平均值为 $40mmHg$ 左右，低于 $35mmHg$ 即可认为存在组织低氧。

2. 血氧饱和度(SO_2)　血氧饱和度系指血红蛋白被氧饱和的程度，以百分比表示，指血液标本中血红蛋白实际结合的氧量与最大结合氧量的百分比，即血红蛋白的氧含量与氧容量之比乘以100%。即：

血氧饱和度(SaO_2) = Hb 氧含量/Hb 氧容量 ×100%

可见血氧饱和度与血红蛋白的多少无关，而与血红蛋白和氧的结合能力（或称亲和力）有关。前已提及，氧与血红蛋白的结合与氧分压直接有关，也与温度、二氧化碳分压、$[H^+]$、红细胞内有机磷酸盐及其代谢产物形成的脂含量多少有关。此外，与血红蛋白的功能状态亦有关，如碳氧血红蛋白、变性血红蛋白就不具有这种与氧结合的能力。

(1)动脉血氧饱和度(SaO_2)：指动脉血红蛋白(Hb)与氧的结合程度，即单位 Hb 含氧的百分数，$SaO_2 = HbO_2/$全部 Hb ×100%。由于并非所有的 Hb 都可以和 O_2 结合形成 HbO_2，血液中还存在高铁 Hb、正铁 Hb 和其他变性 Hb，所以即便是健康人 SaO_2 也难达到100%，正常范围为95% ~98%。病理状态下由于通气血流比值失调、弥散障碍、肺内分流等原因使得 PaO_2 下降或酸碱失衡引起 Hb 与 O_2 结合能力改变而影响 SaO_2 水平。

(2)混合静脉血氧饱和度(SvO_2)：可经右心导管自肺动脉内取血直接测得，亦可用光导纤维心导管监测系统持续监测。SvO_2 正常值为65% ~75%。SvO_2 是反映由心排血量、动脉血氧饱和度、血红蛋白量决定的氧供与氧耗之间平衡关系的指标，氧供减少或

氧耗增加都将导致 SvO_2 下降。麻醉手术中一段时间内如无意外，动脉血氧饱和度、血红蛋白量和全身氧耗相对恒定，这时 SvO_2 的变化主要反映心排血量的改变。

3. 二氧化碳分压（PCO_2）

（1）动脉血二氧化碳分压（$PaCO_2$）：指动脉血液中物理溶解的二氧化碳分子所产生的正常值为 35～45mmHg。$PaCO_2$ 反映肺泡通气量水平，其增高提示通气不足，CO_2 潴留；降低提示通气过度，CO_2 排出过多。

（2）经皮二氧化碳分压（$PtcCO_2$）：是指将电极直接放置于皮肤上连续测定二氧化碳分压，测定方法同 $PtCO_2$。监测电极加热至超过正常体温，皮肤血管可发生主动性扩张。当 CO_2 通过皮肤和电极膜向电解质液内弥散时，产生 pH 变化，然后将 pH 转化为相应的 $PtcCO_2$ 值，并以数字的形式连续显示出来。$PtcCO_2$ 一般较 $PaCO_2$ 高 5～20mmHg，血流动力学改变对其影响较 $PtCO_2$ 为轻，在成人和婴幼儿中与 $PaCO_2$ 相关性显著，可反映 $PaCO_2$ 变化趋势。

（3）呼气末二氧化碳分压（$PetCO_2$）：呼气末 CO_2 分压或浓度（$PetCO_2$ 或 $FetCO_2$）是重要的生命体征之一，不仅可以监测通气，而且也可反映循环和肺血流情况。美国麻醉医师协会已规定 $PetCO_2$ 为麻醉期间的基本监测项目。近年来已有多种 CO_2 测定法在临床上推广应用，包括红外线分析仪、质谱仪分析仪、拉曼散射分析仪、声光分光镜和化学 CO_2 指示剂等。根据 CO_2 检测仪采集气体样本的方法，可将其分为旁流型和主流型两种，均具有无创、简单、反应快和连续测定等特点，并且数据和图形结合，容易理解。$PetCO_2$ 接近肺泡气二氧化碳分压，因此可反映 $PaCO_2$，$PetCO_2$ 一般较 $PaCO_2$ 低 1～3mmHg。如无特殊疾患，可根据 $PetCO_2$ 调整患者的分钟通气量。

（4）二氧化碳总量（$T-CO_2$）：是指存在于血浆中一切形式的二氧化碳量的总和。当血液 pH 为 7.4、$PaCO_2$ 为 40mmHg、血温为 37℃时，二氧化碳总量 25.4mmol/L。其组成应包括：$[HCO_3^-]$、$[$蛋白质氨基甲酸酯$]$、$[CO_3^{2-}]$ 和 $[H_2CO_3]$。

一般所说的血浆碳酸 $[H_2CO_3]$ 实际是包括溶解的二氧化碳和 $[H_2CO_3]$，而 H_2CO_3 的含量是极微，仅占溶解 CO_2 总量的 1/700 左右。至于二氧化碳结合力（CO_2CP），则随测定方法的不同而有不同的含义。CO_2CP 所测定的数值实际上与 $T-CO_2$ 相近。如果在测定时用 $PaCO_2$ 为 40mmHg 的气体进行平衡，在测定后再从所测数值中减去溶解的 CO_2，则 CO_2CP 是 SB 的近似值。如果未平衡，则为 AB 的近似值。如果既未平衡，又未减去溶解 CO_2，则是 $T-CO_2$ 的近似值。实际上 COP2CP 始终未能真正排除呼吸的干扰，所以它是一个受代谢性、呼吸性以及代偿性多因素影响的指标，对于酸碱平衡失常的诊断和治疗并无特异性意义，因此在临床上已放弃应用这一指标。

4. 气体交换效率指标

（1）肺泡气-动脉血氧分压差（$A-aDO_2$）：指肺泡气和动脉血之间的氧分压差值，是判断氧弥散能力的一个重要指标，$A-aDO_2$ 是反映肺换气的指标，是判断血液从肺泡摄取氧能力的指标；当通气功能不全造成低氧血症及 $PaCO_2$ 升高时，$A-aDO_2$ 无明显变化。

（2）氧合指数（PaO_2/FiO_2）：主要根据 FiO_2 和动脉血气分析计算。该值计算方便，动态观察可了解病情变化和对治疗的反应。正常值范围 430～560。当 FiO_2 变化时 $PaO_2/$

FiO_2 反映氧气交换状况。肺弥散功能正常时，随 FiO_2 增加 PaO_2 也相应升高，否则提示肺弥散功能障碍或不同程度的肺内分流。如 PaO/FiO_2 为 400~500mmHg，提示肺氧交换效率正常；≤300mmHg 提示肺的氧弥散功能受损，患者存在急性肺损伤（ALI）；≤200mmHg 提示发生急性呼吸窘迫综合征（ARDS）。ARDS 患者低氧血症的主要原因即为分流。

（3）呼吸指数（$A-aDO_2/PaO_2$）：该指数利用 PaO_2 和 $A-aDO_2$ 作为肺氧合能力的指标。呼吸指数参照范围为 0.1~0.37。呼吸指数 >1 表明氧合功能明显减退，>2 常需机械通气。呼吸衰竭者在一般氧治疗情况下，如 PaO_2 仍低于 60mmHg，亦即呼吸指数（$RI = A-aDO_2/PaO_2$）仍超过 2 时，必须插管。呼吸指数和肺泡 - 动脉血氧分压差是判断肺心病呼吸衰竭程度、病情监测及预后的重要指标。

（4）分流率（Qs/Qt）：指每分钟从右心排出的血中未经肺内氧合直接进入左心的血流量占心排血量的比率。监测 Qs/Qt 可经 Swan - Ganz 导管抽取混合静脉血按下式计算：

$$Qs/Qt = (CcO_2 - CaO_2)/(CcO_2 - CvO_2)$$

式中：CcO_2 为肺泡毛细血管末端血氧含量；CaO_2 为动脉血氧含量；CvO_2 为混合静脉血氧含量。CcO_2 可由下式计算：

$$CcO_2 = 1.39 \times Hb \times SaO_2 + 0.0031 \times PaO_2$$

吸入纯氧可消除低通气/血流比对 Qs/Qt 的影响，所得值更准确。正常人存在少量混合静脉血不经肺循环直接进入体循环而形成的解剖分流，以及由于血液流经肺组织而未进行气体交换的肺内分流，约占心排血量的 5%。如 Qs/Qt >10% 说明有异常分流，Qs/Qt >30% 即使吸入高浓度氧也难以改善低氧血症，因此对于顽固性低氧血症患者监测分流可协助诊断。简便测定 Qs/Qt 的方法是在吸纯氧 20 分钟后做血气监测：$Qs/Qt = A - aDO_2 \times 0.0031/(A - aDO_2 \times 0.0031 + 5)$。其中"5"代表正常情况下动脉与混合静脉血氧含量差，轻度呼衰 +4.2，重度呼衰 +3.5。

（5）无效腔率（V_D/V_T）：生理无效腔由解剖无效腔和肺泡无效腔组成。正常解剖无效腔约 150ml，肺泡无效腔极小，可忽略不计。健康人在静息状态下，生理无效腔占潮气量的 25%~30%，即无效腔率。如患者原无慢性肺疾患，V_D/V_T 值的持续升高往往提示预后不良。V_D/V_T 增大见于：①休克、低血容量、控制性降压、肺梗死、机械通气时气道压力过高所致的肺泡血流灌注下降；②慢性阻塞性肺病使肺泡和毛细血管床广泛破坏；③术中侧卧位使通气和血流分布不均，特别是开胸后。V_D/V_T 增大直接影响通气效率，如不增加通气量将导致 $PaCO_2$ 升高。V_D/V_T 值的预后意义大于诊断意义。通常用 V_D/V_T（无效腔率）表示：

$$V_D/V_T = (PaCO_2 - PetCO_2)/PaCO_2$$

5. 反映气体血液运输和组织呼吸的指标

（1）氧含量：氧在血液中的存在形式有两种，一种是溶解在血浆中的氧（PaO_2），另一种是与血红蛋白结合的氧（HbO_2），所以氧含量 $CO_2 = PaO_2 \times 0.00315 + 1.38 \times Hb \times SaO_2\%$。血液中的氧含量主要取决于血红蛋白浓度和血氧饱和度，其正常值约为

20ml/dl。

（2）氧供（或称为氧运输，oxygen delivery 或 oxygen transport，DO_2）：氧供是机体通过循环系统在单位时间内向外周组织提供的氧的量，也就是动脉血单位时间内运送氧的速率。其数值为心脏指数与动脉血氧含量的乘积，即 $DO_2 = Cl \times CaO_2 \times 10ml/(min \cdot m^2)$，即 $CaO_2 = 1.38 \times Hb \times SaO_2 + PaO_2 \times 0.00315$。从这公式中可以看出，决定向组织供氧量多少的因素有三类：循环因素、呼吸因素和血液因素。正常值为 $520 \sim 720ml/(min \cdot m^2)$。

（3）氧耗（VO_2）：是指单位时间全身组织消耗氧的总量，它决定于机体组织的功能代谢状态。正常值为 $110 \sim 180ml/(min \cdot m^2)$。正常生理状态下，$DO_2$ 与 VO_2 相互匹配维持组织氧供需平衡。通常用反向 Fick 公式：

$$VO_2 = (CaO_2 - CvO_2) \times Cl \times 10ml/(min \cdot m^2)$$

计算。也可用代谢监测仪测定，根据公式：

$$VO_2 = VE(FiO_2 - FeO_2)$$

计算，两种方法有一定差别。其正常值为 $110 \sim 160ml/(min \cdot m^2)$。

（4）氧摄取率（O_2ER）：是指全身组织氧的利用率，它反映组织从血液中摄取氧的能力。正常值为 $0.22 \sim 0.30$，其计算公式为：

$$O_2ER = VO_2/DO_2 \times 100\%$$

或

$$O_2ER = (CaO_2 - CvO_2)/CaO_2 \times 100\%$$

（5）P_{50}：血红蛋白氧饱和度为 50% 时的氧分压称为 P_{50}，是反映氧释放功能、Hb 与 O_2 亲和力的常用指标，正常情况下为 $3.52kPa（26.6mmHg）$。由于 P_{50} 位于氧离曲线的陡直部位，因此它的变化可反映氧离曲线位移方向。若 P_{50} 减少，则氧离曲线左移，说明氧与血红蛋白亲和力增加，氧就不易从血红蛋白释放，此时血氧饱和度虽正常，组织细胞仍有缺氧的可能；若 P_{50} 增大，则氧离曲线右移，说明氧与血红蛋白亲和力降低，氧易从血红蛋白中释放，虽然此时血氧饱和度偏低，组织细胞仍可能无明显缺氧。

（6）动 - 静脉血氧分压差（$Pa - VO_2$）：作为向组织摄取氧能力的重要的指标。当 $Pa - VO_2$ 减少时，说明组织从血流中摄取的氧减少。当 VO_2 明显增加时，可发生因氧耗过多而导致的缺氧，此时可伴 $Pa - VO_2$ 值增加，而 PaO_2 可在正常范围之内。由于 PaO_2 下降造成缺氧时，应当注意，当 PaO_2 下降到一定程度时组织细胞的 VO_2 就可随之减少。

（三）血气监测与呼吸生理

1. 血气监测与外呼吸

（1）肺通气功能与血气监测：外呼吸的主要环节包括肺的通气功能，其中 VT 代表潮气量，V_D 代表无效腔量或称为无效腔量，f 代表呼吸频率，每分钟肺泡通气量（V_A）= $(VT - V_D) \times f$。根据 $V_A = (VCO_2 \times 100)/CO_2\%$ 这一公式可以看到，肺泡通气量与体内 CO_2 的生成量（VCO_2）成正比，而与单位时间内呼出气中 $CO_2\%$ 浓度成反比。由于 PCO_2

等于 CO_2 浓度乘以常数（K），即 $PCO_2 = FCO_2 \times K$，因此，上式可改写成：$V_A = VCO_2 / PCO_2 \times K$。

在一般情况下，肺泡气中的 CO_2 分压（$PACO_2$）与动脉血中 CO_2 分压（$PaCO_2$）是相等的。因此，在 VCO_2 不变或变化较小的情况下，$PaCO_2$ 反映着肺的通气功能状态。此外，肺通气与肺泡气氧分压（PaO_2）也有一定的关系。当通气不足时，PaO_2 随 V_A 的减少而下降，但在过度通气时，尽管 V_A 明显增加，而 PaO_2 并不能有相应的升高，其曲线相对比较平坦。因此，在麻醉中保证供氧，首先要注意通气量，并在此基础上给氧。

（2）肺换气功能与血气监测：肺的换气功能指的是肺泡膜两侧气体的交换。在正常状态下，单位时间内气体弥散量（Vgas）取决于弥散面积（A）、肺泡膜的厚度（T）以及气体在肺泡膜两侧的分压差。因为各种气体的理化性质不同，其弥散力亦各有差异。例如 CO_2 的弥散力要比 O_2 大 20 倍左右，因此即使肺泡气与静脉血中的 CO_2 分压差仅 6mmHg，CO_2 仍能很充分地弥散到肺泡中去，所以在一般情况下，$PACO_2$ 等于 $PaCO_2$。

肺换气功能障碍的主要原因包括肺泡膜病变或肺的通气/血流比例失调，其结果是造成 PaO_2 明显下降。因此，低氧血症常是肺换气功能障碍的主要早期征象，与此同时，肺泡 – 动脉血氧分压差（$A – aDO_2$）增大，QS/QT 比值亦增大。

2. 血气监测与气体运输

（1）氧含量：当氧通过肺泡膜、肺毛细血管壁进入到血液以后，大部分与血红蛋白结合后再进行运输。血红蛋白与氧的结合称为氧合，与氧结合的血红蛋白称为氧合血红蛋白（HbO_2）。氧在血液中的存在形式有两种：一种是溶解在血浆中氧（PO_2）；另一种是与血红蛋白结合的氧（HbO_2），其总量 $CO_2 = (1.34 \times Hb \times SaO_2) + 0.00\,315 \times PO_2$。由此可见血液中的氧含量主要取决于血红蛋白的克数（g/dl）和血氧饱和度（SaO_2），$PO_2 \times 0.00315$ 代表着溶解在血浆中的氧量，其量甚微。

虽然 PaO_2 在氧运输中所占比重极小，但是，在组织利用氧方面，PaO_2 的作用是很重要的，因为氧从毛细血管内向组织中弥散的动力取决于这两部分氧的分压差。此外，血红蛋白与氧结合的程度也与 PaO_2 直接相关，其相关的情况可从氧离曲线上得到解释。

（2）氧供：呼吸功能与循环功能是密切联系的。只有充分的氧合而无良好的血流，氧的运输和供应仍难以完成。因此，计算出单位时间内流动血液向组织提供的氧量非常必要。所谓氧供是动脉血氧含量与心脏指数的乘积，即氧供 = $CO_2 \times Cl$（心脏指数）。影响氧供功能的因素主要有氧容量、动脉血氧含量、血红蛋白（tHb）、氧合血红蛋白（O_2Hb）等。其中，氧容量（$C – O_2max$）为 100ml 血液中 Hb 所能结合的最大氧量，即 $C – O_2max = 1.38 \times Hb$，正常值约为 20ml/dl；而动脉血氧含量（$CaO_2$）为 100ml 血液中实际的携氧量，正常值约为 19ml/dl。CaO_2 是决定氧供的主要因素之一。由上式可见，动脉血氧含量由血红蛋白、动脉血氧饱和度和氧分压共同决定。式中 1.38 为每克血红蛋白在完全氧合情况下的最大结合氧能力，0.0031 是氧在血液中的物理溶解系数，这部分氧只占血液总氧量的 3%。氧供正常值为 520 ~ 720ml/（min·m²）。氧供反映了循环系统的运输功能，同时也受肺通气及肺换气功能的影响，Cl、Hb、SaO_2 中的任何一个发生变化均会影响氧供。

空气中的氧输送到细胞内线粒体的过程叫作氧输送。氧输送包括外呼吸（肺通气和肺换气)、血液与氧的结合、循环系统输送及氧在组织的释放共四个阶段,其中任何一个阶段发生障碍,都会引起低氧。氧供(DO)决定于氧含量与心脏指数(CI),而 CaO_2 的变化一般不会太大,因此 CI 是氧供的主要决定因素。

3. 血气监测与组织呼吸

(1)P_{50}:pH 降低或 PCO_2 升高,Hb 与 O_2 的亲和力下降,P_{50} 增大,氧解离曲线右移,促进 O_2Hb 解离向组织释放氧。同样,温度升高时,氧解离曲线右移,也可促进氧的释放。输大量库血时,红细胞内 2,3-二磷酸甘油酸(2,3-DPG)含量下降,氧解离曲线左移,P_{50} 减小,Hb 与 O_2 亲和力增加而不易解离,氧释放减少。

(2)PvO_2、SvO_2 与 $Pa-VO_2$:上腔静脉主要回流人体上部的血液,如头颈、上肢及部分胸腔脏器;而下腔静脉则回流人体下部的血液,如腹腔、盆腔及下肢等。由于人体各器官组织的代谢状态及氧耗量各不相同,因此上腔静脉血与下腔静脉血的血氧饱和度不同,两者汇入右心房、经右心室到达肺动脉时已充分混合,称为混合静脉血。$Pa-VO_2$ 较 PvO_2 更能反映全身氧供与氧耗的平衡情况。$Pa-VO_2$ 的大小可反映组织对氧的利用情况:如该值较小,反映组织摄氧能力障碍;相反,如该值增大,则说明组织摄氧能力增加。当 $Pa-VO_2$ 减少时,说明组织从血流中摄取的氧减少。

当发生缺氧时机体的代偿机制主要有两方面,第一是增加 CO;第二是从毛细血管中摄取更多的氧。正常时 SaO_2 为 97%,动静脉血氧饱和度差为 22%,而心功能有很大的代偿潜力。正常人在活动时可以通过增加 CO 来增加氧供,同时组织摄取氧量也有所增加,所以运动时 SvO_2 可以下降至 31%,动、静脉血氧饱和度差可以从 22% 增加到 66%。

SvO_2 正常值为(65%~75%)。$SvO_2 > 65\%$ 为氧贮备适当,SvO_2 50%~60% 为氧贮备有限,SvO_2 35%~50% 为氧贮备不足。

(3)氧需求:是指机体组织维持有氧代谢所需氧的总量。由于测量氧需求应在组织水平进行,所以临床上难以施行。在正常情况下,氧需求取决于不同个体和所处的不同状态,是通过氧耗(VO_2)而反映出来的。在 DO_2 充足且外周组织可以有效利用氧的情况下,VO_2 就等于氧需求。此时的特点是进一步增加 DO_2,VO_2 也仍维持稳定。如果 DO_2 不能满足机体氧需求,组织低氧,VO_2 就小于氧需求。此时 VO_2 仅表示实际氧利用而不能反映真正氧需求。

(4)氧摄取率(O_2ER):是在毛细血管处组织细胞从动脉血中摄取氧的百分比,可用公式 $O_2ER = VO_2/DO_2$ 计算。正常值为 22%~32%。正常情况下组织可以通过改变氧摄取率而保持 VO_2 处在稳定状态。当氧需求超过氧耗时,就会发生无氧代谢。氧需求随机体各组织代谢速度改变而变化,在正常生理状态和病理生理状态下也各不相同。机体可调节呼吸系统、循环系统及微循环系统等以满足机体代谢的需要。若氧摄取率低于 0.22,表明存在氧摄取缺陷,可能是由于心排血量过多、血流灌注异常分布等;若氧摄取率 >0.3,表明氧需求增加,输送到组织的氧不能满足细胞代谢的需要。

(四)血气监测的临床应用

1. 麻醉前应用 麻醉前测定患者血气值,有助于对病情判断。$PaCO_2$、$PtcCO_2$ 或

PetCO$_2$ 升高或降低提示患者肺泡通气量异常。PetCO$_2$ 结合 PaCO$_2$，用 Pa - etCO$_2$ 梯度可间接判断肺泡无效腔量大小，Pa - etCO$_2$ 增大，肺泡无效腔增大，反之亦然。当有上述病理因素存在时，均可使 Pa - etCO$_2$ 增大，因此 PetCO$_2$ 不仅可用来判断患者通气量异常与否，而且可对患者心肺功能做出合理估价。造成 PaO$_2$、SpO$_2$、PtCO$_2$ 异常的因素很多，除了肺通气功能外，肺泡膜弥散功能障碍、肺内分流、心脏水平右向左分流及心排血量减少等，均可使 PaO$_2$ 下降。pH 异常则应分辨是呼吸分量（PaCO$_2$）变化所致，还是由代谢分量（HCO$_3^-$）变化所致，或是代谢与呼吸两个分量共同变化的结果。上述测定如能再结合通气力学检查、通气效率测定、计算 Qs/Qr、VDNr - A - aDO$_2$ 等以及血流动力学状态检查等，则对病情判断更有裨益。

2. 麻醉手术中应用

（1）硬膜外麻醉对呼吸功能的影响：硬膜外麻醉可造成通气功能下降，从而使 PaO$_2$、SpO$_2$ 下降和 PaCO$_2$、PetCO$_2$ 升高。临床上有三个重要因素决定着硬膜外麻醉对呼吸的影响：①硬膜外麻醉的部位与范围；②药物浓度；③患者情况。老年、衰弱、恶病质、术前即有呼吸功能障碍者，硬膜外麻醉后易发生通气功能障碍，或原有呼吸功能障碍加重。

（2）创伤患者血气值变化应予重视：因创伤性休克、微循环障碍、肺毛细血管内微栓形成、肺淤血、肺水肿、气胸、血胸等而出现肺换气功能障碍时，氧分压下降是常见结果，二氧化碳分压可因代偿性通气增加而下降。增加 FiO$_2$ 仍不能提高 PaO$_2$，或 A - aDO$_2$ 有明显增加时，应考虑创伤后呼吸窘迫综合征。对此类患者，麻醉选择与处理、人工通气应用及术后继续监测与积极治疗，将有助于降低围术期并发症的发生率和病死率。

（3）患有慢性肺部疾病的患者：行剖胸手术或非肺部手术时，不仅术前要行血气分析，以决定手术禁忌证和判断麻醉及手术期间危险性。术中亦应进行血气监测。麻醉科医师要熟知麻醉、体位、开胸、单侧肺通气等对呼吸影响，还应采取措施保证患者在整个麻醉期维持 PaO$_2$ 和 PaCO$_2$ 水平满意。当 PaCO$_2$ 正常而 PaO$_2$ 仍偏低时，应增加吸入氧浓度。手术结束后凡不符合拔管条件者，应继续保留气管内导管，并行机械通气和氧治疗。

（4）心脏病患者进行心脏手术，或进行非心脏手术者，其呼吸功能的改变，按照肺血流的情况可分为三种类型：①肺血流增多型：如房间隔和室间隔缺损等。此类患者虽然肺血流增加，但在循环代偿健全的情况下，氧合效果以及二氧化碳的排出均可无障碍。但在循环代偿不全的情况下，可伴有 PaO$_2$ 下降，一般经提高吸入氧浓度即可克服。只有并发严重肺动脉高压和右向左分流时，才表现为顽固的低氧血症；②肺淤血型：例如二尖瓣或主动脉瓣狭窄等。此类患者的肺换气功能受累较早，可有不同程度的 PaO$_2$ 下降；③肺血流减少型：例如肺动脉瓣狭窄和法洛四联症等。此类患者常有心脏水平右向左分流，PaO$_2$ 降低和 Qs/Qt 增加常很明显。在畸形矫正后，当肺内血流突然增加，肺通气不能相应增加与之匹配、肺循环不能适应时，可出现严重、顽固低氧血症。

（5）颅脑外科手术可通过降低 PaCO$_2$ 以达到降低颅内压的目的：一般可通过增加机械通气量来降低 PaCO$_2$，使 PaCO$_2$ 保持在 30mmHg 左右。但应指出，PaCO$_2$ 过度降低对脑正常代谢的维持是有害的。此外，低水平 PaCO$_2$ 如果持续时间较长，其减少脑血流、降低颅内压的效应将减弱。所以连续动态 PetCO$_2$ 或 PtcCO$_2$ 监测在脑外科手术中更具优越性，利用 $PetCO_2$ 或 $PtcCO_2$ 监测可随意调节患者通气量大小，根据病情或手术需要，将血中二氧化碳分压调至满意水平，防止由于 $PtcCO_2$ 过高或过低引起的颅内压增高或脑缺血。

（6）人工通气监测：麻醉很普遍地应用人工通气，血气监测结果有助于对通气模式的选择，而潮气量、通气压力、呼吸频率以及吸呼比等通气参数的调控也有赖于血气结果。人工通气后连续动态监测 SpO_2、$PtCO_2$、$PetCO_2$、$PtcCO_2$ 并结合动脉血气监测，可将呼吸参数调至合理水平。连续动态 $PetCO_2$、$PtcCO_2$ 监测对以下情况可做出及时判断：①麻醉机和呼吸机机械故障：呼气活瓣失灵或钠石灰失效时，$PetCO_2$、$PtcCO_2$ 升高，误吸 CO_2 气体时 $PetCO_2$、$PtcCO_2$ 急剧升高，麻醉机或呼吸机衔接脱落，$PetCO_2$ 立即降至零；②当气管导管因痰或其他因素致部分梗阻时 $PetCO_2$、$PtcCO_2$ 增高，同时伴气道内压增高、压力波形高尖、平台降低；③监测 $PetCO_2$ 可正确及时判定双腔导管位置。

（7）麻醉恢复与麻醉诱导同样重要：在麻醉恢复过程中，拔除气管导管是最重要的环节之一。尽管拔管指征是多方面的，但最重要、最具决定意义的指征是血气分析结果。拔管必须具备以下条件：①患者清醒；②自主呼吸恢复且胸腹式呼吸，运动良好，两肺呼吸音清晰；③反射恢复，咳嗽反射活跃；④血流动力学稳定；⑤无严重心律失常；⑥血气分析：自主呼吸吸入空气下：$PaO_2 > 70mmHg$，$PaCO_2 < 45mmHg$，$pH = 7.30 \sim 7.50$。

3. 麻醉恢复室及加强医疗病房中的应用　从血气监测角度来看，在麻醉恢复室（RR）和加强医疗病房（ICU）中的应用大致可分为以下几个方面：

（1）麻醉恢复期：麻醉后短期内出现血气异常的原因如下：①麻醉药物的残余作用：包括各种麻醉药、镇痛药、镇静药与肌松药等，主要表现形式为呼吸抑制和呼吸道不通畅（如舌下坠），以致 PaO_2 下降和 $PaCO_2$ 上升；②麻醉中呼吸道分泌物增多：拔管前气道清除不够充分，或因阿托品等药物及术前禁食、脱水而致呼吸道分泌物黏稠、排出困难，或由于长期吸入干燥气体等原因，导致小气道闭塞，肺萎陷。功能残气量减少，其结果致 PaO_2 下降，$A-aDO_2$ 增大。误吸，尤其是吸入胃液而致 ARDS；③术中过度通气的影响：手术患者在术中施行过度通气，当恢复自主呼吸后 $1 \sim 2$ 小时，可出现过度通气后低氧血症。其原因是虽然自主呼吸已经恢复，但是由于体内 CO_2 量减少，$PaCO_2$ 仍保持在低于正常水平，通气不足的状态在短时间内可持续存在。通气不足是轻度的，PaO_2 下降亦是轻微的，但若患者伴有肺弥散功能障碍，PaO_2 下降可很显著。当术中过度通气持续到 3 小时以上，中枢化学感受器即可适应这种低水平 $PaCO_2$，一旦自主呼吸恢复后，中枢化学感受器需要重新建立其反应性；④手术的影响：术后发生低氧血症与手术部位有密切的关系。非剖腹手术麻醉后虽可出现 PaO_2 降低，但数小时后即开始恢复，24 小时后即可恢复术前值。剖腹手术的 PaO_2 在术后 3 天左右一直处于低值，部分病例完全恢复到术前值，需要两周左右的时间，硬膜外麻醉病例亦不例外，只是 PaO_2 降低在术后发生较全麻略迟（$2 \sim 3$ 小时），其余均与全麻相似。除 PaO_2 降低外，$A-aDO_2$ 亦增大，其原因主要与肺通气/血流比值异常及肺内分流增加有关，而 FRC 减少，CY 增加，CY 大于 FRC 则是造成肺内分流的主要原因。FRC 减少的原因并未完全阐明，但与术后腹胀、创口疼痛等因素有明显关系。在正常情况下，PaO_2 随着年龄的增加而下降，在术后这种情况更加明显。因此，老年患者术后低氧血症不但较易发生，而且相对比较严重。此外，术前患者的情况，特别是有无肺部疾病亦至为重要；⑤酸碱平衡比较常见的情况是术中过度通气致 $PaCO_2$ 下降，形成呼吸性碱中毒、碱血症，此时钾离子向细胞内转移并排出增多。输入库血以及胃管抽吸则可进一步导致代谢性碱中毒的产生。代谢性碱中毒的存在无疑可加重呼吸抑制，使呼吸功能恢复延缓。因此，术后对代谢性碱中毒的纠正亦不应忽视。

（2）术后肺部并发症：因麻醉、手术对肺功能的影响，术后一段时间内（主要为开胸及上腹部手术）患者可出现低肺容量综合征，表现为功能残气量、潮气量、肺活量下降，可造成低氧血症、通气不足及通气/血流比例失调，也是引起和促进术后肺不张、肺部感染的主要原因之一。老年、肿瘤、心脏手术患者肺栓塞也是常见并发症之一。对这些并发症的防治，连续动态监测 SpO_2、$PtCO_2$、$PetCO_2$ 以及动脉血气监测是重要的监测手段和疗效判断指标。

（3）术后重症监测治疗：在 ICU 中，下列病例比较多见，心内直视手术后，胸腺摘除手术后，胸部严重创伤、多发性严重创伤等各种重大手术，或在术中发生严重并发症或意外者。因此，各种原因的呼吸衰竭、心力衰竭，休克、低排综合征、昏迷以及术中心肺复苏成功的病例需后续处理等危重病症时有发生。对于这些病例的诊断及病情变化的分析、判断和治疗，SpO_2、$PtCO_2$、$PetCO_2$ 以及 PaO_2、$PaCO_2$ 应是常规的基本的监测项目之一，一般至少每天 1～2 次，危重患者要连续、定量监测。

二、酸碱平衡

（一）概述

生物学领域中的酸可理解为能解离或释放 H^+ 的物质，碱则是可结合 H^+ 的物质。人体在代谢过程中既产酸也产碱，因此体液中的 pH 是经常波动的，但通过体液缓冲、肺和肾的调节，可使 pH 在一定的范围内变动（7.35～7.45），从而维持正常的生理与代谢功能。体液缓冲为细胞内、外"缓冲对"的作用，细胞外液的缓冲对包括 HCO_3^-/H_2CO_3 系统、血浆蛋白系统和血红蛋白系统；细胞内液的缓冲对为磷酸盐系统。其中最重要的缓冲对是 HCO_3^-/H_2CO_3。需要指出的是 PH、HCO_3^- 及 $PaCO_2$ 是反映机体酸碱平衡的三大要素。病理情况下，由于器官功能障碍或细胞代谢障碍，使 pH 发生变化，并超出了机体调节能力的范围，必然伴有血液 pH、代谢指标（HCO_3^-）、呼吸指标（$PaCO_2$）的变化，发生酸碱平衡失调。原发性酸碱平衡失调可分为代谢性酸中毒、代谢性碱中毒、呼吸性酸中毒、呼吸性碱中毒四种。有时可同时存在两种以上的原发性酸碱平衡失调，称为混合性酸碱平衡失调。

（二）临床常见酸碱失衡类型及其判断

1. 判断原发和代偿的变化　根据酸碱失衡的代偿规律，一般认为单纯性酸碱失衡 pH 是由原发酸碱失衡所决定。如 pH < 7.40，提示原发失衡可能为酸中毒；pH > 7.40，原发失衡可能为碱中毒。

2. 判断混合性酸碱失衡

（1）$PaCO_2$ 升高同时伴［HCO_3^-］下降，提示为呼酸合并代酸，举例：pH 7.22，$PaCO_2$ 50mmHg，［HCO_3^-］20mmol/L。

（2）$PaCO_2$ 下降同时伴 $[HCO_3^-]$ 升高，可判断为呼碱合并代碱。举例：pH 7.57，$PaCO_2$ 32mmHg，$[HCO_3^-]$ 28mmol/L。

（3）$PaCO_2$ 和 $[HCO_3^-]$ 明显异常同时伴 pH 异常，应考虑混合性酸碱失衡可能，可用预计代偿公式进一步确诊。

3. 单纯性酸碱失衡

（1）代酸：指非呼吸因素所致细胞外液 $[H^+]$ 原发性增高或碳酸氢丢失的临床过程。常见原因是糖尿病酸中毒、乳酸酸中毒、尿毒症、肾小管酸中毒等。因原发性 $[HCO_3^-]$ 减少，它与 $PaCO_2$ 之比 <0.6，致 pH 下降，通过增加通气量，$PaCO_2$ 呈继发性下降而代偿，使两者比值恢复或接近 0.6，达到 pH 接近正常的目的。

血气特点：$[HCO_3^-]$ 低于正常，$PaCO_2$ 代偿性下降。pH 在正常范围者为代偿性，低于正常者为失代偿性。按 AG 值不同分为高 AG 型代酸和正常 AG 型代酸。高 AG 型酸以产酸多为特征（如酮症酸中毒、乳酸酸中毒、尿毒症等），正常 AG 型代酸，即氯性酸中毒（如肾小管酸中毒等）。

（2）代碱：指非呼吸性因素所致细胞外液 $[HCO_3^-]$ 原发性增加或 $[H^+]$ 丢失的临床过程。常见原因是摄入过量碳酸氢盐，剧烈呕吐，低钾低氯血症等。

因 $[HCO_3^-]$ 呈原发性增高，它与 $PaCO_2$ 比值 >0.6，pH 上升，肺减少通气量完成代偿，$PaCO_2$ 继发性上升，使它与 $[HCO_3^-]$ 比值恢复 0.6，使 pH 保持正常。

血气特点：$[HCO_3^-]$ 高于正常，$PaCO_2$ 代偿性升高。pH 正常者为代偿性，pH 高于正常者为失代偿性代碱。

（3）呼酸：指原发性肺泡通气量减少，导致 $PaCO_2$ 增高的临床过程。常见原因有COPD、胸腔积液、气胸、神经肌疾患（如颅内高压）等。

因 $PaCO_2$ 增高，$[HCO_3^-]$ 与它的比例 <0.6，致 pH 下降，机体代偿通过肾脏完成，使 $[HCO_3^-]$ 呈继发性增高，两者比值恢复，以保持 pH 在正常范围。

血气特点：$PaCO_2$ 增高，$[HCO_3^-]$ 代偿性增高。pH 正常为代偿性，pH 低于正常者为失代偿性呼酸。

（4）呼碱：指原发性肺泡通气量增加，导致 $PaCO_2$ 降低的临床过程。常见原因有不适当的机械通气、中枢神经疾病、癔症、肺间质纤维化、肺栓塞等。

因 $PaCO_2$ 原发性下降，$[HCO_3^-]$ 与它的比例 >0.6，致 pH 上升。肾脏减少 $[HCO_3^-]$ 回吸收，使 $[HCO_3^-]$ 降低而代偿，当 $[HCO_3^-]$ 与 H_2CO_3 之比值恢复正常，pH 随之恢复。

血气特点：$PaCO_2$ 下降，$[HCO_3^-]$ 代偿性下降。pH 正常者为代偿性，pH 高于正常者为失代偿性呼碱。

4. 双重性酸碱失衡 系指两种单纯性酸碱失衡同时存在的病理生理状态。

（1）代酸+呼酸：常发生于心肺复苏、肺水肿、Ⅱ型呼吸衰竭、药物中毒等时。表现为不适当的 $[HCO_3^-]$ 下降或者代酸合并不适当的 $PaCO_2$ 升高，包括三种组合：$PaCO_2$ 升高伴 $[HCO_3^-]$ 下降；$PaCO_2$ 升高伴 $[HCO_3^-]$ 升高，且 $[HCO_3^-] < 24 + \Delta PaCO_2 \times 0.35 \sim 5.58$；$[HCO_3^-]$ 下降伴 $PaCO_2$ 下降，且 $PaCO_2 > 1.5 \times [HCO_3^-] + 8 + 2$。

血气特点：$PaCO_2$ 明显升高，pH 明显降低，$[HCO_3^-]$ 减少、正常或轻度升高，AG

值升高。

（2）代碱＋呼碱：常见于胰腺炎或腹膜炎发生剧烈呕吐合并发热（通气过度）等。表现为呼碱伴有不适当的$[HCO_3^-]$下降或代碱伴有不适当的$PaCO_2$升高，常见三种情况：$PaCO_2$下降伴$[HCO_3^-]$上升；$PaCO_2$下降伴$[HCO_3^-]$轻度下降，且急性$[HCO_3^-]>24+\Delta PaCO_2\times0.2+2.5$，慢性$[HCO_3^-]>24+\Delta PaCO_2\times0.49+1.72$；$[HCO_3^-]$升高伴$PaCO_2$轻度升高，且$PaCO_2<40+0.9\times\Delta[HCO_3^-]-5$。

血气特点：$PaCO_2$下降，pH明显升高，$[HCO_3^-]$减小、正常或轻度升高。

（3）呼酸＋代碱：常见于呼吸性酸中毒治疗过程中，摄入减少、呕吐、使用糖皮质激素及利尿药等。表现为急慢性呼酸合并不适当增高的$[HCO_3^-]$或代碱合并不适当升高的$PaCO_2$。常见三种情况：急性呼酸而$[HCO_3^-]>30mmol/L$；慢性呼酸而$[HCO_3^-]>24+\Delta PaCO_2\times0.35+5.58$或$[HCO_3^-]>45mmol/L$，pH下降或正常；代碱为主而$PaCO_2>40+0.9\times[HCO_3^-]+5$或$>55mmHg$，pH升高或正常。

血气特点：$PaCO_2$升高，$[HCO_3^-]$明显升高，超过预计代偿增加的限度。慢性呼酸时$[HCO_3^-]>24+\Delta PaCO_2\times0.35+5.58$，pH正常、降低或升高。

（4）呼碱＋代酸：常见于肾衰竭伴发热、肺弥散性间质疾病、呼吸机使用不当、脓毒血症等。表现为呼碱伴有不适当的$[HCO_3^-]$下降或代酸伴有不适当的$PaCO_2$降低。常见的两种情况：以呼碱为主的重度失衡和以代酸为主的失衡或以呼碱为主的轻度失衡。

血气特点：$PaCO_2$降低，$[HCO_3^-]$明显降低，AG升高，pH正常或升高。

（5）代酸＋代碱：常见于肾衰竭或糖尿病酮症酸中毒伴严重的呕吐或碳酸氢盐使用过多等。分为AG正常型和AG升高型。AG升高型为代碱合并高AG代酸。

血气特点：pH正常、轻度升高或降低，$PaCO_2$大致正常，$[HCO_3^-]$正常或轻度升高或降低，$\Delta[HCO_3^-]=\Delta AG+\Delta Cl^-$，潜在$[HCO_3^-]=$实测$[HCO_3^-]+\Delta AG$，大于正常$[HCO_3^-]$，当代碱严重时，AG的升高不伴有$[HCO_3^-]$升高，而当高AG代酸严重时，$[HCO_3^-]$下降可能与$Cl^-$下降同时存在。AG正常型失衡为代碱合并高氯性代酸。

5. 三重酸碱失衡　是指一种呼吸性酸碱失衡合并代酸加代碱。

（1）呼酸＋代酸＋代碱：常见于Ⅱ型呼吸衰竭，COPD合并肺心病时，使用利尿药治疗等。

血气特点：$PaCO_2$升高，pH和$[HCO_3^-]$可升高、降低或正常。但$[HCO_3^-]$增加超过预计的代偿上限，AG升高，$\Delta[HCO_3^-]$与ΔAG不成比例。潜在$[HCO_3^-]=$实测$[HCO_3^-]+\Delta AG>24+\Delta PaCO_2\times0.35+5.58$。

（2）呼碱＋代酸＋代碱：常见于糖尿病酮症酸中毒伴严重呕吐或碳酸氢盐使用过多，伴发热（通气过度）等。

血气特点：$PaCO_2$下降，pH可升高、降低或正常。$[HCO_3^-]$多为正常或下降（但达不到代偿下降的最大值），AG升高，且$\Delta[HCO_3^-]$与ΔAG不成比例。潜在$[HCO_3^-]=$实测的$[HCO_3^-]+\Delta AG>24+\Delta PaCO_2\times0.49+1.72$。

第四节 支气管镜检查

支气管镜检查是呼吸科重要的诊断和治疗技术，已在临床广泛应用。除了常规的支气管镜检查以外，还可以通过支气管镜进行支气管肺泡灌洗、置入支架、应用激光、高频电刀、微波及冷冻治疗，其成为呼吸科医生手上最重要的工具之一。

一、适应证与禁忌证

（一）适应证

1. 诊断方面

（1）疑有气管支气管肿瘤者，如肺门肿大、肺部原因不明的肿块。

（2）有支气管阻塞表现，如局限性哮鸣音、局限性肺气肿、支气管阻断影像、阻塞性肺炎或任何肺不张等。

（3）原因不明的咯血或慢性刺激性咳嗽。

（4）痰中发现癌细胞或找到结核分枝杆菌，而胸片未找到病变者。

（5）原因不明的喉返神经或膈神经麻痹。

（6）肺部肿瘤术前 TNM 分期和确定手术切除范围。

（7）肺部弥散性病变需行肺活检、刷检或灌洗进行细胞学或细菌学检查，以明确诊断者。

（8）胸片有原因不明的浸润性病变。

（9）收集下呼吸道分泌物进行细菌学检查。

（10）疑有支气管异物、结石者。

（11）气管插管或切开后长期留置套管的患者，了解其气管有无损伤及坏死。

2. 治疗方面

（1）取出支气管异物。

（2）气道内病变的毁损治疗（冷冻、微波、电切、氩气刀、激光及光动力治疗）。

（3）支气管肺癌局部抗肿瘤药物注射，放射性粒子置入。

（4）气道狭窄的局部治疗（高压球囊导管扩张术、支架植入术），气管食管瘘也可以置入覆膜支架。

（5）气道内异常分泌物的引流和清除。

（6）经支气管镜喷洒或注射药物，如抗结核药物、止血药物。

（7）经支气管镜肺减容术、支气管胸膜瘘封堵术。

（8）经支气管镜热成形术治疗哮喘。

（9）经支气管引导下气管插管。

（二）禁忌证

支气管镜检查开展至今，已积累了丰富的经验，其禁忌证范围亦日趋缩小，或仅属于相对禁忌。但在下列情况下行支气管镜检查发生并发症的风险显著高于一般人群，应慎重权衡利弊后再决定是否进行检查。

1. 活动性大咯血　若必须行支气管镜检查时，应在建立人工气道后进行，以降低窒息发生的风险。

2. 严重的高血压、心律失常。

3. 新近发生的心肌梗死或有不稳定心绞痛发作史。

4. 严重心、肺功能障碍。

5. 不能纠正的出血倾向，如凝血功能严重障碍、尿毒症及严重的肺动脉高压等。

6. 严重的上腔静脉阻塞综合征，因纤维支气管镜检查易导致喉头水肿和严重的出血。

7. 疑有主动脉瘤。

8. 多发性肺大疱。

9. 全身情况极度衰竭。

二、支气管镜检查的操作技术

（一）支气管镜检查的术前评价及注意事项

1. 了解病史，做胸片或胸部 CT，检查血小板计数和凝血功能。有慢性阻塞性肺疾病（COPD）的患者应测定肺功能。如果肺功能重度下降［$FEV_1 < 40\%$ 预计值和（或）$SaO_2 < 93\%$］，应测定动脉血气分析。对有高血压、心脏病的患者应常规行心电图检查，必要时行心脏 B 超和心功能检查。

2. 有高血压基础疾病的患者，术前需要将血压控制在正常范围。一般情况下，血压不高于 100/170mmHg，大多认为行常规的支气管镜检查是相对安全的。对于有严重心功能不全、主动脉瘤、严重肺动脉高压的患者禁止行支气管镜检查。

3. 尿毒症的患者活检时易出血。有肝脏疾病者、长期服用抗凝药者，应注意凝血功能异常。若需要进行活检或镜下治疗，在检查前抗凝剂应至少停用 4 天，或小剂量维生素 K 拮抗，极少数情况下患者必须使用抗凝剂时，应将其国际标准化比值降至 2.5 以下，并且应用肝素。

4. 脾切除、安装有人工心脏瓣膜或有心内膜炎病史的患者，应预防性使用抗生素。

5. 对于一些特殊患者，如老年（年龄≥70 岁）低氧血症、心律失常、心肌梗死或中心气道狭窄需进行镜下治疗的患者，应做好一切紧急抢救措施，包括气管插管、心肺复苏、机械通气等。

6. 临床医生在与患者谈话签署知情同意书后，要告知患者术前需禁食 6 小时、禁饮 2 小时。如果经静脉行镇静麻醉，术前需建立静脉通道。有活动性义齿患者术前需取出，防止误吸。

7. 临床医生及支气管镜操作医师均应严格掌握适应证和禁忌证，术前对患者进行风险评估，以便选择合适的操作场所（检查室、床边或手术室）、麻醉方式、插入方式等，若术中术后可能出现严重并发症者需做好抢救预案和准备。

（二）镇静和麻醉

大部分患者可以在局部表面麻醉下完成支气管镜检查，对于部分特殊的患者（如婴幼儿）或特殊检查或治疗（如硬质镜下的检查或介入治疗）必须采取全身麻醉或镇静加镇痛麻醉。

1. 局部麻醉 我国目前局部麻醉最常用的是 2%~4% 利多卡因，其次为 5%~10% 普鲁卡因，丁卡因很少应用。一般情况下成人总量利多卡因不超过 0.2~0.4 g、普鲁卡因不超过 1 g。分为两个步骤：第一步为声门上口咽部麻醉；第二步为声门下麻醉，包括声带、气管、支气管内麻醉。声门上麻醉可使用 2% 或 7% 利多卡因喷雾剂，在患者吸气时喷入，也可以采用雾化吸入的方式。声门下麻醉的方法有以下 3 种：

（1）气管内滴入法：在可曲支气管镜插入过程中分次注入 5~8ml，全部总量不超过 2% 利多卡因 15ml（欧洲指南建议不超过 8.2mg/kg）。

（2）超声雾化麻醉：此方法简单，但麻醉时间长，麻醉效果稍差。

（3）环甲膜穿刺麻醉：此方法麻醉效果可靠，但因有损伤，患者不易接受，目前临床上较少选用。

2. 局部麻醉 + 监控麻醉（MAC） MAC 技术即监控麻醉，是由美国 White 教授提出的，并很快在世界范围内受到重视和推广。MAC 期间临床医生在麻醉医生的指导下使用镇静、镇痛、麻醉药物，为患者在舒适和安全之间提供一个最佳平衡。术中应常规监测血氧饱和度、血压防止发生低血氧和低血压。对老年患者或已有心肺功能减退的患者应作心电图监测，同时要不断对镇静状态进行评分，避免镇静、麻醉过深。

常用的药物有咪达唑仑、芬太尼、异丙酚、依托咪酯等。临床上常将咪达唑仑与芬太尼联合运用，可以发挥良好的镇静效果。常规剂量咪达唑仑 0.05~0.1mg/kg，稀释至 2ml 静脉推注，芬太尼 0.0005~0.001mg/kg，稀释至 2ml 静脉推注。

由于上述药物会导致一定程度的呼吸抑制，因此有 COPD 的患者应避免采取此种麻醉方式。

3. 全身麻醉 全身麻醉需要专业麻醉师在手术室实施。

其优点有：①提高患者舒适度，缓解焦虑；②使患者在平静状态下接受检查及治疗；③遗忘不良记忆；④避免过度应激反应所致的并发症。

其缺点有：①麻醉医师与内镜检查医师共抢气道，对麻醉人员和麻醉设备要求高，连续操作时间短；②一旦发生问题则比较严重（支气管痉挛、通气障碍所致低氧血症可直接威胁患者生命）；③大幅增加费用。

（三）支气管镜的操作步骤

1. 插入途径 可曲支气管镜的插入途径一般有 3 种：经鼻、经口、经气管插管。其中最常用的是经鼻插入法。

2. 操作步骤 一般情况下经一侧鼻腔入镜，缓慢达到声门前，滴入麻醉剂，过声门后再滴入麻醉剂，观察指脉氧分压监护仪上指标变化。深入镜体观察隆突部位，并在左主支气管滴入麻醉剂。然后依次观察健侧（或非检查侧）、检查侧非检部位管腔情况，最后到达检查部位，镜头应接近亚段管口处。

为了不影响观察，应先灌洗留取标本，然后刷检或活检。可视肿瘤样病变，以先活检再刷检为宜，以免刷检后局部出血影响活检取材。

3. 无菌操作　术者包括台前护士应严格遵守无菌操作。应以无菌敷料接触镜体、导管、毛刷或活检钳。应用无菌石蜡油作为润滑剂，每日更换。吸痰管做到每位患者更换或消毒。摄像头外表于当天术前术后以医用酒精各 1 次消毒。

三、支气管镜检查的并发症

支气管镜检查十分安全，但也有个别病例因发生严重的并发症而死亡。并发症的发生率约为 0.3%，较严重并发症的发生率约为 0.1%，病死率约为 0.01%。常见的并发症及其预防、处理措施如下：

1. 麻醉药物过敏　目前临床常用的局部麻醉药物为 2% 利多卡因溶液，其毒副反应很小，但也有个别引起死亡的报道。其过敏反应的主要表现有：胸闷、气促、心悸、喉水肿、面色苍白、虚脱、血压下降、心律失常、抽搐、喉支气管痉挛等，严重时呼吸抑制，心搏骤停。发生率为 0.02% ~ 0.08%。

2. 喉头痉挛、水肿及哮喘　患者过度紧张，局部麻醉药物不满意，操作者强行通入纤维支气管镜等情况下易发生痉挛，术后引起水肿。术中由于对气道的刺激，可能诱发广泛的支气管痉挛，尤其是有哮喘病史的患者。严重的气管或细支气管痉挛、喉头水肿会导致呼吸困难甚至休克。

3. 低氧血症　在支气管镜检查过程中，80% 患者的动脉血氧分压通常会下降 10 ~ 20mmHg，特别是在镜体进声门时，缺氧或发绀最为明显，操作时间越长、血氧分压下降幅度越大，严重者甚至发生呼吸衰竭、心律失常、心肌梗死、心搏骤停、脑血管痉挛、脑卒中等严重并发症。

4. 出血　是支气管镜检查尤其是支气管镜肺活检中最易发生的并发症，也是最常见的死亡原因。随着介入肺脏病学的发展，一些支气管镜下介入治疗手段也增加了出血风险。如支气管镜下电刀、激光、冷冻、氩气刀、高压球囊扩张、支架置入等易造成大出血。

5. 误吸　发生误吸的情况多见于：禁食时间不够、过度肥胖和产科患者（由于胃内压增高、食管下段括约肌张力减退、胃排空延迟的患者以及糖尿病患者等）。误吸与操作时引起咽部呕吐反射有关，有时也出现在气管食管瘘等少数情况下。

6. 心血管并发症　支气管镜检查的心血管并发症多见于有心脏基础疾病的患者，也有极少数发生于没有心脏病史的患者。主要表现有窦性心动过速、窦性心动过缓、房性期前收缩、室性期前收缩、室上性心动过速、心搏骤停等。心电图可出现 T 波低平、ST 段下移、Q - T 延长等。血压多升高，也有少数降低甚至出现休克血压。相关文献报道的 10 余例心搏骤停患者，术前检查未见心脏疾病，于检查过程及结束后出现心律失常及心搏骤停，对于发生原因多考虑为：①支气管镜插入气管中，阻塞部分管腔导致气体分布不均，肺通气量减少导致动脉氧分压（PaO_2）下降；②支气管镜对气管刺激导致气道平滑肌痉挛，黏膜水肿和出血导致氧分压（PaO_2）下降；③导致迷走神经兴奋性增高，使窦房结受到高度抑制，继之低位起搏点（交界区）兴奋，出现逸搏心律及心动过缓，甚至心搏骤停；④心动过速多为精神紧张，操作过程中患者反应剧烈所致。因此支气管镜检查中存在罕见但致死性的迷走反射并发症，临床医师应对其引起重视并预防。

7. 发热 有文献报道，支气管镜检查术后，有0.03%~13%的患者出现发热。发热与机体应激、组织创伤等有关，一部分与感染有关。与发热有关的因素包括：原有感染性病灶，在支气管镜检查过程中播散；检查器械消毒和灭菌不严导致呼吸道感染；支气管镜检查后发现有支气管阻塞及感染灶。回归分析发现，支气管镜检术后患者发热的危险因素有：细菌学培养阳性、支气管镜异常发现等。其结论是：支气管镜检查后发热是一常见事件，与菌血症无关。

8. 其他

(1)气胸、纵隔气肿：经支气管镜肺活检可能导致气胸、纵隔气肿的并发症。如患者行支气管镜肺活检术后，出现胸痛、胸闷、气短等症状，要警惕发生气胸或纵隔气肿的可能。可行胸部X线检查以确诊。对于少量气胸或纵隔气肿，可以吸氧观察，待其自行吸收。对于严重的气胸或纵隔气肿，及时行胸腔闭式引流术或纵隔穿刺排气。

(2)气道损伤：激光、氩气刀、微波等支气管镜下热治疗均可导致气道灼伤有的损伤严重甚至造成支气管壁穿孔，在进行以上治疗时，应注意吸氧浓度<50%，避免氧气燃烧。应选择合适的功率，操作探头与目标之间保持适中的距离，合理控制一次治疗的时间。(激光治疗时最好保持0.4~1mm的距离，功率30W，时间为1秒)。

四、支气管镜诊断技术新进展

1. 自发性荧光支气管镜检查(AFB) 此技术就是利用细胞自发性荧光和利用电脑图像分析技术开发的一种内镜，可显著提高气管黏膜早期癌变的诊断率和定位诊断，是对传统内镜检查的技术突破。早在20世纪初就发现在一定波长光线的照射下，人体自身组织能发出微弱的荧光，而且肿瘤组织的荧光特征与正常组织截然不同，有助于鉴别。但由于自发性荧光强度太弱，肉眼难以观测，限制其临床应用。1960年，Mayo Clinic首先发现，肺癌组织能选择性吸收外源性荧光物质HpD(血卟啉衍生物)，并能提高荧光强度，有助于肺癌诊断。但HpD光敏反应较重，难以在临床推广应用。随着20世纪90年代图像信息电脑分析处理技术的发展，能观察到肺组织发出的微弱荧光。加拿大学者Lam发现在蓝色激光的照射下，支气管上皮的异型增生、微小浸润癌会产生比正常组织稍弱的红色荧光和更弱的绿色荧光，使病变区呈红棕色，而正常区呈绿色，借助电脑图像处理系统可明确区分病变部位和范围。

2. 窄谱成像支气管镜 此技术是通过特殊的滤光装置将红、绿、蓝三色的宽带光过滤为窄谱蓝光，窄谱光照射靶组织时能清晰地显示组织微血管网的变化情况，使操作者能发现支气管黏膜的细微变化。

3. 光学相干断层扫描(OCT) 此技术是利用红外线为判定波以获得反射的组织断层扫描的图像。其原理与超声相似，但获得的是光波而不是声波，因此图像清晰度特别高，并且空间发病率可达10~12μm，能显示微组织结构如上皮、黏膜固有层、腺体和软骨。该技术使支气管镜技术具有了病理显微镜的功能。

4. 超声支气管镜 此技术是将超声波探头与支气管镜结合起来用于对气管、支气管腔外的结构进行检查的一项新技术。由于超声能准确区分肿物、淋巴结和血管的位置关系,目前临床上用超声支气管镜确定早期肿瘤的位置及侵犯深度,便于临床医生选择合适的治疗方式。另外在超声支气管镜引导下对纵隔淋巴结或肿物进行针吸活检(EBUS－TBNA)对于肺癌的术前分期、纵隔肿瘤以及结节病、结核病的诊断及鉴别意义重大。

5. 硬质支气管镜(硬镜)　该技术的临床应用已有一百年。随着医学的发展,硬镜也在不断发展完善。然而近三十年来,随着软体纤维光学支气管镜(纤支镜)在临床的推广,硬镜的应用已明显减少。与硬镜相比,纤支镜在操作过程中需占据一定的气道空间,对健康成年人而言一般不会引起通气功能障碍,但对于儿童或气道狭窄者则可能影响其通气功能,甚至威胁生命安全。硬镜能保持气道通畅,并且在操作端有侧孔与呼吸机相连,故硬镜亦称"通气支气管镜"。

硬镜的现代价值在于作为介入通道允许纤支镜及其他器械进入气道内,经纤支镜的目镜观察定位,在直视下进行支架释放、激光消融、取异物和冷冻、电切等操作。因此,硬镜是现代介入性肺病学的主要工具,是呼吸科医生应当掌握的一项古老的新技术。

6. 支气管镜电磁导航技术(EMNB)　该技术是现代电磁导航技术、虚拟支气管镜技术和三维 CT 成像技术相结合的新一代支气管镜技术。该技术用体外电磁板引导气管内带电子微传感器的探针进行穿刺活检,可显著提高肺外周病变的定位诊断率。

第五节　胸腔镜检查术

一、概述

胸腔镜检查术是一项侵入性操作技术,主要用于不明原因的胸腔积液的诊断和治疗。该技术能够在直视下观察胸膜腔的变化并可进行壁层胸膜和(或)脏层胸膜活检。因此,这项技术的应用对疑难胸膜疾病的诊断和治疗具有重要的临床意义。

1. 发展历程　1910 年,瑞典斯德哥尔摩的内科医生 Hans－Chris－tian Jacobaeus 引入了胸腔镜和腹腔镜,并在《应用膀胱镜检查浆膜腔的可能性》一文发表了其首次经验。Jacobaeus 开创性地将胸腔镜用于治疗,通过胸腔内烧灼松解胸膜粘连部分,改进了肺结核气胸的治疗。在随后的 40 年里,他这种在局麻下使用单切口置入胸腔镜、另一切口置入电灼器械的技术被世界各地广泛地应用于治疗此特殊疾病,直至引入肺结核抗生素治疗后,这一操作才被淘汰。1950—1960 年,熟悉胸腔镜操作的一代胸科医师开始将这一技术用于活检诊断胸膜,甚至肺部疾病。如今,胸腔镜被认为是介入肺脏病学中不可分割的一部分。同时,胸腔镜手术卓越的疗效和内镜技术的巨大进展促使许多欧美胸外科医师几乎同步地发展了微创技术,称为"治疗性胸腔镜"或"外科胸腔镜"和视频操控或胸腔镜视频下外科手术或电视胸腔镜手术(VATS)。

为区分两种方法的不同,出现了内科胸腔镜这一术语。内科胸腔镜技术是由呼吸科或肺科医师在内镜室内,局麻或清醒镇静下,使用非一次性硬质器械通过单孔或双孔进行的操作。内科胸腔镜的主要适应证为不明原因胸腔积液的诊断治疗,以及自发性气胸的治疗。最近，旧术语胸膜腔镜检查术重新被使用，主要指使用前端可弯曲半硬质胸腔镜器械的胸腔镜检查术。事实上，胸腔镜检查术、内科胸腔镜检查术、胸膜腔镜检查术这些术语在文献中被交替使用。为避免混淆，我们使用胸腔镜检查术这一术语，指由呼吸科或肺科医师进行的胸腔镜操作。

2. 操作方法　胸腔镜检查术是一项有创技术，应在用其他更简单的方法无法获得诊断时（渗出性胸腔积液病例中）或实现胸膜固定时（复发性胸腔积液或气胸病例中）使用。通过套管置入胸腔镜，胸腔镜进入胸腔后，操作医师可直视胸腔各部位，并在直视操控下从胸膜腔的各个区域获取活检标本，这些区域包括胸壁、横膈、纵隔和肺。有指征时可喷洒滑石粉。

诊断性和治疗性胸腔镜术有两种不同的操作方法。第一种方法为单一入口，胸腔镜和活检钳通过套管形成单一的工作通道进行操作。该方法通常采用局部麻醉，使用半硬质胸腔镜进行操作。另一种方法中，则使用了两个入口：一个为检查内镜入口，另一个入口为辅助器械及活检钳的工作通道。这种方法首选全身麻醉。

二、胸腔镜的技术操作

1. 适应证　目前的胸腔镜检查术主要用于诊断，但也可用于治疗。胸腔镜检查术主要用于不明原因渗出性胸腔积液的诊断、弥散性恶性间皮瘤或肺癌的分期，以及恶性和其他复发性胸腔积液的滑石粉喷洒治疗。胸腔镜检查术可用于评估自发性气胸和脓胸，对这些疾病的治疗也可能有用。对熟练掌握胸腔镜技术的人员来说，胸腔镜检查术也适用于对横膈、肺、纵隔和心包部位诊断性活检，以及更精细的操作。如前所述，胸腔镜检查术和 VATS 的适应证有所重叠。胸腔镜检查术是研究胸腔积液的金标准，是科研工作的绝佳工具。

2. 禁忌证　胸腔镜检查术是一项比较安全的操作，无绝对禁忌证。其相对禁忌证有：①一般状况差，极度虚弱不能耐受手术者；②严重的心血管疾病，如急性心肌梗死、严重的心律失常等；③不能纠正的出血倾向者；④需持续通气支持的呼吸衰竭；⑤持续的不能控制的咳嗽；⑥广泛胸膜粘连而胸膜腔消失者；⑦严重的肺动脉高压；⑧精神异常而不能配合手术者；⑨皮肤存在广泛感染者。

3. 仪器设备　胸腔镜检查术操作需要的装置包括穿刺器套管（Trocar）、胸腔镜或纤维支气管镜及其光源和图像系统、活检钳及术后的胸腔引流管等。不同医院根据条件不同所用胸腔镜主要有以下 3 种：

（1）硬质胸腔镜：将导光束、目镜以及活检孔道全部集于一根金属管中，与电视系统结合，具有优异的照明度，在胸腔内便于操作，活检组织较大，病理阳性率较高，且在硬质胸腔镜下可以进行创伤较少的介入性治疗。其不足是不易变化方向，不能多角度观察胸腔内改变。

（2）气管镜代胸腔镜：可在没有胸腔镜设备的基层医院进行胸膜疾病的诊断，创伤更小，患者痛苦轻，镜端可弯曲，相对减少了检查的盲区。但气管镜镜体柔软，在胸腔内的定位不易掌控，胸腔内粘连易造成纤维内镜损伤，活组织取材较小，病理阳性率低。

（3）前端可弯曲电子胸腔镜：是一种新型的软硬结合胸腔镜，与支气管镜使用同一光源监视系统，硬质杆部具备硬质胸腔镜的易操作性，其前端可弯曲部分可多方向观察胸腔，创伤小，患者更容易接受，在以诊断为主的胸膜疾病诊疗过程中更具优势，有良好的应用前景。

4. 术前准备　胸腔镜检查术前应常规进行影像学评估。CT 扫描有助于病变定位，如多房性脓胸、胸壁或横膈的局灶性病变。超声检查有助于胸腔积液定位、诊断胸腔内可能存在的粘连。评估患者的呼吸状况至少需要肺功能和动脉血气分析，应行心电图检查排除近期心肌梗死或严重的心律失常。此外，还应检查血常规、肝肾功能、凝血功能、血清电解质、血糖、血型。应向患者清晰地说明计划要进行的操作技术、术后可能发生并发症的诊治，以及预期的诊断或治疗结果，然后由患者和委托人签署知情同意书。

5. 进入胸腔　胸腔镜操作的前提是具有足够大的胸腔空间以避免套管针和胸腔镜进入时损伤肺和其他器官，若完全没有胸腔空间，则无法进行胸腔镜操作。在已有完全性气胸或大量胸腔积液的情况下，进入胸腔的操作最为简单，套管针可直接进入胸腔而不伤及肺。在少量或中等量胸腔积液的情况下，可在最不透光区或浊音最明显的水平穿刺，最好在超声或透视引导下行细针穿刺。当胸腔积液被吸除后，拔出注射器，将针头留在胸腔内，使空气得以自发或经患者数次深呼吸后进入胸腔。空气进入后引起肺塌陷，肺与胸壁分离，从而创造了能使套管针安全置入的胸腔空间。或者当确认针已在胸腔积液中时（即不在肺内），可以通过注射器直接将空气注入胸腔内。通常，数毫升的空气就足以充分分离肺和胸壁。超声引导下进行操作的安全性更高，能为操作者提示定位胸腔积液，排除厚壁分隔、粘连。厚壁分隔或粘连使肺无法充分塌陷，此时当套管针刺入分隔、粘连部位时，可能会出现例如出血和损伤肺、横膈和其他胸部结构的并发症。

6. 麻醉　单孔胸腔镜检查术通常在术前用药、局部麻醉下，联合一种镇痛剂或镇静剂，或两种都用（如咪达唑仑和氢可酮）的情况下进行的。操作期间可根据需要加用镇痛药物。这种清醒镇静下进行的操作并不需要麻醉师，但是，当患者存在特异性体质，或对常见麻醉药物过敏、十分焦虑或不能合作，包括儿童患者和重度高碳酸血症患者，则需要麻醉师在场。丙泊酚镇静是一种很好的选择，但是，包括美国在内的一些国家禁止在无麻醉师的监管下使用丙泊酚做中度镇静。同进行 VATS 操作一样，一些中心采用气管插管、机械通气下全麻进行胸腔镜检查术，但是，胸腔镜检查术通常不必在全麻下进行。胸腔镜操作中需提供如心电监护仪和氧饱和度监测仪。保留静脉通路，既可用于静脉镇静，也是出于可能需复苏用药的必要。

7. 胸腔镜技术　患者取健侧卧位。置入胸腔镜时应选择能进入疑似异常部位的点，避开可能的危险部位，如乳内动脉所在的前正中线、胸外侧动脉所在的腋窝区和锁骨下动脉所在的锁骨下区。横膈区域不适合作为入口，该区域不仅常出现粘连，也可能会损伤肝、脾。套管针通常在腋中线和腋前线之间的第 4 至第 7 肋间隙置入（"安全三角"）；处理胸腔积液时，在第 6 或第 7 肋间隙置入；而处理气胸时，在第 4 肋间隙置入。备皮后进行手术消毒，2% 的利多卡因局部麻醉后，做一小的皮肤切口，以适度的力螺旋式置入套管针，直至感觉突破了胸内筋膜的阻力。套管针的套管应至少有 0.5cm 进入胸腔。用负压吸引管吸除胸腔积液，使空气能快速进入胸腔，平衡压力。在完全吸除积液后或无积液的情况下，通过套管置入光学装置，全面观察胸膜腔。如有蜘蛛网样的粘连影响观察，可予机械分离。按照内、前、上、后、侧、下的顺序观察脏层、壁层、膈胸膜和切口周围胸膜。仔细观察病灶的形态和分布,判定病灶的部位、分布、大小、质地、颜色、表面情况、有无血管扩张或搏动,以及病灶有无融合、基底部的大小、活动度和与周围组织的关系,并在直视下根据病变进行胸膜活检和(或)肺活检及某些治疗。

8. 滑石粉胸膜固定术 滑石粉喷洒是最受广泛报道的胸腔内注入滑石粉的方法,主要用于恶性肿瘤或复发性胸腔积液的胸腔固定术,也可用于持续或复发的自发性气胸。胸腔镜滑石粉胸膜固定术可在局麻下进行,但通常需要联用其他镇痛药物。在操作过程中,如有胸腔积液,重要的是喷洒滑石粉前消除所有胸腔积液。最好能使肺完全萎陷,有利于广泛、均匀地喷洒滑石粉。

喷洒滑石粉的最佳剂量尚不明确,通常情况下,恶性肿瘤或复发性积液患者的推荐剂量约为5 g,而对气胸患者,推荐剂量约为2 g。喷洒滑石粉过程中应观察胸腔,确保喷洒的滑石粉分布均匀。为此,可使用带角度的光学装置和吸引软管的胸腔镜,吸引软管连接滑石粉小瓶和气压喷雾器,可通过硬质胸腔镜或半硬质胸腔镜的工作通道置入。

滑石粉喷洒术后应常规置入10F~24F胸导管,在胸腔积液患者中指向胸后壁肋脊沟,在气胸患者中指向胸腔顶端。操作后,当每天胸腔积液量少于150ml时,建议拔除胸导管,但是这一惯例几乎没有证据支持。有一项报道提出,不用考虑每天胸腔积液量,胸导管可在24小时内拔除。经胸腔镜滑石粉喷洒术与经胸导管注射滑石粉匀浆相比,其潜在优势为能将滑石粉更均匀地分布于整个胸膜表面。有三项头对头研究对比了滑石粉喷洒术和滑石粉匀浆注入术,滑石粉喷洒术的效果至少等同于注射滑石粉匀浆,一些研究显示滑石粉喷洒术更为有效。因此,在接受胸腔镜检查术的患者中,滑石粉喷洒术应为首选方法。

滑石粉廉价、高效,其最常见的短期不良反应为发热、疼痛。如心律失常、心搏骤停、胸痛、心肌梗死和高血压的心血管并发症已有报道;而这些并发症是源于操作还是与滑石粉本身相关,目前尚未明确。

9. 并发症 胸腔镜检查术导致患者死亡极为罕见,常见并发症有以下几种:

(1)疼痛:可根据患者胸痛程度酌情给予镇痛剂,减轻患者疼痛,使其得到必要的休息。

(2)出血:操作活检时应避开胸壁血管,一般少量出血多可自行停止,极少发生大出血。术后严密观察生命体征变化,注意检查敷料、切口及引流管旁有无渗血及出血,若胸腔引流出血量每小时超过150ml连续3小时以上为进行性血胸,应积极补充血容量,尽早手术探查。

(3)术后发热:术后一般有低、中度手术热,可暂观察。如发热持续不退,胸腔引流液颜色浑浊或脓性,考虑为胸腔感染,需抗菌药物治疗,保持引流管通畅,必要时胸腔冲洗。

(4)皮下气肿:术前使用镇咳剂以减少术中咳嗽,少量皮下气肿一般自行吸收,范围大较严重的可消毒皮肤后空针抽气处理。

(5)气胸:脏层胸膜活检时易导致支气管胸膜瘘发生气胸,术后留置引流管,一般可自行愈合。

(6)肿瘤转移:手术遵循"无瘤操作",保护切口,更换可能污染的器械或手套。对于发生种植转移的患者，术后辅以放、化疗。

（7）气体栓塞：发生率极低，致死率高，为避免气体栓塞发生，人工气胸注气前需确保穿刺针位于胸腔内，注气需缓慢，并注意观察胸腔内压力的变化。应对常见并发症提高认识，加强监护，谨慎操作，及时发现处理。

三、胸腔镜检查术的临床应用

1. 不明原因胸腔积液的诊断　胸腔积液是肺及胸膜疾病最常见、最具特征性的表现之一。此外，全身其他系统疾病如心功能不全、肝硬化、肾病综合征、结缔组织病等也可出现胸腔积液。临床上常见胸腔积液患者经过充分的诊断性检查，包括胸腔穿刺胸腔积液检查和胸膜活检仍不能明确病因时，胸腔镜检查术对明确诊断有显著的优势。通过胸腔镜检查术可以直观、清晰地观察 90%~100% 的脏壁层胸膜，选择可疑部位钳取组织进行活检，组织标本较大且在直视下获得，因而阳性率大大提高，可达 90% 以上。Metintas 等发现胸腔镜对胸腔积液诊断的敏感度为 94.1%。而一项包括 22 个研究总计 1369 名患者的分析表明，胸腔镜检查术诊断阳性率为 92.6%。经过全面的胸腔积液和胸腔镜检查，仍有部分患者不能明确病因，25% 病理诊断为非特异性胸膜炎，其中 5%~10% 进展为恶性肿瘤。

2. 肿瘤的诊断和分期　胸腔镜检查术有助于肺癌、弥散性恶性间皮瘤和转移性肿瘤的分期。在肺癌患者中，胸腔镜检查术能帮助确定胸腔积液为恶性或是良性。因此，行胸腔镜检查术可避免进一步行开胸探查术以明确肿瘤分期。Canto 等在 44 名行胸腔镜检查的肺癌和胸腔积液患者中发现其中 8 例无胸膜累及的证据；6 例在之后的切除术中证实无胸膜累及。最新的美国胸科医师学会指南推荐：对于怀疑为肺癌的患者，若胸腔积液可穿刺获得且细胞学检测为阴性，则应在影像学引导下或胸腔镜下行胸膜活检。在弥散性恶性间皮瘤中，与闭式胸膜活检相比，胸腔镜检查术能获得体积更大、更有代表性的活检标本和更准确的分期，因此，胸腔镜检查术能提供更早期的诊断和更佳的组织学分类。早期（Ⅰ期和Ⅱ期）患者可获得更佳的临床结果，因此，早期诊断和分期对治疗具有重要提示意义。胸腔镜检查术能明确诊断石棉相关性良性胸腔积液，术中可见透明纤维或钙化、增厚的白色珍珠样胸膜斑，提示可能为石棉暴露。胸腔镜肺活检标本，甚至是壁层胸膜特殊病变的活检标本，可出现高浓度石棉纤维，进一步支持石棉相关疾病的诊断。

3. 胸腔积液胸膜固定术　胸膜固定术是目前治疗恶性胸腔积液和顽固性良性胸腔积液常用的有效手段。胸腔镜检查术可以抽出胸腔积液后行胸膜固定术，控制胸腔积液的产生，促进肺充分复张，从而改善患者症状，提高患者生活质量。根据胸腔内给药的目的和药理作用主要可分 5 大类，即硬化剂、抗癌药物、生物免疫调节剂、纤维蛋白类制剂及医用黏胶剂。其中胸腔镜下滑石粉喷洒法是治疗胸腔积液安全有效的方法。

4. 脓胸的治疗　以往对脓胸的治疗主要是反复胸穿排脓胸腔冲洗、闭式引流、抗菌药物及营养支持等保守治疗，疗效差，疗程长，对肺功能影响大，急性脓胸更易迁延不愈形成慢性脓胸。胸腔镜检查术可以引流脓液并清除脓苔，松解粘连带，分离脓腔包裹，剥离纤维板，将引流管放置在最恰当位置，彻底地冲洗胸腔，使肺完全复张，治愈率高。胸腔镜检查术创伤轻微、安全，即使中毒症状严重且身体较为衰弱的患者，在应用有效抗菌药物 3～5 天后也可进行。

5. 自发性气胸的治疗　气胸患者行胸腔镜检查,可以对胸膜解剖有无异常做出评价,观察到肺大疱的存在,对不同类型肺大疱可选择电灼、热凝固、封扎套扎、闭锁或切除等治疗方法,以减少气胸的复发,也可对引起脏层胸膜撕裂影响裂口愈合的粘连进行松解,或行滑石粉胸膜固定术,气胸治疗成功率为 80%～95%。对气胸复张及治疗的效果做出预测,指导选择进一步的治疗方法。

6. 其他应用　纤维支气管镜和 CT 引导下经皮肺活检常因活检组织标本太小,不能做出正确的病理诊断,可考虑利用胸腔镜肺活检。胸腔镜手术损伤轻微,在内镜下,可以分辨正常及异常肺组织表面,胸腔镜下活检可以根据疾病诊断要求,在病变明显的不同部位钳取多块肺组织送病理检查,既能达到明确诊断的目的,又避免了外科开胸手术活检的风险和经纤维支气管镜活检的低阳性率。胸腔镜可取得较大的肺实质活检标本,有利于诊断弥散性肺疾病、肺部感染、石棉沉着病或原因不明的肺周边病变。此外,还可通过胸腔镜检查术行纵隔、横隔膜或心包的活检,为胸外科治疗提供依据。

胸腔镜检查术花费低、创伤小、并发症少、操作简单,可在内镜室局部麻醉、患者自主呼吸且神志清楚的状态下进行,对胸膜肺疾病的诊断和治疗具有重要的价值。随着微创技术和微创设备的进步,胸腔镜检查术不断得到发展。作为一项安全、有效的微创技术,在以人为本的现代医疗理念中更具特色,是现代医学发展的趋势,胸腔镜检查术成为呼吸内科医生必须掌握且相当实用的操作技术,在临床诊疗过程中具有广阔的发展前景。

第六节　胸膜穿刺活检术

一、概述

对于不明原因胸腔积液,尤其是疑为恶性胸腔积液者,胸膜穿刺活检术(简称胸膜活检)是临床常用的确诊手段。胸膜活检具有创伤小、操作简单、安全性高、价格便宜等特点,因而被广泛应用于临床。

二、适应证

胸膜活检的主要适应证为不明原因胸腔积液,尤其是渗出性胸腔积液。此外,对于不明原因的胸膜增厚、胸膜结节、胸膜肿块,即使没有合并胸腔积液,胸膜活检亦是重要的诊断手段。

胸腔积液的病因诊断常通过胸腔积液化验和胸膜活检来完成。在我国,多数病例需要进行结核性胸腔积液和癌性胸腔积液的鉴别诊断。胸腔积液的常规、生化、肿瘤标志物、细菌学和细胞学检查有重要的诊断价值。但是,胸腔积液细胞学对诊断恶性胸腔积液的敏感性不高,约为 60%(40%～87%),反复送检胸腔积液细胞学对提高检出率作用有限,主要是因为瘤细胞脱落后,不易与正常细胞及增生的胸膜间皮细胞相鉴别。因此,需要胸膜活检获取病理组织来明确诊断。

三、禁忌证

胸膜活检没有绝对禁忌证，其相对禁忌证包括：严重出血倾向、凝血机制障碍者、血小板计数 $<50 \times 10^9/L$ 者、正在使用抗凝剂者；体质衰弱、病情危重，难以接受操作者；穿刺部位有脓肿或感染，穿刺活检时可能把病原体带入胸腔引起感染，应待感染控制后再实施操作；严重心肺功能障碍、肺动脉高压、肺大疱、肺包囊虫病等；有严重精神疾病，无法配合操作者。

四、操作前准备

1. 复习患者病历及胸部影像学资料，了解胸腔积液的部位、量、范围、有无胸膜增厚。操作前行超声胸腔积液定位，了解胸腔积液的深度并进行穿刺点定位。

2. 向患者详细交代胸膜活检的目的、可能的不良反应及对策，操作过程中患者需要配合的要点如不能活动身躯、不能言语、不能深长呼吸、不能剧烈咳嗽。如果出现胸闷、气短、头昏、心悸、眼黑等不适，应及时摇手示意，以中断操作。

3. 准备物品　胸穿包、安尔碘、消毒棉签、利多卡因、胶带等。此外，还须准备专用的胸膜活检针。不同厂家生产的胸膜活检针有所不同，但原理大同小异，都是利用针上锐利的反钩对胸膜组织进行切取。常规的针刺胸膜活检针，包括 Vim - Silverman 分叶活检针、Abrams 活检针、Cope 活检针以及弹簧式切割针。既往胸膜活检多采用 Cope 钩型活检针或改良的 Cope 钩型活检针。由于其活检针较粗钝，局部损伤较大，并且易发生出血、气胸等并发症。近年来临床上弹簧切割活检针使用更为广泛。

五、胸膜活检步骤

1. 确定进针点　原则上应该选择胸部叩诊实音最明显的部位或超声定位点。积液较多时，通常选取肩胛下线或腋后线第 7 至第 8 肋间。但是，为了提高活检的阳性率，在操作前仔细阅读患者胸部 CT 片，寻找胸膜增厚的区域是非常有必要的。寻找到 CT 片上胸膜增厚的区域后，根据体表定位标志，在患者体表上判断胸膜增厚大致投射到体表的区域，再在安全的前提下，确定进针点。

2. 体位　患者取面向椅背的骑跨坐位，双臂置于椅背，额部枕于臂上，嘱患者轻度弓背，使肋间隙增宽。

3. 活检方法　常规消毒，铺无菌孔巾。2% 利多卡因局部浸润麻醉，尤其在壁层胸膜表面应注射较多的麻醉剂。使用麻醉针试穿抽得胸腔积液。如果不能使用麻醉针抽到胸腔积液，则不要贸然进行胸膜活检，如果必须进行活检，则应考虑在 B 超或 CT 引导下进行。

麻醉满意后换用胸膜活检针进行穿刺。用 Cope 针于穿刺点将套针与穿刺针同时刺入胸壁，抵达胸膜腔后拔出针芯，先抽胸液，然后将套针后退至胸膜壁层，即刚好未见胸液流出处，固定位置不动。将钝头钩针插入套管并向内推进达到壁层胸膜，调整钩针方向，使其切口朝下，针体与肋骨呈 30°；左手固定套管针，右手旋转钩针后向外拉，即可切下小块胸膜壁层组织。如此改变钩针切口方向，重复切取 3~4 次。将切取组织放入 10% 甲醛固定送检。活检完毕后，拔除套管针，迅速用无菌纱布压迫穿刺部位，用弹力胶布固定，一般不必缝合切口。嘱患者卧床休息并密切观察，以除外并发症的发生。

弹簧切割活检针的操作方法则相对简单。选取合适口径的穿刺活检针（14 g～20 g），结合操作者的实践经验，通常选取 16 g 或 18G 的穿刺活检针能兼顾取材成功和保证并发症发生率在可接受的范围内。将穿刺活检针安装到配套的弹簧柄上，或使用一次性穿刺活检枪。左手固定穿刺点，右手持装好活检针的弹簧柄沿选取的穿刺点进针，当接近胸膜组织时，扣动扳机，切割活检针弹出自动切下组织，拔出活检针留取标本并用 10% 甲醛固定。沿不同的角度重复上述操作 3～4 次。为了避免反复穿刺在胸膜上造成多个穿刺孔，增加并发症的发生率，可以采用同轴针穿刺系统。使用活检针配套的相应型号的同轴针进入穿刺点，拔出同轴针的针芯，然后通过同轴针的套筒插入活检针进行取材。这样即使多次取材，胸膜上只会留下一个穿刺孔。

六、影像引导下的胸膜活检

为了区别于影像引导下的胸膜活检，上述没有引导的胸膜活检通常被称为盲穿胸膜活检。对于弥散性胸膜病变者，盲穿胸膜活检的阳性率较高。但是，对于局灶性胸膜病变者，盲穿胸膜活检很有可能获得假阴性结果，而影像引导下的胸膜活检能精准到达目标部位，提高诊断准确率，降低穿刺风险。

CT 或超声引导下的胸膜活检在临床上的应用越来越多，这些技术本身并不复杂，经过训练的呼吸科医生已可以独立完成该操作，而无须放射科或超声科医生辅助。在活检前，通过 CT 扫描确定胸膜增厚的区域，使用体表定位卡选取最佳进针点，设计好进针方向、深度和角度。穿刺点常规消毒铺巾后，使用同轴套针沿设计好的进针路径缓慢进针，达到计划深度后再次行 CT 扫描，如确定针尖已达到目标部位后，使用切割针进行穿刺活检。CT 的优势是能清晰地显示胸膜和肺部的细微病变，但是进行 CT 导下的胸膜活检，患者和操作者都会有射线暴露。超声引导则无射线暴露之虞，而且通过超声引导，能实时精细调整穿刺针位置，彩色超声还能在一定程度上使穿刺针避开较大的血管。在超声指引下，切割活检针达到目标部位后扣动弹簧扳机完成活检。其不足之处是超声对胸膜的微小病变分辨能力相对较差，且成像容易受到肺部气体的干扰。

文献表明，CT 或超声引导下的胸膜活检对胸膜恶性疾病诊断的敏感性达 70%～91%，而盲穿胸膜活检对胸膜恶性疾病的敏感性仅为 40%～75%。目前，关于 CT 和彩超引导下的胸膜活检两者之间诊断敏感性的差异并无随机对照临床研究。

因此，在有条件的医院，应鼓励开展影像引导下的胸膜活检以提高对胸膜疾病的诊断率和安全性，尤其是针对局灶性胸膜病变者。

七、并发症及处理

1. 胸膜反应　在胸膜活检过程中，患者出现剧烈咳嗽、头晕、胸闷、血压下降、心悸、冷汗甚至晕厥等一系列反应。可能与饥饿、体质虚弱、紧张等导致的反射性迷走神经功能亢进有关，也与术者操作不熟练、麻醉剂量不足、过度刺激胸膜有关。术前应与患者详细沟通，消除其紧张情绪。精神极度紧张者可于术前适当使用镇静药物。在麻醉过程中，要对壁层胸膜进行充分麻醉。一旦出现胸膜反应，应立即停止操作，让患者平卧休息。轻者经休息与安慰后即可自行缓解。但如出汗明显，血压下降长时间不能恢复时，除予以吸氧、输注葡萄糖液外，必要时可皮下注射肾上腺素 0.5mg。

2. 气胸　活检过程中空气从活检针漏入胸腔，或者活检针刺透脏层胸膜导致气胸发生。气胸发生后，无症状者通过吸氧、卧床休息往往会自行缓解。有症状者，可以通过胸腔穿刺抽气排出气体。少数患者症状较明显，经 CT 证实为大量气胸者，应予闭式引流。

3. 血胸　常见于穿刺针刺破肋间血管所致，所以穿刺时应注意沿肋骨上缘进针。若出现较大量的不凝血液，应立即拔除穿刺针，密切观察患者一般情况和生命体征，进行止血治疗，必要时应予闭式引流。如果损伤肋间动脉或胸廓内动脉，可能引起较大量的出血，经内科治疗无好转者，应尽快进行手术处理。

4. 邻近脏器损伤　个别情况下，穿刺针位置较低等原因造成误穿肝脏、脾脏、肾脏等邻近脏器。患者可能无明显症状，而病理检查发现送检的为肝、脾或肾组织。如果刺伤脏器较明显，尤其是较脆弱且易出血的脾脏，可能会导致大出血而需要手术处理。

八、胸膜活检与内科胸腔镜的选择

怀疑为恶性胸腔积液者，若胸腔积液细胞学未查见肿瘤细胞，应安排胸膜活检。对于弥散性胸膜增厚者，可先采用盲穿胸膜活检，不能确诊者，再考虑影像引导下的胸膜活检；对于局灶性胸膜增厚者，推荐首先采用影像引导下的胸膜活检。对于胸膜活检仍未能确诊者，有条件的医院应采用内科胸腔镜检查进一步确诊。

第七节　多导睡眠技术

一、概述

多导睡眠图（PSG）一词由斯坦福大学 Holland 医生于 1974 年首先使用，是持续同步记录、分析睡眠中多项电生理活动，是进行睡眠医学研究和睡眠疾病诊断的常用技术。Polysomnography 一词，是在多导（生理）记录仪技术（polygraphy）一词中嵌入一个表示"睡眠"的词根"somno"（源自拉丁语 somnus）而组成的复合词，这说明从仪器技术方面上看多导睡眠图，与多导生理记录仪基本相同。PSG 监测包括电生理活动和生理活动这两类监测，前者通过连接到体表的电极探测躯体内部电信号，后者通过外部传感器测量生理活动和功能。多导睡眠监测是睡眠呼吸障碍临床和科研最常用的核心技术，也是睡眠呼吸障碍诊断的金标准。

1. 睡眠监测技术的发展　1875 年，Caton 用简易的电压感受器记录到动物表面电活动，1929 年，Hans Berger 首次记录到人类的脑电活动，并描述了清醒和安静闭眼状态下不同的脑电图表现。1953 年，Aserinsky 和 Kleitman 发现睡眠中缓慢眼球运动和快速眼球运动（REM）的特点，即睡眠某些阶段，人的眼球会呈周期性地快速扫描；Dement 和 Kleitman 发现了睡眠周期性变化规律，奠定了睡眠分期的基础。1966 年，脑电参数应用于PSG 监测。直到 1968 年，Rechtschaffen 和 Kales 才首次完整地提出了人类睡眠分期规则，提出睡眠专业术语和技术标准，即经典的 R－K 分期规则。1974 年，Holland 将呼吸和心电监测加入，首次进行了完整的整夜睡眠监测；20 世纪 90 年代后，由于计算机科技的革新，数字 PSG 逐渐代替了传统走纸 PSG 技术。2007 年，美国睡眠医学会（AASM）对多导睡眠监测的各项技术参数进行了明确的规范说明，并出版《美国睡眠医学会睡眠及其相关事件判读手册——规则、术语和技术规范》（以下简称《美国睡眠医学会判读手册》）。2012—2016 年，该技术手册多次更新，已成为 PSG 操作和数据分析的最新指南。

2. 多导睡眠图设备的分级　1994 年，美国睡眠医学会发表了用于睡眠呼吸检查设备的分级，各等级的标准如下：

（1）Ⅰ级：标准多导睡眠图检查，要求记录指标至少包括脑电、眼电、下颌肌电、心电、呼吸气流、呼吸运动（努力）、动脉血氧饱和度，必须记录睡眠体位。检查过程必须始终有经过训练的人员监视，并必要时进行相应处理。最好同时记录腿动情况，但非必须。

（2）Ⅱ级：全指标便携式多导睡眠图检查，记录指标要求和标准多导睡眠图检查一样，只是可以心率记录代替心电图记录。经过训练人员的监视非为必需。

（3）Ⅲ级：改良便携式睡眠呼吸暂停检查，最低记录指标要求包括通气指标（至少包括两导呼吸运动或呼吸运动加上呼吸气流）、心电图或心率以及动脉血氧饱和度。检查准备需医务人员进行（如电极安置和仪器调试、定标）；无人员始终监视。

（4）Ⅳ级：单或双生物指标持续记录，仅持续记录一项或两项生理指标。无人员监视。

便携式睡眠呼吸诊断装置指Ⅱ级至Ⅳ级装置。

二、多导睡眠技术

PSG 监测包括电生理活动和生理活动，前者通过连接到体表的电极探测躯体内部电信号，后者通过外部传感器测量生理活动和功能。各种生物信号都需要转换，从而可视化、更直观。

（一）多导睡眠图监测技术及原理

1. 放大器　PSG 中使用的放大器为差分放大器。差分放大器同时接收两个信号源，放大处理后输出的信号为两个源信号的差值，从而把脑电图、眼动电图和肌电图的电活动记录下来。放大器的作用就是将电极拾取的微弱的生物信号增幅放大。

2. 记录

（1）记录系统：数字记录系统包括参考记录、双极记录和直流记录组合。双极记录的是 2 个电极之间的电压差，一旦记录就不能更改导出信号，通常温度气流、呼吸努力、下肢肌电和心电图采用双极记录。参考记录是多个电极对应一个参考电极，记录和回放期间，任意参考记录导联显示的是数字差，而不会改变原始记录数据。需引起重视的是，一旦参考电极出现故障，所有相关信号都会受影响。PSG 中 EEG、EOG 和 EMG 都是参考记录。在一对电极中，一个为拾取生物信号的记录电极，而另一个为参考电极，如脑电电极 C_3/A_2 中，C_3 为记录电极，A_2 为参考电极。由于生物电信号非常薄弱，从而要求两个电极的位置尽可能远一些，所以 C_3/A_2 的组合优于 C3/A1 的组合。

（2）采样频率：绝大多数数字记录系统采用模拟信号，放大器持续输出信号，通过模-数转换器将信号转为数字模式，进一步由计算机储存和处理。奈奎斯特定理指出，采样频率必须超过样本频率的2倍以免记录的信号失真。

3. 滤波　任何监测的信号都会受到一些不需要的多余信号干扰，这些干扰信号包括低频、高频或者50~60Hz的伪迹（来自附近的交流电），滤波可以减弱这些干扰信号。高频滤波（低通滤波）用于减弱不需要的高频信号，如混入脑电信号的肌电波；低频滤波（高通）用于减弱不需要的低频信号，如混入脑电信号的呼吸波；50~60Hz滤波，又称为陷波滤波，用于减弱58~62Hz的交流干扰、减弱伪迹，由于陷波滤波可能导致记录波形变形，不推荐常规使用陷波滤波，而应该寻找伪迹的原因从根本纠正。

4. 敏感度与增益　PSG中的敏感度、增益或者放大倍数调谐的功能相同，即增大或减小输出信号的放大倍数。增益可用输出电压和输入电压的比值来表示，最终表现为敏感度。敏感度是指能使记录笔产生一定距离位移所需的电压值，单位为 $\mu V/mm$ 或 mV/cm。敏感度的表达公式为：S（敏感度）= V（电压）/D（记录笔位移距离）。"敏感度"多用于走纸式记录装置，而"增益"多用于电子化或数字化记录装置。

（二）多导睡眠图（PSG）中电生理信号的采集

PSG中电生理信号包括脑电、眼电、下颌肌电以及心电等。电极安置是记录的第一步，也是较为重要的一部记录。脑电记录一般采用中心带小孔的小型镀金或镀银杯状电极，眼电和肌电可用镀金杯状电极。电极涂上导电膏放置于皮肤表面探测电压变化，电极安置后还应做适当的固定。安置完毕后必须检查电极的阻抗，要求阻抗在 5000Ω 以下。

1. 脑电的采集　AASM推荐的脑电导联为 F_4-M_1、C_4-M_1 和 O_2-M_1，替代导联是 F_3-M_2、C_3-M_2 和 O_1-M_2。脑电电极的安置应严格按照国际10-20标准进行。安置电极的名称以放置部位的英文单词的首字母和一个附加值表示。

2. 眼电的采集　AASM推荐的眼电导联是 E_1-M_2 和 E_2-M_2。E_1 电极放置在左眼外眦下1cm处，E_2 电极放置在右眼外眦上1cm处。可接受替代的导联：E_1-Fpz、E_2-Fpz，E_1 电极放置在左眼外眦向外向下各1cm处，E_2 电极放置在右眼外眦向外向下各1cm处。这样放置可使左右眼电图记录到矛盾运动的波形，形成共轭运动。

3. 颏肌电的采集　记录颏肌电需要3个电极：a电极位于中线下颌骨下缘上1cm；b电极位于下颌骨下缘下2cm中线右旁开2cm；c电极位于下颌骨下缘下2cm中线左旁开2cm。

4. 肢体运动的采集　肢体运动分为上下肢，一般PSG常规记录下肢运动情况。下肢运动主要表现为拇趾的背屈，故记录电极置于两侧胫骨前肌表面，每侧安置2个电极，2个电极之间的相差为2~4cm。

5. 肺容积变化

（1）变形测量计：通常由注满可通过电流的导体（多为汞）的密封弹性小管做成。当长度固定时，其电流及电阻也是固定的。拉伸变形测量计改变导体的长度及横切面的大小，继而使电阻增加。电流的大小与测量计的长度呈反比，因此可作为测量计长度的一个指标。因此，这些测量计可用于定型测量呼吸异常。在实际中使用2个测量计（一个用于胸廓，一个用于腹部）即可得到较精确的容量变化的测量结果。

（2）应性体积描记仪：感应系数是与电流变化相反的导体的一个特性。胸廓及腹腔横切面的变化可通过测量感应系数的变化来得到。传感器置于导电性相同的胸廓及腹部。每个传感器都由一个缝在经过弹性化处理的带子上水平方向呈正弦形状的绝缘电线构成。肺容积的变化可改变胸廓及腹部横切面的大小，继而改变每个传感器的直径，这可直接影响传感器的自感应系数。

（3）阻抗式呼吸描记仪：人体在呼吸过程中的胸廓运动会造成人体电阻的变化，变化量为 $0.1 \sim 3\Omega$ 称为呼吸阻抗。阻抗是导体的电阻和感应两个属性的综合效应。在使用阻抗式呼吸描记时，胸部就是导体。将一对电极置于胸廓活动度最大的部位（通常就通过 ECG 导联的两个电极），并用 $10 \sim 100kHz$ 的载频正弦恒流向人体加以 $0.5 \sim 5mA$ 的安全电流，从而在相同的电极上获取呼吸阻抗变化的信号。这种呼吸阻抗的变化图描述了呼吸的动态波形，并可提取呼吸频率参数。经胸阻抗的变化与电极间传导性物质（包括间质液体、血液、淋巴及组织）与非传导性物质（空气）的多少有关。传导性与非传导性物质对阻抗的影响显然不同。肺内空气增加，从而增加阻抗，胸部液体增加，从而减少阻抗。记录下交换气体的容量及总阻抗的变化可区别空气相关或液体相关的阻抗变化。

6. 气流监测

（1）鼻气流压力传感器：吸气时气道压力低于大气压，呼气时，气道压力高于大气压，因此，测量呼吸时鼻气流压力的变化即可反应气流的大小。要想获得合适的信号需采用直流放大器。如果采用交流放大器，则应使用长时间常数过滤，短时间常数过滤可能会产生伪迹。

（2）热敏传感器：呼出气体与吸入气体间存在较大的温差，因此测量口鼻前的温度变化即可很容易检测出呼吸来。热敏传感器是对温度敏感的电阻，加载恒定但很小的电流，很小的温度变化即可产生较大的电阻改变，小电流可减少传感器的自身产热。热敏传感器置于口鼻气流通过处。呼出气加热传感器使其电阻增加，吸入气使传感器温度降至室温，电阻减少，其变化被记录下来，即可反应呼吸情况。须保证热敏传感器的工作温度低于人体温度，否则不能检测到呼出气流。

（3）呼气末 CO_2（$ETCO_2$）：呼气末的 CO_2 浓度达到其最大水平。CO_2 的测量主要采用红外吸收法，即不同浓度的 CO_2 对特定红外线的吸收程度不同。CO_2 监测有主流式和旁流式。主流式直接将气体传感器置于患者的呼吸气路导管中，直接对呼吸气体中的 CO_2 进行浓度转换，然后将电信号传入监测系统进行分析处理，得到 $ETCO_2$ 参数；旁流式的光学传感器置于监测仪内，由气体采样管实时抽取患者呼吸气体样品，送入监测仪进行 CO_2 浓度分析。

7. 脉搏血氧监测（SpO_2）　是采用分光光电技术通过探头（通常放在成年患者的指尖、耳垂或足尖及婴儿的脚）使用两个 LEDs（发光二极管），发出不同波长的光通过毛细血管床，一个检测器测量氧合血红蛋白和脱氧血红蛋白吸收的光的数量，发射的光转变成与吸收值成正比的电信号，从中计算和显示出 SpO_2 值。

8. 其他　如经皮测量 PaO_2 及 $PaCO_2$、胃肠监测、血压、夜间阴茎勃起功能监测等。

（三）适应证

1. 怀疑有睡眠相关呼吸疾患的患者的诊断。

2. CPAP 的滴定。

3. OSAHS 患者进行 UPPP 术的术前检查。

4. 使用口腔矫治器或外科手术患者为证实改善进行随访。

5. 体重增加或减少后患者治疗的评估或尽管最初对 CPAP 反应良好但有症状出现的患者。

第八节　病原体检查

呼吸系统包括鼻、咽、喉、气管、支气管、肺、胸膜及胸膜腔等。呼吸系统的任何部位均可发生感染，细菌是造成呼吸系统感染的重要病原体，也是常见的病原体，其次是病毒、支原体、衣原体和真菌等。呼吸系统感染是当前感染性疾病中病原谱最广、病原学诊断最复杂、耐药菌检出最多、造成死亡人数最多的感染类型。

一、常见病原微生物种类与特征

引起呼吸道感染的病原谱甚广，包括细菌、病毒、真菌、支原体、衣原体、立克次体等微生物以及较少见的寄生虫等。虽然细菌和病毒被认为是呼吸道感染最常见的病原体，但由于抗菌药物的广泛应用、免疫受损宿主的增加和人口老龄化等因素的影响，肺部感染的病原谱已走向多元化。感染部位（上或下呼吸道）、感染类型（社区或医院获得性）、宿主免疫功能、年龄、肺部基础疾病、应用抗生素情况等均影响病原体的种类。上呼吸道感染中病毒感染所占比例较高，细菌引起的鼻窦炎、中耳炎、化脓性咽喉炎、扁桃体炎中常见的病原体为肺炎链球菌、流感嗜血杆菌、金黄色葡萄球菌和厌氧菌等。下呼吸道感染病原体中细菌最常见，在免疫功能正常的人群或青壮年社区获得性肺炎中，主要病原体为肺炎链球菌、流感嗜血杆菌、肺炎支原体、肺炎衣原体、卡他莫拉菌、军团菌、厌氧菌等；医院获得性肺炎中则耐药细菌以及真菌所占比例增加，病原体除肺炎链球菌、流感嗜血杆菌在早发性（入院后 96 小时内发生）感染中仍较常见以外，革兰阴性杆菌如肠杆菌科中长 ESBL 的肺炎克雷伯菌和大肠埃希菌、非发酵菌中的多重耐药铜绿假单胞菌和鲍曼不动杆菌以及耐甲氧西林金黄色葡萄球菌（MRSA）占较大比例。在免疫抑制患者中曲霉菌和巨细胞病毒等病原体感染比例明显增加。由于生物学特性差别，流行病学资料显示，不同临床标本所分离的细菌其临床意义不尽相同。

（一）细菌

细菌是原核生物界中的一大类单细胞微生物，它们的个体微小，形态与结构简单。形状有球形、杆形和螺旋形，以二分裂的方式繁殖。细菌没有细胞核，也没有线粒体等细胞器，只有一个环状的 DNA 分子，位于细菌细胞内特定的区域内，称为类核体。除支原体外，所有细菌都有细胞壁，胞壁酸是细菌细胞壁的特有成分。植物的细胞壁不含胞壁酸。革兰染色是对细菌的细胞壁染色，从而鉴定细菌的一个简便方法。引起多种炎症的链球菌，引起化脓的葡萄球菌等都是革兰阳性菌；大肠埃希菌、沙门菌等是革兰阴性菌。很多杆菌和螺旋菌的体表有鞭毛，鞭毛很细。细菌的细胞膜也是脂类双分子层结构，细胞膜本身具有呼吸功能。很多细菌的细胞质中还含有小的环状 DNA 分子，称为质粒，为染色体外的遗传物质。质粒在遗传工程的工作中很重要，可作为传递基因的载体。

1. 革兰阳性球菌　与人类感染有关的需氧或兼性厌氧的革兰阳性球菌有触酶阳性的微球菌科和触酶阴性的链球菌科。前者包括葡萄球菌属、微球菌属以及少见的口腔球菌属、动性球菌属，后者则包括链球菌属、肠球菌属以及少见的乳球菌属、气球菌属、无色藻菌属、平面球菌属和孪生球菌属。

（1）葡萄球菌属：是一群革兰阳性球菌，需氧或兼性厌氧，常堆聚成葡萄串状，无鞭毛，无芽孢，体外培养一般不形成荚膜。宿主体内的大多数金黄色葡萄球菌表面存在荚膜，有利于细菌黏附。多数为非致病菌，少数可导致疾病。葡萄球菌耐药性强，已成为医院内感染最常见的致病菌。最常见的化脓性球菌也是医院交叉感染的重要来源。其致病物质包括：血浆凝固酶、葡萄球菌溶血素、杀白细胞素、肠毒素（可污染牛奶、肉类、鱼虾、蛋类）、表皮溶解毒素等。人类对致病性葡萄球菌有一定的天然免疫力，只有当皮肤黏膜受创伤后，或机体免疫力降低时，才易引起感染，患病后所获免疫力不强，难以防止再次感染。

表皮葡萄球菌和腐生葡萄球菌可引起尿路感染、败血症和心内膜炎等各种机会感染，属条件致病菌。临床使用的各种导管、人工瓣膜及其他侵袭性检查治疗用品受表皮葡萄球菌污染的频率很高。另外，即使在理想的消毒条件下，仍有 3%～5% 的血培养中混有污染菌，主要来源就是皮肤寄生的凝固酶阴性葡萄球菌。近年来凝固酶阴性葡萄球菌引起的感染逐渐上升，且耐药菌株不断增加，临床需密切注意。

葡萄球菌所致的常见疾病有：①皮肤软组织感染：主要有疖、痈、毛囊炎、痤疮、甲沟炎、睑腺炎、蜂窝织炎、伤口化脓等；②其他器官感染：如肺炎、脓胸、中耳炎、脑膜炎、心包炎、心内膜炎等；③全身感染：如败血症、脓毒血症等；④食物中毒：进食肠毒素污染的食物后 1～6 小时即可出现症状，如恶心、呕吐、腹痛、腹泻，大多数患者于数小时至 1 天内恢复；⑤烫伤样皮肤综合征：多见于新生儿、幼儿和免疫功能低下的成人，开始有红斑，1～2 天表皮起皱，继而形成水疱，至表皮脱落；⑥毒性休克综合征：主要表现为高热、低血压、红斑皮疹伴脱屑和休克等，半数以上患者有呕吐、腹泻、肌痛、结膜及黏膜充血、肝肾功能损害等；⑦假膜性肠炎：肠黏膜被一层炎性假膜所覆盖，该假膜由炎性渗出物、肠黏膜坏死块和细菌组成。

（2）链球菌：是化脓性球菌中的一类常见细菌，无鞭毛，无芽孢，大多兼性厌氧，少数菌株专性厌氧。培养早期形成透明质酸的荚膜。细胞壁外有菌毛样结构，含特异性的 M 蛋白。其广泛存在于人及动物的粪便和健康人的鼻咽部，引起各种化脓性炎症。

根据其溶血性状分为 α、β、γ 三种。α 溶血性链球菌（草绿色链球菌）为口腔及呼吸道中正常寄居的条件致病菌群，可因龋齿或拔牙引起菌血症，是亚急性心内膜炎的常见病原菌之一，也可引起上呼吸道感染、扁桃体炎、尿路感染、新生儿脑膜炎等。β 溶血性链球菌又称化脓性链球菌，分为多种血清群，致病者主要是 A 群和 B 群，C 群、D 群、G 群也有致病性。A 群链球菌可引起疖、痈、淋巴管炎、扁桃体炎、蜂窝织炎、产褥热及败血症等，产生红疹毒素的菌株可致猩红热，某些 A 群化脓性链球菌还可引起变态反应性疾病，包括风湿热、急性肾小球肾炎等。B 群化脓性链球菌主要菌种是无乳链球菌，寄居于女性生殖道，可引起产妇的感染及新生儿的败血症、脑膜炎和肺炎。C 群链球菌可引起脑膜炎、肾炎、心内膜炎、蜂窝织炎和持续性败血症等。γ 链球菌不溶血，一般无致病力，偶尔引起细菌性心内膜炎及尿路感染等。肺炎链球菌可引起大叶性肺炎、化脓性脑膜炎、心内膜炎、中耳炎等，是引起社区获得性肺炎的主要病原。一直以来，肺炎链球菌对青霉素具有高度的敏感性，临床上把青霉素用作治疗肺炎链球菌感染的首选药物。但近年来出现耐青霉素及多重耐药的肺炎链球菌（PRP），由于青霉素结合蛋白 PBPs 改变（以 PBP - 2b 突变多见），导致其与青霉素结合力下降，需引起高度重视。现在认为，青霉素敏感的肺炎链球菌对氨苄西林、阿莫西林、阿莫西林/克拉维酸、氨苄西林/舒巴坦、头孢克洛、头孢地尼、头孢吡肟、头孢他美、头孢克肟、头孢噻肟、头孢丙烯、头孢布烯、头孢曲松、头孢呋辛、头孢泊肟、头孢唑肟、厄他培南、亚胺培南、氯碳头孢和美洛培南等均敏感，所以不需要再测定这些药，而青霉素中介或耐药的肺炎链球菌，这些药的临床有效率较低。

链球菌感染的防治原则与葡萄球菌相同。链球菌主要通过飞沫传染，应对患者和带菌者及时治疗，以减少传染源。空气、器械、敷料等注意消毒。对急性咽峡炎和扁桃体炎患者，尤其是儿童，须治疗彻底，防止变态反应疾病的发生。所有溶血性 A 链球菌对磺胺、青霉素及红霉素等都敏感。

（3）肠球菌属：也是属于革兰阳性菌，有时以鞭毛运动，没有明显的荚膜，兼性厌氧。肠球菌曾被归入 D 群链球菌，但种系分类法证实它不同于链球菌属细菌，现单列为肠球菌属。临床上常见的是粪肠球菌和屎肠球菌，是目前医院内感染最重要的病原菌之一。肠球菌最常引起泌尿系感染，其中绝大部分为医院感染，多数与尿路的器械操作、留置导管和尿道结构异常有关。其次可引起腹部及盆腔的创伤和外科感染。肠球菌引起的菌血症常发生于有严重基础疾患的老年人、免疫功能低下患者以及长期住院接受抗生素治疗的患者，原发感染灶常为泌尿生殖道、腹腔化脓性感染、胆管炎和血管内导管感染等。呼吸系统的肠球菌感染比较少见。

尿路感染在粪肠球菌所致感染中最为常见，院内尿路感染多发生于留置导尿管或其他器械应用的患者，多表现为下、上尿路感染，少数为前列腺炎和肾周脓肿，在院外单纯性尿路感染中肠球菌所致者相对少见。尿路、腹腔、盆腔感染、烧伤后伤口感染等均可成为败血症的入侵病灶，肠球菌可占感染性心内膜炎病原菌的 5% ~ 15%，主要为粪肠球菌，少数为屎肠球菌、鸟肠球菌、坚忍肠球菌等。腹腔、盆腔感染较大肠埃希菌和厌氧脆弱类杆菌引起者为少见，常系与上述细菌的混合感染。其他少见情况下肠球菌可致伤口感染、蜂窝织炎、脑膜炎，极少致呼吸道感染。由粪肠球菌、屎肠球菌引起的早产儿败血症和脑膜炎有少数病例报道。

肠球菌感染的抗菌治疗：肠球菌对多种抗生素或抗菌药耐药，仅对青霉素、氨苄西林呈中度敏感，哌拉西林等亦可对其具中等抗菌活性，因此可选用上述药物。严重感染败血症、心内膜炎、脑膜炎时，需与氨基糖苷类抗生素联合应用。万古霉素对肠球菌有良好杀菌作用，因此根据病情，也可选用青霉素类与万古霉素的联合应用，青霉素类的剂量宜大。心内膜炎等的疗程宜长，以避免复发。

对于肠球菌属，头孢菌素、氨基糖苷类、克林霉素和甲氧苄啶－磺胺甲恶唑可以在体外显示活性，但临床上无效。肠球菌属药敏试验临床微生物实验室选择药物通常为 A 组青霉素或氨苄西林，B 组万古霉素，C 组四环素类和红霉素、氯霉素、利福平，U 组为环丙沙星、诺氟沙星等。近年来不断上升的肠球菌感染率与广泛使用抗生素出现的耐药性以及广谱抗生素的筛选有密切关系。对肠球菌的耐药性应高度警惕，避免高耐药、多重耐药菌株出现和播散。

微球菌属：不运动，好氧。本菌包括脑膜炎藤黄微球菌、玫瑰色微球菌及易变微球菌 3 个菌种。为条件致病菌，当机体抵抗力降低时感染本菌可致病，如引起脓肿、关节炎、胸膜炎等疾病。

2. 革兰阴性球菌

（1）淋病奈瑟菌：革兰阴性双球菌，无鞭毛，无芽孢，有荚膜，有菌毛，不运动，需氧。所致疾病：淋病。主要传播途径有：性传播、垂直传播、其他途径。

（2）脑膜炎奈瑟菌：肾形或豆形革兰阴性双球菌，在患者脑脊液中，多位于中性粒细胞内，形态典型。新分离菌株大多有荚膜和菌毛。

脑膜炎奈瑟菌通常寄居于宿主的鼻咽腔内、口腔黏膜上，通过呼吸道分泌物或空气微滴核传播。它是流行性脑脊髓膜炎的病原体，多为隐性感染，当宿主抵抗力降低时，先引起呼吸道感染，细菌进入血液时导致菌血症，大量繁殖入侵淋巴结到达脑脊膜，即发生急性化脓性脑膜炎。发病高峰为冬末春初，感染者多为学龄儿童、青少年。治疗药物首选为青霉素。

3. 革兰阳性杆菌　需氧革兰阳性杆菌广泛分布于自然界，大多栖息于水和土壤中，部分则定植在人类和动物的黏膜，少数菌种具有致病性。

（1）棒状杆菌属：菌体粗细不一，常一端或两端膨大呈棒状，排列不规则，呈栅栏状，无荚膜，无鞭毛，无芽孢。

（2）芽孢杆菌属：绝大多数是一个菌体仅形成一个芽孢。芽孢位于菌体内，为革兰阳性菌。内含 DNA、RNA、可能与 DNA 相联系的特异芽孢蛋白质以及合成蛋白质和产生能量的系统。蜡样芽孢杆菌广泛分布于土壤、水、尘埃、淀粉制品、乳及乳制品中，可引起食物中毒，并可致败血症。蜡样芽孢杆菌引起的食物中毒有两种类型：一是腹泻型，表现为胃肠炎症状，潜伏期平均为 10 ~ 12 小时，病程一般为 2 小时；二是呕吐型，于进餐后 1 ~ 6 小时发病，病程平均不超过 10 小时。

4. 革兰阴性杆菌　需氧或兼性厌氧的革兰阴性杆菌是目前临床上种类最多的一大类细菌。包括肠杆菌科细菌、非发酵菌群、嗜血杆菌、军团菌以及弧菌科细菌等。

肠杆菌科细菌系革兰阴性杆菌，无芽孢，兼性厌氧。肠杆菌属现有 15 种，最常见的两种是产气肠杆菌和阴沟肠杆菌，是肠道正常菌丛的一部分，认为不会引起腹泻，广泛存在于自然环境中，能引起多种肠道外的条件致病性感染，如泌尿道、呼吸道和伤口感染，亦可引起菌血症和脑膜炎。阪崎肠杆菌能引起新生儿脑膜炎和败血症，死亡率高达 75%。日勾维肠杆菌能引起泌尿道感染，亦可从呼吸道和血液中分离到本菌。致癌肠杆菌可引起多种临床感染，包括伤口感染、尿道感染、菌血症、肺炎等。

5. 非发酵菌群

(1) 不动杆菌属：本菌属广泛分布于外界环境，是人类和动物的皮肤、呼吸道、胃肠道、生殖道的正常菌群。本菌属是机会致病菌，在非发酵菌中出现的频率仅次于铜绿假单胞菌而占第 2 位。临床标本中常能分离到的不动杆菌属细菌有醋酸钙不动杆菌、洛菲不动杆菌、溶血不动杆菌、鲍曼不动杆菌、琼氏不动杆菌、约翰逊不动杆菌，最常见的是鲍曼不动杆菌。由于醋酸钙不动杆菌、溶血不动杆菌和鲍曼不动杆菌的表型试验不易区分，很多临床实验室将它们统称为"醋酸钙 – 鲍曼不动杆菌复合体"，对氨基青霉素类、第一代和第二代头孢菌素、第一代喹诺酮类抗生素均天然耐药。洛菲不动杆菌的耐药性相对要差得多。由于不动杆菌能获得多重耐药性（在医院感染病原菌耐药性的传递中发挥重要作用）和能够在大多数环境表面生存，所以，由不动杆菌引起的医院内感染近 10 年来增高的趋势明显，且多是多重耐药菌株。最常见的分离部位是呼吸道、尿道和伤口，所致的疾病包括肺炎、心内膜炎、脑膜炎、皮肤和伤口感染、腹膜炎、尿路感染等。亚胺培南对其仍保持较高的敏感率，但近年来耐药率也已达 10% 左右。

(2) 假单胞菌属：常见于医源性感染。以本属中的铜绿假单胞菌最多见和致病力最强，是医院内感染最主要的病原菌之一。铜绿假单胞菌的感染多发生于烧伤、囊性纤维化、急性白血病、器官移植患者，以及年老体弱、免疫力差的患者，感染多位于潮湿部位，可引起伤口感染、烧伤后感染、败血症、肺部感染、尿路感染、化脓性中耳炎、眼部感染（可导致角膜穿孔）等各种化脓性感染以及婴儿腹泻等，还可通过血源性感染导致心内膜炎、脑膜炎、脑脓肿、骨和关节感染等，且大多数心内膜炎需手术置换瓣膜，否则感染难以清除。铜绿假单胞菌耐药性强，天然耐受第一、第二代头孢菌素，第一代喹诺酮类抗生素、复方新诺明，除产生多种 β 内酰胺酶外，还与其外膜通透性低以及主动泵出机制等有关。铜绿假单胞菌还常在感染的部位形成生物膜（BF），具有更强的抗生素抗性（与浮游细菌相比，形成生物膜的细菌对抗生素的抗性可提高 10 ~ 1000 倍）。铜绿假单胞菌慢性感染的囊性纤维化患者的呼吸道分泌物中常可见一种异常的黏液样形态的铜绿假单胞菌，这是由于其产生的大量多糖（藻酸盐）包围菌体所致，而藻酸盐的产生导致诊断、治疗的困难。因此，临床上感染的铜绿假单胞菌常难以完全清除。

按美国临床实验室标准化委员会（NCCLS）推荐，经美国 FDA 通过的假单胞菌抗生素体外药物敏感试验选择的抗生素分为 4 组：A 组首选药物及常规试验报告的药物为头孢他啶、庆大霉素、美洛西林、替卡西林、哌拉西林；B 组与 A 组平行做药敏试验，但应选择性报告的药为头孢吡肟、头孢哌酮、氨曲南、亚胺培南、阿米卡星、妥布霉素、环丙沙星。C 组补充选择报告的抗生素为头孢噻肟或头孢曲松、氯霉素。D 组或 U 组，作为补充，或仅用于尿路感染的抗生素为羧苄西林、头孢唑肟、四环素、诺氟沙星或氧氟沙星、磺胺甲恶唑。值得注意的是，在长期应用各种抗生素治疗过程中，铜绿假单胞菌可能发生耐药突变，因此，初代敏感的菌株在治疗 3 ~ 4 天以后，测试重复分离菌株的药敏试验是必要的。

(3) 产碱杆菌属：有临床意义的主要有木糖氧化产碱杆菌木糖氧化亚种（多见）、木糖氧化产碱杆菌脱销亚种（少见）和粪产碱杆菌（最多）。通常是人和动物肠道的正常菌群，在皮肤和黏膜也能分离到本菌，水和土壤等潮湿环境中均有本属细菌的存在。在很多临床标本中也可以分离到，为条件致病菌，主要引起肺炎、菌血症、脑膜炎、尿路感染等。

6. 厌氧菌　主要分为两大类：一类是革兰阳性有芽孢厌氧梭菌，抵抗力强，分布广泛，引起的感染有破伤风、气性坏疽、肉毒素中毒等严重疾患，并已应用类毒素与抗毒素进行特异治疗；另一类是无芽孢的革兰阳性和革兰阴性的球菌和杆菌，多系人体的正常菌群，常位于口腔、肠道、上呼吸道以及泌尿生殖道等部位，所引起的疾病属条件致病的内源性感染。

目前医院常规细菌培养方法不能检出厌氧菌感染，常用抗生素（尤其是氨基糖苷类）多无效，是某些感染性疾病迁延不愈和反复发作的重要原因之一。临床遇到以下情况时，应高度怀疑厌氧菌感染，及时做厌氧菌检查：①感染局部产生大量气体，造成组织肿胀和坏死，皮下有捻发音；②发生在黏膜附近的感染，口腔、肠道、鼻咽腔、阴道等黏膜，均有大量厌氧菌寄生，这些部分及其附近有破损，极易发生厌氧菌感染；③深部外伤如枪伤后，人被动物咬伤后的继发感染，均可能是厌氧菌感染；④分泌物有恶臭，或为暗血红色，并在紫外光下发出红色荧光，分泌物或脓汁中有黑色或黄色硫黄样颗粒，均可能是厌氧菌感染；⑤分泌物有恶臭、呈脓性并含有坏死组织，涂片经革兰染色，镜检发现有细菌，而常规培养阴性；或在液体及半固体培养基深部长的细菌，均可能为厌氧菌感染；⑥长期应用氨基糖苷类抗生素治疗无效的病例，可能是厌氧菌感染；⑦最近有流产史者，以及胃肠手术后发生的感染；⑧常规血培养阴性的细菌性心内膜炎，并发脓毒性血栓静脉炎或伴有黄疸的菌血症等，很可能是厌氧菌感染。厌氧菌感染以颅内、胸腔、腹腔、盆腔为多见，占这些部位感染的70%～93%，1/3～2/3为混合感染。

7. 分枝杆菌属　分枝杆菌均为平直或微弯的杆菌，有时分枝，呈丝状，不产生鞭毛、芽孢或荚膜。革兰染色阳性，能抵抗3%盐酸酒精的脱色作用，故称为抗酸菌。分枝杆菌在自然界分布广泛，对动物有致病性的主要是结核分枝杆菌、牛分枝杆菌、禽分枝杆菌和副结核分枝杆菌等。

（1）结核分枝杆菌：是人类分枝杆菌病最主要的病原体，因其胞壁含有大量脂质成分，抵抗力强，能耐低温、耐干燥，在干燥的痰中可存活6～8个月，含有结核分枝杆菌痰液的尘埃可保持8～10天的传染性。对人类致病的结核分枝杆菌包括人结核分枝杆菌、牛结核分枝杆菌、非洲分枝杆菌，统称为"结核分枝杆菌复合群"。不同结核分枝杆菌复合群引起的临床症状相似，治疗也相同。我国以人结核分枝杆菌感染的发病率最高，主要通过呼吸道、消化道和损伤的皮肤等多途径感染机体，引起多种脏器组织的结核病。其中以肺结核最为多见，开放性肺结核患者咳嗽时排出颗粒形成气溶胶，当易感者吸入气道达肺中后引起感染。原发病灶多见与肺尖、下叶的上部接近胸膜处，多能自愈，形成纤维化或钙化灶。机体内有潜在感染灶的人，一般来讲，有10%可能复发，在感染的最初几年危险性最高。在AIDS患者中，肺结核多为原发性，进展迅速，经血流播散，局部的纤维化和干酪样病变较少。93%的从未经治疗患者中分离到的结核分枝杆菌对抗结核药物敏感，对两药或三药治疗方案反应良好。但由于发生基因突变，目前2/3以上的临床分离株对多种抗结核药物产生耐药性。

据国家最新统计资料显示，肺结核已成为目前我国最多发的传染病之一，仅次于乙型肝炎，呈三高一低的趋势，即患病率高、死亡率高、耐药性高、递降率低。目前对于结核的治疗必须坚持以下原则：结核分枝杆菌的自发性耐药突变相当多，如果对这些患者仅用一种抗结核药物，则会很快对这种药物产生耐药，造成治疗失败。因此，至少要2～3种以上的药物联合治疗，防止耐药菌株出现；为了获得成功的治疗，即使痰中检测不出抗酸杆菌后仍需继续治疗；尽管治疗前药敏试验对于结核的初始治疗作用不大，但为了公众的利益必须进行。

（2）非结核分枝杆菌（NTM）：NTM 属于环境分枝杆菌，主要来源于污水、土壤、气溶胶。流行病学显示 NTM 的感染率日趋上升。非结核分枝杆菌感染具有以下特点：①多发生于机体免疫力低下时，为机会性感染，患者多为老年基础肺疾病者、使用激素、免疫抑制药者、AIDS 患者等；②该菌的致病力较结核分枝杆菌低，它所导致的疾病往往进展缓慢、病程较长，且病灶范围小，症状轻；③多合并有人类免疫缺陷病毒感染。NTM 是 AIDS 的主要机会致病菌，最常见的感染是鸟－胞内分枝杆菌；④可与结核分枝杆菌合并感染，多见于有空洞的结核患者；⑤对抗结核药具天然的耐药性，临床疗效不佳；⑥肺部症状与 X 线表现程度不符，肺结核分枝杆菌引起的肺部感染症状较轻，但胸片可表现为广泛的病灶。

（二）真菌

真菌是一类真核微生物，不含叶绿素，无根、茎、叶，营腐生或寄生生活。一般从形态上分为酵母菌、真菌及担子菌三大类，均可对动物致病。酵母菌为单细胞微生物，生长繁殖规律与细菌相似，以无性繁殖为主。真菌有菌丝和孢子，菌丝体构成菌落，无性与有性繁殖产生的孢子具有不同形态特征。真菌对外界环境有较强的适应力，室温、低pH 及高湿有利其生长。

1. 念珠菌属

（1）假丝酵母菌又称念珠菌，种类颇多，其中临床上常见的有：白色假丝酵母菌、热带假丝酵母菌、季也蒙假丝酵母菌、克柔假丝酵母菌、副热带假丝酵母菌、类星形假丝酵母菌、近平滑假丝酵母菌、无名假丝酵母菌、葡萄牙假丝酵母菌、皱褶假丝酵母菌、类星形假丝酵母菌和涎沫假丝酵母菌等。可引起人类感染和致病的主要是前两种，其余均较少见。

（2）白色假丝酵母菌又称白色念珠菌，广泛存在于自然界，也包括人体的皮肤、口腔、胃肠道和阴道等处，是人体的正常菌群之一，也是人类重要的条件致病性真菌。热带假丝酵母菌又称热带念珠菌，其致病性仅次于白色假丝酵母菌，两者均可引起急性、亚急性和慢性皮肤、黏膜和内脏假丝酵母菌病。需要注意的是，单纯培养阳性不能说明分离的念珠菌一定就是病原菌，除非标本取自无菌部位。

2. 隐球菌属　新生（型）隐球菌是隐球菌属中的主要病原菌，广泛分布于自然界，土壤中广泛存在，鸽子和鸽粪中含量较多，是主要的传染源。本菌属外源性感染，原发感染常常在肺部，经呼吸道侵入人体，由肺经血行播散时可侵犯所有脏器组织，主要侵犯肺、脑及脑膜。

新型隐球菌病好发于细胞免疫功能低下者，如 AIDS、恶性肿瘤、糖尿病、器官移植及大剂量使用糖皮质激素者，在国外已成为 AIDS 最常见的并发症之一，是 AIDS 死亡的首要原因。细菌学检验人员对此要有充分的认识。国内已将隐球菌病与病毒性肝炎等同列入乙类传染病。

新型隐球菌的致病物质是荚膜。荚膜较菌体大1~3倍，折光性强，一般染色法不易着色。因此，该菌的特异性检查为涂片墨汁负染色，在黑色背景下可镜检到透亮菌体和宽厚荚膜。非致病性隐球菌无荚膜。

3. 曲霉属　广泛地分布于自然界，属条件致病菌，引起的疾病统称为曲霉菌病。目前，在免疫低下患者的条件性系统性真菌感染中，发病率仅次于念珠菌，其中又以烟曲霉最为常见，是肺曲霉菌的主要病原菌。在宫颈癌高发县徽县，从阴道分泌物中分离出曲霉菌。曲霉菌引起的疾病主要有直接感染、变态反应、曲霉菌毒素中毒等。根据感染途径、临床表现的不同，曲霉菌病有多种形式，如眼曲霉病、过敏性支气管曲霉病、侵袭性曲霉病、系统性曲霉病等。黄曲霉、寄生曲霉、杂色曲霉等可产生毒素，可致癌（如黄曲霉毒素B，可致肝癌、肺癌），或可引起中毒性白细胞减少症等。

4. 毛霉科　菌丝无隔、多核、分枝状，在基物内外能广泛蔓延，无假根或匍匐菌丝。不产生定形菌落。菌丝体上直接生出单生、总状分枝或假轴状分枝的孢囊梗。各分枝顶端着生球形孢子囊，内有形状各异的囊轴，但无囊托。囊内产大量球形、椭圆形、壁薄、光滑的孢囊孢子。孢子成熟后孢子囊即破裂并释放孢子。有性生殖借异宗配合或同宗配合，形成一个接合孢子。某些种产生厚垣孢子。毛霉菌丝初期白色，后灰白色至黑色，这说明孢子囊大量成熟。毛霉菌丝体每天可延伸3cm左右，生产速度明显高于香菇菌丝。由毛霉菌引起的疾病，主要菌种为丝生毛霉菌可侵犯血管壁，引起血栓，组织坏死。多继发于糖尿病或其他慢性消耗病，病呈急性；症状严重者可以致死。依据临床表现分为：①脑型毛霉菌病：系毛霉菌从鼻腔，鼻窦沿小血管到达脑部，引成血栓及坏死；②肺毛霉菌病：主要表现为支气管肺炎，亦有肺梗死及血栓形成；③胃肠道毛霉菌病：多见于回肠末端、盲肠及结肠，食管及胃亦可累及。

5. 肺孢子菌　申克孢子丝菌属于真菌门，半知菌亚门、丝孢菌纲，丝孢菌目，丛梗孢科，孢子丝菌属，为双相型真菌，在组织内为酵母型，温室培养为菌丝型。

（三）病毒

病毒以病毒颗粒的形式存在，具有一定形态、结构与传染性，在电子显微镜下才能观察到。各种病毒颗粒形态不一，但都具有蛋白质的衣壳及其包裹的核酸芯髓，衣壳与芯髓共同构成核衣壳。有的病毒核衣壳还有囊膜及纤突。衣壳由壳粒组成，呈20面体对称，少数为复合对称。每一种病毒只含有一种核酸，DNA或RNA。每种核酸又有双股与单股、正股与负股、线状与环状、分节段与不分节段之分。脂质与糖是囊膜与纤突的组分，可被氯仿或乙醚等脂溶剂破坏。核酸是病毒分类的最基本标准。

病毒在自然界分布广泛，人与动物、植物、藻类、真菌和细菌都有病毒感染。其中动物病毒种类繁多，多数对宿主有致病作用，导致疫病流行，造成巨大损失。

1. 流行性感冒病毒　属于正黏病毒科，病毒呈球形或丝状，有包膜，病毒核酸为单负链RNA，是人和动物流感的病原体。按照病毒核蛋白（NP）和基质蛋白（MP）分为甲（A）、乙（B）、丙（C）三型，近年来才发现的牛流感病毒将归为丁（D）型。根据血凝素（HA）和神经氨酸酶（NA）的抗原性不同，甲型流感病毒又可分为许多亚型。迄今为止甲型流感病毒共有 15 个 HA 亚型（$H_1 \sim H_{15}$）和 9 个 NA 亚型（$N_1 \sim N_9$）。

核蛋白是病毒的主要结构蛋白，为可溶性抗原，抗原性稳定，具有型特异性。病毒包膜有两层，内层为基质蛋白 M，它增加了包膜的硬度和厚度，并可促进病毒装配。外层为来自宿主细胞的脂质双层膜，甲型和乙型流感病毒包膜上镶嵌有两种由病毒基因编码的糖蛋白刺突，即血凝素和神经氨酸酶，两者抗原性极易变异，是划分流感病毒亚型的依据。HA 与病毒吸附和穿入宿主细胞有关，可促进病毒包膜与内体膜的融合释放核衣壳，HA 能与人、鸡、豚鼠等多种红细胞表面 N - 乙酰神经氨酸（唾液酸）受体结合引起红细胞凝集。NA 是由 4 个亚单位组成的四聚体，呈蘑菇状，NA 能水解病毒感染细胞表面受体糖蛋白末端的 N - 乙酰神经氨酸，使病毒从细胞膜上解离，有利于成熟病毒的释放和扩散。NA 也具有抗原性，其相应抗体能抑制酶的水解作用，但不能中和病毒。

病毒变异的物质基础是 HA 和 NA。抗原性变异有两种形式，即抗原漂移和抗原转换：①抗原漂移：其变异幅度小，属量变，即亚型内变异。由于基因点突变所造成，并与人群选择力有关，引起甲型流感周期性的局部中、小型流行；②抗原转换：变异幅度大，属质变，导致新亚型的出现。由于人群对变异菌株缺乏免疫力，每次新亚型出现都曾引起世界性的流感暴发流行。

根据流感病毒感染的对象，可以将病毒分为人类流感病毒、猪流感病毒、马流感病毒以及禽流感病毒等类群，其中人类流感病毒根据其核蛋白的抗原性可以分为三类：甲型流感病毒，又称 A 型流感病毒；乙型流感病毒，又称 B 型流感病毒；丙型流感病毒，又称 C 型流感病毒。

流感病毒传染性强，传播迅速。传染源主要是患者及隐性感染者。传播途径为形成感染性气溶胶，由空气飞沫传播。病毒与呼吸道上皮细胞表面的受体结合。病毒核衣壳进入细胞内增生，引起呼吸道纤毛上皮细胞变性、坏死和脱落。主要引起流行性感冒和病毒性肺炎。潜伏期为 1 ~ 4 天。流感为自限性疾病。流感病毒性肺炎可出现严重的临床症状。患者出现鼻塞、咳嗽、流涕、咽痛等症状。最严重可致病毒性肺炎。流感病毒主要在呼吸道繁殖，很少入血，但产生的毒素样物质可入血引起发热、头痛和全身酸痛。抵抗力低下的人群可出现并发症，且多为细菌引起的继发性感染，并发症严重者可危及生命。使用抗病毒药物防治，如金刚烷胺、神经氨酸酶抑制药奥司他韦等。在病毒防治方面，需注意隔离与治疗流感患者；流行期间避免人群聚集；对公共场所进行空气消毒；接种与当前流行株型别基本相同的疫苗。

2. 副流感病毒　为球形，体积较大。核酸为一单股 RNA，不分节段，核蛋白呈螺旋对称。包膜由双层脂蛋白组成，并嵌有两种糖蛋白组成的刺突，一是 HN 蛋白，具有 NA 和 HA 的作用；另一种为 F 蛋白，具有使细胞融合和溶解红细胞的作用。根据抗原构造不同，副流感病毒分为 5 个型，副流感病毒的抵抗力弱，不耐酸、热。

副流感病毒通过飞沫或直接接触感染，流行有季节性，是引起小儿急性呼吸道感染的重要病因之一。病毒在上呼吸道上皮细胞内增生，引起病毒血症。部分病例病毒可扩散到下呼吸道，引起细支气管炎和肺炎，少数可引起急性喉气管支气管炎。

3. 腺病毒　呈球形，无包膜。双股链状 DNA，核衣壳呈二十面体立体对称，12 个顶角的五邻体由基底和一根纤维突起组成，对细胞有毒性。纤维突起含有病毒吸附蛋白和型特异性抗原，还具有血凝性。人来源细胞是培养腺病毒的最适细胞。在 Hep‑2、HeLa 等传代细胞中也增生良好，可引起细胞病变。故细胞培养可用于腺病毒的分离鉴定。腺病毒对理化因素抵抗力较强，对脂溶剂及胰酶等不敏感，对酸和温度耐受范围较大，温室中可存活 10 天。紫外线照射 30 分钟、56℃ 30 分钟可被灭活。

腺病毒约有 100 个血清型，其中能感染人类的至少有 42 个型别。腺病毒感染主要引起人呼吸道和眼部的疾患，表现为发热、咽炎、咳嗽，常有结膜炎、鼻炎、气管支气管炎、非典型性肺炎等，并伴有全身症状。经食入或吞咽呼吸道分泌物中的病毒在胃肠上皮细胞中增生，但一般不引起胃肠道疾病，因病毒抵抗力强，故随粪便排出后仍有传染性。

4. 呼吸道合胞病毒（RSV）　病毒体呈球形，基因组为不分节段的单负链 RNA，病毒体有包膜，表面存在 F 和 G 两种糖蛋白，F 糖蛋白可使病毒包膜与细胞膜融合，G 糖蛋白具有对宿主细胞的吸附作用。目前发现 RSV 只有一个血清型。病毒可在多种细胞培养中缓慢增生，并可出现明显的细胞病变，其特点是形成融合细胞，内含多个胞核，在胞质内有嗜酸性包涵体。病毒抵抗力较弱，对热、酸及胆汁敏感。

RSV 主要经飞沫传播，流行期主要在冬季和早春。RSV 传染性较强，是医院内交叉感染的主要病原之一。RSV 能引起婴幼儿严重呼吸道疾病，其机制主要是免疫病理损伤所致，造成呼吸道局部水肿、分泌物增多，引起 I 型超敏反应等，发生喘憋、呼吸困难，甚至窒息死亡。呼吸道合胞病毒感染后，免疫力不持久，不能阻止再感染。

二、呼吸道微生物标本的采集方法

呼吸道微生物标本采集应于抗生素治疗前，以晨起进食前为宜，取样前数小时内不得用消毒药物漱口或涂抹病灶部位。

（一）呼吸道标本的采集

1. 咳痰标本　痰液是肺泡、支气管和气管所产生的分泌物。正常人痰液很少，只有当呼吸道黏膜和肺泡受刺激时，分泌物增多，可有痰液咳出，痰液中有时易混入唾液和鼻腔分泌物。在病理情况下痰中可出现细菌、肿瘤细胞及血细胞等，因此通过痰液检测可协助某些呼吸道疾病的诊断。

凡有痰液的下呼吸道感染患者均可采集此类标本进行涂片（革兰染色等）和培养检查。可用于普通细菌、分枝杆菌、真菌和军团菌的检测，但不适于检测厌氧菌。

为提高实验室诊断的准确性，建议在抗生素使用前采集痰标本，并且在采集标本的过程中要有专业医务人员指导。在获取标本前，应该摘去牙套，清洁口腔和漱口。无痰或痰量极少者可用 3%～5% 氯化钠溶液 5ml 雾化吸入约 5 分钟进行诱导痰。用力咳出呼吸道深部的痰，痰液直接吐入痰盒中，标本量应≥1ml。也可采用物理疗法、体位引流、鼻导管抽吸等方法获取痰液。标本采集后 1～2 小时必须立即进行实验室处理，室温下延误 2 小时会降低肺炎链球菌、流血嗜血杆菌等苛养菌的分离率，而定植于上呼吸道的非致病菌以及许多条件致病菌如铜绿假单胞菌等革兰阴性杆菌则过度生长。对于普通细菌性肺炎，痰标本送检每天 1 次，连续 2～3 天，不建议 24 小时内多次采集痰标本送检，除非痰液外观性状出现改变。怀疑分枝杆菌感染者，应连续收集 3 天清晨痰液送检。

痰标本的质量评价主要是观察(用显微镜筛选)在低倍镜下，检查鳞状上皮细胞，至少 10 个视野，集中在有白细胞处，合格标本为白细胞与鳞状上皮细胞比例大于 2∶1。为了判定是否为来自下呼吸道的痰，需检查是否为合格的痰标本：WBC > 25 个/低倍视野，鳞状上皮细胞 < 10 个/低倍视野为合格标本。采集合格标本对细菌的诊断极为重要。

痰标本采集方便、易行，对病原学诊断具有重要价值，但由于咳痰受到口咽部定植菌污染，分离到的细菌往往不能真正代表下呼吸道感染的病原菌。痰培养结果的解释应结合临床表现、痰液直接镜检、细胞学筛选、定量或半定量培养以及所发现的微生物的致病力等综合考虑。雾化吸入引导的痰液标本简称导痰，实验室处理和临床意义评价同咳痰。

2. 经支气管镜采样　可弯曲支气管镜(包括纤维支气管镜和电子支气管镜，简称支气管镜)检查可直接从肺部感染灶获取支气管分泌物，操作较为安全。但该检查技术需要专业人员操作，费用昂贵，采集到的标本常被上呼吸道菌落污染，又偶伴有并发症，所以，对绝大多数下呼吸道感染患者采用该技术并不可取。但对非寻常感染如慢性、难治性感染，或免疫抑制患者感染且不能用咳痰、导痰等标本检测出病原体时，可选择应用。临床上，有许多患者因其他原因接受支气管镜检查，只有当感染作为需要鉴别的疾病时，获取的标本才送检微生物学实验室。

进行支气管镜检查前，需完善肺功能和凝血功能检查。术中患者应保持固定体位，可经鼻或口腔插入支气管镜。选用利多卡因采样喷雾或局部浸润进行局部麻醉。常用采样方法有经支气管镜吸引、支气管肺泡灌洗、防污染毛刷采样和防污染支气管肺泡灌洗等。

支气管镜检查的并发症包括血管 - 迷走神经反射、呼吸抑制、心脏和中枢神经系统并发症、出血、术后发热、肺部感染、气胸等。

3. 开胸肺活检　当其他方法不能确诊时，开胸肺活检(OLB)是快速诊断肺部感染最有效的方法之一。其组织标本既可送检病理检查，也可以做微生物学检验，并可直视下在病灶组织处取样，标本体积可相对较大，允许做多种检查，提高诊断率。

对肺部感染患者而言，实施 OLB 的最主要适应证是肺部感染极其严重，并危及生命，且其他检查手段不能确诊病原体。OLB 主要用于免疫缺陷患者，但对确诊免疫功能健全患者的肺部病变也有帮助，尤其是慢性疾病或抗生素治疗无效的患者。

患者在全麻下接受局部胸廓切开术，术中可从受累肺组织切取 3 ~ 4cm 大小的标本，手术持续约 30 分钟，术后还应在胸膜腔留置引流管，24 小时后拔除。其常见并发症主要有气胸、胸腔积液或脓胸、液气胸、血胸、皮下气肿和创伤性血肿。而该方法最大的缺陷则是需要进行全身麻醉及实施胸廓切开术。接受 OLB 患者的病情通常系威胁生命的肺部疾病，所以禁忌证是相对的。认为病情太重不能耐受 OLB 的想法并不妥当，因为对这些重症患者而言，接受 OLB 后，通过明确诊断和随之的针对性治疗，获益巨大。尤其是通过本项检查，最终能确定肺部病变是肺特殊感染还是非感染性疾病。

4. 经人工气道吸引物　人工气道是肺部感染的常见易感因素，经人工气道吸引的分泌物(ETA)是目前临床较常用的微生物检验标本。但由于这些宿主的气管纤毛黏液防御机制受到损害，大气道常有致病菌或条件致病菌定植而不再保持无菌状态，故建立人工气道患者肺部感染病原学诊断有时更为困难。通常认为 ETA 的细菌浓度 ≥105cfu/ml 可认为是感染病原菌，而浓度 ≤10^4cfu/ml 则认为是污染菌。但是气管切开套管与经口腔或鼻腔气管插管对下呼吸道防御机制损害不尽一致，前者下呼吸道细菌定植通常较后者明显为少，做病原学诊断分析时值得注意。

5. 胸腔积液　肺炎患者伴有胸腔积液比较常见，占 10% ~ 50%，但通常液体量较少。虽然大多数胸腔积液中不能发现细菌，但因为胸腔积液系无污染的微生物标本，如出现阳性培养结果，则对临床治疗有很重要的指导意义。

对大多数伴有胸腔积液的肺炎患者，无论确诊与否，都应该行胸腔穿刺术采集标本。如胸腔积液量大时，胸穿又同时是一种治疗手段。对有出血倾向或凝血异常者，禁忌此项操作。行胸腔穿刺术时，抽取的液体量不定，一般送检的胸腔积液为 10 ~ 40ml，而治疗性胸穿则尽可能抽完胸腔积液，但是为了防止出现复张性肺水肿，单次抽液不宜超过 1000 ~ 1500ml。对少量或局限性胸腔积液或量大但用常规方法很难抽出的胸腔积液，可在超声引导下行穿刺。该检查最常见的并发症是气胸，发生率可达 5%。有学者建议胸穿后进行常规 X 线检查。罕见的并发症有严重出血、支气管胸膜瘘或误刺入邻近器官。

胸腔积液是无污染标本，无论被检测出的微生物数量多少，都被认为是病原体。近年来不少人建议同时将 5 ~ 10ml 胸腔积液直接注入血培养瓶内送检，可提高细菌检出率。有时一些来自皮肤的非致病菌，如表皮葡萄球菌、类白喉杆菌、痤疮丙酸杆菌可污染胸腔积液标本，但分离出的量很少。经胸腔留置管采集的胸腔积液标本，细菌培养也可分离出某些微生物，它们可能只是定植于胸腔引流管，并不引起疾病，应注意鉴别。

6. 血液　血培养是一种简单易行的肺部感染病原学诊断方法。由于细菌培养阳性率相对较低，故常被临床忽视。血标本采集方便、安全，且污染机会少、特异性高，它们在病原学诊断上具有特殊意义。肺炎患者血培养和痰培养分离到相同细菌，该菌可确定为肺部感染的病原菌。如仅血培养阳性，但不能用其他原因如腹腔感染、静脉导管解释菌血症的成因，血液中所分离的细菌亦可认为是肺部感染的病原菌。因此，对重症肺炎尤其是免疫抑制宿主肺炎，应尽早、多次采血做细菌及真菌培养。

(二)下呼吸道样本采集、运送和保存的注意事项

1. 尽量在抗菌药物使用前采集标本。

2. 咳痰标本应在医护人员直视下采集。若患者自己留取标本，应该用通俗的语言向患者详细介绍留取方法和注意事项。

3. 标本采集时应减少或避免机体正常菌群及其他杂菌的污染。有正常菌群污染的标本如咳痰，不可置于肉汤培养基或其他增菌液内送检，否则会因正常菌群在增菌液内大量繁殖而影响真正病原菌的生长与分离。而且分离出的细菌因不能做菌落计数，故也不能区分感染菌与污染菌。

4. 尽快(<2 小时)送至实验室。不及时运送可导致肺炎链球菌、流感嗜血杆菌等苛养菌浓度下降甚至死亡。

5. 如不能及时送达，应将呼吸道标本暂存于4℃环境中，否则会使营养要求低的细菌如铜绿假单胞菌等过多生长，并影响苛养菌的观测与检出，但40℃放置时间不可超过

24 小时。

6. 厌氧培养标本的最佳运送时间取决于标本量。少量标本在 15 ~ 30 分钟完成运送,活检组织在 25℃厌氧运送装置中可保存 20 ~ 24 小时。

7. 被口咽部菌群污染的标本如咳痰、导痰、经口腔或鼻腔吸引的痰液、ETA 和直接经纤维支气管镜吸引的下呼吸道标本均不可用于厌氧菌培养。PSB、TTA、TNA 和 OLB 标本,由于避免了上呼吸道正常菌群的污染,则可用于厌氧菌培养。

8. 盛标本容器须经灭菌(如煮沸、高压蒸气)处理,但不得使用消毒剂。

9. 临床标本或传染性材料必须有正确的标签、按规定包装并附有详细的检测要求。

三、细菌病原学诊断及抗菌药物敏感性试验

(一)细菌病原学诊断

常见感染性疾病可由细菌、病毒、真菌或寄生虫引起。导致人类感染性疾病的病原种类繁多,同种病原可导致不同临床症状,不同病原也可引起相似的临床表现。因此,早期快速、准确地鉴别感染病原是疾病精准诊疗和有效防控的关键。在基层医疗卫生单位实验室病原学检测中采用的试验方法要遵循三个原则:一是选择有价值的试验;二是选择简易、快速和方便的试验;三是综合考虑试验的敏感性和特异性。病原学诊断根据病原体种类选择形态学、特异性抗原、抗体、病原体核酸、病原代谢物和分离培养鉴定等方法。

引起感染性疾病的细菌有多种。不同种或属细菌在形态、结构以及生长代谢等方面存在差异,这就为细菌诊断提供了依据。

1. 形态学检查 是细菌诊断中应用广泛的方法之一。包括显微镜检查样本中的菌体和观察细菌培养物特征。该方法操作简便、快速,但灵敏度不高,主要用于初步诊断,确诊还需要辅以生化鉴定和免疫学等手段。

(1)菌体形态的形态学鉴别:细菌有 3 种基本形态,即球形、杆形和螺旋形,分别称为球菌、杆菌和螺形菌。其中球菌又可分为双球菌(如肺炎链球菌、脑膜炎球菌)、链球菌(如溶血性链球菌)、葡萄球菌(如金黄色葡萄球菌)、四联球菌和八叠球菌;杆菌有分散状(如大肠埃希菌)、链状(如炭疽芽孢杆菌)、分枝状(如结核分枝杆菌)和"八"字形或栅栏状(如白喉棒状杆菌);螺形菌包括弧菌(如霍乱弧菌)和螺菌。

细菌最外层结构为细胞壁,不同细菌细胞壁组成存在差异,用革兰染色法可将细菌分为革兰阳性菌和革兰阴性菌,因此革兰染色法也可以作为初步细菌形态学检查。一些细菌还具有特殊结构如荚膜、鞭毛、菌毛和芽孢,也可作为其鉴别的依据。

目前可通过镜检诊断的细菌感染包括:鼠疫杆菌、霍乱弧菌、炭疽杆菌、白喉杆菌、淋病奈瑟菌、流行性脑脊膜炎菌、肺结核分枝杆菌、麻风杆菌等。具有典型特征的致病菌可以通过镜检来进行初步诊断。百日咳杆菌呈短杆状或椭圆形,革兰染色阴性,无鞭毛,无芽孢;引起猩红热疾病的 A 群溶血性链球菌呈球形或卵圆形,长短不一链状排列,革兰染色阳性;霍乱弧菌呈直或弯杆状,革兰染色阴性,有鞭毛,运动性强;血、尿标本中见形似发亮串珠、两端呈钩状、运动活泼的密螺旋体时可考虑钩端螺旋体感染;若在痰中查见抗酸性细长杆菌,则可初步诊断为结核分枝杆菌感染;白喉患者鼻咽拭子样本

用亚甲蓝或奈瑟染色镜检,可见异染颗粒的棒状杆菌。

（2）分离培养:分离培养和鉴定是细菌感染性疾病诊断的"金标准",并且可以提供细菌纯培养物做体外药物敏感性试验,指导抗菌药物的选择。

血液、体液和病变组织等均可作为接种物进行细菌培养。不同细菌生长繁殖条件有一定差异,需要根据待测菌类型针对性地选择培养方案。如多数细菌可在普通营养肉汤和营养琼脂上生长,而像脑膜炎球菌在普通培养基上则不能生长,常用巧克力培养基进行培养;多数细菌适宜 pH 为 7.2～7.6,霍乱弧菌适宜 pH 则为 8.4～9.2,结核分枝杆菌适宜 pH 为 6.5～6.8;多数细菌在培养 16～48 小时即可见明显菌落,而结核分枝杆菌在适宜温度下 8～60 天才出现肉眼可见单菌落。不同培养菌菌落在颜色、大小、边缘、光泽、质地、透明度等方面形态各异,如结核分枝杆菌菌落呈干燥、粗糙、颗粒状、不透明;白喉杆菌呈深灰至灰色、光滑、有光泽;霍乱弧菌呈圆形、扁平、透明、光滑、湿润。根据细菌的培养特征可对其进行鉴别。目前,培养特征明显的病原菌包括鼠疫杆菌、霍乱弧菌、炭疽杆菌、白喉杆菌、结核分枝杆菌、葡萄球菌、类鼻祖杆菌、大肠埃希菌和产气荚膜梭菌。

2. 生化试验　主要是根据致病菌酶系统和代谢产物存在差异对细菌进行鉴别的一种方法,包括糖代谢、蛋白质代谢、盐类代谢和呼吸酶类试验等。例如,百日咳杆菌一般不发酵糖类,但能够分解蔗糖和乳糖,产酸不产气,不产生二氧化硫和吲哚,过氧化氢酶试验呈阳性。结核分枝杆菌不发酵糖类,中性红试验阳性,触酶试验阳性,耐热触酶试验阴性。目前已有商品化和自动化检验装置,常用的微量生化反应系统有 Micro－ID 系统、API 系统和氧化发酵鉴定系统等。自动化装置中的半自动/全自动微生物鉴定和药敏系统及血培养系统。

3. 免疫学方法　是通过已知抗原检测未知抗体,或已知抗体检测未知抗原来明确感染细菌。

（1）金黄色葡萄球菌蛋白 A（SPA）协同凝集试验:适用于检测病原体的颗粒性或可溶性抗原。试验原理:抗体 IgG Fc 段可与 SPA 结合,而 IgG 抗体 Fab 段仍保持抗体特异性,当待测样本中存在特异性抗原时,抗原－抗体发生结合,SPA 出现协同凝集的现象,产生肉眼可见的凝集颗粒。该方法操作简单、所需反应时间短,特异性和灵敏度均较好。可以用于检测脑膜炎球菌、伤寒杆菌、白喉棒状杆菌和霍乱弧菌等。

（2）免疫荧光检测:该方法将免疫学特异性与荧光示踪技术相结合,将荧光素标记到已知的抗原或抗体上,以此为探针,检测组织或细胞中相应的抗体或抗原。可分为直接法、间接法和补体法。该方法具有特异性强、敏感度高和速度快等特点。常用于链球菌、脑膜炎奈瑟菌、志贺菌、沙门菌等细菌检测。

（3）酶联免疫吸附试验（ELISA）:是一种固相免疫检测方法,可检测抗原或抗体。将抗原或抗体结合到固相载体表面,并保持其免疫活性。酶标记的抗原或抗体（二抗）同时具有免疫活性又具有酶活性。在检测时,待测样品（抗原或抗体）与固相载体上的抗体或抗原结合,然后加入酶标记的抗原或抗体。最后加入酶反应底物,利用酶催化底物显色的特性,通过有无颜色变化来判断待测样品中是否有细菌特异性抗原或抗体存在,辅助判断有无细菌的感染,又可分为双抗体夹心法测抗原、竞争法测抗原、间接法测抗体等多种类型。

4. 核酸检测　通过扩增细菌 DNA 或 RNA 片段，可进行细菌核酸检测。操作简单、敏感性高、特异性强。用于不能在人工培养基上分离或不易分离培养的细菌如立克次体、支原体、衣原体、嗜肺军团杆菌、螺旋体、淋病奈瑟菌和麻风杆菌等，以及生长极缓慢的细菌如结核分枝杆菌的检测。最常用的是聚合酶链式反应（PCR）技术，适用于同一种属不同类型细菌的分型鉴定。但由于 PCR 方法灵敏度极高，需要做好实验分区和个人防护，避免外源污染导致假阳性结果。

（二）抗菌药物敏感性试验

1. 药物敏感性试验的原理及方法　药物敏感试验简称药敏试验（或耐药试验）。旨在了解病原微生物对各种抗生素的敏感（或耐受）程度，以指导临床合理选用抗生素药物的微生物学试验。

一种抗生素如果以很小的剂量便可抑制、杀灭致病菌，则称该种致病菌对该抗生素"敏感"。反之，则称为"不敏感"或"耐药"。为了解致病菌对哪种抗生素敏感，以合理用药，减少盲目性，往往应进行药敏试验。其大致方法是：从患者的感染部位采取含致病菌的标本，接种在适当的培养基上，于一定条件下培养；同时将分别蘸有一定量不同种类抗生素的纸片贴在培养基表面（或用不锈钢圈，内放定量抗生素溶液），培养一定时间后观察结果。由于致病菌对各种抗生素的敏感程度不同，在药物纸片周围便出现不同大小的病菌生长受抑制而形成的"空圈"，称为抑菌圈。抑菌圈大小与致病菌对各种抗生素的敏感程度成正比关系。于是可以根据试验结果有针对性地选用抗生素。近年已有自动化的药敏试验仪器问世，使试验更加迅速、准确。目前滥用抗生素，致使抗药菌增加，甚至因长期大量使用广谱抗生素，杀伤体内正常微生物，失去微生物的相互制约作用，从而使一些少见的或一般情况下的非致病菌大量繁殖，引起所谓"二次感染"的情况屡有发生，给治疗造成人为的困难。因此，提倡使用药敏试验，坚持合理用药十分重要。

但由于药敏试验要求比较严格，条件比较高。目前，临床微生物实验室进行药敏试验的方法主要有纸片琼脂扩散法（K-B法）、稀释法（包括琼脂和肉汤稀释法）、抗生素浓度梯度法（E-test法）和自动化仪器等。

（1）纸片琼脂扩散法：该法是将含有定量抗菌药物的滤纸片贴在已接种了测试菌的琼脂表面上，纸片中所含的药物吸取琼脂中的水分溶解后会不断地向纸片周围区域扩散，随着扩散距离的增加，抗菌药物的浓度呈对数减少，从而在纸片的周围形成浓度梯度。同时，纸片周围抑菌浓度范围内的菌株不能生长，而抑菌范围外的菌株则可以生长，从而在纸片的周围形成透明的抑菌圈，不同的抑菌药物的抑菌圈直径因受药物在琼脂中扩散速度的影响而可能不同，抑菌圈的大小可以反映测试菌对药物的敏感程度，并与该药物对测试菌的最低抑菌浓度（MIC）成负相关，即抑菌圈越大，MIC 越小。根据抑菌圈的大小（不同抗生素其抑菌圈大小的标准不一致），判断为敏感（S）、耐药（R）或中介度（I）。某些细菌可蔓延生长至某种抗生素的抑菌圈内，如磺胺药抑菌圈内可能有微量的细菌生长，可忽略不计，应以外圈为准。

（2）液体稀释法：又分为肉汤稀释法和琼脂稀释法，肉汤稀释法又包括试管稀释法和微量稀释法。

　　稀释法药敏试验可用于定量测试抗菌药物对某一细菌的体外活性。试验时，抗菌药物的浓度通常经过倍比稀释，能抑制待测菌肉眼可见生长的最低药物浓度称为最小抑菌浓度(MIC)。一个特定抗菌药物的测试浓度范围应该包含能够检测细菌的解释性折点(敏感、中介和耐药)的浓度，同时也应该包含质控参考菌株的 MIC。液体稀释法比较烦琐，一般不作为常规试验。仅在以下几个方面采用：调查罕见耐药、调查药敏定性试验结果为敏感但临床疗效不佳的原因、确定中介度的敏感性、有效的选择二线用药，以及评价新药。

　　(3)E-test 法：根据琼脂扩散法原理，将不同浓度的药条贴于种有细菌的培养基表面，药物扩散形成浓度梯度，作用细菌后产生抑菌环，其他缘于药条的切点即为该药对该菌的最低抑菌浓度(MIC)。此法是定量检测，结果准确、快速，操作简便，不需特殊仪器设备，可用于联合药敏试验，易于标准化操作和质量控制等。

　　2. 影响药敏结果的因素

　　(1)培养基：应根据试验菌的营养需要进行配制。倾注平板时，厚度合适(5~6mm)，不可太薄，一般 90mm 直径的培养皿，倾注培养基 18~20ml 为宜。培养基内应尽量避免有抗菌药物的拮抗物质，如钙、镁离子能减低氨基糖苷类的抗菌活性，以及胸腺嘧啶核苷和对氨苯甲酸(PABA)能拮抗磺胺药和 TMP 的活性。

　　(2)细菌接种量：应恒定。如太多，抑菌圈变小，能产酶的菌株更可破坏药物的抗菌活性。

　　(3)药物浓度：药物的浓度和总量直接影响抑菌试验的结果，需精确配制。商品药应严格按照其推荐治疗量配制。

　　(4)培养时间：一般培养温度和时间为 37℃ 条件下 8~18 个小时，有些抗菌药扩散慢如多黏菌素，可将已放好抗菌药的平板培养基，先置 4℃ 冰箱内 2~4 小时，使抗菌药预扩散，然后再放 37℃ 温箱中培养，可以推迟细菌的生长，而得到较大的抑菌圈。

　　3. 药物敏感性试验结果判定标准和临床意义

　　(1)术语

　　敏感：表示被测菌株所引起的感染可以用常用剂量的该抗菌药物治愈，禁忌证除外。

　　耐药：被测菌株不能被常用剂量所达到的组织内或血液中的抗生素所抑制。

　　中度敏感：表示被测菌株可以通过提高剂量被抑制或在生理性浓集的部位被抑制。

　　中介度：这一范围只是抑菌圈直径介于敏感和耐药之间的缓冲域，以防止由微小的技术因素失控所导致的较大的结果解释错误，抑菌圈落入中介度范围，意义不明确，如果没有其他可以替代的药物，应重复或以稀释法测定 MIC。

　　MIC：最小抑菌浓度。

　　MBC：最小杀菌浓度。

　　MIC50：能抑制 50% 的试验菌的最低药物浓度即为该药物对被测菌的 MIC。

　　MIC90：能抑制 90% 的试验菌的最低药物浓度即为该药物对被测菌的 MIC。

　　(2)结果判断：药敏试验的结果应按抑菌圈直径大小作为判定敏感度高低的标准。多黏菌素抑菌圈：在 9mm 以上为高敏，6~9mm 为低敏，无抑菌圈为不敏。具体对于不同的菌株及不同的抗生素纸片，需参照 NCCLs 的标准或者 CLSI 标准。

四、结核相关检查

目前结核分枝杆菌诊断主要检测方法有结核菌素皮试、涂片、镜检、分枝杆菌培养、组织病理、结核分枝杆菌抗体检测、结核分枝杆菌 PCR 检测等。临床数据显示，不同检测方法对结核分枝杆菌感染的检出率均有一定效果。同时也发现，对于相同的送检标本组织，采用不同的检测方法会出现存在明显差异的检测结果。基因工程的不断发展有力地推动了临床检验从宏观扩展到微观领域，从细胞水平深入到分子水平。

（一）PPD 皮试

结核菌素试验（也称 PPD 试验），是基于Ⅳ型变态反应原理的一种皮肤试验，用来检测机体有无感染过结核分枝杆菌。凡感染过结核分枝杆菌的机体，会产生相应的致敏淋巴细胞，具有对结核分枝杆菌的识别能力。当再次遇到少量的结核分枝杆菌或结核菌素时，致敏 T 淋巴细胞受相同抗原再次刺激会释放出多种可溶性淋巴因子，导致血管通透性增加，巨噬细胞在局部集聚，导致浸润。在 48 ~ 72 小时，局部出现红肿硬节的阳性反应。若受试者未感染过结核分枝杆菌，则注射局部无变态反应发生。

1. 试验目的

（1）为接种卡介苗提供依据，如结核菌素试验阳性时，表明体内已感染过结核分枝杆菌，无须再接种卡介苗。阴性者是卡介苗的接种对象。

（2）为测定免疫效果提供依据：一般在接种卡介苗 3 个月以后，应做结核菌素试验，了解机体对卡介苗是否产生免疫力。假如结核菌素阳性，表示卡介苗接种成功，反之需重新再接种卡介苗。

（3）用于诊断与鉴别诊断：结核菌素试验对青少年儿童及老年人的结核病的诊断和鉴别有重要作用，是普遍运用的辅助检查手段。

2. 试验原理　结核菌素皮肤反应是迟发型细胞超敏反应。它是抗原（结核分枝杆菌或卡介苗）进入机体，使机体的免疫 T 淋巴细胞致敏，并大量分化增生。当已致敏的机体再次遭受到抗原入侵时，致敏淋巴细胞就会与之结合，引起变态反应性炎症。表现为在结核菌素注射部位形成硬结甚至发生水疱、坏死。结核菌素试验阳性表明机体曾经受到结核分枝杆菌感染或接种过卡介苗，也表示机体对结核分枝杆菌有一定免疫力。但也有少数免疫力低下的人（约 5%）呈阴性或因技术原因而呈现假阴性。通常接种卡介苗后，若 PPD 皮试阴性，说明接种失败。

3. 试验程序　标准剂量是采用 5 结核菌素单位（0.1ml）进行皮内注射，并在 48 ~ 72 小时后观察结果。曾经暴露在结核分枝杆菌的人会显示出免疫反应。这个测试的结果通过硬结（明显突起的硬化区）的直径（垂直于手臂）来反映。如果不存在任何硬结，结果应记录为 0mm。皮肤的红斑不应加以测量。

4. 结果判断　阴性反应：无硬结或硬结平均直径 <5mm 者。阳性反应：硬结平均直径在 5mm 或 5mm 以上者为阳性，5 ~ 9mm 为一般阳性，10 ~ 19mm 为中度阳性，20mm 以上局部有水疱、出血、坏死及淋巴管炎者均为强阳性。结核菌素试验阳性反应仅表示结核分枝杆菌感染，并不一定患病。我国城市成年居民的结核分枝杆菌感染率在 60% 以

上，故用5U结核菌素进行检查，其一般阳性结果意义不大。但如用高稀释度(1U)做皮试呈强阳性者，常提示体内有活动性结核灶。结核菌素试验对婴幼儿的诊断价值比成年人大，因为年龄越小，自然感染率越低；3岁以下强阳性反应者，应视为有新近感染的活动性结核病，须给予治疗。

阳性反应表明机体对结核分枝杆菌有变态反应，过去曾感染过结核分枝杆菌，但不表示有病，因接种过卡介苗的人也呈阳性反应。强阳性反应则表明可能有活动性感染，应进一步检查是否有结核病。阴性反应表明无结核分枝杆菌感染，但应考虑以下情况：结核分枝杆菌感染后需4~8周充分建立变态反应；在变态反应前期，结核菌素试验可为阴性。应用糖皮质激素等免疫抑制药者，或患有营养不良及麻疹、百日咳等患者，结核菌素反应也可暂时消失。严重结核病和各种危重患者对结核菌素无反应，或仅为弱阳性，这都是由于人体免疫力连同变态反应暂时受到抑制的结果；待病情好转，又会转为阳性反应。其他如淋巴细胞免疫系统缺陷(如淋巴瘤、白血病、结节病、艾滋病等)患者和老年人的结核菌素反应也常为阴性。

结核菌素试验可为接种卡介苗及测定免疫效果提供依据。若结核菌素试验阴性者应接种卡介苗，接种后若反应转为阳性，即表示接种已产生免疫效果。结核菌素试验还可作为婴幼儿结核病诊断的参考，测定肿瘤患者的非特异性细胞免疫功能及在未接触过卡介苗的人群中调查结核病的流行情况。

(二)T细胞斑点试验(T-SPOT)

T-SPOT.TB检测利用结核分枝杆菌特异抗原ESAT-6及CFP-10，通过酶联免疫斑点技术ELISPOT检测受试者体内是否存在结核分枝杆菌效应T淋巴细胞，从而判断目前该受试者是否感染结核分枝杆菌(现症感染)。

1. 结果判断　阳性结果参照以下标准：T-SPOT.TB试验结果包括阴性对照、抗原A、抗原B和阳性对照；空白对照孔斑点数为0~5个且(抗原A或抗原B斑点数)-(空白对照孔斑点数)≥6；空白对照孔斑点数6~10个时且(抗原A或抗原B斑点数)≥2倍空白对照孔斑点数。如果上述标准不符合且阳性质控对照孔正常时,检测结果为"阴性"。

2. 结果意义　阳性结果提示患者体内存在结核分枝杆菌特异的效应T细胞，患者存在结核分枝杆菌感染。但是否为活动性结核病，需结合临床症状及其他检测指标综合判断。T-SPOT.TB结果不能作为单独或是决定性的诊断结核病的依据。虽然ESAT-6和CFP-10在所有的BCG菌株，以及绝大多数环境分枝杆菌中缺失，但T-SPOT.TB的阳性结果有可能是堪萨斯、苏氏、戈登或海分枝杆菌的感染引起的。阴性结果提示患者体内不存在针对结核分枝杆菌特异的效应T细胞。部分情况阴性结果不能排除结核分枝杆菌感染的可能性，包括因感染阶段不同(如标本是在细胞免疫发生前获取的)引起的假阴性结果；少数免疫系统功能不全的情况，如HIV感染者、肿瘤患者、儿童等；其他免疫学、实验非正常操作的差异。T-SPOT.TB结果不能作为单独或是决定性的诊断结核病的依据。

(三)γ-干扰素释放试验

γ-干扰素释放试验(IGRAs)是检测结核分枝杆菌(MTB)特异性抗原刺激T细胞产

生的 γ-干扰素，以判断是否存在 MTB 的感染。IGRAs 可弥补 PPD 试验的不足，目前多个国家已将其用于诊断 MTB 潜伏感染（LTBI），我国部分医院也已常规开展此项检测，且多家 IGRAs 试剂已经或即将进入临床应用。

LTBI 是宿主感染 MTB 后的一种特殊状态，感染者体内的 MTB 处于持留状态，不能诊断为活动性结核病，但具有发展为活动性结核病的风险。对 LTBI 的高危人群进行早期诊断和适当干预，在结核病控制中具有积极意义。PPD 试验作为诊断 MTB 感染的传统方法，具有操作简便、成本低廉的特点，至今仍广泛使用。但该方法使用的 PPD 抗原成分复杂，易受卡介苗接种和非结核分枝杆菌（NTM）的影响，特异度较低，且对人免疫缺陷病毒（HIV）感染及重症疾病患者等免疫功能受损人群的敏感度不足。研究结果提示，IGRAs 诊断 MTB 感染的特异度高于 PPD 试验，但也有文献报道，特别是在中、低收入国家，IGRAs 与 PPD 试验相比并没有足够的优势。IGRAs 技术要求高，操作程序复杂，样本检测时限短，难以实现高通量，价格昂贵。由于缺乏严谨、大规模和前瞻性的人群研究数据，故 IGRAs 的应用范围及结果解读存在较大争议。目前 IGRAs 的使用范围是检测血液样本中效应 T 细胞产生 γ-干扰素的能力，用于诊断 MTB 感染。适应证主要包括 LTBI 的诊断和活动性结核病的辅助诊断。ESAT-6 和 CFP-10 主要存在于 MTB 复合群，而在卡介苗和大多数 NTM 中缺失，因此 IGRAs 的特异度较好。但 ESAT-6 和 CFP-10 也存在于少数几种 NTM 中，如堪萨斯分枝杆菌、海分枝杆菌、苏尔加分枝杆菌、浅黄分枝杆菌和胃分枝杆菌，故 IGRAs 阳性不能排除上述几种 NTM 感染的可能。由于 ELIS-POT 技术是从单细胞水平进行检测，可及时捕获细胞周围分泌的细胞因子，故敏感度更高。但在实际使用中发现，IGRAs 在不同地区、不同人群中的特异度和敏感度均存在较大差异，在某些人群中并未显示其敏感度和特异度优于 PPD 试验。且 IGRAs 对实验技术和实验条件要求较高，价格昂贵，样本检测时限短，难以实现高通量，因而限制了在中低收入国家的推广应用。此外，不同 IGRAs 产品使用的抗原、检测试剂、检测参数和界值设定等可能存在差异，对最终检测结果及其判读有一定影响。

IGRAs 检出阳性结果的临床意义包括：①对既往有结核病史（治疗或未经治疗）或明确的结核病证据者（钙化淋巴结、肺内典型的钙化或陈旧结核病灶），无结核病中毒症状，但 IGRAs 阳性，表明机体曾经患过结核病，不能代表目前为活动性结核病，亦不能根据阳性检测值的高低判断结核病的转归；②临床有典型的结核病中毒症状，影像学等检查结果支持结核病的诊断且临床排除了其他疾病者，IGRAs 阳性支持活动性结核病的诊断；③临床有典型结核病中毒症状，但以目前临床检查手段未发现结核病患病证据，且临床排除了其他疾病者，IGRAs 阳性支持 MTB 感染状态的诊断，建议试验性抗结核治疗，既作为治疗手段，也是诊断方法之一。治疗过程中需要严密观察疗效，再做出最终诊断，但 IGRAs 检测不能作为其疗效判断的指标；④临床无结核病中毒症状及其他结核病患病证据者，IGRAs 阳性时，临床诊断为 LTBI；⑤NTM 感染：由于 IGRAs 检测方法所用的抗原亦存在于堪萨斯分枝杆菌、海分枝杆菌、苏尔加分枝杆菌、浅黄分枝杆菌和胃分枝杆菌中，因此当感染这几种 NTM 时，IGRAs 亦为阳性，临床上需要进一步鉴别诊断，区别 MTB 感染或这 5 种 NTM 感染。其中第①和第④种情况时提示体内均有处于持留状态的 MTB，前者为结核发病后机体处于痊愈状态，后者为 MTB 感染但未发病，两种情况均为稳定状态，需要随访观察，对结核病发病高风险人群，根据具体情况可以进行预防性化疗。第②和第③种情况代表体内感染了MTB且呈活动状态，需要积极治疗。

IGRAs所用抗原为MTB特异性抗原，阴性检测结果代表目前机体没有MTB特异抗原致敏的T淋巴细胞，即受检者目前未感染MTB。基于文献资料提示的IGRAs良好的敏感性和特异性，在得到IGRAs阴性结果时临床诊断上首选排除结核病的诊断，尤其是在结核病高发地区、免疫功能正常人群及无可靠依据诊断结核病时，在可能的诊断排序上，结核病应列在其他疾病之后。

IGRAs方法作为结核病体外诊断方法，尽管在技术原理上尽可能避免了卡介苗接种和NTM感染对其检测结果的影响，但仍不能完全排除假阳性及假阴性的可能，上述讨论的IGRAs结果的临床意义未考虑假阴性或假阳性的情况。根据文献报道，临床应用过程中如下情况可能会导致IGRAs出现假阳性结果：妊娠、衣原体感染、克罗恩病、老年痴呆及操作过程中内毒素污染，可增加干扰素的分泌，出现假阳性结果。下列情况可能会出现假阴性结果：服用三环类抗抑郁症药物、非甾体消炎药物、T细胞活化抑制药或NTM感染、过敏状态、糖尿病、严重细菌感染、烧伤及应用糖皮质激素导致的粒细胞升高时IGRAs可呈现假阴性。

IGRAs是临床诊断、鉴别诊断结核病的重要辅助手段，但其不是确诊和排除结核病的"金标准"。作为临床医生，对于基于免疫原理的体外诊断方法IGRAs检测结果的解释一定要根据患者的具体情况综合分析，如年龄、结核病接触史、合并疾病、特殊生理状态及合并用药等情况，还要考虑检测方法及实验室的检测质量等外部因素对检测结果的影响。正确理解IGRAs检测结果，为临床结核病的诊断和鉴别诊断提供帮助。

（四）结核耐药基因检测

结核病是一种经呼吸道传播的慢性传染病，在全球广泛流行。如果患者感染的结核分枝杆菌对一种或一种以上的抗结核药物产生了耐药性，即为耐药结核病。随着人口的增长、世界范围内的旅行和人口流动的增加，耐药性肺结核病例更趋上升态势，每年约增加30万新病例。耐药结核病的流行持续威胁着结核病控制工作已取得的进展，广泛耐药结核病的出现更加剧了这一威胁。

我国是耐药结核高负担国家之一，据世界卫生组织估计，有1/5~1/4耐多药结核发生在中国，耐药结核病的流行情况较为严重，我国肺结核患者中耐多药率为8.3%。

根据耐药种类分为以下四种：①单耐药：结核病患者感染的结核分枝杆菌体外被证实对一种一线抗结核药物耐药；②多耐药：结核病患者感染的结核分枝杆菌体外被证实对包括异烟肼、利福平在内的一种以上的一线抗结核药物耐药；③耐多药（MDR-TB）：结核病患者感染的结核分枝杆菌体外被证实至少对异烟肼、利福平耐药；④广泛耐多药（XDR-TB）：结核病患者感染的结核分枝杆菌体外被证实除了至少对两种主要一线抗结核药物异烟肼、利福平耐药外，还对任何氟喹诺酮类抗生素（如氧氟沙星）产生耐药，以及三种二线抗结核注射药物（如卷曲霉素、卡那霉素、阿米卡星等）中的至少一种耐药。

根据患者是否接受过抗结核药物治疗以及耐抗结核药物的种数，耐药结核病可分为：原发性耐药、初始耐药、获得性耐药、耐多药结核。原发性耐药结核指没有接受过抗结核药物治疗而发生结核分枝杆菌耐药。初始耐药结核指经临床评估后，不能充分肯定以往没有接受过抗结核药物治疗或治疗小于 1 个月而发生的结核分枝杆菌耐药。获得性耐药结核指接受过抗结核药物治疗时间大于 1 个月而发生的结核分枝杆菌耐药。耐多药结核(MDR – TB)指至少同时耐利福平和异烟肼的结核患者。

近年来，结核分枝杆菌(MTB)耐药性问题日趋严重，对其耐药基因的检测在结核病的治疗中有着举足轻重的作用。寻找一种简便、快速、准确的耐药性检测方法成为许多结核科研工作者的重大课题，也是临床实践检验中急需解决的问题。耐药基因检测的三步骤为：①DNA 样品的制备；②PCR 扩增已知与耐药性有关的基因片段；③扩增产物的耐药基因分析。

1. DNA 测序　是用 PCR 的方法扩增待测耐药基因，对其产物纯化提取 DNA 片段之后进行测序，与其标准株的同一片段进行比较。目前 DNA 测序是检测基因突变的最可靠方法，不仅可用于突变的筛选，而且能确定突变碱基的部位和分布。因此是判断突变的金标准，24 ~ 48 小时即可提供精确序列，对判断突变位点准确、及时，还可以发现新的突变位点及应用于流行病学研究。但该法操作烦琐，费用昂贵，因此限制了它的临床推广应用，多用于评价其他检测方法。

2. 聚合酶链反应 – 单链构象多态性分析(PCR – SSCP)　其原理是 PCR 扩增产物经变性后可产生两条互补的单链，各单链的碱基序列不同而形成不同的空间构象，片段中单一碱基的置换既足以引起单链 DNA 空间构象的改变，这种改变又可导致该单链 DNA 电泳迁移率的相应变化，因而在凝胶上显现出不同的带型。通过与标准参考株的带型比较，即可判断待检样品是否存在突变。SSCP 技术自 1989 年建立以来，因其操作简单、快速、不需特殊仪器设备和试剂、技术条件较为成熟并且检出率相对较高，成为检测突变的技术之一。SSCP 操作技术要求较高，影响因素较多，如 DNA 片段长度、胶浓度以及电泳温度等客观因素的影响，而且只能用于确定有无基因突变的分子而不能确定突变的部位和性质，所以限制其使用范围。

3. 聚合酶链反应 – 限制性片段长度多态性分析(PCR – RFLP)　其原理是用限制性内切酶作用于 PCR 扩增产物的特定酶切位点，获得特定片段，然后电泳，与对照株比较，观察带型有无异常。本法通过测定待检菌株并与药物敏感株带型比较，便可得知是否存在基因突变及突变的部位，但不知突变的性质。

4. 基因芯片　其原理是将多种探针固定在基片上，然后与待测样本的 DNA 或 RNA 进行杂交，通过检测每个探针分子的杂交信号强度进而获取样品分子的数量和序列信息。由于该法同时将大量探针固定于支持物上，所以一次可以对大量样品进行检测和分析。目前常用抗结核药物的耐药基因都已被发现，利用芯片技术可将针对所有这些突变的探针固定到一张芯片上，只需一次杂交，即可获得某一菌株对常用抗结核药物的药敏结果。该方法准确、快速、特异性高、信息量大、成本较低，可准确地确定突变位点和突变类型，具有潜在应用价值。

5. 线性探针杂交法(LIPA)　是一种刚开始在国外应用的体外线性 DNA 探针试验，国内这方面的研究甚少。它通过对阳性培养物的 DNA 扩增反应来检测结核分枝杆菌(MTB)复合物，并通过耐药基因位点突变的检测诊断耐药性结核。其原理是应用生物素修饰的特异引物扩增 DNA，使 PCR 产物带有生物素标志物，将 PCR 产物变性后与固定在一张膜上的特异寡核苷酸探针杂交，通过酶免疫显色法显示结果。该方法简便快速，5.5~24 小时可获得结果。可信度高，但是受膜上探针的限制，不能检测出所有的突变类型。通过杂交信号而获得序列信息，与基因芯片技术有异曲同工之处，但 LIPA 技术相对基因芯片在制作过程中对仪器要求不高，比基因芯片的应用范围更加广泛。LIPA 技术不仅可以用于病原微生物耐药基因的检测而且还用于分型检测。另外，对结核分枝杆菌耐药性检测的方法还有异源双链构象法、分子灯塔法、RNA/RNA 错配法、双脱氧指纹图谱法、实时荧光定量 PCR 等方法。

五、真菌感染相关检查

真菌感染诊断方法包括直接镜检、分离培养与鉴定、抗原和抗体检测以及核酸检测等。浅部真菌检测标本常为皮屑、甲屑、毛发和痂，深部真菌检测标本依临床症状可为体液、分泌物、血液和组织等。

1. 直接镜检　是临床较常用的检测手段，观察菌丝和孢子形态。辅以不同染色方法有助于判断感染的真菌。直接镜检患者痰、喉或气管分泌物培养阳性率为 10%~30%。当血培养显示菌落或放散的分生孢子链时可以得出阳性的结果。只凭借培养检验真菌，至少 75% 的患者会漏诊。真菌和放线菌革兰染色阳性，印度墨汁用于脑脊液隐球菌检测，组织内真菌可用嗜银染色，组织内胞质菌用瑞氏染色，抗酸菌用抗酸染色，体液、分泌物和组织匀浆中的真菌菌壁用过碘酸锡夫染色为红色，有助于鉴别。

2. 分子生物学检测　对真菌核酸的检测是一种快速便捷有效的方法，成为辅助真菌诊断的重要技术手段。随着科学技术的不断发展，新的诊断技术不断涌现，近年来，用于检测真菌的抗原、抗体及代谢产物的血清学检查和真菌核酸检测（PCR 技术）已用于深部真菌感染的实验室检测，并已成为这一领域研究的热点。在应用时除了引物的选择外，还要注意在核酸提取中真菌菌壁的有效破碎。在国外，用于检测血中和支气管灌洗液中的真菌 DNA 的 PCR 的标准已有制定。平板真菌引物针对高度保守多拷贝基因序列，如 18s 核糖体 DNA；使用此引物的分析以及特异寡核苷酸探针的杂交可以检测血中各种真菌，敏感度达到 1~10fg/ml。最近出现的实时 PCR 可以使真菌数量快速扩增，污染减少。基因芯片技术作为一门崭新的技术，已经在许多检测中得到应用，但仍然存在着许多问题，如技术成本昂贵、复杂、检测灵敏度较低、重复性差、分析范围较狭窄等问题。

3. 培养鉴定　可进一步提高镜检阳性率。但是在实际应用中，尤其是深部真菌培养阳性率很低，耗时长，除了少数菌，大部分真菌不能通过菌落形态直接判断种类，在实际使用中受到限制。

4. G 试验（1,3-β-D 葡聚糖检测）　葡聚糖广泛存在于真菌细胞壁中，占其干燥重量的 80%~90%。其中 1,3-β-D 葡聚糖占真菌壁成分 50% 以上，尤其在酵母样真菌中其含量可更高，1,3-β-D-葡聚糖是真菌细胞壁的重要组成成分之一，当真菌进入人体血液或深部组织后，经中性粒细胞及巨噬细胞的吞噬、消化处理后，1,3-β-D 葡聚糖可从细胞壁释放出来进入血液及其他体液（如尿液、脑脊液、胸腔积液、腹腔积液等）中，我们可以检测到其中的 1,3-β-D 葡聚糖水平异常升高。在浅部真菌感染中 1,

3 - β - D 葡聚糖未被释放出来，故在体液中的量不增高。研究报道将 1, 3 - β - D 葡聚糖用于念珠菌血症的早期诊断明显优于传统的培养法和血清学诊断试验。有研究显示 1, 3 - β - D 葡聚糖在体内的变化与病程呈平行关系，连续测定葡聚糖含量有益于预测抗真菌化疗效果。20 世纪 90 年代初研究发现，1 - 3 - β - D 葡聚糖可特异性激活鲎变形细胞裂解物中的 G 因子，引起裂解物凝固，故称 G 试验。临床上，由于深部真菌感染的严重程度常常与血浆多糖的升高水平一致，故可将 G 试验应用于侵袭性真菌感染的诊断，其可诊断多种致病真菌感染，包括念珠菌、曲霉菌、肺孢子菌、镰刀菌、地霉、组织胞质菌、毛孢子菌等，不能用于检测隐球菌和接合菌感染。

当然该试验也存在假阳性及假阴性的情况。出现假阳性的情况可能有使用纤维素膜进行血透，标本或患者暴露于纱布或其他含有葡聚糖的材料；静脉输注免疫球蛋白、白蛋白、凝血因子或血液制品；链球菌血症；操作者处理标本时存在污染；标本中存在脂多糖；使用多糖类抗癌药物；放化疗造成的黏膜损伤导致食物中的葡聚糖或定植的念珠菌经胃肠道进入血液；食用菌类，如蘑菇等食物可以导致假阳性；服用多黏菌素、厄他培南、头孢噻肟，头孢吡肟、磺胺也会不同程度引起假阳性。而假阴性的情况包括隐球菌具有厚壁胞膜，在免疫缺陷患者体内生长缓慢，导致试验呈假阳性；局灶性曲菌病，BG 很少释放入血；抗真菌药物的使用。

该试验具有快速、定量、动态、灵敏、准确等优点。国外对于 1 - 3 - β - D 葡聚糖测定均采用动态定量法，对深部真菌感染的高危患者进行每周 2 ~ 3 次的连续检测，以便早期诊断、早期治疗深部真菌感染。该试验与 GM 试验联合可提高阳性率，2 次或 2 次以上阳性可降低假阳性率，高危患者建议每周检测 1 ~ 2 次，高危人群动态监测。

5. GM 试验(半乳糖甘露醇聚糖抗原检测) 该试验检测的是半乳甘露聚糖，主要适于侵袭性曲霉菌感染的早期诊断。曲霉菌特有的细胞壁多糖成分是 β(1 - 5)呋喃半乳糖残基，菌丝生长时，半乳甘露聚糖从薄弱的菌丝顶端释放，是最早释放的抗原。曲霉菌检测广泛使用 Bio - Rad 曲霉菌抗原检测试剂盒。GM 释放量与菌量成正比，可以反映感染程度。连续检测 GM 可作为治疗疗效的监测。在造血干细胞移植患者中的诊断敏感性高。参考值：I ≥ 0.5 为阳性。

当然该试验也存在假阳性及假阴性的情况。出现假阳性的情况可能有使用半合成青霉素尤其是哌拉西林/他唑巴坦；新生儿和儿童；血液透析；自身免疫性肝炎等；食用可能含有 GM 的牛奶等高蛋白食物和污染的大米等。假阴性情况包括释放入血液循环中的曲霉 GM(包括甘露聚糖)并不持续存在而是会很快清除；以前使用了抗真菌药物；病情不严重；非粒细胞缺乏的患者。

在临床工作中，该试验常用于鉴别曲霉菌侵袭性感染与定植；早于临床症状和影像学异常 1 周；GM 诊断侵袭性曲霉感染的敏感度高于 G 试验；血清中存在时间较短，可作为疗效监测。而不足之处在于不能区分曲霉菌的种类。

感染性疾病病原检测方法均有其局限性，因此感染性疾病的病原学诊断需要综合临床表现、流行病学调查和实验室检测鉴定结果。随着对病原体诊断需求的不断提高，国际上已经出现病毒和细菌耐药分析的自动化检测设备。下一代测序技术的出现使得对新发未知病原的发现鉴定的能力大大提升。随着技术不断改进和发展，即用型、低成本、自动化、高灵敏度、高特异性和通量的病原诊断设备的不断完善将会为今后临床感染性疾病病原快速诊断提供更便捷的途径。

六、病毒相关检查

近年，新发病毒的不断出现和"老"病毒持续感染对人体健康的影响以及对病毒的快速诊断提出更高的要求。病毒的抗原、抗体、核酸和病毒颗粒均可作为检测靶标。急性的病毒感染优先选择症状发生部位的标本，如脑炎患者的脑脊液、呼吸道感染患者的呼吸道样本等。由于检测方法的灵敏度不断增加，对阳性检测病毒是否是感染病原的判断需要综合考虑临床表现和其他辅助实验室鉴定结果。

1. 核酸检测　用核酸扩增方法特异性检测病毒核酸（DNA 或 RNA）是病毒感染快速诊断的常用方法，具有灵敏、快速和操作简单等特点。基于荧光探针引物的多重定量 PCR 方法已用于包括呼吸道感染、腹泻、输血传播病毒等的快速筛查。病毒的 PCR 核酸检测已被作为多种病毒病原学检查和病例确诊的重要依据。如针对艾滋病毒、乙肝病毒、丙肝病毒、人乳头瘤病毒、埃博拉病毒、寨卡病毒、EV71 手足口病病毒、H_7N_9 禽流感病毒和 2009 甲型 H_1N_1 流感病毒等的核酸检测试剂已经获得国家食品药品监督管理总局的批准。但 PCR 方法是根据已知病毒基因序列设计特异性引物和探针，对基因发生较大变异的毒株和新病毒则不能有效检出。由于核酸检测方法的高灵敏性，若阳性检出的病毒为已知的可发生持续感染或亚临床感染的病毒，则需要谨慎判断其是否为感染病原。

2. 血清学检测　是常规的病毒感染诊断方法。需要采集患者急性期和恢复期血清（发病后 2~4 周）或血浆，将血清或血浆按照比例倍比稀释后，用已知的病毒抗原通过 ELISA 方法，分析其 IgM 和 IgG 抗体水平。急性期 IgM 抗体出现提示有急性感染，恢复期血中 IgG 较急性期抗体有 4 倍及以上增长，一般可诊断。

若能够获得病毒分离株，则可通过中和试验分析患者血中是否存在病毒特异性中和抗体。用病毒与急性期和恢复期血清进行孵育后接种细胞、动物或鸡胚，若血中存在特异性中和抗体，则抗体可与病毒颗粒结合，使其失去感染组织细胞能力，恢复期血清抗体效价较急性期增高 4 倍及以上可诊断。

3. 免疫学检测　常用的免疫学检测方法包括免疫荧光和 ELISA。免疫荧光技术已经应用于呼吸道合胞病毒、单纯疱疹病毒和腺病毒等多种呼吸道病毒和狂犬病病毒感染诊断。ELISA 在测定临床标本中病毒抗原具有高度敏感性，可直接检测患者鼻咽部流感病毒抗原，间接 ELISA 法可检测 HIV p24 抗原等。

4. 抗原检测　在样本中直接检测病毒抗原是临床判断是否有病毒感染的常用方法。不需要活病毒，有针对病毒的抗体即可开展检测，可用免疫荧光、免疫酶和免疫组化方法。常用的标本包括呼吸道样本的细胞甩片、皮肤黏膜刮片、粪便和血涂片等。

5. 病毒分离　从感染患者病变部位的体液或组织中分离出病毒是一种准确、可靠的病原学诊断方法。但病毒分离需要特定的实验条件，在基层单位难以开展。部分病毒不能用现有的组织细胞进行分离培养。不同病毒敏感的细胞系、对胰酶是否抵抗、培养温度等培养条件的要求不同，需要根据病毒种类进行判断。临床实验室常用的分离体系是针对流行性感冒病毒的 MDCK 细胞和鸡胚分离培养体系。鸡胚也可分离麻疹病毒和流行性腮腺炎病毒。病毒增生可导致培养细胞的病变。分离培养后的病毒需要通过核酸扩增分析来验证分离培养结果。

此外，电镜观察病毒颗粒形态虽然已罕作为病毒诊断方法，但在发现新病毒过程中，通过电镜观察病毒形态有助于分析其种属来源。

七、寄生虫

常见寄生虫感染疾病包括恙虫病、阿米巴病、疟疾、血吸虫病、黑热病、华支睾吸虫病、并殖吸虫病、蛔虫病、蛲虫病、钩虫病和棘球蚴病等。发病主要取决于侵入体内的寄生虫数量和毒力以及宿主的免疫力。侵入的虫体数量越多，毒力越强，发病的机会就越多，病情也较重。宿主的抵抗力越强，感染后发病的机会就越少，即使发病，病情也较轻。寄生虫病发病的过程是宿主与虫体相互斗争的结果。病理变化主要包括虫体对宿主组织的机械性损伤引起的损害，虫体分泌的毒素或酶引起的组织坏死，以及宿主反应引起的嗜酸性粒细胞和其他炎性细胞的浸润，甚至形成嗜酸性粒细胞性脓肿和对幼虫或虫卵产生的嗜酸性粒细胞性肉芽肿。其诊断方法主要有虫卵检查法、免疫学和分子生物学手段等。

1. 虫卵检查方法　在患者血液、组织液、排泄物、分泌物或活检组织中找到寄生虫虫卵即可确诊，应用较为普遍。包括厚薄血膜法、生理盐水涂片法、漂浮集卵法和沉淀集卵法等。如蛔虫病是由蛔虫引起的一种常见寄生虫病，在诊断时可采用粪便直接涂片法，查到蛔虫虫卵即可作为确诊依据；阿米巴原虫诊断采用生理盐水涂片法，发现患者粪便中有吞噬红细胞的滋养体即可确诊；疟原虫诊断最常用的方法是在患者发生寒战时采血，并制备成厚薄血涂片，然后进行染色镜检观察。

2. 免疫学方法

（1）皮内试验：又可分为即刻反应和迟缓反应。肺吸虫皮试等属前者，可作为临床过筛或流行学调查。皮内试验原理是当抗原抗体结合后作用于组织肥大细胞，产生脱颗粒现象，释放组胺，引起血管通透性改变，出现丘疹和红晕等反应。该方法操作简单，可在短时间内观察结果，临床上已用于血吸虫感染的检查。但该方法特异性较低，寄生虫病之间有明显的交叉反应，不能作为确诊依据，只能在流行区对可疑患者起初筛作用。

（2）循环抗原检测：循环抗原指存在于患者血液或尿液中的特异性抗原物质，主要是虫体释放的排泄分泌物质。循环抗原阳性说明宿主体内存在有活的寄生虫感染，并且能够反映感染度或虫血症水平。因此，可以通过检测循环抗原来作为早期诊断、活动感染、感染负荷和治疗效果等的依据。采用的技术主要有 ELISA、放射免疫试验和胶体金法等。

3. 分子生物学检查　DNA 探针杂交技术、聚合酶链反应（PCR）检测部分寄生虫的 DNA。

第九节　重症超声技术

随着重症超声在重症疾病诊治中的作用被人们日益认知与理解，已越来越被广泛地接受和应用，重症医学专业医生在实施过程中开始面临各种问题，突显了对重症超声学术发展体系建设与质量控制的需求。

一、重症超声的基本理念与基础要求

1. 重症超声是在重症医学理论指导下，运用超声技术针对重症患者，问题导向的多目标整合的动态评估过程，是确定重症治疗，尤其是血流动力学治疗方向及指导精细调整的重要手段。重症医学是研究任何损伤或疾病导致机体向死亡发展过程的特点和规律性，并据此对重症患者进行治疗的学科。在重要器官系统，如循环、呼吸、肾脏和脑组织等的功能监测、评估和支持方面，重症医学表现出明确的专业特点。其中，超声具有动态、实时、可重复的特点，不仅可用于病情评估，及时发现问题，还可进行多目标整合的动态评估，与其他监测手段共同获得重要监测和评估数据，为诊断与治疗调整提供及时、准确的指导。重症的特点是患者复杂的发病机制和瞬息的多系统多器官性损害，同时对治疗有着迅速的反应。超声作为重症患者监测评估的一部分，更加方便、直观和准确。另外，随着对重症医学理念的深刻理解及对重症患者病情变化的细微观察与思考，血流动力学也迅速从休克的血流动力学监测发展成为重症的血流动力学治疗，超声针对重症治疗尤其是血流动力学治疗的指导与调整更加精细。由于重症医学的发展，赋予了超声技术新的内涵和功能，被称为重症超声。重症超声不同于传统的诊断超声，实施者和影像结果解读者均为重症医学专业医生，快速发现问题，将重症医学诊疗思路借助超声技术解释、评估及解决问题，因此使得重症超声在重症医学领域得到迅猛发展，甚至从心肺血管逐渐发展为全身超声，而重症相关操作的可实施性与安全性也因重症超声的介入而得到进一步发展。

2. 超声图像获取的标准化是准确客观评估的基础，特殊状况下非常规切面可能提供重要信息。操作者依赖一直是超声检查或评估的软肋。对同一检查目标，不同操作者可能获得不同结果。尤其是心脏超声，其重要原因在于临床普遍使用的二维超声均是通过获取不同二维平面的信息来反映立体心脏的整体情况，而切面角度的偏差均可能造成不同的二维平面信息。故需要通过一些标志性的结构来统一切面标准，以获取一致的整体信息，使结果更具有参照性，这些统一的切面即为标准化切面，在标准化切面下进行测量的结果才具有可重复性。另外，对那些主要病理生理信息不在标准切面内，或标准切面不能全面反映心脏病理改变时，非常规标准切面的检查极为重要。但应注意的是，非常规评估方法即非常规切面是建立在常规方法即常规切面的基础上的。

3. 流程化方案是快速有效实施重症超声的保障　规范化、流程化是重症医学治疗的重要特点，针对重症医学科(ICU)常见的不同疾病，采取一系列的措施来进行诊断与鉴别诊断，从而制订目标导向性治疗方案。重症超声也同样以目标导向为基础，针对不同的临床情况已制订一系列流程化方案，帮助快速并较为全面的发现临床问题，如心肺复苏时的目标导向超声生命支持评估（FEEL）流程，呼吸困难病因筛查的床旁肺部超声检查（BLUE）流程和改良 BLUE 流程，休克的快速超声休克评估（RUSH）流程，创伤腹腔出血的目标导向超声评估（FAST）流程，休克诊治的目标导向超声（GDE）流程、目标导向经胸心脏超声（TTE）评估（FATE）流程和扩展的 FATE 流程，重症患者全身系统性筛查（ICU – SOUND）流程等。重症急会诊超声流程（CCUE）是 2012 年始在北京协和医院院内针对因呼吸和循环问题需要转 ICU 进行急诊会诊的超声流程方案，研究发现其可以有效促进重症患者的床边处理，缩短 ICU 住院时间。CCUE 流程在重症患者急性呼吸和循环等病情变化中具有非常高的实用性。故在重症诊疗过程中，流程化的超声方案是快速有效实施重症超声的保障。

4. 重症医学专业医生有必要接受重症超声规范化培训　重症医学作为一门独立的临床医学学科，具有鲜明的专科特色，要求重症医学专业医生具备对重症患者病情做出快速准确评估、及时救治的能力。重症超声具有不可比拟的优势，真正做到了快速与准确的完美结合，几乎是同步、现场的诊断与治疗，达到了床旁指导、现场解决临床问题的目的。多项研究显示，由重症医学专业医师主导的重症超声明显提高了重症患者的救治水平，是重症医学专业医师应具备的临床技能之一。但超声检查的准确性与操作者密切相关，经验不足可出现漏诊、误诊，对患者有潜在的风险，而目前重症医学专业医生的操作、诊断水平参差不齐，操作前需进行规范的培训，从而提高操作技巧、知识水平，认识潜在风险及局限。有研究提示，重症医学专业医师在独立实施重症超声前，需在指导下实施至少 50 例的重症超声检查，培训流程应包括理论学习、临床实践、定期考核等，并对操作者进行技能水平分级鉴定，基于每位学员的重症知识及操作水平不同，对学员的分级、分层，对培训内容的分级、分层十分必要。对课程的设置是通过前期调研整合了学员及讲者的需求，培训内容亦不是一成不变，而是根据重症及重症超声的相关研究及技术水平的不断进展、实时更新。由于重症患者自身情况受限，部分情况下 TTE 难以获得理想的图像，但 TTE 和经食管心脏超声（TEE）的图像是互相验证和弥补的，故重症医学专业医生有必要进行 TEE 相关培训，有选择的、目标导向的进行 TEE 检查。

二、重症超声与呼吸治疗

1. 肺部超声检查是重症超声的重要组成部分　肺部超声使肺部病变床旁快速可视化，每一个征象均源于肺部的生理与病理生理学本质。随着肺内气体和液体之间的比例逐渐减少，肺部病变或逐渐由正常气化的肺组织变为轻度间质水肿、重度间质水肿乃至肺泡水肿，或从局灶至弥散，最终发展为实变，甚至出现胸腔积液和胸腔内存在气体。肺部超声依次表现为有正常胸膜滑动征的 A 线、B 线、B 表现、弥散肺间质综合征、实变和积液以及无胸膜滑动征的 A 线或肺点征象。由于肺部超声具有实时动态的优点，可进一步促进对肺部病理生理变化的深入理解。机械通气患者最常见的病因包括 ARDS、肺部感染、慢性阻塞性肺疾病急性加重等，其病变多种多样，尤其在治疗过程随时有可能出现变化，常规肺部超声可及时评估包括病变的变化状态，乃至气胸等的发生。肺部超声检查已逐步完善并标准化，是重症超声的重要组成部分，对疾病的诊断、治疗及病情变化的判断有着重要的作用，建议接受机械通气的重症患者常规行肺部超声检查。

2. 肺部超声检查应优先评估胸膜线　肺部超声征象起源于胸膜，是肺部超声检查的基础。胸膜线是软组织（富含液体）的胸壁和肺组织（富含气体）的交界，即肺 - 胸壁交界。胸膜线像一面镜子，将肺部的不同病变"映射"到超声探头上。除非大量皮下气肿，一般情况下均可见胸膜线。肺部超声检查时，首先精确定位胸膜线，这样可以区分是肺内的病变还是胸膜腔或皮下软组织的病变。最重要的是评价是否存在胸膜滑动征，除外气胸或者局部无通气的可能，需要注意的是胸膜粘连或肺实变的患者，可能会存在胸膜滑动征消失。同时胸膜的厚薄和胸膜的光滑度也在一定程度上提示了一些疾病的诊断，如胸膜粘连，一般均会出现胸膜增厚的表现，如双肺是弥散的 B 线，光滑的胸膜线提示急性病变的可能性大，不光滑的胸膜线多提示慢性病变或肺间质纤维化等。

3. 重症超声有助于快速判断呼吸困难或低氧血症的病因　急性呼吸衰竭 BLUE 流程在 3 分钟内通过对肺和深静脉血栓的快速筛查，可对 90.5% 的急性呼吸衰竭或低氧血症的病因做出快速、准确的诊断，包括静水压增高性肺水肿、慢性阻塞性肺疾病急性加重或重症支气管哮喘、肺栓塞、气胸和肺炎。近年来多项研究发现，单纯的肺部超声——BLUE 流程在评估急性呼吸衰竭的病因上有一定的局限性。改良的 BLUE 流程和 MBLUE 流程能显著增加 ICU 患者肺实变和肺不张检测的敏感度、特异度和准确性。有研究发现，整合的心肺超声比单独的肺部超声对心源性肺水肿和肺炎的诊断准确率、敏感度、特异度方面均增高，对肺栓塞和气胸的诊断敏感度和特异度无明显差别。Nazerian 等的研究也发现，进行多器官联合超声检查（心、肺、下肢静脉）与进行单一器官的超声检查比较，能明显提高急性大面积肺栓塞诊断的敏感度。因此，重症超声有助于快速判断呼吸困难或低氧血症的病因。

4. 肺部超声检查用于气胸诊断时应从排除诊断入手　肺部超声检查诊断气胸的敏感度、准确性及阴性预测值远高于胸部 X 线片，与 CT 接近。肺部超声诊断气胸时需认清胸膜滑动征、肺搏动征、B 线、实变和肺点等几种征象。当肺部超声发现胸膜滑动征消失，平流层征，并找到肺点时可诊断气胸。虽然存在上述征象并找到肺点诊断气胸的特异度几乎达到100%，但大多数情况下，由于肺压缩的程度不同，且重症患者的气胸有时为局灶性气胸，确定肺点存在一定困难。因此，当临床怀疑存在气胸时，应对逐个肋间的肺组织进行检查，如发现胸膜滑动征、肺搏动征、B 线、实变、胸腔积液等征象，首先能排除检查部位存在气胸。

5. 重症超声在 ARDS 的临床诊断中占有重要地位　肺部超声对肺部气化程度的评估与胸部 CT 存在很强的一致性。ARDS 肺部病变具有非匀质的特点，肺部超声对肺不同程度的渗出性病变、实变等进行定性的影像学评估可辅助 ARDS 的诊断。国际肺部超声共识也提出，若存在下述征象提示 ARDS 的存在：①非匀齐的 B 线分布；②胸膜线异常征象；③前壁的胸膜下实变；④存在正常的肺实质；⑤肺滑动征减弱或消失。ARDS 诊断的柏林标准要求，对无危险因素的可疑 ARDS 患者需行心脏超声以对肺水肿的原因进行快速鉴别诊断。因此，心肺联合超声有助于床旁实时诊断 ARDS，并能鉴别静水压增高性肺水肿、肺不张、胸腔积液、慢性心力衰竭和肺间质纤维化及其他导致氧合改变的肺部情况。

6. 重症超声有助于评估和管理俯卧位治疗 ARDS 肺部病变的不均一性,是导致机械通气疗效不同的根本原因。ARDS 患者仰卧位时重力依赖区肺组织由于受到重力、腹压及胸廓运动幅度的影响不容易复张。有研究证明,俯卧位可单独或联合肺复张改善重力依赖区肺组织的膨胀程度,从而改善氧合,并可降低病死率。对需要进行体外膜肺氧合(ECMO)的患者俯卧位也能改善患者氧合及肺顺应性。尤其是近年关于 ARDS 的管理共识中也提出,ARDS 患者存在右心功能不全的比例较高,俯卧位能降低右心室后负荷,改善患者的血流动力学状态。重症患者俯卧位时,重症超声可对肺的局灶或均一性病变进行评估,并针对性地评估重力依赖区肺(仰卧位时的 FLAPS 点与后蓝点)复张情况,通过半定量评分的方式来预测患者俯卧位的有效性,指导俯卧位的时间及频率。同时根据俯卧位前后右心室的大小、左右心室的比例、是否存在 D 字征及根据三尖瓣反流情况估测肺动脉等来评价右心室负荷的变化情况,有助于指导如何进行循环管理,如有条件行 TEE 检查明确右心功能情况,更有助于俯卧位效果的评价。

7. 重症超声可评估肺复张潜能,并动态监测、指导肺复张操作。对 ARDS 患者进行适当的肺复张并联合有效的呼气末正压可能会改善氧合及部分指标,但并不是所有患者均有效。达到生理性复张而非解剖性复张的效果需要对肺复张潜能进行评估。肺部超声可以从肺部病变的均一程度、严重程度、气道通畅程度(动态支气管气相)及是否存在检查区域的潮式肺复张综合判断肺可复张的潜能;在复张过程中,待复张的肺对不同复张手法、复张条件及复张时间的反应可以通过超声定性或半定量评分进行评估,并可综合分析复张失败的原因及寻找更佳的治疗策略,还能及时发现肺复张可能带来的气压伤等,及时调整治疗。需注意的是肺部超声无法发现肺过度膨胀。同时 ARDS 不单纯是肺部病变,常合并严重的血流动力学紊乱。在实施肺复张时,应首先用重症超声进行容量状态、心功能的评估,同时在实施过程中如出现血流动力学波动,可进一步明确原因并调整治疗,尤其是进行右心功能的监测,保障右心保护性通气策略的顺利实施。

8. 在机械通气过程中,重症超声有助于脱机的精准实施。脱机是机械通气过程中非常关键的一环。传统的脱机筛查指标并不能准确全面地预测脱机成功的可能性。重症超声通过对肺或肺外的导致上呼吸机的原发病变进行动态评估,掌握最佳的脱机时机,同时对可能导致脱机失败的原因进行评估,包括在脱机前对气道通畅程度的评价、肺部是否存在大面积实变、血管外肺水的半定量评分、患者容量状态和左心室充盈压的评估、双侧膈肌的运动及收缩情况等来评价患者是否具备脱机条件及调整治疗方案,尤其是脱机失败时采用重症超声第一时间寻找原因,并制订相应的治疗措施。如脱机相关心功能不全往往是造成脱机困难的常见原因,重症超声在脱机过程中对左心室充盈压、血管外肺水半定量评分、容量状态及心功能的监测与评估有助于诊断脱机相关心功能不全,并及时调整治疗。

9. 重症超声是床旁评估膈肌功能的重要手段 重症超声可评估膈肌的收缩幅度和运动幅度,有助于呼吸功能不全的病因诊断,协助评价肺功能并指导临床治疗及撤机。对于对称性膈肌功能改变者可行单侧(右侧)膈肌功能评估来反映整体膈肌功能;对非对称性膈肌功能改变者,双侧膈肌功能评估是必要的。鉴于正压通气对膈肌运动的影响,对机械通气患者采用收缩幅度来评价膈肌功能可能更为合理。同时近年来 ICU 获得性肌无力越来越受到重视，可导致患者机械通气时间延长，住院时间延长，患者病死率增加等，但临床诊断相对困难。重症超声评估 ICU 获得性肌无力的作用越来越明显，有研究证实，重症超声评估膈肌和骨骼肌的数量和质量与肌力和功能相关，是早期发现并评价治疗效果的有效手段。

第五章 呼吸疑难重症的诊断监测技术

第一节 床旁肺功能监测

随着各种监测技术和仪器的发展，现已能在床边实施连续、准确、方便的呼吸功能监测。呼吸功能有肺呼吸功能和组织呼吸功能之分。呼吸功能监测的主要目的有：①对患者的呼吸功能状态做出评价；②对呼吸功能障碍的类型和严重程度做出诊断；③掌握高危患者呼吸功能的动态变化，便于病情估计和调整治疗方案；④对呼吸治疗的有效性做出合理的评价等。

一、通气功能监测

1. 静态肺容量　在呼吸运动过程中，根据肺和胸廓扩张和回缩的程度，肺内容纳气量产生的相应改变，分为彼此互不重叠的四种基础容量和由两个或两个以上基础容量组成的四种叠加容量。

(1)潮气量(V_T)：指在平静呼吸时，一次吸入或呼出的气量。V_T约25%来自胸式呼吸，75%来自腹式呼吸。正常值为8～12ml/kg，男性略大于女性。它反映人体静息状态下的通气功能。机械通气时，呼吸机可设定和测定。吸气与呼气V_T的差值可反映呼吸管道的漏气情况。

(2)补吸气量(IRV)：指在平静吸气后，用力做最大深吸气所能吸入的气量，或称吸气储备量。正常成年男性为2100ml，女性为1400ml。它反映肺胸的弹性和吸气肌的力量。

(3)补呼气量(ERV)：指在平静呼气后，用力做最大呼气所能呼出的气量。正常成年男性为900ml，女性为560ml。它反映肺胸的弹性和呼气肌的力量。

(4)残气量(RV)：平静呼气后肺内所含有的气量，FRC = ERV + RV。成人平均值：男性2300ml，女性1600ml。

(5)深吸气量(IC)：为平静呼气后，用力吸气所能吸入的最大气量，IC = V_T + IRV。在肺活量图上是位于平静吸气基线以上的肺活量部分，占肺活量的2/3～4/5，是肺活量的主要组成部分，也是最大通气量的主要来源。

(6)功能残气量(FRC)：指平静呼气后肺内所残留的气量，即 ERV + RV。正常成年男性2300ml，女性1600ml。FRC 在呼吸气体交换过程中，缓冲肺泡气体分压的变化，减少通气间歇时对肺泡内气体交换的影响，FRC 减少说明肺泡缩小和塌陷。

（7）肺活量（VC）：是最大吸气后所能呼出的最大气量，VC = IRV + V_T + ERV。根据测量方法的不同分为吸气肺活量、呼气肺活量和分期肺活量，健康人此三者均相等。平静吸气末做最大吸气努力后，在进行最大缓慢呼气至残气位时所能呼出的全部气量，称一次慢呼气肺活量；对于小气道阻塞病变的患者，由于深呼气时胸膜腔内压增加致使呼气中末期小气道闭塞，肺泡气呼出不尽使补呼气容积减少，影响肺活量的测量，故以一次吸气肺活量测定或分期肺活量测定为准。左肺肺活量占全肺肺活量的45%，右肺肺活量占55%。VC 受年龄、性别、身高、种族等因素影响，可有20%的波动，同一受检者前后误差允许为 ±5%。VC 表示肺脏最大扩张与最大收缩能力，凡是影响胸廓与肺呼吸动度受限或活动减弱的情况均会使 VC 减少，包括限制性通气障碍的疾病、呼吸肌功能障碍、气道阻塞等。

（8）肺总量（TLC）：是最大深吸气后肺内所含的全部气量，等于四个基础肺容积相加的和。TLC = IRV + V_T + ERV + RV 或 TLC = VC + RV，或 TLC = IC + FRC。

2. 动态肺容量 为单位时间内进出肺的气体量，主要反映气道的状态。

（1）每分静息通气量（MV）：是指静息状态下每分钟所吸入或呼出的气量，反映基础代谢状态下机体所需的通气量，等于潮气容积与呼吸频率（RR）的乘积（MV = V_T × RR）。正常值：男性（6663 ±200）ml，女性（4217 ±160）ml；MV >10 ~12L/min 为通气过度，MV <3 ~4L/min 为通气不足。平静呼吸的潮气容积中约25%来自肋间肌的收缩，另外75%依靠膈肌的收缩。受种族、性别、年龄、身高、体表面积等影响，且受胸廓与膈肌运动影响。计算值需经 BTPS 校正。

（2）肺泡通气量（V_A）：是指安静状态下每分钟进入呼吸性支气管及肺泡参与气体交换的有效通气量。要理解有效通气量，首先要明白无效腔通气量（V_D），V_D 包括解剖无效腔和肺泡无效腔。

（3）用力肺活量（FVC）：指最大吸气至 TLC 位屏气1秒后，以最大的努力、最快的速度做呼气，直至 RV 位所呼出的全部气量。FVC 占预计值百分比（FVC%）超过正常预计值上限或 >80% 为正常，测量前后误差应 <5%。

（4）最大呼气中段流量（MMEF、MMF、FEF 25% ~75%）：是 FVC 测定时间 - 容积曲线中容量在 25% ~75% 的平均流量。在 FVC 测量初始段呼气流速受受试者主观用力因素影响大，不易掌握；呼气末段，处于低肺容量位，由于肺弹性回缩力降低，气道口径较前缩小，流速低，对于存在呼吸困难者往往不能正确完成，偏差大。而 FVC 曲线的呼气中段为非用力依赖部分，即呼气流量随用力程度达到一定限度后尽管用力增加，其呼气流量固定不变，与用力无关。但在 FVC 中后段，流量受小气道直径影响，流速下降反应小气道阻塞的存在，在小气道病变时其变化要早于1秒率的改变，较1秒率更敏感。

（5）最大呼气流量 - 容积曲线（MEFV 曲线或 F - V 曲线）：指受试者在最大用力呼气过程中，将其呼出的气体容积及相应的呼气流量描记成的一条曲线图形。

最大呼气流量 - 容积曲线主要反映在用力呼气过程中胸膜腔内压、肺弹性回缩力、气道阻力对呼气流量的影响。MEFV 曲线目前主要用于对小气道阻塞性病变的监测。凡实测值/预计值 <80% 为异常，在不同肺部疾病时也有其特征性表现。

（6）最大通气量（MVV）：是以最快呼吸频率和尽可能深的呼吸幅度最大自主努力重

复呼吸一分钟所取得的通气量。

(7)流量-容积环：指在用力吸入和呼出肺活量过程中，连续记录流量和容积的变化而绘成的环。它克服了上述监测将流量、容积和压力的复杂动态关系分割成简单的二维关系的不足。环的形状反映了肺容积和整个呼吸周期气道的状态。用肺功能监测仪连续描记用力呼吸过程中容量和流速的动态变化。

在限制性和阻塞性病变时可见典型改变，特别有助于发现喉和气管病变，可区别固定阻塞(气道狭窄)和上气道可变阻塞(气道软化、声带麻痹)。

3. 小气道功能监测 小气道是指吸气状态下内径≤2mm的细支气管。虽然小气道占总气道阻力的10%，但总表面积很大，主要影响疾病也很广泛。因此，小气道功能的监测有其特殊的临床意义，常见的小气道功能监测有以下几种：

(1)闭合容积(CV)和闭合容量(CC)：CV系指从肺总量位一次呼气过程中肺底部小气道开始闭合时所能继续呼出的气量。CC是CV与RV之和，即肺低垂部位小气道开始闭合时的总肺容量。

一般用CVNC%或CC/TLC%表示，正常CVNC%为12.7±0.5，CC/TLC%为37.8±1.0。增高见于小气道病变(如早期阻塞性肺病：间质性肉芽肿、早期肺气肿、哮喘缓解期、早期尘肺等)或肺弹性障碍(如肺纤维化)时。CC和CV监测是一项监测小气道疾患简单敏感的肺功能试验，对于小气道疾患早期诊断和疗效评价具有一定实用价值。

(2)其他：如动态顺应性的频率依赖性(FDC)。$FEF_{25\%\sim75\%}$、MEFV曲线。

4. 无效腔率(V_D/V_T) 指生理无效腔量(V_D)占潮气量(V_T)的百分比。用呼吸功能监测仪直接测定，也可根据Bohr公式计算，即：

$$V_D/V_T = \frac{PaCO_2 - PECO_2}{PaCO_2}$$

正常值为0.2~0.35。反映通气的效率，用于评价无效腔对患者通气功能的影响，寻找无效腔增加的原因。

5. 动脉血二氧化碳分压($PaCO_2$) 反映肺通气功能，临床常用于评价患者通气量，指导机械通气。

6. 呼气末二氧化碳分压

(1)监测方法：最为常用的有红外线旁气流和主气流测定法等。

(2)意义：无明显心肺疾病的患者，$PetCO_2$的高低常与$PaCO_2$数值相近，可反映肺通气功能状态和计算二氧化碳的产生量。另外也可反映循环功能、肺血流情况、气管导管的位置、人工气道的状态、及时发现呼吸机故障、指导呼吸机参数的调整和撤机等。

二、换气功能监测

肺换气功能受通气血流比例、肺内分流、生理无效腔、弥散功能等影响，因此其功能监测包括诸多方面，常用的有以下几种：

1. 一氧化碳弥散量(DLco)

(1)监测方法：可用肺功能监测仪测定，有三种方法，即单次呼吸法、恒定状态法和重复呼吸法。

（2）意义：DLco 正常为 26.5～32.9ml/（min·mmHg）。DLco 反映气体通过肺泡毛细血管界面的能力。它决定于肺泡毛细血管膜的面积和肺毛细血管容积。在以血红蛋白水平校正后，弥散量小于预计值的80%，即提示弥散缺陷。肺泡－毛细血管膜破坏（如肺气肿、间质性肺炎或纤维化过程）时，DLco 降低。但 DLco 降低多表明病肺中有 V_A/Qc 失调，而并非都见于肺泡－毛细血管膜的增厚。DLco 增高见于肺循环血量增加如左向右分流的先天性心血管疾病、轻度（间质性）充血性心力衰竭（因为通常灌注较差的肺尖血流量增加）、红细胞增多症、运动时等。另外，如以弥散量与肺泡通气量之比（DLco/NA）则更为科学。因为弥散量可因肺容积减少（肺切除、某些肺泡阻塞性病变）而减低，例如肺气肿患者的特点是弥散量降低，而肺泡通气量正常或增高，DLco/V_A 降低；弥散性浸润性肺病时，弥散量和肺泡通气量都降低，而 DLco/NA 正常或接近正常。

2. **肺泡动脉氧分压差[A－aDO₂ 或 P（A－a）O₂]**　反映肺内气体交换效率，其值受 V_A/Qc、肺弥散功能和动静脉分流的影响。

3. **肺内分流量（$\dot{Q}s$）和分流率（$\dot{Q}s/\dot{Q}_T$）**

（1）监测方法：可通过测定肺泡毛细血管末端氧含量（CCO₂）、动脉血氧含量（CaO₂）和混合静脉血氧含量（$C\bar{v}O_2$）或 A－aDO₂ 代入公式计算。

$$\dot{Q}s/\dot{Q}_T = \frac{CcO_2 - CaO_2}{CcO_2 - C\bar{v}O_2}$$

（2）意义：正常值为 3%～8%。$\dot{Q}s/\dot{Q}_T$ 增加见于以下情况：①肺弥散功能障碍，如 ARDS、肺水肿等；②肺内通气/血流比例失调，例如肺炎、肺不张等；③右向左分流的先天性心脏病等。

4. **动脉氧分压（PaO₂）与氧合指数（PaO₂/FiO₂）**　这是常用的评价肺氧合和换气功能的指标，因 PaO₂/FiO₂ 在 FiO₂ 变化时能反映肺内氧气的交换状况，故其意义更大。PaO₂/FiO₂ 正常 >300mmHg，PaO₂/FiO₂ 降低提示有肺换气功能障碍，如 PaO₂/FiO ≤ 300mmHg 是急性肺损伤（ALI）的诊断标准之一，PaO₂/FiO₂ ≤200mmHg 是 ARDS 的诊断标准之一。

5. **脉搏血氧饱和度（SpO₂）**

（1）监测方法：利用氧合血红蛋白和还原血红蛋白吸收光谱的不同而设计的脉搏血氧饱和度仪测定。血氧饱和度仪随着动脉搏动吸收光量，故当低温（<35℃）、低血压（<50mmHg）或应用血管收缩药使脉搏搏动减弱时，可影响测定的正确性。另外当搏动性血液中存在与氧合血红蛋白和还原血红蛋白可吸收光一致的物质如亚甲蓝、MetHb、COHb 时，也影响其结果的正确性。此外不同测定部位、外部光源干扰等也影响其结果。因此临床应用时应注意排除干扰因素的影响。

（2）意义：脉搏血氧饱和度监测能及时发现低氧血症，指导机械通气模式和吸入氧浓度的调整。正常 SpO₂ >94%；若 SpO₂ <90% 常提示有低氧血症。

第二节　无创、有创心电血压监测

一、无创心电血压监测

（一）心电监测

临床监测系统的广泛应用能有效地提高危重患者的治愈率，在监测系统中，心电监测作为循环监测的一部分，是观察病情变化必不可少的手段。心电图监测已广泛应用于医院 ICU。用于各种急症监测，如休克、昏迷、各种类型的心律失常、心功能不全、心肌梗死、脑血管意外、外科手术后等，及时发现由于原发疾病或应激反应引起的相应的电生理活动的改变，及早进行处理，使患者得到及时抢救，降低死亡率，减少并发症，提高医疗护理质量。重症呼吸系统疾病的患者，因其病情危重，累及各重要器官，因此心电监测是必不可少的监护设备，可及时发现患者的病情变化，做出最快速的诊疗计划。心电监测常见异常心律有以下几种：

1. 心律失常　指心脏冲动的频率、节律、起源部位、传导速度与激动次序的异常。随着年龄的增长，心律失常的发生也随之增加，各类心律失常在老年人中检出率均较中青年高。通过心电监测能及时发现各类心律失常，便于进行有针对性的治疗及护理。

通过心电监测观察住院患者，及时发现心律失常，特别是恶性心律失常，可使病情得到及时有效的控制，如心房颤动患者心室率可控制在理想水平；初发心房颤动或短阵心房颤动在监测下及时用药使之转复为窦性心律；室上性心动过速的患者，在监测下及时静脉给药终止室上性心动过速发作。

缺血性心电图监测表现心肌梗死患者安置于监测病房，常规应监测心电图，可采用心电监测 3~5 天，有并发症时可适当延长监测时间。通过监测示波器的荧光屏上显示心电图的波形，必要时可以冻结、记录及储存，出现异常时能自动报警。在 CCU 中一般采用胸壁综合监测导联。这种导联能清楚显示心电图波形及节律，能较完整地反映心脏的电活动状态，及时发现心脏的异常变化。持续床边心电监测，不仅能反映急性心肌梗死的心电图演变进程，而且更重要的是能及时发现恶性心律失常，使患者得到及时治疗。急性心肌梗死患者心律失常发生率为 34%~100%，以最初 24 小时内发生率最高，以后几日逐渐减少。

急性心肌梗死患者易发生的心律失常有：

（1）室性期前收缩：是急性心肌梗死急性期最常见的心律失常，发病后的最初 24 小时内检出率几乎达 100%。

（2）室性心动过速：其中非持续性室性心动过速最初 24 小时内检出率为 73%，持续性室性心动过速检出率约 27%，须及时注射抗心律失常药物或电复律。

（3）加速性室性自主心律：常在心肌梗死后第 2~3 天出现，其发生率为 12%~46%，大多发作短暂，一般不需特殊治疗，常为再灌注性心律失常。

(4)心室颤动:多于发病后 4 小时内出现,为警告性心律失常(室性期前收缩超过 5 次/分,多形性及多源性室性期前收缩,室性心动过速及 R-on-T 型室性期前收缩),是心室颤动的先兆,须立即用利多卡因治疗,其发生率为 4%~18%。近年研究发现,急性心肌梗死发生心室颤动者 25%~83% 可无警告性心律失常,若无其他并发症,直流电击除颤几乎都能成功。

(5)窦性心动过缓:发生率为 10%~30%,且下壁心肌梗死比前壁心肌梗死更易发生,少数窦性心律伴折返性心律失常和明显低血压者,应及时注射阿托品。

(6)窦性心动过速:发生率约 30%,前壁心肌梗死比下壁心肌梗死更多见,若不明原因持续 3 天以上,则表明有左心功能不全。

(7)心房颤动、心房扑动与室上性心动过速:心房颤动发生率为 8.6%~20.8%,心房扑动为 1%~10%,阵发性室上性心动过速约为 5%。出现心房颤动或心房扑动常提示有左心功能不全或心房梗死,心室率很快者须用药物控制或电复律。

(8)窦性静止和窦房阻滞:发生率约为 5%,均见于下壁心肌梗死,持续时间短,出现血流动力学障碍时须用阿托品、异丙肾上腺素等药物或心脏起搏治疗。

(9)房室阻滞、心肌梗死:一度房室阻滞发生率约为 10%,二度房室阻滞发生率约为 8%,三度房室阻滞发生率约为 6%。二度房室阻滞中 90% 以上为莫氏 I 型,10% 以下为莫氏 II 型。前者 QRS 波群窄,无明显血流动力学变化,很少发展至三度房室阻滞;后者 QRS 波群宽,常进展为三度房室阻滞,须安装起搏器。下壁心肌梗死与前壁心肌梗死均可发生三度房室阻滞,前者逐渐发展,QRS 波不增宽,多数可自动或应用阿托品后转成窦性心律,仅少数须紧急临时心脏起搏;后者常突发一度房室阻滞,可突然出现心室颤动或心室停搏,常须紧急临时起搏。

(10)室内阻滞或束支阻滞:发生率 10%~20%,有报道,前间壁心肌梗死合并左或右束支阻滞者病死率高,经监测及预防性应用抗心律失常药物后病死率有所下降。

监测心电图对于急性心肌梗死患者溶栓治疗病情的观察尤为重要。溶栓治疗开始后的最初 2 小时内,每 0.5 小时复查 1 次 12 导联心电图,同时要严密观察心电示波的情况。在大剂量使用尿激酶的过程中,如果溶栓效果显著,冠状动脉血流再通后可发生再灌注性心律失常,发生的时间多在冠状动脉再通时,或再通后 5~30 分钟,因此,溶栓后第 1 个 24 小时是心电监测最关键的时期,应持续心电监测,溶栓后缺血部位的心肌得到血液再灌注及部分坏死的心肌细胞膜内离子释放入血流中重新分布,患者可能出现房性期前收缩、室性期前收缩、室上性心动过速、短阵室速、室颤、房室阻滞等各种心律失常。溶栓治疗时要严密观察各种心律失常及生命体征的变化,备好各种抢救药品和器械,如利多卡因、阿托品、除颤器。CCU 护士应训练有素,能正确识别各种心律失常的图形,确保心电监测质量,有效控制恶性心律失常的发生。

2. 心肌病 各种心肌病都易发生心律失常,监测心电图常见的有:①室上性心律失常,如房性期前收缩、短阵房速和房颤、房扑等,应观察其发作频率、持续时间和心室率,如房颤心室率 >110 次/分合并室内差异性传导或房扑呈 2:1 传导并发心功能不全,应予洋地黄、普罗帕酮等治疗,心室率多在 8~12 小时降至 100 次/分以下,室内差异性传导消失,临床症状改善;②室性心律失常如为频发性或联律性,有短阵室速,尤其发作 R - on - T 现象或短阵扭转型室速,应用利多卡因、镁剂、多巴酚丁胺等,室速可很快消失,或仍有室性期前收缩,24 小时内室性期前收缩显著减少;③一度房室阻滞应排除是否由药物引起,以判断是否停药;④ST - T 改变显示心肌缺血程度,改善心肌供血能减少心律失常的发作,应观察 ST 段压低(或抬高)的程度、曲线变化、T 波振幅和方向等。

(二)血压监测

动态血压监测(ABPM)指在 24 小时内连续对血压进行监测。ABPM 通过动态血压监测仪完成,后者由换能器、微型记录盒、回放系统组成。目前使用的仪器的记录方式有两种:①通过振荡器从肱动脉搏动中记录收缩压、舒张压;②通过传感器听诊器获取 Korotkoff 音后经换能器、转换器转换成血压。

1. 方法　将仪器的细带固定在患者的右上肢,袖带充气压在 5.2 ~ 28.6kPa(40 ~ 220mmHg)的范围内自动调节,通过记录仪每 5 分钟、15 分钟、30 分钟自动测试,一般白天每 20 ~ 30 分钟测 1 次,夜间每 30 ~ 60 分钟测 1 次,以获得平均动脉压、每小时动脉压、血压和心率变化趋势图、最高和最低舒张压等数据。

2. 常用参数及其正常参考值

(1)24 小时血压最高值与最低值差异:夜间/白昼≤0.9。

(2)白昼和夜间平均血压差异:白昼血压均值 < 135/85mmHg,夜间血压均值 < 125/75mmHg,24 小时血压均值 < 130/80mmHg。

(3)工作平均血压:高于生活时(一般状态)血压的平均值。

(4)血压负荷值:白昼阈值定为 SBP > 140mmHg 或 DBP > 90mmHg,夜间阈值定为 SBP > 120mmHg 或 DBP > 80mmHg 的次数的百分率,正常时此值在 10% 以下。

(5)24 小时标准差(s)或标准误:在 30 分钟(或 1 小时)之间和之内的标准差或标准误。

(6)血压随时间变动趋势图:将 1 天以小时为单位划分为 24 个时间区间,连接各时间区间的平均收缩压或舒张压的曲线图。曲线下面积为 24 小时区间收缩压与舒张压曲线下面积之和。

3. 临床意义

(1)主要用于高血压的诊断和鉴别诊断:如白大衣高血压的诊断,所谓白大衣高血压是指在医师测量时血压总是高,在诊所外测血压则正常,而白昼动态血压值正常。另外可用于评价血压升高的程度。同时有助于原发性与继发性高血压的鉴别。在 ABPM 发现两者昼夜节律不同,原发性高血压患者昼夜节律变化与正常人相似,而研究发现 69% 的继发性高血压患者无明显昼夜节律变化。

(2)评价药物治疗效果:1988 年,FDA 批准使用降压谷/峰比率(T/P)作为评价药效的指标之一。T/P 是指药物降压的谷效应与峰效应值之间的比率。谷效应值指药物剂量末、下次剂量前的血压降低值(即治疗前后的血压差值);峰效应值指药物最大效应时的血压降低值。治疗 T/P≥50%,不低于 50%。如果收缩压峰效应值 < 10mmHg,降压 T/P 应≥67%,若 T/P < 50%,说明此药须每天 2 次给药,若 T/P > 50% 可说明此药能使血压在 24 小时内保持平缓下降。

（3）可协助分析心肌缺血、心律失常、脑卒中等与血压高或低的关系，帮助制订合理的治疗方案。例如尽可能使 24 小时血压平稳地得到有效控制，以减少靶器官损害，根据急性心脑血管事件发生的规律，选择更有利的给药时间等。

（4）协助推测高血压的预后：①ABPM 发现 24 小时平均血压的标准差越大的高血压患者，左心室肥厚的发生率越高；②ABPM 发现无论长期或短期的血压波动大的高血压患者，其靶器官损害的发生率与损害程度均明显升高。血压负荷超过 40% 是高血压心脏受累的警报；③ABPM 发现高血压患者夜间血压持续升高与脑卒中的发生有一定的关系，提示夜间血压水平比白天或总体血压水平对发生心脏和脑血管并发症的预测意义更大。所以，降压药物应该使 24 小时的血压均得到控制。

4. 注意事项

（1）在监测的过程中要严格按照操作规程进行，以免数据不准确或无效。

（2）袖带固定要松紧适度，而且受试者不要随意移动袖带。

（3）将血压压力感知探头准确地固定于上肢脑动脉搏动明显处。

（4）受检者不能随意移动袖带。

（5）测试中被测上肢应处于相对静止状态。

（6）分析时将 10% ~ 15% 可信度较差的原始数据舍弃。一般舍弃标准是收缩压 > 260mmHg 或 < 70mmHg，舒张压 > 150mmHg 或 < 40mmHg，脉压 > 150mmHg 或 < 20mmHg。有效血压读数应在监测次数的 80% 以上。

二、有创血压监测

将动脉导管插入动脉内，直接测定血压为动脉血压直接测定法。动脉血压是最常用、最容易测量的生命体征之一，它反映了循环系统的功能状态。在心血管功能不全，血液或其他液体大量丢失，以及大多数疾病的终末期血压都会明显下降。当心搏出量明显下降且有血管收缩时，袖带血压计误差明显增大，此时只有动脉内导管直接测压才能得出可靠结果。任何危重患者，如休克、心内直观手术后及有明显血管收缩倾向者，都需要用动脉置管做直接血压测定。动脉内插管还可供随时取血做化验，特别是血气分析。

（一）操作方法

1. 置管方法　桡动脉由于表浅，手部血供有侧支循环，因此是最为常用的置管动脉。方法包括直接穿刺置管法、导丝引入法、切开置管法。

（1）直接置管法：采用带套管的静脉穿刺针，手腕下垫一软枕，手掌下垂，掌心向上，扪及桡动脉搏动及走向，消毒，铺巾，局麻。套管针以与血管呈 30°穿刺，进入动脉后可见鲜血进入针管，将针及套管与腕平面角度降至 10°，推进 1 ~ 2cm，使管端进入动脉，保持穿刺针不动，将套管完全推入动脉腔内。

（2）导丝引入法：先以小号针头刺到预定血管，经针尾送入顶端柔软可曲的导丝。在保证导丝停留在动脉内的前提下，退出穿刺针，将选定的导管套入导丝尾段，顺导丝将导管插入血管，固定，拔除导丝。

（3）切开置管法：经皮肤切口分离动脉后行动脉切开置管。但该方法目前已很少使用，仅在动脉搏动触摸困难时选用。

2. 压力监测系统　主要包括动脉导管、连接管、三通开关、换能器及显示屏或记录仪。使用时应注意各接头应紧密相配,管道内预充肝素生理盐水,并可经三通开关灌注冲洗,以免堵塞。所有管道及冲洗装置的连接均应严格按照无菌操作要求执行,以减少感染。

3. 并发症　①栓塞与缺血:在长时间动脉置管或留置导管较粗的情况下形成栓塞,阿司匹林可减少发生机会;②局部感染:注意置管及日常护理的无菌操作;③出血:常因管道连接口松脱或导管固定不妥滑脱所致;④血肿:反复多次穿刺或有凝血功能障碍患者可能出现血肿;⑤皮肤、神经损伤。

(二)临床意义

动脉血压本身并不反映血容量而只反映循环系统的代偿功能。动脉血压监测可测定收缩压、舒张压、脉压与平均动脉压。收缩压主要由心肌收缩和心排血量决定;舒张压对维持冠状动脉血流非常重要。血压显著下降表示循环系统的代偿能力衰竭。脉压是收缩压与舒张压之差,其意义比单一的收缩压或舒张压大。在低血容量性休克时,脉压常先于舒张压下降,它是血容量损失超过循环系统代偿能力的第一征兆。缩小的脉压增大说明血容量恢复。

平均动脉压(MAP)是心脏各时相动脉系统的功能压,是组织灌注的指征。平均动脉压(MAP) - (收缩压 + 舒张压×2)/3,在同时测定心排血量的同时,MAP可用于计算血管阻力。直接测压还可提供每搏动脉压和动脉波形的相关分析,而动脉波形可提供更多的信息。正常波形呈收缩相和舒张相,其上升的斜率与心脏的压力升高速率有关,可反映心肌收缩性。血管阻力增加时,斜率升高;在低血容量、休克等情况下波形低平,脉压窄小,且动脉朕呈现与呼吸周期有关的特征。

第三节　血流动力学监测

血流动力学监测是反映心脏,血管,血液,组织的氧供、氧耗等方面的功能指标,为临床治疗提供数字化的依据。一般可将血流动力学监测分为无创伤性和有创伤性两大类。无创伤性血流动力学监测是指应用对机体没有机械损害的方法而获得各种心血管功能的参数,使用安全方便,患者易于接受;创伤性血流动力学监测是指经体表插入各种导管或探头到心腔或血管腔内,而直接测定心血管功能参数的监测方法,该方法能够获得较为全面的血流动力学参数,有利于深入和全面地了解病情,尤其适用于危重患者的诊治,其缺点为对机体有一定的伤害性,操作不当会引起并发症。

值得强调的是,任何一种监测方法所得到的数值都是相对的,因为各种血流动力学指标经常受到许多因素的影响,如听诊法测血压时,听诊器放置的部位、袖带的宽度、放气的速度等都可影响血压数值;中心静脉压测定时,呼吸方式、呼吸机的通气模式、血管活性药物的使用等对中心静脉压数值可产生影响。因此,单一指标的数值有时并不能正确反映血流动力学状态,必须重视对血流动力学的综合评估。

一、动脉压监测

动脉压(BP)即血压,是最基本的心血管监测项目。血压可以反映心排血量和外周血管总阻力,同时与血容量、血管壁弹性、血液黏滞度等因素有关,是衡量循环功能的重要指标之一。它与组织器官的灌注、心脏的氧供需平衡及微循环等关系密切。正常人的血压与性别、年龄、体位、运动和精神状态等因素有关。血压的监测方法可分为无创伤性测量法和有创伤性测量法两类。

(一)无创性测量法

无创伤性测量法可根据袖套充气方式的不同分为手动测压法和自动测压法两大类,前者包括摆动显示法、听诊法和触诊法;后者分为自动间断测压法与自动连续测压法。

1. 手动测压法 为经典的血压测量方法,即袖套测压法。该法所用的设备简单、费用低、便于携带,适用于一般手术患者的监测。缺点是费时费力、不能连续监测、不能自动报警、束缚监测者的其他医疗行为。

(1)摆动显示法:使用弹簧血压表观察,指针摆动最大点为收缩压,而指针摆动不明显时为舒张压,显然舒张压只能够粗略估计,因此限制了该方法的临床使用。

(2)听诊法:将已充气的血压计袖套放气后,在其远端所听到的声音称为柯氏音。开始测定血压时,由袖套放气后开始,首次听到的响亮柯氏音时的压力,即为收缩压,柯氏音降调(音调变低)时的压力为舒张压。关于舒张压是在柯氏音降调还是在消失时的读数尚有争论。一般地讲,降调时舒张压较直接舒张压测定值略高 4~12mmHg,而柯氏音消失时读数偏低 4~7mmHg,但降调时读数的重复性更一致。另外,袖套放气速度对数值有影响,放气速度不能太快,一般每 2~3 次心跳或每秒钟放气 2~3mmHg。该方法在临床上使用最为普遍,但当患者血压低和脉搏弱时,很难听到柯氏音,因而血压较难测出。

(3)触诊法:将袖套充气至动脉搏动消失,再缓慢放气,当搏动再次出现时的压力值为收缩压,继续放气后出现水冲样搏动,后突然转为正常,此转折点约为舒张压。一般此法不常使用,但可用来弥补听诊法测量的不足,如低血压、休克患者的血压测量。该法测量的血压值较听诊法低,且对舒张压的判断常有困难。

手动测压法导致误差的因素有:①袖套:袖套使用不当是导致手动测压出现误差的最常见原因。如果袖套太窄或包裹太松则压力读数偏高,太宽则读数偏低。袖套的宽度应为上臂周径的 1/2,成人的袖套一般为 12~14cm,小儿袖套宽度应覆盖上臂长度的 2/3,婴儿只宜使用 2.5cm 的袖套;②听诊间歇:指柯氏音首次出现到再次出现之间的无音阶段。听诊间歇的压力范围在 10~40mmHg,故常误以听诊间歇以下的柯氏音为血压的读数,导致读数偏低。常见于一些心血管疾病的患者(高血压、主动脉瓣狭窄、动脉硬化性心脏病等);③肥胖:袖套充气后的部分压力用于压迫较厚的脂肪组织,常导致读数较实际值高;④校对:血压表应定期校对,误差不可超过 ±3mmHg。

2. 自动测压法 是当今 ICU 中使用最广的血压监测方法,它克服了手动测压法的一些缺点,是现代心血管监测史上的重大突破之一。

(1)自动间断测压法:又称自动无创伤性测压法(NIBP)。主要是采用振荡技术测定血压，即充气泵可定时地使袖套自动充气和排气。能够自动定时显示收缩压、舒张压、平均动脉压和脉率。其特点是对伪差的检出相当可靠，如上肢抖动时能够使袖套充气暂停，接着测压又能够自动重复进行。在测压仪内还安装了压力的上下限报警装置。

NIBP 的优点是：①无创伤性，重复性好；②操作简单，易于掌握；③适用范围广泛，包括各年龄的患者和拟行各种大小手术的患者；④自动化的血压监测，能够按需要定时测压，省时省力；⑤能够自动检出袖套的大小，确定充气量；⑥血压超过设定的上限或低于下限时能够自动报警。

虽然 NIBP 有许多手动测压法无可比拟的优点，但临床应用中应注意合理地正确使用，避免肢体活动和压迫袖套而引起血压测不出；避免测压过于频繁、测压时间太久和间隔太短而引起肢体缺血、麻木等并发症。

（2）自动连续测压法：与动脉穿刺直接测压相比，操作简便，无创伤性，其最大的优点就是瞬时反映血压的变化。目前主要有 3 种方法。

1）Penaz 技术：测压仪包括计算机、伺服控制系统、指套和红外线光电手指体积描计器。将指套置于拇指或中指的第 2 节，红外线透过手指所检出的指动脉大小通过红外线光电手指体积描记器，再经伺服控制系统和计算机系统的处理而得出动脉压变化。该仪器的主要缺点是当动脉出现痉挛时，可影响外周动脉血流而导致测量失真。

2）动脉张力测量法：其原理是在桡动脉部位安装特制的压力换能器，其内部有 31 个独立监测性能的微型压力换能器，通过电子系统确定换能器在桡动脉上的最佳位置，可取得动脉搏动的信号。但是换能器的位置移动或受到碰压会影响测压的准确性。

3）动脉波推迟检出法：在身体的不同部位（如前额、手指）安置 2 个光度测量传感器，对动脉波延长的部分进行推迟检测。与动脉张力测量法相同，都需以标准的 NIBP 法校对。

（二）有创伤性测量法

有创伤性测量法是一种经动脉穿刺置管后直接测量血压的方法，能够反映每一个心动周期的血压变化情况。早期的水银或弹簧血压计直接测压只能测出平均动脉压，而目前应用的压力换能器可直接显示收缩压、舒张压和平均动脉压，并可根据动脉压波形初步判断心脏功能。其优点是对于血管痉挛、休克、体外循环转流的患者其测量结果更为可靠；缺点是操作不当会引起血肿、血栓形成等并发症。

1. 适应证　①各类危重患者和复杂的大手术及有大出血的手术；②体外循环心内直视手术；③需行低温和控制性降压的手术；④严重低血压、休克等需反复测量血压的手术；⑤需反复采取动脉血样进行血气等测量的患者；⑥需要用血管扩张药或收缩药治疗的患者；⑦呼吸心搏停止后复苏的患者。

2. 测压途径

（1）桡动脉：为首选途径，因动脉位置浅表并相对固定，穿刺易于成功且管理方便。在桡动脉穿刺前一般需行 Allen 试验，以判断尺动脉循环是否良好，是否会因桡动脉插管后的阻塞或栓塞而影响手部的血流灌注。Allen 试验的方法是：将穿刺侧的前臂抬高，用双手拇指分别摸到桡动脉、尺动脉后，让患者做 3 次握拳和放拳动作，接着拇指压迫阻断桡动脉、尺动脉的血流，待手部变白后将前臂放平，解除对尺动脉的压迫，观察手部的转红时间，正常 <7 秒，平均 3 秒，8~15 秒为可疑，>15 秒系血供不足。一般 >7

秒为 Allen 试验阳性，不宜选用桡动脉穿刺。

（2）肱动脉：常在肘窝部穿刺，肱动脉的外侧是肱二头肌肌腱，内侧是正中神经。肱动脉与远端的尺动脉、桡动脉之间有侧支循环，遇有侧支循环不全，肱动脉的阻塞会影响前臂和手部的血供。

（3）尺动脉：特别是经 Allen 试验证实手部供血以桡动脉为主者，选用尺动脉穿刺可提高安全性，但成功率低。

（4）足背动脉：是下肢胫前动脉的延伸，并发症少，但该动脉较细，有时不能触及。

（5）股动脉：其他动脉穿刺困难时可选用，但应注意预防污染。

3. 测压方法

（1）器材与仪器，成人与小儿应选用相应的套管针。测压装置包括：①配套的测压管道系统、肝素稀释液等；②压力监测仪，包括压力换能器或弹簧血压计等；③用换能器测压时还需有感应装置和显示器。

（2）动脉穿刺插管术：动脉穿刺前先固定肢体，摸清动脉搏动，需要时于局麻下进行穿刺。套管针与皮肤呈 30°，朝着动脉向心方向进针，拔出针芯，若套管已进入动脉，则有血向外喷出或接上空针回抽血流通畅，将套管向前推进，若置管顺利和血流通畅表示穿刺成功。之后，接上测压管道系统，用肝素稀释液冲洗动脉套管以防止凝血，将测压管道系统与压力监测仪相连，即可显示动脉压力的数值和（或）动脉压波形。

（3）注意事项：①直接测压与间接测压之间有一定的差异，一般认为直接测压的数值比间接测压的数值高出 5~20mmHg；②不同部位的动脉压，仰卧时，从主动脉到远心端的周围动脉，收缩压依次升高，而舒张压逐渐降低。如足背动脉的收缩压较桡动脉高，而舒张压相对较低；③肝素稀释液冲洗测压管道，防止凝血的发生；④校对零点，换能器的高度应与心脏在同一水平，同样用弹簧血压计测压装置时，应使连接管的肝素液面与心脏在同一水平；⑤采用换能器测压，应定期校验测压仪。

4. 并发症　最主要的并发症是由于血栓形成或栓塞引起的血管阻塞，甚至肢体缺血、坏死。其他并发症包括出血、动脉瘤、感染和动静脉瘘等。

预防动脉栓塞形成的措施有：①注意无菌操作；②减少动脉损伤；③连续或经常用肝素稀释液冲洗；④套管针不宜太粗；⑤末梢循环欠佳时，应立即拔出套管。另外，导管留置时间长会增加感染的机会，一般不宜超过 4 天。

二、中心静脉压监测

中心静脉压（CVP）是指腔静脉与右心房交界处的压力，是反映右心前负荷的指标。中心静脉压由 4 部分组成：①右心室充盈压；②静脉内壁压，即静脉内血容量；③静脉外壁压，即静脉收缩压和张力；④静脉毛细血管压。因此，CVP 的大小与血容量、静脉张力和右心功能有关。CVP 的正常值为 5~10cmH$_2$O。如果 CVP<5cmH$_2$O，提示右心房充盈欠佳或血容量不足。CVP>15cmH$_2$O，提示右心功能不良或血容量超负荷。CVP 结合其他血流动力学参数综合分析，在临床 ICU 工作中对患者右心功能和血容量变化的评估有很高的参考价值。

（一）适应证

1. 严重创伤、各类休克及急性循环功能衰竭等危重患者。

2. 各类大、中手术，尤其是心血管、颅脑和腹部的大手术患者。

3. 需长期输液或接受完全胃肠外营养治疗的患者。

4. 需接受大量、快速输血补液的患者。

（二）测压途径

常用的是：①右颈内静脉，始于颅底，上部颈内静脉位于胸锁乳突肌前缘内侧，中部位于胸锁乳突肌锁骨头前缘的下面、颈总动脉的前外方，在胸锁关节处与锁骨下静脉汇合成无名静脉入上腔静脉；②锁骨下静脉；③颈外静脉，其向下与锁骨下静脉呈锐角汇合；④股静脉。

（三）测压方法

1. 器材与装置　中心静脉穿刺的器材主要包括套管针、穿刺针、导引钢丝、深静脉套管等，市场上常供应配备完善的一次性中心静脉穿刺包，测压装置可采用多功能生理监测仪（包括压力监测仪），也可用简易的测量装置。

2. 穿刺插管方法

（1）颈内静脉穿刺方法主要分为前路、中路和后路3种。以中路为例，在颈动脉三角的顶点穿刺进针，方向对着同侧乳头。通常先用细针试探颈内静脉，确定位置后改用14 g～18G针，回抽血确认后便置入导引钢丝，再将静脉套管顺着钢丝插入颈内静脉，并将静脉套管与测压装置连接进行测压。

（2）锁骨下静脉的穿刺方法包括锁骨上和锁骨下两种。

（3）由颈外静脉插入导引钢丝进入锁骨下静脉，再沿钢丝导入中心静脉导管。

3. 注意事项

（1）正确判断导管没有误入动脉或软组织。

（2）调节零点，将换能器或玻璃管零点置于第4肋间腋中线水平。

（3）确保测压管道系统无凝血、空气。

（4）严格无菌操作。

（5）注意患者体位与穿刺局部解剖间的关系，如颈内静脉穿刺时，头向对侧偏转的程度必然影响胸锁乳突肌与下方静脉之间的关系。

（四）并发症与防治

1. 感染　中心静脉置管后感染率为2%～10%。因此穿刺时应注意无菌操作，导管留置期应注意加强护理。

2. 出血和血肿　穿刺时误穿动脉易致血肿，应做局部压迫。

3. 其他　气栓、血栓、气胸、血胸、心脏压塞和神经损伤等，发病率虽然不高，但后果严重，因此预防措施的关键在于熟悉局部解剖学，严格操作规程。

三、肺动脉压监测

漂浮导管（Swan – Ganz导管）能够迅速地进行各种血流动力学监测。由静脉插入经上腔或下腔静脉，通过右心房、右心室、肺动脉主干和左或右肺动脉分支，直至肺小动脉。在肺动脉主干测得的压力称为肺动脉压（PAP）。当漂浮导管在肺小动脉的楔入部位所测得的压力称为肺小动脉楔压（PAWP）（又名肺毛细血管楔压，PCWP）。因此，PAWP

和 PAP 是反映左心前负荷与右心后负荷的指标。由于中心静脉压不能反映左心功能,所以,当患者存在左心功能不全时,进行 PAP 和 PAWP 监测是很有必要的。其正常值肺动脉收缩压(PASP)15～20mmHg,肺动脉舒张压(PADP)6～12mmHg,肺动脉平均压(PAMP)9～17mmHg,肺小动脉楔压(PAWP)5～12mmHg。

1. 适应证

(1)ARDS 患者的诊治:PAP 的监测有利于指导药物治疗并评估效果和预后。

(2)低血容量性休克患者的扩容监测:监测 PAWP 可估计左心前负荷,指导补充血容量。

(3)指导与评价血管活性药物治疗时的效果。

(4)急性心肌梗死时,PAWP 与左心衰竭的 X 线变化有良好的相关性,可估计预后。

(5)区别心源性和非心源性肺水肿正常时血浆胶体渗透压(COP)与 PAWP 之差10～18mmHg。当差值为4～8mmHg 时,就有可能发生心源性肺水肿,当小于4mmHg 时,则不可避免地发生心源性肺水肿。

2. 监测方法　常用四腔管 Swan - Ganz 导管。导管的顶端开口供插管时测量压力,并经此开口抽取血样本测 SvO_2。导管近端开口(距顶端30cm)测 CVP,并可注射冷盐水供测心排血量(CO),即温度稀释法。第3个腔开口于近导管顶端的气囊内,气囊充气后便于导管随血流向前推进。距离导管顶端近侧3.5～4cm 处有热敏电阻,主要用于测量 CO。所需的仪器有压力监测仪、换能器、CO 测量仪、ECG 监测仪等。

肺小动脉导管(PAC)主要是从深静脉进入,首选途径是右颈内静脉。当深静脉穿刺成功后,置入导引钢丝并沿钢丝将导管鞘和静脉扩张器插入静脉,之后拔出钢丝和静脉扩张器,并经导管鞘将 PAC 插入,根据波形特征和压力大小判断 PA 的位置。

3. 并发症与防治

(1)心律失常:当 PAC 进入右心室时,导管顶端可触及心内膜而诱发房性或室性心律失常。故导管的气囊充气应足量,可明显减少心律失常的发生率。若出现持续性心律失常,可将导管退出心室并经导管注射利多卡因后再行置管。

(2)气囊破裂:导管多次使用、留管时间过长或频繁过量充气,就会引起气囊破裂。当向气囊内注气阻力消失,放松注射器的内栓,其不能自动弹回,常提示气囊已破。当气囊破裂后不应再向气囊注气并严密监测有无气栓的发生。

(3)肺动脉破裂和出血:气囊充气膨胀,直接损伤肺小动脉,引起破裂出血,多见于肺动脉高压的患者。主要的预防方法是应注意导管的插入深度,避免快速、高压地向气囊充气。当肺动脉压力波形变成楔压波形时,应立即停止注气,并应尽量缩短 PAWP 的测定时间。

(4)其他并发症:感染、肺栓塞、导管打结等。因此应严格掌握适应证,在进行 PAC 操作时严格遵守操作规则,尽可能缩短操作时间并加强护理工作。

四、心排血量监测

心排血量(CO)是指一侧心室每分钟射出的总血量,正常人左、右心室的排血量基本相等。CO 是反映心泵功能的重要指标,受心肌收缩性、前负荷、后负荷、心率等因素的影响。因此 CO 的监测对于评价患者的心功能具有重要的意义。同时,根据 CO 的 Startling 曲线，对于补液、输血和心血管药物治疗有指导意义，也可通过 CO 计算其他血流动力学参数，如心脏指数、每搏量等。测量 CO 的方法有温度稀释法（即热稀释法）、心阻抗血流图和食管、气管多普勒技术等。

1. **温度稀释法**　为临床常用的测量 CO 的方法，能方便、迅速地得到 CO 的数值。通过 Swan – Ganz 导管，向右心房注射冷生理盐水，随血液的流动，生理盐水被稀释并吸收血液的热量，温度逐渐升高到与血温一致。这一温度稀释过程由导管前端的热敏电阻感应，通过记录就可知温度 – 时间稀释曲线。

2. **连续心排血量监测（CCO）**　亦称连续温度稀释法测定心排血量，该方法应用与 Swan – Ganz 导管相似的导管，置于肺动脉内，在心房及心室这一段导管表面有一个加温系统，间断性使周围血液温度升高，导管尖端的热敏电阻可测定血温变化，故可获得温度 – 时间曲线来测定心排血量。

3. **心阻抗血流图（ICG）**　是研究每个心动周期胸部电阻抗的变化，其改变与心脏、大血管血流的容积密切相关，通过公式计算便能得出 CO 的数值。ICG 是一项无创伤性的方法，操作简单、安全。与计算机相连可动态监测 CO 及与其有关的血流动力学参数，但术中应用并不普遍。

4. **多普勒心排血量监测**　通过多普勒超声测量胸主动脉血流而发展出的无创伤性、连续性的 CO 监测方法。分为胸骨上、经食管和经气管 3 种途径。

五、周围循环监测

周围循环能够反映人体外周组织的灌流状态。动脉压与体循环阻力（SVR）是周围循环监测的重要指标，本部分主要介绍除此之外的其他常用的监测方法。

1. **毛细血管充盈时间**　主要观察甲皱微循环，可进行毛细血管充盈试验。方法是：压迫甲床后立即放松，记录颜色由白转红的时间，正常为 2 ~ 3 秒。若充盈时间延长，同时有口唇和甲床青紫，口及肢体发冷和苍白，提示周围血管收缩、微循环供血不足和血流淤滞，常见于休克和心力衰竭患者。

2. **体温**　正常时中心温度（如肛温）与足趾温度的差值 <2℃。若 >3℃，表示外周血管极度收缩。严重休克的患者，CO 减少和微循环障碍，足趾温度降低，温差明显增加。但测量时应注意环境温度的影响。

3. **尿量**　若肾功能无异常，持续监测尿量是反映血容量、心排血量和组织灌流的简单可靠的指标。低血容量、休克、CO 减少和周围组织灌流不足，则尿量减少，而尿量增加常提示心功能和周围血管灌流良好。

六、循环功能的判断

血流动力学监测的主要目的就是进行循环功能的判断，即判断患者的血容量、心泵功能、心肌的氧供需等情况，以指导治疗和判断预后。

1. **低血容量的判断**　在临床上，经常要对患者的血容量进行判断。判断血容量的血流动力学指标主要有 BP、CVP、PAWP。以上 3 个指标低于正常水平，都应当考虑到低血容量的问题，尤其是 CVP 和 PAWP 的下降反映更为准确、可靠。对于没有进行 CVP 和 PAWP 监测的患者，仅根据 BP 的变化判断血容量常有失偏颇，应密切结合患者的症状、体征以及操作等因素进行综合判断。如术前心血管功能正常的患者,在硬膜外麻醉下行胆囊切除术,如果在手术中出现 BP 下降,则应区别是手术操作引起的迷走神经反射还是有效循环血容量相对不足的结果。有时 CVP 或 PAWP 虽在正常范围之内,但较基础对照有明显下降,往往提示血容量已不足,应注意补充血容量。当然,在监测上述血流动力学指标的同时,应密切监测出血量、尿量以及输血、输液量,注意液体的出入平衡。

2. 心泵功能的判断 心泵功能主要取决于心脏的前负荷、后负荷与心肌收缩性。这3 个因素的动态平衡保证了心脏正常泵血、维持正常血压以及确保组织的血液灌注。

(1)反映心脏前负荷的指标:左心室舒张末容积(LVEIDV)、左心室舒张末压力(LVEDP)、PAWP、CVP。以上指标的数值超过正常值越多,表明心脏的前负荷越大,心功能就越差。目前认为,当 PCWP > 20mmHg 时,表明左心室功能欠佳。

(2)反映心脏后负荷的指标:SVR 和 PVR,其中 SVR 是左心后负荷指标,PVR 是右心后负荷指标,这两个阻力的大小都与 CO 成反比关系。

(3)心肌收缩性是保证心脏克服前、后负荷做功,保证心室正常射血的关键因素。反映心肌收缩性的指标有心脏指数(CI)、每搏指数(ST)、每搏功(SW)、左心室每搏功指数(LVSWD、右心室每搏功指数(RVSWI)和左心室射血分数(EF)。EF 与左心室舒张末容积(LVEDV)、左心室收缩末容积(LVESV)有关,即 EF =(LVEDV − LVESV)/LV-EDV,正常 > 0.55。显然,以上数值越大,表明心肌的收缩性越好。

3. 心肌的氧供需判断 心肌的氧供与氧需平衡,是维持心功能正常的重要因素。通过血流动力学指标可以对此进行间接判断。常用的指标有:

(1)心率与收缩压的乘积(RPP):正常 < 12 000,如大于该值,反映心肌耗氧增加,提示可能有心肌缺血。

(2)三重指数(TI):TI = RPP × PCWP,正常值 < 150 000,该指数用于估计心肌氧耗量,三者中任何一项增加,均提示心肌耗氧增加。

(3)心内膜下心肌存活率(EVR):TD 为舒张时间间期,TS 为收缩时间间期。EVR 正常值 > 1,如 < 1,提示心内膜下心肌缺血。

(4)冠状动脉灌注压(CCP):CCP = DBP − PCWP,是反映心肌氧供的指标。

第四节　呼吸功能监测技术

一、肺顺应性

顺应性(C)是一个物理学概念,是弹性物理的共同属性,即单位压力改变时所引起的容积改变。呼吸系统顺应性测定是呼吸力学研究的重要方面,肺顺应性、胸壁顺应性和总顺应性合称为呼吸顺应性,其中肺顺应性是呼吸系统顺应性测定的主要内容。

1. 概念 顺应性(C)是指单位压力改变($\triangle P$)时所引起的容积变化($\triangle V$),即 $C = \triangle V / \triangle P$。

肺顺应性(C_L)则为单位经肺压(Ptp)所引起的肺容积变化，即 $C_L = \triangle V/Ptp$。

由于 Ptp = 肺泡压(Palv) − 胸膜腔内压(Ppl)，因此 $C_L = \triangle V/Ptp = \triangle V/(Palv − Ppl)$。

肺顺应性又分为静态肺顺应性(C_{Lst})与动态肺顺应性(C_{Ldyn})两种。C_{Lst}是指在呼吸周期中气流暂时阻断时所测得的 C_L。由于气流阻断时 Palv = 0，此时的 Ppl 即代表经肺压，即 $C_{Lst} = \triangle V/\triangle Ppl$。

由于气流阻断时气道阻力为零，此时 Ppl 完全用于克服肺弹性阻力，故 C_{Lst}反映肺组织的弹力。C_{Ldyn}则指在呼吸周期中气流未阻断时所测得的 C_L，受肺组织弹力和气道阻力的影响。

2. 影响肺顺应性的因素

(1)肺容积：是影响肺顺应性最主要的因素。不同肺容积时，肺顺应性测定值并不完全一致。在高肺容积时，肺顺应性最低，而当肺容积接近残气量位时，顺应性最高。由于肺顺应性受肺容积的影响，故需将肺顺应性实测值除以肺容积，才能真正表示肺组织弹性，常表示为肺顺应性/FRC，即比顺应性。如以该值表示顺应性，则不同性别、年龄组基本相同，即弹性相同。

(2)呼吸的不同阶段：在吸气相和呼气相时测得的肺压力 − 容积曲线并不一致。在相同的经肺压之下，呼气相肺容积改变要较吸气相为大，这是由于呼气动作发生在吸气之后，所以呼气相肺容积改变仍然受吸气相肺容积改变过程的影响，这种现象物理上称为滞后现象，它是弹性物体的共同特征。在正常呼吸频率和潮气量情况下，这种滞后现象可忽略不计，但当呼吸频率减慢或深呼吸时，则变得较明显。

(3)肺组织弹性：肺组织本身弹性决定于肺泡壁上以及细支气管和肺毛细血管周围的弹性纤维，而胶原纤维对肺弹性影响甚少。

(4)性别、年龄和身高：男性较女性的顺应性高40%，但比顺应性相同，因此不同性别之间肺弹性无内在的差别。随年龄增加，肺顺应性逐渐增加，肺容积也相应增加，因此用比顺应性更能反映肺弹性的真正变化。成人和儿童比顺应性相同，老年人倾向于下降。动、静态肺顺应性均与身高成明显正相关。肺顺应性随身高增长而增加的趋势可能与肺泡数量的增加有关。

(5)体位：肺顺应性在坐位最高，俯卧位次之，仰卧位最低。体位对肺顺应性的影响主要是因为体位变化对肺容积和肺血流量的影响。

3. 临床意义　肺顺应性降低见于以下情况：

(1)限制性肺疾患，包括各种肺纤维化、肺不张、胸膜增厚、肺实变、肺水肿使肺容积减少，C_L 降低。

(2)急性呼吸窘迫综合征患者由于肺泡表面活性物质减少，而致表面张力增大，肺泡易于萎陷，C_L 降低。肺顺应性增大常见于肺气肿，由于患者肺泡壁破坏，肺泡气腔体积增大，以及弹性纤维被破坏，肺组织弹性降低，故 C_{Lst}增大。但是由于肺气肿患者肺弹性减弱，对支气管环状牵引力也减弱，病变部位支气管易塌陷闭合，而致肺单位充气不均，使 C_{Ldyn}降低。此外，小气道疾患时，肺顺应性受呼吸频率的影响。在呼吸频率较低时，气体有足够的时间进出于有病变的肺单位(慢肺泡)，因此慢肺泡的 C_{Lst}正常；但在呼吸频率增加时，由于吸气时间缩短，气体进出于慢肺泡的量逐渐减少，最终只能进出于快肺泡，因此吸入气体的分布范围逐渐减小，肺泡扩张受限，致 C_{Ldyn} 降低。呼吸频率增快时，顺应性降低，称为 C_{Ldyn} 的频率依赖性（FDC）。随着病情加重，FDC 更加明显。由于慢肺泡通气量小于快肺泡，慢肺泡为低 V/Q 肺单位，容易导致低氧血症。

除此，肺顺应性的检测更常用于机械通气，习惯测定总顺应性。通过呼吸机测定呼吸系统的压力 – 容积（P – V）曲线，在指导机械通气、呼吸衰竭监护、处理以及辅助诊断机械通气并发症方面皆有重要意义。

二、气道阻力

1. 概念　按阻力的物理特性不同可分为弹性阻力、黏性阻力和惯性阻力。在呼吸力学上，弹性阻力用其倒数即顺应性的形式来表示。惯性阻力较小，平静呼吸时接近于零。因此气道阻力是指气流产生的黏性阻力，是在呼吸过程中空气流经呼吸道时，由气流与气道壁之间以及气流本身相互摩擦而造成的。气道阻力为产生单位流量所需要的压力差，通常以每秒通过 1L 空气量（V = 1L/s）在肺泡和气道开口处（口腔）所造成的压力差（$\triangle P$）来表示，即 Raw = $\triangle P$/V。气道阻力的大小与气流方式、气体性质、气道口径和长度、肺容积大小等有关。

在人体，因周围气道支气管数目增多，总横截面积不断增大，故周围气道气流多为层流，而中心气道则易形成湍流。影响气道阻力的主要因素是气道半径。当气流为层流时，气道阻力与气道半径的 4 次方成反比，即气道半径缩小 1/2，气流阻力即增大 16 倍。当气流为湍流时，气道阻力与气道半径的 5 次方成反比，即气道半径缩小 1/2，气流阻力增大 32 倍。

为排除肺容积对气道阻力的影响，通常以 FRC 位时的气道阻力为标准。气道阻力的倒数为气道传导率（Gaw），即 Gaw = 1/Raw = V/$\triangle P$，表示每单位驱动压所引起的流量。Gaw 与 FRC 之比称为比气道传导率（sGaw），即 sGaw = Gaw/FRC，表示每单位肺容积的气道传导率，更适宜进行不同肺容积个体之间的比较。

2. 测定方法　由 Raw = $\triangle P$/V 公式可见，测定气道阻力需要两个数据：肺泡和气道开口处的压力差和流量。流量可用流量仪测定，气道压力差可通过以下方法测定：

（1）脉冲震荡法：脉冲震荡（IOS）法将信号源与被测试对象分离，信号源外置，由振荡器产生外加的压力信号，施加于平静呼吸时受试者的呼吸系统，测量该系统对该压力的流速改变，这样就测得了呼吸阻力。由于测定是在呼吸运动状态下测定，所以 IOS 所测得的阻力不只是一般所说的气道阻力（黏性阻力），而是整个呼吸系统的阻力，包括气道、肺组织、胸廓的黏性、弹性和惯性阻力，即为呼吸阻抗（Z_{rs}）。

由于呼吸总阻抗中的黏性阻力绝大部分来自气道，包括中心气道阻力和周边气道阻力两部分，所以 IOS 测定气道阻力时，不同频率的震荡波传导的距离不同，反映的部位也不同，如低频震荡波，频率低，波长长，能量大，被吸收的也少，能到达呼吸系统各部分，反映总气道阻力；而高频震荡波，频率高，波长短，能量小，被吸收的又多，震荡波就不能达到细小的支气管，所以只能反映中心气道阻力的变化。

（2）体积描记仪法：在压力型体描仪中，密闭箱的容积是固定的。在呼吸过程中，不但有呼气和吸气流量的变化，同时也有箱内压力和肺泡内压力的同步变化。在 FRC 位受试者通过呼吸流速传感器做浅快呼吸时，可在屏幕上显示呼吸流量(V)对箱压的变化(P_{box})坐标图以及口腔压力(P_m)对肺容积改变(V)坐标图。由于测试时气流暂时阻断，使呼吸道与肺泡形成一密闭空间，此时测得的口腔压改变($\triangle P_m$)等于肺泡压($\triangle PA$)改变。由于胸廓容积的增量即肺容积的增量($\triangle V$)等于密闭舱容积的减量，而密闭舱容积的减少引起舱内压的增高，因此肺容积的变化与舱内压变化成正比关系。

口腔压代表肺泡压，箱内压反映了胸腔内压。阻断器在平静呼气末关闭，同时受试者继续吸气动作，口腔压降低，箱内压升高。箱内压的增高反映了胸腔内气体容积的变化。曲线末端代表了吸气末水平($P_m - \triangle P_m$，$V + \triangle V$)。曲线的斜率取决于阻断器关闭时肺内气体的容积(即 FRO)。

因 Raw = $\triangle P/V$，在受试者浅快呼吸过程中，阻断器开放时可以得到气流流速(V)与箱内压之间的关系，即 V/P_{box}；在阻断器关闭时，可以得到肺泡压(PA)与箱内压之间的关系，即 PA/P_{box}。将上述两条曲线的斜率相除，即可计算出气道阻力。

3. 临床意义　气道阻力增加见于以下疾病：

(1)支气管哮喘：哮喘患者的气道阻力增加，特别是发作期，即使在缓解期，气道阻力也较正常增高 2~3 倍。其吸气相和呼气相的阻力皆明显增加，呼气相更显著。这是因为哮喘患者主要病理改变是支气管黏膜充血、水肿和平滑肌痉挛，气道的基本结构仍完整，肺组织的结构正常，因此吸气相和呼气相的气道阻力皆增加，但由于呼气时气道内径缩小，所以呼气时气道阻力增加更明显。

(2)慢性阻塞性肺疾病：不论急性加重期或缓解期患者 Raw 均增高，其中呼气相阻力显著高于吸气相阻力的增加，同时呼气流量亦呈相应降低。这是因为慢性阻塞性肺疾病的主要病理特点是肺组织弹性减弱，气道管壁破坏，肺组织对支气管的环状牵引力减弱，致使气道口径缩小，在呼气相容易出现塌陷，甚至完全陷闭，而吸气时在胸腔和间质负压的作用下仍能保持开放，因此呼气相气道阻力显著增加，而吸气相增加有限，甚至基本正常。此外，慢性阻塞性肺疾病患者小气道黏膜充血、水肿、痰栓等使气道狭窄，也是造成气道阻力增加的重要原因。同时由于肺组织各部位"时间常数"不一致，"慢速充盈"肺泡充气和排空的速度较慢，对周围的肺泡管造成压迫，引起阻塞。

(3)气道阻塞：气管内有黏液、渗出物、气道肿瘤、异物、瘢痕或气管外病变压迫等原因引起的气道阻塞均会导致气道阻力增加。

第五节　呼吸重症疾病常用床旁操作

一、锁骨静脉穿刺插管术

1. 经锁骨上穿刺术

(1)采用头低肩高位或平卧位，头转向对侧，显露胸锁乳突肌的外形，用 1% 甲紫划出该肌锁骨头外侧缘与锁骨上缘所形成的夹角，该角平分线的顶端或其后 0.5cm 左右处为穿刺点。

(2)常规消毒皮肤,覆盖消毒巾。

(3)用2ml注射器抽吸1%普鲁卡因,于事先标记的进针点做皮内与皮下浸润麻醉,针尖指向胸锁关节,进针角度30°~40°,边进针边回抽血,试穿锁骨下静脉,以探测进针方向、角度与深度。一般进针2.5~4cm即达锁骨下静脉。

(4)按试穿的方位将穿刺针迅速通过皮肤,再穿刺锁骨下静脉,抽吸见静脉血后固定穿刺针,取下注射器,经穿刺针送入导引钢丝,退出穿刺针,沿导引钢丝插入扩张管,扩张皮肤及皮下组织,退出扩张管,沿导引钢丝送入静脉留置导管,插入长度为15cm左右,退出导引钢丝,连接输液导管。

(5)将小纱布垫于进针点处,其上以无菌纱布覆盖,用胶布固定。或用一次性贴膜覆盖固定。如为小儿患者,可在穿刺点处穿一缝线,将导管结扎固定,以便长期保留。

2. 经锁骨下穿刺术

(1)体位及准备同上。

(2)取锁骨中点内侧1~2cm处(或锁骨中点与内1/3之间)锁骨下缘为穿刺点,一般多选用右侧。

(3)局部用普鲁卡因浸润麻醉,在选定的穿刺点处进针,针尖指向头部方向,与胸骨纵轴约呈45°,与皮肤呈10°~30°。进针时针尖先抵向锁骨,然后回撤,再抬高针尾,紧贴锁骨下缘负压进针,深度一般为4~5cm。若通畅抽出暗红色静脉血,则移去注射器,导入导引钢丝。按上述锁骨上穿刺法插入深静脉留置导管。

3. 注意事项

(1)如技术操作不当,可发生气胸、血肿、血胸、气栓、感染等并发症,故不应视为普通静脉穿刺,应掌握适应证。

(2)躁动不安而无法约束者、不能取肩高头低的呼吸急促者及胸膜顶上升的肺气肿患者,均不宜施行此术。

(3)严格无菌技术,预防感染。

(4)由于深静脉导管置入上腔静脉,常为负压,输液时注意输液瓶绝对不应输尽;更换导管时应防止空气吸入发生气栓。

(5)为了防止血液在导管内凝聚,在输液完毕,用肝素盐水或0.4%枸橼酸钠溶液冲注导管后封管。

(6)导管外敷料一般每天更换1次,局部皮肤可用乙醇棉球消毒。

二、气管内插管术

(一)定义

气管内插管是指将一特制的气管内导管经声门置入气管的技术,这一技术能为气道通畅、通气供氧、呼吸道吸引和防止误吸等提供最佳条件。

(二)作用

气管内插管术是急救工作中常用的重要抢救技术,是呼吸道管理中应用最广泛、最有效、最快捷的手段之一,是医务人员必须熟练掌握的基本技能,对抢救患者生命、降低病死率起到至关重要的作用。能够及时吸出气管内分泌物或异物，防止异物进入呼吸道，保持呼吸道通畅，可以进行有效的人工或机械通气，防止患者缺氧和二氧化碳潴留。紧急气管内插管技术已成为心肺复苏及伴有呼吸功能障碍的急危重症患者抢救过程中的重要措施。气管内插管是否及时直接关系着抢救的成功与否、患者能否安全转运及患者的预后情况。

（三）指征

紧急气管内插管的指征如下：

1. 患者自主呼吸突然停止。

2. 不能满足机体通气和氧供的需要而需机械通气者。

3. 不能自主清除上呼吸道分泌物、胃内容物反流或出血，随时有误吸者。

4. 有上呼吸道损伤、狭窄、阻塞、气管食管瘘等，影响正常通气者。

5. 急性呼吸衰竭者。

6. 中枢性或周围性呼吸衰竭者。

气管内插管术无绝对禁忌证。但是，由于插管可以使炎症扩散，故有喉头急性炎症时应谨慎。喉头严重水肿者，不宜行经喉人工气道术；严重凝血功能障碍者，应在凝血功能纠正后进行；巨大动脉瘤，尤其是位于主动脉弓部位的主动脉瘤，插管有可能使动脉瘤破裂，宜慎重，如需插管，则操作要轻柔、熟练，患者要安静，避免咳嗽和躁动；如果有鼻息肉、鼻咽部血管瘤，不宜行经鼻气管内插管。

（四）注意事项

1. 动作轻柔，以免损伤牙齿　待声门开启时再插入导管，避免导管与声门相接触，以保护声门、喉部黏膜，减少喉头水肿的发生。

2. 防止牙齿脱落误吸　术前应检查患者有无义齿和已松动的牙齿，将其去除或摘掉，以免在插管时损伤或不小心致其脱落、滑入气道，引起窒息而危及生命。

3. 防止气囊滑脱　如果气囊固定在导管上，一般不会滑脱。但如果导管与气囊分开，应选择与导管相匹配的气囊，并用丝线捆扎在导管上，防止其滑脱落入气道，造成严重的后果。

4. 检查导管的位置　一般气管内插管后或机械通气后应常规行床边 X 线检查，以确定导管位置。

5. 防止插管意外　气管内插管时，尤其是在挑起会厌时，由于迷走神经反射，有可能造成患者的呼吸、心搏骤停，特别是生命垂危或原有严重缺氧、心功能不全的患者更容易发生。因此插管前应向患者的家属交代清楚，取得理解和配合。插管时应充分吸氧，并进行监测，备好急救药和器械。

（五）人工气道

经口气管内插管方法快速而方便，在呼吸、心搏骤停抢救时较常使用，但经口气管内插管固定困难，大多数患者意识恢复初期可因烦躁不安或难以耐受，导致过早拔管撤机。对这类患者予以适当的镇静或改变插管方式，可保证适时撤机。

经鼻气管内插管有效方便，清醒患者也能耐受，且易固定，不影响口腔护理和进食，不致因较长时间使用引起营养不良和电解质紊乱，为无创伤的方法。但经鼻气管内插管气道无效腔大，容易导致痰液引流不畅、痰栓形成，甚至阻塞管腔。

相比之下，气管切开无效腔小，固定良好，患者能耐受，痰液易吸出，不影响进食和口腔护理，并发症少，是理想的通气方式。需要较长时间机械通气或昏迷者，及痰液较多排痰不畅者，以气管切开为宜。

1. 气管内插管的方法

（1）将患者头后仰，双手将下颌向前、向上托起以使口张开，或以右手拇指对着下牙列、示指对着上牙列，借旋转力量使口腔张开。

（2）左手持喉镜柄将喉镜片由右口角放入口腔，将舌体推向侧后缓慢推进，可见到腭垂。将镜片垂直提起前进，直到会厌显露，挑起会厌以显露声门。

（3）如采用弯镜片插管，则将镜片置于会厌与舌根交界处（会厌谷），用力向前上方提起，使舌骨会厌韧带紧张，会厌翘起紧贴喉镜片，即显露声门。如用直镜片插管，应直接挑起会厌，声门即可显露。

（4）以右手拇指、示指及中指如持笔式持住导管的中上段，由右口角进入口腔，直到导管接近喉头时再将管端移至喉镜片处，同时双目经过镜片与管壁间的狭窄间隙监视导管前进方向，准确轻巧地将导管尖端插入声门。借助管芯插管时，当导管尖端入声门后，应拔出管芯后再将导管插入气管内。导管插入气管内的深度成人为 4～5cm，导管尖端至门齿的距离为 18～22cm。

（5）插管完成后，要确认导管已进入气管内再固定。其确认方法有：①按压胸部时，导管口有气流；②人工呼吸时，可见双侧胸廓对称起伏，并可听到清晰的肺泡呼吸音；③如用透明导管时，吸气时管壁清亮，呼气时可见明显的"白雾"样变化；④患者如有自主呼吸，接麻醉机后可见呼吸囊随呼吸而伸缩；⑤如能监测呼气末 $ETCO_2$ 则更易判断，$ETCO_2$ 图形有显示可确认无误。

2. 经鼻腔盲探气管内插管方法　经鼻腔盲探气管内插管是指将气管导管经鼻腔在非明视条件下插入气管内。

（1）插管时必须保留自主呼吸，可根据呼出气流的强弱来判断导管前进的方向。

（2）以 1% 丁卡因做鼻腔内表面麻醉，并滴入 3% 麻黄碱使鼻腔黏膜的血管收缩，以增加鼻腔容积，并可减少出血。

（3）选用合适管径的气管导管，以右手持管插入鼻腔。在插管过程中，边前进边侧耳听呼出气流的强弱，同时左手调整患者头部位置，以寻找呼出气流最强的位置。

（4）在声门张开时将导管迅速推进，导管进入声门感到推进阻力减小，呼出气流明显，有时患者有咳嗽反射，接麻醉机可见呼吸囊随患者呼吸而伸缩，表明导管插入气管内。

（5）如导管推进后呼出气流消失，为插入食管的表现。应将导管退至鼻咽部，将头部稍仰起，使导管尖端向上翘起，可对准声门利于插入。

三、颈内静脉穿刺置管术

穿刺方法如下：

1. 平卧，头低 20°～30°或肩枕过伸位，头转向对侧（一般多取右侧穿刺）。

2. 找出胸锁乳突肌的锁骨头、胸骨头和锁骨三者所形成的三角区，该区的顶部即为穿刺点。如解剖部位不明显，可于平卧后将头抬起，以显露胸锁乳突肌的轮廓；或取锁骨上 3cm 与正中线旁开 3cm 的交叉点为穿刺点。

3. 皮肤常规消毒，铺无菌洞巾，以 1% 利多卡因或 1% 普鲁卡因局部浸润麻醉，并以此针头做试探性穿刺，由穿刺点刺入，使其与矢状面平行，与冠状面呈 30°，向下向后及稍向外进针，指向胸锁关节的下后方，边进针边抽吸，见有明显回血，即表明已进入颈内静脉。

4. 穿刺尾端接 10ml 注射器，针头斜面朝上，按试穿方向穿刺。置管方法与锁骨下静脉穿刺法相同。

第六章 呼吸疑难重症抢救技术

第一节 氧疗

一、缺氧

各类缺氧的治疗，除了消除引起缺氧的原因以外，均可给患者吸氧。但氧疗的效果因缺氧的类型而异。氧疗对低张性缺氧的效果最好。由于患者 PaO_2 及 SaO_2 明显低于正常。吸氧可提高肺泡气氧分压，使 PaO_2 及 SaO_2 增高，血氧含量增多，因而对组织的供氧增加。但由静脉血分流入动脉引起的低张性缺氧，因分流的血液未经肺泡直接掺入动脉血，故吸氧对改善其缺氧的作用不大。血液性缺氧、循环性缺氧和组织性缺氧者 PaO_2 及 SaO_2 正常，因为可结合氧的血红蛋白已达 95% 左右的饱和度，故吸氧可明显提高 PaO_2，而 SaO_2 的增加很有限，但吸氧可增加血浆内溶解的氧。通常在海平面吸入空气时，100ml 血液中溶解的氧仅为 0.31ml；吸入纯氧时，可达 1.7ml；吸入 3 个大气压的纯氧时，溶解的氧可增至 6ml。而通常组织从 100ml 血液中摄氧量平均约为 5ml。可见，吸入高浓度氧或高压氧使血浆中溶解氧量增加能改善组织的供氧。组织性缺氧时，供氧一般无障碍，而是组织利用氧的能力降低；通过氧疗提高血浆与组织之间的氧分压梯度，以促进氧的弥散，也可能有一定治疗作用。一氧化碳中毒者吸入纯氧，使血液的氧分压升高，氧与 CO 竞争与血红蛋白结合，从而加速 HbCO 的解离，促进 CO 的排出，故氧疗效果较好。

二、供氧

心肺复苏时，立即行人工呼吸，急救者吹入患者肺部是含 16% ~17% 氧浓度的空气，理想时肺泡内氧分压可达 80mmHg。心搏骤停或心肺复苏时，低心排血量、外周氧释放障碍均导致组织缺氧。其他因素还包括通气异常致肺内分流和呼吸系统疾病。组织缺氧导致无氧代谢和代谢性酸中毒，化学药品和电解质治疗对酸碱失衡也会产生影响。基于上述原因，BLS 和 ACLS 时推荐吸入 100% 的纯氧，高的氧分压可以增加动脉血中氧的溶解度，进而加大身体氧的输送(心排血量 × 血氧浓度)，短时内吸入 100% 纯氧治疗有益无害，而只有长时间吸高浓度氧才会产生氧中毒。在急性心肌梗死患者中，氧支持疗法可改善心电图 ST 段改变的幅度和范围。推荐对急性冠状动脉综合征患者在最初 2 ~3 小时，经鼻导管吸氧 4L/min，对于持续或反复心肌缺血，或伴充血性心力衰竭、心律失常的复杂心肌梗死，吸氧 3~6 小时，直到患者低氧血症纠正，临床上病情稳定。

吸氧作为基础护理的一个基本操作，在临床上广泛使用。吸氧的方法有鼻导管法、鼻塞法、面罩法、双腔鼻导管法及氧气帐法，采用何种方法目前国内常依据各地的习惯及患者的情况而定。

三、氧中毒

氧气虽为生命活动所必需，但 0.5 个大气压以上的氧却对任何细胞都有毒性作用，可引起氧中毒。氧中毒时细胞受损的机制一般认为与活性氧的毒性作用有关。氧中毒的发生取决于氧分压而不是氧浓度。吸入气的氧分压（PiO_2）与氧浓度（FiO_2）的关系如公式：$PiO_2 = (PB - 6.27) \times FiO_2$，式中 PB 为吸入气体压力（kPa）。6.27kPa 即 47mmHg，为水蒸气压。潜水员在深 50m 的海水下作业（PB 约为 608kPa 即 4560mmHg）时，虽然吸入气的氧浓度正常（$FiO_2 = 0.21$），氧分压（FiO_2）却高达 126.4kPa（948mmHg），从而可导致氧中毒；相反，宇航员在 1/3 大气压环境中工作，即使吸入纯氧（$FiO_2 = 1$），PiO_2 也仅27.5kPa（206mmHg），不易出现氧中毒。当吸入气的氧分压过高时，因肺泡气及动脉血的氧分压随着增高，使血液与组织细胞之间的氧分压差增大，氧的弥散加速，组织细胞因获得过多氧而中毒。人类氧中毒有两型：肺型与脑型。

1. 肺型氧中毒　发生于吸入一个大气压左右的氧 8 小时以后，出现胸骨后疼痛、咳嗽、呼吸困难、肺活量减少、PaO_2 下降。肺部呈炎性病变，有炎性细胞浸润、充血、水肿、出血和肺不张。氧疗的患者如发生氧中毒，吸氧反而使 PaO_2 下降，加重缺氧，造成难以调和的治疗矛盾，故氧疗时应控制吸氧的浓度和时间，严防氧中毒的发生。

2. 脑型氧中毒　吸入 2~3 个大气压的氧，可在短时间内引起脑型氧中毒（6 个大气压的吸氧数分钟；4 个大气压吸氧数十分钟），患者主要出现视觉障碍、听觉障碍、恶心、抽搐、晕厥等神经症状，严重者可昏迷、死亡。高压氧疗时，患者出现神经症状，应区分"脑型氧中毒"与由缺氧引起的"缺氧性脑病"。前者患者先抽搐以后才昏迷，抽搐时患者是清醒的；后者则先昏迷后抽搐。对氧中毒者应控制吸氧，但对缺氧性脑病者则应加强氧疗。

第二节　吸入治疗

吸入疗法是指用特殊的装置将药物或其他物质递送到气道和肺部的方法，是针对呼吸系统疾病以及部分其他系统疾病的独特的给药途径，既可产生局部效应也可引起全身效应。与其他给药途径相比，吸入疗法具有以下优点：给药剂量低，药物直接到达靶器官，起效快，局部浓度高，全身吸收少，不良反应小。吸入疗法是呼吸系统疾病重要的治疗方法，更是哮喘、慢性阻塞性肺疾病的首选给药途径。

一、气溶胶吸入疗法

气溶胶吸入疗法是以特制的气溶胶发生装置，将药物制成气溶胶微粒，吸入后沉降于下气道或肺泡以达到治疗目的。所谓气溶胶是指悬浮于空气中具有气传性的固体或液体微粒,习惯上称液体气溶胶为雾,固体气溶胶为烟。药物通过特殊装置后形成的气溶胶微粒有一个十分有利的表面积和容量比例,利于药物迅速弥散。药物可直接到达患病部位与病变组织直接接触,接触面积大(人体肺泡面积 $40 \sim 80m^2$)、和药物接触面积广。药物吸入后与呼吸道黏膜及黏膜下有丰富的、各种类型的受体结合,在局部发挥异常强大的治疗作用。同时,雾化吸入治疗直接作用于局部而全身吸收少,避免了首过消除效应,给药剂量低,不良反应轻微,安全性高。目前临床上使用的气溶胶发生装置主要包括三种:雾化吸入装置、定量吸入器(MDI)和干粉吸入器(DPI)。

(一)影响气溶胶吸入疗效的因素

气溶胶具有沉降作用、凝集作用、流动性和接触面积大等特性,而气溶胶吸入疗法的疗效主要取决于气溶胶及其携带的药物在肺内的沉积率,肺内沉积率受到以下因素的影响:

1. 气溶胶微粒的大小 气溶胶微粒的大小用气体动力学中位数直径(AMMMD)来代表。空气动方学研究表明,直径小于 $1\mu m$ 的微粒很容易吸入肺内,但由于质量太小,仍悬浮于空气中,除小部分沉降于肺内,大部分则随呼气气流排出。直径 $1 \sim 5\mu m$ 的微粒在下气道和肺泡内沉积较多,其中以 $1 \sim 5\mu m$ 的微粒最为理想。直径 $5 \sim 10\mu m$ 的微粒大部分沉降于上气道,直径大于 $10 \sim 15\mu m$ 的微粒几乎全部沉降于口咽部或与通气机相连的输气管道中。

2. 呼吸方式 大潮气量慢吸气流速可增加气溶胶微粒在下气道和肺泡内沉降;相反,潮气量小而浅快的呼吸方式可使气溶胶微粒分布不匀,影响其吸入下气道而降低沉降率。吸入气溶胶后屏气数秒钟可增加气溶胶微粒在肺泡内的沉降。对施行机械通气的患者,除增加潮气量,增长呼吸周期(Ti/Ttot)以外,气溶胶的发生喷射与吸气气流是否同步也是影响气溶胶吸入疗效的重要因素。

3. 气溶胶的温度、湿度和密度 对未建立人工气道的患者,由于鼻腔、上呼吸道温化和湿化功能的存在,可以直接吸入气溶胶;对已建立人工气道进行机械通气的患者,由于气溶胶不经过上呼吸道,为保护气道的黏液纤毛系统,吸入的气溶胶必须经过加热加温。但有研究表明,气溶胶加热后吸入与干燥的气溶胶吸入相比其肺内沉降率大致下降40%。高密度的气溶胶吸入时容易产生涡流从而降低其在肺内的沉降率;相反,低密度的气溶胶(如氦氧气溶胶)与空气气溶液胶相比,前者产生持续的层流作用从而增加气溶胶在肺泡内的沉降。但由于氦氧混合气体造价比较高,在临床应用较小。

4. 吸入药物的药动学 吸入药物的药动学对气溶胶吸入疗法具有重要的影响作用。选择何种药物应该视吸入气溶胶的目的而定,如果希望药物在肺内或肺间质内局部发挥作用,那么药物微粒在肺内滞留时间长则可显著延长药物作用时间;如果希望药物在气道内局部生物活性高,如吸入皮质激素,则可减轻或避免全身的不良反应;如希望药物能经气道吸收,在身体其他部位发挥作用,则应选用呼吸道黏膜吸收好、局部代谢率低的药物。

5. 气道通畅程度 当患者气道有炎症、黏膜水肿等使气道管径缩小时,同样的吸气量可使药物颗粒在气道的沉降率增加,影响药物的有效沉积。当患者气道内存在分泌物，由于分泌物潴留阻塞或对雾粒的截留作用，将明显降低药物疗效。

(二)气溶胶吸入疗法的临床应用

1. 阻塞性肺疾病

(1)肾上腺素能 β_2 受体激动药：β_2 受体激动药可缓解支气管平滑肌痉挛；使小动脉和微小动脉收缩，降低静脉压，减少支气管黏膜水肿、充血；可抑制肥大细胞释放介质。吸入短效 β_2 受体激动药(SABA)主要用于控制症状。长期吸入可发生低敏感现象，但属于可逆过程，停药 1 周后可恢复。

长效 β_2 受体激动药(LABA)如福莫特罗和沙美特罗通过吸入途径给药，具有比沙丁胺醇和特布他林更持久的舒张支气管作用，其作用可维持 12 小时以上。福莫特罗的这种长效作用仅见于吸入途径，口服制剂则无。近年还研发了所谓超长效的 β_2 受体激动药如茚达特罗，作用时间可达 24 小时。长效 β_2 受体激动药对 β_2 受体的亲和力和选择性较高，其长效作用可能与分子结构中较长的侧链，以及较高的脂溶性有关。

(2)抗胆碱能制剂：是胆碱能毒蕈碱(M)受体阻断药，吸入后具有舒张支气管和平喘作用。异丙托溴铵吸入后 $10 \sim 15$ 分钟起效，维持时间较长。噻托溴铵是新一代抗胆碱能药，为异丙托溴铵的衍生物，与 M_1 及 M_3 受体解离的速度明显慢于 M_2 受体，具有动力学选择性，从而发挥强大而持久的舒张支气管作用。

(3)糖皮质激素(GCs)：吸入性糖皮质激素(ICS)已成为治疗哮喘的第一线药物。常用 ICS 有二丙酸倍氯米松(BDP)、丙酸氟替卡松(FP)、布地奈德(BUD)、环索奈德、曲安奈德(TAA)、氟尼缩松(FNS)。为了最大限度发挥其对气道和肺的治疗作用，同时全身效应最小，ICS 应该在药效学上对 GCs 受体(GCR)有高的亲和力、高的特异性与高的内在活性；在药动学上有低的口服生物利用度、低的生物稳定性与高的肺内潴留等特点。GCs 较大的脂溶性与上述药动学特征有关。常用吸入 GCs 的脂溶性大小顺序为 FP > BDP > BUD > TAA > FNS；而水溶性大小顺序相反。

对于哮喘患者，已有大量证据表明长期使用 ICS 可以改善肺功能，缓解症状，提高生活质量，预防哮喘急性发作。慢性阻塞性肺疾病与哮喘病理基础和炎症类型不同，对 ICS 的治疗反应性与哮喘也不同，目前主要推荐用于 C 组、D 组患者。

ICS 全身不良反应较少，局部不良反应较为常见。局部不良反应包括：①口咽部念珠菌感染：发生率为 $1\% \sim 2\%$；②声音嘶哑：发生率约为 30%；③白内障：其发生与吸入剂量和累积剂量密切相关，但远低于长期口服激素；④口腔内小血肿：少数患者长期吸入激素可引起口腔及咽喉部的黏膜下毛细血管出血而导致口腔小血肿；⑤激素紫斑：皮肤成纤维细胞比肺成纤维细胞对 BUD 或 BDP 敏感 100 倍，吸入 BUD 或 BDP 的剂量为 $1000 \sim 2200\mu g/d$ 可逐渐出现皮肤萎缩，进而演变为淤斑，但剂量小于 $1000\mu g/d$ 的患者则很少发生。全身不良反应包括：①对下丘脑 - 垂体 - 肾上腺轴(HPAA)的抑制作用：以 BDP 为例，吸入大于 $1600\mu g/d$ 即足以抑制气道炎症和哮喘症状；②对生长发育的影响：长期适量吸入激素治疗儿童哮喘是安全的，不会影响儿童的生长发育，FP 和 BUD 比 BDP 对 HPAA 的抑制作用更小；③对骨密质的影响：长期大剂量吸入激素可能引起骨密度降低。

(4)前列腺素制剂：前列腺素 E 可刺激细胞 cAMP 生成，抑制过敏物质及炎性介质的释放，从而影响支气管。其扩张支气管作用比异丙肾上腺素强 5 ~ 10 倍，时间长且无不良反应，主要用于支气管哮喘及哮喘持续状态。

（5）复合制剂：不同药物的复合制剂可发挥相加、协同或互补，目前多为 $β_2$ 受体激动药加抗胆碱能药物或长效 $β_2$ 受体激动药联合皮质激素。ICS/LABA 复合制剂对临床症状和肺功能指标的改善优于单独用药，且 ICS 剂量较小，不良反应小，患者依从性好。

2. 肺部感染性疾病　气溶胶吸入抗生素治疗肺部感染性疾病的优点是气道局部抗生素药物浓度高，全身吸收较少，不良反应较低，因此主要适宜于全身不良反应较大的抗生素，犹如氨基糖苷类抗生素以气溶胶吸入几乎无肾毒性。长疗程雾化吸入庆大霉素、阿米卡星可用于治疗肺囊性纤维化和支气管扩张继发铜绿假单胞菌感染；喷他脒雾化吸入对防治轻、中度艾滋病继发肺孢子虫感染也有一定效果。需注意不得滥用雾化吸入抗生素，大多数抗生素全身用药可在肺内达到足够的药物浓度而全身不良反应不大，不必采用雾化吸入的方式，某些药物的理化性质可能对气道有刺激作用，局部使用抗生素也可诱导细菌耐药，且吸入抗生素在气道内浓度高，但肺组织浓度低，因此肺实质细菌感染仍需全身应用抗生素。

3. 非呼吸系统的气溶胶吸入疗法　以 MDI 和喷射雾化器吸入麦角胺可治疗偏头痛、吸入胰岛素以降低血糖、吸入肝素行抗凝治疗等。

（三）气溶胶吸入疗法的注意事项

1. 定期消毒雾化器，严格无菌操作，防止污染，避免交叉感染。

2. 支气管痉挛严重时，吸入 $β_2$ 受体激动药的剂量虽然可以适当增加，但不能超常剂量应用，尤其是老年人，以避免严重心律失常的发生。

3. 少数患者吸入支气管舒张药后，反而诱发或加重支气管哮喘，其原因可能与低渗性药液、防腐剂、助推剂、表面活性物质以及气溶胶温度过低诱发支气管痉挛有关，应仔细寻找原因，避免发生。

4. 雾化吸入糖皮质激素后，应立即漱口，以防止口腔菌群失调和真菌感染。

5. 雾化吸入抗生素应慎用，青霉素类、头孢菌素类、大环内酯类、喹诺酮类抗生素不适宜雾化吸入。长期雾化吸入抗生素应监测细菌耐药情况，防止呼吸道菌群失调和真菌感染。

6. 对呼吸道刺激性强的药物应避免做雾化吸入；油性制剂不宜吸入给药，以免引起脂质性肺炎。

二、气道湿化疗法

（一）气道湿化的生理病理基础

呼吸道对吸入气进行加温、润湿等功能主要发生在鼻和咽部，而气道和支气管的作用比较小。一般情况下，外界空气的温度和湿度都比肺内低。由于鼻、咽部黏膜表面积大，血流丰富，管道弯曲，与大气之间有一压力差，并有黏膜分泌黏液，所以吸入气在到达气管时已被加温且被水蒸气所饱和，变成温暖而湿润的气体进入肺泡。据估计，24 小时内鼻黏膜所排出的水分为 1L 左右，其中 700ml 用于增加吸入空气的湿度，其余液体则向后流入咽部。

空气经鼻腔时，因温度升高，其体积膨大，于是吸收湿气量亦随之增加。空气到达鼻腔，可加温到 30~34℃，相对湿度达 80%~90%；到达气管隆突时，温度已接近体温（37℃），相对湿度达 95% 以上；到达肺泡时，温度已达 37℃，相对湿度 100%。此时，1L 气体内含 43.9mg 水气，产生的气体分压为 6.27kPa（47mmHg）。一般情况下，呼吸道失水量为每小时 8~12ml/m² 体表，按此计算，成人和体重 10kg 的婴儿每天呼吸道失水量分别为 300~500ml 和 80~130ml。

当气管插管或切开时，不仅鼻腔失用、继发感染、鼻黏膜纤毛功能减弱，更为重要的是吸入气全部由气管及以下的呼吸道来加温和湿化，难以达到生理条件下的效果，且呼出气水分丢失也明显增多。此外，患者高热、呼吸频率快或吸入干燥气体，均可导致呼吸道的水分丢失显著增大。

呼吸道湿化不足的危害主要有：①黏液干燥和排痰困难；②纤毛运动功能降低或丧失；③继发细菌感染；④肺顺应性降低；⑤低氧血症。其组织病理学改变为呼吸道黏膜充血、水肿或溃疡，细胞脱屑或变性。

（二）湿化疗法的标准和适应证

1. 湿化疗法的标准　临床上常用的气道湿化疗法的标准是根据拟采用的进气部位在生理条件下的湿度水平制定的。需要强调的是，在任何部位对吸入气体的湿化过程都应该同时伴随对其加热处理。

2. 湿化疗法的适应证

（1）吸入气体过于干燥：低氧血症患者需长期吸氧，在进行氧疗时应常规给予湿化。

（2）人工机械通气：气管插管或气管切开行人工机械通气时，由于破坏了上呼吸道加温、湿化功能和正常防御机制，因此必须对机械通气患者实施湿化疗法。目前大部分呼吸机均有湿化装置。

（3）痰液黏稠和排痰困难：对于肺炎、慢性支气管炎、支气管扩张、肺脓肿等疾病患者，由于痰量增加，且伴有坏死黏膜或肺组织排出，其痰液或分泌物的成分发生变化，痰液黏稠度明显增加，难以排出。如果患者同时因年老体衰、胸腹部手术、昏迷或神经肌肉疾病致咳嗽反射减弱或消失，排痰困难，更应该加强湿化疗法，使痰液易于排出。

（4）过度通气：肺炎、弥散性肺间质纤维化、急性呼吸窘迫综合征（ARDS）、哮喘等均可使患者呼吸频率加快，导致过度通气，使气道水分在短时间内大量丢失，导致痰液黏稠或黏液栓形成，对这些患者应进行湿化疗法。

（5）高热和脱水：患者常伴有呼吸急促，气道水分丢失增加，加之全身组织脱水，使气道水分供应减少，因此，对这些患者在补液的同时应进行湿化疗法。

（三）常用湿化装置和湿化剂的选择

1. 常用湿化装置

（1）气泡式湿化器：是氧疗中最常用的一种装置。医用氧气的湿度为 4% 左右，吸入人体之前需要湿化。使用气泡式湿化器时，氧气通过湿化瓶内的发泡器（具有细小筛孔的泡沫塑料或多孔金属）形成细小水泡，增加氧气和水的接触面，或增加湿化瓶的高度，使氧气与水的接触时间延长，均可提高湿化效果。气泡式湿化器一般用于鼻导管和面罩的低流量吸氧，良好的气泡式湿化器在室温条件下一般可达到40%的相对湿度。

气泡式湿化器一般用于低流量(1.5～5L/min)给氧。应及时给湿化瓶加水(最好是蒸馏水)，每次加水不得超过刻度线，以避免由于气泡的作用使水溢入管道。另外，在操作过程中要防止湿化瓶受到细菌污染，需要定期对湿化瓶和全套管道系统进行消毒处理。

(2)加热主流式湿化器(HMH)：根据其功能和工作方式又可分为三类：①回流式；②阶式蒸发式；③回流管芯式。HMH的工作原理是将患者吸入的全部气体通过物理加热的方式提供适当的温度，并通过湿化器湿化后气体达到100%的相对湿度。由于HMH兼顾了加温和加湿两方面因素，临床应用湿化效果比较好。HMH主要适用于：①已安置人工气道、需要机械通气的患者；②在氧帐内吸入干燥气体的患者；③支气管哮喘患者；④需要高流量通气(如CPAP)的ARDS患者；⑤需要低流量吸氧的COPD患者。对肺内分泌物异常黏稠、气道内有黏栓、气管插管内有痰痂形成者均适合选用HMH。

(3)加湿交换器(HME)：简称人工鼻，是模拟人体解剖湿化系统的机制所制造的替代性装置。其工作原理是将肺脏呼出气体中的热量和水分收集起来再将吸入气加温和湿化。HME的外口和内口口径分别是15mm和22mm，适合于连接呼吸机的管道，因此主要应用于气管插管或气管切开进行机械通气的患者。一些长期气管造口有自主呼吸的患者亦可应用HME。如天气过于寒冷或气道分泌物黏稠，则提示需要另添便携式湿化装置。

(4)雾化器：喷射式雾化器和超声雾化器均可雾化生理盐水以湿化气道，喷射式雾化器的容量较小，流速高，气溶胶粒子较干燥，湿化效果不如超声雾化器。两者既可用于正常气道的患者，也可用人工气道的患者，不过目前大多数呼吸机均带有加温湿化装置，除非吸入药物，一般不需要额外使用雾化器。

(5)简便湿化法：没有任何湿化器时，可通过一根细塑料管向气管插管或气管切开套管内滴入液体，一般每次进液量1.5～3ml，每天湿化液量为25～500ml为宜。合适的滴液量可根据痰的性质来决定，如痰液稀薄，容易吸出，则表明湿化满意；如痰液过稀过多，频繁咳嗽，则表明湿化过度；如痰液黏稠结痂，则表明湿化不足。

2. 常用湿化剂的选择　湿化剂是指吸入气道后能湿润气道黏膜，促进黏液释放和排出，保持呼吸道黏液纤毛系统正常运动和廓清功能的介质。但湿化剂本身对痰液和黏液没有特殊的溶解作用。临床上常用的湿化剂有：

(1)蒸馏水：为低渗液体，具有透过细胞膜进入细胞内的特性。因此，吸入蒸馏水既可湿化黏稠的痰液，又可湿润气道。其缺点是吸入过多的蒸馏水，可因低渗而引起细胞内水肿，导致气进黏膜肿胀，阻力增加。

(2)低渗盐水：指0.45%的氯化钠溶液，其特性为低渗、弱酸性。吸入气道后发生再浓缩使其浓度接近生理盐水，对呼吸道黏膜没有刺激作用，具有良好的湿化气道黏膜和稀释痰液的作用。低渗盐水在临床上应用较广，其适应证包括所有痰液较多、黏稠而又不易咳出的肺部疾病，如支气管炎、哮喘、支气管扩张及囊性纤维化等。

(3)生理盐水：为等渗的弱酸性液体。由于生理盐水雾化后部分从雾液中蒸发，几小时后等渗盐水可变为高渗盐水而对呼吸道产生刺激作用。因此，应用生理盐水作为湿化剂容量要小，一般 3 ~ 5ml，短时间使用(不超过 1 小时)可对气道产生较好的湿化作用。

(4)高渗盐水：指 5% 的氯化钠溶液，其渗透压远大于呼吸道黏膜细胞内的渗透压，故吸入后可从气道黏膜细胞内吸出水分，从而稀释痰液；加之高渗盐水对呼吸道黏膜具有明显的刺激作用，可刺激患者咳嗽，使痰液易于排出。严格意义上，吸入高渗盐水对气道的湿化作用不大，而主要是用于排痰。临床上对痰液黏稠不易咳出又需要收集痰液标本进行病原学或病理学检查的患者，吸入高渗盐水较好。常用方法：5% 高渗盐水20ml，晨起用超声雾化器吸入，可收集到所需要的痰液标本。

(四)湿化疗法的不良反应和注意事项

1. 湿化疗法的不良反应

(1)黏液栓形成：湿化不足可导致黏液栓形成，进而引起低通气、气道阻力增加和气道陷闭。在临床上未建立人工气道的患者若出现痰液黏稠，感觉鼻面部干燥不适表示湿化不足。

(2)低氧血症：长时间吸入高湿度(37 ~ 40℃，相对湿度 100%)的气体，可使呼吸道黏膜纤毛系统受损，破坏肺泡表面活性物质，引起肺泡萎陷和肺顺应性降低，通气/血流比值改变，肺泡 - 动脉氧分压差增大，导致低氧血症。若患者频繁咳嗽或痰液稀薄，需要频繁吸引时，则表示湿化过度。

(3)诱发支气管痉挛或哮喘发作：湿化过度还可使气道黏膜水肿、狭窄，气道阻力增加，甚至诱发支气管痉挛。进入气道的湿化气如果温度过低(低于 30℃)，则可引起支气管纤毛活动减弱，甚至诱发哮喘发作。

(4)发热：如果进入气道的湿化温度过高(超过 40℃)，同样可以降低支气管黏膜纤毛系统的运动功能，甚至出现呼吸道烫伤，患者自觉呼吸道灼热感明显，并有出汗、呼吸急促，严重者可引起高热反应。因此，在进行湿化疗法时，湿化气温度控制在 35 ~ 37℃为宜。

(5)院内感染：湿化器污染是医院内交叉感染的重要途径之一，湿化器具消毒不彻底是重要原因之一。要充分认识湿化器细菌污染的严重性，对湿化器具要严格消毒，需长期湿化疗法的患者每 24 小时至少消毒 1 次。消毒方法：①在 1/1000 苯扎溴铵溶液中浸泡 1 小时以上；②在 0.25% ~ 0.50% 过氧乙酸溶液中浸泡 30 分钟。更换湿化瓶、添加湿化液要严格无菌操作，并加强患者口咽部的清洁护理。

(6)窒息：呼吸道干稠分泌物经湿化后可以膨胀，如不及时咳出或吸出，可进一步加重气道狭窄或阻塞。临床上有因湿化疗法引起气道阻塞而突然窒息死亡的报道，应引起高度重视。

2. 湿化疗法的注意事项

(1)及时移去积水：应经常观察通气管道内冷凝水滴和积水瓶水量的多少，可以轻轻摇晃通气管道使冷凝水流入积水瓶，并及时移去其中的积水，以免溢出倒流入患者的气道。

(2)定期更换管道：机械通气患者的痰中可迅速发现细菌寄殖，因此呼吸机管道应定期更换。

(3)控制湿化气温度,防止气道灼伤:使用加热湿化器时,如果湿化器温度过高,可引起气道灼伤。引起过热的最常见原因是回路内没有安置自动反馈控制探针,当回路内气流过小或装置有故障时也会发生过热。近年对加热预警系统的改进减少了气道灼伤的危险性。

(4)严格操作规程,防止触电:所有加热型湿化器对水加热时均用交流电,若操作不当,可发生触电的危险,也可发生热损伤气道或使气道熔化。因此,在安装时要正确操作,并认真检查湿化器和呼吸机管路连接是否紧密,有无漏气、漏水、漏电等问题。

第三节 机械通气

一、机械通气的双刃剑效应

机械通气对生理功能的影响非常复杂,临床上机械通气的生理学作用为:提供一定水平的每分通气量,维持有效的肺泡通气;改善气体交换功能;降低呼吸功,缓解呼吸肌疲劳。这些生理效应是我们临床上选择机械通气适应证的重要依据。但是,随着新的机械通气技术和方法的不断出现,又会带来新的特殊的生理效应,使机械通气的适应证发生变化。另外,由于正压机械通气属于非生理性的,因此应用过程中也会带来一些并发症,严重者甚至危及生命,如:包括气压伤、容积伤、萎陷伤和生物伤在内的呼吸机相关性肺损伤(VILI);呼吸机相关性肺炎(VAP);氧中毒和呼吸机相关的膈肌功能不全等。另外,机械通气对肺外器官功能也会有影响,如引起肾功能不全和消化系统功能不全、精神障碍以及对心血管系统可能发生低血压、各种心律失常等。发生上述并发症的危险因素不尽相同,但是其基本原因却在于正压机械通气时胸膜腔内压为正压。因此,在临床上如何充分利用机械通气的治疗作用,同时尽量避免其不良反应一直是我们所关注的热点。

研究表明,机械通气超过7天的患者,几乎1/2以上发生了获得性呼吸肌无力,这是撤机困难的主要影响因素,常常应用咳嗽峰流速(PCF)和吸气肺活量(IVC)等指标来评估其是否存在及程度,监测超声下膈肌活动度,可以直接反映膈肌的收缩能力。获得性呼吸肌无力产生原因与呼吸肌疲劳密切相关,炎症介质、药物(主要是神经阻断药和糖皮质激素)以及血糖等因素在患者发生获得性肌无力的过程中的作用尚存争议。动物实验证实使用部分支持模式进行机械通气,与完全支持通气比较,允许间歇自主呼吸,呼吸机诱导的膈肌功能不全(VIDD)可以缓解。

二、机械通气的理论基础

机械通气(MV)符合疾病的病理生理才能有良好的人机关系和效果,否则容易导致通气失败,与COPD慢性呼吸衰竭MV有关的呼吸生理主要有:

1. 压力–容积曲线 正常呼吸系统的曲线分为陡直段、高位拐点(UIP)和高位平坦段。在陡直段,压力和容量的变化呈线性关系,是自主呼吸和MV的适宜部位,若在该段进行人工气道 MV，则呼吸阻力小，MV 相关性肺损伤的机会少，对循环功能的抑制作用轻；无创正压通气（NIPPV）时则面罩的动态无效腔小，漏气少，胃胀气的发生率低。而在高位平坦段，较小的潮气量（V_T）变化即可导致压力的显著升高，上述并发症的机会显著增多，故 MV 时强调高压低于 UIP。初始 MV 时应选择小 V_T 和合适的呼气末正压（PEEP）。COPD 呼吸衰竭存在气道的动态陷闭和阻塞，其曲线的特点是 FRC 增大、内源性呼气末正压（PEEPi）出现，陡直段缩短至 1000ml 以下，甚至仅 300～400ml，此时若采取传统的"深慢呼吸"方式，用较大 V_T，产生过高的压力会超过 UIP，导致 MV 失败；而较高 PEEPi 又可使患者和呼吸机吸、呼气时相不一致，导致人机对抗。一般 PEEP 在 50%～85% 的 PEEPi 水平时可改善人机配合，又不影响呼吸力学（不增大气道峰压）和血流动力学，待病情好转，FRC 下降后再逐渐增加 V_T 和减慢呼吸频率（RR），这样患者就比较容易接受 MV。

2. 肺泡通气量（V_A）与 $PaCO_2$ 的关系　　根据 V_A–$PaCO_2$ 关系，吸空气时 $PaCO_2$ 不会超过 150mmHg，因此单纯呼吸性酸中毒，pH 不会低于 6.8 的生存极限，因为慢性呼吸衰竭，代偿因素发挥作用，pH 会更高。当 $PaCO_2$ >80mmHg（重度）时，V_A 与 $PaCO_2$ 呈陡直的线性关系，V_A 或 V_T 轻微增大，$PaCO_2$ 即迅速降至 80mmHg 以下，即使没有代偿，pH >7.1。当 $PaCO_2$ <60mmHg（轻度）时，pH 将很安全，此时 V_A 与 $PaCO_2$ 的关系曲线比较平坦，需较大 V_A 或 V_T，才能使 $PaCO_2$ 下降，但气道压力也将明显升高。若 V_T 适当增加，尽管 $PaCO_2$ 可能暂时改善有限，但随着呼吸肌疲劳的恢复，$PaCO_2$ 将稳步下降。因此高碳酸血症患者，首选小 V_T 是合适的，无论是 NIPPV，还是人工气道 MV 皆容易满足上述要求。

三、呼吸机的工作过程

正常生理状态下，呼吸肌收缩，胸腔内产生负压，气体被吸入肺内。而机械通气时是进行非生理性的正压通气。呼吸机的工作过程分吸气、吸气－呼气切换、呼气、呼气－吸气切换四步。

1. 吸气　呼吸机通过管路将气体送入患者肺内，使肺和胸廓膨胀，完成吸气动作。

2. 吸气－呼气切换　常见的切换方式有 4 种。

（1）容量切换：呼吸机将预先设定的潮气量送入患者肺内后即由吸气转换为呼气。

（2）时间切换：达到预先设定的吸气时间即由吸气转换为呼气。

（3）压力切换：达到预先设定的气道压力即由吸气转换为呼气。

（4）流速切换：当吸气流速小于预先设定的值时即由吸气转换为呼气。

3. 呼气　依靠肺的弹性回缩力被动发生，达到预先设定的呼气末压力。呼气末压力可能等于大气压，也有可能大于大气压（如 PEEP）。PEEP 可以维持肺泡的开放，增加功能残气量。

4. 呼气－吸气切换　呼气－吸气切换也称触发，切换的临界值为触发灵敏度，一般分 3 种触发方式。

（1）时间触发：达到预先设定的呼气时间即由呼气转换为吸气。

（2）压力触发：患者自主吸气时，气道内压力下降，达到预先设定的气道负压即由呼气转换为吸气。

（3）流量触发：患者自主吸气时，当吸气流速大于预先设定的流速即由呼气转换为吸气。

四、机械通气的模式和参数调节

1. 常用的机械通气模式

（1）机械控制通气（controlled mechanical ventilation，CMV）：完全由呼吸机按照预先设定的呼吸频率、潮气量和吸气流速（或者吸气压力）和吸气时间来切换患者的呼吸。常用于没有自主呼吸的患者，如格林 - 巴利综合征、重症肌无力、深度镇静或肌松后的患者。优点是能保证必需的通气，缺点是有自主呼吸的患者人机对抗明显。

（2）辅助/控制通气（asist/control mode ventilation，A/C）：呼吸机按照预先设定的呼吸频率、潮气量和吸气流速（或者吸气压力）和吸气时间来切换患者呼吸的同时，在呼吸间隙可由患者自主触发按照预先设定的潮气量和吸气流速（或者吸气压力）和吸气时间辅助通气。常应用于有正常呼吸驱动但呼吸肌疲劳或肺顺应性下降呼、吸功增加的患者。优点是舒适性优于 CMV，缺点是易造成呼吸肌萎缩和呼吸机依赖。

（3）间歇指令通气（intermittent mandatory ventilation，IMV）：呼吸机按照预先设定的呼吸频率、潮气量、吸气流速（或者吸气压力）、吸气时间来切换患者呼吸的同时，在呼吸间隙患者可自主呼吸（但没有呼吸机辅助）。常应用于有正常呼吸驱动但呼吸肌疲劳、肺顺应性下降呼吸功增加、需要脱机的患者。优点是呼吸肌萎缩较 A/C 少，缺点是易发生呼吸肌疲劳，舒适性较 A/C 差。

（4）同步间歇指令通气（synchronized intermittent mandatory ventilation，SIMV）：呼吸机按照预先设定的呼吸频率、潮气量、吸气流速（或者吸气压力）、吸气时间来切换患者呼吸的同时，在呼吸间隙患者可自主呼吸（但没有呼吸机辅助），这与 IMV 相同，但是与患者自主呼吸的同步性增强。指令通气可在患者自主呼吸吸气相出现吸气负压时触发，若在一定时间窗内呼吸机没有探测到患者的自主呼吸即按预设参数通气。常应用于有正常呼吸驱动但呼吸肌疲劳或肺顺应性下降、呼吸功增加或需要脱机的患者。优点是患者与呼吸机同步性较好，患者较舒适，人机对抗明显减少；缺点是易发生呼吸肌疲劳。

（5）压力支持（pressure support ventilation，PSV）：呼吸机由患者自主触发按照预先设定的吸气压力辅助通气，常与其他模式联合使用。当送气流速减慢到一定程度时（常为25%），切换至呼气相。常用于需要呼吸肌力量锻炼或脱机的有自主呼吸的患者。优点是与患者自主呼吸同步，舒适性好，并可降低呼吸做功；缺点是在这种模式下，潮气量取决于患者自主呼吸的力量、压力支持水平、肺的顺应性和气道阻力，故变化较大。

2. 机械通气时主要参数的设置原则

（1）吸入气体氧浓度（FiO_2）：患者最初进行机械通气时，通常将 FiO_2 设定在100%，随后根据经皮血氧饱和度和血气分析结果逐渐调节，避免发生氧中毒。

（2）潮气量（V_T）：容量控制通气的参数，常规按 8ml/kg 计算。对于心肺复苏、严重哮喘或 ARDS 的患者，常主张小潮气量（6ml/kg）通气。而对于颅内压增高的患者，常主张大潮气量（10ml/kg）通气，以增加通气，降低颅压。小潮气量常会造成通气不足，大潮气量则会增加气压伤的发生率。

（3）呼吸频率（f）：常设定在 10 ~ 20 次/分，根据患者的呼吸功、二氧化碳水平来调节。随着患者自主呼吸的恢复,逐渐降低频率。有些模式如 PSV、CPAP,不用设定呼吸频率。

(4)峰流速:容量控制通气的参数,是指令通气时呼吸机送气的流速,常设定在 40 ~ 60L/min。对于有自主呼吸的患者,同步指令通气时,峰流速应达到或超过患者自主吸气流速,否则患者会感到"空气饥饿",呼吸肌做功增加。过高的峰流速又会使气道压增高,尤其是肺顺应性差,气道阻力高时,易造成压力伤。

(5)吸呼比:吸气时间和呼气时间的比值,通常为 1:2。呼吸机为时间切换方式时,可直接调节吸气时间改变吸呼比。例如,设定呼吸频率为 20 次/分,吸气时间为 1 秒,那么吸呼比为 1:2。呼吸机为容量切换方式时,固定潮气量的情况下,吸气时间由峰流速和吸气末停顿决定,提高峰流速,吸气时间缩短;反之,吸气时间延长。呼气时间延长可以利于气体的呼出;吸气时间延长则可以增加平均气道压,利于肺泡充分开放,同时减少回心血量,减轻心脏前负荷,降低左室跨壁压,减轻心脏后负荷。吸呼比大于 1:1 时称为反比通气,常用于肺顺应性差的患者,如 ARDS 患者,利于气体在肺内的均匀分布,减少肺间质液体外渗,改善氧和。

(6)呼气末正压(PEEP):呼气末气道内持续存在的压力,通常设置在 3 ~ 20cmH$_2$O。其作用是对抗内源性 PEEP,维持小气道和肺泡的开放,使肺水重新分布,增加功能残气量,改善肺的顺应性和通气/血流比例,降低呼吸功,并能复张萎陷的肺泡。PEEP 主要用于预防和治疗肺膨胀不全。当 FiO$_2$ > 60%,患者 SaO$_2$ 仍 < 90%,可增加 PEEP 以改善氧合。在有单侧肺部疾患、气胸、支气管胸膜瘘、低血压、心内分流时,使用和调节 PEEP 应权衡利弊,以免加重原有疾病。

需要注意的是机械通气治疗不能代替患者原发病的治疗,机械通气的早期由于人工气道的存在和呼吸机通气,患者往往不能耐受,需要适当镇静治疗。在特殊情况下,为了减少呼吸做功、降低耗氧量(如 ARDS)或降低气道压防止压力伤(如持续的严重哮喘),可短期使用肌松剂。

机械通气过程中注意湿化气道,及时清理气道分泌物。应加强护理工作,防止相关并发症(压疮、深静脉血栓、呼吸机相关肺炎等)的发生。

五、人工气道机械通气

1. 适应证 原则上 COPD 严重呼吸衰竭,经积极药物治疗、控制性氧疗或 NIPPV 后,一般情况及呼吸功能无改善或进一步恶化者可考虑行人工气道。但在建立人工气道前需对纠正呼吸衰竭后脱离呼吸机的可能性做出估计,社会 - 经济因素也应考虑。具体指征为:①分泌物较多或引流困难,不利于感染的控制或有发生窒息的可能时;②PaCO$_2$ 重度升高(> 80mmHg)引起嗜睡者或 pH < 7.2 时;③顽固性低氧血症,吸氧浓度(FiO$_2$) > 40% 或鼻导管吸氧 > 5L/min,而 PaO$_2$ < 50mmHg 时;或吸高浓度氧后 PaCO$_2$ 明显上升而 pH 急剧下降至 7.2 时;④有明显呼吸肌疲劳的征象:RR 30 ~ 40 次/分,V$_T$ 200 ~ 250ml,最大吸气压 < 20 ~ 25cmH$_2$O 者,有迅速发展为重度高碳酸血症或不能有效咳痰的倾向时;⑤自主呼吸能力显著减弱,RR < 6 ~ 8 次/分;⑥60mmHg < PaCO$_2$ < 80mmHg,且进行性升高时;⑦NIPPV 无效时。当然随着 NIPPV 的发展,上述指征明显放宽,但也应避免人工气道机械通气时机过晚,即患者昏迷、窒息或呼吸接近停止的情况下才使用

呼吸机。事实上，当肺外脏器已严重受累时，使用机械通气也难于改善预后。

2. 人工气道的选择

(1) 气管切开：主要用于肺功能损害严重、反复呼吸衰竭，需较长时间保留人工气道，或呼吸道分泌物引流困难的气管插管患者。因气管切开后常发生一定程度的气管狭窄，增加呼吸做功，再次实施气管插管或气管切开手术也比较困难，若长期保留则增加感染的机会，并给患者的生活带来一定的不便，应严格掌握指征。

(2) 经口气管插管：操作方便、快捷，可采用较大内径的导管，有利于急救和呼吸道分泌物的引流。但患者痛苦较大，护理不方便，容易发生吸入性肺感染，故用于急救，也可作为气管切开或经鼻气管插管的过渡措施。

(3) 经鼻气管插管：用于需建立人工气道，且又允许一定时间操作的患者；或经口插管短期内不能拔管的患者。

3. 通气模式的选择 呼吸机可设置为容量控制或压力控制。对于容量控制通气，V_T 通常设置为 8 ~ 12ml/kg，RR 为 10 ~ 14 次/分，吸呼比(I∶E)为 1∶1.5 或 1∶2.5。容量控制的不足之处是容易发生气道高压，设定压力界线可提供保护作用，目前大多数机型都有这个功能。而压力控制通气则可以避免产生气道高压，而且吸气流量更接近正常呼吸，气体均匀分布于肺泡而不是部分肺泡优先通气，但是压力控制通气可能引起过度通气或少许肺泡不张(充气和排空过快)。随着对伴随高通气压力而不是每秒气道高压的大 V_T 可能引起额外的肺损伤的认识，压力控制通气模式受到医生的青睐。尽管到目前为止，这种观念的重要性只在急性呼吸窘迫综合征中得到证实，它可以减少通气受限急性呼吸窘迫综合征的死亡率，但该模式也可在其他疾病中使用。

4. COPD 合并呼吸衰竭的上机指征 COPD 合并呼吸衰竭的上机指征，一般而言宜早上指征相对放宽。对于 COPD 合并呼吸衰竭病例很难有一个截然的标准或"点"来决定是否需使用机械通气。做出决定的主要依据是病情的动态变化，即患者近期通气功能及肺部感染的变化趋势。若经一般积极治疗后病情仍不缓解或进一步加重，则应及时应用包括机械通气在内的有效手段阻断和纠正通气不良、呼吸肌疲劳和痰液引流不畅等关键的病理生理环节，迅速使病情进入相对缓解状态。若在病情的发展阶段不能有效地加以控制而至更严重的状态，则会显著地增加治疗的复杂性和难度，并对预后造成不良影响。

5. 机械通气的撤离 当原发病得到控制，通气和换气功能均有明显改善就应考虑停机问题。如果 MV 时间较短，一般停机较为简单。若施行机械通气时间较长，停机有一定困难，撤机前先应创造一定条件，一旦上机即需积极地为撤机创造条件并在呼吸肌疲劳改善后及时地调整机械通气，逐渐加大自主呼吸在通气中的比重，从而保障上机、治疗和撤机过程的连续实施，而不是像过去那样分阶段考虑。

六、有创-无创序贯机械通气治疗

有创-无创序贯机械通气是随着 NIPPV 的发展而产生的，是指接受气管插管的有创机械通气的患者，在未完全满足拔管和撤机的条件下，提前拔管，改用 NIPPV，然后逐渐撤机的机械通气方式。

1. 不同通气方式的基本特点 有创机械通气是治疗重症 COPD 呼吸衰竭的主要方

式,其主要优点是容易维持适当的通气,保障呼吸道的有效引流;主要缺点是创伤大,并发症多。NIPPV 具有无创和并发症少的优点,但不容易保障呼吸道的引流和维持稳定的通气,主要用于轻中度 COPD 呼吸衰竭患者,对重症患者疗效较差。为尽量避免上述两种通气方式的缺点,并兼顾两者的优点,有学者希望对重症患者采取有创-无创序贯机械通气方式即在初始阶段建立人工气道,维持稳定的通气和有效的引流,在病情明显改善但尚未完全满足拔管和撤机的情况下,提前改用 NIPPV,使呼吸道的创伤迅速恢复,减少并发症的发生。

2. "有创"转换"无创"的时机 有创-无创序贯机械通气目前临床应用较少,不仅缺乏大样本的前瞻性随机对照研究,即使一般的总结性文章也比较少。关于有创转换为无创的标准大体可分为两类:一是强调感染的控制;二是强调通气时间。为更好地掌握有创-无创序贯机械通气目前临床应用指征,需全面考虑传统有创机械通气的撤机原则和 NIPPV 的使用指征。进行有创机械通气的 COPD 患者的常规拔管和撤机原则是:①感染控制;②一般情况好,生命体征稳定;③足够的咳痰能力;④适当的呼吸中枢功能;⑤足够的呼吸肌力量和耐力;⑥适当的残存肺功能。其中,在撤机条件不具备的情况下 NIPPV 可基本满足第④、⑤和⑥项的要求,而对第①、②和③项无直接影响。因此,只要后者的条件具备,可拔管改用 NIPPV。

3. "序贯"机械通气需注意的问题

(1)呼吸道的管理:气管插管必然导致声门的损伤,而声门的完整性是维持有效咳嗽的基础。拔管后,无论是否改用 NIPPV,在数日内皆可能存在呼吸道分泌物引流不畅的问题。因此,有条件拔管者应尽早拔管,不符合条件者应避免过早拔管。

(2)NIPPV 技术:有创-无创"序贯"机械通气的实质是有创 MV 和 NIPPV 技术的结合,后者与一般的 NIPPV 相同,故应先掌握轻中度呼吸衰竭的 NIPPV 技术,包括对病理生理的认识、通气模式的选择和参数的调节等,否则施行有创-无创"序贯"机械通气容易失败。

(3)NIPPV 的条件:通气条件除与操作技术有关外也与面罩、呼吸机等设备,以及患者的面型和耐受性有关。因此,能否采用有创-无创"序贯"机械通气,应首先对患者能否接受 NIPPV 进行充分的估计。

(4)不应过分追求有创-无创"序贯"机械通气:与有创机械通气相比,NIPPV 的所谓缺点不是绝对的。实际上任何机械通气(包括 NIPPV)的高速气流,皆可刺激咳痰。NIPPV 保持了声门的完整性,有利于咳痰,且正常呼吸道的防御功能得以维持,也有利于避免感染的加重和痰液的增多。通气的稳定性与操作技术有直接的关系,因此在患者感染不是非常严重,操作者又能熟练掌握通气技术的情况下,应尽量直接选择 NIPPV。

七、无创通气

呼吸机漏气补偿功能的增强、呼气阀的不断改进以及电子性能的进步,使患者可以不经过气管内插管就可以接受机械通气,被称之为无创通气,包括无创正压通气、胸外负压通气和其他辅助通气方法如腹压带、膈肌起搏等,近年来无创正压通气已经成为主要的无创通气形式。无创正压通气是指不经人工气道(气管插管、气管切开等),仅通过鼻/面罩与患者相连进行正压通气支持的通气方式,其优点是可以避免由气管插管或气管切开导致的相关并发症,维护了上呼吸道的防御功能,改善了患者的舒适度,保留其说话和吞咽功能,同时解决了呼吸机相关性肺损伤以及长时间有创机械通气造成的细菌沿支气管树移行、气囊上滞留物下流、呼吸机管道污染、吸痰等气道管理操作污染诸多因素引起的呼吸机相关性肺炎的问题。目前无创正压通气已经被证明可以有效地应用于AECOPD 和 COPD 患者的序贯撤机过程,并能够降低呼吸机相关性肺炎的发生率。无创通气可以避免人工气道的不良反应和并发症(气道损伤、呼吸机相关性肺炎等),但是不具有人工气道的部分作用(如气道引流、良好的密封性等)。应用无创通气时患者必须具备的基本条件是:意识清楚,有自主咳痰和自主呼吸能力,血流动力学稳定并且能够耐受无创通气。无创通气的禁忌证包括:颌面部严重损伤;上呼吸道梗阻;频繁呕吐;呼吸道分泌物多;近期面部、上呼吸道和上消化道手术;消化道梗阻;患者丧失自身气道保护能力;意识障碍/躁动;气胸行闭式引流前;血流动力学不稳定。新近研究表明,对于AECOPD 患者,急性心源性肺水肿和免疫抑制患者,较早应用无创通气可以降低患者气管插管率和住院病死率。而关于重症肺炎、ARDS 和支气管哮喘持续状态患者、早期应用无创通气或有创通气的临床对比研究较少。

无创通气可采用容量控制或压力控制通气。由于患者不易耐受容量控制,因而压力控制模式广为临床应用。常用的无创通气模式有以下几种:

1. 压力支持(PS) 吸气由患者自主呼吸触发,呼吸频率和吸气时间由患者决定,呼吸机仅提供吸气时的压力支持,改善患者的通气。

2. 持续气道正压通气(CPAP) 在呼吸的全程提供一个持续的气道正压,维持气道充分开放,改善氧合,作用类似于 PEEP。

3. 双水平压力支持(Bi - level) 是 PS 和 CPAP 的结合。可通过自主调节或时间调节的模式来完成,自主调节由患者自主呼吸触发,而时间调节是机器基于设定时间间隔触发。这两种方式的结合可保证患者最小的呼吸频率,如果机器测不到患者的自主呼吸,呼吸机将按预设值进行通气,自动转入吸气相。

实施无创通气前应该评价患者无创通气的适应证和禁忌证,耐心向患者解释无创通气的必要性,告诉在治疗过程中可能出现的不适,劝导患者积极配合。个体化地选择合适的鼻/面罩后,根据患者的基础疾病、呼吸功能、动脉血气和血流动力学情况,选择合适的通气模式,设定通气参数,开始时相关参数不宜设置过高,待患者耐受后再逐渐调节。无创通气时妥善固定鼻/面罩,用力要适宜,避免过紧造成皮肤损伤或过松而漏气;患者义齿可不取出,以利于面罩与面部的充分闭合。无创通气 1~2 小时后复查血气分析,根据结果调节呼吸机参数。一旦无创通气失败,应尽快建立人工气道,行有创通气。

关于无创通气目前特别迫切需要探讨的问题有:无创通气对于 AECOPD 以外的其他疾病的有效性和安全性、合理的应用指征、疗效判断的标准、无创转变为有创的指征、选择更加密闭舒适安全且低无效腔的连接方法等。另外,无创通气需要患者的良好配合,而且,如果设置压力过低,不能保证潮气量,而设置压力过高,会引起腹胀、膈肌上移等影响胸廓及肺顺应性。

八、影响 NIPPV 治疗效果的因素

尽管 NIPPV 在一部分 COPD 呼吸衰竭患者治疗中能取得较好疗效,但仍有一部分患

者治疗效果不理想，而被迫采取有创通气方法。即使在排除了血流动力学不稳定、有多脏器功能衰竭、呼吸停止需要立即插管、不能有效清除呼吸道分泌物以及不合作的患者后，使用 NIPPV 的失败率仍然在 5% ~40%。为了提高 NIPPV 的成功率，首先需要在做出 NIPPV 决策前识别这类对 NIPPV 治疗效果不好的患者，避免无谓地使用或延长 NIP-PV 的使用时间，拖延插管时机，同时应当采取合理有效的通气策略。影响 NIPPV 治疗成功的因素较多，大体上可分为两个方面：①患者的病理生理状态；②患者和呼吸机的协调性。

九、NIPPV 成功的预测指标

迄今，NIPPV 是否有效尚无统一的预测标准，Ambrosino 和 Soo – Hoo 发现，年龄小、APACHE Ⅱ 评分低、无牙齿脱落、漏气少以及能合作的患者有较高的成功率，而且在 Ambrosino 的研究中成功组基础 $PaCO_2$ 较低（79：98mmHg），pH 较高（7.28：7.22），其结论是应在严重酸中毒之前使用 NIPPV。这些研究结果表明，需更好地掌握患者筛选标准，早期使用 NIPPV。国外还有研究显示，临床上表现为气促改善、辅助呼吸肌动用减轻和反常呼吸消失、RR 变慢、SaO_2 增高，心率减慢等，1~2 小时后动脉血气 $PaCO_2$ 下降 > 16%，pH > 7.30，PaO_2 > 40mmHg，可预测初始通气有效。实际上，这一标准与临床实际存在一定差距，因 NIPPV 的主要目的是提高 PaO_2，不能以加重低氧血症为代价换取 $PaCO_2$ 下降，目标 PaO_2 必须在 55mmHg 以上才可基本上满足机体需要，在此基础上，$PaCO_2$ 降低的幅度才是评价 NIPPV 效果的主要指标。开始通气 1~2 小时 $PaCO_2$ 降低的幅度明显影响 NIPPV 的有效性，只要临床上缓解，可允许 $PaCO_2$ 暂时处于较高水平，如刻意要求 $PaCO_2$ 降至某一水平，必然会造成气管插管使用增多。

十、机械通气的临床目的

1. 纠正低氧血症，增加 PaO_2，使 PaO_2 > 90%。

2. 治疗急性呼吸性酸中毒，纠正危及生命的急性酸血症，但不必要恢复 $PaCO_2$ 至正常范围。

3. 缓解呼吸窘迫，当原发疾病缓解和改善时，逆转患者的呼吸困难症状。

4. 纠正呼吸机群的疲劳。

5. 在手术麻醉过程中、ICU 的某些操作和某些疾病治疗的过程中，为安全使用镇静剂和（或）神经肌肉阻断药。

6. 减低全身或心肌的耗氧量。

7. 降低颅内压，如急性闭合性颅外伤，可使用机械性通气进行过度通气来降低已经升高的颅内压。

十一、机械通气在急诊临床的应用

肺功能的急性改变是急诊应用机械通气的根本原因，原则上说，凡是呼吸系统不能维持正常通气、呼吸衰竭经过治疗效果不佳而且继续进展者，就应该予以机械通气。急性呼吸窘迫综合征（ARDS）、慢性阻塞性肺疾病急性加重（AECOPD）、哮喘发作、心搏骤停、急性脑血管病等都可以成为急诊应用机械通气的原因。机械通气适用于各种原因引起的急性呼吸衰竭，包括呼吸停止、换气或通气功能严重受损以致不能维持正常的血氧或二氧化碳水平等。某些患者的血氧或二氧化碳水平可能还在正常水平，但呼吸功消耗明显增加，而且血气分析呈恶化趋势，这类患者最终将发展成呼吸衰竭，早期呼吸支持可以避免全身情况恶化、威胁生命的情况出现。

原则上讲机械通气没有绝对禁忌证，但是在下列情况时机械通气可能使病情加重：气胸以及纵隔气肿未行引流，肺大疱和肺囊肿，低血容量性休克未补充血容量，严重肺出血、气管食管瘘等。但是，在出现致命性通气和氧合障碍时，应该在积极处理原发病（如尽快行胸腔闭式引流、积极补充血容量等），同时不失时机地应用机械通气。

机械通气的主要生理学基础是呼吸力学特性，其核心是压力－容积（P－V）曲线，必须根据不同疾病的 P－V 曲线特点以及疾病所处的不同时期，给予符合患者病理生理的通气条件，做到个体化的机械通气，以提高通气效率，减少并发症。临床上实施机械通气治疗，最主要应该根据患者的病理生理基础和临床具体情况，指导和选择呼吸机参数和通气模式，并且根据呼吸机上的监测和报警参数，尤其是根据定期测定的动脉血气结果，兼顾患者的心脏功能和血流动力学状态来调整参数。从通气治疗的角度将呼吸衰竭分为肺衰竭和通气泵衰竭更有意义，其中肺衰竭的标志是低氧血症，通常是由于严重的通气/灌注比例失调引起的，其典型病例为 ARDS，而通气泵衰竭的标志是高碳酸血症，通常是由于中枢神经系统、外周神经系统或者呼吸肌的功能障碍引起的，其典型病例是慢性气流阻塞性相关疾患如 COPD 等。ARDS 的治疗目标是增加呼气末肺容量，使萎陷和充满渗出液的肺泡重新扩张，从而减少分流；相反，因气道阻塞加重而致高碳酸血症性通气衰竭患者的治疗目标是增加有效肺泡通气量及减少动态肺过度通气，缓解呼吸肌疲劳。

十二、机械通气的研究进展和展望

1. 机械通气模式的发展　关于一氧化氮吸入技术、表面活性物质补充技术、气管内吹气技术、人工膜肺技术、俯卧位通气技术和部分液体通气技术等都可以归属为新通气模式，其临床应用价值正处于深入研究和探讨之中。高频震荡通气时呼吸频率高，每次潮气量接近或者小于解剖无效腔，特别是呼气时系统呈负压，将气体主动抽吸出体外，这种主动呼气的原理保证了 CO_2 的排出，该模式被认为不仅能改善患者的气体交换功能，还能减少肺组织以及气道的损伤，减少对循环系统的影响，但是关于该通气模式对全身各系统产生的影响及其与化学介质释放之间的关系等问题有待于进一步探讨研究。气管内吹气技术是指在不改变呼吸机管路连接的情况下，应用合适的连接管将细导管放在气管隆突附近，通过此细导管连续或者定时地向气管内吹入新鲜气体以减少解剖无效腔的一种方法，可以在一定程度上解决小潮气量通气合并高碳酸血症问题，但是应用时存在气道压力以及内源性呼气末正压升高以及吹入气体难以加温加湿等问题。

2. 肺保护性通气策略和开放肺策略　1990 年，Hickling 等报道了限制潮气量和气道压力以减少肺的过度膨胀，并且允许动脉血二氧化碳分压升高到一定水平，可以减少 ARDS 患者的病死率。

自保护性肺通气策略提出以来，有些问题一直没有得到解决，如该策略降低 ARDS 病死率的机制；恰当的 PEEP 水平的确定；低潮气量通气造成的对神经系统和心血管系统有损害的严重高碳酸血症和呼吸性酸中毒；小潮气量通气必然增加镇静剂或者肌松剂的剂量使患者适应机械通气，从而增加肺不张，延长机械通气时间等。潮气量的设置和调节还应该注意充分考虑呼吸机的动态和静态无效腔以及不同的疾病状态对通气量要求的差异，因此如何设定更合理的潮气量以及适当的高碳酸血症本身对肺损伤是否具有保护作用等仍有待于进一步研究。

机械通气改变了胸腔压力，必然对循环功能产生影响，近年来机械通气与心脏功能的相互作用受到重视，心肺相互作用产生的基础是呼吸时胸腔压力和肺容积的变化影响静脉血液回流和心脏射血功能，心脏超声是机械通气时评估心脏功能准确且方便的手段，包括监测腔静脉壁呼吸动度、右室横径、室间隔偏移和估测肺动脉压力等。气道平台压力、PEEP、肺复张手段的实施以及俯卧位通气等是影响右心室功能的主要因素，因此以右心功能的监测为导向的通气策略为进一步改善 ARDS 患者的预后提供了新的方向。

1992 年，Lachman、Sjostand 等提出了开放肺策略，即应用足够高的压力及适当的PEEP"打开肺并使其保持开放"。目前，关于开放肺策略的实施方式、持续时间、压力水平尚无统一标准，临床上应该致力于寻找能够复张肺泡的最低压力水平和最短时间，以尽可能减轻复张对循环功能的影响。在实施肺复张后选择合适的 PEEP 水平，使复张的肺泡保持开放是维持肺复张效果的关键，而如何确定复张后的 PEEP 水平目前尚无定论，有待于进一步深入的临床研究。

近年来，胸部 CT、电阻抗成像技术、胸部超声等影像学技术可以直接观察通气参数引起肺组织通气状态的改变，胸部 CT 可以评价患者肺组织的可复张性和是否存在过度膨胀，以指导临床肺复张和合理的 PEEP 设置，通过对吸气末和呼气末暂停时的 CT 扫描可以评价潮气量引起的肺组织通气状态的变化，有利于指导潮气量的合理设置。胸部超声早已成功应用于诊断胸前积液和气胸，目前其应用范围进一步扩展至评价塌陷肺泡的复张、定性评估 PAOP、评价 VAP 的抗菌药物疗效等。

3. 减少人机对抗方法的探索　机械通气与自主呼吸的协调，也是影响机械通气治疗效果的重要因素，两者不同步时称为人机对抗。理想的呼吸机应该对患者的呼吸驱动和呼吸功负荷的改变立刻做出反应，随时调整输送的气流量。目前，辅助通气的触发机制灵敏度有所提高，延迟时间缩短，开发出的流速触发、Flow - by 等减少了触发时的阻力和呼吸功消耗，还有成比例通气模式的开发和应用等，使自主呼吸与机械通气更容易相协调。最近开发和应用的神经调节性辅助通气（NAV_A），就是将膈肌电活动信号作为呼吸机触发信号的一种新型通气模式，使呼吸机的力学触发更加接近患者的神经触发，能够根据患者的需求提供通气辅助，减少力学触发的滞后现象，提高机械通气的人机协调性。

4. 脱机评价指标的新进展　随着机械通气时间的延长，呼吸机相关性肺损伤和膈肌功能障碍等并发症发生率会明显增加，严重影响患者的预后。目前在原有评估指标的基础上，越来越多新的监测手段和指标被应用到临床。

浅快呼吸指数（f/Vt）是最常用的指标，通常认为超过 105 预示脱机失败。心脏超声监测 PAOP 和心脏功能（收缩期二尖瓣瓣环运动速度峰值和二尖瓣血流衰减速度）等，对临床上预测心源性脱机困难的价值很大。超声下膈肌活动度可以直接反映膈肌收缩能力，检测是否存在膈肌功能不全，膈肌电活动指标如神经 - 肌肉耦联指数和神经通气耦联指数分别检测单位膈肌电信号下膈肌收缩产生的气道压力变化和潮气量的变化,是膈肌收缩力量强弱和呼吸负荷大小的定量反应。

第四节　无创正压通气

一、概述

无创正压通气(NPPV)是指无创的正压通气方法。有创正压通气需要气管插管或气管切开,导致患者痛苦并可引起多种并发症(如呼吸机相关性肺炎等),而 NPPV 的最大优点是无须建立有创人工气道就可以实施正压通气治疗。近 20 余年 NPPV 的临床应用具有以下特点:①NPPV 由于"无创"的特点使机械通气的"早期应用"成为可能;②NPPV 减少了气管插管或气管切开的使用,从而减少人工气道的并发症;③NPPV 在单纯氧疗与有创通气之间,提供了"过渡性"的辅助通气选择:在决策是否应用有创通气有困难时,可尝试 NPPV 治疗;在撤机过程中,NPPV 可以作为一种"桥梁"或"降低强度"的辅助通气方法,有助于成功撤机;④NPPV 作为一种短时或间歇的辅助通气方法扩展了机械通气的应用领域,如辅助进行纤维支气管镜检查、长期家庭应用、康复治疗、插管前准备等,随着 NPPV 技术的进步和临床研究的进展,形成了有创与无创通气相互密切配合的机械通气新时代,提高了呼吸衰竭救治的成功率。

二、NPPV 的应用指征

NPPV 的应用指征与呼吸衰竭的严重程度、基础疾病、意识状态、感染的严重程度、是否存在多器官功能损害等多种因素相关,也与应用者的经验和治疗单位人力设备条件有关。

NPPV 主要适合于轻中度呼吸衰竭的患者。在急性呼吸衰竭中,其参考的应用指征如下。

1. 疾病的诊断和病情的可逆性评价适合使用 NPPV。

2. 有需要辅助通气的指标

(1)中至重度的呼吸困难,表现为呼吸急促(COPD 患者的呼吸频率 >24 次/分,充血性心力衰竭患者的呼吸频率 >30 次/分);动用辅助呼吸肌或胸腹矛盾运动。

(2)血气异常$[pH < 7.35,PaCO_2 > 45mmHg(1mmHg = 0.133kPa)]$,或氧合指数 <200mmHg(氧合指数:动脉血氧分压/吸入氧浓度)。

3. 排除有应用 NPPV 的禁忌证。

三、NPPV 在不同疾病中的应用

呼吸衰竭的病因众多,其病理生理学变化也有较大的差异,因此,NPPV 在不同基础疾病的患者中应用的价值和依据也有较大的差异。下面针对临床上比较常见的基础疾病进行论述。

1. 慢性阻塞性肺疾病急性加重　NPPV 在慢性阻塞性肺疾病急性加重（AECOPD）中的应用已经有近 30 年的历史，文献报道较多。多项 RCT 及荟萃分析结果均显示，与常规治疗相比，NPPV 用于 AECOPD 的成功率可达 80% ~ 85%。有效的 NPPV 治疗可在短时间内（通常为 1 ~ 2 小时）使 $PaCO_2$ 降低、pH 增高、呼吸困难减轻和生命体征稳定（即时效应）；长时间（数天 ~ 数周）应用可降低气管插管率，缩短住院时间和降低住院病死率（总体治疗效应）。

临床上对如何选择合适的 AECOPD 患者接受 NPPV 治疗仍然缺乏统一的标准。对存在 NPPV 应用指征、而没有 NPPV 禁忌证的 AECOPD 患者，早期应用 NPPV 治疗可改善症状和动脉血气，降低气管插管的使用率和病死率，缩短住院或住 ICU 的时间。对于病情较轻（动脉血 pH > 7.35，$PaCO_2$ > 45mmHg）的 AECOPD 患者是否应用 NPPV 存在争议，需要综合考虑人力资源和患者对治疗的耐受性。对于出现严重呼吸性酸中毒的 AECOPD 患者，NPPV 治疗的成功率相对较低，可以在严密观察的前提下短时间（1 ~ 2 小时）试用，有改善者继续应用，无改善者及时改为有创通气。对于伴有严重意识障碍或有气管插管指征的 AECOPD 患者，不推荐常规使用 NPPV。只有在患者及其家属明确拒绝气管插管时，在一对一密切监护的条件下，将 NPPV 作为一种替代治疗的措施。目前的研究结果不支持有意识障碍的 AECOPD 患者使用 NPPV 治疗。然而，如果患者的意识改变与高碳酸血症有关，NPPV 治疗后意识显著改善，可以继续使用 NPPV。

当没有有创通气条件或患者/家属拒绝有创通气时，NPPV 可作为替代治疗，文献报道其成功率为 60% ~ 70%。但此种情况必须在患者及家属同意和理解的前提下，以及在一对一密切监护下进行。

2. 稳定期慢性阻塞性肺疾病　NPPV 对稳定期 COPD 的作用研究结果存在差异。稳定期慢性阻塞性肺疾病患者应用 NPPV 的指征如下：①伴有乏力、呼吸困难、嗜睡等症状；②气体交换异常：$PaCO_2$ ≥ 55mmHg 或在低流量给氧情况下 $PaCO_2$ 为 50 ~ 55mmHg，伴有夜间 SaO_2 < 88% 的累计时间占监测时间的 10% 以上；③对支气管舒张药、糖皮质激素、氧疗等内科治疗无效。通常治疗 2 个月后重新评价，如果依从性好（> 4h/d）且治疗有效继续应用。由于现有的研究结果不一致，目前尚未统一认识。对于有应用指征的患者，可以尝试应用 NPPV，如果有效且依从性好（> 4h/d），则继续应用。

3. 心源性肺水肿　其可以导致呼吸困难和低氧血症，NPPV 有可能在改善氧合和呼吸困难的同时，通过下列机制改善心功能：①胸内正压作用于心室壁，降低心室跨壁压，抵消了左室收缩时需要对抗的胸内负压，并能反射性抑制交感神经的兴奋性，降低外周血管阻力，减轻心脏后负荷；②胸腔内压升高，体循环的回心血量减少，减轻了左心的前负荷。

NPPV 可改善心源性肺水肿患者的气促症状，改善心功能，降低气管插管率和病死率。首选 CPAP，而 BiPAP 可应用于 CPAP 治疗失败和 $PaCO_2$ > 45mmHg 的患者。目前多数研究结果认为，BiPAP 不增加心肌梗死的风险，但对于急性冠状动脉综合征合并心力衰竭患者仍应慎用 BiPAP。

4. 免疫功能受损合并呼吸衰竭　免疫功能受损者，如恶性血液病、艾滋病、实质性器官或骨髓移植术后等，一旦气管插管，容易继发呼吸机相关性肺炎和气道损伤。其感染病原体复杂，治疗难度大，病死率高。对于免疫功能受损合并呼吸衰竭患者，建议早期首先试用 NPPV，可以减少气管插管的使用和病死率。因为此类患者总病死率较高，建议在 ICU 密切监护条件下使用。但也有研究表明，NPPV 与面罩氧疗比较优点不明显。

5. 支气管哮喘急性严重发作 支气管哮喘（简称哮喘）急性严重发作由于呼气流速受限，常导致严重的肺动态过度充气和内源性呼气末正压（PEEPi），是严重喘息的基础。在常规药物治疗的基础上，机械通气是挽救患者生命的重要措施，但气管插管本身可以刺激气道，导致气道痉挛加重等不良反应，因此，能否通过早期应用 NPPV，减少气管插管，是临床上重要的问题。NPPV 在哮喘严重急性发作中应用存在争议，在没有禁忌证的前提下可以尝试应用。在治疗过程中应用时给予雾化吸入支气管舒张药等治疗。如果 NPPV 治疗后无改善，应及时气管插管进行有创通气。

6. NPPV 辅助撤机 有创通气患者早日撤机，对减少人工气道和呼吸机相关的并发症（呼吸机相关性肺炎等）具有重要意义。NPPV 作为过渡性或降低强度的辅助通气方法，可帮助实现提早撤机拔管并减少撤机失败率。目前 NPPV 辅助撤机的方案有两种，一种是拔管后序贯使用 NPPV（有创 - 无创序贯策略）；另一种是拔管后常规氧疗。当出现呼吸衰竭加重后再使用（NPPV 补救策略）。目前的研究报道中，支持有创 - 无创序贯策略的依据较多。而 NPPV 补救策略的研究结果显示不能降低再插管率，反而因为延误了插管时间而增加病死率。

以肺部感染控制窗为切换点进行有创 - 无创序贯机械通气治疗策略，使有创通气时间明显缩短，住 ICU 时间减少，呼吸机相关性肺炎发生率明显下降，病死率降低。应用指征：①患者在 COPD 急性发作前生活基本可以自理；②感染是 AECOPD 的原因；③经过治疗后肺部感染得到有效控制；④全身的一般状态比较好，意识清楚；⑤痰液不多和气道清除能力较好；⑥需要的通气参数：吸入氧浓度 < 40%，压力支持 < 12cmH$_2$O（1cmH$_2$O = 0.098kPa），同步间歇指令通气（SIMV）频率 < 12 次/分。

7. 辅助纤维支气管镜检查 对于基础功能差、呼吸困难或低氧血症等的患者，纤维支气管镜检查过程可能导致严重的呼吸困难和呼吸衰竭加重，无法耐受检查。NPPV 作为临时辅助通气的方法，可帮助顺利完成纤维支气管镜检查，可以改善低氧血症和降低气管插管风险，但应做好紧急气管插管的准备。

8. 手术后呼吸衰竭 胸部外科手术后肺部并发症（如肺部感染、肺不张和急性呼吸衰竭等）仍然是临床上常见的问题。NPPV 可防治手术后呼吸衰竭，在 COPD 或充血性心力衰竭患者行肺切除术后的作用尤为明显，但不建议用于上呼吸道、食管、胃和小肠术后的呼吸功能不全的患者。

9. 肺炎 肺部炎症渗出和实变可直接导致气体交换面积减少和通气/血流比例失调。严重的肺炎也可合并急性肺损伤和急性呼吸窘迫综合征而导致呼吸困难和低氧血症。当肺炎患者出现呼吸困难和低氧血症时，NPPV 的治疗价值存在争论。越来越多的研究提示 NPPV 治疗可用于肺炎轻度 ARDS 患者。应用需要综合考虑患者的临床状况和疾病的进展等问题，权衡 NPPV 治疗的利弊。对于合适的患者，可以在 ICU 中密切监护下实施 NPPV 治疗。一旦 NPPV 治疗失败，应及时气管插管。

10. 急性呼吸窘迫综合征（ARDS） 是临床各科常见的呼吸危重症，除控制原发病外，机械通气是最为重要的治疗手段。能否通过 NPPV 实现早期辅助通气，降低气管插管和病死率是近年来研究的热点问题。由于 ARDS 的病因多样性，病情严重程度不同，疾病的发展规律不同（好转、稳定或恶化），研究的结果也存在较大的差异。从现有的应用经验和研究的结果来看，NPPV 可能适合于"有选择病例"的 ARDS 的早期干预，因此不建议常规应用 NPPV。对符合以下条件者可试行治疗：①患者清醒合作，病情相对稳定；②无痰或痰液清除能力好；③无多器官功能衰竭；④简明急性生理学评分（SAPS Ⅱ）≤34；⑤NPPV 治疗 1~2 小时后 PaO_2/FiO_2 >175mmHg；⑥基础疾病容易控制和可逆（如手术后、创伤等）。如 NPPV 治疗 1~2 小时后低氧血症不能改善或全身情况恶化，应及时气管插管有创通气。

11. 胸壁畸形或神经肌肉疾病　胸壁畸形或神经肌肉疾病使呼吸动力不足和胸壁顺应性降低导致肺泡通气量下降和高碳酸血症。NPPV 的应用可以改善动脉血气，减缓肺功能下降趋势。应用的参考指征主要如下：①有疲劳、晨起头痛、嗜睡、噩梦、遗尿、呼吸困难等症状；②有肺心病体征；③气体交换指标：白天 $PaCO_2$ ≥45mmHg 或夜间 SaO_2 下降（SaO_2 <90% 的持续时间超过 5 分钟或累计时间 >10% 的总监测时间）；④急性呼吸衰竭恢复期但存在高碳酸血症或因急性呼吸衰竭反复住院；⑤FVC <50% 预计值。排痰能力低和吞咽功能障碍者，不宜应用 NPPV。

12. 胸部创伤　胸部创伤导致的多发性肋骨骨折（连枷胸）和肺挫伤均可发生呼吸困难和低氧血症。应用的指征：予以足够的局部镇痛和高流量吸氧后，如仍存在低氧血症且没有其他并发症和无创通气禁忌证，应首选 CPAP 治疗。治疗时需要注意肺创伤的其他并发症（如气胸等），建议开始治疗在 ICU 中监护下进行。

13. 拒绝气管插管的呼吸衰竭　有创通气的使用需要综合分析利弊和征求家属或患者本人的同意。部分患者或家属拒绝气管插管有创通气治疗。此时，NPPV 作为有创通气的替代治疗，其成功率与基础疾病类型、感染的情况、疾病的严重程度、患者的综合健康状况等多种因素有关。

14. 其他疾病　NPPV 也可用于多种疾病导致的呼吸衰竭，包括肺囊性纤维化、支气管扩张症、气管插管前改善氧合、辅助纤维支气管镜检查及辅助麻醉手术等。基础疾病及其严重程度、临床综合状况等各种因素影响着 NPPV 治疗的效果和安全性，需要综合考虑，权衡利弊来选择应用 NPPV。

四、在临床实践中动态决策 NPPV 的使用

由于 NPPV 的应用指征缺乏公认的统一指征和成败预测指标，也受到众多因素的影响。因此临床上多采用"试验治疗 - 观察反应"的策略（动态决策），如果没有 NPPV 禁忌证的呼吸衰竭患者，则先试用 NPPV 观察 1~2 小时，根据治疗后的反应决定是否继续应用 NPPV 或改为有创通气。在动态决策实施过程中，关键的问题是如何判断 NPPV 治疗有效与失败。NPPV 失败的指征如下，如果出现下列指征，应该及时气管插管，以免延误救治时机：①意识恶化或烦躁不安；②不能清除分泌物；③无法耐受连接方法；④血流动力学指标不稳定；⑤氧合功能恶化；⑥高碳酸血症加重；⑦治疗 1~4 小时如无改善[$PaCO_2$ 无改善或加重，出现严重的呼吸性酸中毒（pH <7.20）或严重的低氧血症（FiO_2

$\geqslant 0.5$，$PaCO_2 \leqslant 8kPa$ 或氧合指数 $<120mmHg$）〕。

五、NPPV 禁忌证

由于 NPPV 的气道保护能力和通气保障性较低等原因，气管插管进行有创通气仍是治疗严重急性呼吸衰竭的"金标准"。NPPV 的主要禁忌证是：心跳或呼吸停止、意识障碍、误吸危险性高、呼吸道保护能力差、气道分泌物清除障碍和多器官功能衰竭。当存在 NPPV 应用禁忌证时，其治疗的失败率高或患者死亡的风险增加。

六、NPPV 的基本操作程序

1. **患者的教育**　与插管通气不同，NPPV 需要患者的合作，强调患者的舒适感，对患者的教育可以消除恐惧，争取配合，提高依从性，也有利于提高患者的应急能力。在紧急情况下（如咳嗽、咳痰或呕吐时）患者能够迅速拆除连接，提高安全性。教育的内容包括：讲述治疗的作用和目的（缓解症状、帮助康复）；讲解连接和拆除的方法；讲解在治疗过程中可能会出现的各种感觉，帮助患者正确区分和客观评价所出现的症状；讲述 NPPV 治理过程中可能出现的问题及相应措施，如鼻/面罩可能使面部有不适感，使用鼻罩时要闭口呼吸，注意咳痰和减少漏气等；指导患者有规律地放松呼吸，以便与呼吸机协调；鼓励主动排痰并指导吐痰的方法；嘱咐患者（或家人）出现不适及时通知医务人员等。

2. **连接方法的选择**　由于不同患者的脸型和对连接方法的偏好不一样，应提供不同大小和形状的连接器供患者试用。通常轻症患者可先试用鼻罩、鼻囊管或接口器；比较严重的呼吸衰竭患者多需用口鼻面罩；老年或无牙齿的患者口腔支撑能力较差，主张用口鼻面罩。佩戴的过程本身对患者的舒适性和耐受性有影响，建议在吸氧状态下将罩或接口器连接（此时不连接呼吸机或给予 $CPAP$ $4 \sim 5cmH_2O$），摆好位置并调节好头带松紧度后，再连接呼吸机管道，避免在较高的吸气压力状态下佩戴面（鼻）罩，增加患者的不适。具体步骤如下：①协助患者摆好体位，选择好给氧的通路；②选择适合患者脸型的罩，将罩正确置于患者面部，鼓励患者扶持罩，用头带将罩固定；③调整好罩的位置和固定带的松紧度，要求头带下可插入 1 根或 2 根手指，使之佩戴舒适，漏气量最小。对于自理能力较强的患者，应鼓励患者自己掌握佩戴和拆除的方法。

3. **通气参数的初始化和适应性调节**　参数的初始化是指刚开始治疗时设置的参数。由于患者从完全的自主呼吸过渡到正压通气，需要有一个适应的过程，因此，通常给予比较低的吸气压力。调节过程是指当患者逐渐适应正压通气后，需要逐渐增加吸气的压力，以保证辅助通气的效果。此程序有利于提高舒适性和依从性以及保证足够的辅助通气效果。具体方法：从 $CPAP(4 \sim 5cmH_2O)$ 或低压力水平（吸气压：$6 \sim 8cmH_2O$；呼气压：$4cmH_2O$）开始，经过 $2 \sim 20$ 分钟逐渐增加到合适的治疗水平。当然，整个 NPPV 治疗过程还需要根据患者病情的变化随时调整通气参数，最终以达到缓解气促、减慢呼吸频率、增加潮气量和改善动脉血气为目标。

4. **密切监测**　是判断疗效、调节合理的参数以发现不良反应和问题的重要措施，是提高患者耐受性和疗效的重要条件，也是避免因 NPPV 治疗无效而延误气管插管的重要环节。实际监测内容可根据实施 NPPV 的场所、导致呼吸衰竭的疾病、是否适合应用

NPPV 和是否合并其他并发症等有所不同。常规的监测包括临床监测、通气参数监测和生理学指标的监测。基本的监测应该包括：生命体征、气促程度、呼吸频率、呼吸音、血氧饱和度、心电图、潮气量、通气频率、吸气压力和呼气压力以及定期的动脉血气检测。所有患者在 NPPV 治疗 1~2 小时应对临床病情及血气分析再次进行评估，后续的监测频率取决于病情的变化情况。

5. 疗效判断　NPPV 属于呼吸支持治疗，而不是病因的治疗，其疗效受到基础疾病是否得到控制等众多因素的影响，因此，判断应该从 2 个层面进行评估。

（1）起始治疗时的评估：起始治疗后 1~2 小时可评价 NPPV 是否起到辅助通气的作用，是否使呼吸衰竭的临床和生理学指标改善，通过观察临床和动脉血气的变化来判断。

判断标准如下：①临床表现：气促改善、辅助呼吸肌运动减轻和反常呼吸消失、呼吸频率减慢、血氧饱和度增加及心率改善等；②血气标准：$PaCO_2$、pH 和 PaO_2 改善。

（2）最终治疗效果的评估：最终评估指标通常用气管插管率和病死率。

6. NPPV 的治疗时间和撤除　目前尚没有明确的标准，也与基础疾病的性质和严重程度有关。与有创通气不同，即使是在治疗的急性阶段，NPPV 也不是强制性或持续性的，患者可以暂时停止 NPPV 治疗而接受其他治疗（如雾化吸入）或进食。现有的临床研究报道中，NPPV 在初始 24 小时内实施的时间（4~20h/d）以及整个 NPPV 治疗疗程的变化很大。AECOPD 的治疗时间每次 3~6 小时，每天 1~3 次。而肺炎导致的低氧性呼吸衰竭和 ALI 的治疗倾向于持续的治疗。疗程方面，多数文献报道急性呼吸衰竭治疗 3~7 天。慢性呼吸衰竭治疗可以长期持续或间断性应用。

关于 NPPV 的撤离，目前主要依据患者临床症状及病情是否稳定。撤除的方法有：①逐渐降低压力支持水平；②逐渐减少通气时间（先减少白天通气时间，再减少夜间通气时间）；③以上两者联合使用。

七、NPPV 呼吸机及相关配件

1. 呼吸机的选用　无创呼吸机是目前临床上最常用于 NPPV 治疗的呼吸机，可以提供较高的流量，漏气补偿较好（能够维持设定的压力、自动调节流量触发阈值和吸气结束的阈值等），具有简单易用、体积小、价格较便宜等优点。但可提供的通气模式与可调节的通气参数较少，部分呼吸机不能直接调节吸入氧浓度，监测报警较差及单管连接时潜在的重复呼吸。有创呼吸机用于 NPPV 的优点是可提供较高的气道压、调节吸入氧浓度、多种通气模式和参数设置，可防止重复呼吸，监测报警系统较完善。但可以提供的最大吸气流量及漏气补偿能力低，漏气量稍大时呼吸机不能正常工作甚至故障，同时价格昂贵。一般来说，有创呼吸机不用于 NPPV。

2. 呼吸机的性能要求和选用

（1）吸气触发：是呼吸机的重要性能之一。灵敏的触发机制可改善人机协调性，增加患者的舒适性。吸气信号包括有压力和流量等。流量衍生的触发信号，如流量、容量和流量自动追踪等，成为 NPPV 吸气触发的主流方式。从触发的阈值来看，可以是固定触发阈值或可调节性触发等。触发阈值的设置需要平衡触发灵敏度与避免误触发之间的关系，根据患者的实际情况调整。目前常用的吸气流量触发阈值为 2~5L/min。

（2）吸呼切换（吸气终止）：呼气切换信号通常采用流量相关的测值或时间，如吸气峰流速降至设定的阈值（如30%的峰流速）、预置的吸气流量或流量自动追踪技术等，也可调整呼气切换的阈值以满足更好的呼气同步。有些呼吸机可设置吸气时间上限，不管吸气末流量如何，一旦满足设定的吸气时间则切换为呼气，可防止漏气导致的吸气时间过长。部分呼吸机可以同时联合应用上述呼气切换信号，任何一个指标达到阈值，即转为呼气。

（3）吸气的压力和流量：呼吸机提供的吸气压力是辅助通气的驱动力，吸气流量和潮气量的大小与吸气压力成正相关。吸气压力性能考虑因素：①可提供的最高吸气压力，通常至少能提供30cmH$_2$O的压力；②能够维持预设压力的最大吸气流量，为漏气补偿能力的重要性能指标之一，以提供120L/min以上为宜；③具备吸气压力上升时间（指吸气触发至达到设定的吸气压力所需要的时间）可调节功能，呼吸费力和呼吸频率快时，则缩短上升时间；相反则适当延长上升时间。

（4）氧气供给：多数NPPV最终的吸入氧浓度取决于吸入气体中空气与氧气流量的比例。不同的部位（呼吸机出口、管道或罩内）供给氧气、不同的管道连接方法（双流向或单流向）和不同的吸气流量（包括漏气量）均影响实际的吸入氧浓度。需要通过血氧饱和度监测来调节吸入氧流量。高端NPPV呼吸机和有创呼吸机内配有可调节的气体混合模块，可提供稳定和更高的吸入氧浓度。

（5）气道湿化：加温湿化的优点是可温化、湿化管路的气体，稀释气道分泌物，促进分泌物的排出，同时提高患者舒适度和耐受性；缺点是管道内出现冷凝水，可改变通气环路的顺应性及阻力，影响吸气和呼气触发的功能。

（6）监测报警：无创呼吸机可根据压力、流量或容量报警，脱管报警是最基本的报警方式，有些还可动态测压力和流量波形等。完善的监测数据和报警设置有利于NPPV的合理安全应用。

3. 人机连接方法 连接方法有鼻罩、口鼻面罩、全面罩、鼻囊管及接口器等，目前以鼻罩和口鼻面罩最常用。选择合适的连接方式是NPPV成功的重要因素之一。急性呼吸衰竭治疗中口鼻面罩应用最多，占70%，鼻罩占25%，鼻囊管占5%，其他的连接方法（如头罩、接口器等）较少。理想罩的基本要求是：密封性好、舒适、重复呼吸无效腔低和安全。鼻罩的优点是无效腔较小，患者的耐受性良好，可以减少幽闭恐惧症，出现呕吐误吸概率小，可以随时排痰或进食，尤其适合于牙齿完好的患者。其缺点是患者张口呼吸时影响辅助通气效果和容易经口漏气。口鼻面罩的优点是允许患者经口或经鼻呼吸，避免了经口的漏气，可给予较高的吸气压力，且对患者的要求稍低。缺点是阻碍语言交流，限制经口进食，妨碍吐痰，增加无效腔通气量（导致CO$_2$重复呼吸），幽闭恐惧症更多见。NPPV治疗时口鼻面罩改善通气和血气的效果优于鼻罩。需要注意的是，不同厂家设计以及不同型号的罩有明显的差异。罩的固定方法对效果（尤其是漏气）有显著的影响。需要掌握每一个罩的特点，利用其长处，避免其缺点。临床上应提供不同型号的鼻罩、口鼻面罩、全面罩、鼻塞和鼻囊管，以备选用。呼吸衰竭比较严重，尤其是有张口呼吸者，初始治疗时应选用口鼻面罩，待病情改善后可以更换为鼻罩。

八、NPPV 通气模式选择和常用的通气参数设置

NPPV 多采用辅助通气模式。模式的选择：对于 I 型呼吸衰竭主要是换气功能障碍、肺泡顺应性下降，呼吸驱动正常，以改善肺泡的顺应性、增加功能残气量为主要目的的模式，如 CPAP。II 型呼吸衰竭则主要是通气功能障碍，呼吸驱动不足、气道阻力增加，而通气辅助的主要目的是增加动力、降低阻力，如 S、S/T、AVAPS、PCV 等。

关于通气参数的设定，目前通常采用"患者可以耐受的最高吸气压法"，也就是说，CPAP 的压力或 NPPV 的吸气压力从低压开始，在 20～30 分钟逐渐增加压力，根据患者的感觉选择能够耐受的最高压力。在治疗 AECOPD 的报道中，平均的吸气压力为 $17～18cmH_2O$。

九、常见不良反应与防治

1. 口咽干燥　多见于使用鼻罩又有经口漏气时，寒冷季节尤为明显。避免漏气（能够明显降低通过口咽部的气流量）和间歇喝水通常能够缓解症状。严重者可根据每个患者的具体情况和环境因素选用加温湿化器。

2. 罩压迫和鼻梁皮肤损伤　罩对患者面部有一定的压迫是难以避免的。过长时间的压迫可造成患者明显的不适，甚至鼻梁皮肤的损伤，使患者无法耐受。在 NPPV 通气之初即在鼻梁贴保护膜可以减少鼻梁皮肤损伤的风险；选用合适形状和大小的罩、摆好位置和调整合适的固定张力、间歇松开罩让患者休息或轮换使用不同类型的罩（避免同一部位长时间的压迫），均有利于减少压迫感和避免皮损。使用额垫可以减少鼻梁的压力，也能减少罩的上下滑动。

3. 胃胀气　主要是由于反复吞气或上气道内压力超过食管贲门括约肌的张力，使气体直接进入胃。昏迷和一般状态差的患者贲门括约肌的张力降低，容易有胃胀气。防治的方法是在保证疗效的前提下避免吸气压力过高（$<25cmH_2O$）。有明显胃胀气者，可留置胃管持续开放或负压引流。

4. 误吸　口咽部分泌物、反流的胃内容物或呕吐物的误吸可以造成吸入性肺炎和窒息。临床上应避免反流、误吸可能性高的患者使用 NPPV。适当的头高位或半卧位和应用促进胃动力的药物，避免饱餐后使用等有利于减少误吸的危险性。

5. 排痰障碍　由于没有人工气道，排痰主要依靠患者咳嗽。对于咳嗽排痰能力较差的患者，痰液阻塞影响 NPPV 的疗效，不利于感染的控制。在 NPPV 治疗期间，鼓励患者间歇主动咳嗽排痰，必要时经鼻导管吸痰（清除口咽部分泌物和刺激咳嗽）或用纤维支气管镜吸痰后再进行 NPPV 治疗。

6. 漏气　可以导致触发困难、人机不同步和气流过大等，使患者感觉不舒适且影响疗效。密切监护，经常检查是否存在漏气并及时调整罩的位置和固定带的张力，用鼻罩时使用下颌托协助口腔的封闭，可以避免明显漏气。

7. 不耐受　是指患者感觉 NPPV 治疗过程导致不适，无法耐受治疗，其原因众多，可能与连接方法、人机同步、通气模式与参数、患者的不适应和基础疾病等因素有关。

处理方法有：①选择合适的连接方法；②正确的操作程序和逐渐适应过程；③人机的同步性：人机不同步造成呼吸对抗，使呼吸困难加重，无法坚持治疗。常见的原因有：不能触发吸气、漏气、通气模式和参数设置不合理等；④严密监护：及时发现问题，寻找

引起患者不适和不耐受的原因，及时处理，可以明显提高耐受性；⑤患者的心理和经济因素。

8. 幽闭恐惧症　部分患者对戴罩，尤其是口鼻面罩有恐惧心理，导致紧张或不接受 NPPV 治疗。合适的教育和解释、观察其他患者成功地应用 NPPV 治疗，有利于增强患者的信心和接受性。

9. 睡眠性上气道阻塞　由于睡眠时上气道肌肉松弛，有可能出现类似阻塞性睡眠呼吸暂停低通气的表现，使送气时间明显缩短，潮气量下降，影响疗效。需要对患者入睡后的呼吸情况进行观察，如有上气道阻塞，可采用侧卧位或增加 PEEP 水平（清醒后需要下调至基础的水平）的方法。

十、感染的控制和设备安全

NPPV 使用的罩、管道、排气阀和固定带等可能接触患者和气道分泌物的部件，需按照规定进行清洁消毒。每次使用前检查和定期更换空气过滤网。呼吸机的维护应按照呼吸机厂家的推荐来进行，要时常进行计划性维护和检测。

第五节　人工气道（ICU）技术

一、概述

气道的建立分为喉上途径和喉下途径。喉上途径是指经口和经鼻两种；喉下途径是经环甲膜和经气管两种。气管插管是借助麻醉喉镜或徒手，经口或经鼻将气管导管置入气管内的方法。插管途径分为经口或经鼻。插管根据能否直视声门又分为明视和盲插两种。借助麻醉喉镜经口明视气管插管是最常见的方法。

二、准备工作

1. 插管用物的准备　插管之前应充分做好准备工作。插管所需用具如下：喉镜（直镜片、弯镜片）、插管内芯、开口器、舌钳、套囊充气用 10ml 注射器、压舌板、面罩、简易呼吸器、气管导管、注射器、口咽通气道、牙垫、负压吸引设备、吸痰管、气管插管固定带、麻醉喷壶（1% 的丁卡因）、麻黄碱、给氧设备、备用 2 号电池两节和相关急救药物。

2. 气管插管前评估　气管插管困难的发生率是 3%～18%，其中 90% 以上的困难气道可通过术前检查得以发现。有学者认为"所有患者都必须在开始实施麻醉之前对是否存在困难气道做出估计，只要在麻醉前，任何时间进行评估都是可行的。术前评估包括气道的病史、体格检查以及回顾以前麻醉的记录"。术前估计有困难气道时，将会提示麻醉医师在患者意识消失和呼吸暂停之前做好各种必要的准备，并可事先寻求帮助。

有四个部位的运动幅度对气管插管影响最大，即张口度、颈部屈伸、以颈部为轴伸展头部（以环枕关节的活动伸展）和下颌伸出的幅度。临床最常用的检查方法有：

（1）改良的 Mallampati 分级：患者端坐位，尽可能张大嘴并伸出舌头，根据所能看到的最佳视野分级。Ⅰ级能看到咽腭弓、软腭和腭垂；Ⅱ级能看到咽腭弓、软腭，腭垂被舌根掩盖；Ⅲ级只能看到软腭；Ⅳ级软腭也看不到。临床上，Mallampati Ⅰ级常预示插管容易，Ⅲ或Ⅳ级提示很可能发生困难插管。这个试验的结果还受到患者的张口度、舌的大小和活动度以及其他口内结构和颅颈关节运动的影响。

（2）下颌前伸的能力：下颌前伸的幅度是考察下颌骨活动性的指标。如果患者的下齿前伸能超出上门齿，通常气管插管是简单的。如果患者前伸下颌时不能使上下门齿对齐，插管可能是困难的。

（3）颅颈运动：通过评价以寰椎关节为轴的伸展运动来估计颅颈运动。首先让患者头部向前向下，使颈部弯曲并保持其颈部在此屈曲体位不动，然后让患者试着向上扬起脸来以测试寰椎关节的伸展运动。在颈部屈曲和寰椎关节伸展的体位下最易实施喉镜检查，寰椎关节伸展运动的减少与困难插管有关。

（4）喉镜检查：喉头分级是最常用的。该分级描述了在喉镜暴露下所能见到的喉部视野：Ⅰ级能看到声带；Ⅱ级仅能看到部分声带；Ⅲ级仅能看到会厌；Ⅳ级看不到会厌。如果能看到会厌以及喉开口的后壁，就有可能完成插管。对评估有插管困难的患者准备清醒插管时，局麻下喉镜试暴露发现达到Ⅱ级水平，提示插管无困难。

3. 监测项目　呼吸频率、幅度、方式，评估有无缺氧：观察口唇、甲床、皮肤黏膜的色泽、血压和脉搏节律等。

三、操作方法

1. 经口腔气管插管法　最常用。重点注意事项如下：

（1）经口腔明视下气管插管法主要适用于需要呼吸支持的危重患者开放气道，防止误吸发生的一种紧急救护技术。

（2）根据患者性别、年龄选择适宜的气管导管，插管前必须检查气管插管套囊是否松动、漏气。

（3）插管前，检查气管插管所需用物是否齐全，特别是喉镜光源是否明亮。

（4）患者体位准备：固定头部，后仰位，术者站于患者头位，用右手拇、示指拨开上、下唇，提起下颌并启开口腔，左手持喉镜沿右口角置入口腔，同时将舌体稍向左推开，使舌体位于喉镜上方外侧，调整镜片深度，借助灯光依次可见舌根部、腭垂、咽后壁、会厌，然后上提喉镜，显露声门。

（5）右手采用握笔式手法持气管导管，沿喉镜片对准声门裂，轻柔地插过声门进入气管内，将牙垫置于上、下门齿之间，退出喉镜，并向气管套囊内注入 5ml 左右的空气，使套囊后部进入声门下 1～2cm 处，接简易呼吸器挤压 1～2 次，听诊肺部呼吸音，确定气管导管位置。听诊两侧呼吸音均匀，再妥善固定气管导管和牙垫，记录在气管导管在门齿的刻度。

（6）插管时动作迅速准确，切勿时间过长，如插管操作时间在 30 秒内未能完成，应暂停操作，给予高浓度氧气吸入后再重新操作。

（7）在插管时，如声门显露困难时，右手按压喉结部位，有助于声门显露，或利用导管管芯将导管弯成"L"形，用导管前端挑起会厌，再行插入，导管进入声门后再将管芯退出。

（8）向气管插管套囊注入适量气体，使导管与气管壁密闭，防止呕吐物、口腔分泌物流入气管，造成吸入性肺炎的发生；安放牙垫后再退出喉镜，观察导管前端有无气体进出，并用听诊器听呼吸音，确定导管位置是否正确。

（9）导管外端与牙垫一起固定，气管插管完成后，整理用物，准确记录病情，气管插管时间，氧疗方式和气管插管深度，并列为交接班内容。

2. 经鼻腔盲探插管法　临床上常采用少量镇静、镇痛及咽喉气道的表面麻醉方法。事先检查鼻腔是否通畅。当导管前端进入鼻后孔后，在管端接近喉部时，术者以耳接近导管外端，随时探测最大通气强度并将导管插入气管。必要时可借助喉镜在明视下看准声门，用插管钳夹住导管前端送进气管。无论经口或经鼻完成插管后应拍摄床旁胸片以确定气管导管的准确位置。

四、确定气管导管位置的方法

1. 气囊一瓣开始通气时，必须立即确定导管的位置。

（1）当气囊压缩时，行上腹部听诊，观察胸廓的运动。如果听见胃内吹哨音或见胸廓无运动，导管已经进入食管，不要再进行通气，拔除导管重新插管。

（2）再次插管前应气囊给予100%氧15~30秒后进行。

（3）如果胸廓运动正常，胃部未闻及气过水音，应进行双肺听诊，双肺前部及中部，然后再听胃部。

（4）如果对导管的位置有怀疑，使用喉镜直接观察导管是否在声门里。

（5）如果导管在声门里再次确定导管在前牙的刻度。

（6）确定插管成功，使用口咽道或牙垫防止患者咬破或阻塞导管。

2. 精确判定气管导管位置的方法

（1）呼气末CO_2检测：检测呼气末CO_2浓度提示气管导管的位置，如果检测仪显示CO_2缺乏，意味气管导管不在气管内，尤其是存在自主呼吸时。

（2）食管检测法：使用仪器在气管导管末端产生吸引力，如果气管插管在食管中，这种引力推压食管黏膜阻碍检测仪的末端，阻止检测仪活塞的运动或使吸引囊再次膨起。

3. 吸引装置　包括便携及固定的吸引器。便携式吸引器包括真空瓶和用于咽部吸引的大孔、导管。固定式吸引器能够产生气流>40L/min，当吸引管夹闭时，产生的吸引力>300mmHg。儿童及气管插管的患者，吸引量是可调节的，手控吸引器不像电动吸引器那样易出问题，临床使用效果很好。

五、并发症

1. 操作粗暴可致牙齿脱落，或损伤口鼻腔和咽喉部结膜，引起出血。造成下颌关节脱位。

2. 浅麻醉下进行气管插管可引起剧烈咳嗽、憋气或喉支气管痉挛。有时由于迷走神经过度兴奋而产生心动过缓、心律失常，甚至心搏骤停。

3. 导管过细、过软易变形，使呼吸阻力增加，甚至因压迫、扭曲而使导管堵塞。导管过粗、过硬，容易引起喉头水肿，甚至引起喉头肉芽肿。

4. 导管插入过深误入支气管内，可引起缺氧和一侧肺不张。

在缺乏气道保护的复苏时，尽可能进行气管插管。气管插管前应先给患者吸氧。如果患者存在自主呼吸，应先让患者吸高浓度氧 3 分钟，如自主呼吸不足，应使用简易呼吸器辅助呼吸。

六、人工气道护理

1. 病房管理　最好在空气净化区内，注意环境的消毒和隔离。

2. 护理记录　记录项目包括插管日期和时间、插管人的姓名、插管型号、插管途径（经鼻、经口）、插管外露的长度、患者在操作中的耐受情况、气囊的最佳充气量等。

3. 气囊管理　定时给气囊放气，在决定拔管及气囊放气前，必须清除气囊上滞留物，防止误吸、呛咳及窒息的发生。对长期机械通气者，注意把气囊的压力保持在 18.5mmHg（25cmH$_2$O）以下，以防气管内壁受压坏死。可用最小容量闭合技术为气囊充气并观察气囊有无漏气、破损现象。8 岁以下儿童均用无气囊的气管导管，以减低对气管内壁的损害。

4. 气管导管位置的监测

（1）气管插管后应拍胸片，调节气管插管位置使之位于隆突上 2~3cm。

（2）记录插管外露长度，经口插管位置应从门齿测量，经鼻插管位置应从外鼻孔测量。如果经口插管外露部分过长时，为减少无效腔量，可以适当剪掉部分外露的插管。

（3）固定好气管插管，外露部分应每班测量，并班班交接。

5. 气管导管的护理安全

（1）人工气道的固定方法：应经常检查导管上的标记以确定导管的位置；成人导管标记的长度是（22±2）cm（经口）或（27±2）cm（经鼻）。正常情况下导管尖端应位于隆突上 2~3cm 处。导管向上移位易导致声带损伤、意外脱管或通气障碍，向下移位易导致单肺通气。为防止移位，应该用绳带、胶布将导管妥善固定，并且在每次改换位置时，用手固定气管导管，以防脱管。

（2）注意观察患者神志的改变：对神志清楚者讲明插管的意义及患者注意的事项，防止患者自行拔除套管；对神志不清、躁动的患者应给予适当的肢体约束或应用镇静剂，防止套管脱出。

（3）注意评估患者体位变化，头部、四肢的活动度。给患者变化体位时，应注意调节好呼吸机管路，以防仅拉出气管套管。

6. 气管导管脱出的应急处理

（1）气管插管：套管脱出 8cm 以内时，吸净患者口鼻及气囊上的滞留物后，放出气囊内气体，将套管插回原深度，并拍胸片确定插管位置。若脱出超过 8cm 时，放开气囊，拔出气管插管，给予鼻导管或面罩吸氧，密切观察病情变化，必要时重新插入。

（2）气管切开管：伤口未形成窦道前即术后 48 小时内，套管脱出时，一定要请耳鼻喉科医生处理，不可擅自插回。窦道形成后，若导管脱出，吸痰后，放气囊，插回套管，重新固定。

7. 气道湿化　建立人工气道后，外界的冷而干燥的气体直接经气管导管进入肺部，可引起肺部感染、痰液潴留、气管内壁干燥等并发症。因此在进行机械通气时，应加强湿化，保证患者吸入气体的温度为 32～36℃。常用的湿化方法有：温湿交换过滤器、蒸汽加温加湿、雾化加湿等。

8. 气道内分泌物的清理　借助物理治疗方法，护士应及时吸痰。吸痰时应使用无菌技术，并在吸痰过程前后向患者提供100%的氧气，以减少因吸痰引起的缺氧、心律失常或肺不张等。气道内盲目地吸引，只能吸除气管分支部附近的痰液，而不能除去末梢支气管部的痰液，还会给患者带来不必要的痛苦。如支气管哮喘患者会因吸痰刺激而诱发支气管痉挛。因此，掌握有效的吸痰方法非常必要。

第六节　支气管肺泡灌洗技术

一、概述

支气管肺泡灌洗术（bronchoalveolar lavage，BAL）是通过支气管镜向支气管肺泡内注入生理盐水，并随即抽吸获取肺泡表面衬液，对细胞成分和可溶性成分进行分析的一种检查方法，主要用于有关疾病的病因、发病机制、诊断、评价疗效和预后等。广义的支气管肺泡灌洗术还包括应用少量液体注入支气管进行冲洗以清除呼吸道分泌物的支气管冲洗，也包括注入大容量液体清除呼吸道和（或）肺泡中滞留的物质进行治疗的全肺灌洗。

早在 1920 年 Wintemith 就对犬进行支气管肺泡灌洗。20 世纪 60 年代，Thompson 等用带有套囊的导管或用硬质支气管镜附一导管施行气管支气管灌洗，为慢性支气管炎、支气管扩张、黏液黏稠症甚至呼吸衰竭患者冲洗出气管支气管内黏稠脓性分泌物。1974年，Reynold 和 Newball 报道应用纤维支气管肺泡灌洗以来，以其操作简单、安全、价值较高而在国内外得到广泛应用，并且随着测定等相关技术的迅速发展，其检测范围已从常规的细胞学进入到细胞亚群标记、酶学、免疫学、分子生物学等方面，对肺部疾病的临床实践和基础研究中发挥着重要作用。

二、适应证和禁忌证

1. 适应证

（1）肺部肿块、肺部浸润阴影、肺弥散性病变、复发性或持续性肺不张等的病因诊断。

（2）支气管－肺感染性疾病需进一步明确病原学及药敏试验。

（3）为支气管－肺部疾病的病因、发病机制获取相应的标本。

（4）需要冲洗和清除呼吸道和（或）肺泡中的分泌物、滞留物或吸入物。

2. 禁忌证

（1）严重心、肺功能损害者，如呼吸衰竭、心力衰竭、严重心律失常。

（2）新近发生心肌梗死的患者。

（3）新近大咯血者。

（4）活动性肺结核未经治疗者。

三、操作技术与方法

虽然各国关于 BAL 操作及 BALF 实验室处理过程和检测方法的指南存在一定的差异,但是原则基本上一致。

1. 操作前准备与注意事项 操作前准备与麻醉同常规的可弯曲支气管镜检查,传统的麻醉方法是利多卡因喉头喷雾＋气管滴注法,也可采用雾化吸入的方法,效果较好。BAL 通常是通过可弯曲支气管镜进行常规观察气管支气管后,但在其他操作(如活检或支气管毛刷)之前进行,以免因为出血造成灌洗回收液被污染。当 BAL 是为了评价非感染性 ILD 时,如果支气管镜检查发现支气管炎症并伴脓性分泌物,则需要进行抗生素治疗控制感染后,再进行 BAL 检查,以免影响 BALF 的实际结果。还需要强调的是,进行 BAL 时,对所选灌洗肺段的支气管应该常规使用 2% 利多卡因进行局部麻醉,以防止咳嗽,但是在进行 BAL 前又必须吸引清除局部的利多卡因,以防止利多卡因影响细胞回收、活性及功能。此外,适当使用镇静剂也有利于患者合作,适当使用胆碱能受体抑制药可以降低迷走反射和支气管分泌,这些都有利于增加 BAL 的回吸收。

2. 灌洗部位 纤维支气管镜嵌顿于段或亚段是保证灌洗液回吸收的重要条件。在患者仰卧位时,右中叶或左舌叶易于操作及嵌顿,有利于回吸收,与灌洗下叶比较,回吸收增加至少 20%。关于 DPLD 的 BAL 研究还显示,一个部位的灌洗通常能够代表全肺并能提供足够的临床资料。因此,对于 DPLD 患者,常规采用右中叶或左舌叶作为灌洗部位。然而,对于局灶性病变如肿瘤、肺部感染等,则需要在影像学证实的局部病变部位进行灌洗。

3. 灌洗液 通常使用预热至 37℃ 或室温的无菌生理盐水进行灌洗。预热至 37℃ 可以减轻咳嗽,增加细胞的回吸收。

4. 灌注和回收 在纤维支气管镜嵌顿于所选择的段或亚段支气管后,通常使用塑料注射器经活检孔(或经活检孔插入的细硅胶管)快速注射等份的无菌生理盐水,每次 20～60ml,重复 4～5 次,灌洗总量 100～300ml。临床上较实用而安全的灌洗量是 5×20ml。少于 100ml 的灌洗量可能引起灌洗回收液体中的支气管腔分泌物混杂。每次灌注后立刻通过手动回抽轻轻吸引至塑料注射器内或采用 25～100mmHg(1mmHg=0.133kPa)的负压轻轻吸引至无菌塑料或硅化的玻璃回收容器内。通常第一次回吸收的量相对较小,总的回吸收率为 40%～70%。回收液体过程中需要注意的是吸引负压过大可能导致远端气道塌陷或气道黏膜损伤,降低回吸收率或改变 BALF 的组分。咳嗽、气管镜嵌顿不良可能导致灌洗液体从气管镜周围漏出,影响回吸收。患者的疾病状况、吸烟和年龄也影响回吸收量,当存在阻塞性气道疾病或肺气肿时,回吸收明显降低,甚至低于 30%。当 BAL 的回收率 <25% 时,BALF 结果通常不可靠。

儿童的灌注总量一般为 1～3ml/kg,分 3 次灌洗;体重 <20kg 的年长儿可如成人一样 20ml/kg,分 2～4 次。亦可调整 BAL 量,使其适应于患儿的功能残气量,然后以 3.33～13.3kPa 的压力用注射器回抽或机械吸引入无菌容器中。

5. 标本的处理 为了防止因为巨噬细胞的附壁以及细胞活性丧失或死亡,回收的液体必须收集在塑料或硅化的容器内,并尽可能快地送至实验室进行及时处理(室温保存最好不要超过 1 小时)。将所有回收的液体充分混匀(当每次使用 20ml 进行灌洗时,

第一管回收的液体及细胞占总量比例很小，计入总量内，对结果影响不明显），观测性状（如 BALF 呈浑浊奶白色，提示肺泡蛋白沉积症，需进行 PAS 染色；如 BAL 液呈橘黄色，提示出血，需进行铁染色），测定液体量，然后经两层纱布过滤，移去黏液，离心 1500r/min×10 分钟。上清液保存于 $-20 \sim -80℃$，待做生化成分分析，但是 BALF 可溶性成分分析的临床意义仍然不清楚。细胞沉淀用 2ml MBE（含 BSA 和 EDTA 的 MEM）或 Hank 液（不含 Ca^{2+}、Mg^{2+}）充分混匀后，等份装在 2 个 Eppendorf 管内，分别用作细胞分类计数和细胞免疫分析。

四、支气管肺泡灌洗的并发症

1. 麻醉药物过敏　麻醉药主要为利多卡因和丁卡因。丁卡因麻醉效果满意，但出现严重不良反应发生率高，因此一般只作为咽喉部表面麻醉。下呼吸道麻醉多用 2% 利多卡因作局麻用药，一般用量 100~200mg，总量不超过 300mg。麻醉药过敏反应主要临床表现为胸闷、气紧、心悸、面色苍白、喉头水肿、虚脱、血压下降、心律失常、肌肉震颤、喉和支气管痉挛，严重时呼吸抑制，心搏骤停，其发生率为 0.02%~0.08%。

2. 喉头水肿与喉支气管痉挛　麻醉不充分，操作者不熟练或动作粗鲁等原因可引起喉头水肿、喉支气管痉挛。支气管哮喘患者气道敏感性较高，易受到激惹使喉头水肿、喉支气管痉挛的发生率较高。主要表现为进行性呼吸困难，严重者出现口唇指端发绀。

3. 出血　BAL 术中出血常有几个方面原因：支气管镜损伤鼻黏膜；患者呛咳或操作不当，支气管镜损伤支气管黏膜；诱发原基础病（凝血机制异常者）出血等。

4. 低氧血症　一般认为约 80% 患者行 BAL 治疗时氧分压下降，平均下降 10~20mmHg，且操作时间越长，下降的幅度越大，特别是灌洗治疗过程中呛咳频繁，不能保持正常深呼吸或空抽及负压吸引时间过长时氧分压下降明显，心脑等代谢活跃的器官对缺氧尤为敏感，应注意低氧血症可能诱发进一步并发症发生，如心律失常、心力衰竭、心搏骤停、脑卒中、呼吸衰竭等。

5. 频繁咳嗽　其原因多为操作者动作粗鲁，造成刺激；麻醉不充分；灌洗液药物温度过低或过高。

6. 一过性发热　发热是 BAL 最常见的不良反应，常于 BAL 几小时后出现，发生率为 0~30%。灌洗后是否出现发热与灌洗总量有关，如果灌洗总量 <150ml，发热的发生率将 <3%。大量灌洗则增加发热发生率至 30% 或更高。其他与发热有关的因素有：患者原有感染病灶，BAL 时可能导致病灶播散；支气管镜消毒和灭菌不彻底所致呼吸道感染。部分病例伴有短暂的肺部浸润性改变，一般无须治疗，24 小时内自行退热，短暂肺部浸润改变消失，可能与机体应激、灌注液滞留过多有关。

7. 心血管系统并发症　文献报道，心律失常发生率为 24%~86%，心律失常的发生与 BAL 操作过程中的刺激有关，机体的低氧也是心律失常发生的重要原因。心律失常主要有：窦性心动过速、窦性心动过缓、房性期前收缩、室上性心动过速、室性心动过速、心搏骤停等。心电图可出现：T 波低平、ST 段下降、Q-T 延长。有时出现血压升高，也有极少数血压下降，甚至休克。心血管并发症多发生于原有心血管疾病的患者，如心律失常。

8. 继发性气胸　常见原因有：合并有肺气肿、肺大疱、肺结核及广泛胸膜粘连；操作者动作粗鲁刺激气道，灌洗液温度过低等刺激致患者呛咳，肺内压力增高致肺泡、脏层胸膜破裂。

导致不良反应发生的危险因素包括肺脏渗出严重,明显的低氧血症($PaO_2 < 60mmHg$ 或 $SaO_2 < 90\%$),第一秒用力呼气量(FEV)$<1L$ 或 FEV $<60\%$ 预计值,支气管高反应性,凝血酶原活动度 $<50\%$,血小板 $<20 \times 10^9/L$,明显异常的 ECG 及其他严重的并发症。

五、支气管肺泡灌洗的临床应用

(一)支气管肺泡灌洗的特异性诊断

一些以肺泡沉积或充盈为特征的疾病,因为积聚在肺泡的异常物质容易被灌出来,所以使得 BALF 表现具有疾病特异性。依据特征性的 BAL 结果通常可以做出特定的疾病诊断(表 6 - 1)。

表 6 - 1　具有诊断意义的支气管肺泡灌洗(BAL)特征

BAL 特征	耶氏肺孢子菌肺炎
CMV 包涵体	巨细胞病毒性肺炎
牛奶样外观,显微镜下背景脏乱,无形细胞残体,泡沫样巨噬细胞,PAS(+)	肺泡蛋白沉积症
含铁血黄素沉着的巨噬细胞,吞噬红细胞片段的巨噬细胞,游离红细胞	恶性肿瘤
肿瘤细胞	恶性肿瘤
巨噬细胞内尘埃颗粒	尘埃暴露
石棉小体	石棉沉着病
嗜酸性粒细胞 >25%	嗜酸性粒细胞肺疾病
铍淋巴细胞转化试验阳性	慢性铍病
CD_1^+ 细胞增加超过 BALF 细胞总数的4%	朗格汉斯组织细胞增多
异形肺泡Ⅱ型上皮增生	弥散性肺泡损伤,药物毒性损伤

(二)支气管肺泡灌洗的辅助性诊断

对不少支气管肺部疾病,支气管肺泡灌洗虽然没有特异性改变,但其中的一些改变可作为辅助诊断的依据。具体应用如下:

1. 肺部肿瘤

(1)BALF 的细胞学分析:BALF 细胞类型的变化可能反映肺恶性肿瘤致病过程中肺组织的免疫反应,肺癌患者 BALF 中巨噬细胞比率明显下降,淋巴细胞比率及中性粒细胞比率明显升高,且嗜酸性粒细胞比率也较高。此外,还发现肺癌患者 T 细胞比率明显升高,而 CD4/CD8 相对下降,HLA - DR 淋巴细胞比率相对升高。

(2)BALF 非细胞成分的研究:肺癌患者肺泡巨噬细胞分泌的细胞因子明显高于非肺癌患者。然而小细胞癌患者 BALF 细胞产生的细胞因子明显少于其他,而且在非小细胞癌Ⅳ期细胞因子的产生进一步减少。

(3)对肿瘤标志物的研究:NSCLC 患者 BALF 中 CEA 和 CA125 浓度明显高于对照组。NSCLC 患者 BALF 中 CYFRA21 - 1 浓度高于正常对照,但与结节病患者无明显差别。在肿瘤标志物中,测定 BALF 中 CEA 浓度对诊断 NSCLC 最有价值,这可能有助于支气管镜检查无法发现的肿瘤的诊断。

(4)对其他成分的研究:检测 BALF 中白蛋白水平可能是一种鉴别恶性及非恶性肺疾病的有效方法。此外,联合检测血清中 CEA 和 BWF 中白蛋白可能有助于肺癌患者随访。

(5)BALF 成分基因学研究:BALF 中端粒酶活性在诊断恶性肿瘤时是一个高敏感的诊断生物标记,可作为一种有效诊断技术辅助肺癌的细胞学诊断。中心型肺癌患者甲基化发生率较高,检测 BALF 中基因甲基化可能有助于检测中心型肺癌。

(6)影响 BAL 诊断率的因素:支气管灌洗在刷检和活检前后实施对诊断率无明显影响,联合两次灌洗可以显著提高诊断率。肿瘤的支气管型是影响 BAL 诊断的决定因素,常规应用 BAL 时要考虑肿瘤和支气管的关系。

2. 弥散性实质性肺疾病　BALF 检查发现大多数弥散性实质性肺疾病(DPLD)都表现为不同比例组成的淋巴细胞增加、中性粒细胞增加、嗜酸性粒细胞增加或混合细胞性改变。纤维化性肺疾病以中性粒细胞和(或)嗜酸性粒细胞增加为特征,肉芽肿性疾病或药物诱发肺疾病以淋巴细胞增加为特征。淋巴细胞增加伴 CD4/CD8 比值降低可能提示急性外源性过敏性肺泡炎、某些药物诱发的肺疾病、硅沉着病、HIV 感染和闭塞性细支气管炎伴机化性肺炎(BOOP);伴 CD4/CD8 比值正常可能提示结核或 Hodgkin 病;伴 CD4/CD8 比值增加并 >3.5 则支持结节病的诊断。因此,BALF 正常可以除外活动性结节病、外源性过敏性肺泡炎、铍中毒、嗜酸性粒细胞肺炎、肺泡蛋白沉积症及肺泡出血综合征;BALF 淋巴细胞分类正常可以除外活动性结节病和过敏性肺泡炎;BALF 嗜酸性粒细胞正常可以除外嗜酸性粒细胞肺炎。

尽管 BAL 检查对于绝大多数 DPLD 都不具有特异性,但是 BAL 作为一种相对无创的诊断工具有助于缩小鉴别诊断范围,当与临床征象、HRCT 特征和肺生理功能结合起来时,即使没有肺活检,做出诊断也是可能的。

BAL 是一项安全、有效的临床诊疗技术,经过多年的实践与深入研究,在检查方法上不少方面已趋于一致,对细胞计数、细胞分类(包括淋巴细胞亚群)也充分标准化了,但对非细胞成分正常值,在方法学、临床应用和研究领域缺乏标准化的规范。随着对支气管肺泡灌洗的深入研究及免疫学、分子生物学等方面的发展,它的应用范围及价值也将进一步增加。

第七节　体外膜肺氧合技术

体外膜肺氧合(ECMO)是持续体外生命支持(ELLS)技术之一,用于部分或完全替代患者心肺功能,从而为原发病的诊治争取时间。

一、原理

ECMO 通过泵(其作用类似人工心脏)将血液从体内引至体外,经膜式氧合器(其作用类似人工肺,简称膜肺)进行气体交换之后再将血回输入体内,完全或部分替代心和(或)肺功能,并使心肺得以充分休息。按照治疗方式和目的,ECMO主要有静脉-静脉ECMO(VV-ECMO)和静脉-动脉ECMO(V_A-ECMO)两种。VV-ECMO适用于仅需要呼吸支持的患者,V_A-ECMO可同时进行呼吸和循环支持。对于呼吸衰竭,VV方式的并发症和病死率略低于V_A方式,故最为常用。近年来,一种通过动脉-静脉压驱动的AV-ECMO也逐渐在临床得到应用,但其提供的血流量较低(一般不超过1L/min),对氧合有轻度改善作用,主要用于CO_2的清除。

1. VV-ECMO   ECMO引血端(多为股静脉)及回血端(多为颈内静脉)均位于腔静脉内,相当于人工膜肺与患者肺串联,从而使患者动脉血氧含量得以改善,改善程度与以下因素相关:①ECMO血流量;②静脉回心血量;③再循环血流量;④混合静脉血氧饱和度;⑤患者残存肺功能。尽管VV-ECMO不能提供循环支持,但由于其运行中所需正压通气支持压力的降低及冠状动脉氧供的增加,患者的心功能往往也能在一定程度上得以改善。

2. V_A-ECMO   通过腔静脉(股静脉或颈内静脉)置管,人工泵将体循环血流引至体外,经膜肺氧合后再经颈动脉或股动脉导管回到体内,相当于膜肺与患者肺进行并联,这种方式与传统的体外循环(CPB)相同。运行过程中的SaO_2受到ECMO和患者自身心脏功能的共同影响,当左心室不具有射血功能时,患者SaO_2完全由ECMO回血端血氧饱和度决定;当左心室具有一定射血功能时,SaO_2由来自ECMO和左心室的混合血流血氧含量共同决定。

二、ECMO同传统的体外循环的区别

ECMO区别于传统的体外循环有以下几点:ECMO是密闭性管路无体外循环过程中的储血瓶装置,体外循环则有储血瓶作为排气装置,是开放式管路;ECMO由于是由肝素涂层材质,并且是密闭系统管路无相对静止的血液。激活全血凝固时间(ACT)120~180秒,体外循环则要求ACT>480秒;ECMO维持时间1~2周,有超过100天的报道,体外循环一般不超过8小时;体外循环需要开胸手术,需要时间长,要求条件高,很难实施。ECMO多数无须开胸手术,相对操作简便快速。低的ACT水平大大地减少了出血的并发症,尤其对有出血倾向的患者有重要意义。例如肺挫伤导致的呼吸功能衰竭,高的ACT水平可加重原发症甚至导致严重的肺出血。较低的ACT水平可在不加重原发病的基础上支持肺功能,等待肺功能恢复的时机。

三、适应证

ECMO治疗的基本目的是提供相对于常规呼吸支持更有效、更安全的通气与氧合支持,从而为诊断和治疗原发病争取更多的时间,在选择患者时应综合考虑以下多种因素。

1. 疾病潜在可逆性   ECMO作为一种脏器支持治疗手段,对原发病本身没有直接治疗作用,因此在决定是否给患者行ECMO治疗之前,应综合判断原发病的潜在可逆性,同时应综合考虑所在单位及当地对这种疾病的综合诊治能力,这是决定是否行ECMO治疗最为重要的先决条件。

2. 原发疾病的严重程度及进展情况　应对呼吸衰竭严重程度进行较为客观的评估，如测定氧合指数(PaO_2/FiO_2)、呼吸系统静态顺应性、气道阻力、气道压力以及内源性呼气末正压(PEEPi)等。如果患者病情确实很重，并有加重的趋势，在优化目前机械通气治疗的情况下仍不能维持满意的通气和(或)氧合，可考虑行 ECMO。

3. 合并症与并发症　如果在严重呼吸衰竭的基础上再合并严重的合并症(如高血压、糖尿病、冠心病、脑血管病及出凝血功能障碍等)及并发症(如 MODS)，将会大大增加治疗的难度，从而显著降低 ECMO 的成功率。

4. 社会－经济因素　ECMO 的成本昂贵，并发症较多，总体成功率受多种因素影响，因此需要患者家属充分理解治疗的意义、费用及整个过程的困难程度，积极配合，方可最大限度地提高成功率，以避免不必要的医患纠纷。

5. 管理经验与团队建设　一个完整的 ECMO 团队需包括呼吸与危重症医学、心胸外科、血管外科、超声科、输血科等多个学科的配合，并且能及时到位；而 ECMO 患者的管理涉及全身各个脏器系统，要求相关人员在呼吸、循环、血液、营养、感染等各个领域均有丰富的经验。

四、禁忌证

ECMO 没有绝对禁忌证。如患者具有上述不利因素(原发病可逆性小，具有多种严重的合并症与并发症，存在严重影响 ECMO 操作的社会－经济因素等)，应视为相对禁忌证。此外，以下情况应特别注意：①有应用肝素的禁忌或相对禁忌，如严重凝血功能障碍、合并有近期颅内出血、对肝素过敏、具有肝素诱导血小板减少症(HIT)等；②EC-MO 前机械通气时间过长(表明原发病处理较为困难，或合并有严重气压伤、呼吸机相关肺部感染等并发症)，其 ECMO 的成功率越低，行 ECMO 需谨慎；③年龄 >75 岁，BMI > $45kg/m^2$ 的患者，目前的膜肺所提供的氧供尚不能满足这类患者的需求。

在选择 ECMO 患者时，应综合考虑上述多种因素，而不能简单地以生理学指标去筛选患者。

具体病种所致呼吸衰竭的 ECMO 临床应用指征和现状分述如下：

1. ARDS 与急性重症肺炎　采用肺保护性通气(潮气量 6～8ml/kg，PEEP > $10cmH_2O$)并且联合肺复张、俯卧位通气和高频振荡通气等处理，在吸纯氧条件下，氧合指数 <100，或肺泡－动脉氧分压差 [$P(A-a)O_2$] >600mmHg；通气频率 >35 次/分时 pH <7.2 且平台压 >$30cmH_2O$；年龄 <65 岁；机械通气时间 <7 天；无抗凝禁忌。对于具有气压伤高风险或有明显 CO_2 潴留的患者，可采用 AV－ECMO 有效降低平台压和潮气量或 CO_2 水平。

2. 肺移植　ECMO 应用于肺移植可以维持通气与氧合，避免气管插管所带来的肺部感染等相关并发症，保证术前康复锻炼，使患者有足够长的时间等待供肺，并提高移植的成功率。移植术中在阻断一侧肺动脉或行单肺通气时不易维持通气和氧合，或肺动脉压力急剧升高致严重血流动力学障碍时采用 ECMO 可保证手术顺利进行，从而避免了体外循环。而术后因严重再灌注肺水肿、急性排斥、感染或手术并发症致严重呼吸衰竭时，也可采用 ECMO 进行支持。

3. 支气管哮喘　对于平台压 > 35cmH$_2$O 同时伴有严重呼吸性酸中毒(pH < 7.1)，或血流动力学难以维持者，若无 ECMO 禁忌，可积极行 ECMO 或 AV – ECMO。

4. 肺栓塞　对于伴有严重血流动力学障碍而又不宜常规溶栓者，或需要手术迅速解除梗阻者，行 V$_A$ – ECMO 以迅速降低右心负荷，稳定血流动力学，并改善氧合。

5. 大气道阻塞　由于新生物或异物所致大气道阻塞常需要气管切开或气管镜介入治疗，以 ECMO 支持可以保证上述操作安全进行。

6. 慢性阻塞性肺疾病　AV – ECMO 可使大部分需要有创通气的重症慢阻肺患者避免插管，并维持较好的通气与氧合，但与传统有创通气相比，并不改善 28 天及 6 个月生存率。

五、患者管理

1. 机械通气的管理　ECMO 时机械通气的主要目标是"肺休息"，降低或避免呼吸机诱导肺损伤(VILI)的发生，其机械通气参数的调节有别于常规机械通气。

(1)潮气量：ECMO 治疗重症呼吸衰竭时，需进一步降低潮气量或吸气压，减轻肺组织的应力和应变，对肺组织实施更加严格的保护性通气策略("超保护性通气策略")。实施 ECMO 后逐渐降低吸气压或潮气量，维持吸气道峰压低于 20～25cmH$_2$O。

(2)呼气末正压(PEEP)：随着潮气量的显著减低，肺组织可能会出现肺不张或实变加重，导致肺顺应性降低，增加肺泡毛细血管通透性和右心后负荷。因此，ECMO 机械通气时应该使用较高水平的 PEEP 以维持呼气末肺容积。推荐使用 10～20cmH$_2$O PEEP。

(3)呼吸频率：推荐初始呼吸频率设置 4～10 次/分，以降低呼吸频率过快导致的肺剪切伤的发生。

(4)吸氧浓度：推荐降低吸氧浓度至 50% 以下，以减少氧中毒的发生。

(5)通气模式：推荐使用定压型的部分通气支持模式，如压力型辅助/控制通气、压力支持通气等。

2. 镇静问题　为减少疼痛、降低呼吸氧耗量和避免 ECMO 导管的脱出，常规给予适度镇静，维持 Ramsay 评分为 3～4 分。应逐渐减少镇静剂的用量，恢复自主呼吸，增加患者活动。

3. 容量管理　对于 ECMO 患者，液体管理的目标是使细胞外液容量恢复并保持在正常水平(干体重)。如果血流动力学稳定，可持续使用利尿药直至达到干体重。如对利尿药反应不佳，或者患者出现肾功能不全，可加用持续肾脏替代治疗(CRRT)。CRRT 可采用单独的血管通路，也可通过在 ECMO 泵后管路的两条分支管路进行，通常在膜肺后引血、膜肺前回血。

4. 营养支持　与其他危重症患者的营养支持相比，ECMO 患者的营养支持在能量需求、营养物质需求、并发症的防治方面没有特别的不同。在 ECMO 期间考虑短期使用肠外营养(PN)作为 ECMO 治疗初期的营养途径。随着通气、氧合及血流动力学的改善，应尽早开始肠内营养(EN)。启动 VV – ECMO 支持治疗的 24～36 小时开始肠内营养是安全的，并且耐受性良好。由于抗凝要求，无论选择何种营养支持途径，必须在 ECMO 使用前完成置管等操作。对于无法进行肠内营养而需肠外营养者，为减少脂肪乳的输注对膜肺及 ECMO 管路的不利影响，建议在任何可能的情况下，脂肪乳输注应选择单独的静脉通路。

5. ECMO 相关感染 ECMO 支持过程中合并感染将导致 ECMO 支持时间和 ECMO 撤离后的机械通气撤离时间明显延长,病死率和并发症显著增加,需高度重视感染的诊断、治疗和预防。

(1)高危因素及病原学:因呼吸衰竭接受 ECMO 支持的成人患者感染的发生率为 44%,接受 ECMO 支持的患者年龄越大,感染发生率越高。VV 模式支持的多数患者由于同时接受有创机械通气,原发病又多为呼吸道感染,所需 ECMO 支持时间较长,因而其感染的发生率高于 V$_A$ 模式。感染部位以血流、下呼吸道和泌尿系最常见,外科手术部位和其他部位感染亦有报道。常见病原菌包括铜绿假单胞菌、金黄色葡萄球菌和白色念珠菌。此外,大肠埃希菌、克雷伯杆菌、肠球菌和肠杆菌属细菌也有报道。近年来,多重耐药和泛耐药非发酵菌逐渐成为 ICU 患者院内感染的重要致病菌,也可导致 ECMO 患者的院内感染。曲霉感染 ECMO 患者中亦有报道。

(2)诊断:ECMO 相关感染的诊断十分困难,影响因素包括患者本身存在的基础疾病、ECMO 相关操作和治疗,以及同时接受其他多种有创监测和支持,极难判断感染是来源于原发病还是继发于 ECMO 或其他的操作与治疗;患者实际的体温不能反映患者的感染状态;ECMO 系统诱发的炎症反应使诊断感染常用的体温、白细胞计数等在 ECMO 支持的患者中受到极大限制。临床上需要注意:①体温:如患者发热超过 38.3℃时需要仔细寻找患者的感染征象并给予治疗。部分患者体内持续存在的炎症反应在撤离 ECMO 后可表现为急骤高热,但并不能提示新发的感染;②白细胞:当 ECMO 支持数日且状态稳定的患者出现白细胞的骤然升高时不应忽视感染的可能,但如果 ECMO 患者的白细胞仅呈中等程度的升高或降低时,不能轻易将其视为感染的征象;③C 反应蛋白(CRP)、ESR 与降钙素原(PCT):PCT 可能有助于判断 ECMO 患者是否发生感染,与 CRP 联合应用可提高诊断感染的敏感度。监测 PCT 的动态变化趋势更具有诊断和判断抗生素疗效的价值;④床旁 X 线:在 ECMO 治疗早期,由于 ECMO 所致炎症反应和呼吸机参数设置为"休息"状态,患者的 X 线常表现为肺实变或双肺弥散渗出影。因此,在 X 线助益不大的情况下,需要严密观察患者气道分泌物的性状和量,也可行气管镜检查协助诊断;⑤其他:发现脓尿、气道脓性分泌物和开放伤口引流出脓液往往是最可靠的感染证据。当患者出现低灌注或氧输送不足的变化时,往往提示感染中毒症的存在。ECMO 可保证患者安全的转运,CT 检查对寻找隐匿感染具有重要价值。诊断性穿刺因抗凝需特别谨慎,如有必要,最好有超声等定位或引导。

(3)治疗:明确存在感染的 ECMO 患者与普通感染患者的治疗原则相同。需注意 ECMO 患者体内药物的分布容积调整药物剂量,并监测药物浓度。除硅胶膜管路外,其他 ECMO 管路不会对抗生素造成明显影响。近年来使用 PMP 氧合器增加,可按照常规剂量应用抗生素。如果同时需要 CRRT,则需根据现有资料对用药剂量进行调整。在完善的手术方案保障下,ECMO 患者可安全接受多种外科手术,如果感染灶或脓肿需要手术干预,应积极手术。

(4)ECMO 管路预冲、管路管理与感染预防:提前预冲管路与紧急情况下预冲相比可降低感染发生率,但预冲好的管路存放时间不宜超过 30 天。若立即使用,可用含电解的盐水、血液成分或白蛋白预冲管路。若不能确定使用时间，可常规使用含电解质的盐水作为预冲液。为最大限度避免管路污染，应尽量减少在所有管路接口处进行任何操作。避免通过 ECMO 管路输注静脉营养。

（5）预防感染中毒症的措施：尽量选用外周静脉间断推注药物和输血。在 ECMO 患者病情稳定后尽早拔除所有不必要的输液管路和血管内导管。严格执行预防呼吸机相关肺炎（VAP）的操作，包括抬高床头、口腔护理、药物治疗胃食管反流等。气管切开有利于气道管理，但切口易污染 ECMO 颈内静脉导管，需结合患者情况充分权衡利弊。早期给予肠内营养以维持肠道黏膜功能，防止菌群移位，避免静脉高营养及相关感染。

六、ECMO 的撤离

1. 试验性脱机　随着患者脏器功能改善，ECMO 支持力度随之逐渐降低。当 ECMO 支持力度低于患者心肺功能总体的 30%（2~2.5L/min）时，提示患者本身的心肺功能可能足以耐受断开 ECMO，此时可考虑试验性脱机。如果 ECMO 支持仍需维持在 30%~50% 的水平，则无试验性脱机指征。

2. 拔管　只要患者情况允许，即可拔除血管内导管。为防止血栓形成，拔除导管后逐渐减量肝素，之后可常规给予低分子肝素。若导管是经皮置入，则直接拔出后局部加压止血（静脉至少 30 分钟，动脉至少 60 分钟）。若导管是切开血管后置入，在拔出套管后需要外科缝合。在导管拔出过程中，需要压迫穿刺点以避免大量出血，但压迫力不宜过大，以避免插管远端可能附着的血栓脱落形成肺栓塞，压迫时用力大小以拔出瞬间有少量血液随插管溢出为宜。拔管时还应注意气体通过插管通道入血形成气体栓塞的风险，尽量将穿刺置管部位水平放低，拔管同时保持机械通气的正压，或在拔管时应用短效肌肉松弛药。若加压止血后仍然出血，则继续压迫 20~30 分钟。止血后 6 小时内仍需注意平卧位，减少患者屈腿与翻身，若必须翻身应采取平板滚动法；暴露穿刺局部，前 2 小时内每半小时查看 1 次穿刺口是否出血，以后每小时 1 次；如果穿刺的是股动脉，每小时检查 1 次动脉搏动情况。伴发的其他疾病密切相关。营养不良会导致患病率、死亡率升高；延缓创口愈合；增加并发症的发生率和再住院率。营养不良在住院患者中的发生率可达 80%。一些危重症患者如呼吸衰竭患者更是因为多种机制导致营养不良的发生。据统计，慢阻肺患者营养不良发生率为 30%，ARDS 患者营养不良发生率为 100%。

七、体外二氧化碳清除

CO_2 在正常的静脉血中含量高（$\geq 50ml/dl$），在血液中 90% 含量的 CO_2 通过碳酸氢盐转运，剩下的通过溶解状态与血浆蛋白和血红蛋白结合的形式转运，正常平静状态下成人全身氧气的需要量为 250ml/min，理论上满足全身氧气需要量的血流量为 5L/min，由于 CO_2 脂溶性分子的特点，其弥散能力是氧气的 20 倍，在体内还通过碳酸氢盐缓冲系统储存，理论上满足全身 CO_2 转运的血流量为 5L/min，因此把需要较低治疗血流量的体外膜氧合技术称为 mini – ECMO，当然其侧重点不是提供机体氧气的需要量，而是机体内 CO_2 的清除，也称体外二氧化碳清除（$ECCO_2R$）。

$ECCO_2R$ 已被证明能迅速纠正严重呼吸性酸中毒，这对于单纯改善高碳酸血症要求更高的患者，如难治性哮喘、重度慢阻肺急性加重患者，以及短期内等待肺移植的终末期肺病和移植物抗宿主的呼吸衰竭患者，均能最大限度地减少或避免有创插管通气，减少 VILI 和 VAP，通过减少患者的总住院天数，从而减轻经济负担。$ECCO_2R$ 可以在患者清醒时使用，可减少镇静药的用量，早期康复锻炼，降低 ICU 获得性肌无力、呼吸机相关的膈肌功能不全等。

第八节　床旁血滤技术

床旁血液滤过是通过使用一个中空纤维滤过器，模拟正常肾小球滤过和肾小管重吸收功能，给予大量置换液，将血引入一个高效能、低阻力、小型的滤过器，使得血液中的水分不断被超滤，借以清除体内多余水分及氮质产物，同时补充置换液，维持酸碱平衡的操作过程。床旁血液滤过机可进行成人及儿童所有连续性血液净化，具有缓慢持续超滤(SCUF)、持续静脉－静脉血液透析(CVVHD)、持续静脉－静脉血液滤过(CVVH)、持续静脉－静脉血液透析滤过(CVVHDF)、血浆置换治疗(TPE)、血液灌流(HP)等功能。主要广泛用于多器官功能障碍综合征(MODS)，应用于严重水钠潴留，高血容量症影响心、肺功能或已出现脑水肿，大面积烧伤重症，急性肾衰竭伴循环不稳定者，充血性心力衰竭药物治疗无效，生命体征不平稳，无法耐受去血透中心进行血透的患者，系统性炎症反应综合征(SIRS)、急性坏死性胰腺炎抢救。

一、操作步骤

1. 设备仪器选择　可依据医疗单位实际情况，选择普通血液透析机、单纯超滤机或持续性床旁血滤机等。在单纯超滤过程中，血液透析机处于旁路状态；连续性床旁血滤机置换液处于停止状态；通过跨膜压完成超滤。

2. 滤器选择　推荐选择中、高通量滤器，根据患者体表面积、水肿程度选择合适的滤器面积。

3. 血管通路　已经具有内瘘或中心静脉导管的血液透析患者可采用内瘘或中心静脉导管作为血管通路；无血管通路的患者建议实施中心静脉置管；紧急情况下可选择桡动脉等动脉穿刺。

4. 抗凝剂选择　对于临床上没有出血性疾病的发生和风险，血浆抗凝血酶Ⅲ活性在 50% 以上，血小板数量、血浆部分活化凝血酶原时间、凝血酶原时间、国际标准化比值、D－二聚体、纤维蛋白原定量正常或升高的患者，推荐选择普通肝素作为抗凝药物。有条件的医疗单位推荐检测血浆抗凝血酶Ⅲ活性、血小板数量、血浆部分活化凝血酶原时间、凝血酶原时间、国际标准化比值、D－二聚体、纤维蛋白原定量等凝血指标，以便合理选择抗凝剂。

对于临床上没有出血性疾病的发生，血浆抗凝血酶Ⅲ活性在 50% 以上，血小板数量基本正常，但血浆部分活化凝血酶原时间、凝血酶原时间和国际标准化比值轻度延长具有潜在出血风险的患者,推荐选择低分子肝素作为抗凝药物。对于临床上存在明显出血性疾病或出血倾向,或血浆部分活化凝血酶原时间、凝血酶原时间和国际标准化比值明显延长的患者,推荐选择甲磺酸奈莫司他或阿加曲班作为抗凝药物。无论临床是否存在出血倾向,如血浆抗凝血酶Ⅲ活性在50%以下,推荐选择阿加曲班作为抗凝药物。

无条件或紧急情况下不能实施上述凝血指标检查,对于临床上没有出血性疾病的发生和风险,可选择普通肝素作为抗凝药物;有出血倾向的患者推荐选择低分子肝素作为抗凝药物。

5. 操作程序

(1)打开设备仪器开关,按照操作程序进行机器自检。流速范围:血泵成人为30～450ml/min,10ml/min 增减;儿童为 10～200ml/min,2ml/min 增减;置换液为 0～8000ml/h(儿童模式为 0～6000ml/h);透析液为 0～8000ml/h(儿童模式为 0～6000ml/h);超滤液为 0～8000ml/h(儿童模式为 0～6000ml/h)。压力监测:动脉压力为 −250～+200mmHg(1mmHg = 133.322Pa);静脉压力为 −50～+350mmHg;滤器前压力为 −50～+350mmHg;废液管路压力为 −250～+100mmHg。肝素连续流速为 0～10ml/h;脉冲模式流速为 0.5～5ml/h;可显示累积输入肝素量。供水要求:进水压力为 0.1～0.8MPa(1～8bar)。温度在 35～39℃可调。超滤控制:净超滤量为 0～2000ml/h 可调。

(2)正确无菌操作、按顺序依次安装管路,连接滤器。在连接管路和滤器时,应使滤器的滤出液出口在上端,以避免滤器膜外室中产生气体。

(3)连接预冲液,预冲液一般采用可静脉输入的袋装生理盐水 1000ml,进行密闭式预冲,尽量避免使用瓶装生理盐水做预冲液,以减少开口。对于临床上有高凝倾向的患者,推荐实施肝素盐水浸泡管路和滤器 30 分钟,肝素盐水浓度一般为 4%,可依据实际临床情况相应调整;肝素盐水浸泡后,一般应给予不少于 500ml 的生理盐水冲洗。

(4)打开血泵开关,开始预冲,要求血泵速度小于 180ml/min,依次将动脉壶、肝素管、滤器、静脉壶部位等中的气体排净,确保整个管路充满液体,调节好动静脉壶使液面在 2/3 处。预冲液体量按照不同滤器说明书要求,如无特殊要求,应不少于 800ml 生理盐水。

(5)按照患者情况和治疗要求设置超滤量、超滤时间,一般单纯超滤过程中超滤率设定为 1～2L/h,但可依据实际临床情况进行调整。

(6)严格无菌操作,建立患者血管通路,给予抗凝剂(选择低分子肝素应提前给予)。抗凝剂剂量选择一般有以下几种:①肝素:首剂量 0.5～1.0mg/kg,追加剂量 0.2～0.5mg/(kg·h);②低分子肝素:4000～5000U 引出血液前 20～30 分钟静脉注射;③阿加曲班:对于合并出血性疾病或明显出血倾向的患者,首剂量 0.1mg/kg,追加剂量每小时 0.05mg/kg;无出血倾向患者,首始量 0.25mg/kg,每小时维持量 0.12mg/kg。需要注意的是,抗凝剂的剂量应个体化,必须依据患者实际临床状况进行调整。

(7)调整血流量:血流速由 50ml/min 开始,根据患者病情变化,逐渐缓慢将血流速增加 150～200ml/min,可依据临床实际情况相应调整。血流量与超滤率一般为 4:1,过低的血流量不能满足超滤率要求时,机器将报警。

(8)监测单纯超滤过程中心率、血压等循环状态指标,有条件的单位推荐实施有效循环容量监测；并依据各项指标变化，调整超滤率。

（9）监测单纯超滤过程中动脉压、静脉压、跨膜压以及滤器的凝血状况，有条件的单位推荐实施凝血指标监测，相应调整抗凝剂用量；必要时给予生理盐水100ml冲洗滤器。完成目标超滤量后，将血流速调整至80～100ml/min回血，生理盐水冲洗后下机，结束单纯超滤治疗。

二、注意事项

1. 并发症

（1）出血：抗凝剂剂量过大，可引起单纯超滤中患者出血。对于应用肝素或低分子肝素剂量作为抗凝剂的患者，可暂时停用抗凝剂剂量，同时给予适量的鱼精蛋白拮抗，而对于应用阿加曲班作为抗凝剂的患者，可暂时停用阿加曲班20～30分钟，随后减量应用。

（2）心律失常、猝死等：对于心血管状态不稳定的患者，单纯超滤过程中有出现致命性心血管并发症的可能，对于这样的患者建议推荐采用缓慢连续性超滤。出现严重的心血管并发症时，可停止单纯超滤，同时给予积极抢救。

（3）滤器破膜漏血：由于滤器质量或运输和存放损坏，跨膜压过高可导致滤器破膜，血液进入超滤液内，此时必须更换透析器。当静脉压、跨膜压短时间内突然升高，管路、滤器颜色加深，可立即回血，避免凝血；下机时回血阻力突然升高，当滤器管路有凝血时，则立即停止回血，避免血栓进入体内。

（4）滤器和凝血：患者高凝状态，使用的肝素或低分子肝素剂量不足，或因静脉回血不畅，血流缓慢或血压降低，或者由于患者因先天性或后天性血液抗凝血酶Ⅲ活性低下，而应用肝素类制剂作为抗凝剂等可导致单纯超滤中滤器和管路凝血。应立刻增加肝素或低分子肝素剂量，此时急检抗凝血酶Ⅲ活性，如果患者抗凝血酶Ⅲ活性低于50%，可改用阿加曲班作为抗凝剂。

（5）低血压：超滤率过大可导致低血压发生，常发生在单纯超滤后程或结束前。血清清蛋白或血红蛋白明显低下的患者更易发生。早期临床为打哈欠、背后发酸、肌肉痉挛等，随后出现恶心、呕吐、面色苍白、呼吸困难、出汗和血压下降。此时，应降低超滤率或改为旁路或补充生理盐水或血清清蛋白制剂。经过处置以后血压仍不能恢复正常的患者，可停止单纯超滤。

2. 抗凝及监测

（1）全身肝素化：在血滤前，动脉端给予负荷量肝素后，用一定量的肝素持续泵入体内。

（2）局部肝素化：在动脉端以每小时10U/kg的肝素持续泵入，静脉端以等量的鱼精蛋白泵入，维持滤期内凝血时间大于30分钟即可，适用于任何患者。

3. 患者血清蛋白水平越高，单纯超滤过程中血清蛋白成分就越容易黏附于滤器膜上，而影响超滤效果；但血清蛋白水平过低，单纯超滤过程中患者组织间隙液体回流血液速度减少，血管再充盈不足，将产生低血压，从而难以完成超滤量目标。因此，超滤过程中是否补充血清清蛋白制剂，应依据临床实际情况，综合上面两方面因素决定。选择高通量滤器，有助于完成目标超滤量，但超滤过程中容易造成氨基酸等营养成分丢失。

4. 在急性左心功能衰竭、急性肺水肿的紧急情况下，可采用较高的超滤率 2～3L/h，但时间不宜过长。此时患者循环状态不稳定，易产生低血容量休克。因此对于慢性充血性心力衰竭患者，推荐选择缓慢连续性超滤；对于需要大量脱水但对血液透析治疗耐受性差的血液透析患者，推荐采用将单纯超滤和血液透析结合的序贯透析方式进行，而不仅仅实施单纯超滤治疗。右室心肌梗死所致的右心衰竭的情况下，患者依赖较高的中心静脉压维持血液进入肺循环。此时，实施单纯超滤应慎重。超滤率的调整：超滤率是每平方米滤过面积，在单位压力（mmHg）的作用下，每小时滤出的液体量。它受跨膜压和血液黏稠度的影响，可增加跨膜压来提高滤过率。并发症主要包括水、电解质紊乱，血栓形成，出血，发热反应，寒战等。

第七章　呼吸系统疾病常用药物

第一节　镇咳药

一、中枢性镇咳药

（一）可待因（Codeine）

1. 药物概述　本品是一种非衍生物，属于中枢性镇咳药，也可用作镇痛药，临床用其磷酸盐。本品对延脑的咳嗽中枢有直接抑制作用，其镇咳作用强而迅速，类似吗啡，除镇咳作用外，也有镇痛和镇静作用。临床主要用于镇咳，无痰干咳及剧烈、频繁的咳嗽。有少量痰液的患者，宜与祛痰药合用。

2. 适应证

（1）用于各种原因引起的频繁而剧烈的干咳，对胸膜炎干咳伴有胸痛者尤为适用。

（2）用于肺部疾病伴有大量咯血者。

3. 用法与用量

（1）成人常规剂量

1）口服给药：每次 15～30mg，每天 30～90mg；极量：每次 100mg，每天 250mg。缓释片：每次 45mg，每天 2 次，必须整片吞服，不可嚼碎或截开。

2）皮下注射：每次 15～30mg，每天 30～90mg。

（2）儿童常规剂量：口服给药：镇痛时每次 0.5～1mg/kg，每天 3 次；镇咳时用量为镇痛剂量的 1/3～1/2。

4. 药物相互作用

（1）与甲喹酮合用，可增强本品的镇咳及镇痛作用，对疼痛引起的失眠也有协同疗效。

（2）与解热镇痛药合用有协同镇痛作用，可增强止痛效果。

（3）与抗胆碱药合用，可加重便秘或尿潴留等不良反应。

（4）与美沙酮或其他吗啡类药合用，可加重中枢性呼吸抑制作用。

（5）与肌松药合用，呼吸抑制更显著。

（6）在服用本品的 14 天内，若同时给予单胺氧化酶抑制药，可导致不可预见的严重不良反应。

（7）与其他巴比妥类药物合用，可加重中枢抑制作用。

（8）与西咪替丁合用，能诱发精神错乱、定向力障碍和呼吸急促。

（9）与阿片受体激动药合用，可出现戒断综合征。

5. 禁忌证

（1）对本品过敏者、哺乳期妇女、痰液过多者或支气管哮喘患者禁用。

（2）急腹症、原因不明的腹泻患者禁用。

（3）肺气肿等慢性阻塞性肺疾病、颅脑外伤或颅内病变患者禁用。

（4）前列腺肥大患者禁用。

6. 不良反应

（1）较多见的不良反应：①心理变态或幻想；②呼吸微弱、缓慢或不规则；③心律失常。

（2）少见的不良反应：①惊厥、耳鸣、震颤或不能自控的肌肉运动等；②瘙痒、皮疹或颜面肿胀等过敏反应；③精神抑郁和肌肉强直等。

（3）长期应用可引起药物依赖性：常用量引起的药物依赖性倾向比其他吗啡类药弱，典型的戒断症状为：食欲缺乏、腹泻、牙痛、恶心、呕吐、流涕、寒战、睡眠障碍、胃痉挛、多汗、衰弱无力、心率增加、情绪激动或原因不明的发热等。

（二）福尔可定（Pholcodine）

1. 药物概述　本品属于中枢性镇咳药。本品的作用类似右美沙芬，也有与可待因相似的镇咳、镇痛作用。口服效果比可待因好，特别对干咳更为有效。毒性及成瘾性比可待因小，呼吸抑制较吗啡弱，新生儿和儿童对本品耐受性较好，不致引起便秘或消化功能紊乱。

2. 适应证　临床用于剧烈干咳和中等程度的疼痛。

3. 用法与用量　口服。常用量为：

（1）成人：每次 5 ~ 15mg，每天 3 ~ 4 次。

（2）大于 5 岁儿童：每次 2.5 ~ 5mg，每天 3 ~ 4 次。

（3）1 ~ 5 岁儿童：每次 2 ~ 2.5mg，每天 3 次。

4. 药物相互作用　与单胺氧化酶合用，可致血压升高，两药禁止合用。

5. 禁忌证

（1）对本品过敏者禁用。

（2）痰多且黏稠者禁用。

6. 不良反应

（1）偶有恶心、嗜睡。

（2）大剂量可引起烦躁不安及运动失调。

（3）有成瘾性，应控制使用。

（三）羟蒂巴酚（Drotebanol）

1. 药物概述　本品属于强效中枢性镇咳药。本品镇咳效果比可待因强，而且起效快，作用持久。口服后尚有止泻、抑制呼吸、催吐、降压、缩瞳等作用，成瘾性比可待因或吗啡弱。

2. 适应证　适用于急慢性支气管炎、肺结核、肺癌等各种原因引起的剧烈干咳。

3. 用法与用量

（1）口服：每次 2mg，每天 3 次。

（2）皮下或肌内注射：每次 2mg，每天 1 ~ 2 次。

4. 不良反应

（1）可出现口干、恶心、呕吐、食欲缺乏、便秘或腹泻、眩晕、头痛等。

（2）本品有成瘾性，应控制使用。

（四）喷托维林（Pentoxyverine）

1. 药物概述　本品为人工合成的非成瘾性中枢性镇咳药，对咳嗽中枢有选择性抑制作用。除对延髓的呼吸中枢有直接抑制作用外，还有微弱的阿托品样作用和局麻作用，吸收后可轻度抑制支气管内感应器，减弱咳嗽反射并可使痉挛的支气管平滑肌松弛，降低气道阻力，故兼有末梢镇咳作用。其镇咳作用为可待因的 1/3。

2. 适应证

（1）用于上呼吸道炎症引起的干咳。

（2）用于百日咳等疾病引起的刺激性咳嗽。

3. 用法与用量

（1）成人常用量：口服，每次 25mg，每天 3 ~ 4 次。

（2）小儿常用量：口服，5 岁以上每次 6. 25 ~ 12. 5mg，每天 2 ~ 3 次。

4. 药物相互作用　醋奋乃静、阿伐斯汀、阿吡坦、异戊巴比妥、安他唑啉、阿普比妥、阿扎他定、巴氯芬、溴哌利多、溴苯那敏、布克力嗪、丁苯诺啡、丁螺环酮、水合氯醛可增加本品的中枢神经系统和呼吸系统抑制作用。

5. 禁忌证

（1）呼吸功能不全者禁用。

（2）心力衰竭患者禁用。

（3）因尿道疾患而致尿潴留者禁用。

（4）孕妇禁用。

（5）哺乳期妇女禁用。

6. 不良反应　偶有便秘，或有轻度头痛、头晕、口干、恶心和腹泻。

（五）异米尼尔（Isoaminile）

1. 药物概述　本品的镇咳作用类似右美沙芬。此外，还有轻微的镇痛作用。服药后 20 ~ 30 分钟起效，2 ~ 3 小时达最大效应。本品对呼吸、血压影响极少，抑制肠蠕动作用较弱。

2. 适应证　用于各种原因引起的咳嗽。

3. 用法与用量　口服，每次 40mg，每天 3 次。

4. 禁忌证　对本品过敏者、孕妇、哺乳期妇女禁用。

5. 不良反应　可出现恶心、呕吐、便秘、腹泻、食欲缺乏等胃肠道反应。偶见药疹。

（六）地美索酯（Dimethoxanate）

1. 药物概述　本品镇咳作用不如可待因，兼有局麻和轻微松弛支气管平滑肌的作用。

2. 适应证

（1）用于治疗呼吸道急性炎症引起的咳嗽。

（2）用于控制支气管镜检查时引起的剧烈咳嗽。

3. 用法与用量　口服，每次 25~50mg，每天 3~4 次。

4. 禁忌证

（1）对本品过敏者、哺乳期妇女、孕妇慎用。

（2）多痰患者禁用本品。

5. 不良反应

（1）可出现恶心、口唇麻木、嗜睡、眩晕、过敏性皮炎等。

（2）长期服用对神经和肝脏有毒性。

（七）匹哌氮酯（Pipazetate）

1. 药物概述　本品为非成瘾性中枢镇咳药。临床用其盐酸盐。本品尚有某种外周作用。镇咳作用不如可待因，优点是不抑制呼吸。

2. 适应证　适用于百日咳、麻疹引起的剧烈咳嗽。

3. 用法与用量　成人常用量为：每次 20~40mg，口服，每天 3 次。也可直肠给药。

4. 禁忌证　对本品过敏者、孕妇、哺乳期妇女禁用。

5. 不良反应

（1）偶有恶心、呕吐、不安、失眠、心动过速。

（2）有发生药疹的报道。

（3）有报道，一位 4 岁健康儿童误服片数不明的含有本品的片剂后，出现嗜睡、激动、惊厥，继而昏迷并伴随心律失常。

（八）左丙氧芬（Levopropoxyphene）

1. 药物概述　本品属非成瘾性中枢镇咳药，临床用其磺酸盐。除中枢镇咳外，并无镇痛作用，也不抑制呼吸。镇咳作用为可待因的 1/5，作用持续时间约 4 小时。本品无成瘾性，可长期服用。

2. 适应证　用于各种原因引起的咳嗽。

3. 用法与用量　口服，每次 50~100mg，每天 3~4 次。

4. 禁忌证　对本品过敏者、孕妇、哺乳期妇女禁用。

5. 不良反应　偶有恶心、腹泻、尿急、头痛、头晕、嗜睡、药疹等。

（九）布他米酯（Butamirate）

1. 药物概述　本品属于非成瘾性中枢镇咳药，临床用其枸橼酸盐。本品还具有舒张支气管平滑肌作用，其解痉作用比罂粟碱大 7 倍。本品口服起效快，镇咳效力约为可待因的 5 倍。

2. 适应证　用于上呼吸道感染和急慢性支气管炎引起的咳嗽。

3. 用法与用量　成人：口服，每次 10mg，每天 3 次。儿童：每天 12mg，分 3～4 次口服。

4. 禁忌证

(1)对本品过敏者、孕妇、哺乳期妇女禁用。

(2)多痰者慎用。

5. 不良反应　偶有恶心和腹泻。

(十)普罗吗酯(Promolate)

1. 药物概述　本品兼有明显的支气管平滑肌解痉作用及一定的镇静作用，其镇咳作用比可待因弱。

2. 适应证　用于上呼吸道感染和急性支气管炎引起的轻中度咳嗽。

3. 用法与用量　一般口服每次 200～250mg，每天 3 次。

4. 禁忌证　多痰和(或)痰液黏稠者禁用。

5. 不良反应　少数患者可出现口干、恶心、胃部不适和痰不易咳出。

(十一)齐培丙醇(Zipeprol)

1. 药物概述　本品为中枢镇咳药，兼有显著的对支气管外周痉挛的作用。此外，还具有轻微的抗组胺、抗胆碱能作用。其镇咳作用较喷托维林强，且可使痰液黏度下降。对呼吸中枢无抑制作用，临床使用安全。

2. 适应证　用于各种原因引起的咳嗽。

3. 用法与用量　一般口服每次 75mg，每天 3 次。

4. 不良反应

(1)有成瘾的报道。

(2)过量可致神经系统的反应。

(十二)氯苯达诺(Clofedanol)

1. 药物概述　本品兼有抗组胺作用、阿托品样解痉作用和微弱的外周作用。其镇咳作用比可待因稍弱，但具有作用持久、不良反应少、不抑制呼吸和不引起便秘等优点。口服后 30 分钟生效，2 小时达最大效应，镇咳作用持续 3～8 小时。

2. 适应证　用于控制上呼吸道感染和急性支气管炎引起的干咳或阵咳。

3. 用法与用量　一般口服每次 25～50mg，每天 3 次。

4. 禁忌证

(1)对本品过敏者、孕妇、哺乳期妇女禁用。

(2)痰多的患者慎用本品。

5. 不良反应

(1)可有恶心、呕吐、头晕、兴奋、噩梦和幻觉。

(2)偶可发生荨麻疹。

(十三)匹考哌林(Picoperine)

1. 药物概述　本品尚有抗组胺作用和阿托品样解痉作用。本品镇咳效力与可待因相似，但对呼吸中枢无抑制作用，临床使用安全；对肠蠕动的抑制作用较小，较少引起便秘。

2. 适应证　适用于控制上呼吸道感染、支气管炎、肺炎及肺结核等所致的咳嗽。

3. 用法与用量　一般口服每次 30～60mg，每天 3 次。

4. 不良反应　可有食欲缺乏、恶心、便秘、昏倦、头痛和轻微心悸。

（十四）替培啶（Tipepidine）

1. 药物概述　本品具有显著的镇咳作用，同时还能兴奋迷走神经、促进支气管腺体分泌和气管纤毛运动，从而使痰液变稀，易于咳出。本品毒性低，无耐受性。

2. 适应证　用于治疗急慢性支气管炎、肺炎、肺结核等引起的咳嗽。

3. 用法与用量　一般口服每次 30mg（枸橼酸盐），每天 3 次。

4. 不良反应

（1）食欲缺乏、胃部不适、便秘、头晕和嗜睡。

（2）有皮肤瘙痒的报道。

（十五）地布酸钠（Sodium Dibunate）

1. 药物概述　本品为非成瘾性镇咳药，能抑制咳嗽中枢和咳嗽反射弧的传入途径。镇咳效果不及可待因，但有一定的祛痰作用。口服后 15～30 分钟生效，作用持续 6 小时以上。

2. 适应证　用于感冒、支气管炎、百日咳等引起的咳嗽及咳嗽多痰的患者。

3. 用法与用量　饭后及睡前口服：每次 30～100mg，每天 3～6 次，最大剂量可用至每天 1～2 g。

4. 不良反应　大剂量使用时可引起食欲缺乏、呕吐和腹泻。

（十六）福米诺苯（Fominoben）

1. 药物概述　本品具有与可待因相近的镇咳作用，且在抑制咳嗽中枢的同时，还能兴奋呼吸中枢。呼吸道梗阻、呼吸功能不全者使用本品后，可使动脉氧分压升高，二氧化碳分压下降；还能使某些患者的痰液黏稠度降低，痰量减少。本品毒性低，长期使用耐受性好。

2. 适应证

（1）用于慢性支气管炎、肺气肿和肺心病患者的咳嗽。

（2）用于儿童百日咳顽固性咳嗽。

3. 用法与用量

（1）成人口服：每次 80～160mg，每天 2～3 次。

（2）静脉注射：每次 40～80mg，加入 25% 葡萄糖注射液中缓慢注入。

4. 不良反应　大剂量用药时可导致血压下降。

（十七）右美沙芬（Romilar）

1. 药物概述　本品为中枢性镇咳药，是吗啡类左吗喃甲基醚的右旋异构体，同时也是 N－甲基－d－天门冬氨酸受体拮抗药。它通过抑制延髓咳嗽中枢而发挥中枢性镇咳作用，其镇咳强度与可待因相等或略强。本品无镇痛作用，长期应用未见耐受性和成瘾性。治疗剂量不抑制呼吸。

2. 适应证　主要用于干咳，适用于感冒、急性或慢性支气管炎、支气管哮喘、咽喉炎、肺结核以及其他上呼吸道感染时的咳嗽。

3. 用法与用量

（1）成人：口服，每次 15～30mg，每天 3 次。

（2）儿童：2～6 岁儿童，口服，每次 2.5～5mg，每天 3～4 次；6～12 岁儿童，口服，每次 5～10mg，每天 3～4 次。

4. 药物相互作用

（1）胺碘酮可提高本品的血药浓度。

（2）奎尼丁可显著提高本品的血药浓度，合用可出现中毒反应。

（3）与氟西汀、帕罗西汀合用，可加重本品的不良反应。

（4）与其他中枢神经系统抑制药合用，可增强中枢抑制作用。

（5）与单胺氧化酶抑制药合用时，可出现痉挛、反射亢进、异常发热、昏睡等症状。

（6）与阿片受体拮抗药合用，可出现戒断综合征。

5. 禁忌证

（1）对本品过敏者禁用。

（2）有精神病史者禁用。

（3）正服用单胺氧化酶抑制药的患者禁用。

（4）妊娠早期妇女禁用。

6. 不良反应

（1）中枢神经系统：常见亢奋，有时出现头痛、头晕、失眠，偶见轻度嗜睡。

（2）呼吸系统：偶有抑制呼吸现象。本品滴鼻剂偶有鼻腔刺激症状。

（3）消化系统：常见胃肠道紊乱，少见恶心、呕吐、便秘、口渴，偶见丙氨酸氨基转移酶（ALT）轻微升高。

（4）过敏反应：偶见皮疹。

（5）其他：局部注射可有红肿、疼痛症状。

（十八）二甲啡烷（Dimemorfan）

1. 药物概述　本品镇咳效果略优于右美沙芬，约为可待因的 2 倍。毒性较低，安全性较大，治疗剂量不抑制呼吸，无便秘作用。

2. 适应证　适用于各种原因引起的咳嗽。

3. 用法与用量　一般口服每次 10～20mg，每天 3 次。

4. 不良反应　仅少数患者出现口干、恶心、食欲缺乏、腹泻和嗜睡。

（十九）氯丁替诺（Clobutinol）

1. 药物概述　本品为非成瘾性中枢镇咳药。其镇咳作用强度和作用持续时间与可待因相近，但临床疗效不及可待因。治疗剂量对呼吸和肠蠕动无抑制作用。主要用于干咳。

2. 适应证　适用于感冒、肺结核、肺癌、支气管扩张和慢性支气管炎引起的干咳。

3. 用法与用量

（1）口服：每次 40～80mg，每天 3 次。

（2）肌内注射、静脉注射或皮下注射：每次 20mg。

4. 禁忌证　孕妇、哺乳期妇女和儿童禁用。

5. 不良反应

(1)较常见头晕、嗜睡、恶心、胃部不适和食欲缺乏。

(2)曾有报道,注射时出现一过性下半身麻木。偶有呼吸急促。

(二十)阿洛拉胺(Alloclamide)

1. 药物概述　本品镇咳作用为右美沙芬的1.2倍,无成瘾性,适用于各种原因引起的咳嗽,对上呼吸道感染引起的干咳疗效显著。本品对肠蠕动的抑制作用也较弱,仅为可待因的1/5~1/4,临床使用时很少引起便秘。

2. 适应证　用于各种原因引起的咳嗽。

3. 用法与用量　一般口服每次25mg,每天3~4次。

4. 不良反应　嗜睡、头晕、头痛、腹痛和便秘。

(二十一)哌美立特(Pemerid)

1. 药物概述　本品为非成瘾性中枢性镇咳药。其镇咳作用较可待因强,且毒性低,不良反应较少,无苦味,尤其适于小儿服用。本品多与芳香矫味剂配成可口的制剂,也可与其他治疗药(如祛痰药、抗菌药、解热药等)配成复方制剂应用。

2. 适应证　用于各种原因引起的咳嗽,特别是小儿上呼吸道感染所致的咳嗽。

3. 用法与用量　一般口服每次1~2mg,每天3次。

4. 不良反应　尚未见特殊不良反应。

(二十二)氯哌斯汀(Cloperastine)

1. 药物概述　本品为非麻醉性中枢性镇咳药,对机械刺激所致咳嗽的止咳作用较可待因强2~3倍,但无耐受性及成瘾性,对呼吸中枢也无抑制作用。本品尚具有轻度的罂粟碱样解痉作用和抗组胺作用,对支气管痉挛、充血及水肿有一定的缓解效果。

2. 适应证　用于急性上呼吸道炎症、慢性支气管炎、肺癌与肺结核所致的频繁咳嗽。

3. 用法与用量　口服:成人,每次10~30mg,每天3次;小儿,每次0.5~1mg/kg,每天3次。

4. 药物相互作用　与中枢镇静药合用,可增强嗜睡作用。

5. 禁忌证

(1)对本品过敏者禁用。

(2)孕妇禁用。

(3)哺乳期妇女禁用。

6. 不良反应　偶有轻度口干、食欲缺乏、恶心及嗜睡等不良反应。

(二十三)那可丁(Noscapine)

1. 药物概述　本品为阿片中的一种生物碱,其结构与吗啡有关,临床用其盐酸盐。本品通过解除支气管平滑肌痉挛而产生镇咳作用。其镇咳效力与可待因相当,但无镇痛、镇静作用,亦无成瘾性和耐受性,对呼吸和肠蠕动无抑制作用;相反,有一定的呼吸中枢兴奋作用。临床使用比较安全。服用后药效可持续4小时。本品的甲撑双羟萘磺酸盐的镇咳持续时间可长达12~14小时。

2. 适应证　用于控制各种疾病引起的刺激性干咳。

3. 用法与用量　一般口服每次 15～30mg，每天 3～4 次。

4. 药物相互作用　不宜与其他中枢兴奋药同用。

5. 禁忌证　对本品过敏者、孕妇、多痰患者禁用。

6. 不良反应

(1)恶心、头痛、眩晕、嗜睡、变应性鼻炎、结膜炎和皮疹。

(2)大剂量可引起支气管痉挛。

二、外周性镇咳药

(一)苯丙哌林(Benproperine)

1. 药物概述　本品为非麻醉性中枢性镇咳药，具有较强的镇咳作用，其作用较可待因强 2～4 倍。本品除抑制咳嗽中枢外，还可阻断肺胸膜的牵引感受器产生的肺迷走神经反射，并具有罂粟碱样平滑肌解痉作用，故其镇咳作用兼具中枢性和末梢性双重机制。本品不抑制呼吸，不引起胆道和十二指肠痉挛，不引起便秘，无成瘾性，未发现耐药性。

2. 适应证　用于治疗感染(包括急慢性支气管炎)、吸烟、刺激物、过敏等原因引起的咳嗽，对刺激性干咳效佳。

3. 用法与用量

(1)成人常规剂量：口服给药，每次 20～40mg(以苯丙哌林计)，每天 3 次。缓释片为每次 40mg(以苯丙哌林计)，每天 2 次。

(2)儿童常规剂量：用药时酌情减量。

4. 药物相互作用　尚不明确。

5. 禁忌证　对本品过敏者禁用。

6. 不良反应　服药后可出现一过性口、咽部发麻感觉，偶有口干、头晕、嗜睡、食欲缺乏、胃部灼热感、全身疲乏、胸闷、腹部不适、皮疹等。

(二)苯佐那酯(Benzonatate)

1. 药物概述　本品为丁卡因的衍生物，属于外周性镇咳药，还对黏膜具有局麻作用。主要通过对肺牵张感受器的选择性作用，抑制肺迷走神经反射而产生镇咳作用。本品不抑制呼吸，支气管哮喘患者用药后可见呼吸加深加快，通气量增加。本品镇咳强度略低于可待因，主要用于干咳。服药后 10～20 分钟生效，作用持续 3～8 小时。

2. 适应证

(1)用于急性支气管炎、支气管哮喘、肺癌及肺炎引起的刺激性干咳、阵咳。

(2)用于控制外科手术后的刺激性咳嗽。

(3)用于控制顽固性呃逆。

3. 用法与用量　一般口服每次50～100mg，每天3次，个别患者可增至每次150～200mg。

4. 禁忌证　多痰的患者禁用本品。

5. 不良反应

(1)可出现轻度眩晕、嗜睡、头痛、口干和胸闷。

（2）偶有皮疹、鼻塞。

（三）普诺地嗪（Prenoxdiazine）

1. 药物概述　本品为外周性镇咳药，临床用其盐酸盐。其镇咳效力与可待因相近，且不抑制呼吸，无成瘾性。临床应用比较安全。

2. 适应证

（1）用于上呼吸道感染、急慢性支气管炎、支气管肺炎、哮喘等所致干咳。

（2）与阿托品合用于气管镜检查。

3. 用法与用量

（1）成人：口服，每次100mg，每天3～4次。

（2）儿童：口服，每次25～50mg，每天3～4次。

4. 不良反应　本品无明显不良反应。

（四）左羟丙哌嗪（Levodropropizine）

1. 药物概述　动物实验表明，本品的镇咳作用与羟丙哌嗪和可待因相似，镇咳作用为磷酸可待因的1/20。

2. 适应证　用于减轻各种原因引起的咳嗽。

3. 用法与用量　成人一般口服每次60mg，每天3次。

4. 药物相互作用

（1）对胰岛素的降糖作用及消化系统药物亦有影响。

（2）临床研究未发现对同时服用其他治疗支气管肺炎的药物有不良作用。

5. 禁忌证

（1）已知或可能对本类药物过敏者禁用。

（2）痰多者或黏膜纤毛清除功能减退者禁用。

（3）孕妇、哺乳期妇女禁用。

6. 不良反应　一般耐受性良好，仅3%患者产生轻微、短暂的不良反应，主要表现为胃肠道反应，如恶心、上腹部疼痛、消化不良、呕吐、腹泻，中枢神经系统反应，如疲乏、眩晕、嗜睡、头痛、心悸、口干等。偶见视觉障碍，皮疹、呼吸困难罕见。高剂量时可见氨基转移酶的短暂性升高。

（五）奥索拉明（Oxolamine）

1. 药物概述　本品通过抑制肺及支气管感受器而产生镇咳作用。此外，尚有与乙酰水杨酸类似的解热、镇痛和消炎作用。其临床疗效较可待因弱，但长期服用无耐受性和成瘾性，对呼吸道炎症有较强的对抗作用。

2. 适应证　用于支气管炎所致的咳嗽。

3. 用法与用量　成人：一般口服每次100～200mg，每天3～4次。

4. 不良反应

（1）可有恶心、食欲缺乏等胃肠道反应。

（2）曾有报道儿童用药后出现幻觉。

第二节　祛痰药

一、刺激性祛痰药

(一)氯化铵(Ammonium Chloride)

1. 药物概述　本品由于对胃黏膜迷走神经末梢的化学性刺激,从而反射性地引起气管、支气管腺体分泌增加,痰量增多,使痰液易于排出。且部分氯化铵吸收入血后,经呼吸道排出,通过盐类的渗透压作用而带出水分,使痰液稀释,也易于咳出。

本品还可增加肾小管中氯离子的浓度,从而增加钠和水的排出,具有利尿的作用。此外,由于本品为强酸弱碱盐,有酸化体液和尿液的作用,可用于纠正低氯性代谢性碱中毒。

2. 适应证

(1)适用于干咳及痰黏稠不易咳出时,常与其他止咳祛痰药制成复方制剂应用。

(2)用于泌尿系统感染需酸化尿液时,可使一些需在酸性尿液中显效的药物如乌洛托品产生作用。

(3)用于重度代谢性碱中毒,应用足量氯化钠注射液不能满意纠正者。

(4)氯化铵负荷试验可了解肾小管酸化功能,也用于远程肾小管性酸中毒的鉴别诊断。

3. 用法与用量

(1)成人常规剂量

1)口服给药:①祛痰,每次 0.3~0.6 g,每天 3 次;②酸化尿液,每次 0.6~2 g,每天 3 次;③重度代谢性碱中毒,每次 1~2 g,每天 3 次。

2)静脉滴注:本品用于重度代谢性碱中毒时,必要时需静脉滴注,按 1ml/kg 氯化铵(2%)能降低二氧化碳结合率(CO_2^-CP)0.45mmol/L 计算出应给氯化铵的剂量,以 5% 葡萄糖注射液将其稀释成 0.9% 氯化钠注射液(等渗)的浓度,分 2~3 次静脉滴入。

(2)儿童常规剂量:口服给药,每天 40~60mg/kg 或 1.55mg/m²,分 4 次给药。

4. 药物相互作用

(1)本品可与桔梗、远志等恶心性祛痰中药制成各种制剂(如敌咳糖浆、小儿止咳糖浆、咳停片等),既能产生协同增效作用,又可减少不良反应。

(2)与阿司匹林合用,可减慢阿司匹林排泄而增强其疗效。

(3)本品可增强四环素和青霉素的抗菌作用。

(4)本品可增强汞剂的利尿作用。

(5)与口服降糖药氯磺丙脲合用时,可使后者作用明显增强,造成血糖过低。

(6)本品可使尿液呈酸性,可促进某些弱碱性药物(如哌替啶、苯丙胺)的排泄,使其血药浓度下降加快、显效时间缩短。

（7）本品可减弱氟卡尼的抗心律失常作用。

（8）本品可增加哌氟酰胺的肾脏排泄作用，从而降低后者的疗效。

（9）本品可加快美沙酮的体内清除率，从而降低美沙酮的疗效。

（10）与伪麻黄碱合用，由于尿液酸化和肾脏重吸收率的降低，可使后者的临床疗效降低。

5. 禁忌证

（1）肝肾功能严重损害，尤其是肝性脑病、肾衰竭、尿毒症患者禁用。

（2）代谢性酸中毒患者禁用。

6. 不良反应

（1）常见恶心、呕吐。

（2）少见口渴、头痛、进行性嗜睡、精神错乱、定向力障碍、焦虑、面色苍白、出汗等。

（3）偶见心动过速、局部和全身性抽搐、暂时性多尿和酸中毒。

（4）静脉给药注射部位可产生疼痛，给药过快偶可出现惊厥和呼吸停止。

（二）碘化钾（Potassium Iodide）

1. 药物概述　碘化钾是广泛使用的无机碘剂。碘为合成甲状腺激素的原料，当人体缺碘时，甲状腺体呈代偿性肿大。小剂量碘可补充生理需要量，纠正因缺碘造成的甲状腺肿大，并可抑制促甲状腺素（TSH）的分泌，从而可用于防治地方性甲状腺肿。大剂量的碘不仅能抑制甲状腺激素的合成和释放，还能抑制过氧化物酶，阻止酪氨酸碘化及碘化酪氨酸的缩合过程，可用于治疗甲状腺危象。此外，碘还能使增生的甲状腺血液供应减少，从而使甲状腺体积缩小、质地变硬，有利于甲状腺功能亢进症手术的成功。

2. 适应证

（1）主要用药指征：①地方性甲状腺肿的预防及治疗；②甲状腺功能亢进症的术前准备；③治疗甲状腺危象。

（2）其他：可用于慢性阻塞性肺疾病、红斑性皮肤病、皮肤孢子丝菌病等（国外资料）。

3. 用法与用量　成人常规剂量，口服给药。

（1）预防地方性甲状腺肿：根据当地缺碘情况而定，一般每天 $100\mu g$（以碘计）。

（2）治疗地方性甲状腺肿：早期患者每天 $1 \sim 10mg$，连服 13 个月。休息 30 ~ 40 天，约 12 个月后，剂量可渐增至每天 $20 \sim 25mg$，总疗程 3 ~ 6 个月。

4. 药物相互作用

（1）与其他抗甲状腺药或锂盐合用，可致甲状腺功能低下和甲状腺肿大。

（2）与血管紧张素转换酶抑制药或保钾利尿药合用时，易致高钾血症，合用时应监测血钾。

（3）与碘（^{131}I）合用时，可减少甲状腺组织对^{131}I的摄取。

5. 禁忌证

（1）对碘过敏者禁用。

（2）婴幼儿禁用。

（3）孕妇禁用。

（4）哺乳期妇女禁用。

6. 不良反应

（1）过敏反应：可发生过敏反应，表现为四肢、颜面、口唇、舌或喉部水肿，甚至引起窒息；也可出现发热、不适、皮肤红斑或风团。过敏反应可于用药后立即出现，也可于几小时后出现。

（2）肌肉骨骼系统：可出现关节疼痛。

（3）免疫系统：可出现淋巴结肿大。

（4）消化系统：可出现恶心、呕吐、腹痛、腹泻等症状。

（5）代谢及内分泌系统：过量的碘可造成甲状腺功能紊乱、甲状腺肿。

（6）心血管系统：罕见动脉周围炎、类白血病样嗜酸性粒细胞增多。

（三）愈创甘油醚（Guaifenesin）

1. 药物概述　本品系祛痰镇咳药，是愈创木酚醚类衍生物，口服后对胃黏膜有刺激性，能反射性地引起支气管腺体分泌增加，降低痰液黏度。本品兼有轻度镇咳和消毒防腐作用，可减轻痰液的恶臭味。大剂量时尚有平滑肌松弛作用。

2. 适应证　用于多种原因（如慢性气管炎）引起的多痰咳嗽，多与其他镇咳平喘药合用或配成复方应用。

3. 用法与用量　成人常规剂量，口服给药。

（1）片剂：每次200mg，每天3~4次。

（2）糖浆：每次100~200ml，每天3次。

（3）颗粒：每次200mg，每天4次。

4. 药物相互作用　与镇咳药、平喘药合用，可增强疗效。

5. 禁忌证

（1）对本品过敏者禁用。

（2）肺出血患者禁用。

（3）胃出血患者禁用。

（4）急性胃肠炎患者禁用。

（5）肾炎及肾功能减退患者禁用。

（6）妊娠早期禁用。

6. 不良反应　可见头晕、嗜睡、恶心、胃肠不适和过敏等不良反应。

二、黏痰溶解药

（一）溴己新（Bromhexine）

1. 药物概述　本品是从鸭嘴花碱（Vasicine）得到的半合成品，具有减少和断裂痰液中黏多糖纤维的作用，使痰液黏度降低，痰液变薄，易于咳出。再者它能抑制黏腺和杯状细胞中酸性糖蛋白的合成，使痰液中的唾液酸（酸性黏多糖成分之一）含量减少，痰液黏度下降，有利痰咳出。此外，本品的祛痰作用与其促进呼吸道黏膜的纤毛运动及具有恶心性祛痰作用有关。由于痰液咳出，使患者的通气得到了改善。

2. 适应证　主要用于急慢性支气管炎，肺气肿，哮喘，支气管扩张，硅肺等痰液黏稠而不易咳出症状。

3. 用法与用量

(1)成人常规剂量

1)口服给药：每次 8～16mg，每天 3 次。

2)肌内注射：每次 4～8mg，每天 2 次。

3)静脉注射：每次 4～8mg 加入 25% 葡萄糖注射液 20～40ml 中缓慢注射。

4)静脉滴注：每次 4～8mg 加入 5% 葡萄糖注射液 250ml 中滴入。

5)气雾吸入：0.2% 溶液，每次 0.2ml，每天 1～3 次。

(2)儿童常规剂量：口服给药：每次 4～8mg，每天 3 次。

4. 药物相互作用　本品能增加四环素类抗生素在支气管中的分布浓度，合用可增强抗菌疗效。

5. 禁忌证　对本品过敏者禁用。

6. 不良反应

(1)轻微的不良反应：头痛、头晕、恶心、呕吐、胃部不适、腹痛、腹泻，减量或停药后可消失。

(2)严重的不良反应：皮疹、遗尿。

(3)其他：使用本品期间可有血清氨基转移酶一过性升高的现象。

(二)氨溴索(Ambroxol)

1. 药物概述　本品为溴己新在人体内的代谢产物，为黏液溶解剂，作用比溴己新强。能增加呼吸道黏膜浆液腺的分泌，减少黏液腺分泌，减少和断裂痰液中的黏多糖纤维，使痰液黏度降低，痰液变薄，易于咳出。本品还可启动肺泡上皮Ⅱ型细胞合成表面活性物质，降低黏液的附着力，改善纤毛与无纤毛区的黏液在呼吸道中的输送，以利痰液排出，达到廓清呼吸道黏膜的作用，直接保护肺功能。另外，本品有一定的止咳作用，镇咳作用相当于可待因的 1/2。

2. 适应证　适用于急慢性呼吸系统疾病(如急慢性支气管炎、支气管哮喘、支气管扩张、肺结核、肺气肿、尘肺等)引起的痰液黏稠、咳痰困难。本品注射剂亦可用于术后肺部并发症的预防性治疗及婴儿呼吸窘迫综合征(IRDS)的治疗。

3. 用法与用量

(1)成人常规剂量

1)口服给药：①片剂，每次 30mg，每天 3 次，餐后口服。长期服用可减为每天 2 次；②胶囊，同片剂；③缓释胶囊，每次 75mg，每天 1 次，餐后口服；④口服溶液，同片剂。

2)雾化吸入：每次 15～30mg，每天 3 次。

3)皮下注射：每次 15mg/kg，每天 2 次。

4)肌内注射：同皮下注射。

5)静脉注射：每次 15mg，每天 2～3 次，严重病例可以增至每次 30mg。每 15mg 用 5ml 无菌注射用水溶解，注射应缓慢。

6)静脉滴注：使用本品氯化钠或葡萄糖注射液，每次 30mg，每天 2 次。

（2）儿童常规剂量

1）口服给药：①口服溶液：12 岁以上儿童，每次 30mg，每天 3 次；5 ~ 12 岁，每次 15mg，每天 3 次；2 ~ 5 岁，每次 7.5mg，每天 3 次；2 岁以下儿童，每次 7.5mg，每天 2 次。餐后口服，长期服用者可减为每天 2 次；②缓释胶囊：按每天 1.2 ~ 1.6mg/kg 计算。

2）静脉注射：①术后肺部并发症的预防性治疗：12 岁以上，每次 15mg，每天 2 ~ 3 次，严重病例可以增至每次 30mg；6 ~ 12 岁，每次 15mg，每天 2 ~ 3 次；2 ~ 6 岁，每次 7.5mg，每天 3 次；2 岁以下，每次 7.5mg，每天 2 次。以上注射均应缓慢；②婴儿呼吸窘迫综合征（IRDS）：每天 30mg/kg，分 4 次给药，应使用注射泵给药，静脉注射时间至少 5 分钟。

3）静脉滴注：12 岁以上儿童，每次 30mg，每天 2 次。

4. 药物相互作用

（1）本品与抗生素（如阿莫西林、氨苄西林、头孢呋辛、红霉素、多四环素等）合用可升高后者在肺组织的分布浓度，有协同作用。

（2）本品与 β_2 肾上腺素受体激动药、茶碱等支气管扩张药合用时有协同作用。

5. 禁忌证　对本品过敏者禁用。

6. 不良反应

（1）中枢神经系统：罕见头痛及眩晕。

（2）胃肠道反应：可见上腹部不适、食欲缺乏、腹泻，偶见胃痛、胃部灼热、消化不良、恶心、呕吐。

（3）过敏反应：极少数患者有皮疹，罕见血管性水肿。极少数病例出现严重的急性过敏反应，但其与本品的相关性尚不能肯定，这类患者通常对其他物质亦产生过敏。

（4）其他：本品通常有良好的耐受性。有报道，快速静脉注射可引起腰部疼痛和疲乏无力感。

（三）乙酰半胱氨酸（Acetylcysteine）

1. 药物概述　本品为黏液溶解剂，具有较强的黏液溶解作用。其分子中所含的巯基（ -SH ）能使痰液中糖蛋白多肽链的二硫键（ -S-S- ）断裂，从而降低痰液的黏滞性，并使痰液化而易咳出。本品还能使脓性痰液中的 DNA 纤维断裂，因此不仅能溶解白色黏痰，也能溶解脓性痰。对于一般祛痰药无效的患者，使用本品仍可有效。

2. 适应证

（1）用于大量黏痰阻塞而引起的呼吸困难，如急性和慢性支气管炎、支气管扩张、肺结核、肺炎、肺气肿以及手术等引起的痰液黏稠、咳痰困难。

（2）还可用于对乙酰氨基酚中毒的解救。

（3）也可用于环磷酰胺引起的出血性膀胱炎的治疗。

3. 用法与用量

（1）成人常规剂量

1）喷雾吸入：用于黏痰阻塞的非急救情况下，以 0.9% 氯化钠注射液配成 10% 溶液喷雾吸入，每次 1 ~ 3ml，每天 2 ~ 3 次。

2）气管滴入：用于黏痰阻塞的急救情况下，以 5% 溶液经气管插管或直接滴入气管内，每次 1 ~ 2ml，每天 2 ~ 6 次。

3）气管注入：用于黏痰阻塞的急救情况下，以 5% 溶液用注射器自气管的甲状软骨环骨膜处注入气管腔内，每次 2ml。

4）口服给药：①祛痰：每次 200 ~ 400mg，每天 2 ~ 3 次；②对乙酰氨基酚中毒：应尽早用药，在中毒后 10 ~ 12 小时服用最有效。开始 140mg/kg，然后每次 70mg/kg，每 4 小时用 1 次。

5）静脉给药：用于对乙酰氨基酚中毒。病情严重时可将药物溶于 5% 葡萄糖注射液 200ml 中静脉给药。

（2）儿童常规剂量

1）喷雾吸入：同成人用法、用量。

2）气管滴入：同成人用法、用量。

3）气管注入：用于祛痰的急救情况下，以 5% 溶液用注射器自气管的甲状软骨环骨膜处注入气管腔内，婴儿每次 0.5ml，儿童每次 1ml。

4）口服给药：用于祛痰每次 100mg，每天 2 ~ 4 次，依年龄酌情增减。

4. 药物相互作用

（1）与异丙肾上腺素合用或交替使用时可提高本品疗效，减少不良反应发生。

（2）与硝酸甘油合用，可增加低血压和头痛的发生。

（3）酸性药物可降低本品作用。

（4）本品能明显增加金制剂的排泄。

（5）本品能减弱青霉素、四环素、头孢菌素类药物的抗菌活性，因此不宜与这些药物合用，必要时可间隔 4 小时交替使用。

5. 禁忌证

（1）对本品过敏者禁用。

（2）支气管哮喘患者禁用。

（3）严重呼吸道阻塞患者禁用。

（4）严重呼吸功能不全的老年患者禁用。

6. 不良反应

（1）本品水溶液有硫化氢臭味，部分患者可引起呛咳、支气管痉挛、恶心、呕吐、胃炎、皮疹等不良反应，一般减量后上述症状即可缓解。

（2）本品直接滴入呼吸道可产生大量痰液，需用吸痰器吸引排痰。

（四）美司钠（Mesna）

1. 药物概述　本品为一种局部吸入或滴入用的速效、强效黏痰溶解剂。局部用药后可使黏痰中黏蛋白的二硫键断裂，使黏痰液化。疗效比乙酰半胱氨酸约强 2 倍，且耐受性较佳。

2. 适应证　用于大量黏痰阻塞引起的呼吸困难，如手术后的咳痰困难、急性和慢性支气管炎、支气管扩张、肺结核、肺炎、肺气肿等引起的痰液黏稠、咳痰困难、痰阻气管等。本品亦为抗肿瘤的重要辅助用药。

3. 用法与用量　雾化吸入或滴入：20% 溶液每次 3ml。

4. 药物相互作用　不宜与红霉素、四环素、氨茶碱等药物合用。

5. 禁忌证　参见乙酰半胱氨酸。

6. 不良反应　有局部刺激作用，可引起咳嗽、气管痉挛。

（五）美司坦（Mecysteine）

1. 药物概述　本品为黏痰溶解药，其作用及用途同乙酰半胱氨酸，还有黏膜保护作用，能防止黏膜感染，并促进损伤黏膜的修复。除雾化吸入外，口服也有效，使用较方便。

2. 适应证　用于大量黏痰引起的呼吸困难。

3. 用法与用量

（1）雾化吸入、气管滴入：用 10% 溶液气管滴入或注入，每次 0.5～2ml，每天 2 次。

（2）口服：每次 0.1 g，每天 2～3 次。

4. 禁忌证　心脏病和肝病患者禁用。

5. 不良反应　少数人可出现厌食、恶心、呕吐和胃灼热。

（六）羧甲司坦（Carbocisteine）

1. 药物概述　本品为黏液稀化药，作用与溴己新相似，主要在细胞水平上影响支气管腺体分泌，可使黏液中黏蛋白的双硫链（S－S－）断裂，使低黏度的涎黏蛋白分泌增加，而高黏度的岩藻黏蛋白产生减少，从而使痰液的黏滞性降低，有利于痰液排出。

2. 适应证

（1）用于慢性支气管炎、慢性阻塞性肺疾病（COPD）及支气管哮喘等疾病引起的痰液稠厚、咳痰或呼吸困难以及痰阻气管所致的肺通气功能不全等。亦可用于防治手术后咳痰困难和肺部并发症。

（2）还可用于小儿非化脓性中耳炎，预防耳聋有一定的效果。

3. 用法与用量

（1）成人常规剂量：口服给药。

1）片剂：每次 250～750mg，每天 3 次。

2）糖浆：每次 500～600ml，每天 3 次。

3）泡腾散：首日每次 750mg，每天 3 次；以后每次 500mg，每天 3 次。

4）口服液：每次 250～750mg，每天 3 次。

5）泡腾片：每次 500mg，每天 3 次。用药时间最长 10 天。

（2）儿童常规剂量：口服给药。

1）片剂：每次 10mg/kg，每天 3 次。

2）片剂（小儿用）：①2～4 岁，每次 100mg，每天 3 次；②6～8 岁，每次 200mg，每天 3 次。

3）泡腾散：①2～5 岁，每次 62.5～125mg，每天 4 次；②8～12 岁，每次 250mg，每天 3 次。

4）口服液：每天 30ml/kg。

4. 药物相互作用　与强镇咳药合用，会导致稀化的痰液堵塞气道。

5. 禁忌证

（1）对本品过敏者禁用。

（2）消化性溃疡活动期患者禁用。

6. 不良反应　偶有轻度头晕、食欲缺乏、恶心、腹泻、胃痛、胃部不适、胃肠道出血和皮疹等。

（七）厄多司坦（Erdosteine）

1. 药物概述　本品为黏痰溶解药，具有溶解黏痰和抗氧化作用。

2. 适应证　适用于急性和慢性支气管炎、鼻窦炎、耳炎、咽炎和感冒等引起的呼吸道阻塞及黏液黏稠。

3. 用法与用量　口服给药。

（1）慢性支气管炎急性发作：每次30mg，每天2次，治疗7~10天可显著改善咳嗽、呼吸困难及咳痰等症状。

（2）慢性支气管炎稳定期：每次300mg，每天2次，治疗14~28天可显著降低痰液黏稠度，并改善咳嗽和呼吸困难的症状。

（3）慢性肝脏疾病的老年患者：应减量。

（4）儿童常规剂量：每天10mg/kg，分2次服用。

4. 药物相互作用

（1）应避免与可待因、复方桔梗片等强效镇咳药同时应用。

（2）不能同时服用使支气管分泌物减少的药物。

（3）本品与茶碱合用不影响相互的药动学。

5. 禁忌证

（1）对本品过敏者禁用。

（2）不足15岁的儿童禁用。

（3）严重肝、肾功能不全者禁用。

（4）孕妇避免使用。

（5）哺乳期妇女避免使用。

6. 不良反应　偶有较轻微的头痛和胃肠道反应，如上腹隐痛、恶心、呕吐、腹泻、口干等。

（1）心血管系统：临床实验显示，服用本品的100例慢性支气管炎稳定期患者（每次300mg，每天2次，治疗8周）中有5例出现了轻度心血管系统损害。

（2）中枢神经系统：临床实验显示可发生与本品治疗有关的轻至中度的头痛。服用本品的100例慢性支气管炎稳定期患者（每次300mg，每天2次，治疗8周）中有10例出现了轻度神经系统损害。

（3）胃肠道：有轻至中度的上腹痛、恶心、呕吐、胃灼热以及罕见的腹泻和痉挛性结肠炎的报道。一项在慢性支气管炎患者中进行的临床实验显示，本品与阿莫西林联合应用时有发生味觉丧失及痔疮的个案。

（4）皮肤：临床实验中有与本品治疗有关的红斑及瘙痒的个案。

（八）福多司坦（Fudosteine）

1. 药物概述　本品为新的具有黏液活性的半胱氨酸衍生物，对慢性呼吸系统疾病有多重药理作用，抑制呼吸道上皮细胞增生，可使痰中海藻糖/唾液酸的比值正常化，改善痰的黏性和弹性，恢复纤毛输送气道分泌液的状态，促进浆液分泌，并有抗炎作用。本品的祛痰效果为羧甲基半胱氨酸的 3 倍，而毒副反应极小，化学性质稳定。本品安全性高，耐受性好，老年人用药与非老年人用药的安全性无显著差异，老年人和非老年人的药动学数据和尿中排泄率之间无显著性差异，适用于老年人长期服用。

2. 适应证　本品适用于治疗支气管哮喘、慢性支气管炎、支气管扩张、肺结核、肺气肿、非典型耐酸杆菌感染症、弥散性支气管炎等慢性呼吸系统疾病的祛痰。

3. 用法与用量　口服给药：成人推荐剂量为每次 400mg，每天 3 次，饭后口服。可随患者年龄及症状程度适当增减剂量。

4. 药物相互作用　尚不明确。

5. 禁忌证　对本品过敏者禁用。

6. 不良反应　本品安全性高，耐受性好，常见不良反应有食欲缺乏、恶心、呕吐、头痛、腹痛、便秘。

第三节　平喘药

根据化学结构的不同，可将平喘药分成六类：①主要兴奋 β 肾上腺素能受体药；②磷酸二酯酶抑制药；③胆碱能 M 受体阻滞药；④肥大细胞稳定剂；⑤肾上腺皮质激素；⑥其他平喘药。前两类药能使 cAMP 增加，胆碱能 M 受体阻滞药则降低细胞内 cGMP 水平，均可使 cAMP/cGMP 比值升高；肥大细胞稳定剂能稳定肥大细胞膜，阻止其脱颗粒及致喘过敏递质的释放，肾上腺皮质激素具有降低磷酸二酯酶活性，增加 cAMP 蓄积量，抑制 ATP 酶活性和恢复 β 受体敏感性等作用。

一、β 肾上腺素能受体激动药

（一）麻黄碱（Ephedrine）

1. 药物概述　本品作用与肾上腺素相似，能兴奋肾上腺素能 α 受体或 β 受体。可舒张支气管并收缩局部血管；加强心肌收缩力，增加心排血量，使静脉回心血量充分。此外，还有显著的中枢兴奋作用。药效较肾上腺素弱，但作用时间较长。

2. 适应证

（1）治疗慢性支气管哮喘和预防哮喘发作。

（2）预防椎管麻醉或硬膜外麻醉引起的低血压。

（3）治疗鼻黏膜充血、肿胀引起的鼻塞。

（4）缓解荨麻疹和血管神经性水肿等过敏反应。

3. 用法与用量

（1）常用量：成人，口服，每次 15～30mg，45～90mg/d；皮下或肌内注射，每次 15～30mg，45～60mg/d。儿童，每次 0.5～1mg/kg，每天 3 次。

（2）极量：①成人口服每次 50mg，150mg/d；②皮下或肌内注射，每次 50mg，150mg/d。

4. 药物相互作用

（1）肾上腺皮质激素与本品合用时，前者代谢清除率增加，需调整皮质激素的剂量。

（2）尿碱化剂（制酸药、钙或镁的碳酸盐、枸橼酸盐、碳酸氢钠等）：影响本品随尿的排泄，使本品的半衰期和作用时间延长。

（3）洋地黄苷类与本品合用可致心律失常。

（4）β 受体阻滞药（酚妥拉明、哌替啶、妥拉唑林等）：可对抗本品的升压作用。

（5）麦角新碱、麦角胺或缩宫素与本品合用可加剧血管收缩，导致严重高血压或外围组织缺血。

（6）全麻药（氯仿、氟烷、异氟烷等）可使心肌对拟交感胺类药反应更敏感，有发生室性心律失常危险，必须合用时，应减少本品用量。

（7）吩噻嗪类药可对抗本品的升压作用。

（8）多沙普仑与本品合用时，两者的加压作用均可见增强。

（9）三环类抗抑郁药（如马普替林）可降低本品的加压作用。

5. 禁忌证

（1）甲状腺功能亢进症患者禁用。

（2）高血压、动脉硬化、心绞痛等患者禁用。

（3）哺乳期妇女禁用。

6. 不良反应

（1）对前列腺增生者可引起排尿困难。

（2）大剂量或长期使用可引起焦虑、震颤、头痛、失眠、心悸、心动过速。

（二）沙丁胺醇（Salbutamol）

1. 药物概述　本品为选择性肾上腺素 β_2 受体激动药，能选择性地激动支气管平滑肌上的肾上腺素 β_2 受体，有较强的支气管扩张作用，其作用机制部分是通过启动腺苷酸环化酶，增加细胞内环磷腺苷的合成，从而松弛平滑肌，并可通过抑制肥大细胞等致敏细胞释放过敏反应递质，解除支气管痉挛。本品用于支气管哮喘患者时，其支气管扩张作用与异丙肾上腺素相等。本品对心脏的肾上腺素 β_1 受体的激动作用较弱，其增加心率作用仅为异丙肾上腺素的 1/10。

此外，本品对子宫、血管等部位的平滑肌也有松弛作用，可降低子宫肌肉对刺激的应激性，抑制子宫收缩，有利于妊娠，还可降低眼内压。

2. 适应证

（1）用于防治支气管哮喘、喘息型支气管炎和肺气肿患者的支气管痉挛。

（2）本品雾化吸入溶液还可用于运动性支气管痉挛及常规疗法无效的慢性支气管

痉挛。

（3）还用于改善充血性心力衰竭。

（4）亦用于预防高危妊娠早产、先兆流产、胎儿宫内生长迟缓。

3. 用法与用量

（1）成人常规剂量

1）口服给药：每次 2～4mg，每天 3 次。缓释及控释制剂，每次 8mg，每天 2 次，早、晚服用。

2）气雾吸入：每 4～6 小时用 200～500μg，1 次或分 2 次吸入，2 次吸入时间隔 1 分钟。

3）喷雾吸入：①间歇性治疗，每次 2.5～5mg，每天 4 次，从低剂量开始，以注射用生理盐水稀释至 2ml 或 2.5ml，喷雾可维持约 10 分钟。部分患者可能需要 10mg 的较高剂量，可不经稀释，取 10mg 直接置入喷雾装置中，雾化吸入，直至支气管得到扩张为止，通常约需要。②连续性治疗，以注射用生理盐水稀释成 50～100mg/ml 的溶液，给药速率通常为 1mg/h，最高可增至 2mg/h。

4）粉雾吸入：每次 0.2～0.4mg，每天 4 次。

5）肌内注射：每次 0.4mg，必要时 4 小时可重复注射。

6）静脉注射：每次 0.4mg，用 5% 葡萄糖注射液或生理盐水 20ml 稀释后缓慢注射。

7）静脉滴注：每次 0.4mg，用 5% 葡萄糖注射液 100ml 稀释后滴注。

（2）儿童常规剂量

1）口服给药：每次 0.6mg，每天 3～4 次。缓释及控释制剂，每次 4mg，每天 2 次，早、晚服用。

2）喷雾吸入：间歇性治疗 1.5～12 岁以下儿童，每次 2.5mg，每天 4 次，从低剂量开始，以注射用生理盐水稀释至 2ml 或 2.5ml。部分儿童可能需要增至 5mg，由于可能发生短暂的低氧血症，可考虑辅以氧气治疗。

3）粉雾吸入：每次 0.2mg，每天 4 次。

4. 药物相互作用

（1）与其他肾上腺素受体激动药或茶碱类药物合用时，可增强对支气管平滑肌的松弛作用，但也可增加不良反应。

（2）单胺氧化酶抑制药、三环类抗抑郁药、抗组胺药、左甲状腺素等可能增加本品的不良反应。

（3）可增强泮库溴铵、维库溴铵所引起的神经－肌肉阻滞的程度。

（4）与皮质类固醇、利尿药等合用时，可加重血钾浓度降低的程度。

（5）与洋地黄类药合用时，可增加洋地黄类药诱发心律失常的危险性。

（6）与氟烷在产科手术中合用时，可加重子宫收缩无力，导致大出血。

（7）β 肾上腺素受体阻断药（如普萘洛尔）能拮抗本品的支气管扩张作用，故两者不宜合用。

（8）与磺胺类药物合用时，可降低磺胺类药物的吸收。

（9）与甲基多巴合用时，可出现严重的急性低血压反应。

5. 禁忌证　对本品或其他肾上腺素受体激动药过敏者禁用。

6. 不良反应

(1)较常见的不良反应：震颤、恶心、心悸、头痛、失眠、心率增快或心搏异常强烈。

(2)较少见的不良反应：头晕、目眩、口咽发干。

(3)罕见的不良反应：肌肉痉挛、过敏反应(表现为异常支气管痉挛、血管神经性水肿、荨麻疹、低血压和晕厥)。

(4)其他：可见低钾血症(剂量过大时)及口、咽刺激感。长期用药亦可形成耐受性，不仅疗效降低，且可能使哮喘加重。

(三)左旋沙丁胺醇(Levosalbutamol)

1. 药物概述　沙丁胺醇是一种非常有效的肾上腺素类 β 受体激动药，广泛用于哮喘的治疗，是目前用于缓解急性哮喘发作的首选药物。本品是消旋沙丁胺醇的治疗活性(R)异构体，与呼吸道平滑肌的 β 受体结合，拮抗支气管收缩松弛呼吸道。消旋沙丁胺醇含等量(R)和(S)异构体，(S)异构体没有作用，且干扰了(R)异构体总的疗效。本品从沙丁胺醇消旋体去除了不必要的(S)异构体，获得对治疗哮喘有特异作用的(R)异构体，故药理作用更强。本品药效是右旋沙丁胺醇的 80 倍，在体内吸收率要比右旋沙丁胺醇高。研究表明，低剂量本品与高剂量消旋沙丁胺醇相比较，具有等效的扩张支气管作用，且有疗效更好、不良反应更小、服用量更少等优点。

2. 适应证　本品用于治疗和预防成人、青少年和 4 岁以上儿童的支气管痉挛，后者伴有可逆性阻塞性气管疾病，如哮喘、慢性阻塞性肺疾病等。本品是目前用于缓解急性哮喘发作的首选药物。

3. 用法与用量　吸入给药。推荐剂量为：4～11 岁儿童，每次 0.31mg，每天 3 次，适用喷雾器给药。常规剂量不超过每次 0.63mg，每天 3 次。

4. 药物相互作用

(1)本品与 β 受体阻断药、利尿药、地高辛、单胺氧化酶抑制药(MAOI)和三环类抗抑郁药存在药物相互作用。

(2)同时应用其他肾上腺素受体激动药者，其作用可增加，不良反应也可增加。

(3)不宜与 β 受体阻断药如普萘洛尔合用，因其能拮抗本品的支气管扩张作用。

5. 禁忌证　对本品和消旋沙丁胺醇过敏者禁用。

6. 不良反应　本品常见的不良反应是神经质和震颤，其他为头痛、焦虑、眩晕、胸痛和心悸等。

(四)比托特罗(Bitolterol)

1. 药物概述　本品在体内经过酯酶水解生成叔丁肾上腺素发挥作用，其扩张支气管作用为异丙肾上腺素的 2 倍，对心率的影响较小，不影响血压。口服 5～10 分钟生效。0.5～2 小时可达血药峰值，作用持续时间达 4～5 小时。临床对支气管哮喘、慢性支气管炎及其他慢性阻塞性肺疾病所致支气管痉挛，均有缓解效果，疗效优于曲托喹酚(喘速宁)，与特布他林(叔丁喘宁)相似。

2. 适应证

(1)用于治疗支气管哮喘、慢性支气管炎。

(2)还可治疗其他慢性阻塞性肺疾病。

3. 用法与用量　一般口服每次 4～8mg，每天 3 次。

4. 禁忌证

(1)对本品过敏者、孕妇、哺乳者禁用。

(2)糖尿病、高血压、甲状腺功能亢进症患者慎用。

5. 不良反应

(1)少数病例有头痛、手颤和胃肠道反应。

(2)大剂量时可出现恶心、呕吐、心悸、心动过速、神经过敏等。

（五）利米特罗（Rimiterol）

1. 药物概述　本品对心脏 β 受体的作用甚弱，因此心血管系统的不良反应很少，安全范围较大，长时间服用未产生耐受性。气雾吸入时其支气管扩张作用与沙丁胺醇相似，给药后 5 分钟生效，维持时间 1.5～3 小时。

2. 适应证　用于治疗支气管哮喘和慢性阻塞性肺疾病。

3. 用法与用量　气雾吸入：每次 0.1～0.5mg（1～3 喷），2 次间隔应为半小时以上，每天不超过 8 次。

4. 药物相互作用　参见沙丁胺醇。

5. 禁忌证　参见沙丁胺醇。

6. 不良反应

(1)可有肌肉震颤、心悸。

(2)大剂量可出现轻微心动过速、头痛和外周血管扩张。

（六）普罗托醇（Protokylol）

1. 药物概述　本品为 β₂ 受体激动药，对支气管平滑肌有较高的选择性，平喘效力强；对心血管系统的影响较小。口服易吸收，服用后 20～30 分钟生效，作用维持时间为 3～4 小时。气雾吸入或肌内注射起效更快，数分钟即出现作用。

2. 适应证　用于支气管哮喘、喘息型支气管炎等，尤其适用于对其他肾上腺素类平喘药耐药的患者。

3. 用法与用量

(1)口服：每次 2～4mg，每天 3 次。

(2)肌内注射：每次 0.1～0.5mg。

(3)气雾吸入：每天 4～5 次。

4. 药物相互作用　参见沙丁胺醇。

5. 禁忌证　参见沙丁胺醇。

6. 不良反应

(1)可有心悸、心动过速、震颤、面红、恶心、眩晕、乏力和失眠。

(2)偶见皮炎。

（七）海索那林（Hexoprenaline）

1. 药物概述　本品属于选择性 β_2 受体激动药，其支气管扩张作用与异丙肾上腺素相似，但对心肌 β_1 受体的兴奋作用仅为后者的1/10。一般对血压无明显影响。口服有效，气雾吸入 2~3 分钟见效，作用维持时间为 3~5 小时。

2. 适应证　用于急慢性支气管哮喘，尤其适用于伴有高血压的患者。

3. 用法与用量

（1）口服：每次 0.5~1mg，每天 3~4 次。

（2）气雾吸入：每天 0.75~1.5mg，分 3~4 次吸入。

4. 药物相互作用　参见沙丁胺醇。

5. 禁忌证　参见沙丁胺醇。

6. 不良反应　可有恶心、食欲缺乏、心悸、头晕、头痛和手指震颤的反应。

（八）奥西那林（Orciprenaline）

1. 药物概述　本品能选择性地作用于支气管平滑肌 β_2 受体，缓解由组胺、5-羟色胺和乙酰胆碱诱发的支气管痉挛，降低呼吸道阻力，显著改善通气功能，而对心脏的兴奋作用则只有异丙肾上腺素的1/10，故心悸等不良反应较少发生。口服后约 40% 被吸收，经 30 分钟起效，1~2 小时作用达高峰；气雾吸入后 10 分钟出现最大效应，半衰期为 2.5 小时；皮下或肌内注射可于 2~10 分钟生效。本品作用维持时间可达 3~6 小时。缺点是反复应用可产生耐受性，作用持续时间缩短。

2. 适应证

（1）用于支气管哮喘、慢性支气管炎和肺气肿，对偶发的哮喘疗效较好。

（2）可静脉滴注用于房室传导阻滞。

3. 用法与用量

（1）口服：成人，每次 10~20mg，每天 3~4 次；儿童，每天 7.5~30mg。

（2）气雾吸入：1.5% 溶液每次 0.2~0.5ml，每天 4~6 次。

（3）皮下或肌内注射：成人，每次 0.5~1mg，必要时隔 30 分钟可重复注射，每天 3~6 次；儿童，每次 0.1~0.5mg。

（4）静脉注射：每次 0.25~0.5mg，于 3 分钟左右缓慢注入。

（5）静脉滴注：用于房室传导阻滞，每次用 5~20mg，加入 0.9% 氯化钠注射液或 5% 葡萄糖注射液 250ml，以每分钟滴 8 滴的速度输入。

4. 药物相互作用　参见沙丁胺醇。

5. 禁忌证　参见沙丁胺醇。

6. 不良反应

（1）过量可致心悸、恶心、肌肉震颤、头痛和眩晕。

（2）少数患者可出现排尿困难。

（九）非诺特罗（Fenoterol）

1. 药物概述　本品为肾上腺素受体激动药，可选择性地作用于肾上腺素 β_2 受体，发挥强而持久的支气管扩张作用；不仅能抑制人肺组织中慢反应物质的释放，也能抑制白细胞释放组胺。此外，本品还可促进支气管纤毛运动，有利于痰液排出。多数观察指出，在吸入相同剂量时，本品与沙丁胺醇疗效相同。口服本品 5mg 引起的支气管扩张和肺功能改善作用与 5mg 特布他林类似，且几乎无心脏方面的不良反应。加大剂量虽可增强其支气管扩张作用，但心血管系统不良反应和震颤的发生率亦增加。

2. 适应证

（1）用于支气管哮喘、喘息型支气管炎、支气管痉挛、肺气肿等的治疗，对儿童支气管哮喘有较好的疗效。

（2）也可用于过敏性鼻炎。

（3）还可用于早产（国外资料）。

3. 用法与用量

（1）成人常规剂量

1）口服给药：每次 5~7.5mg，每天 3 次。

2）气雾吸入：每次 0.2~0.4mg，每天 3~4 次。

（2）儿童常规剂量

1）口服给药：在成人基础上酌减。

2）气雾吸入：每次 0.2mg，每天 3~4 次。

4. 药物相互作用

（1）与茶碱类药合用，可增强支气管平滑肌的松弛作用，也可能增加不良反应。

（2）与其他肾上腺素受体激动药合用，其治疗作用可增加，不良反应也可能加重，并可出现潜在的严重低钾血症。

（3）与单胺氧化酶抑制药合用，可增加不良反应，出现心动过速、兴奋、轻度狂躁。

（4）右苯丙胺和芬氟拉明可增加血清素的释放并抑制其再摄取，与本品合用时，可能引起 5-羟色胺综合征（表现为高血压、体温过低、肌阵挛、精神状态改变等）。

（5）本品与热带、亚热带出产的金丝桃素、金丝桃苷等合用时，可增加发生 5-羟色胺综合征的危险。

5. 禁忌证

（1）对本品及其他拟交感胺类药过敏者禁用（国外资料）。

（2）心动过速者禁用。

（3）甲状腺功能亢进症患者禁用。

（4）主动脉瓣狭窄者禁用。

（5）梗阻性肥厚型心肌病患者禁用（国外资料）。

（6）严重心功能损害者禁用。

（7）孕妇禁用。

6. 不良反应

（1）常见焦虑、骨骼肌震颤。

（2）少见心动过速、心悸、眩晕或头痛。

（3）对高敏患者，偶见局部刺激或过敏反应。

（4）久用可产生耐药性。

（十）瑞普特罗（Reproterol）

1. **药物概述**　本品为选择性 β_2 受体激动药，主要作用于支气管平滑肌，产生支气管扩张效应，而对心率、心排血量及血压无明显影响，临床疗效优于奥西那林。吸入后 1 分钟即生效，口服后 30 分钟显效，作用可持续 4~6 小时以上。耐受性良好，比较安全。

2. **适应证**

（1）用于治疗支气管哮喘。

（2）用于慢性阻塞性肺疾病。

3. **用法与用量**

（1）缓慢静脉注射：每次 0.09mg，必要时 10 分钟后重复 1 次。

（2）口服：每次 10~20mg，每天 3 次。

（3）气雾吸入：每次 0.5~1mg，可连用 1~2 次，超过 2 次者效果不佳。

4. **药物相互作用**　参见沙丁胺醇。

5. **禁忌证**　参见沙丁胺醇。

6. **不良反应**

（1）偶有手颤、心悸、眩晕和不安等反应。

（2）对本品敏感患者可出现头痛，大剂量时可引起心动过速。

（十一）特布他林（Terbutaline）

1. **药物概述**　本品为选择性肾上腺素 β_2 受体激动药，与肾上腺素 β_2 受体结合后，可使细胞内环磷腺苷（cAMP）升高，从而舒张平滑肌，并能抑制内源性致痉挛物质的释放及内源性递质引起的水肿，提高支气管黏膜纤毛上皮廓清能力。对于哮喘患者，本品 2.5mg 的平喘作用与 25mg 麻黄碱相当。

2. **适应证**

（1）可用于治疗支气管哮喘、慢性喘息型支气管炎、阻塞性肺气肿和其他伴有支气管痉挛的肺部疾病。

（2）静脉滴注还可用于预防早产及胎儿窒息。

3. **用法与用量**

（1）成人

1）常规剂量

口服给药：①用于平喘，片剂通常每次 2.5~5mg，饭后服，每天 3 次。每天最大量不超过 15mg。胶囊或颗粒每次 1.25mg，每天 2~3 次，1~2 周后可加至每次 2.5mg，每天 3 次；口服溶液每次 1.5~3 g，每天 3 次；②用于预防早产及胎儿窒息，用于静脉滴注后维持治疗。在停止静脉滴注前 30 分钟给予 5mg，以后每 4 小时口服 1 次。每天极量为 30mg。

静脉注射：必要时每 15~30 分钟静脉注射 0.25mg，4 小时内总剂量不能超过 0.5mg。

静脉滴注：①用于平喘，将本品注射液 0.25~0.5mg 加入生理盐水 100ml 中，以 2.5μg/min 的速度缓慢静脉滴注。每天 0.5~0.75mg，分 2~3 次给药；②用于预防早产及胎儿窒息，开始时滴速为 2.5μg/min，以后每 20 分钟增加 12.5μg/min，直至宫缩停止或滴速达到 17.5μg/min；以后可每 20 分钟减 2.5μg/min，直至最低有效滴速，维持 12 小时。若再出现宫缩，可再按上述方法增加滴速控制。

皮下注射：每次 0.25mg，如 15~30 分钟无明显临床改善，可重复注射 1 次，但 4 小时内总量不能超过 0.5mg。每天最大剂量为 1mg。

气雾吸入：每 4~6 小时吸入 0.25~0.5mg，可 1 次或分次吸入，2 次吸入之间需要间隔 1 分钟。

雾化吸入：本品雾化溶液每次 5mg（2ml）加入雾化器中，24 小时内最多给药 4 次。如雾化器中药液未 1 次用完，可在 24 小时内使用。

粉雾吸入：每次 0.25~0.5mg，每 4~6 小时用 1 次，严重者可增至每次 1.5mg，每天最大量不超过 6mg。需要多次吸入时，每吸间隔时间为 2~3 分钟。

2）肾功能不全时剂量：中度肾功能不全者剂量为常规用量的 1/2。轻度肾功能不全者不必调整剂量。

（2）儿童

1）常规剂量

口服给药：12 岁以上儿童：每天 65μg/kg，分 3 次口服。

雾化吸入：①体重大于 20kg 者，本品雾化溶液每次 5mg（2ml）加入雾化器中，24 小时内最多给药 4 次；②体重小于 20kg 者，每次 2.5mg（1ml），24 小时内最多给药 4 次。如雾化器中药液未 1 次用完，可在 24 小时内使用。

粉雾吸入：每次 0.25~0.5mg，每 4~6 小时用 1 次，严重者可增至每次 1mg，每天最大量不超过 4mg。需要多次吸入时，每吸间隔时间为 2~3 分钟。

2）肾功能不全时剂量：中度肾功能不全患儿用量为常规用量的 1/2。轻度肾功能不全者不必调整剂量。

4. 药物相互作用

（1）与其他肾上腺素受体激动药合用可使疗效增加，但不良反应也可能加重。

（2）单胺氧化酶抑制药、三环类抗抑郁药、抗组胺药、左甲状腺素等可增加本品的不良反应。

（3）合用琥珀酰胆碱，可增强后者的肌松作用。

（4）合用咖啡因或解充血药，可能增加心脏的不良反应。

（5）合用非保钾利尿药（如噻嗪类利尿药）能引起心电图改变和低钾血症，β 肾上腺素受体激动药特别是超剂量服用时会使症状急性恶化。

（6）与茶碱合用时，可降低茶碱的血药浓度，增强舒张支气管平滑肌作用，但心悸等不良反应也可能加重。

（7）β 肾上腺素受体阻断药（如醋丁洛尔、阿替洛尔、拉贝洛尔、美托洛尔、纳多洛尔、吲哚洛尔、普萘洛尔、噻吗洛尔等）能拮抗本品的作用，使疗效降低，还可能使哮喘患者产生严重的支气管痉挛。

（8）本品能减弱胍乙啶的降血压作用。

（9）与拟交感胺类药合用会对患者心血管系统产生有害影响。

5. 禁忌证

（1）对本品及其他拟交感胺类药过敏者禁用。

（2）严重心功能损害者禁用。

6. 不良反应　本品不良反应发生率低，多为轻度，可耐受，不影响继续治疗。

（1）中枢神经系统：可见震颤（在连续用药数日后自行消失）、神经质、情绪变化、失眠、头晕、头痛，偶见嗜睡。

（2）心血管系统：可见心悸（在减量后亦会好转）、心动过速。

（3）代谢及内分泌系统：偶见高血糖和乳酸过多，并可能使血钾浓度降低。大剂量应用时，可使有癫痫病史的患者发生酮症酸中毒。

（4）呼吸系统：可见胸部不适，少见呼吸困难，偶有报道超敏反应及支气管痉挛发作。

（5）肌肉骨骼系统：可见肌肉痉挛，偶见肌张力增高。

（6）消化系统：偶见氨基转移酶升高。可见恶心、呕吐等胃肠道反应。

（7）过敏反应：偶见皮疹、荨麻疹、过敏性脉管炎。

（8）其他：可见口干、鼻塞、疲乏、面部潮红、出汗以及注射局部疼痛。长期应用可形成耐药，使疗效降低。

（十二）吡布特罗（Pirbuterol）

1. 药物概述　本品属于 β_2 受体激动药，临床用其盐酸盐。本品对支气管平滑肌 β_2 受体有选择性兴奋作用，而对心血管系统则影响甚小，一般未见有心率加快、血压升高等不良反应。耐受性较好。口服吸收良好，用药后在 0.5～1 小时内出现支气管扩张作用，持续时间可达 6 小时。其疗效优于沙丁胺醇。

2. 适应证　参见沙丁胺醇。

3. 用法与用量　口服，10～15mg，每天 3 次。

4. 药物相互作、禁忌证及不良反应　参见沙丁胺醇。

（十三）氯丙那林（Clorprenaline）

1. 药物概述　本品是一种合成的作用较强的肾上腺皮质激素，是倍氯米松的二丙酸酯，具有抗炎、抗过敏及止痒等作用，能抑制支气管分泌、消除支气管黏膜肿胀、解除支气管痉挛。药理研究表明，本品局部收缩微血管作用为氢化可的松的 5000 倍，局部抗炎作用是氟氢松和曲安西龙的 5 倍，其潴钠作用很弱，也无雄激素、雌激素及蛋白同化激素样作用，对体温和排尿也无明显影响。因此，局部应用不会抑制人体肾上腺皮质功能，也不会导致皮质功能紊乱而产生不良反应。

2. 适应证

（1）本品气雾剂、粉雾剂或鼻喷雾剂适用于过敏性鼻炎、支气管哮喘等过敏性疾病。

（2）本品乳膏及软膏适用于过敏性与炎症性皮肤病和相关疾病，如湿疹、过敏性皮炎、接触性皮炎、神经性皮炎、扁平苔藓、盘状红斑狼疮、掌跖脓疱病、皮肤瘙痒、银屑病等。

3. 用法与用量

（1）成人常规剂量

1）气雾吸入：一般每次 50～250μg，每天 3～4 次，每天最大量一般不超过 1mg。重症用全身性皮质激素控制后再用本品治疗,每天最大量不超过1mg。

2)粉雾吸入:每次200μg,每天3～4次。

3)鼻腔喷雾:每次一侧100μg,每天2次;也可1次一侧50μg,每天3～4次。每天最大量一般不超过400μg。

4)外用:每天涂患处2～3次,必要时予以包扎。

(2)儿童常规剂量

1)气雾吸入:用量按年龄酌减,每天最大量一般不超过400μg,症状缓解后逐渐减量。

2)粉雾吸入:每次100μg,每天3～4次。

3)鼻腔喷雾:6岁以上儿童同成人鼻腔喷雾项。

4. 药物相互作用

(1)胰岛素与本品有拮抗作用,糖尿病患者应注意调整本品的剂量。

(2)本品可能影响甲状腺对碘的摄取、清除和转化。

5. 禁忌证

(1)对本品过敏者以及对其他皮质激素有过敏史者禁用。

(2)本品乳膏及软膏禁止经眼给药,也禁用于细菌、真菌及病毒感染性疾病。

6. 不良反应

(1)少数患者使用气雾剂可有刺激感,口腔、咽喉部念珠菌感染,还可因变态反应引起皮疹。此外,偶见口干及声音嘶哑。

(2)少数患者使用鼻喷雾剂有鼻咽部干燥或烧灼感、喷嚏或轻微出血,极个别患者可见鼻中隔穿孔、眼压升高或青光眼。

(3)使用软膏易引起局部红斑、灼热、丘疹、痂皮等。长期用药可出现皮肤萎缩、毛细血管扩张、多毛、毛囊炎等。

(十四)克仑特罗(Clenbuterol)

1. 药物概述　本品为选择性 β_2 肾上腺素受体激动药,其结构与沙丁胺醇相似,与后者不同的是苯环上有两个氯原子和一个氨基基团。本品松弛支气管平滑肌的作用强而持久,并具有增强纤毛运动、溶解黏液的作用,但对心血管系统影响较小。临床资料表明,按重量计算,口服本品的效力约为口服特布他林的170倍,约为口服沙丁胺醇的100倍。吸入给药时,本品的效力约为沙丁胺醇的10倍。

2. 适应证　用于预防和治疗支气管哮喘、慢性喘息型支气管炎、慢性阻塞性肺疾病、运动性哮喘、肺气肿等呼吸系统疾病所致的支气管痉挛。

3. 用法与用量　成人常规剂量直肠给药:每次60μg,每天2次,塞入肛门。也可于睡前给药1次。

4. 药物相互作用　与单胺氧化酶(MAO)抑制药(如氯吉兰、异丙烟肼、异卡波肼、吗氯贝胺、尼亚拉胺、帕吉林、苯乙肼、丙卡巴肼、司立吉林、托洛沙酮、反苯环丙胺等)合用,可使心动过速、激动或轻躁狂等的发生率增加,其机制可能是加强了对血管的作用。

5. 禁忌证 对本品过敏者禁用(国外资料)。

6. 不良反应 少数患者可见轻度心悸、头晕、手指震颤等,一般于用药过程中自行消失。

(十五)妥洛特罗(Tulobuterol)

1. 药物概述 本品为选择性 β_2 受体激动药,对支气管平滑肌具有较强而持久的扩张作用,能抑制肥大细胞释放过敏递质,以及促进呼吸道纤毛运动;对心脏的兴奋作用较弱。离体动物实验证明,本品松弛气管平滑肌作用是氯丙那林的 2～10 倍,而对心脏的兴奋作用是异丙肾上腺素的 1/1000,作用维持时间较异丙肾上腺素长 10 倍多。临床试验表明,本品除有明显的平喘作用外,还有一定的止咳、祛痰作用,而对心脏的兴奋作用极微。一般口服后 5～10 分钟起效,作用可维持 4～6 小时。本品毒性低,安全范围较大。

2. 适应证 主要用于防治支气管哮喘、喘息型支气管炎等。适用于支气管哮喘、喘息型支气管炎、慢性支气管炎、肺气肿等。

3. 用法与用量 口服,每次 0.5～2mg,每天 3 次。糖浆剂:成人每次 10～15ml,每天 3 次;儿童每次 5～10ml,每天 3 次。

4. 药物相互作用

(1)与肾上腺素、异丙肾上腺素合用可加强本品心脏兴奋作用,易致心律失常,故应避免合用。

(2)与单胺氧化酶抑制药合用,可出现心动过速、躁狂等不良反应,故应避免同用。

5. 禁忌证 对本品过敏者禁用。

6. 不良反应

(1)偶见心悸、心律失常、手颤抖、口干、头痛、眩晕、恶心、食欲缺乏、腹泻等,停药后可自行消失。

(2)偶有过敏反应,表现为皮疹,发现后应立即停药。

(十六)曲托喹酚(Tretoquinol)

1. 药物概述 本品为选择性 β_2 受体激动药,临床用其盐酸盐。本品还有罂粟碱样直接松弛支气管平滑肌的作用。其平喘效果显著,强度为异丙肾上腺素的 5～10 倍,而对心血管和神经系统影响较少,对肠道平滑肌或子宫平滑肌几乎无作用,不良反应少。口服作用持续时间为 3～4 小时,气雾吸入为 1～2 小时。

2. 适应证 适用于支气管哮喘、慢性支气管炎、矽肺以及慢性阻塞性肺疾病。

3. 用法与用量

(1)口服:每次 3～6mg,每天 3～4 次。

(2)皮下或肌内注射:每次 0.1～0.2mg。

(3)静脉注射或滴注:每次 0.05～0.1mg,用 50% 葡萄糖注射液 20～40ml 稀释后缓慢静脉注射或加入 5% 葡萄糖注射液 500ml 滴注。

(4)喷雾吸入:每次 0.3～0.5ml,每天数次。

4. 药物相互作用和禁忌证 参见沙丁胺醇。

5. 不良反应　可有心悸、头痛、口干、头重感及胃肠道反应,偶有热感及皮疹。

(十七)沙美特罗(Salmeterol)

1. 药物概述　本品为长效选择性 β_2 肾上腺素受体激动药,对哮喘患者可产生明显的支气管扩张作用。本品化学结构与沙丁胺醇相比,其活性结构相同,但比沙丁胺醇多一条长的亲脂侧链。此长侧链可与 β_2 受体旁的特异结构——受体外位点(Exocite)紧密结合,使本品能够持续停留在作用部位,因此本品的特点是作用持续时间长,可产生 12 小时的支气管扩张作用,故能有效地控制夜间哮喘和运动诱发的哮喘。吸入本品 $25\mu g$ 引起的支气管扩张程度与吸入沙丁胺醇 $200\mu g$ 相当。

2. 适应证

(1)用于慢性支气管哮喘(包括夜间哮喘和运动性哮喘)的预防和维持治疗,特别适用于防治夜间哮喘发作。

(2)用于慢性阻塞性肺疾病(包括肺气肿和慢性支气管炎)伴气道痉挛时的治疗。

3. 用法与用量

(1)成人常规剂量

1)气雾吸入:每次 $50\mu g$,每天 2 次;严重病例每次 $100\mu g$,每天 2 次;甚至可用至每次 $200\mu g$,每天 2 次。

2)粉雾吸入:每次 $50\mu g$,每天 2 次。

(2)儿童常规剂量

1)气雾吸入:每次 $25\mu g$,每天 2 次。

2)粉雾吸入:每次 $25\mu g$,每天 2 次。

4. 药物相互作用

(1)本品与茶碱类等支气管扩张药合用可产生协同作用,合用时所注意调整剂量。

(2)本品与短效 β 肾上腺素受体激动药(如沙丁胺醇)合用,可使 FEV_1(用力呼气容积)得到改善,且不增加心血管不良反应发生率。

(3)本品与黄嘌呤衍生物、激素、利尿药合用,可加重血钾降低。

(4)本品与单胺氧化酶抑制药合用,可增加心悸、激动或躁狂发生的危险性,故两者不宜合用。

(5)本品与三环类抗抑郁药合用可增强心血管的兴奋性,两者不宜合用,在三环类抗抑郁药停药 2 周后方可使用本品。

(6)本品与保钾利尿药合用,尤其本品超剂量时,可使患者心电图异常或低血钾加重,合用时需慎重。

(7)与非选择性 β 肾上腺素受体阻断药合用,可降低本品疗效,使哮喘患者发生严重的支气管痉挛,但在特定情况下,如哮喘患者心肌梗死的预防,可能没有其他药物可替代 β 肾上腺素受体阻断药治疗,在这种情况下,尽管需要慎用,但也可以考虑使用心血管选择性 β 肾上腺素受体阻断药。

5. 禁忌证

(1)对本品过敏者禁用。

（2）主动脉瓣狭窄患者禁用。

（3）心动过速者禁用。

（4）严重甲状腺功能亢进症患者禁用。

（5）重症及有重症倾向的哮喘患者禁用。

6. 不良反应　本品耐受性良好，不良反应轻微。

（1）最常见恶心、呕吐、倦怠、不适、肌痉挛、颤抖。

（2）还可见血钾过低、心动过速、速发型过敏反应（如风疹等皮疹、气道痉挛）、异常的支气管痉挛（这时须改用其他治疗方法）。

（3）很少见头痛、心悸，这些现象的发生率与安慰剂对比没有显著差异。

（4）极少见震颤反应（常是暂时性的，与剂量有关，经定期使用后即可减弱），极少数患者在吸入本品后可发生咽喉痉挛、刺激或肿胀，表现如喘鸣和窒息等不良反应。

（十八）福莫特罗（Formoterol）

1. 药物概述　本品结构类似延胡索素，在苯环上被酰胺基替代，为长效选择性 β_2 受体激动药，具有强力而持续的支气管扩张作用，且呈剂量依赖关系。它能使第一秒用力呼气量（FEV_1）、用力肺活量（FVC）和呼气峰流速（PER）增加，并在吸入数分钟后可扩张支气管、减少气道阻力，并且此作用明显比同等剂量的沙丁胺醇和特布他林要强。本品还具有抗过敏和抗炎作用，能对抗血管通透性增高，可抑制抗原诱发的嗜酸性粒细胞聚集，对血小板活化因子所诱发的嗜酸性粒细胞的聚集亦有抑制作用，也可抑制肥大细胞介导的组胺释放，其作用与肥大细胞稳定药酮替芬类似。

2. 适应证　用于治疗支气管哮喘、慢性支气管炎、喘息型支气管炎、肺气肿等气道阻塞性疾病所引起的呼吸困难，尤其适用于需要长期服用肾上腺素 β_2 受体激动药的患者和夜间发作型的哮喘患者。

3. 用法与用量

（1）成人常规剂量

1）吸入给药：给药剂量应个体化，常规剂量为每次 4.5～9μg，每天 1～2 次。严重患者，每次 9～18μg，每天 1～2 次。早晨或（和）晚间给药，哮喘夜间发作可于晚间给药 1 次，每天最大剂量为 36μg。

2）口服给药：每次 40～80μg，每天 2 次。也可根据年龄、症状的不同适当增减。

3）老年人剂量：高龄患者通常伴有生理功能低下，应适当减量。

（2）儿童常规剂量　口服给药：每天 4μg/kg，分 2～3 次服用。

4. 药物相互作用

（1）可增强由泮库溴铵、维库溴铵产生的神经－肌肉阻滞作用。

（2）与儿茶酚胺类药（肾上腺素、异丙肾上腺素等）合用时，容易引起心律失常（可能引起肾上腺素运动性神经刺激增大），甚至可能导致心脏停搏，应通过减量等方法慎重给药。

（3）与黄嘌呤衍生物（茶碱、氨茶碱等）合用，可能因低钾血症（因黄嘌呤衍生物能使肾上腺素运动性神经刺激增大，故有时促进血钾值的降低）而导致心律失常，应监控血钾值。

(4)与类固醇制剂(如倍他米松)、利尿药(如呋塞米、螺内酯等)合用可能因低钾血症(因类固醇制剂及利尿药有促进钾从肾小管排泄的作用,故有时可促进血钾值的降低)而导致心律失常,应监控血钾值。

(5)与洋地黄类药物合用时可增加后者诱导的心律失常的易患性。

(6)与单胺氧化酶抑制药合用,可增加出现室性心律失常、轻度躁动的危险,并可加重高血压反应。

(7)与呋喃唑酮、甲基苯肼合用可加重高血压反应。

(8)与抗组胺药(特非那定)、三环类抗抑郁药合用可延长 Q-T 间期,增加出现室性心律失常的危险。

(9)与 1-多巴、1-甲状腺素、缩宫素合用可降低心脏对 β_2 拟交感神经药物的耐受性。

5. 禁忌证

(1)本品含乳糖,对本品、乳糖、奶类过敏者禁用。

(2)快速型心律失常患者禁用。

(3)6 岁以下儿童禁用。

(4)动物研究显示,本品可经大鼠乳汁分泌,尚不知本品是否经人乳汁分泌,故哺乳期妇女应避免使用。

(5)在动物实验中,本品大剂量全身用药能降低受孕率,降低初生动物的存活率和体重。本品对预产期前及分娩妇女的作用尚无研究资料,由于 β_2 受体激动药的子宫收缩作用,孕妇应限制使用,特别是妊娠的前 3 个月和分娩前。

6. 不良反应

(1)心血管系统:常见心悸,偶见心动过速、室性期外收缩、面部潮红、胸部压迫感等。

(2)神经系统:常见头痛,偶见震颤、兴奋、发热、嗜睡、盗汗等,罕见耳鸣、麻木感、头晕、眩晕等。

(3)肌肉骨骼系统:常见震颤,偶见肌肉痉挛等。

(4)呼吸系统:罕见支气管痉挛。

(5)消化系统:偶见恶心、呕吐、嗳气、腹痛、胃酸过多等。

(6)过敏反应:偶见瘙痒,罕见皮疹、荨麻疹,出现时应停药。

(7)其他:偶见口渴、疲劳、倦怠感,罕见低钾(或高钾)血症。常规使用本品可产生与其他长效肾上腺素 β_2 受体激动药及短效 β_2 受体激动药类似的影响,使 β_2 受体功能下调。

(十九)异丙肾上腺素(Isoprenaline)

1. 药物概述　本品为非选择性肾上腺素受体激动药,对肾上腺素 β_1 和 β_2 受体均有较强的激动作用,对 α 受体几乎无作用。主要作用如下:①作用于心脏肾上腺素 β_1 受体,使心肌收缩力增强,心率加快,传导加速,心排血量和心肌耗氧量增加;②作用于血

管平滑肌肾上腺素 β_2 受体，使骨骼肌血管明显舒张，肾、肠系膜血管及冠状动脉亦不同程度舒张，血管总外周阻力降低。其心血管作用导致收缩压升高，舒张压降低，脉压变大；③作用于支气管平滑肌肾上腺素 β_2 受体，使支气管平滑肌松弛；④促进糖原和脂肪分解，增加组织耗氧量。

2. 适应证

(1) 用于控制支气管哮喘急性发作。

(2) 用于治疗各种原因引起的心搏骤停、房室传导阻滞、心源性休克及感染性休克。

3. 用法与用量

(1) 支气管哮喘：主要用于哮喘发作时控制症状。①舌下含服，每次 10～15mg；极量：每次 20mg，每天 60mg；②气雾吸入，0.25% 气雾剂每次吸入 1～2 下，每天 2～4 次，重复使用的间隔时间不得小于 2 小时。因有多种疗效更好的 β_2 受体选择激动药问世，此药在平喘的应用日渐减少。

(2) 房室传导阻滞：对二度房室传导阻滞，可舌下含服，每次 5～10mg，每 4 小时用 1 次。对于完全房室传导阻滞，可将 0.5～1mg 本品溶于 5% 葡萄糖注射液 500ml 中，缓慢静脉滴注，使心率维持在 60～70 次/分。

(3) 抗休克：用于感染性、心源性休克，将 0.2～0.4mg 的本品溶于 5% 葡萄糖注射液 200ml 中，根据心率调整滴速，可连续应用至病情稳定后 1～2 天停药。需特别注意补充血容量。

(4) 心搏骤停：对于溺水、高度房室传导阻滞等引起的心搏骤停，可用本品 0.5～1mg，心内注射。

4. 药物相互作用

(1) 本品与其他拟肾上腺素药有协同作用。

(2) 三环类抗抑郁药可增强本品的升压作用。

(3) 与单胺氧化酶抑制药、丙米嗪、丙卡巴肼合用，可增加本品的不良反应。

(4) 与洋地黄类药物合用，可加剧心动过速，禁忌合用。

(5) 钾盐（如氯化钾）可导致血钾增高，增加本品对心肌的兴奋作用，易引起心律失常，禁忌合用。

(6) 与普萘洛尔合用，可拮抗本品对心脏的兴奋效应，减弱心肌收缩力，降低心率和心脏指数。

(7) 与茶碱合用，可降低茶碱的血药浓度。

(8) 与甲苯磺丁脲合用，可影响本品在体内的代谢。

5. 禁忌证　对本品过敏者禁用。

6. 不良反应

(1) 常见口咽发干、心悸。

(2) 少见头晕目眩、颜面潮红、恶心、心率加快、震颤、多汗、乏力等。

(3) 舌下含服或吸入本品可使唾液或痰液变红。长期舌下给药，由于药物的酸性，可致牙齿损害。

(4) 过多、反复应用气雾剂可产生耐受性，此时，不仅 β 受体激动药之间有交叉耐受性,而且对内源性肾上腺素能递质也产生耐受性,使支气管痉挛加重,疗效降低,甚至增加死亡率。

二、磷酸二酯酶抑制药

(一)氨茶碱(Aminophylline)

1. 药物概述　本品为茶碱与二乙胺复盐,含茶碱77%～83%。乙二胺可使茶碱的水溶性、生物利用度和作用强度增强。体外试验证明,乙二胺能抑制磷酸二酯酶,使环磷腺苷(cAMP)的水解速度减慢,升高组织中 cAMP/cGMP(环磷鸟苷)比值。药理作用主要来自茶碱,表现为:①松弛支气管平滑肌,也能松弛肠道、胆道等多种平滑肌,对支气管黏膜的充血、水肿也有缓解作用;②增加心排血量,扩张输出和输入肾小动脉,增加肾小球滤过率和肾血流量,抑制远端肾小管重吸收钠离子和氯离子;③增加离体骨骼肌的收缩力;在慢性阻塞性肺疾病情况下,改善肌收缩力。茶碱增加缺氧时通气功能不全被认为是因为它增加膈肌的收缩,而它在这一方面的作用超过呼吸中枢的作用结果。

2. 适应证

(1)用于支气管哮喘、喘息型支气管炎、阻塞性肺气肿等缓解喘息症状。

(2)用于急性心功能不全和心源性哮喘。

(3)也可用于胆绞痛。

(4)还可用于新生儿(早产儿)呼吸暂停(国外资料)。

3. 用法与用量

(1)成人常用量

1)口服:每次0.1～0.2 g,每天0.3～0.6 g;极量,每次0.5 g,每天1 g。

2)肌内注射:每次0.25～0.5 g,应加用2%盐酸普鲁卡因。

3)静脉注射:每次0.25～0.5 g,每天0.5～1 g,每25～100mg用5%葡萄糖注射液稀释至20～40ml,注射时间不得短于10分钟。

4)静脉滴注:每次0.25～0.5 g,每天0.5～1 g,以5%～10%葡萄糖注射液稀释后缓慢滴注。注射给药,极量,每次0.5 g,每天1 g。

5)直肠给药:一般在睡前或便后,每次0.25～0.5 g,每天1～2次。

(2)小儿常用量

1)口服:每天4～6mg/kg,分2～3次服。

2)静脉注射:每次2～4mg/kg,以5%～25%葡萄糖注射液稀释,缓慢注射。

3)静脉滴注:①一般用量,每次2～3mg/kg,以5%葡萄糖注射液500ml稀释后静脉滴注;②新生儿呼吸暂停,负荷量为4～6mg/kg,12小时后给予维持量,每次1.5～2mg/kg,每天2～3次。

4. 禁忌证

(1)对本品、乙二胺或茶碱过敏者禁用。

(2)心功能不全及急性心肌梗死伴血压显著降低者禁用。

(3)严重心律失常者禁用。

(4)活动性消化性溃疡患者禁用。

（5）未经控制的惊厥性疾病患者禁用。

（6）对本品过敏者禁用。

5. 不良反应

（1）常见的不良反应：恶心、胃部不适、呕吐、食欲缺乏，也可见头痛、烦躁、易激动。

（2）中毒时的表现：心律失常、心率增快、肌肉颤动或癫痫。由于胃肠道受刺激，可见血性呕吐物或柏油样便。

（二）茶碱（Theophylline）

1. 药物概述　本品为平滑肌松弛药，对呼吸道平滑肌有直接松弛作用。其作用机制比较复杂，过去认为是通过抑制磷酸二酯酶，使细胞内环磷腺苷（cAMP）含量增高所致。近来实验认为，本品的支气管扩张作用有部分是由于内源性肾上腺素与去甲肾上腺素释放的结果。同时，本品是嘌呤受体阻滞药，能对抗腺嘌呤等对呼吸道平滑肌的收缩作用。此外，本品能增强膈肌收缩力，尤其在膈肌收缩无力时作用更显著，因此对改善呼吸功能有益。本品可抑制肥大细胞和嗜碱性粒细胞释放组胺，具有一定的抗炎作用。此外，本品还有舒张冠状动脉、外周血管及胆管，增加心肌收缩力和利尿等作用。

2. 适应证

（1）用于支气管哮喘、急性支气管炎、喘息型支气管炎、阻塞性肺气肿等，以缓解喘息症状。也适用于缓解慢性支气管炎和肺气肿伴有支气管痉挛的症状。

（2）可用于心源性哮喘、心源性水肿及急性心功能不全。

（3）还可用于胆绞痛。

3. 用法与用量

（1）成人常规剂量

1）口服给药：①片剂，每次 100～200mg，每天 300～600mg；极量：每次 300mg，每天 1 g；②缓释片，病情稳定或非急性哮喘状态的患者，起始剂量为每次 400mg，每天 1 次，晚间用 100ml 开水送服。根据疗效、血药浓度及患者对药物耐受情况调整剂量，可以每隔 3 天增加 200mg，但最大剂量每天不超过 900mg，分 2 次服用；③控释片，每次 100～200mg，每天 200～400mg；④缓释胶囊，一般每天 200mg，病情较重者或慢性患者加服 200mg（早上 8～9 点钟），但需根据个体差异，从小剂量开始，逐渐增加用量。最大用量不宜超过每天 600mg。剂量较大时，可每日早、晚 2 次分服，并尽量根据血药浓度调整剂量；⑤控释胶囊，每次 200～300mg，每 12 小时用 1 次。

2）静脉滴注：使用本品葡萄糖注射液，每次 200mg，每天 1～2 次，每次时间不得小于 20～30 分钟。

（2）儿童常规剂量：口服给药：

1）缓释片：①12 岁以下儿童，每天 10～16mg/kg，分 2 次服；②12 岁以上儿童，用法用量同成人。

2）缓释胶囊：3 岁以上儿童患者可以按 100mg 开始治疗，每天最大剂量不应超过 10mg/kg。

3）控释胶囊：1～9 岁，每次 100mg；9～12 岁，每次 200mg；12～16 岁，每次 200mg，

均为每12小时用1次。

4. 禁忌证

（1）对本品及其衍生物过敏者禁用。

（2）活动性消化性溃疡患者禁用。

（3）未经控制的惊厥性疾病患者禁用。

（4）急性心肌梗死伴血压下降者禁用。

（5）未治愈的潜在癫痫患者禁用。

5. 不良反应

（1）口服可致胃灼热、恶心、呕吐、心律失常、食欲缺乏、腹胀，还可见血清尿酸测定值增高；长期服用可致头痛、失眠及心悸。

（2）局部刺激性大，肌内注射可引起局部疼痛、红肿，治疗量时可致失眠或不安。

（三）二羟丙茶碱（Diprophylline）

1. 药物概述　本品是茶碱 N–7 位接二羟丙基的中性衍生物，药理作用与氨茶碱相似，对血管、支气管平滑肌均有舒张作用，能扩张冠状动脉和支气管，增加冠脉血流量，并兴奋心肌，增加心排血量，有较强的利尿作用。其作用机制过去认为是竞争性地抑制环化核苷磷酸二酯酶，从而抑制环磷腺苷（cAMP）的代谢，使 cAMP 在组织中浓度增加而起平喘作用。近来实验认为，茶碱的支气管扩张作用部分是由于内源性肾上腺素与去甲肾上腺素释放的结果，此外，茶碱是嘌呤受体阻滞药，能对抗腺嘌呤等对呼吸道的收缩作用，还能增强膈肌收缩力，尤其在膈肌收缩无力时作用更显著，因此有助于改善呼吸功能。本品平喘作用比茶碱稍弱，心脏兴奋作用仅为氨茶碱的 1/20～1/10，对心脏和神经系统的影响较小。

2. 适应证　用于支气管哮喘、喘息型支气管炎、阻塞性肺气肿等喘息症状的缓解。也可用于心源性哮喘，尤适用于伴有心动过速以及不能耐受茶碱的哮喘患者。

3. 用法与用量

（1）成人

1）常规剂量：①口服给药，每次 100～200mg，每天 3 次。1 次最大量为 500mg。②肌内注射，每次 250～500mg，每天 3～4 次。③静脉注射，每次 250～500mg，每天 3～4 次。注射时应加入到 25%（或 50%）葡萄糖注射液 20～40ml 中，于 15～20 分钟徐缓注入。④静脉滴注，每次 250～750mg，加入 5%（或 10%）葡萄糖注射液或生理盐水中静脉滴注，每天总量小于 2 g。⑤直肠给药，每次 250～500mg，每天 2～3 次。

2）肾功能不全时剂量：肌酐清除率（Ccr）为 50ml/min 的患者，用药剂量为肾功能正常者的 75%；Ccr 为 10～50ml/min 的患者，用药剂量为肾功能正常者的 50%；Ccr 为 10ml/min 或以下的患者，用药剂量为肾功能正常者的 25%。

3）透析时剂量：血液透析时的剂量为常规剂量的 1/3。

（2）儿童常规剂量：静脉滴注，使用本品氯化钠注射液时，每次 2～4mg/kg，缓慢静脉滴注。

4. 药物相互作用

（1）本品与麻黄碱或其他拟交感胺类支气管扩张药合用会产生协同作用。

（2）与苯妥英钠、卡马西平、西咪替丁、咖啡因或其他黄嘌呤类药等合用，可增加本品作用和毒性。

（3）与克林霉素、林可霉素及某些大环内酯类、喹诺酮类抗生素合用时，可降低本品在肝脏的清除率，使血药浓度升高，甚至出现毒性反应，应在给药前后调整本品的用量。

（4）丙磺舒能升高本品的血药浓度，有导致过量中毒的危险，还会与本品竞争肾小管分泌，使本品半衰期延长。

（5）与普萘洛尔合用时，本品的支气管扩张作用可能受到抑制。

（6）碳酸锂可加速本品清除，使本品疗效降低；本品还可使锂的肾排泄增加，影响锂盐的作用。

5. 禁忌证

（1）对本品或其他茶碱类过敏的患者禁用。

（2）急性心肌梗死及严重心肌功能障碍患者禁用。

（3）活动性消化性溃疡患者禁用。

（4）未经控制的惊厥性疾病患者禁用。

6. 不良反应

（1）心血管系统：可引起心悸、心动过速、期前收缩、显著的低血压、面部潮红、室性心律失常等，严重者可出现心力衰竭。

（2）中枢神经系统：可引起头痛、烦躁、易激动、失眠、兴奋过度等，甚至导致阵挛性的全身性的癫痫发作。

（3）代谢及内分泌系统：可导致高血糖。

（4）泌尿生殖系统：可引起蛋白尿、肉眼或镜下血尿以及多尿症状。

（5）消化系统：可引起口干、恶心、呕吐、上腹部疼痛、呕血、腹泻、食欲缺乏等。

（四）胆茶碱（Theophylline Cholinate）

1. 药物概述　本品为茶碱与胆碱的等分子化合物，作用与氨茶碱相同，有松弛支气管及血管平滑肌、强心、利尿等作用。

2. 适应证

（1）用于支气管哮喘、肺气肿。

（2）用于心源性哮喘、冠状动脉功能不全。

（3）用于心源性或肾源性水肿以及胆绞痛。

3. 用法与用量　成人口服每次 0.1～0.2 g，每天 2～3 次。极量：每次 0.5 g，每天 1.0g。

4. 药物相互作用、禁忌证　参见氨茶碱。

5. 不良反应　可有轻微胃肠道反应，较氨茶碱轻。

三、M 胆碱受体拮抗药

（一）异丙托溴铵（Ipratropium Bromide）

1. 药物概述　本品是一种对支气管平滑肌有较高选择性的强效抗胆碱药，松弛支气管平滑肌作用较强,吸入本品后起扩张支气管的作用。本品对呼吸道腺体和心血管系统的作用不明显,其扩张支气管的剂量仅及抑制腺体分泌和加快心率剂量的 $1/20 \sim 1/10$。应用本品后患者痰量和痰液的黏滞性均无明显改变。此外,口服本品可抑制胃酸分泌,降低鸟苷酸(GMP)浓度,从而抑制抗原物质引起的支气管痉挛,使过敏性鼻炎的分泌物减少。

2. 适应证

(1)用于缓解慢性阻塞性肺部疾病(如慢性支气管炎、肺气肿等)引起的支气管痉挛、喘息症状,并可作为维持用药。

(2)用于防治支气管哮喘,尤其适用于因不能耐受肾上腺素 β 受体激动药所致肌肉震颤、心动过速的患者。

3. 用法与用量

(1)成人常规剂量

1)气雾吸入:①一般用法,每次喷吸 2 喷(相当于 40μg),每天 3~4 次或每隔 4~6 小时喷吸 1 次;②严重发作,每次喷吸 2~3 喷,每 2 小时可重复 1 次。

2)雾化吸入:每次 0.4~2ml(相当于 100~500μg)溶液剂,加生理盐水稀释到 3~4ml,置雾化器中吸入,至症状缓解,剩余的药液应废弃。

(2)儿童常规剂量

1)气雾吸入:喷雾剂,14 岁以上儿童同成人。

2)雾化吸入:应用本品溶液剂。①14 岁以下者,每次 0.2~1ml(相当于 50~250μg),用生理盐水稀释到 3~4ml,置雾化器中吸入,一般每天 3~4 次,必要时每隔 2 小时重复 1 次;②14 岁以上者,同成人。

4. 药物相互作用

(1)本品与非诺特罗、色甘酸钠、茶碱、沙丁胺醇等合用,可相互增强疗效。

(2)金刚烷胺、吩噻嗪类抗精神病药、三环类抗抑郁药、单胺氧化酶抑制药以及某些抗组胺药可增强本品的作用。

(3)β 肾上腺素受体激动药或黄嘌呤制剂可增强本品的支气管扩张作用,有闭角型青光眼病史的患者合用本品与 β 受体激动药时,可增加急性青光眼发作的危险。

5. 禁忌证

(1)对本品及阿托品和其衍生物过敏者禁用。

(2)幽门梗阻者禁用。

6. 不良反应

(1)心血管系统:少见心动过速、心悸。

(2)中枢神经系统:常见头痛,可有头晕、神经质。

(3)呼吸系统:可见咳嗽、局部刺激,极少见支气管痉挛。

(4)肌肉、骨骼系统:可有震颤。

(5)泌尿生殖系统:少见尿潴留(已有尿道梗阻的患者发生率增加)。

(6)消化系统:常见口干,可有恶心、呕吐,少见口苦、胃肠动力障碍(尤其对于纤维囊泡症的患者,停药后可恢复正常)。

（7）眼：可有视物模糊，少见眼部调节障碍。

（8）过敏反应：极少见，表现为头晕，皮疹，荨麻疹，皮肤或黏膜肿胀，喉痉挛，血压下降，舌、唇和面部血管性水肿及过敏症等，大多数患者对其他药物或食物尤其是大豆有既往过敏史。

（二）异丙东莨菪碱（Isopropylscopolamine）

1. 药物概述　本品为东莨菪碱的异丙基衍生物，具有明显的支气管扩张作用，抑制腺体的作用较弱，其平喘作用与异丙托溴铵相似。对呼吸、心血管无不良影响，为目前较好的平喘药物之一。

2. 药动学　起效较快，吸入后 30～60 分钟可达血药峰值。

3. 适应证　可用于慢性喘息型支气管炎和慢性支气管哮喘。

4. 用法与用量　每次 180μg（相当于揿喷 3 次），每天 2～4 次。

5. 不良反应　偶有轻度口干、恶心，但可自行缓解。

四、过敏介质阻释剂

（一）色甘酸钠（Sodium Cromoglicate）

1. 药物概述　本品属色酮类化合物，为过敏反应递质阻释剂，它可以抑制磷酸二酯酶活性，使肥大细胞中 cAMP 水平增高，减少 Ca^{2+} 向细胞内转运，并在肥大细胞细胞膜外侧的钙通道部位与 Ca^{2+} 形成复合物，加速钙通道的关闭，使 Ca^{2+} 内流受到抑制；还能稳定肥大细胞的细胞膜，阻止肥大细胞脱颗粒，抑制组胺、5-羟色胺、慢反应物质等过敏反应递质的释放，阻抑过敏反应递质对组织的不良反应，从而达到防止或减轻支气管平滑肌痉挛、黏膜组织水肿并使血管通透性增加等作用。

2. 适应证

（1）可用于预防各型哮喘发作。

（2）可用于过敏性鼻炎、季节性花粉症、春季角膜炎、结膜炎、过敏性湿疹及某些皮肤瘙痒症。

（3）可用于溃疡性结肠炎和直肠炎。

3. 用法与用量

（1）成人

1）常规剂量

吸入给药：①支气管哮喘：干粉吸入，每次 20mg，每天 4 次；症状减轻后，每天 40～60mg；维持量为每天 20mg。气雾吸入，每次 3.5～7mg，每天 3～4 次，每天最大剂量为 32mg；②过敏性鼻炎，每侧 1 次 10mg，每天 4～6 次。

经眼给药：季节性花粉症和春季过敏性角膜结膜炎，2% 滴眼液，每侧 1 次 2 滴，每天 4 次，重症可适当增加到每天 6 次。在好发季节提前 2～3 周使用。

外用：过敏性湿疹及皮肤瘙痒症，5%～10% 软膏涂患处。

直肠给药：溃疡性结肠炎、直肠炎，灌肠，每次 200mg。

2）肾功能不全时剂量：酌情减量。

3）肝功能不全时剂量：酌情减量。

（2）儿童

1）吸入给药

支气管哮喘：①干粉吸入，5 岁以上儿童用成人量，不能吸粉剂的幼儿避免使用；②气雾吸入，6 岁以上儿童，每天吸 2 次，剂量同成人；6 岁以下儿童，很难做到使患儿协调吸药，故较少选用。

过敏性鼻炎：干粉吸入，6 岁以上儿童，每侧 1 次 10mg，每天 2～3 次。

2）经眼给药：结膜炎，4 岁及 4 岁以上儿童，4% 溶液，每次 1～2 滴，每天 4～6 次。

4. 药物相互作用

（1）支气管扩张药与色甘酸钠联用可防治支气管哮喘。

（2）乙醇与色甘酸钠不发生有害相互作用，但一般不宜合用。

（3）糖皮质激素与色甘酸钠联用可增强治疗支气管哮喘疗效。

（4）抗组胺药与色甘酸钠联用可减少抗组胺药用量。

（5）氯化钠溶液与色甘酸钠混合黏度增加，放置后形成沉淀（共离子效应），配伍禁忌。

（6）氨茶碱与色甘酸钠联用可减少茶碱用量，并提高止喘效果。

5. 禁忌证　对本品过敏者禁用。

6. 不良反应

（1）偶见排尿困难、尿急、尿痛、头晕、严重或持续性头痛、喘鸣加重、关节痛或肿胀、肌痛或肌无力、恶心或呕吐、皮疹或皮肤瘙痒、口唇与眼睑肿胀、胸部紧束感、呼吸或吞咽困难等。

（2）少数患者喷雾吸入干粉可出现腭、咽喉干痒、呛咳、胸部紧迫感、鼻腔充血、支气管痉挛，甚至诱发哮喘。

（3）对少数用滴鼻液、滴眼液的患者，初用时有局部刺激感。

（二）酮替芬（Ketotifen）

1. 药物概述　本品为新的抗变态反应药物，其特点是兼有很强的组胺 H_1 受体拮抗作用和抑制过敏反应递质释放的作用。其抗组胺作用较氯苯那敏（扑尔敏）强约 10 倍。在人体，不仅能抑制 I 型变态反应中肥大细胞和嗜碱性粒细胞释放组胺、慢反应过敏物质等反应递质，在 II 型变态反应中对中性粒细胞也有作用。口服有效，作用持续时间较长，1 天仅需给药 2 次。

2. 适应证

（1）本品可用于由 IgE 介导的各种变态反应性疾病，如多种（外源性、内源性和混合型）支气管哮喘（尤其适用于过敏性哮喘，混合型次之，感染型约半数以上有效）、喘息型支气管炎、过敏性咳嗽、过敏性鼻炎、花粉症、过敏性结膜炎、急性或慢性荨麻疹、异位性皮炎、接触性皮炎、光敏性皮炎、食物变态反应、药物变态反应、昆虫变态反应等。对由免疫复合物引起的血管炎性病变（如过敏性紫癜等）也有一定疗效。

（2）本品鼻腔喷雾剂及滴鼻液仅用于过敏性鼻炎。

（3）本品滴眼液仅用于过敏性结膜炎。

3. 用法与用量

(1)成人常规剂量

1)口服给药：每次 1mg，早、晚各 1 次。对嗜睡明显者，可仅于晚上睡前服 1mg。每天最大剂量为 4mg。

2)经眼给药：过敏性结膜炎，本品滴眼液滴眼，每次 1~2 滴，每天 4 次(早、中、晚及睡前各 1 次)。

3)经鼻给药：①滴鼻液，每次 1~2 滴，每天 1~3 次；②鼻腔喷雾剂，每次 0.15~0.3mg(1~2 喷)，每天 1~3 次。

(2)儿童常规剂量：口服给药，不同年龄患者剂量不同。4~6 岁，每次 0.4mg；6~9 岁，每次 0.5mg；9~14 岁，每次 0.6mg，均为每天 1~2 次。

4. 药物相互作用

(1)本品与抗组胺药物合用有一定协同作用，当患者用抗组胺药效果不满意时，可考虑合用本品。

(2)本品可增加阿托品类药物的阿托品样不良反应。

(3)与镇静催眠药合用时，可增强困倦、乏力等症状，应避免合用。

(4)与激素联合用药时，可明显减少激素的用量。

(5)与口服降血糖药合用时，少数糖尿病患者可见血小板减少，应避免合用。

5. 禁忌证

(1)对本品过敏者禁用。

(2)3 岁以下儿童不推荐使用。

6. 不良反应

(1)口服后可出现嗜睡、疲倦、乏力、镇静等中枢抑制作用，口干、恶心、胃肠不适等胃肠道反应，以及头晕、头痛、体重增加等不良反应。个别患者服药后可出现过敏反应，主要表现为皮疹、皮肤瘙痒、局部水肿等。

(2)鼻腔喷雾后可有轻度嗜睡、乏力、鼻干等，减量或停药后可自行消退。本品滴鼻后偶见患者反应迟钝。

(3)经眼给药后，少数患者可出现一过性眼刺痛感，但不影响使用。个别患者可出现眼睑炎、眼睑皮肤炎等过敏现象。偶见眼结膜充血，有刺激感；极少出现角膜糜烂等现象。此外，有时会出现困意。

(三)曲尼司特(Tranilast)

1. 药物概述　本品是一种新型抗变态反应药物，作用机制不同于以往的对症治疗药。作为过敏反应递质阻释药，本品有抑制化学递质释放的作用，可稳定肥大细胞膜和嗜碱性粒细胞膜，封闭细胞膜 Ca^{2+} 通道，阻止细胞裂解脱颗粒，从而抑制组胺和 5-羟色胺等过敏反应递质的释放，对于 IgE 引起的大鼠皮肤过敏反应和实验性哮喘有显著的抑制作用。

2. 适应证　预防和治疗支气管哮喘、过敏性鼻炎及其他过敏性疾病。

3. 用法与用量

(1)成人常规剂量：口服给药，每次 100mg，每天 3 次。作为预防性用药，一般用药均在 4 周以上,2~3 个月为一个疗程。起效后,可改服维持剂量(原治疗剂量的 1/3~2/3),疗程 2~12 个月,个别病例疗程可更长。

(2)儿童常规剂量:口服给药,每天 5mg/kg,分 3 次服用。其余参见成人。

4. 药物相互作用　尚不明确。

5. 禁忌证

(1)对本品过敏者禁用。

(2)孕妇禁用。

6. 不良反应　本品不良反应发生率较低。

(1)神经系统:可见头痛、眩晕、失眠、嗜睡等。

(2)泌尿系统:可见尿频、尿痛、血尿等膀胱刺激征。

(3)消化系统:可见食欲缺乏、恶心、呕吐、腹痛、腹泻、便秘、黄疸、氨基转移酶升高等。

(4)血液系统:可有红细胞计数及血红蛋白降低。

(5)其他:可出现过敏反应,如皮疹、全身瘙痒等。

(四)奈多罗米(Nedocromil)

1. 药物概述　临床用于预防性治疗各种诱发的哮喘和喘息型支气管炎。

2. 适应证　用于预防性治疗各种原因诱发的哮喘和喘息型支气管炎。

3. 用法与用量

(1)成人常规剂量:喷雾吸入,预防哮喘发作,每次 4mg(2 揿),每天 2 次,必要时可增加到每天 4 次。预防运动性哮喘,可于运动前吸入 2~4mg。

(2)儿童常规剂量:喷雾吸入,年龄大于 12 岁的儿童,用法与用量同成人;年龄小于 12 岁的儿童,因尚无经验建议不用本品。

4. 药物相互作用　尚不明确。

5. 禁忌证　对本品过敏者禁用。

6. 不良反应　偶有味觉改变、头痛、恶心、呕吐和头晕等,但均较轻,可自行消失。

(五)他扎司特(Tazanolast)

1. 药物概述　本品为肥大细胞稳定剂。本品主要有赖于其代谢产物苯酰羧酸(MTCC)发挥作用,可抑制肥大细胞释放过敏递质。口服后的作用比曲尼司特强。

2. 适应证　用于防治支气管哮喘。

3. 用法与用量　成人饭后服用,每次 75mg,每天 3 次。根据年龄、病情和耐受情况适当增减。

4. 禁忌证

(1)对本品过敏者禁用。

(2)孕妇、哺乳期妇女和所有年龄段儿童禁用。

5. 不良反应

(1)偶发皮疹、瘙痒,如反应明显,应及时停药。

(2)可能发生恶心、呕吐、腹痛、胃痛和腹泻。

（3）偶见血清氨基转移酶升高。

（4）偶有头痛、眩晕、疲倦。

（5）偶见心悸、蛋白尿和排尿困难。

（六）瑞吡司特（Repirinast）

1. 药物概述　本品为肥大细胞稳定剂。口服吸收后在体内迅速水解形成活性代谢物——7位、8位甲基的羟基化合物而发挥药效。哮喘患者口服后，可抑制抗原引起的肺功能减弱和皮肤过敏反应。

2. 适应证　用于防治支气管哮喘等变态反应性疾病。

3. 用法与用量　成人口服每次150mg，每天2次，早、晚各1次。可随年龄、病情和耐受性适当增减剂量。

4. 禁忌证

（1）对本品过敏者禁用。

（2）孕妇、哺乳期妇女禁用。

5. 不良反应

（1）可见皮疹、瘙痒等过敏反应。

（2）偶见困倦、下肢麻木。

（3）偶有恶心、胃部不适、腹痛和腹泻。

（4）偶见 ALT、AST，γ – GT 轻度上升。

（5）偶见蛋白尿、胸痛、出汗和口炎。

（七）奥马佐单抗（Omalizumab）

1. 药物概述　本品为抗免疫球蛋白 E（IgE）的重组人源化（嵌合）单克隆抗体，能特异性识别循环 IgE 的 Fc 段，循环 IgE 可与高亲和力 IgE 受体（Fc ERI）结合。本品具有以下特征：①与游离 IgE 结合，不与 IgG 或 IgA 结合；②阻断 IgE 与其高亲和力受体结合；③不与结合在肥大细胞或嗜碱性粒细胞上的 IgE 结合；④抑制产 IgE 培养细胞合成 IgE。本品不仅对哮喘的速发相阶段起作用，对迟发相阶段也起抑制作用。能够减少哮喘患者急性发作，降低吸入激素量，改善哮喘症状、肺功能以及生活质量。另外，本品治疗能减轻过敏性鼻炎和眼结膜炎患者的鼻、眼症状，减少其抗过敏药物的使用。

2. 适应证　本品用于治疗过敏性哮喘，也可用于使用吸入式皮质甾类药物及 LA-BAs 类药物无效的成年和青少年的严重过敏性哮喘病患者，以阻止哮喘加剧和控制症状。

3. 用法与用量

（1）成人

1）静脉给药：过敏性哮喘，中度或重度常年性过敏性哮喘，本品 2.5μg/kg 或 5.8μg/kg（按血清 IgE 的 ng/ml 计），与口服和（或）吸入糖皮质激素联用。其中，第 1、4 天给予半量，第 7 天给予全量，以后每 2 周给予全量 1 次，共 20 周。

2）皮下给药：①过敏性哮喘，皮下试验阳性或常年气源性致敏原体外反应阳性、吸入糖皮质激素不能完全控制症状的中至重度常年性哮喘，推荐用量为每次 150～375mg，每2~4周1次。②过敏性鼻炎：常年性，每次16μg/kg(按血清IgE的U/ml计)，每4周皮下注射1~2次。季节性，每次150~300mg，每3~4周1次，给药次数根据血清总IgE而定(IgE水平在150U/ml以上时，每3周用药1次；IgE水平为30~150U/ml时，每4周用药1次)。

(2)儿童

1)静脉给药：哮喘，中度或重度常年性过敏性哮喘，11~17岁，参见成人过敏性哮喘用药。

2)皮下给药：①常年性过敏性哮喘，皮肤试验阳性或常年气源性致敏原体外反应阳性、吸入糖皮质激素不能完全控制症状的中至重度常年性哮喘，12岁及12岁以上者，参见成人过敏性哮喘用药；②季节性过敏性鼻炎，12岁及12岁以上者，参见成人用药。

4. 药物相互作用　尚不明确。

5. 禁忌证　对本品过敏者禁用。

6. 不良反应

(1)中枢神经系统：可出现头痛、眩晕、疲乏。

(2)呼吸系统：可见哮喘加重及急性而轻微的哮喘发作(与本品的关系均不明确)、上呼吸道感染、病毒性感染、鼻窦炎和咽炎。

(3)过敏反应：偶可出现风疹样皮疹，出现于皮下给药2小时内。

(4)其他：可见皮下注射部位反应。接受本品治疗的哮喘及其他过敏性疾病患者，发现有0.5%出现恶性肿瘤。

五、白三烯受体拮抗药

(一)吡嘧司特(Pemirolast)

1. 药物概述　本品是一种具有肥大细胞稳定作用的抗过敏药物，药效学作用与色甘酸钠相似。本品抗过敏作用的机制尚不明确，可能与抑制细胞外钙内流以及细胞内钙释放有关。本品可抑制肺组织和腹腔肥大细胞释放组胺、白三烯 C_4、白三烯 D_4、血栓素 A_2、前列腺素 D_2，该作用呈剂量依赖性，还可抑制嗜酸性粒细胞释放白三烯 C_4 和嗜酸性粒细胞阳离子蛋白(ECP)，防止嗜酸性粒细胞活化，但并不抑制结膜肥大细胞释放组胺。此外，本品可抑制花生四烯酸的释放，而且由于抑制磷酸二酯酶似乎可增加环磷腺苷的作用；还可抑制血管平滑肌细胞的迁移和增生，在动物模型中已报道它可抑制内膜增生。本品无直接的支气管扩张活性。

2. 适应证

(1)本品眼用制剂可用于变应性结膜炎。

(2)本品口服制剂可用于变应性鼻炎、支气管哮喘、防止冠状动脉血管成行术后再狭窄。

3. 用法与用量

(1)变应性鼻炎：口服给药，每次50mg，每天2次。

(2)哮喘：口服给药，每次50mg，每天2次。

(3)防止冠状动脉血管成行术后再狭窄：口服给药，术前1周用药，每天20mg，持续至随后的血管造影术期间(约 4 个月)。

(4)变应性结膜炎:经眼给药,推荐 0.1%滴眼液每侧 1～2 滴,每天 4 次。获得显著疗效可能需要 4 周。

4. 药物相互作用　尚不明确。

5. 禁忌证

(1)对本品过敏者禁用。

(2)本品滴眼液的妊娠安全性分级为 C 级,孕妇不宜使用。

6. 不良反应

(1)中枢神经系统:口服偶见头痛、疲乏,滴眼时常见头痛。

(2)呼吸系统:呼吸道症状在口服治疗中不常见,10%～25%的过敏性结膜炎患者在使用本品滴眼液期间出现鼻炎、流感样或感冒样症状,较少发生支气管炎、鼻窦炎、咳嗽、喷嚏、鼻塞。

(3)泌尿生殖系统:口服可见蛋白尿,一些使用滴眼液的女性患者可见痛经。

(4)消化系统:可见恶心、呕吐、消化不良、非特异的胃部不适、便秘、口腔炎、口干、味觉迟钝,偶见长期服用出现血清丙氨酸氨基转移酶和碱性磷酸酶增高的报道。

(5)血液系统:可引起血小板增多和血红蛋白降低,但并不常见。

(6)皮肤:口服少见皮疹、瘙痒。

(7)眼:使用滴眼液时可偶见烧灼感、眼干、异物感和一般性眼部不适。

(8)其他:可见发热。

(二)异丁司特(Ibudilast)

1. 药物概述　本品属于白三烯拮抗药和血小板激活因子拮抗药。本品可选择性地抑制白三烯的释放,使白三烯所致支气管收缩和血管通透性增加受到制约,具有抗过敏、抗炎和扩张支气管的作用。

2. 适应证

(1)缓解支气管哮喘的呼吸困难。

(2)改善脑梗死、脑出血后遗症和脑动脉硬化患者的自觉症状。

3. 用法与用量　成人口服每次 10mg,每天 2～3 次。

4. 药物相互作用　尚不明确。

5. 禁忌证

(1)对本品过敏者、孕妇、哺乳期妇女禁用。

(2)颅内出血尚未完全止血者禁用。

(3)脑梗死急性期和肝功能不全者慎用。

6. 不良反应

(1)主要有食欲缺乏、嗳气、上腹部不适、恶心、呕吐、眩晕、皮疹、皮肤瘙痒等。

(2)偶见心悸、AST、ALT,γ-谷氨酰转移酶(γ-GT)、总胆红素升高。这些不良反应大都可以耐受。罕见直立性低血压。

(三)氨来占诺(Amlexanox)

1. 药物概述　本品为肥大细胞稳定剂。本品不仅对肥大细胞具有稳定作用,还可抑制白三烯的形成。

2. 适应证　用于防治支气管哮喘，其鼻用气雾剂可用于治疗过敏性鼻炎。

3. 用法与用量　成人口服每次25~50mg，每天3次，于早、晚饭前及睡前服。

4. 禁忌证

(1)对本品过敏者、孕妇、哺乳期妇女禁用。儿童暂不使用。

(2)有过敏性病史者慎用。

5. 不良反应

(1)可能发生皮疹、瘙痒等过敏反应。

(2)偶见恶心、呕吐、腹痛、腹泻等胃肠道反应。

(3)头晕、头痛、嗜酸性粒细胞增多、血尿素氮(BUN)或氨基转移酶水平上升也会出现。

(四)扎鲁司特(Zafirlukast)

1. 药物概述　本品为过敏递质阻释药，能特异性地拮抗白三烯受体，可有效地预防白三烯所引起的血管通透性增加、气道水肿和支气管平滑肌的收缩，抑制嗜酸性粒细胞、淋巴细胞和组织细胞的浸润，减少因肺泡巨噬细胞刺激所产生的过氧化物，但不影响前列腺素、血栓素、胆碱和组胺受体。治疗后可达到减轻气管收缩、气道炎症的作用，从而缓解哮喘症状，减少哮喘发作、夜间憋醒次数，减少肾上腺素 β_2 受体激动药的使用，并能改善肺功能。

2. 适应证

(1)适用于慢性轻至中度哮喘的预防和治疗，尤其适用于阿司匹林哮喘或伴有上呼吸道疾病(如鼻息肉、过敏性鼻炎)者。

(2)适用于激素抵抗型哮喘或拒绝使用激素的哮喘患者。

(3)用于严重哮喘时以控制哮喘发作或减少激素用量。

3. 用法与用量

(1)成人

1)常规剂量：口服给药，起始剂量及一般维持剂量均为每次20mg，每天2次。为达到最佳疗效，也可逐步增加至最大量(每次40mg，每天2次)。用于预防哮喘时，应持续用药。

2)肾功能不全时剂量：不必调整剂量。

3)肝功能不全时剂量：酒精性肝硬化稳定期患者，起始剂量为每次20mg，每天2次，以后根据临床反应而调整。

4)老年人剂量：同肝功能不全时剂量。

(2)儿童常规剂量：口服给药，12岁及12岁以上儿童，用量同成人。

4. 药物相互作用

(1)阿司匹林可使本品的血药浓度升高约45%。

(2)与华法林合用时，可导致凝血酶原时间延长约35%，合用时应密切监测凝血酶原时间。

(3)红霉素、茶碱、特非那定可降低本品的血药浓度。

（4）本品可与其他治疗哮喘和抗过敏的常规药物联用。与吸入性糖皮质激素、支气管扩张药、抗生素、抗组胺药和口服避孕药等合用时未见不良相互作用。

5. 禁忌证　对本品过敏者禁用。

6. 不良反应

（1）本品耐受性良好，最常见的不良反应有轻微头痛、胃肠道反应、咽炎、鼻炎、老年患者感染的发生率增加，少见氨基转移酶升高、皮疹（包括水疱）、挫伤后凝血障碍、粒细胞缺乏症，罕见过敏反应（包括荨麻疹和血管性水肿）、轻微的肢体水肿、肝炎（有的伴高胆红素血症）、肝功能衰竭、高胆红素血症、非特异性关节痛和非特异性肌痛。

（2）较大剂量给药时，导致继发肿瘤的危险性增加，如肝细胞癌、膀胱癌等。

（五）孟鲁司特（Montelukast）

1. 药物概述　本品是一种选择性白三烯受体拮抗药。与其他有药理学重要意义的呼吸道受体如类前列腺素、胆碱能和 β 肾上腺素受体相比，本品对半胱氨酰白三烯（$CysLT_1$）受体有高度的亲和性和选择性，能有效地抑制 LTC_4、LTD_4 和 LTE_4 与 $CysLT_1$ 受体结合所产生的生理学效应而无任何受体激动活性。近年来的研究表明，体内诸多自体活性物质（如白三烯等）对炎症、过敏反应和哮喘的病因学有一定的作用，本品能拮抗白三烯受体，因而对哮喘有效，尤其是对阿司匹林敏感的哮喘，能减少发作次数和症状，减少对激素的依赖。本品对激素已耐药的患者亦有效。

2. 适应证　适用于哮喘的预防和长期治疗，包括预防白天和夜间的哮喘症状；也用于治疗阿司匹林哮喘，预防运动性哮喘。

3. 用法与用量

（1）成人

1）常规剂量：口服给药，每次 10mg，每天 1 次，睡前服用。

2）肝功能不全时剂量：轻至中度肝功能损害的患者无须调整剂量。尚无严重肝功能不全患者使用本品的临床资料。

3）肾功能不全时剂量：肾功能不全的患者无须调整剂量。

4）老年人剂量：老年人无须调整剂量。

（2）儿童常规剂量：口服给药，6 岁以下儿童，每天 5～10mg，每天 1 次。

4. 药物相互作用

（1）利福平可减少本品的生物利用度。

（2）与苯巴比妥合用时，本品 AUC 减少约 40%，但是不推荐调整本品的使用剂量。

（3）本品在推荐剂量下不对下列药物的药代动力学产生有临床意义的影响：茶碱、泼尼松、泼尼松龙、口服避孕药（炔雌醇/炔诺酮）、特非那定、地高辛和华法林。

5. 禁忌证　对本品过敏者禁用。

6. 不良反应　一般耐受性良好，不良反应轻微，通常不需要终止治疗。有以下不良反应报道：过敏反应（包括血管性水肿、皮疹、皮肤瘙痒、荨麻疹和罕见的肝脏嗜酸性粒细胞浸润）、头痛、嗜睡、易激惹、烦躁不安、失眠、腹痛、恶心、呕吐、消化不良、腹泻和肌痛（包括肌肉痉挛）等。未发现有致突变作用和致癌性。

（六）普仑司特（Pranlukast）

1. 药物概述　本品为继扎鲁司特后用于临床的第二个白三烯（LTs）受体拮抗药，为新型抗哮喘药，可选择性结合白三烯 C_4（LTC_4）、白三烯 D_4（LTD_4）、白三烯 E_4（LTE_4）受体，其中对 LTD_4 和 LTE_4 受体的亲和力比 LTC_4 更高。对乙酰胆碱、组胺及 5 – 羟色胺受体无拮抗作用。本品主要通过阻断炎症介质白三烯与其受体结合而抑制支气管收缩、血管高渗透性和肺功能。本品能改善轻、中度患者的肺功能，显著降低日间及夜间哮喘症状评分，减少夜间憋醒次数。

2. 适应证　用于支气管哮喘的预防和治疗。

3. 用法与用量　口服给药。

（1）成人推荐剂量为：每天 225～450mg，分 2 次于早、晚餐后服用。

（2）老年患者可将剂量减至每次 112.5mg，每天 2 次。

（3）食物可延迟或增加本品的吸收，为增加药物的吸收，本品宜餐后口服给药。

4. 药物相互作用

（1）本品与华法林合用，可增加华法林的血药浓度。

（2）特非那定可降低本品的血药浓度。

5. 禁忌证

（1）对本品过敏者禁用。

（2）颅内出血尚未完全控制者禁用。

（3）儿童应用本品的安全性尚未确定，故儿童不宜使用。

6. 不良反应

（1）消化系统：可见腹痛、消化不良、胃肠胀气、胃部不适、腹泻、便秘、恶心、呕吐及血清氨基转移酶或胆红素升高等肝功能异常。

（2）血液系统：偶见白细胞减少（初期症状：发热、咽喉痛、全身倦怠感等），血小板减少（初期症状：紫斑、鼻出血、牙龈出血等出血倾向），若出现这类症状，应终止服用并采取适当措施。

（3）中枢神经系统：可引起头痛、失眠、嗜睡、倦怠感。

（4）皮肤：主要为皮疹、瘙痒。

（5）其他：偶见麻木、震颤、关节痛、发热、水肿等。罕见 Churg – Strauss 综合征。

（七）塞曲司特（Seratrodast）

1. 药物概述　血栓素 A_2（TXA_2）有强大的平滑肌收缩作用，可使支气管收缩，是哮喘发作的重要介质。本品是抗哮喘药物中第一个 TXA_2 受体拮抗药，不仅能拮抗 TXA_2 的作用，而且对其他 COX 系代谢产物也有拮抗作用。具有抑制各种化学递质（血栓素 A_2，白三烯 D_4、血小板活化因子）引起的支气管收缩反应，并有抑制因抗原吸入而诱发的速发型和迟发型过敏反应，还有改善肺功能的作用。本品不但可以抑制 U – 46619 引起的豚鼠支气管收缩，而且可以抑制速发型和迟发型哮喘反应，降低犬气道的高反应性。此外，本品可以拮抗胆碱或乙酰甲胆碱诱发的哮喘。

2. 适应证　本品适用于轻至中度支气管哮喘的治疗。

3. 用法与用量　口服，成人推荐剂量为每次 80mg，每天 1 次，或遵医嘱。本品应在晚饭后服用。

4. 药物相互作用

（1）本品与引发溶血性贫血的药物合用会导致溶血性贫血发生的危险性大大增加。因此在药物合用时需仔细观察，一旦发现异常症状，应立即停药并采取适当措施。

（2）阿司匹林可使本品的游离浓度上升 26%。

5. 禁忌证

（1）对本品过敏者禁用。

（2）妊娠期妇女禁用。

6. 不良反应

（1）消化系统：可出现恶心、呕吐、食欲缺乏、胃部不适、腹痛、腹泻、便秘、口渴等症状，偶见伴随有黄疸，ALT、AST 升高的肝功能障碍，导致急性肝炎。

（2）过敏反应：出现皮疹、瘙痒。

（3）血液系统：可引起鼻出血、皮下出血、贫血、嗜酸性粒细胞增多。

（4）中枢神经系统：出现嗜睡、头痛、头晕等。

（5）其他：可引起倦怠、水肿、心悸。

（八）齐留通（Zileuton）

1. 药物概述　本品系 5 - 脂氧合酶抑制药，能抑制白三烯（LT）的形成（如 LTB_4、LTD_4 和 LTEs），对花生四烯酸代谢的环氧合酶通路不产生抑制作用，对骨髓过氧化酶活性、磷脂酶 A_2 活性、中性粒细胞脱颗粒、肥大细胞的组胺释放无影响。本品可减轻哮喘患者支气管对冷、干燥空气和抗原刺激（如组胺或超声雾化蒸馏水）的过敏性反应，对 LT 的产生加重功能亢进性呼吸道疾病的哮喘患者有较好疗效。

2. 适应证

（1）用于哮喘，可治疗轻度哮喘以及作为中度哮喘的辅助治疗药物。

（2）用于特应性皮炎。

（3）用于溃疡性结肠炎。

（4）用于变应性鼻炎。

（5）用于风湿性关节炎。

（6）用于系统性红斑狼疮与感染。

3. 用法与用量

（1）成人

1）常规剂量口服给药

哮喘：①预防和长期治疗哮喘，每次 600mg，每天 4 次；②慢性哮喘，初始剂量为每次 600mg，每天 4 次，连续 8 周，见效后减至每次 600～800mg，每天 3 次，而后再减至每次 600～800mg，每天 2 次；③轻至中度哮喘，每次 600mg，每天 4 次。

特应性皮炎：每次 600mg，每天 4 次，连续 6 周。

溃疡性结肠炎：每次 800mg，每天 2 次。

2）肾功能不全时剂量：肾功能不全患者无须调整剂量,因健康人药动学与轻、中和重度肾功能不全患者相同。在肾衰竭的患者,只有一小部分(小于0.5%)被血液透析移出。

3）老年人剂量：老年患者无须调整剂量,因健康人药动学与健康老年(65岁以上)相同。

（2）儿童常规剂量：口服给药,预防和长期治疗哮喘,12岁以上患者,同成人。

4. 药物相互作用

（1）本品与β肾上腺素受体阻断药,如普萘洛尔、倍他洛尔、贝凡洛尔、比索洛尔、布新洛尔、卡替洛尔、地来洛尔、拉贝洛尔、喷布洛尔、氧烯洛尔、奈比洛尔、特他洛尔、吲哚洛尔、卡维地洛等合用,可使β肾上腺素受体阻断药作用显著增加,其机制可能为减少了β肾上腺素受体阻断药的清除(奈比洛尔可竞争性抑制本品肝代谢和蛋白结合)。

（2）与华法林合用可使凝血酶原时间(PT)显著增加,可能的机制为本品降低了华法林的清除率。合用时应监测患者的PT,并相应调整华法林的剂量。

（3）与茶碱合用时,降低茶碱的清除率,血药浓度升高约1倍,导致与茶碱有关的不良反应(如恶心、呕吐、心悸、癫痫)发生率增加。合用时应将茶碱的剂量减少约1/2。正在服用本品的患者开始茶碱治疗时,应根据茶碱的血药浓度确定给药剂量,且在用药过程中监测茶碱血药浓度。

（4）本品可降低特非那定的清除率,增加特非那定心脏毒性(Q-T间期延长、尖端扭转型室上性心动过速、心搏骤停),应避免合用。

（5）与阿司咪唑合用,可能使阿司咪唑的血药浓度升高和心脏毒性(Q-T间期延长、尖端扭转型室性心动过速、心脏停搏)增加。其可能机制为抑制细胞色素P_{450}介导的阿司咪唑代谢,应避免合用。

（6）与匹莫齐特合用可抑制细胞色素P_{450}3A介导的皮莫齐特代谢,使后者的血药浓度升高,增加心脏毒性(Q-T间期延长、尖端扭转型室上性心动过速、心脏停搏),应避免合用。

（7）与麦角衍生物合用可抑制细胞色素P_{450}3A4介导的麦角代谢,使后者的血药浓度升高,增加毒性反应(恶心、呕吐、血管痉挛性缺血),应禁止合用。

（8）与萘普生合用,可见后者血药浓度升高16%,而其他药动学参数无明显变化。

（9）与地高辛、磺胺吡啶、苯妥英钠、磷苯妥英钠、单剂泼尼松、单剂泼尼松龙合用时无明显相互作用。

5. 禁忌证

（1）对本品过敏者禁用。

（2）活动性肝脏疾病患者禁用。

（3）血清氨基转移酶超过正常上限3倍或更高者禁用。

6. 不良反应

（1）中枢神经系统：可见头痛、头晕、失眠、疲乏、感觉异常。

（2）肌肉骨骼系统：有出现肌痛、乏力的报道。

（3）消化系统：可见恶心、腹痛、消化不良、腹泻;有丙氨酸氨基转移酶(ALT)升高的报道。

（4）皮肤：有引起荨麻疹、皮疹的报道。

六、肾上腺皮质激素

（一）倍氯米松（Beclometasone）

1. 药物概述　本品为强效外用糖皮质激素类药，具有抗炎、抗过敏和止痒等作用，能抑制支气管渗出物，消除支气管黏膜肿胀，解除支气管痉挛。对皮肤血管收缩作用远比氢化可的松强。局部抗炎作用是氟轻松和曲安西龙的 5 倍。

2. 适应证　本品气雾剂、粉雾剂或鼻喷雾剂适用于过敏性鼻炎、支气管哮喘等过敏性疾病。

3. 用法与用量

（1）成人常规剂量

1）气雾吸入：一般每次 50～250μg，每天 3～4 次；每天最大量一般不超过 1mg。重症用全身性皮质激素控制后再用本品治疗，每天最大量不超过 1mg。

2）粉雾吸入：每次 200μg，每天 3～4 次。

3）鼻腔喷雾：1 次一侧 100μg，每天 2 次；也可 1 次一侧 50μg，每天 3～4 次。每天最大量一般不超过 400μg。

4）外用：每天涂患处 2～3 次，必要时予以包扎。

（2）儿童常规剂量

1）气雾吸入：用量按年龄酌减，每天最大量一般不超过 400μg，症状缓解后逐渐减量。

2）粉雾吸入：每次 100μg，每天 3～4 次。

3）鼻腔喷雾：6 岁以上儿童同成人鼻腔喷雾项。

4. 药物相互作用

（1）胰岛素与本品有拮抗作用，糖尿病患者应注意调整本品的剂量。

（2）本品可能影响甲状腺对碘的摄取、清除和转化。

5. 禁忌证

（1）对本品过敏者以及对其他皮质激素有过敏史者禁用。

（2）本品乳膏及软膏禁止经眼给药，也禁用于细菌、真菌及病毒感染性疾病。

6. 不良反应

（1）少数患者使用气雾剂可有刺激感，口腔、咽喉部念珠菌感染，还可因变态反应引起皮疹。此外，偶见口干及声音嘶哑。

（2）少数患者使用鼻喷雾剂有鼻咽部干燥或烧灼感、喷嚏或轻微出血，极个别患者可见鼻中隔穿孔、眼压升高或青光眼。

（3）使用软膏易引起局部红斑、灼热、丘疹、痂皮等。长期用药可出现皮肤萎缩、毛细血管扩张、多毛、毛囊炎等。

（二）氢化可的松（Hydrocortisone）

1. 药物概述　本品为一种天然的短效糖皮质激素。糖皮质激素可通过弥散作用进入靶细胞，与其受体相结合，形成类固醇－受体复合物，然后被激活的类固醇－受体复合物作为基因转录的激活因子，以二聚体的形式与 DNA 上的特异性的顺序相结合，发挥其调控基因转录的作用，增加 mRNA 的生成，以后者作为模板合成相应的蛋白质（绝大多数是酶蛋白），后者在靶细胞内实现类固醇激素的生理和药理效应。生理剂量时影响机体物质代谢过程，参与调节糖、蛋白质、脂肪、核酸等代谢，并有一定的盐皮质激素样作用，能够保钠排钾，但作用较弱。本品则兼有较强的糖皮质激素及盐皮质激素的特性，故较适用于肾上腺皮质功能不全及失盐型先天性肾上腺增生症。

2. 适应证　糖皮质激素类药在临床应用非常广泛，主要包括：

（1）原发性或继发性（垂体性）肾上腺皮质功能减退症的替代治疗。

（2）用于治疗合成糖皮质激素所需酶系缺陷所致的各型肾上腺皮质增生症（包括 21 - 羟化酶缺陷、17 - 羟化酶缺陷、11 - 羟化酶缺陷等）。

（3）利用激素的抗炎、抗风湿、免疫抑制及抗休克作用治疗多种疾病。

1）自身免疫性疾病，如系统性红斑狼疮、皮肌炎、风湿性关节炎、自身免疫性溶血、血小板减少性紫癜、重症肌无力等。

2）过敏性疾病，如严重支气管哮喘、血清病、血管性水肿、过敏性鼻炎等。

3）器官移植排斥反应，如肾、肝、心、肺等组织移植。

4）中毒性感染，如中毒性细菌性痢疾、中毒性肺炎、重症伤寒、结核性脑膜炎、胸膜炎等。

5）炎症性疾病，如节段性回肠炎、溃疡性结肠炎、损伤性关节炎等。

6）血液病，如急性白血病、淋巴瘤等。

7）抗休克及危重病例的抢救等。

8）外用制剂可局部用于皮肤及眼科等炎症性或过敏性疾病等，如过敏性皮炎、神经性皮炎、虹膜睫状体炎等。

本品主要用于肾上腺皮质功能减退症及垂体功能减退症的替代治疗，也可用于过敏性和炎症性疾病等。

3. 用法与用量

（1）成人常规剂量

1）口服给药：①肾上腺皮质功能减退，每天 20～25mg（清晨服用 2/3，午餐后服 1/3）。有应激状况时，应适当加量，可增至每天 80mg，分次服用。有严重应激时改用本品静脉滴注。②类风湿关节炎、支气管哮喘等，每天 20～40mg，清晨顿服。

2）静脉注射：肾上腺皮质功能减退及腺垂体功能减退危象、严重过敏反应、哮喘持续状态及休克，氢化可的松注射液每次 100mg（或氢化可的松琥珀酸钠 135mg），每天最大剂量可达 300mg，疗程不超过 3～5 天。

3）静脉滴注：各种危重病例的抢救，每次 100～200mg（特殊危重病例每天可用至 1000～2000mg），稀释于生理盐水或葡萄糖注射液（5% 或 10%）500ml 中，混匀后滴注，可并用维生素 C 500～1000mg。

4）肌内注射：醋酸氢化可的松注射液每天 20～40mg。

5）关节腔内注射：关节炎，腱鞘炎，急慢性扭伤及肌腱劳损等，每次 12.5～50mg，加适量盐酸普鲁卡因注射液，摇匀后注射于关节腔中肌腱处。

6）鞘内注射：结核性脑膜炎、脑膜炎，使用醋酸氢化可的松注射液，每次 25mg

(1ml)。

7)局部给药：①痔疮顽固并发症，将一薄层油膏涂于患处，用手抹匀，早、晚各1次；②对皮质激素治疗有效的皮肤病，本品霜剂涂于患处，每天1～3次，待症状改善后，改为每天1次或者1周2～3次；③神经性皮炎，用气雾膜，用量根据皮损面积酌定，可每日或隔日喷涂1次。病程短的患者见效较快，痊愈率也较高，但痊愈后有复发；④各种炎性眼病，用滴眼液或眼膏，每天3～4次。

(2)儿童常规剂量：口服给药，肾上腺皮质功能减退症，每天 20～25mg/m²，分为每8小时服用1次。

4. 禁忌证

(1)对肾上腺皮质激素类药物过敏者和 对其他肾上腺皮质激素类药物过敏者也可能对本品过敏。

(2)下列疾病患者一般不宜：使用严重的精神病(过去或现在)和癫痫、活动性消化性溃疡、新近胃肠吻合手术、骨折、创伤修复期、角膜溃疡、肾上腺皮质功能亢进症、高血压、糖尿病、未能控制的感染(如水痘、麻疹、真菌感染)、较重的骨质疏松等。另外，孕妇也不宜使用。

(3)以下患者应避免使用：动脉粥样硬化、心力衰竭或慢性营养不良。

5. 不良反应

(1)不良反应与疗程、剂量、用药种类、用法及给药途径等有密切关系，但应用生理剂量替代治疗时未见明显不良反应。

(2)大剂量或长期应用本类药物，可引起医源性库欣综合征，表现为满月脸、向心性肥胖、紫纹、出血倾向、痤疮、糖尿病倾向(血糖升高)、高血压、骨质疏松或骨折(包括脊椎压缩性骨折、长骨病理性骨折)等。还可见血钙、血钾降低、广泛小动脉粥样硬化、下肢水肿、创口愈合不良、月经紊乱、股骨头缺血性坏死、儿童生长发育受抑制以及精神症状(如欣快感、激动、不安、谵妄、定向力障碍等)等。其他不良反应还包括肌无力、肌萎缩、胃肠道刺激(恶心、呕吐)、消化性溃疡或肠穿孔、胰腺炎、水钠潴留(血钠升高)、水肿、青光眼、白内障、眼压增高、良性颅内压升高综合征等。另外，使用糖皮质激素还可并发(或加重)感染。

(3)静脉迅速给予大剂量时可能发生全身性的过敏反应，表现为面部、鼻黏膜及眼睑肿胀，荨麻疹，气短，胸闷，喘鸣等。

(4)外用偶可出现局部烧灼感、瘙痒、刺激以及干燥感。若较长时间或大面积使用，可能导致皮肤萎缩、毛细血管扩张、皮肤条纹及痤疮等，甚至出现全身性不良反应。

(5)用药后可见血胆固醇、血脂肪酸升高，淋巴细胞、单核细胞、嗜酸性粒细胞和嗜碱性粒细胞计数下降，多形核白细胞计数增加，血小板计数增加或下降。

(6)糖皮质激素停药后综合征可有以下各种不同的情况：①下丘脑－垂体－肾上腺轴功能减退，可表现为乏力、食欲缺乏、恶心、呕吐、血压偏低。长期治疗后该轴功能的恢复一般需要9～12个月。②已被控制的疾病症状可于停药后重新出现。③有的患者在停药后出现头晕、头痛、晕厥倾向、腹痛或背痛、低热、食欲缺乏、恶心、呕吐、肌肉或关节疼痛、乏力等，经仔细检查如能排除肾上腺皮质功能减退和原来疾病的复发，则可考虑为对糖皮质激素的依赖综合征。

（三）地塞米松（Dexamethasone）

1. 药物概述　本品为人工合成的长效糖皮质激素，其抗炎、抗过敏作用比泼尼松更为显著。本品每 0.75mg 的抗炎活性相当于氢化可的松 20mg。其水钠潴留作用和促进排钾作用很轻微，在糖皮质激素外用制剂中，本品与氢化可的松同属低效类。

2. 适应证　本品作用特点与泼尼松龙相似，还可用于预防新生儿呼吸窘迫综合征、降低颅内高压、诊断库欣综合征（包括病因鉴别诊断）等。

3. 用法与用量　成人常规剂量：

（1）口服给药：开始为每次 0.75～3mg，每天 2～4 次；维持量约每天 0.75mg，视病情而定。

（2）静脉给药

1）一般用法：用地塞米松磷酸钠静脉注射或滴注（静脉滴注时应以 5% 葡萄糖注射液稀释），每次 2～20mg，2～6 小时重复给药至病情稳定，但大剂量连续给药一般不超过 72 小时。

2）缓解恶性肿瘤所致的脑水肿：地塞米松磷酸钠注射液，首剂 10mg 静脉推注，随后每 6 小时肌内注射 4mg，一般 12～24 小时患者可有好转。于 2～4 天后逐渐减量，5～7 天停药。

（3）肌内注射

1）一般用法：醋酸地塞米松注射液，每次 1～8mg，每天 1 次。

2）缓解恶性肿瘤所致的脑水肿：地塞米松磷酸钠注射液，参见静脉给药项。

3）增强治疗或用于过敏性疾病、休克：每次 2～6mg；重症可重复给药，每 2～6 小时用 1 次。

4）恶性疟疾所致脑水肿引起的昏迷：每次 3～10mg，每 8 小时用 1 次。

（4）关节腔内注射：醋酸地塞米松注射液及地塞米松磷酸钠注射液，每次 0.8～4mg，间隔 2 周 1 次。

（5）软组织的损伤部位内注射：醋酸地塞米松注射液，每次 0.8～4mg，间隔 2 周 1 次。

（6）皮内注射：醋酸地塞米松注射液，每一注射点 0.05～0.25mg，共注射 2.5mg，1 周 1 次。

（7）腔内注射：醋酸地塞米松注射液，每次 0.1～0.2mg，于鼻腔、喉头、气管、中耳腔、耳管注入，每天 1～3 次。

（8）鞘内注射：每次 5～10mg，间隔 1～3 周注射 1 次。

（9）吸入给药：用于过敏性鼻炎，用 1.7%～2.3% 气雾剂喷雾吸入，每天 2～4 次。

（10）经眼给药

1）滴眼：虹膜睫状体炎、虹膜炎、角膜炎、过敏性结膜炎、眼睑炎、泪囊炎等，地塞米松磷酸钠滴眼液滴眼，每天 3～4 次，用前摇匀。

2）涂眼：用 0.05% 的眼膏，每天 2～3 次。

3）植入微粒：在眼科手术结束并取出黏弹物质后，用精密无齿镊从包装中取出地塞米松缓释微粒 1 粒，放入眼前房或后房。如果放在前房，应将药粒放在虹膜基底 12 点位置；如果放在后房,应放在虹膜和人工晶体前表面之间的 6 点位置,然后以常规方式闭合切口。

4)玻璃体内注射:地塞米松磷酸钠,每次 0.4mg。

(11)局部给药

1)用醋酸地塞米松软膏涂抹患处,每天 2～3 次。

2)醋酸地塞米松粘贴片,先揭开黄色面,将白色层贴于患处,并轻压 10～15 秒,使其黏牢,不需取出,直至全部溶化。每次 0.3mg(1 片),每天总量不超过 0.9mg(3 片),连用不得超过 1 周。

4. 禁忌证

(1)对肾上腺皮质激素类药物过敏者禁用。

(2)活动性肺结核患者禁用。

(3)下列疾病患者一般不宜使用:高血压、血栓性疾病、胃及十二指肠溃疡、精神病(或严重的精神病史)、电解质代谢异常、心肌梗死、内脏手术(如新近胃肠吻合术)、青光眼、较重的骨质疏松、明显的糖尿病、未能控制的感染(如病毒、细菌、真菌感染)。

(4)单纯疱疹性或溃疡性角膜炎患者禁止经眼给药。

5. 不良反应　本品引起水钠潴留的不良反应较少,较大量服用时易引起糖尿病、类库欣综合征及精神症状。此外,本品对下丘脑－垂体－肾上腺轴功能的抑制作用较强。静脉注射地塞米松磷酸钠可引起肛门生殖区的感觉异常和激惹。本品的缓释微粒(眼科用药)偶可引起可逆性眼压升高。余参见"氢化可的松"。

(四)曲安奈德(Triamcinolone Acetonide)

1. 药物概述　本品为中效糖皮质激素,作用与曲安西龙相似,具有抗炎、抗过敏等作用。本品能增强内皮细胞、平滑肌细胞、溶酶体膜的稳定性,抑制免疫反应,降低抗体合成,减少组胺的释放,降低抗原－抗体结合时所激发的酶促反应。其水钠潴留作用微弱,而抗炎作用较强而持久。本品效力为曲安西龙的 48 倍,本品 4mg 的抗炎活性约相当于泼尼松龙 5mg 或氢化可的松 20mg。

2. 适应证　适用于各种过敏性及炎症性疾病。注射剂可用于支气管哮喘、过敏性鼻炎、肩周炎、腱鞘炎、急性扭伤、类风湿关节炎等。也可用于瘢痕疙瘩、囊肿性痤疮、盘状红斑狼疮、斑秃等小面积损害的局部注射。

3. 用法与用量

(1)支气管哮喘:肌内注射,每次 1ml(40mg),每 3 周 1 次,5 次为一个疗程,患者症状较重者可用 80mg。6～12 岁儿童用量减半,在必要时,3～6 岁幼儿可用成人剂量的 1/3。穴位或局部注射,每次 1ml(40mg),在扁桃体穴或颈前甲状软骨旁注射,每周 1 次,5 次为一个疗程,注射前先用少量普鲁卡因局麻。

(2)过敏性鼻炎:肌内注射,每次 1ml(40mg),每 3 周 1 次,5 次为一个疗程;下鼻甲注射,鼻腔先喷 1% 利多卡因液表面麻醉后,在双下鼻甲及前端各注入本品 0.5ml,每周 1 次,4～5 次为一个疗程。

4. 药物相互作用

(1)与两性霉素 B 或碳酸酐酶抑制药合用,可加重低钾血症。长期与碳酸酐酶抑制药合用,易发生低血钙和骨质疏松。

（2）与强心苷合用，可增加洋地黄毒性及心律失常的发生。

（3）与排钾利尿药合用，可致严重低血钾，并由于水钠潴留而减弱利尿药的排钠利尿效应。

（4）非甾体类抗炎镇痛药可加重本品的致溃疡作用。本品可增加对乙酰氨基酚的肝毒性。与水杨酸盐合用，可降低水杨酸盐的血药浓度。

（5）与蛋白质同化激素合用，可增加水肿的发生率，使痤疮加重。

（6）与抗胆碱能药（如阿托品）长期合用，可致眼压增高。

（7）三环类抗抑郁药可加重本品所致的精神症状。

（8）因本品可使糖尿病患者血糖升高，与降糖药（如胰岛素）合用时，应适当调整降糖药剂量。

（9）与免疫抑制药合用，可增加感染的危险性，并可能诱发淋巴瘤或其他淋巴细胞增生性疾病。

（10）甲状腺激素可使本品代谢清除率增加，故与甲状腺激素或抗甲状腺素药合用时，应适当调整本品剂量。

（11）本品可增加异烟肼在肝脏的代谢和排泄，降低其血药浓度和疗效。

（12）本品可促进美西律在体内代谢，降低其血药浓度。

（13）本品与生长激素合用，可抑制其促生长作用。

（14）本品与麻黄碱合用，可增强其代谢清除。

5. 禁忌证

（1）对本品成分及其他糖皮质激素过敏者禁用。

（2）全身或局部细菌或病毒感染（如病毒性、结核性或急性化脓性眼病、病毒性皮肤病）者禁用。

（3）严重的精神病或有既往史者不宜使用。

6. 不良反应

（1）长期、大面积使用本品可出现库欣综合征，表现为皮肤萎缩、毛细血管扩张、多毛、毛囊炎、痤疮、满月脸、高血压、骨质疏松、精神抑郁、伤口愈合不良以及增加对感染的易患性等。偶尔还可引起变态反应性皮炎或接触性皮炎。

（2）注射时常见的不良反应有全身性荨麻疹、支气管痉挛、视力障碍，少数患者出现双颊潮红现象。在皮损内局部注射可引起皮肤萎缩、出血或溃疡，并且易吸收而引起全身性作用；在关节腔内注射可能引起关节损害。

（五）布地奈德（Budesonide）

1. 药物概述　本品为局部应用的不含卤素的肾上腺皮质激素类药物，具有抗炎、抗过敏、止痒及抗渗出的作用。本品能缓解对即刻及迟发过敏反应所引起的支气管阻塞；对高反应性患者能降低气道对组胺和乙酰甲胆碱的反应；此外，还可有效地预防运动性哮喘的发作。吸入本品具有与倍氯米松相似的局部抗炎作用。本品的糖皮质激素作用较强，而盐皮质激素作用较弱。

2. 适应证

（1）适用于糖皮质激素依赖性或非依赖性的支气管哮喘和哮喘性支气管炎，可减少口服肾上腺皮质激素的用量,有助于减轻肾上腺皮质激素的不良反应。

(2)适用慢性阻塞性肺疾病(COPD)患者,减缓第一秒用力呼气量(FEV_1)的加速下降。

(3)还可用于治疗季节性或常年发生的过敏性鼻炎、血管运动性鼻炎、对症治疗鼻息肉以及鼻息肉切除后预防息肉再生。

3. 用法与用量

(1)成人常规剂量

1)干粉吸入:①支气管哮喘,治疗哮喘时剂量应个体化。根据患者原先的治疗情况,推荐剂量见表7-1;②慢性阻塞性肺疾病,每次0.4mg,每天2次。

表7-1 布地奈德用于治疗成人支气管哮喘的推荐剂量

原有治疗	起始剂量(mg/次)	最大剂量(mg/次)	维持剂量(mg/次)
无激素治疗	0.2~0.4,1次/天或 0.1~0.4,2次/天	0.4,2次/天	0.1~0.4,1次/天
吸入糖皮质激素	0.2~0.4,1次/天或 0.1~0.4,2次/天	0.4,2次/天	0.1~0.4,1次/天
口服糖皮质激素	0.4~0.8,2次/天	0.4,2次/天	0.1~0.4,1次/天

2)雾化吸入:将本品雾化混悬液经雾化器给药,起始剂量(严重哮喘期或减少口服糖皮质激素时剂量)为每次1~2mg,每天2次。维持剂量应个体化,推荐剂量为每次0.5~1mg,每天2次。雾化时间和剂量取决于流速、雾化器容积和药液容量。本品雾化混悬液可与生理盐水和特布他林、沙丁胺醇、色甘酸钠或溴化异丙托品溶液混合使用。

3)鼻喷吸入:鼻炎及鼻息肉的预防和治疗,每天256μg,可于早晨1次喷入(每个鼻孔128μg),或早、晚分2次喷入。在获得预期的临床效果后,减少用量至控制症状所需的最小剂量,以此作为维持剂量。

4)气雾吸入:严重支气管哮喘和停用(或减量使用)口服糖皮质激素的患者,剂量应个体化。①开始剂量:较轻微的病例,每次0.1~0.4mg,早、晚各1次;较严重的病例,每次0.2~0.4mg,每天4次。②维持剂量:每次0.2~0.4mg,每天2次。

(2)儿童常规剂量

1)干粉吸入:治疗支气管哮喘时剂量应个体化。根据患儿原先的治疗情况,对6岁及6岁以上儿童推荐剂量见表7-2。

表7-2 布地奈德用于治疗6岁及6岁以上儿童支气管哮喘的推荐剂量

原有治疗	起始剂量(mg/次)	最大剂量(mg/次)	维持剂量(mg/次)
无激素治疗	0.2~0.4,1次/天 或0.1~0.2,2次/天	0.8,2次/天	0.1~0.4,1次/天
吸入糖皮质激素	0.2~0.4,1次/天 或0.1~0.2,2次/天	0.8,2次/天	0.1~0.4,1次/天
口服糖皮质激素	0.2~0.4,1次/天	0.8,2次/天	0.1~0.4,1次/天

2)雾化吸入：将本品雾化混悬液经雾化器给药，起始剂量(严重哮喘期或减少口服糖皮质激素时剂量)为每次 0.5~1mg，每天 2 次。维持剂量应个体化，推荐剂量为每次 0.25~0.5mg，每天 2 次。

3)鼻喷吸入：鼻炎的治疗，6 岁以上儿童，用法与用量同成人。

4)气雾吸入：严重支气管哮喘和停用(或减量使用)口服糖皮质激素的患者，剂量应个体化。

开始剂量：①2~7 岁，每天 0.2~0.4mg，分成 2~4 次使用；②7 岁以上，每天 0.2~0.8mg，分成 2~4 次使用。

维持剂量：以减至最低剂量又能控制症状为准。

4. 药物相互作用

(1)酮康唑能提高本品的血药浓度，其作用机制可能是抑制了细胞色素 P_{450}3A 介导的布地奈德的代谢。

(2)西咪替丁可轻度影响口服布地奈德的药代动力学，但无明显临床意义。

(3)本品与其他常用治疗哮喘的药物合用，未见不良反应发生率增高，也未见有临床意义的相互作用的报道。

5. 禁忌证

(1)对本品过敏者禁用。

(2)中度及重度支气管扩张禁用。

6. 不良反应

(1)偶见速发或迟发的过敏反应，表现为皮疹、荨麻疹、接触性皮炎、血管神经性水肿和支气管痉挛等。

(2)喉部有轻微刺激，喷吸后若不漱口腔和咽部，偶见咳嗽或声嘶，甚至可有口腔咽喉部白色念珠菌感染。

(3)偶可出现异常精神症状，表现为紧张、不安、抑郁、行为障碍等。

(4)偶见头痛、头晕、疲劳、味觉减弱、恶心、腹泻、体重增加等。

(5)原来使用口服皮质激素改用本品者，有可能发生下丘脑 - 垂体 - 肾上腺轴的功能失调。

(6)极少数患者使用鼻喷雾剂后，偶见鼻中隔穿孔和黏膜溃疡。

(六)泼尼松(Prednisone)

1. 药物概述　本品是由可的松化学结构的 1、2 位碳之间变为不饱和的双键而成，为中效糖皮质激素。其抗炎作用及对糖代谢的影响比可的松强 4~5 倍，对水、盐代谢影响很小。

2. 适应证　本品主要用于过敏性与自身免疫性疾病。

(1)适用于治疗系统性红斑狼疮、重症多发性肌炎及严重的支气管哮喘、皮肌炎、血管炎等疾病。

(2)适用于治疗各种急性严重细菌感染、风湿病、肾病综合征、重症肌无力等。

(3)用于血小板减少性紫癜、粒细胞减少症的治疗。

(4)用于剥脱性皮炎、天疱疮、神经性皮炎、湿疹等严重皮肤病的治疗。

(5)用于器官移植的抗排斥反应。

(6)用于肿瘤如急性淋巴性白血病、恶性淋巴瘤的治疗。

(7)还用于某些眼科疾病的治疗及某些疾病的辅助诊断。

3. 用法与用量 成人常规剂量：口服给药，一般每次 5~10mg，每天 10~60mg。

(1)系统性红斑狼疮、溃疡性结肠炎、自身免疫性溶血性贫血等自身免疫性疾病每天 40~60mg，病情稳定后逐渐减量。

(2)药物性皮炎、荨麻疹、支气管哮喘等过敏性疾病每天 20~40mg，症状减轻后减量，每隔 1~2 天减少 5mg。

(3)防止器官移植排斥反应一般在术前 1~2 天开始给药，每天 100mg，术后 1 周改为每天 60mg，以后逐渐减量。

(4)急性白血病及其他恶性肿瘤每天 60~80mg，症状缓解后减量。

4. 禁忌证

(1)对肾上腺皮质激素类药物过敏者禁用。

(2)真菌和病毒感染患者禁用。

(3)下列疾病患者一般不宜使用：高血压、血栓症、胃及十二指肠溃疡、精神病、电解质异常、心肌梗死、内脏手术、青光眼等。

5. 不良反应

(1)本品对下丘脑-垂体-肾上腺轴抑制作用较强。并发感染为其不良反应。

(2)本品潴钠作用较可的松相对较弱，一般不易引起电解质紊乱或水肿等不良反应。

(3)余参见"氢化可的松"。

(七)甲泼尼龙(Methylprednisolone)

1. 药物概述 本品为人工合成的中效糖皮质激素，在泼尼松龙的 6α 位引入一个甲基，抗炎作用为氢化可的松的 7 倍，水盐代谢作用较氢化可的松弱，是治疗炎症和变态反应的优选药。

2. 适应证 其作用特点与泼尼松龙相似，主要用于危重疾病的急救、结缔组织病、过敏反应、白血病、休克、脑水肿、多发性神经炎、脊髓炎、器官移植等。

3. 用法与用量

(1)初始剂量：每次 8~12mg，每天 2 次，维持量 4~8mg。危症治疗：10~50mg/kg，缓慢静脉滴注。

(2)自身免疫性疾病的冲击治疗：剂量 10~15mg/(kg·d)。根据疾病种类和病情不同，具体治疗有所差异，可连续使用 3 天，或每月应用 1 次。儿童剂量为 1~30mg/(kg·d)，总剂量不超过 1 g/d。腔内注射混悬液每次 4~80mg。局部使用浓度为 0.25%~1.0%。

4. 药物相互作用 参见氢化可的松。

5. 禁忌证

(1)对肾上腺皮质激素类药物过敏者禁用。

(2)全身性真菌感染者禁用。

(3)下列疾病患者一般不宜使用：严重精神病及严重精神病史者、活动性消化性溃疡、新近胃肠吻合手术、严重高血压、明显的糖尿病、未能控制的感染(如水痘、麻疹、结核及其他真菌感染)、较重的骨质疏松。

6. 不良反应 本品水钠潴留的不良反应较氢化可的松弱。大剂量给药时可导致心律失常。余参见"氢化可的松"。

第四节 抗生素

一、抗微生物药物的分类

1. 按抗微生物药物的来源分类

(1)抗生素:由微生物生物合成,如青霉素 G、红霉素、四环素、庆大霉素等。

(2)半合成抗生素:以微生物生物合成的抗生素为基础对其结构进行改造,如氨苄西林、头孢唑林、米诺环素、利福平、阿米卡星等。

(3)抗菌药:完全由人工合成,如磺胺类、喹诺酮类。

2. 按作用机制分类

(1)干扰细菌的细胞壁合成:β-内酰胺类、万古霉素。

(2)损伤细菌的细胞膜:多肽类。

(3)阻碍细菌的蛋白质合成:氨基苷类、四环素类、大环内酯类。

(4)影响细菌脱氧核糖核酸的合成:磺胺类、喹诺酮类、利福霉素类。

3. 按抗菌谱分类

(1)抗革兰阳性菌:青霉素、一代头孢菌素、四代头孢菌素、大环内酯类、万古霉素及去甲万古霉素,克林霉素。

(2)抗革兰阴性菌:氨基苷类。

(3)广谱抗菌药物:青霉素、二代头孢菌素、三代头孢菌素、四环素类、氯霉素类。

(4)抗厌氧菌:青霉素、克林霉素、硝基咪唑类、氯霉素类、三代头孢菌素、头霉烯类、亚胺培南西司他丁钠。

(5)抗真菌药物。

(6)抗结核药物。

(7)抗病毒药物:板蓝根、黄连、鱼腥草。

(8)其他:抗麻风病药(氨苯砜)、抗疟药(氯喹)、抗阿米巴病药、抗滴虫病药、抗血吸虫病、抗丝虫病药药、驱肠虫药。

二、β-内酰胺类

(一)青霉素类

1. 天然青霉素 青霉素 G。

(1)作用及用途:本品为繁殖期杀菌药,抑制细菌繁殖时细胞壁的合成,导致细菌溶菌死亡。本品为窄谱抗生素,对 G^+ 菌有效。对本品高度敏感的致病菌有:绿色链球菌、溶血性链球菌、白喉杆菌、百日咳杆菌、破伤风杆菌、炭疽杆菌、脑膜炎球菌及致病螺旋体等。肺炎球菌、金黄色葡萄球菌、肠球菌、军团菌及流感杆菌对本品的敏感度变化较大，耐药或高度耐药者占相当大的比例。

本品不耐酸，口服量的 70% 以上被胃酸破坏。肌肉吸收良好，肌内注射 40 万 ~ 100 万 U 的青霉素 G，高峰血药浓度 8 ~ 20U/ml。静脉输注本品 100 万 U/h，输注两小时的血药浓度为 20 ~ 30U/ml。脑膜炎时药物易进入脑脊液。本品半衰期约为 30 分钟，主要以原型从肾脏排出体外，占用药量的 80% ~ 90%。

本品主要用于敏感菌引起的系统感染，如呼吸道感染、咽炎、猩红热、蜂窝织炎、败血症、脑膜炎、淋病及梅毒等。

（2）不良反应

1）过敏：为本品最常见的不良反应。皮疹、荨麻疹、药物热、喉头水肿、嗜酸性粒细胞增多，其他血清病样反应，过敏性休克占 0.004% ~ 0.015%。

2）全身大剂量或鞘内用药量过大可产生毒性反应如抽搐、肌肉阵挛、昏迷等。

3）血液系统：溶血性贫血、白细胞减少、血小板减少。

4）赫氏反应。

5）双重感染。

（3）注意事项

1）青霉素皮试阴性者方可用药，青霉素过敏者禁用。

2）静脉输注宜用青霉素 G 钠盐。

3）严重肾功能损害者不宜应用大剂量治疗方案，以免引起毒性反应。

2. 口服不耐酶　青霉素 V。

（1）作用及用途：本品抗菌作用同青霉素 G，抗菌活性较青霉素 G 稍差。本品口服吸收良好，血药浓度高，主要经肾脏排出。对多数敏感 G^+ 菌所致的轻、中度感染有效，包括链球菌所致的扁桃体炎、咽喉炎；肺炎链球菌所致支气管炎、肺炎。

（2）不良反应

1）神经毒性。

2）内分泌/代谢：大剂量时可引起血清钾浓度升高。

3）血液系统：溶血性贫血、白细胞减少、血小板减少。

4）消化道症状：胃肠道烧灼感、恶心、呕吐、腹泻、血清转氨酶一过性升高、肝毒性。

5）泌尿系统：肾毒性。

6）过敏反应少见，但有过敏性休克的病例报道。

3. 耐青霉素酶　甲氧西林、氯唑西林、苯唑西林（新青 II）。该类为半合成窄谱青霉素，对 G^+ 球菌有抗菌活性，对金黄色葡萄球菌产生的 β - 内酰胺酶稳定，其中氯唑西林对 β - 内酰胺酶最稳定，故对耐青霉素 G 黄色葡萄球菌有强大的抗菌活性。此外还对表皮葡萄球菌、化脓性链球菌、肺炎链球菌、脑膜炎双球菌敏感，对 G^- 杆菌无效。

4. 广谱青霉素

（1）作用及用途：本类为半合成广谱青霉素，对溶血性链球菌、肺炎链球菌、不产青霉素酶的葡萄球菌、草绿色链球菌、白喉杆菌、炭疽杆菌、放线菌属、流感嗜血杆菌、百日咳杆菌、部分奇异变形杆菌、大肠埃希菌、沙门菌属、志贺菌属、奈瑟菌属、除脆弱拟杆菌外的厌氧菌有抗菌活性。其中氨苄西林、阿莫西林仅对部分肠杆菌科有抗菌活性；而哌拉西林、美洛西林、替卡西林则对多数 G⁻细菌包括铜绿假单胞菌、克雷伯杆菌具有抗菌活性。

（2）禁忌证

1）对本类药物或青霉素过敏者禁用。

2）传染性单核细胞增多症、巨细胞病毒感染、淋巴细胞白血病、淋巴瘤等患者宜避免使用。

3）有哮喘、湿咳、花粉症、荨麻疹等过敏性疾病史，严重肾功能损害以及年老体弱者慎用。

（二）头孢菌素类

头孢菌素根据其抗菌作用特点、对耐药菌产生的 β–内酰胺酶的稳定性及药代动力特点可以分为四代。

1. 第一代头孢菌素类

（1）作用与用途：第一代头孢菌素具有广谱抗菌活性，对 G⁺菌的抗菌活性远远高于抗 G⁻菌的作用。对多数 G⁺球菌（包括耐青霉素酶的金黄色葡萄球菌）、奈瑟菌属、部分大肠埃希菌、奇异变形杆菌、肺炎克雷伯杆菌、志贺菌和沙门菌属敏感，对肠球菌属、MRSA、流感嗜血杆菌、其他肠杆菌属、不动杆菌属、铜绿假单胞菌、脆弱拟杆菌无效。该类抗生素对 β–内酰胺酶不稳定，易被水解失去抗菌活性。不宜透过血–脑屏障进入脑脊液中。

（2）不良反应

1）神经系统：头晕、抽搐等。

2）血液系统：血红蛋白下降、血小板减少、中性粒细胞减少、嗜酸性粒细胞增多、溶血性贫血。

3）消化系统：恶心、呕吐、腹泻、腹部不适等胃肠道症状、伪膜性肠炎、一过性肝功能异常。

4）泌尿系统：暂时性 BUN、肌酸、肌酐升高、蛋白尿、少尿。

5）其他：皮疹、荨麻疹、红斑、药物热、过敏性休克等过敏反应，双重感染，维生素 K、B 族维生素缺乏。

（3）禁忌证

1）对头孢菌素类药物或青霉素过敏者禁用。

2）肝肾功能不全者慎用。

3）有胃肠道疾病者特别是溃疡性结肠炎、Crohn 病或伪膜性肠炎患者慎用。

2. 第二代头孢菌素类

（1）作用与用途：第二代头孢菌素具有广谱抗菌活性，其抗菌强度接近或稍强于第一代头孢菌素，对 G⁺菌如金黄色葡萄球菌保留较好的活性。对 G⁻杆菌产的 β–内酰胺酶稳定，对阴性杆菌和厌氧菌的作用较第一代头孢菌素强，但对铜绿假单胞菌、耐药肠杆菌、支原体、衣原体无效。

（2）不良反应

1）心血管系统：胸闷，静脉注射易发生静脉炎。

2）神经系统：头晕、暂时性疲乏无力、头痛。

3）精神：抑郁、嗜睡。

4）血液系统：少数患者可出现嗜酸性粒细胞增多、白细胞总数或中性粒细胞减少等。

5）消化系统：恶心、呕吐、腹泻、腹部不适等胃肠道症状、伪膜性肠炎、一过性肝功能异常。

6）其他：皮疹、荨麻疹、红斑、药物热、过敏性休克等过敏反应，双重感染，维生素K、B族维生素缺乏。

3. 第三代头孢菌素类　主要药物有头孢噻肟、头孢他啶、头孢哌酮、头孢曲松、头孢克肟、头孢泊肟酯。

（1）作用与用途：第三代头孢菌素特点为：①对革兰阳性菌虽有一定的抗菌活性，但较第一、第二代弱；对革兰阴性菌包括肠杆菌、铜绿假单胞菌及厌氧菌如脆弱拟杆菌均有较强的抗菌作用；对流感杆菌、淋球菌具有良好的抗菌活性；②对 β - 内酰胺酶高度稳定；③血浆半衰期长，体内分布广，组织穿透力强，有一定量渗入炎症脑脊液中；④对肾基本无毒性。

（2）临床应用：口服用于革兰阴性菌所致各系统感染；注射用于耐药的革兰阴性菌所致严重感染、混合感染，且病情危重者如败血症、脑膜炎、骨髓炎、肺炎等。常用头孢哌酮、头孢曲松及口服头孢他啶。临床用于治疗尿路感染及危及生命的败血症、脑膜炎、肺炎等严重感染。由于出现超广谱 β - 内酰胺酶使得第三代头孢菌素面临耐药问题。

（3）不良反应：出现低凝血酶原症和双硫仑样反应、双重感染，耐药菌株如白念珠菌和肠球菌感染。

双硫仑样反应是指某些头孢菌素药物在使用后，患者如饮酒或与含乙醇的药物同服时引起双硫仑样反应，有称之为戒酒硫样反应。

症状为饮酒后 15 ~ 30 分钟或者静脉输注含乙醇的溶剂时，出现面部潮红、头痛眩晕、腹痛、恶心、呕吐、气急、心率加快、血压降低、嗜睡、幻觉甚至休克等症状，程度和酒量成正比。

已经证实可引起双硫仑样反应的药物有：头孢哌酮、头孢替安、头孢美唑、头孢甲肟、头孢曲松等。

头孢哌酮引起双硫仑反应，有的伴有心前区疼痛，心电图显示 ST 段下移、T 波低平。其原因是其分子结构中的甲硫四氮唑基可引起交感神经兴奋性增高，造成心率加快，心肌耗氧量增加，冠状动脉灌注压减低，导致血流量减少所致。

建议在使用上述药物期间，甚至停药后 1 周，患者不能饮酒，口服或静脉输含乙醇的药物。

对一般双硫仑样反应不需治疗，严重者可给予相应的抢救，做对症治疗。

4. 第四代头孢菌素类　主要药物有头孢匹罗、头孢吡肟。

（1）抗菌作用：第四代头孢菌素对革兰阳性菌、革兰阴性菌显示广谱抗菌活性，与第三代相比，增强了抗革兰阳性菌的活性，特别对链球菌、肺炎球菌有很强的活性，对多数厌氧菌有抗菌活性。对耐第三代头孢菌素的革兰阴性杆菌仍有效，但对 MRSA 无效。对Ⅰ类 β-内酰胺酶(革兰阴性杆菌产生的，染色体介导的头孢菌素酶)稳定，对Ⅰ类酶的革兰阴性杆菌有较强的抗菌作用，对肠杆菌属的作用优于头孢他啶等第三代头孢菌素。

(2)临床应用：用于对其他抗生素耐药的细菌引起的各系统严重感染或其他抗生素治疗无效的严重感染。常用头孢吡肟、头孢匹罗。但对耐甲氧西林金黄色葡萄球菌、耐甲氧西林表皮葡萄球菌等无效。

(3)不良反应：常见胃肠道反应、皮疹和药热。

(三)β-内酰胺酶抑制药

1. 抗菌作用　该类药物本身不具有抗菌活性，但对质粒介导和染色体介导的多种 β-内酰胺酶有很强的抑制作用，与 β-内酰胺类抗生素结合，可以增强其抗抗菌活性，尤其是增强了对产 β-内酰胺酶的金黄色葡萄球菌、G⁻杆菌、摩氏摩根菌和铜绿假单胞菌的抗菌活性。其中对铜绿假单胞菌有效的抗生素有哌拉西林/他唑巴坦、替卡西林/克拉维酸、头孢哌酮/舒巴坦。

2. 适应证

(1)本类药物适用于因产 β-内酰胺酶而对 β-内酰胺类药物耐药的细菌感染，但不推荐用于对复方制剂中抗菌药物敏感的细菌感染和非产 β-内酰胺酶的耐药菌感染。

(2)阿莫西林/克拉维酸口服制剂适用于流感嗜血杆菌和卡他莫拉菌所致的鼻窦炎、中耳炎和下呼吸道感染，大肠埃希菌、克雷伯菌属和肠杆菌属所致的尿道、生殖系统感染，甲氧西林敏感金黄色葡萄球菌、大肠埃希菌和克雷伯菌属所致的皮肤及软组织感染。阿莫西林/克拉维酸和氨苄西林/舒巴坦注射剂除上述适应证的较重病例外，还可用于上述细菌所致的腹腔感染、血液感染、骨感染、关节感染。

(3)头孢哌酮/舒巴坦、哌拉西林/他唑巴坦和替卡西林/克拉维酸适用肠杆菌科细菌、铜绿假单胞菌敏感株和甲氧西林敏感金黄色葡萄球菌所致血液感染、下呼吸道感染、皮肤及软组织感染、尿道感染、腹腔感染、盆腔感染、骨感染、关节感染。

(4)氨苄西林/舒巴坦、头孢哌酮/舒巴坦尚可用于不动杆菌属所致的感染。

(5)舒巴坦可与其他药物联合治疗多重耐药不动杆菌属所致的感染。

3. 注意事项

(1)应用阿莫西林/克拉维酸、氨苄西林/舒巴坦、替卡西林/克拉维酸和哌拉西林/他唑巴坦前必须详细询问药物过敏史并进行青霉素皮肤试验，对青霉素类药物过敏者或青霉素皮试阳性患者禁用。对以上复合制剂中任一成分过敏者亦禁用该复合制剂。

(2)有头孢菌素类或舒巴坦过敏史者禁用头孢哌酮/舒巴坦。有青霉素类过敏史的患者确有应用头孢哌酮/舒巴坦的指征时，必须在严密观察下慎用，但有青霉素过敏性休克史的患者不可选用头孢哌酮/舒巴坦。

(3)应用本类药物时如发生过敏反应，须立即停药；一旦发生过敏性休克，应就地抢救，并给予吸氧及注射肾上腺素、肾上腺皮质激素等抗休克治疗。

(4)中度以上肾功能不全患者使用本类药物时应根据肾功能减退程度调整剂量。

(四)碳青霉烯类

1. 作用　碳青霉烯类是一类广谱 β - 内酰胺类抗生素,抗菌作用极强,对 G^+ 菌、G^- 菌及厌氧菌,其中包括对其他抗生素不敏感或易耐药的铜绿假单胞菌、金黄色葡萄球菌、粪链球菌和脆弱拟杆菌均有强大的抗菌作用,对 β - 内酰胺酶高度稳定。但其对非典型致病菌(军团菌、支原体、衣原体)、真菌和嗜麦芽窄嗜单孢菌无效。亚胺培南在体内易受肾脱氢肽酶降解,亚胺培南/西司他汀 1:1 = 泰能,其半衰期短。美洛培南的 1 位上带有甲基,对肾脱氢肽酶稳定,可单独使用。具有抗生素后效应(PAE),其诱导产生 β - 内酰胺酶的频率低。

2. 不良反应

(1)心血管系统:低血压、心悸。注射给药易致血栓性静脉炎。

(2)神经系统:头痛、倦怠感、失眠、意识模糊、眩晕、痉挛,甚至癫痫发作。

(3)精神方面:焦虑、神经过敏、幻觉、抑郁、意识障碍。

(4)血液系统:粒细胞减少、血小板增多或减少、淋巴细胞减少、嗜酸性粒细胞增多,RBC、Hb 和 HCT 减少。

(5)消化系统:恶心、呕吐、腹泻、腹痛、食欲缺乏、伪膜性肠炎、肝功异常。

(6)呼吸系统:间质性肺炎。

(7)泌尿系统:排尿困难、BUN、肌酐升高、ARF。

(8)耳:听力部分或全部丧失。

(9)其他:过敏反应(荨麻疹、发热感、红斑、瘙痒、过敏性休克)、双重感染、菌群失调。

3. 禁忌证　对本类药物过敏者或对青霉素类、头孢菌素过敏者。

三、喹诺酮类

1. 作用　喹诺酮类抗生素是一类完全合成的药物,具有高效快速广谱的抗菌活性,不仅对 G^- 菌具有强大的抗菌活性,对 G^+ 菌也有较好的抗菌活性,它对菌体 DNA 旋转酶有强大的抑制作用,可以在数十分钟以较低的浓度将细菌杀灭。其独特的抗菌作用机制决定了本类药与其他抗菌药物很少有交叉耐药问题。根据喹诺酮类药物的发展历史,可分为四代,其中第一代、第二代主要用于消化道和泌尿系统感染,而用于呼吸系统感染的主要是第三代、第四代喹诺酮类药物,因此我们重点介绍后两代抗生素。第三代、第四代喹诺酮类抗生素对包括厌氧菌在内的 G^+ 菌和 G^- 菌具有很强的抗菌力,而且对支原体、衣原体、军团菌等非典型致病菌和结核分枝杆菌也显示抗菌作用。该类抗生素毒副反应轻微,发生率低,是一类安全有效的治疗药物,但由于该类抗生素动物实验中对软骨组织的损伤,故发育中的婴幼儿、儿童不宜使用。

2. 不良反应

(1)心血管系统:心悸、晕厥、高血压、心律失常、心绞痛、心肌梗死、心搏骤停、脑血栓形成、外周水肿、血管炎、静脉炎。

(2)神经系统:头晕、头痛、嗜睡、失眠、眩晕、癫痫发作、震颤。

(3)精神方面:精神异常、烦躁不安、意识错乱、幻觉。

(4)血液系统：白细胞和血小板减少。

(5)消化系统：口干、食欲缺乏、恶心、呕吐、腹部不适、腹痛、腹泻、便秘、血清转氨酶升高。餐后服用可减少胃肠道反应。

(6)泌尿生殖系统：尿素氮、肌酐升高，间质性肾炎，外阴瘙痒，阴道分泌物增多。

(7)皮肤：皮疹、瘙痒、光敏反应、血管神经性水肿、中毒性表皮坏死松解。

(8)骨髓肌肉：关节疼痛、肌肉痛、横纹肌溶解症、跟腱炎、跟腱断裂。

3. 禁忌证

(1)对氟喹诺酮类药过敏者禁用。

(2)孕妇禁用。

(3)年龄<18岁的患者不宜使用。如细菌仅对喹诺酮类敏感，应权衡利弊。

(4)哺乳妇女全身用药应暂停哺乳。

四、大环内酯类

1. 作用　大环内酯类作为一种窄谱抗生素，通过阻碍细菌蛋白质合成，对 G^+ 菌（葡萄球菌属、链球菌、肺炎双球菌、白喉杆菌、淋球菌）、G^- 菌中的脑膜炎双球菌、流感杆菌、衣原体、弯曲菌、军团菌、幽门螺旋杆菌、鸟结核杆菌、梅毒螺旋体、钩端螺旋体、立克次体等具有抗菌作用。大环内酯类抗生素不仅自身具有抗菌作用，在与其他抗生素联合应用时，还具有增强其他抗生素抗菌活性的作用。大环内酯类药物之间具有交叉耐药性，低浓度可诱导耐药，在机体组织中的浓度大于血液中浓度，但其对酶稳定性较低。

2. 不良反应

(1)心血管系统：室性心律失常（室速、Q-T间期延长）。

(2)消化系统：腹泻、恶心、呕吐、胃痛、食欲缺乏等胃肠道反应，肝功能异常、伪膜性肠炎等。

(3)血液系统：嗜酸性粒细胞增多、中性粒细胞增多、白细胞增多、血小板增多。

(4)骨骼肌肉：重症肌无力加重。

(5)耳：听力损害。

(6)其他：发热皮疹、瘙痒、过敏性休克、血管神经性水肿等过敏反应，注射局部疼痛、局部炎症，双重感染。

3. 禁忌证

(1)对大环内酯类药物过敏者禁用。

(2)12岁以下患者禁用。

(3)孕妇、哺乳期妇女、老人慎用。

五、氨基糖苷类

1. 作用　氨基糖苷类通过影响细菌蛋白质的合成，阻断细菌的繁殖，起到杀菌作用，对 G^+ 菌、G^- 菌均有强大的抗菌活性，特别是对 G^- 菌有强大的杀灭作用。其中链霉素、卡那霉素对结核杆菌有效；庆大霉素、妥布霉素、小诺米星、西索米星、阿米卡星（丁胺卡那霉素）、地贝卡星、异帕卡星、奈替米星（立克菌星）、依替米星（庆大霉素）对铜绿假单胞菌有效；还有一些药物具有特殊用途，如大观霉素对淋球菌有效，新霉素用于局部用药,巴龙霉素用于肠道用药。但由于该类药物已在临床上应用数十年,存在一定的细菌耐药,主要是细菌质粒介导的多种氨基糖苷灭活酶,使氨基糖苷类药物的活性基因被转化、修饰,使药物失去抗菌活性。

2. 不良反应

(1)心血管系统:低血压、血栓性静脉炎(静脉用药)。

(2)神经系统:神经肌肉阻滞、腿部抽搐、全身痉挛等。

(3)内分泌系统:血钙、血镁、血钾、血钠浓度降低。

(4)血液系统:贫血及白细胞、粒细胞减少。

(5)消化系统:恶心、呕吐、肝功能减退。

(6)泌尿系统:血尿、管型尿、蛋白尿、BUN 升高及其他肾毒性表现。

(7)耳:听力减退、耳鸣、耳部饱满感、前庭功能受影响。

(8)其他:皮肤瘙痒、皮疹等过敏反应,发热。

3. 禁忌证

(1)对氨基苷类药物过敏者。

(2)儿童、孕妇慎用,哺乳期妇女用药期间应暂停哺乳。

(3)脱水、第 8 对脑神经损害、重症肌无力、帕金森病、肾功能损害及接受肌肉松弛药治疗的患者慎用。

六、磺胺类

1. 作用 全合成广谱抗菌药,对脑膜炎球菌、溶血性链球菌、肺炎球菌、金黄色葡萄球菌、大肠杆菌、流感杆菌、沙眼病毒、卡氏肺孢子虫等均有较好的抗菌活性。特别是对脑膜炎球菌高度敏感。部分阴性杆菌如变形杆菌、产气杆菌、铜绿假单胞菌等耐药比例相当高或基本耐药。本品脑脊液中浓度较高,主要用于治疗呼吸系统、消化系统、泌尿系统常见感染疾病。

2. 不良反应

(1)神经系统:胆红素脑病、定向力障碍等。

(2)内分泌/代谢系统:甲状腺肿大、甲状腺功能减退症。

(3)血液系统:G-6PD 缺乏者,溶血性贫血、血红蛋白尿、粒细胞减少、血小板减少、再生障碍性贫血。

(4)消化系统:恶心、呕吐、食欲缺乏、腹泻、伪膜性肠炎、黄疸、肝功能减退、急性重型肝炎。

(5)精神方面:精神错乱、幻觉、欣快感、忧郁感。

(6)泌尿系统:结晶尿、血尿、少尿、尿痛、尿毒症、间质性肾炎或肾小球坏死。

(7)皮肤过敏:药疹、渗出性多形性红斑、剥脱性皮炎、表皮松解症。

(8)其他:光敏反应、药物热、关节及肌肉疼痛、发热等血清病样反应。

3. 禁忌证

(1)磺氨类抗生素过敏者禁用。

(2)严重肝肾功能不全者禁用。

(3)巨幼细胞性贫血者禁用。

（4）孕妇、哺乳期妇女、两个月以下婴儿禁用。

（5）G-6PD 缺乏、AIDS、血卟啉病、休克、失水者慎用。

七、硝基咪唑类

1. 作用　本类抗生素主要对厌氧菌包括脆弱拟杆菌、梭形杆菌、产气梭状芽孢杆菌有强大的抗菌作用，细菌不易产生耐药性，其作用优于林可霉素类。此外对滴虫、阿米巴原虫及蓝氏鞭毛虫也有很好的杀菌作用。

2. 不良反应

（1）心血管系统：ECG 上 T 波低平，血栓性静脉炎。

（2）神经系统：头痛、眩晕、晕厥、共济失调、失眠；高剂量导致癫痫发作、周围神经病变；长期用药导致持续周围神经病变。

（3）精神方面：精神错乱、易激怒、抑郁。

（4）血液系统：暂时性及可逆性白细胞减少、血小板减少。

（5）消化系统：恶心、呕吐、食欲缺乏、腹泻、便秘等。

（6）泌尿系统：排尿困难、多尿、尿失禁、盆腔压迫感、膀胱炎。

（7）生殖系统：阴道或外阴干燥、性交困难、性欲减低、阴道念珠菌感染。

（8）骨骼肌肉：一过性关节疼痛。

（9）其他：面部潮红、皮疹、瘙痒、荨麻疹等过敏反应。

3. 禁忌证

（1）对硝基咪唑类抗生素过敏者禁用。

（2）活动性中枢神经疾病者禁用。

（3）血液病者禁用。

（4）妊娠早期、哺乳期妇女禁用。

（5）儿童减量慎用，12 岁以下患者禁止全身应用替硝唑。

八、抗真菌药物

1. 氟康唑　本品为新型三唑类抗真菌药，能特异有效地抑制真菌的细胞膜合成，口服及静脉滴注本品能有效地治疗各种真菌感染；动物实验证明其对念珠菌属感染，包括全身性念珠菌感染；新型隐球菌感染，包括颅内感染；小孢子菌属感染及毛癣菌属感染亦有效。此外，对皮炎芽生菌、粗球孢子菌、荚膜组织胞质菌感染也有效。本品对真菌依赖的细胞色素 P_{450} 酶有高度特异性，可抑制真菌细胞膜麦角甾醇的生物合成，影响细胞膜的通透性，而抑制其生长。但对人体中正常的细胞或 P_{450} 酶作用甚微。

（1）临床应用：用于隐球菌引起的全身感染，包括隐球菌脑膜炎及肺部感染、念珠菌引起的体内深部感染、真菌引起的皮肤黏膜感染、免疫抑制患者的真菌感染的预防。

（2）用法用量

1）皮肤黏膜念珠菌感染：成人每日 50mg 口服，疗程 7～14 天。对难治病例可用每日 100mg 口服。

2）全身性真菌感染，成人用每天 100～200mg 静脉滴注，但严重深部真菌感染需增大剂量，必要时成人开始用每天 400mg 静脉滴注，以后改为每天 200～400mg，分 2 次给药。

3) 隐球菌脑膜炎：可用上述剂量，待病情稳定后再改为口服，疗程要长以免复发，维持量可减少，但不小于每天 100mg，临床常和两性霉素 B 联合应用。

(3) 注意事项：孕妇和哺乳妇女不宜用本品。浓度为 0.2% 的药液，静脉滴速不超过 10ml/min。

(4) 不良反应：一般能很好耐受，常见不良反应有恶心、腹痛、腹泻、胃肠胀气、皮疹等，亦可有丙氨酸转氨酶升高。特别是患潜在性疾病如艾滋病或肿瘤患者可引起肝肾功能异常。

2. 伊曲康唑　本品为三唑类抗真菌药。本品能高度选择性地抑制真菌细胞膜上依赖细胞色素 P_{450} 的 $14-\alpha-$ 去甲基酶，导致 $14-\alpha-$ 甲基固醇蓄积，使细胞麦角固醇合成受阻，膜通透性增加，细胞内重要物质外漏，导致真菌死亡。此外，$14-\alpha-$ 甲基固醇还作用于细胞膜上结合的 ATP 酶，干扰真菌的正常代谢。本品为广谱抗真菌药，对浅部、深部真菌感染的病原菌均有抗菌活性，并且抗菌谱较酮康唑更广；还对某些细菌和某些原虫有作用。本品对皮肤癣菌（毛癣菌、小孢子菌、絮状表皮癣菌）、酵母菌（新型隐球菌、念珠菌、马拉色菌）、曲霉菌、组织胞质菌、巴西副球孢子菌、某些镰刀菌、分枝孢子菌、皮炎芽生菌等，具有高度抗菌活性。三唑环的结构使本品对人细胞色素 P_{450} 的亲和力降低，而对真菌细胞色素 P_{450} 仍保持强亲和力。

(1) 临床应用

1) 浅部真菌感染：①手足癣、体癣、股癣、甲真菌癣（甲癣）、花斑癣；②真菌性结膜炎和口腔念珠菌感染；③阴道念珠菌感染。

2) 深部真菌感染：系统性念珠菌病、曲霉菌病、新型隐球菌性脑膜炎（隐球菌脑膜炎）、组织胞质菌病、芽生菌病、球孢子菌病和副球孢子菌病等。

3) 用于念珠菌病和曲霉病。

(2) 用法用量

1) 成人：口服。①浅表性真菌感染如体癣、股癣、手足癣：每日 100mg，餐时 1 次服，疗程为 15 天；甲癣为 3 个月。②纯斑癣、阴道念珠菌病及真菌性角膜炎：每日 200mg，餐时 1 次服，疗程分别为 7 天、14 天和 21 天。③全身性真菌感染：每日 200 ~ 400mg，餐时 1 次或分 2 次服，疗程根据疗效来定。④短程间歇疗法：每次 200mg，每日 2 次，连服 7 天为一个疗程：停药 21 天，开始第 2 个疗程。指甲癣服 2 个疗程、趾甲癣服 3 个疗程。

2) 儿童：全身真菌感染，口服，每日 3 ~ 5mg/kg。

(3) 注意事项：有以下情况者应慎用：①心脏局部缺血或者瓣膜疾病者；②明显的肺病患者；③肾功能不全者；④水肿性疾病患者；⑤肝功能不全者；⑥儿童；⑦妊娠妇女仅慎用于真菌感染严重或危及生命时。

(4) 不良反应

1) 多数患者耐受良好，常见的不良反应有恶心、呕吐、腹痛、腹泻、厌食、水肿、疲乏、发热、皮疹、皮肤瘙痒。

2) 少数患者用药后可引起头痛、头晕、性欲下降、嗜睡、高血压、蛋白尿、低钙血症、肝功能异常、抑郁、失眠、耳鸣、肾上腺功能不全、阳痿、男子女性乳房和男性乳房痛。

3. 伏立康唑　本品为一种新型的第 2 代三唑类抗真菌药,可抑制真菌浆膜的必需组分 - 麦角甾醇的合成。本品作用的靶位是细胞色素 P_{450} 依赖性羊毛甾醇 14 - α - 脱甲基酶,可催化脱去羊毛甾醇 C_{14} 位上的甲基。羊毛甾醇脱甲基是真菌麦角甾醇和哺乳动物胆固醇合成的重要步骤,在分子氧和还原辅酶 Ⅱ 存在的情况下,脱甲基化反应在三个连续的氧化步骤中被细胞色素 P_{450} 酶催化。如真菌的脱甲基化反应不完全,羊毛甾醇 C_{14} 位上巨大的甲基基团会插入真菌浆膜,通过改变浆膜的流动性而对浆膜功能产生不良影响。伏立康唑对曲霉菌属、丝状菌、念珠菌、各种酵母菌具有杀菌作用,其 MBC 为 MIC 的 2 倍。在体外,对一些地方流行性真菌如皮炎芽生菌、粗球孢子瘤、巴西副球孢子菌、荚膜组织胞质菌,甚至镰刀菌、克林塞支顶孢、扁平赛多孢、毛孢子菌种及波氏赛多孢均有抗菌活性,而上述菌株对氟康唑、伊曲康唑及两性霉素 B 等不敏感。另对免疫功能正常或免疫功能障碍的动物白色念珠菌引起的侵袭性念珠菌病应用可获得与氟康唑同样的效果。对氟康唑耐药的白色念珠菌、克柔念珠菌和光滑念珠菌所引起的侵袭性感染,本品比氟康唑的疗效更好。应用本品对肺及颅内隐球菌病与氟康唑同样疗效。

(1)临床应用:用于控制口腔、咽喉、食管的白色念珠菌病和曲菌性侵入疾病,或用于控制 HIV/AIDS 者的机会性真菌感染。

(2)用法用量

1)口服:用于控制口腔、咽喉、食管的白色念珠菌病和曲菌性侵入疾病,每次 200mg,每日 2 次。

2)静脉注射:每次 3 ~ 6mg/kg,每日 2 次,或先期给予负荷量,维持治疗以口服给药替代。

(3)注意事项

1)慎用:妊娠及哺乳期妇女慎用;肝功能不全者慎用。

2)对视觉功能不全者需要监护。

(4)不良反应:本品相对安全。常见 GPT、GOT 升高,发生率为 10% ~ 15%。变态反应、疼痛、瘙痒、红肿、皮疹,发生率为 1% ~ 5%。短暂的与剂量相关的视觉障碍、视物模糊发生率为 8% ~ 10%。

第五节　镇静镇痛药

一、镇痛治疗

1. 阿片类镇痛药　理想的阿片类药物应具有以下优点:起效快,易调控,用量少,较少的代谢产物蓄积及费用低廉。ICU 中应用的阿片类药物多为相对选择 μ 受体激动药。所有阿片受体激动药的镇痛作用机制相同,但某些作用,如组胺释放、用药后峰值效应时间、作用持续时间等存在较大的差异,所以在临床工作中,应根据患者特点、药理学特性及不良反应考虑选择药物。

（1）吗啡：本药为纯粹的阿片受体激动药，有强大的镇痛作用，同时也有明显的镇静作用，并有镇咳作用。本药在皮下和肌内注射吸收迅速，皮下注射30分钟后即可吸收60%，吸收后迅速分布至肺、肝、脾、肾等各组织。成年人中仅有少量吗啡透过血－脑屏障，但已能产生高效的镇痛作用。清除半衰期约3小时，一次给药镇痛作用维持4～6小时。该药主要在肝代谢，主要经肾排出。

其不良反应主要是呼吸中枢有抑制作用，使其对二氧化碳张力的反应性降低，过量可抑制呼吸中枢；此外还可兴奋平滑肌，增加肠道平滑肌张力引起便秘，并使胆管、输尿管、支气管平滑肌张力增加。阿片类药诱导的意识抑制可干扰对重症患者的病情观察，在一些患者还可引起幻觉、加重烦躁。治疗剂量的吗啡对血容量正常患者的心血管系统一般无明显影响。但对低血容量患者则容易发生低血压，在肝、肾功能不全时其活性代谢产物可造成延时镇静及不良反应加重。

（2）芬太尼：本药为人工合成的强效麻醉性镇痛药。镇痛作用机制与吗啡相似，为阿片受体激动药，作用强度为吗啡的60～80倍。与吗啡和哌替啶相比，本品作用迅速，维持时间短，不释放组胺，对心血管功能影响小，对呼吸的抑制作用也弱于吗啡，但静脉注射过快则易抑制呼吸。纳洛酮等能拮抗本药的呼吸抑制和镇痛作用。重复用药后可导致明显的蓄积和延时效应。快速静脉注射芬太尼可引起胸壁、腹壁肌肉僵硬而影响呼吸。本药静脉注射1分钟即起效，4分钟达高峰，维持30～60分钟。肌内注射时7～8分钟发生镇痛作用，可维持1～2分钟。肌内注射生物利用度67%，蛋白结合率80%，清除半衰期>4小时，需要指出的是，本药的分布半衰期虽然较短，但清除半衰期则长于吗啡，因此反复多次给药易造成蓄积，且药物主要在肝代谢，代谢产物与约10%的原型药由肾排出。因此，芬太尼适用于重症患者，特别是肾功能障碍患者的短时间镇痛，不宜作为长期维持镇痛治疗的药物。

（3）瑞芬太尼：为芬太尼类 μ 型阿片受体激动药，在人体内1分钟左右迅速达到血－脑平衡，在组织和血液中被迅速水解，故起效快，维持时间短，与其他芬太尼类似物明显不同。瑞芬太尼的镇痛作用及其不良反应呈剂量依赖性。瑞芬太尼的 μ 型阿片受体激动作用可被纳洛酮所拮抗。另外，瑞芬太尼也可引起呼吸抑制、骨骼肌（如胸壁肌）强直、恶心、呕吐、低血压和心动过缓等，在一定剂量范围内，随剂量增加而作用加强。在ICU可用于短时间镇痛的患者，多采用持续静脉输注。静脉给药后，瑞芬太尼快速起效，1分钟可达有效浓度，作用持续时间仅5～10分钟。清除半衰期约为6分钟，与给药剂量和持续给药时间无关。血浆蛋白结合率约70%。瑞芬太尼代谢不受血浆胆碱酯酶及抗胆碱酯酶药物的影响，不受肝肾功能及年龄、体重、性别的影响，主要通过血浆和组织中非特异性酯酶水解代谢，约95%的瑞芬太尼代谢后经尿排泄。本药长时间输注给药或反复注射用药其代谢速度无变化，体内无蓄积。本药具有 μ 阿片受体类药物的典型不良反应，典型的不良反应有恶心、呕吐、呼吸抑制、心动过缓、低血压和肌肉强直，不良反应在停药或降低输注速度后数分钟内即可消失。本药含有甘氨酸，因而不能于硬膜外和鞘内给药。瑞芬太尼的应用目前仍然受到2个因素的制约，一是其价格仍较昂贵；其二本药在撤药时可引起少数患者的痛阈骤然改变而产生剧烈痛感，需加以注意。

(4)舒芬太尼：本药为芬太尼的衍生物。主要作用于 μ 阿片受体。其亲脂性约为芬太尼的 2 倍，更易通过血-脑屏障，与血浆蛋白结合率较芬太尼高，而分布容积则较芬太尼小，虽然其消除半衰期较芬太尼短，但由于与阿片受体的亲和力较芬太尼强，因而不仅镇痛强度更大，为芬太尼的 5~10 倍，而且作用持续时间也更长（约为芬太尼的 2 倍）。舒芬太尼在肝内经受广泛的生物转化，经肾排出。其中去甲舒芬太尼有药理活性，效价约为舒芬太尼的 1/10，亦即与芬太尼相当，这也是舒芬太尼作用持续时间长的原因之一。

(5)哌替啶(杜冷丁)：本药已逐渐淡出临床。哌替啶是一种抗痉挛的镇痛药，镇痛效价约为吗啡的 1/10，作用时间维持 2~4 小时，与异丙嗪、氯丙嗪联用可进行人工冬眠。大剂量重复使用时，可导致神经兴奋症状（如欣快、谵妄、震颤、抽搐），肝肾功能障碍者发生率高，原因可能与其代谢产物去甲哌替啶半衰期长、体内大量蓄积有关。哌替啶禁忌和单胺氧化酶抑制药合用，两药联合使用可出现严重不良反应。

2. 非阿片类中枢性镇痛药 曲马多：本药主要用作中度和严重急慢性疼痛和疼痛手术及外科手术、手术后止痛等。该药是人工合成的，虽也可与阿片受体结合，但其亲和力很弱，对 μ 受体的亲和力相当于吗啡的 1/6000，对 κ 和 δ 受体的亲和力仅为 μ 受体的 1/25。曲马多系消旋体，其(+)对映体作用于阿片受体，其(-)对映体则抑制神经元突触对去甲肾上腺素的再摄取，并增加神经元外 5-羟色胺的浓度，从而影响痛觉传递而产生镇痛作用。本药与乙醇(酒精)、镇静药、镇痛药或其他中枢神经系统作用药物合用可引起急性中毒。

3. 非甾体类抗炎镇痛药(NSAIDs) 其作用机制是通过非选择性、竞争性抑制前列腺素合成过程中的关键酶达到镇痛效果。代表药物如对乙酰氨基酚等。对乙酰氨基酚可用于治疗轻度至中度疼痛，它和阿片类联合使用时有协同作用，可减少阿片类药物的用量。本药可用于缓解长期卧床的轻度疼痛和不适。本药主要在肝代谢，对肝衰竭或营养不良造成的谷胱甘肽储备枯竭的患者易产生急性肝毒性作用，严重者可引起急性重型肝衰竭，应予警惕。对于那些有明显饮酒史或营养不良的患者使用对乙酰氨基酚剂量应 < 2 g/d，其他情况 <4 g/d。非甾体类抗炎镇痛药用于急性疼痛治疗已有多年历史。虽然有不同的新型 NSAIDs 问世，但其镇痛效果和不良反应并无明显改善。其主要不良反应，包括胃肠道出血、血小板抑制后继发出血和肾功能不全。较新的环氧化酶抑制药(Cox-2)类药物，还有报道可引起心血管系统的应激损害；在低血容量或低灌注患者、老年人和既往有肾功能不全的患者，更易引发肾功能损害。

4. 局部麻醉药物 主要用于术后硬膜外镇痛，其优点是药物剂量小、镇痛时间长及镇痛效果好。目前常用药物为布比卡因和罗哌卡因。

(1)布比卡因：本药为长效酰胺类局部麻醉药，适用于外周神经阻滞、硬脊膜外阻滞和蛛网膜下隙阻滞。本药与神经膜上受体结合，阻滞钠离子通道，使神经膜电位不能达到动作电位阈值，神经冲动就不能传导。布比卡因的镇痛时间比利多卡因长 2~3 倍，比丁卡因长 25%。但其高浓度会导致肌肉无力、麻痹，从而延迟运动恢复。降低布比卡因的浓度可大大降低这些并发症。本药引起心血管意外的复苏较困难，所以总量及浓度应严格控制。

（2）罗哌卡因：为布比卡因哌啶环的第 3 位氮原子被丙基所代替的产物，为不对称结构的单镜像体，即 S - 镜像体。它是纯左旋式异构体，较右旋式异构体毒性低，作用时间长。罗哌卡因的脂溶性小使其绝对效能有所减弱，到达粗大运动神经的时间拖后，但对 Aδ 神经纤维和 C 神经纤维的阻滞比布比卡因更为广泛，同时也形成本药独特的作用特点：运动与感觉阻滞分离。本药的心脏和神经系统的安全性比布比卡因高。

二、常用镇静药物

理想的镇静药应具备以下特点：起效快，半衰期短，无蓄积；应用剂量与效果相关性好；对呼吸循环抑制小；代谢方式不依赖肝、肾功能；抗焦虑与遗忘作用可预测；停药后能迅速恢复等。但目前尚无药物能符合以上所有要求。目前 ICU 最常用的镇静药物仍然为苯二氮䓬类中的咪达唑仑（咪唑安定）和丙泊酚，但一种新型的 α_2 受体激动药右美托咪定正日益受到临床的重视，应用渐趋增多。

1. 苯二氮䓬　其通过与中枢神经系统下丘脑内 GABA 受体的相互作用，可增强 GABA 介导的氯离子内流，引起神经细胞的超极化，产生剂量相关的催眠、抗焦虑和顺行性遗忘作用，其本身无镇痛作用，但与阿片类镇痛药有协同作用，可明显减少阿片类药物的用量。苯二氮䓬类药物的作用存在较大的个体差异。老年患者、肝肾功能受损者药物清除减慢，肝酶抑制药亦影响药物的代谢。苯二氮䓬类药物负荷剂量可引起血压下降，尤其是血流动力学不稳定的患者；反复或长时间使用苯二氮䓬类药物可致药物蓄积或诱导耐药的产生；本类药物有可能引起反常的精神作用。

苯二氮䓬类药物按照其半衰期不同可分为 3 类：短效类（半衰期 < 12 小时），如三唑仑、咪达唑仑（速眠安）、奥沙西泮（去甲羟安定）等；中效类（半衰期 12 ~ 20 小时），如替马西泮（羟基安定）、劳拉西泮（氯羟安定）、艾司唑仑（舒乐安定）等；长效类（半衰期 20 ~ 50 小时），如地西泮（安定）、硝西泮（硝基安定）、氯硝西泮（氯硝安定）、氟西泮（氟安定）等。ICU 中常用的苯二氮䓬类药为咪达唑仑、替马西泮及地西泮。

（1）咪达唑仑：作用强度是地西泮的 2 ~ 3 倍，是苯二氮䓬类药物中水溶性相对较高的一种，其血浆清除率高于地西泮和劳拉西泮，故其起效快，持续时间短，清醒较快，适用于治疗急性躁动患者。本药在体内完全被代谢，主要代谢物为羟基咪达唑仑，然后迅速与葡萄糖醛酸结合，呈无活性的代谢物。60% ~ 70% 剂量由肾排出体外。血浆蛋白结合率约 95%，半衰期为 1.5 ~ 2.5 小时。较常见的不良反应为嗜睡、镇静过度、头痛、幻觉、共济失调、呃逆和喉痉挛。静脉注射过快还可发生呼吸抑制及血压下降，极少数可发生呼吸暂停、停止或心搏骤停。有时可发生血栓性静脉炎。本药禁用于重症肌无力患者、精神分裂症患者、严重抑郁状态患者。

咪达唑仑可增强催眠药、镇静药、抗焦虑药、抗抑郁药、抗癫痫药、麻醉药和镇静性抗组胺药的中枢抑制作用。一些肝酶抑制药，特别是细胞色素 P_{450} 抑制药物，可影响咪达唑仑的药动学，使其镇静作用延长。乙醇（酒精）可增强咪达唑仑的镇静作用。

本药物长时间使用有蓄积和镇静效果的延长，肾衰竭患者尤为明显。严重过量可导致昏迷、反射消失、呼吸循环抑制和窒息，需采取相应的措施（机械通气、循环支持等），可采用苯二氮䓬类受体拮抗药如氟马西尼逆转。

（2）劳拉西泮：本药又名氯羟安定，曾经是 ICU 患者长期镇静治疗的首选药物。其半衰期在 10 ~ 20 小时。血浆蛋白结合率约为 85%。本药经肝代谢为无活性的葡萄糖醛酸盐，并且从肾排泄。劳拉西泮的优点是对血压、心率和外周阻力无明显影响，对呼吸无抑制作用，但由于其起效较慢，半衰期长，故不适于治疗急性躁动。近年来发现本药易于在体内蓄积，苏醒慢；其溶剂丙二醇长期大剂量输注可能导致急性肾小管坏死、代谢性酸中毒及高渗透压状态等并发症，特别是长期应用后所引发的重症患者谵妄发生率明显增加，已逐渐被咪达唑仑及右美托咪定所取代。

与其他苯二氮䓬类药物一样，本药与乙醇、吩噻嗪类、巴比妥类、单胺氧化酶抑制药或其他抗抑郁药合用会造成中枢神经系统抑制。对过量的处理主要是支持治疗，直到药物从体内清除掉为止。应监测生命体征和体液平衡，保持气道通畅。如果肾功能正常，静脉输液补充电解质强制利尿能加速苯二氮䓬类药物的清除。此外，应用渗透性利尿药如甘露醇，是有效的辅助措施。更危急的情况下，可能需要肾透析和换血疗法。

（3）地西泮：具有抗焦虑和抗惊厥作用，作用与剂量相关，依给药途径而异，可用于急性躁动患者的治疗。本药肌内注射 20 分钟内、静脉注射 1 ~ 3 分钟起效。开始静脉注射后迅速经血流进入中枢神经，作用快，但转移进入其他组织也快，作用消失也快。肌内注射 0.5 ~ 1.5 小时、静脉注射 0.25 小时血药浓度达峰值，4 ~ 10 天血药浓度达稳态，半衰期为 20 ~ 70 小时，血浆蛋白结合率达 99%。本药主要在肝代谢，代谢产物有去甲地西泮、去甲羟地西泮等，也有药理活性，长期用药有蓄积作用。代谢产物可滞留在血液中数天甚至数周，停药后消除较慢。地西泮主要以代谢物的游离或结合形式经肾排泄。

本药超量或中毒宜及早对症处理，最重要的是对呼吸循环方面的支持，苯二氮䓬受体拮抗药氟马西尼可用于该类药物过量中毒的解救和诊断。中毒出现兴奋异常时，不能用巴比妥类药物。因为极长的半衰期，故本药不宜作为维持镇静的药物，可作为短时间内一次给药的选择。

2. 丙泊酚 也是通过激活 GABA 受体氯离子复合物，发挥镇静、催眠作用。临床剂量时，丙泊酚可增加氯离子传导，大剂量时使 GABA 受体脱敏感，从而抑制中枢神经系统，产生镇静、催眠效应。该药是一种广泛使用的静脉镇静药物；特点是起效快，以 2.5mg/kg 静脉注射时，起效时间为 30 ~ 60 秒，维持时间约 10 分钟，苏醒迅速。能抑制咽喉反射，有利于插管。镇静深度呈剂量依赖性，镇静深度容易控制，亦可产生遗忘作用和抗惊厥作用。

丙泊酚单次注射时可出现暂时性呼吸抑制和血压下降、心动过缓，对血压的影响与剂量相关，尤见于心脏储备功能差、低血容量的患者。丙泊酚使用时可出现外周静脉注射痛。因此，临床多采用持续缓慢静脉滴注方式。此外，部分患者长期使用后可能出现诱导耐药。

丙泊酚主要通过肝代谢，形成丙泊酚和相应的无活性的醌醇结合物，该结合物从尿中排泄，但肝肾功能不全对丙泊酚的药动学参数影响不明显。丙泊酚的溶剂为乳化脂肪，提供热卡 1.1 卡（cal）/毫升（ml），长期或大量应用可能导致高三酰甘油血症；应用 2% 丙泊酚可降低高乳化脂肪的摄入及三酰甘油血症的发生率。因此，更适宜于 ICU 患者应用。老年人丙泊酚用量应减少。因乳化脂肪易被污染，故配制和输注时应注意无菌操作，单次药物输注时间不宜超过 12 小时。

丙泊酚具有减少脑血流、降低颅内压（ICP）、降低脑氧代谢率（CMRO2）的作用。用于颅脑损伤患者的镇静可减轻 ICP 的升高。而且丙泊酚半衰期短，停药后清醒快，利于进行神经系统评估，故更适合于颅内压增高的神经系统疾病患者。

少数患者应用丙泊酚长时间大量输注可能出现代谢性酸中毒、高脂血症、肝脂肪浸润、骨骼肌溶解、高钾血症、肾衰竭及难治性心力衰竭等严重并发症，甚至导致死亡及所谓的丙泊酚输注综合征（PIS）。该综合征的发病机制尚不清楚，故应用本药时应注意输注剂量、速度及浓度。一旦发生，应立即停止丙泊酚的输注并给予血液净化等相应的支持治疗。

3. 右美托咪定　α_2 肾上腺素受体激动药有强的镇静、抗焦虑作用，且同时具有镇痛作用，可减少阿片类药物的用量，其亦具有抗交感神经作用，可导致心动过缓和（或）低血压。

右美托咪定是高选择性的 α_2 受体激动药，由于其 α_2 受体激动药的高选择性，其结合 α_2 受体的能力超过 α_1 受体 1600 倍；是目前唯一兼具良好镇静与镇痛作用的药物，本药通过激动作用于脑干蓝斑核的神经元突触前膜 α_2 受体，抑制了去甲肾上腺素的释放，并终止了疼痛信号的传导；通过激动突触后膜受体，右美托咪定抑制了交感神经活性从而引起血压和心率的下降；与脊髓后角内感觉神经的 α_2 受体结合产生镇痛抑制疼痛感觉的程度及其传导作用时，可导致镇静及焦虑的缓解。其半衰期约 1 小时，几乎全部在肝内发生生物转化，成为无活性的代谢产物，后经肾排除。故肝肾功能严重损伤的患者应考虑减少用药剂量，本药与拟 GABA 药物的区别在于作用位点不同，从而产生自然的非动眼睡眠，患者的唤醒系统仍然存在，从而降低谵妄、认知功能障碍等精神症状的发生率。该药可单独应用，也可与阿片类或苯二氮䓬类药物合用。但由于价格昂贵，且该药的作用机制在于迅速竞争性结合并激动 α_2 受体，因此，给药过快可导致 α_2 受体的骤然兴奋而产生一过性高血压，且其后由于 α_2 受体对儿茶酚胺结合反应性下降而可能导致心率和血压的降低，需要密切观察调整；本药目前已逐渐成为重症患者镇痛、镇静的常用药物。

第八章　呼吸系统疾病常用中药

第一节　解表药

一、辛温解表药

1. **麻黄**　味辛、微苦，性温，有发汗解表、宣肺平喘、利水消肿的功效。本品味辛发散，性温散寒，善于发汗解表，发汗力强，为发汗解表之要药，对风寒表实兼咳喘者尤为适宜；本品辛微苦泄，善宣发肺气，并可内降上逆之气，故为治疗肺气壅遏所致喘咳的要药，常与杏仁配伍以增强疗效；麻黄上宣肺气，发汗解表，并可通调水道下输膀胱以助利尿，故适于治疗风邪袭表，肺失宣降之水肿。

麻黄善于宣发肺气，而兼有肃降之功；杏仁长于肃降肺气，兼有宣发之力。两者配伍可明显增强宣降肺气的功能，对由肺失宣降而导致的咳嗽、气喘、胸部闷胀、呼吸困难者有卓著的疗效，故为治疗支气管哮喘的主药。其他原因不明的胸闷气喘、呼吸不利者，也可以麻黄、杏仁合用。兼气短者更合以益气扶正之品。

2. **桂枝**　本品辛、甘，性温，有发汗解肌、温通经脉、助阳化气的功效。桂枝善宣阳气于卫分，畅营血于肌表，对感冒风寒，无论表实无汗、表虚有汗及阳虚受寒者均宜应用，以治疗恶寒身痛之症。其温通经脉、散寒止痛的作用，可用于肺心病、胸阳不振之心悸及心血瘀阻、胸痹心痛者；其助阳化气的功能，可温脾阳以助运水，助肾阳、逐寒邪以助膀胱气化，而消痰饮及利水消肿。此外，临证证实，对阳虚体质经常恶寒、肢冷、易导致咳喘发病者及过敏性疾病遇冷而发作或加重者，加用桂枝，每可起到缓解病情、改善症状的作用。

3. **荆芥**　本品辛而微温，长于散风解表，且药性和缓，对外感表证，无论风寒、风热或寒热不明显者均可使用。而且荆芥可祛风止痒，各型感冒多用荆芥。对打喷嚏、有鼻涕或各种过敏性疾病导致的鼻痒、咽痒都可用荆芥取得速效。

4. **防风**　本品辛温发散，气味俱升，以辛散解表为主，尚可胜湿止痛，外感风寒、风湿均可应用，也可用于治疗风寒湿痹、筋脉挛急、肢节疼痛，并能祛风止痒，治疗多种皮肤病。

荆芥与防风均味辛性微温，药性和缓，温而不燥，长于发表散风，对于外感表证，无论风寒感冒，还是风热感冒，均可使用，都可用于风疹瘙痒。但荆芥发汗之力较强，防风祛风之力较强，为"风药中之润剂"，又能胜湿，止痛止痉。

5. 生姜　味辛，性温，入足阳明胃、足太阴脾、足厥阴肝、手太阴肺经。降逆止呕，泻满开郁，入肺胃而驱浊，走肝脾而行滞，荡胸中之瘀满，排胃里之壅遏，善通鼻塞，最止腹痛，调和脏腑，宣达营卫，行经之要品，发表之良药。

人身之气，清阳左升于肝脾，浊阴右降于肺胃。胃土冲和，气化右转，则辛金清降，息息归根，壬水顺行，滴滴归源，雾露洒陈，津液流布，下趋溪壑，川渎注泻，是以下不虚空而上不壅满。肺胃不降，则气水俱逆，下之膀胱癃闭，溲尿不行，上之胸膈埋塞，津液不布，于是痰饮喘嗽、恶心呕哕之病生焉。生姜疏利通达，下行肺胃而降浊阴，善止呕哕而扫瘀腐，清宫除道之力，最为迅捷。缘肺胃主收，收令不旺，则逆行而病埋塞，生姜开荡埋塞，复其收令之常。故反逆而为顺也，本为泻肺之品，泻其实而不至损其虚，循良之性，尤可贵焉。

气盛于肺胃，而实本于肝脾，血中之温气，肺气之根也。阳气初生于乙木之中，未及茂长，是以肝脾之气易病抑郁。生姜辛散之性，善达肝脾之郁。大枣气质醇浓，最补肝脾，而壅满不运，得生姜以调之，则精液游溢，补而不滞。

6. 紫苏　本品辛温，发汗散寒解表之力较为缓和，内能行气宽中，且略兼化痰止咳之功效。

7. 羌活　本品辛温发散，善于升散发表，有较强的解表散寒、祛风胜湿、止痛之功能，对风寒或风湿感冒头痛、身痛者有显著的疗效。

8. 细辛　味辛，温，入手太阴肺、足少阴肾经。降冲逆而止咳，驱寒湿而荡浊，最清气道，兼通水源。

细辛，温燥开通，利肺胃之壅阻，驱水饮而逐湿寒，润大脑而行小便，善降冲逆，专止咳嗽。其诸主治，收眼泪，利鼻壅，去口臭，除齿痛，通经脉，皆其行郁破结，下冲降逆之力也。

肺以下行为顺，上行则逆，逆则气道壅阻，而生咳嗽。咳嗽之证，由于肺金不降，收气失政，刑于相火。其间非无上热，而其所以不降者，全因土湿而胃逆。戊土既湿，癸水必寒，水寒土湿，中气不运，此肺金咳逆之原也。

当火炎肺热之时，而推其原本，非缘寒气冲逆，则由土湿埋塞，因而水饮停瘀者，十居七八。然则上热者，咳嗽之标，水饮湿寒者，咳嗽之本也。

外感之咳，人知风寒伤其皮毛，而不知水饮湿寒实伤其腑脏。盖浊阴充塞，中气不运，肺金下达之路既梗，而孔窍又阖，里气愈阻，肺无泄窍，是以宗气壅迫，冲逆而为咳。若使里气豁通，则皮肤虽闭，而内降有路，不至于此也。

9. 独活　本品辛散温通苦燥，能散风寒湿而解表，善治外感风寒夹湿之表证，具有止痛的功能，并为治疗风湿痹痛的主药，尤以腰膝腿足关节疼痛属下部寒湿者最为适宜。

10. 白芷　本品辛散温通、祛风解表散寒之力较温和，而以止痛、通鼻窍见长，尤宜于治疗前额头痛，为治疗各种鼻炎的多用之品，对以风寒为特征的过敏性鼻炎尤为适宜。

11. 苍耳子　本品辛温宣散，既能外散风寒，又善通鼻窍、止流涕、止疼痛，并祛风湿，兼通络止痛治风湿痹痛，但以止流涕通鼻窍、止前额及鼻内胀痛为特点。对风寒湿为特征的过敏性鼻炎以鼻流清涕为主症者有显著的疗效。本品有毒，不宜过量服用。

12. 辛夷　本品辛温发散，芳香通窍，其性上达，外能除风寒邪气，内能升达肺胃清气，善通鼻窍，为治各型感冒及鼻炎鼻塞流涕之要药。

13. 香薷　本品辛温发散，善于发汗解表而散寒，其气芳香，入脾胃又能化湿和中而祛暑，故前人称"香薷乃夏月解表之药，如冬月之用麻黄"。夏季风寒感冒而脾胃湿困，症见恶寒发热、头痛身重、无汗、脘满纳呆，或恶心呕吐、腹泻者，多见于暑天贪凉饮之人，本品常与扁豆、厚朴同用。此外，本品尚能利尿退肿，用于水肿而兼有表证者。本品辛温发汗力强，量不宜大，表虚有汗及暑热证忌用。

二、辛凉解表药

1. 柴胡　本品苦、辛、微寒，善于祛邪解表退热和疏散少阳半表半里之邪，对于外感表证发热，无论风寒、风热表证皆可应用，都有较好的解表退热作用。若伤寒邪在少阳，寒热往来，口苦咽干，目眩，常与黄芩同用以清半表半里之邪。

2. 薄荷　本品辛凉，善疏散风热，清利头目，利咽透疹，为风热感冒和温病卫分常用之品。本品治疗感冒，有善通鼻塞的特点，常与荆芥、防风合用治疗感冒鼻塞流涕者。

3. 牛蒡子　本品辛散苦泄，寒能清热，功能疏散风热，但作用不强，而长于宣肺祛痰，利咽消肿。风热感冒而见咽喉红肿疼痛或咳嗽痰多不利者，最为适用。此外，对各型咽喉炎有显著的疗效。

4. 蝉蜕　本品甘寒，善于疏散风热，利咽开音，透疹，明目退翳。治疗风热感冒，温病初起，症见发热恶风、咽喉肿痛或声音嘶哑，或过敏性疾病而咽痒、鼻痒者，尤为适宜。

5. 桑叶　本品甘寒质轻，善于疏散风热，但作用较缓和，又能清肺热润肺燥。治疗呼吸病，多用于风热感冒所致的发热、咽痒、咳嗽等症。

6. 葛根　本品甘平性凉，轻扬升散，具有发汗解表、解肌退热之功效。外感表证发热，无论风寒与风热均可选用，尤以缓解外邪郁阻、经气不利、筋脉失养所致的项背强痛是其特点。本品尚善于升发清阳，有善治热泄、热痢、热病口渴之长。对感冒发热、口渴者最为适宜。

7. 菊花　本品气清上浮，微寒清热，能疏散风热，但发散表邪之力不强。

第二节　清热药

1. 石膏　本品味辛、甘，性大寒，善解肌透热、清热泻火、清胃火、除烦渴，为治脾胃实热之要药。石膏对感冒身热、体温高者有良好的退热降温作用。身热重，体温高至38℃以上者，可加大石膏的用量，用至 30~50 g，每获显效。感冒热病后期咳喘已缓解，仍余热未尽，倦怠无力，心烦口渴者，多以石膏与党参、麦冬等配伍应用。另外，肺热喘咳，发热口渴者宜以石膏配合止咳平喘药同用，可达到热退、咳止、喘平的效果。

2. 知母　本品味甘、苦，性寒质润，入肺经，善养阴生津润燥，清泻肺热。本品清肺泻火，滋阴润燥，善治热咳、阴虚肺燥之咳，对午后至夜晚睡前咳重者最为适宜。知母对各种呼吸病所致的热咳、燥咳、气阴两虚之咳均有良效。其有滋阴生津的作用，可用于呼吸病患者常有的口干欲饮、夜间尤甚；其清热泻火作用，可用于各种呼吸病急性感染之发热。

3. 黄芩　本品苦寒，善清泻肺火及上焦实热，以治疗肺热咳嗽、痰稠及外感病中上焦热盛，高热烦渴之症。本品并无化痰止咳的作用，但呼吸病中，症见肺热及痰热之咳喘及上焦热盛高热烦渴，应用黄芩则火热之症皆消、咳止痰除，乃治本之功也。

4. 金银花　本品甘寒，芳香疏散，善散肺经热邪，透热达表，疏散风热，又善清热解毒、散痈消肿，为治疗外感风热及急慢性咽喉炎急性发作所致的咽喉肿痛之首选之品，用量大，可达到速愈的效果。

5. 连翘　本品苦而微寒，长于散上焦风热，清心火，解疮毒。

6. 天花粉　本品甘寒，既能清肺胃二经实热，又能生津以润肺燥，临证多以本品善于清热生津的特点，可起到稀释痰液的作用，改变燥痰、热痰黏稠难以咳出的弊端，与有利痰作用的冬瓜子配伍，作为治疗各种呼吸病咳痰不利症状的用药，每获显效。

7. 芦根　本品甘寒，善清透肺胃之热，用治肺热咳嗽，并能生津止咳，除烦止呕。此外，芦根尚能清热利尿。为治疗感冒及肺热咳嗽的常用之品。

8. 地骨皮　本品味甘性寒，善清泄肺热，除肺中伏火，故多用于肺火郁结，气逆不降，咳嗽气喘，皮肤蒸热之证，常与桑白皮同用，如泻白散。本品并有凉血除蒸的作用，故各种呼吸病症见肺热咳嗽、胸背烦热及阴虚内热咳嗽者最为适宜。

9. 山豆根　本品大苦大寒，功善清肺，解热毒，利咽消肿，为治咽喉肿痛的要药，并可清胃火，用于治疗胃火上炎引起的牙龈肿痛、口舌生疮。

10. 玄参　本品甘寒质润，功能清热生津，滋阴润燥，可治肺肾阴虚、热病伤阴之证。而本品凉血、泻火解毒力强，可用以治疗温毒热盛、温病热入营血、温病热入心包、神昏谵语、气血两燔、发斑发疹、目赤咽痛等症。肺心病出现神昏谵语者可配合应用。

第三节　化痰药

一、温化寒痰

1. 半夏　本品味辛性温而燥，有燥湿化痰、降逆止呕、消痞散结的功效，为燥湿化痰、温化寒痰之要药，多用以治疗湿痰或寒痰阻肺、痰阻气道，肺气上逆而咳嗽者。若兼痰饮内盛，胃失和降，恶心呕吐，心下痞满者，尤为适宜。

2. 陈皮　本品辛、苦，性温，善于理气和胃、燥湿化痰及温化寒痰。此外，陈皮还长于疏理气机，使肺胃升降有序，以宣肺止咳、行气通痹，用以治疗呼吸病痰湿犯肺之咳喘及胸中气塞短气者。

3. 茯苓 本品味苦、淡，性平，既能化解消散已生之痰，又能通过健脾和中的作用，杜绝生化痰饮之源，使痰不再生，诚为治痰饮之要药。而且药性平和，寒热虚实、新感内伤之痰均可应用，各种呼吸病寒热虚实之痰咳均有良效，适用范围极广。

4. 白芥子 本品辛温，能散肺寒，利气机，通经络，化寒痰，逐水饮。白芥子温散力强，为治寒痰的峻品，在各种呼吸病中，凡有痰多质稀、胸闷之久咳、冷哮者，均可应用，每获显效。对痰饮结于胸胁，如胸腔积液等症也有良效。但久咳肺虚及阴虚火旺者慎用。

5. 白前 本品辛、苦、微温而不燥烈，长于祛痰、降肺气以平咳喘，治疗咳嗽痰多、气喘之症，无论寒热新久、外感或内伤之咳喘均可应用，尤以痰湿或寒湿阻肺、肺气失降者为宜。白前具有祛痰、止咳、平喘多种功能，尤以善降肺气是其特点。故各种呼吸病，出现自觉有气自下向上攻冲而咳喘，或卧则加重、痰浊阻肺、胸憋不能平卧者，皆可取其降气化痰、止咳平喘的作用而治之。

6. 莱菔子 本品辛、甘，性平，既能降气化痰、止咳平喘，又有消食化积，尤宜治疗咳喘痰壅、胸满兼食滞者，并有善行气消胀的特点。各种呼吸病凡因痰阻、气滞或气逆而致之咳喘，均可配伍应用。小儿多有食积，老人也因脾虚失于运化导致食积，均可于止咳平喘药中配以莱菔子降气化痰消食化积。但本品有耗气之弊，故气虚无食积痰滞者慎用，且不宜与人参同服。

7. 厚朴 本品辛、苦，性温，善于燥湿消痰，下气而平咳喘，并有理气除胀满的作用。各种呼吸病因气滞或痰阻导致胸部憋闷胀满，或气滞食积导致胃脘胀满者，均宜用厚朴理气、消痰、宽胸散结的作用而治之。

8. 干姜 本品辛热，善于温肺散寒化饮，为治寒饮咳喘的主药，并为温中散寒、温运脾阳的要药。此外，干姜还可回阳通脉，主治四肢厥逆、脉微欲绝之证。干姜为气管炎、支气管哮喘及慢性阻塞性肺病属寒饮伏肺型所致的形寒背冷、痰多清稀之寒饮及脾胃虚寒所致之脘腹冷痛的主药，尤为后背局部有冷感和胃寒、食凉性食物胃中不舒的首选用药。

9. 薤白 本品辛、苦而温，辛散苦降，温通滑利，善散阴寒之凝滞，通胸阳之闭结，为治胸痹之要药。治寒痰凝滞、胸阳不振之胸痹证，胸阳不振型气胸、胸闷胸痛，咳嗽气短，痰白而清者，宜以薤白为主药。

10. 香橼 本品性味为辛、苦、酸、温，善于疏肝解郁，理气和中，燥湿化痰，主治肝郁犯肺、痰多胸闷、咳嗽等证，并治胸胁胀痛。各种呼吸病症见胸闷痰多、咳嗽脘腹胀满、食少纳呆者，宜配以本品燥湿化痰，疏肝和胃，以化痰止咳，消除胸腹胀满，增强食欲。

11. 佛手 本品性温味苦，芳香醒脾，健脾化痰，又能疏肝理气，善治久咳痰多、胸闷疼痛之证。各种呼吸病症见咳嗽、痰多、胸闷疼痛，日久不愈，心烦易怒，不思饮食，宜配以本品健脾化痰，宽胸止痛，疏肝除烦，醒脾开胃，增强食欲。

二、清化热痰

1. 浙贝母　性寒味苦，长于清化热痰，降泄肺气，多用于痰热郁肺之咳嗽及风热咳嗽，故急慢性支气管炎、变异性哮喘及其他多种呼吸病的急性感染，症见痰黄量多、咳嗽者，用浙贝母清热化痰止咳，均有显著的疗效。

2. 瓜蒌　本品甘寒而润，善清肺热、润肺燥，而化热痰、燥痰。本品多用于急慢性支气管炎或多种呼吸病合并急性感染，属于痰热咳嗽或燥咳者。

3. 前胡　本品苦辛微寒，善治痰热咳喘及风热咳嗽因痰而咳喘者。白前与前胡均能降气化痰，治疗肺气上逆，痰多咳喘，常配合应用。但白前性微温，祛痰作用强，多用于内伤寒痰咳喘；前胡性偏寒，兼能疏散风热，多用于外感风热或痰热咳喘。

4. 桔梗　本品辛散苦泄，善于开宣肺气，祛痰利气，利咽开音，消痈排脓，为治疗呼吸病常用之品。多用于以下几方面：①桔梗虽解表止咳的作用不强，但由于其善于化痰，并长于宣发肺气，所以治疗外感咳嗽，无论风寒、风热之咳，均多用为宣肺化痰的要药，用于对感冒、急性支气管炎的治疗；②配以枳壳，善于理气开胸，对胸部闷胀都有显效；③善祛痰排脓，故治疗化脓性肺炎、支气管扩张、肺脓疡都有良效；④桔梗长于利咽，故为治疗咽喉炎的常用之品。

5. 冬瓜子　性甘凉，凉能清热，性滑利，故本品以善清肺化痰、利湿排脓为特点，并为利痰的要药。本品常与天花粉配伍主治各种痰液黏稠、咳吐不利者。天花粉善于生津，可稀释痰液，助善于利痰的冬瓜子发挥利痰作用，故二药相伍，利痰作用强，疗效高，但须用量大，方见显效。但冬瓜子量大会导致脾虚之体产生便溏泄泻的不良反应，故脾虚之体用大量冬瓜子利痰时须配以茯苓或白术等健脾扶正之品。

6. 射干　本品苦寒，善清肺火，降气消痰，以止咳平喘，并善于利咽消肿、清除咽喉部痰液为特点，可作为气管炎、支气管哮喘化咽喉之痰、止咳喘的用药；对支气管哮喘喉中痰鸣有声之症有明显的疗效；且多为咽喉炎清除咽喉部痰液、化解咽喉中痰气互结之异物感的用药，为治疗咽喉炎的首选用药。

7. 海浮石　本品咸寒，善于清肺化痰，治疗痰热壅肺及肝火灼肺、久咳痰中带血者，也可用于支气管扩张病。

8. 蛤壳　本品咸寒，能清肺热而化痰，用治痰热咳嗽、痰稠色黄及痰火内郁、灼伤肺络之胸胁疼痛、咳吐痰血。本品善用于痰热咳喘或痰少灼伤肺络之胸痛、痰黄、咯血之症，多与青黛配伍，用以治疗支气管扩张肝火犯肺之证。

9. 胆南星　本品辛苦而凉，功能清热化痰，呼吸病因痰热壅肺而咳者，配以本品，热清痰除，咳嗽自止。

10. 胖大海　本品甘寒，善于清肺化痰，利咽开音，主治肺热声哑、咳嗽、咽喉肿痛。常单味泡服，也可与桔梗、甘草同用。

第四节 止咳平喘药

1. 杏仁 性微温，味苦，善肃肺，兼宣发肺气，为止咳平喘的主要药物。其特点是止咳平喘作用强，应用范围广。尤为治疗外感咳喘和各型哮喘的最佳用药。本品通过不同的配伍，对治疗急性支气管炎、肺炎初起、支气管哮喘、变异性哮喘等病都可以起到显著的止咳平喘作用。

2. 紫苏子 本品属辛温之品，善于降肺气、化痰涎、止咳平喘，气降痰消则咳喘自平。紫苏子是一种温性的具有降气、化痰、止咳平喘功能的药物，适用于治疗急性支气管炎寒性的咳痰喘证，与温补药合用可治疗慢性支气管炎、慢性阻塞性肺病、肺心病等虚实错杂的咳痰喘证。

3. 川贝母 性寒，味微苦，善于润肺止咳，兼清肺化痰，止咳力强，以治燥咳、内伤久咳为特长。急性支气管炎、变异性哮喘、慢性阻塞性肺疾病、肺心病、间质性肺炎、肺结核等呼吸病，症见干咳无痰或少痰者，以川贝母止咳均有卓效。

4. 紫菀 本品味辛，并甘润苦泄，性温而不热，其特点是化痰浊而止咳，开肺郁并润肺下气。凡咳嗽之证，无论外感内伤，病程长短，寒热虚实，皆可用之。另外，本品还可用于肺痈、胸痹及小便不通等证，取其开宣肺气的作用。

5. 款冬花 本品辛温而润，但总与温药补药同用，以治疗寒性咳喘与虚性咳喘为主。其多与紫菀同用，两者均温而不燥，善于化痰止咳。慢性支气管炎多以款冬花作为化痰止咳的主药；慢性阻塞性肺疾病、肺心病、肺间质纤维化等体虚危重病证，也都宜款冬花与温药、补药同用，解除虚寒性咳喘。

紫菀、款冬花性味辛温，质润而不燥，善于化痰止咳，润肺下气，应用范围广，寒热虚实皆可随证配伍。古今治咳喘方中两者多配伍同用，以增强疗效。但紫菀尤善祛痰，并开肺郁，止咯血，故多用于急性支气管炎、支气管哮喘、支气管扩张、肺结核、肺脓肿等病。款冬花善于止咳，并有温肺润肺的作用。

6. 百部 味甘、苦，性微温，善于润肺止咳，应用范围广，外感、内伤、暴咳、久嗽皆可用以止咳，并有润肺的作用。止咳作用缓和而持久，急慢性支气管炎都适用，尤为治疗肺结核的止咳要药。

7. 枇杷叶 本品苦而微寒，归肺与胃经，性寒能清，味苦能降，故有清降肺胃之功效。善治胃热或胃气上逆之呕逆，恶心呕吐。本品止咳作用较强，并有清降肺胃的特长，故各种呼吸病症属热咳或燥咳并兼有自觉气向上攻冲而咳或兼呃逆、恶心呕吐者最宜用本品。

8. 桑白皮 本品味苦性寒降，能清泻肺热而止咳喘。本品特点是清热泻肺、止咳平喘，并可利水消肿，对气管炎之咳喘、胸腔积液之胸胁胀满、气喘及肺心病之面目及身肿而咳喘者均宜配伍应用。

9. 葶苈子　本品苦降辛散，性寒清热，专泻肺中水饮及痰水而平喘咳。肺中痰火壅盛，咳喘胸满者，与大枣同用，如葶苈大枣泻肺汤，主治结胸、胸腔积液、腹水肿满。

本品与桑白皮均能泻肺平喘，利水消肿。但桑白皮性缓，长于清肺热、降肺火，多用于肺热咳喘、痰黄、皮肤水肿；葶苈子力峻，重在泻肺中水气，痰涎，邪盛喘满不能卧者尤宜，其利水力也强，可兼治胸腹积水之证。两者也多配合一起应用。葶苈子尚有强心作用，能使心肌收缩力增强。但有报道，葶苈子有发生过敏反应者，可表现全身皮肤皮疹瘙痒，偶发过敏性休克并见恶心呕吐、心悸，可给予抗过敏、抗休克治疗。

10. 白果　本品性温，善敛肺定喘，且兼有一定的化痰功能，治疗喘咳痰多之证，通过适当的配伍可取得良好效果。但本品有毒，不可多用，小儿尤当注意。

11. 地龙　本品性寒降泄，善于止痉挛抽搐，肃肺平喘，用以主治气道痉挛不畅、肺失肃降之喘息不止、喉中哮鸣有声。多与麻黄、杏仁配合，用于支气管哮喘，起到缓解支气管痉挛，增强平喘的作用。

12. 马兜铃　本品味苦性寒，善清肺热，降肺气，又能化痰，故对热郁于肺，肺失肃降而咳嗽痰喘之证最为适宜。各种呼吸病急性感染属痰热壅肺者宜用本品。

第五节　补益药

一、补气药

1. 人参　人参补气作用强，见效快，为补肺脾肾心气虚的要药。人参可大补元气，复脉固脱，拯危救脱，故为补气的第一要药。本品尚能生津安神益智。临床证实，本品尚具有显著的强心、抗疲劳、抗过敏、提高机体免疫功能、代激素等多种功能。

药书中虽对人参标为甘平之品，但实践证明，人参实为偏温之药，对气阴两虚兼有内热，或在暑热季节治疗气虚之证，一般以大量党参或太子参代之，或改用偏寒的补气药西洋参，但总不如人参补气作用强。必须用人参时，也须配以知母、天冬等清热泻火之品反佐之，以免生火热之证。

对重度阻塞性肺气肿、肺心病、肺间质纤维化等以虚喘动则加重为主症的疾病，党参、黄芪、太子参等补益肺脾气虚的药物，已难取得补气的显效，必须以大补元气的人参才能取得明显补气的效果。

2. 党参　本品甘平，善补肺脾之气，对肺气虚之咳嗽气促、语气低弱者有补肺益气、止咳定喘的作用，也多用于脾气虚、中气不足的体虚倦怠、食少便溏等症。其补益肺脾及生津益血功能与人参相似而力较缓和，临床常加大党参的用量代替人参，用以治疗肺脾气虚的轻证和慢性疾患。党参没有助阳固脱、安神增智的作用，故肺气肿的重症及肺心病、肺间质纤维化的急性发作期仍需用人参。党参功能重在善补肺脾之气，且可生津补血，是宗气生成之源，故以宗气不足为本的慢性支气管炎、支气管哮喘应以党参作为治本的主药。

3. 西洋参　味甘、微苦，性凉。本品能补益元气，作用弱于人参，药性偏凉，兼能清火养阴生津，适用于热病或耗伤元气及阴津所致的神疲乏力、气粗息促、心烦口渴、尿赤便秘等症，常与麦冬、五味子同用。本品既能补肺气，又养肺阴，清肺火，适用于火热耗伤肺之气阴所致的短气喘促、咳嗽痰少或痰多带血等症。本品还能补心脾之气，养心脾之阴，并可治热病气虚津伤口渴之症。西洋参补益元气尚能清火，养阴生津是其独特之处，故重度肺气肿、肺心病、肺间质纤维化等气阴两虚并兼有内热者，须用本品。

4. 太子参　本品味甘、微苦，性平，也善补肺脾之气，兼能养阴生津。其性略偏寒凉，宜用于热病之后，气阴两亏，不宜温补者。其功能近似于西洋参，均为气阴双补之品，但其性平力薄，其补气、养阴、生津与清火之力均不及西洋参。凡气阴不足之轻证，火不盛，及幼儿，宜用太子参；慢性支气管炎、支气管扩张、支气管哮喘及肺炎恢复期属气阴两虚者均可加大剂量应用本品。

5. 黄芪　本品甘温，善补脾肺之气，并可益气固表，生津养血，利尿止汗，对呼吸病的治疗可发挥多种功能。

人参、党参、黄芪三药都入肺脾，为常用的治疗呼吸病补气扶正之品，都具有补气及补气生津、补气生血的作用，且常配合应用，以增强疗效。但人参的作用强，被誉为补气第一要药，并且有益气固脱、补气助阳、安神益智的作用；党参补气的作用较为平和，专于主肺脾之气，为当前最为多用的补气之品；黄芪也为补气的常用药，但除补气外，尚有升阳、固表、利水消肿、托疮生肌的作用。人参、党参具有加强元气、宗气生成的功能，而黄芪具有推动气之运行的特长。气虚兼阴虚有热者，宜用西洋参、太子参。前者养阴生津、清热之力强，后者养阴生津、清热之力缓。黄芪在治疗呼吸病过程中，除多与人参、党参配伍起到补气的作用外，在用以提高免疫功能，预防外邪入侵，预防感冒、感染的发生，治疗表虚自汗和鼻炎的发作方面更有独特的疗效。

6. 白术　本品甘苦，性温，为补气健脾第一要药，以健脾燥湿为主要功能，对脾虚湿盛所致痰饮、水肿、便溏泄泻和表虚自汗有卓著的疗效。

白术为治疗呼吸病的常用药，主要取其以下的几种功能：①增强脾主运化功能，也即间接增强气的功能；②固表止汗，可达到改变患者反复感冒的作用；③祛痰，并可杜绝生痰之源，使痰不再生的作用；④利尿消肿。

7. 五味子　本品味酸收敛，甘温而润，上敛肺气，下滋肾阴，为治疗久咳虚喘之要药，并为寒饮喘咳的多用之品。

五味子为治疗呼吸病的常用药物，主要取其能善治久咳虚喘，及其因善收敛肺气而增强补益肺气的作用。

8. 山药　本品甘平，能补益肺气、滋肺阴。其补肺之力较和缓，但其补脾土的作用也助于生肺金，故对肺、脾、肾也都有补气养阴的作用，也适用于治疗气阴两虚的呼吸病。

黄精与山药均归肺、脾、肾经，均为气阴双补之品，性味甘平，作用和缓。然黄精补肾之力强于山药，山药长于健脾。

9. 甘草　本品性味甘平，能止咳祛痰，还略有平喘的作用。可单用，也可随证配伍用于寒热虚实所致的多种咳喘，有痰无痰均宜。本品生用微寒，可清热解毒，用治咽喉肿痛，宜与板蓝根、桔梗、牛蒡子配伍；蜜炙药性微温，可增强补益心脾的作用。常与人参、黄芪、白术配伍，补益肺脾之气虚。

二、补阳药

1. 补骨脂　本品苦辛温燥，善于补肾助阳，纳气平喘，多用于虚寒性喘咳。治虚寒性喘咳，可配人参、胡桃肉等。本品多用以治疗虚寒性之阻塞性肺气肿，症见气短、动则加重。本品性温燥，证属阴虚有热者，不宜应用。

2. 蛤蚧　本品咸平，补益力强，既补肺气，又能纳气定喘，兼益精血，为治肺肾虚喘的要药。以虚喘、气短、动则加重、气不得续为主症的呼吸病，如肺结核、重度肺气肿、肺心病、肺间质纤维化等疾病，均可应用蛤蚧。

3. 胡桃肉　本品甘温，善温补肾阳，温肾寒，补益力缓，善于治虚寒性喘咳，并可润肠通便。

4. 冬虫夏草　本品甘平，为平补肺肾之佳品，功能补肾益肺，止咳平喘，并可止咳化痰，尤为劳嗽痰血者多用。若肺肾两虚，摄纳无权，气虚作喘者，可与人参、黄芪、胡桃肉等同用。还可用于病虚不复或自汗畏寒，本品与鸡、鸭、猪肉等炖服，有补肾固本、补肺益胃之功。

蛤蚧、胡桃肉、冬虫夏草皆补肾益肺而定喘咳，用于肺肾两虚之虚证喘咳。蛤蚧补益力强，偏补肺气，尤善纳气定喘，为肺肾虚喘之要药，兼益精血；胡桃肉补益力缓，偏助肾阳，温肺寒，用于虚寒喘咳；冬虫夏草平补肾阴肾阳兼止血化痰，用于久咳虚喘，劳嗽痰血，为诸劳虚损调补之要药。

蛤蚧、胡桃肉、冬虫夏草均运用于以虚喘气短，动则加重为主症的呼吸病，如重度肺气肿、肺间质纤维化及肺结核等。可根据患者的具体情况和三药的不同特点进行选用。

三、补阴药

1. 沙参　有北沙参与南沙参之分，两者都有养肺胃之阴、清肺胃之热的作用。只是北沙参清热养阴的作用略强，南沙参兼有补气、化痰之功。两者都适用于肺阴虚燥热之干咳少痰或咽干声哑之证，及胃阴虚之咽干口燥、饥不欲食者。南沙参更宜于气阴两伤及燥痰咳嗽者。

2. 麦冬　本品味甘柔润，性偏苦寒，善养肺胃之阴，生津止渴，兼清肺胃之热，适用于阴虚肺燥有热之鼻燥咽干、干咳少痰、喑哑等症。各种呼吸病属阴虚肺燥或气阴两虚者，均以本品作为养阴生津止咳的用药，并为治口干欲饮的主药。

3. 天冬　本品甘润苦寒之性强，养肺阴、清肺热的作用大，适用于阴虚肺燥之干咳痰少、咯血、咽痛喑哑之证，并可用于肺肾阴虚之咳嗽咯血、眩晕耳鸣、骨蒸潮热、内热消渴之证。本品尚有滋肾阴和益胃生津的作用，常与益气药配合治疗气阴两虚之证。

天冬与麦冬性能功用相似，都滋肺阴，润肺燥，清肺热，又可养胃阴，清胃热，生津止渴，还能增液润肠通便。二药常相须为用，古今方书中及医疗实践中都多用麦冬。但实则天冬苦寒之性较甚，清火与生津润燥之力强于麦冬，且入肾滋阴，适用于肾阴不足、虚火亢盛之证。治疗呼吸病时可以天冬代替麦冬，以增强其养阴清热、生津润燥而止咳的作用。

4. 百合　本品甘、微寒，作用平和，善补肺阴，清肺热。润肺清肺之力虽不及北沙参、麦冬，但兼有一定的止咳祛痰作用。适用于阴虚肺燥有热之干咳少痰、咯血或咽干喑哑等症。百合养肺阴、润肺燥兼止咳祛痰，作用平和，多用于阴虚久咳之证。

5. 黄精　本品甘平，能养肺阴，益肺气，治疗气阴两伤之干咳少痰、劳伤久嗽之证。本品并补益肾精，延缓衰老，又补脾气，养脾阴，有补土生金、补后天以养先天之效，故对肺、脾、肾都有补气养阴的作用，多用于各种呼吸病属于气阴两虚型的证候。

第九章 呼吸系统疾病常用方剂

一、解表剂

1. 荆防败毒散(《摄生众妙方》) 羌活、独活、柴胡、前胡、枳壳、茯苓、荆芥、防风、川芎、桔梗、甘草、薄荷、生姜。

主治：恶寒无汗，微发热，头痛身痛，鼻塞流涕。舌苔薄白，脉浮紧者。

2. 羌活胜湿汤(《内外伤辨惑论》) 羌活、独活、藁本、防风、甘草、川芎、蔓荆子。

主治：风湿在表，肩背痛不可回顾，头痛身重，或腰背疼痛，难以转侧，苔白脉浮。

3. 防风通圣散(《宣明论方》) 防风、荆芥、连翘、麻黄、薄荷、川芎、当归、白芍、白术、栀子、大黄、芒硝、石膏、黄芩、桔梗、甘草、滑石。

主治：风热壅盛，表里俱实，憎寒壮热，头目昏眩，目赤睛痛，口苦咽干，咽喉不利，胸膈痞闷，咳呕喘满，涕唾稠稠，大便秘结，小便赤涩。

4. 藿香正气散(《太平惠民和剂局方》) 大腹皮、白芷、紫苏、茯苓、半夏曲、白术、陈皮、厚朴、苦桔梗、藿香、甘草。

主治：外感风寒，内伤湿滞，霍乱吐泻，发热恶寒，头痛，胸膈满闷，脘腹胀痛，舌苔白腻。

5. 苍耳子散(《重订严氏济生方》) 辛夷、苍耳子、白芷、薄荷。

主治：鼻渊，鼻塞，流浊涕不止；前额头痛。

6. 银翘散(《温病条辨》) 连翘、金银花、苦桔梗、薄荷、竹叶、生甘草、荆芥穗、淡豆豉、牛蒡子。

主治：温病初起，发热无汗，或有汗不畅，微恶风寒，头痛口渴，咳嗽咽痛，舌尖红，苔薄白或薄黄，脉浮数。

7. 小柴胡汤(《伤寒论》) 柴胡、黄芩、人参、半夏、甘草、生姜、大枣。

主治：伤寒少阳证，往来寒热，胸胁苦满，不欲饮食，心烦喜呕，口苦，咽干，目眩，舌苔薄白，脉弦者。

8. 柴葛解肌汤(《伤寒六书》) 柴胡、葛根、黄芩、甘草、羌活、白芷、芍药、桔梗。

主治：感冒风寒，郁而化热，恶寒渐轻，身热增盛，无汗头痛，目痛鼻干，心烦不眠，眼眶痛，脉浮微洪者。

9. 新加香薷饮(《温病条辨》) 香薷、金银花、鲜扁豆花、厚朴、连翘。

主治：暑温初起，复感于寒，发热头痛，恶寒无汗，口渴无汗，口渴面赤，胸闷不舒，舌苔白腻，脉浮而数者。

10. 升阳益胃汤(《脾胃论》) 黄芪、人参、炙甘草、白术、茯苓、陈皮、泽泻、防风、羌活、独活、柴胡、半夏、黄连、白芍、生姜、大枣。

主治：脾肺气虚，卫气弱，又感外邪，表现为恶寒，肢体沉重疼痛，其人疲乏倦怠，四肢无力，口苦舌干，不思饮食，食不消化，大便时溏，小便频数，舌淡苔薄，脉浮。

11. 玉屏风散(《丹溪心法》) 防风、黄芪、白术。

主治：表虚自汗，易感风邪。

二、祛痰剂

1. 二陈汤(《太平惠民和剂局方》) 橘红、半夏、茯苓、甘草。

主治：湿痰咳嗽，痰多色白易咳，胸膈痞闷，恶心呕吐，肢体困倦，或头眩心悸，舌苔白润，脉滑。

2. 六君子汤(《妇人良方》) 陈皮、半夏、人参、白术、茯苓、甘草、生姜、大枣。

主治：脾胃气虚，兼有痰湿，症见不思饮食、恶心呕吐、胸脘痞闷、大便不实或咳嗽痰多稀白等证。

3. 理中化痰丸(《明医杂著》) 人参、炒白术、干姜、炙甘草、茯苓、姜制半夏。

主治：脾胃虚寒，痰涎内停，呕吐食少，或大便不实，饮食难化，咳嗽唾涎。

4. 苓桂术甘汤(《金匮要略》) 茯苓、桂枝、白术、甘草。

主治：中阳不足之痰饮病，胸胁支满，目眩心悸，或短气而咳，舌苔白滑，脉弦滑。

5. 苏子降气汤(《太平惠民和剂局方》) 紫苏子、半夏、当归、甘草、前胡、厚朴、肉桂、生姜、大枣、紫苏叶。

主治：上实下虚，痰涎壅盛，喘咳短气，胸膈满闷，或腰痛脚弱，肢体倦怠，或肢体水肿，舌苔白滑或白腻者。

6. 三子养亲汤(《韩氏医通》) 白芥子、紫苏子、莱菔子。

主治：咳嗽喘逆，痰多胸痞，食少难消，舌苔白腻，脉滑等。

7. 清金化痰汤(《统旨方》) 黄芩、栀子、桔梗、麦冬、桑白皮、贝母、知母、瓜蒌子、橘红、茯苓、甘草。

主治：痰热郁肺，咳嗽气短，痰多而质黏腻或稠黄，咳吐不爽，或有热腥味，或带血丝，胸胁胀满，咳时引痛，口干欲饮，或有身热。

8. 清气化痰丸(《医方考》) 黄芩、陈皮、杏仁、枳实、制半夏、胆南星、瓜蒌子、茯苓。

主治：咳嗽，痰稠色黄，咳之不爽，胸膈痞满，甚至气逆而呕恶，气急，小便短赤。舌红，苔黄腻，脉滑数。

9. 千金苇茎汤(《备急千金要方》) 鲜芦根、薏苡仁、冬瓜子、桃仁。

主治：身热，汗出烦躁，咳嗽气急，胸满作痛，转侧不利，咳吐浊痰呈黄绿色，自觉喉中有腥味，口干咽燥，苔黄腻，脉滑数。

10. 二母宁嗽丸(《医宗金鉴》) 知母、贝母、黄芩、栀子、石膏、桑白皮，茯苓、陈皮、枳实、五味子、瓜蒌子、甘草、生姜。

主治：胃火上炎，上逆于肺，咳吐黄痰，黏稠而量多，经久不愈者。

11. 小陷胸汤(《伤寒论》) 黄连、半夏、瓜蒌。

主治：痰热互结，胸脘痞闷，按之则痛，或咳痰黄稠，舌苔黄腻，脉滑数。

三、止咳平喘剂

1. 止嗽散（《医学心悟》）　桔梗、荆芥、紫菀、百部、白前、陈皮、甘草。

主治：风邪犯肺，咳嗽咽痒，痰多气逆，或微有恶寒发热者。

2. 桑菊饮（《温病条辨》）　桑叶、菊花、杏仁、连翘、薄荷、桔梗、芦根、甘草。

主治：风温初起，咳嗽，身热不甚，口微渴者。

3. 桑杏汤（《温病条辨》）　桑叶、杏仁、沙参、象贝、栀子、梨皮、香豉。

主治：外感风燥，身热不甚，干咳无痰或痰少稠黏，咳吐不爽，咽干口渴等。

4. 清燥救肺汤（《医门法律》）　桑叶、石膏、人参、甘草、胡麻仁、阿胶、麦冬、杏仁、枇杷叶。

主治：温燥伤肺，身热鼻燥，干咳无痰，气逆而喘，咽喉干燥，心烦口渴，舌干无苔，脉虚大而数。

5. 泻白散（《小儿药证直诀》）　地骨皮、桑白皮、粳米、甘草。

主治：肺有郁热，气逆不降而咳喘，皮肤蒸热，午后为甚。

6. 杏苏散（《温病条辨》）　紫苏叶、杏仁、橘皮、半夏、桔梗、枳壳、前胡、茯苓、生姜、大枣、甘草。

主治：风冷犯肺，恶寒无汗，咳嗽痰稀，胸中痞闷，鼻塞咽干，苔白脉弦。

7. 苓甘五味姜辛汤（《金匮要略》）　茯苓、甘草、干姜、细辛、五味子。

主治：寒饮内蓄，咳嗽痰多、清稀色白，胸膈不快，舌苔白滑，脉弦滑。

8. 小青龙汤（《伤寒论》）　麻黄、桂枝、细辛、干姜、五味子、半夏、芍药、甘草。

主治：外感风寒，内停水饮，症见恶寒发热，无汗，喘咳痰多而清稀或痰饮咳喘，不得平卧，或身体疼痛，头面四肢水肿，舌苔白滑，脉浮者。

9. 射干麻黄汤（《金匮要略》）　射干、麻黄、生姜、细辛、紫菀、款冬花、大枣、半夏、五味子。

主治：咳而上气，喉中有水鸣声。

10. 定喘汤（《摄生从妙方》）　麻黄、杏仁、黄芩、半夏、桑白皮、紫苏子、款冬花、甘草、白果。

主治：风寒外束，痰热内蕴，痰多气急，痰稠色黄，哮喘咳嗽。

11. 麻杏石甘汤（《顾氏医镜》）　麻黄、杏仁、石膏、甘草、瓜蒌、紫苏子、桑白皮、枳壳。

主治：哮喘。

12. 葶苈大枣泻肺汤（《金匮要略》）　葶苈子、大枣。

主治：痰涎壅盛，咳喘胸满。

13. 二母丸（《医方考证》）　知母、贝母。

主治：肺热咳嗽，或阴虚燥咳痰稠者。

四、扶正固本剂

1. 补肺汤（《永类钤方》）　黄芪、五味子、桑白皮、人参、熟地黄、紫菀。

主治：肺气亏虚，气短喘咳，语言无力，声音低弱及劳咳潮热，盗汗。

2. 人参蛤蚧散(《卫生宝鉴》) 蛤蚧、杏仁、甘草、人参、茯苓、贝母、桑白皮、知母。

主治：咳久气喘，痰稠色黄，或咳吐脓血，胸中烦热，身体日渐羸瘦，或面目水肿，脉浮虚，或日久成为肺痿。

3. 沙参麦冬汤(《温病条辨》) 沙参、麦冬、玉竹、生甘草、桑叶、生扁豆、天花粉。

4. 养阴清肺汤(《重楼玉钥》) 大生地黄、麦冬、生甘草、玄参、贝母、牡丹皮、薄荷、炒白芍。

主治：咽喉肿痛，鼻干唇燥，口渴欲饮，或有身热，咳嗽，呼吸有声，似喘非喘，尤宜于白喉。

5. 百合固金汤(《医方集解》) 百合、生地黄、熟地黄、白芍、当归、川贝母、玄参、桔梗、生甘草、麦冬。

主治：肺肾阴虚，干咳无痰，或痰少，痰中带血，咽喉燥痛，手足心热，骨蒸盗汗，舌红少苔，脉数细。

6. 月华丸(《医学心悟》) 天冬、麦冬、生地黄、熟地黄、山药、百部、沙参、川贝母、真阿胶、茯苓、獭肝、广三七、白菊花、桑叶。

主治：肺肾阴虚，久咳，痰中带血及瘰疬久咳。现代常用于肺结核中晚期出现干咳或痰少而痰中带血、口燥咽干、少气懒言者。

7. 保真汤(《十药神书》) 人参、黄芪、白术、甘草、赤白茯苓、五味子、当归、生地黄、天冬、麦冬、柴胡、厚朴、地骨皮、黄柏、知母、莲心、陈皮、姜、枣。

主治：肺脾同病，气阴耗伤，而致咳嗽无力，气短声低，痰中偶或夹血，血色淡红，午后潮热，热势一般不剧，面色白，颧红，舌质嫩红，边有齿印，苔薄，脉细弱而数。

第二篇 呼吸疑难重症临床

第十章 重症肺炎

第一节 概述

一、疾病概述

肺炎是指终末气道、肺泡和肺间质的炎症，可由病原微生物、理化因素、免疫损伤、过敏及药物所致。细菌性肺炎是最常见的肺炎，也是最常见的感染性疾病之一。

重症肺炎是由各种病原微生物所致的肺实质性炎症，造成严重血流感染。临床上伴有急性感染的症状，多见于老年人，青壮年也可发病。临床表现呼吸频率≥30次/分，低氧血症，$PaO_2/FiO_2 < 300mmHg$，需要机械通气支持，肺部X线显示多个肺叶的浸润影，脓毒性休克，需要血管加压药物支持>4小时以上，少尿，病情严重者可出现弥散性血管内凝血、肾功能不全而死亡。参考肺炎的分类，重症肺炎也可分为重症社区获得性肺炎（SCAP）和重症医院获得性肺炎（SHAP），SHAP又可分为两类，入院后4天以内发生的肺炎称为早发型，5天或以上发生的肺炎称为迟发型，两种类型SHAP在病原菌分布、治疗和预后上均有明显的差异。在SHAP当中，呼吸机相关性肺炎（VAP）占有相当大的比例，而且从发病机制、治疗与预防方面均有其独特之处。据估计我国每年约有250万人患肺炎，年发病率约2/1000，年死亡12.5万例，死亡率10/10万人，文献报道SCAP的病死率为21%～58%，而SHAP的病死率为30%～70%。

本病属于中医学"风温""肺热病""咳嗽"等病证发展到严重阶段的重症范畴。

二、病因

1. 西医病因病理　SCAP最常见的基础病是慢性阻塞性肺疾病（COPD），几乎一半的SCAP患者合并COPD，是最主要的易感因素；其次是慢性心脏疾病、糖尿病、酗酒、高龄、长期护理机构居住等；约有1/3的SCAP患者在发病前身体是健康的。SHAP的发生与患者的个体因素、感染控制相关因素、治疗干预引起的宿主防御能力变化等有关。

患者相关因素包括多方面，如存在严重急/慢性疾病、昏迷、严重营养不良、长期住院或围术期、休克、代谢性酸中毒、吸烟、合并基础性疾病、中枢神经系统功能不全、酗酒、COPD、呼吸衰竭等，合并基础病是 SHAP 发生的重要风险因素。

SCAP 最常见的病原体为肺炎链球菌（包括 DRSP）、军团菌属、流感杆菌、革兰阴性肠杆菌（特别是克雷伯杆菌）、金黄色葡萄球菌、肺炎支原体、铜绿假单胞菌。SHAP 早发型的病原体与 SCAP 者类似；晚发型 SHAP 以肠杆菌科细菌（大肠埃希菌、克雷伯杆菌）、铜绿假单胞菌、不动杆菌等革兰阴性杆菌以及金黄色葡萄球菌等革兰阳性球菌，其中多为耐甲氧西林金葡菌（MRSA）等多见。

具有易感因素的患者，被足够数量的具有致病力的病原菌，通过吸入微量含有移生致病菌的口咽分泌物、误吸胃内容物、吸入已被污染的气雾剂、远处血行播散、邻近感染灶的直接侵入、胃肠细菌移生，从气管插管直接进入下呼吸道并破坏宿主防御机制。侵入肺实质的致病微生物及其释放的毒素，刺激巨噬细胞、内皮细胞等产生内源性介质如肿瘤坏死因子（TNF）、内皮源性舒张因子（EDRF）等；激活凝血和纤溶系统、补体系统、激肽系统等多种生物活性物质；产生心肌抑制因子（MDF）抑制心肌收缩力。一旦炎性细胞高度活化，进一步引起炎症介质的瀑布样释放，而机体的抗炎机制不足与之对抗起作用时，出现全身炎症反应综合征（SIRS）/代偿性抗炎反应综合征（CARS）失衡，其结果是全身炎症反应的失控，从而引起严重脓毒症、脓毒性休克，并可引起全身组织、器官的损害，出现多器官功能障碍综合征（MODS）。

2. 中医病因病机　寒冷、饥饿、劳累、失眠等因素，致使脏腑虚弱，或素患旧疾，兼之痰浊内蕴，遇外感风温或温热邪毒，传变入里犯肺而致本病。常见病机如下：

（1）痰热壅肺：《医学三字经》云："肺为脏腑之华盖……只受得本脏之正气，受不得外来之客气……只受得脏腑之清气，受不得脏腑之病气……"外邪入里则化为热毒，影响肺之通调水道功能，则津聚而为痰，或内邪于肺，如精神、饮食、起居等失调因素首先损伤有关脏腑的正常功能，进而导致诸如气滞、血瘀、食停、湿积、痰蕴，感受风温或温热邪毒，易于传变入里，热毒内攻，与体内痰浊相搏，则化为痰热，以致痰热壅盛，阻遏肺气而发病。

（2）热陷心包：叶天士云："温邪上受，首先犯肺，逆传心包。"若禀赋虚弱感邪较重者，可出现逆传凶险之候。由于正气虚弱，热毒炽盛，真阴耗伤，易致热毒深入营血，邪陷心包、蒙蔽清窍而见神昏。

（3）肺热腑实：肺与大肠相表里，肺经痰热壅阻，邪热下传于腑，肠腑热结，腑气不通。热毒累及心阳，可致厥脱，最终导致阴竭阳亡。亡阳是在阳气由虚而衰的基础上的进一步发展，亦可因大汗、失精、大失血等阴血消亡而阳随阴脱，或因剧毒刺激、痰瘀阻塞心窍等而使阳气暴脱。亡阴是在病久而阴液亏虚基础上的进一步发展，也可因热不退、大吐大泻、大汗不止致阴液暴失而成。

三、临床表现

1. 症状

（1）发病急，病情重：1~3 天即发展为休克或就诊时已进入休克状态。少数病例发病缓慢，可无呼吸道症状，仅发现血压下降或呼吸系统症状较轻，或常为消化系统及神经精神系统症状所掩盖。这种病例以年老体弱者居多。

（2）发冷、发热：但体温常不超过40℃，少数患者体温可不升高，或仅有低热。

（3）以休克为突出表现：动脉收缩压低于80mmHg，表现为面色苍白、四肢厥冷、全身冷汗、呼吸急促、脉搏细数、口唇和肢体发绀等。

（4）神经精神症状：多数病例出现意识模糊、躁动不安、谵妄、嗜睡，甚至昏迷。

（5）肺部症状：多数患者有咳嗽、咳痰，但不一定有咳血痰，也很少有胸痛。许多患者仅有少许细湿啰音及呼吸音降低，有明显实变体征者较少。

（6）心肌损害表现：少数病例可因中毒性心肌炎出现心动过速、心律失常、奔马律、心脏扩大及充血性心力衰竭。

（7）消化道症状：部分病例以恶心、呕吐、腹痛、腹泻及肠麻痹等表现而就诊，有时甚至出现黄疸或肝脾大，极易误诊为中毒性菌痢，应注意鉴别。

2. 体征　少数患者肺部可有实变体征，在相应部位有叩诊浊音，语颤增强，也可听到管状呼吸音，但多数患者，仅在病变处有少许湿啰音和呼吸音减弱。少数患者可无明显肺部体征。

四、辅助检查

（一）病原学

1. 诊断方法　包括血培养、痰革兰染色和培养、血清学检查、胸腔积液培养、支气管吸出物培养或肺炎链球菌和军团菌抗原的快速诊断技术。此外，可以考虑侵入性检查，包括经皮肺穿刺活检、经过防污染毛刷（PSB）经过支气管镜检查或支气管肺泡灌洗（BAL）。

（1）血培养：一般在发热初期采集，如已用抗菌药物治疗，则在下次用药前采集。采样以无菌法静脉穿刺，防止污染。成人每次10~20ml，婴儿和儿童0.5~5ml。血液置于无菌培养瓶中送检。24小时内采血标本3次，并在不同部位采集可提高血培养的阳性率。

在大规模的非选择性的因CAP住院的患者中，抗生素治疗前的血细菌培养阳性率为5%~14%，最常见的结果为肺炎球菌。假阳性的结果，常为凝固酶阴性的葡萄球菌。

抗生素治疗后血培养的阳性率减半，所以血标本应在抗生素应用前采集。但如果有菌血症高危因素存在时，初始抗生素治疗后血培养的阳性率仍高达15%。因重症肺炎有菌血症高危因素存在，病原菌极可能是金葡菌、铜绿假单胞菌和其他革兰阴性杆菌，这几种细菌培养的阳性率高，重症肺炎时每一位患者都应行血培养，这对指导抗生素的应用有很高的价值。另外，细菌清除能力低的患者（如脾切除的患者）、慢性肝病的患者、白细胞减少的患者也易于有菌血症，也应积极行血培养。

（2）痰液细菌培养：嘱患者先行漱口，并指导或辅助患者深咳嗽，留取脓性痰送检。约40%患者无痰，可经气管吸引术或支气管镜吸引获得标本。标本收集在无菌容器中。痰量的要求，普通细菌>1ml，真菌和寄生虫3~5ml，分枝杆菌5~10ml。标本要尽快送检，≤2小时。延迟将减少葡萄球菌、肺炎链球菌以及革兰阴性杆菌的检出率。在培养前，必须先挑出脓性部分涂片做革兰染色，低倍镜下观察，判断标本是否合格。镜检鳞

状上皮 > 10 个/低倍视野就判断为不合格痰，即标本很可能来自口咽部而非下呼吸道。多核细胞数量对判断痰液标本是否合格意义不大，但是纤毛柱状上皮和肺泡巨噬细胞的出现提示来自下呼吸道的可能性大。

痰液细菌培养的阳性率各异，受各种因素的影响很大。痰液培养阳性时，需排除污染和细菌定植。与痰涂片细菌是否一致、定量培养和多次培养有一定价值。在气管插管后立即采取的标本不考虑细菌定植。痰液培养结果阴性也并不意味着无意义：合格的痰标本分离不出金葡菌或革兰阴性杆菌就是排除这些病原菌感染的强有力的证据。革兰染色阴性和培养阴性应停止针对金葡菌感染的治疗。

（3）痰涂片染色：痰液涂片革兰染色可有助于初始的经验性抗生素治疗，其最大优点是可以在短时间内得到结果并根据染色的结果选用针对革兰阳性菌或阴性菌的抗生素；涂片细菌阳性时，常常预示着痰培养阳性；涂片细菌与培养出的细菌一致时，可证实随后的痰培养出的细菌为致病菌。结核感染时，抗酸染色阳性。真菌感染时，痰涂片可多次查到真菌或菌丝。痰液涂片在油镜检查时，见到典型的肺炎链球菌或流感嗜血杆菌有诊断价值。

（4）其他：在军团菌的流行地区或有近期 2 周旅行的患者，除了常规的培养外，需要用缓冲碳酵母浸膏做军团菌的培养。尿抗原检查可用肺炎球菌和军团菌的检测。对于成人肺炎球菌肺炎的研究表明敏感性 50% ~ 80%，特异性 90%，不受抗生素使用的影响。对军团菌的检测，在发病的第 1 天就可阳性，并持续数周，但血清型 1 以外的血清型引起的感染常被漏诊。快速流感病毒抗原检测阳性可考虑抗病毒治疗。肺活检组织细菌培养、病理及特殊染色是诊断肺炎的金标准。

2. 细菌学监测结果（通常细菌、非典型病原体）诊断意义

（1）确定：①血或胸液培养到病原菌；②经纤维支气管镜或人工气道吸引的标本培养到病原菌浓度 ≥105cfu/ml（半定量培养 + +）、支气管肺泡灌洗液（BALF）标本 ≥ 10^4cfu/ml（半定量培养 + ~ + +）、防污染毛刷样本（PSB）或防污染 BAL 标本 10^3cfu/ml（半定量培养 +）；③呼吸道标本培养到肺炎支原体或血清抗体滴度呈 4 倍以上提高；④血清肺炎衣原体抗体滴度呈 4 倍或 4 倍以上提高；⑤血清中军团菌直接荧光抗体阳性且抗体滴度 4 倍升高，或尿中抗原检测为阳性可诊断军团菌；⑥从诱生痰液或支气管肺泡灌洗液中发现卡氏肺孢子虫；⑦血清或尿的肺炎链球菌抗原测定阳性；⑧痰中分离出结核分枝杆菌。

（2）有意义：①合格痰标本培养优势菌中度以上生长（≥ + + +）；②合格痰标本少量生长，但与涂片镜检结果一致（肺炎链球菌、流感杆菌、卡他莫拉菌）；③入院 3 天内多次培养到相同细菌；④血清肺炎衣原体抗体滴度 ≥1:32；⑤血清中嗜肺军团菌试管凝聚试验抗体滴度一次高达 1:320 或间接荧光试验 ≥1:320 或 4 倍增高达 1:128。

（3）无意义：①痰培养有上呼吸道正常菌群的细菌（如草绿色链球菌、表皮葡萄球菌、非致病奈瑟菌、类白喉杆菌等）；②痰培养为多种病原菌少量生长。

（二）影像学检查

影像学检查是诊断肺炎的重要指标，也是判断重症肺炎的重要指标之一。肺炎的影像学表现：片状、斑片状浸润性阴影或间质性改变，伴或不伴胸腔积液。影像学出现多

叶或双肺改变，或入院 48 小时内病变扩大≥50%，提示为重症肺炎。由于表现具有多样性，特异性较差。但影像改变仍对相关病原菌具有一定的提示意义。

（三）血常规和痰液检查

细菌性肺炎血白细胞计数多增高，中性粒细胞多在 80% 以上，并有核左移；年老体弱及免疫力低下者的白细胞计数常不增高，但中性粒细胞的比率仍高。痰呈黄色、黄绿色或黄褐色脓性浑浊痰，痰中白细胞显著增多，常成堆存在，多为脓细胞。病毒性肺炎白细胞可不高，但中性粒细胞的百分比仍高。支原体肺炎，血白细胞总数正常或略增高，以中性粒细胞为主，病毒性肺炎白细胞计数正常、稍高或偏低，痰涂片镜检或痰培养可确定病原体，血清学检查、病毒分离或病毒抗原的检测用来确定其他病原体。

五、诊断

CAP 是指在医院外罹患的感染性肺实质（含肺泡壁即广义上的肺间质）炎症，包括具有明确潜伏期的病原体感染而在入院后平均潜伏期内发病的肺炎。简单地讲，是住院 48 小时以内及住院前出现的肺部炎症。CAP 临床诊断依据包括：①新近出现的咳嗽、咳痰，或原有呼吸道疾病症状加重，并出现脓性痰；伴或不伴胸痛；②发热；③肺实变体征和（或）湿性啰音；④WBC $>10\times10^9$/L 或 $<4\times10^9$/L，伴或不伴核左移；⑤胸部 X 线检查示片状、斑片状浸润性阴影或间质性改变，伴或不伴胸腔积液。以上①～④项中任何一项加第⑤项，并除外肺结核、肺部肿瘤、非感染性肺间质性疾病、肺水肿、肺不张、肺栓塞、肺嗜酸性细胞浸润症、肺血管炎等，可建立临床诊断。

重症肺炎通常被认为是需要收入 ICU 的肺炎。关于重症肺炎尚未有公认的定义。在中华医学会呼吸病学分会公布的 CAP 诊断和治疗指南中将下列病征列为重症肺炎的表现：①意识障碍；②呼吸频率 >30 次/分；③$PaO_2<60mmHg$，氧合指数（PaO_2/FiO_2）<300，需行机械通气治疗；④血压 $<90/60mmHg$；⑤胸片显示双侧或多肺叶受累，或入院 48 小时内病变扩大≥50%；⑥少尿：尿量 $<20ml/h$，或 $<80ml/4h$，或急性肾损伤需要透析治疗。

美国胸科学会（ATS）2001 年对重症肺炎的诊断标准：主要诊断标准如下：①需要机械通气；②入院 48 小时内肺部病变扩大≥50%；③少尿（每天 $<400ml$）或非慢性肾衰竭患者血清肌酐 $>177\mu mol/L$。次要标准：①呼吸频率 >30 次/分；②$PaO_2/FiO_2<250$；③病变累及双肺或多肺叶；④收缩压 $<90mmHg$；⑤舒张压 $<60mmHg$。符合 1 条主要标准或 2 条次要标准，即可诊断为重症肺炎。

ATS 和美国感染病学会（IDSA）制定的《社区获得性肺炎治疗指南》对重症社区获得性肺炎的诊断标准进行了新的修正。主要标准：①需要创伤性机械通气；②需要应用升压药物的脓毒性血症休克。次要标准包括：①呼吸频率 >30 次/分；②氧合指数（PaO_2/FiO_2）<250；③多肺叶受累；④意识障碍；⑤尿毒症（$BUN>20mg/d$）；⑥白细胞减少症（白细胞计数 $<4\times10^9$/L）；⑦血小板减少症（血小板计数 $<100\times10^9$/L）；⑧体温降低（中心体温 $<36℃$）；⑨低血压需要液体复苏。符合 1 条主要标准或至少 3 项次要标准，可诊断。

第二节　中医治疗

一、辨证治疗

1. 风热犯肺

证候：咳嗽，咳声嘶哑，咳痰黄稠，量不多，汗出，口干，口渴，身热，头身疼痛，舌苔薄黄，脉浮数或滑。

治法：疏风清热，宣肺止咳。

方药：桑菊饮加减。桑叶 15 g，菊花 10 g，连翘 20 g，薄荷 6 g，桔梗 12 g，杏仁 15 g，芦根 30 g，甘草 3 g。

加减：咳甚加前胡 12 g，贝母 15 g；热甚加石膏 54 g，知母 12 g，黄茶 10 g。

2. 肺热炽盛

证候：咳嗽气急，喘促，鼻翼翕动，身大热，心烦闷，有汗或无汗，口渴喜饮，舌质红，苔干黄，脉浮数或洪。

治法：清肺泄热。

方药：麻杏石甘汤加减。炙麻黄 10 g，生石膏 30 g，杏仁 10 g，栀子 12 g，黄芩 15 g，黄连 6 g，知母 12 g，天花粉 15 g，甘草 6 g。

加减：大便干者可加大黄 8 g；痰多者加陈皮 15 g、半夏 12 g、瓜蒌 12 g。

3. 痰热郁肺

证候：咳嗽，气急，胸部疼痛不适，痰多、色黄、黏稠，或夹杂黑色，心烦身热，有汗，口渴喜冷饮；舌质红，苔黄腻，脉滑数。

治法：清热化痰。

方药：柴胡陷胸汤。柴胡 12 g，黄连 6 g，黄芩 12 g，半夏 12 g，枳壳 15 g，全瓜蒌 20 g，桔梗 12 g，生姜 10 g，浙贝母 15 g，胆南星 8 g。

加减：痰多有腥味时可加入鱼腥草 20 g、冬瓜仁 20 g；喘促加蝉蜕 10 g、紫苏子 10 g、炙桑皮 15 g、沉香 5 g。

4. 热闭神窍

证候：以咳喘为主，且痰多黄稠，身热不退，烦躁，神昏谵语，舌红，苔黄腻，脉滑数。

治法：清热开窍。

方药：清营汤合安宫牛黄丸加减。生地黄 20 g，羚羊角 0.5 g，麦冬 15 g，丹参 15 g，甘草 12 g，金银花 20 g，连翘 20 g。

加减：痰多神昏可加胆南星 10 g、郁金 15 g、石菖蒲 12 g；热盛者可加入玄参 12 g、黄连 6 g、水牛角 30 g。

5. 正虚邪恋

证候：咳嗽无力，短气懒言，身热不扬，心烦失眠，口渴，舌红少津，苔少或薄而黄，脉虚数或浮。

治法：益气养阴，清肺化痰。

方药：竹叶石膏汤加减。竹叶 10 g，石膏 30 g，西洋参 15 g，半夏 12 g，生地黄 30 g，麦冬 20 g，沙参 15 g，贝母 10 g，知母 10 g。

加减：咳嗽重者加前胡 15 g、五味子 12 g、桔梗 12 g；失眠者加远志 12 g、合欢皮 15 g；发热重者可加地骨皮 15 g、青蒿 15 g。

二、单验方

1. 金银花 30 g，泡服。

2. 鱼腥草 20 g、连翘 15 g，泡服。

三、中成药

1. 咳橘红丸 2 丸，口服，每天 3 次，可用于痰热壅盛型。

2. 蛇胆川贝液 10ml，口服，每天 2～3 次，用于肺热咳嗽，痰多色黄者。

3. 穿琥宁注射液 400～600mg，加入 5% 葡萄糖注射液 250ml，静脉滴注，每天 1 次，可用于病毒性肺炎。

4. 清开灵注射液 2～4ml，肌内注射，每天 2 次；或 20～40ml 加入 5% 葡萄糖注射液 250ml，静脉滴注，每天 1 次，用于高热、神昏者。

第三节　西医治疗

一、重症肺炎的评估

肺炎严重程度目前常用以下评估系统进行评估：

1. 肺炎严重度指数 PSI（0～130 分，分为 Ⅰ～Ⅴ）　Ⅳ、Ⅴ 必须住院治疗。该系统评分与患者预后如死亡率相关，但与肺炎严重程度相关性不强。包含 20 个变量，较复杂，难以快速完成，急诊受限。

2. CURB－65（0～5）　大于 3 分须入住 ICU。

3. APACHE－Ⅱ　包括 A、B、C 三部分组成。①A：急性生理性评分（APS），共 12 项生理参数。②B：年龄评分，从 44 岁以下到 75 岁以上共分 5 个阶段，分别为 0～6 分。③C：慢性健康评分，凡有下列器官或系统功能严重障碍或衰竭的慢性疾病，如行急诊手术或未手术治疗者加 5 分，择期手术治疗者加 2 分。评分越高病情越严重。

二、治疗

重症肺炎的治疗包括抗菌药物治疗、呼吸支持、营养支持、加强痰液引流以及免疫调节、防治多器官系统功能衰竭等。有效抗菌药物初始治疗是治疗的核心，先期经验治疗应早期、及时、广覆盖，降阶梯治疗策略，后根据病原学针对性治疗。可预防出现多器官功能衰竭。

经研究表明，滥用抗生素、频繁侵入性操作、营养不良、免疫功能降低等因素，会促进病原菌的增生，比如铜绿假单胞菌、产酸克雷伯杆菌、鲍曼不动杆菌、耐甲氧西林金葡菌等，诱发重症肺炎疾病。当前，针对重症肺炎的治疗方案颇多，但其原则均以"重锤猛击"为主，大量使用广谱抗生素，将原有的病原菌覆盖，从而缓解病情。

1. ATS 对于需入住 ICU 的 CAP 的治疗抗菌药选择建议

（1）一种 β - 内酰胺类（头孢噻肟、头孢曲松）加阿奇霉素或一种氟喹诺酮。对青霉素过敏的患者，推荐喹诺酮类和氨曲南。

（2）对假单胞菌感染，用一种抗球菌、抗假单胞菌 β - 内酰胺类（哌拉西林/他唑巴坦，头孢吡肟，亚胺培南或美罗培南）加环丙沙星或左氧氟沙星或 β - 内酰胺类加氨基糖苷类和阿奇霉素，或以上的 β - 内酰胺类加一种氨基糖苷类和抗肺炎球菌的氧喹诺酮类（对青霉素过敏的患者，可用氨曲南替换以上的 β - 内酰氨类）。

美罗培南是第二代碳青霉烯类抗生素，属广谱抗生素，对 β 内酰胺酶具有高度水解稳定性。而头孢菌素酶、青霉素酶等是革兰细菌常见产物，均属于 β 内酰胺酶，经美罗培南作用，将稳定水解，穿透细胞壁，从而抑制细胞壁的合成，清除病原菌。可见，美罗培南存在较强抗菌作用，尤其针对革兰阴性菌，但是试验证实，美罗培南对葡萄球菌感染效果较差。

（3）如果考虑 MRSA 加用万古霉素或利奈唑烷。

2. 医院获得性肺炎的抗菌药治疗

（1）初始经验治疗要根据 HAP 患者的分组，一组为住院后早发、没有 MDR 病原学患者，包括肺炎链球菌、流感嗜血杆菌、甲氧西林敏感金葡菌、敏感的肠杆菌阴性杆菌（大肠杆菌、肺炎克雷伯杆菌、变形杆菌和沙雷杆菌）可选用头孢曲松、左氧氟沙星、氨苄西林 - 舒巴坦、厄他培南等；一组为晚期、有 MDR 感染的患者，其可能的病原学包括 PA、产超广谱 β - 内酰胺类（ESBLs）的肺炎克雷伯杆菌、不动杆菌、MRSA、军团菌，怀疑前三者，可选用具有抗绿脓活性的头孢菌素类（头孢他啶、头孢吡肟）或具有抗绿脓活性的碳青霉烯类（亚胺培南或美洛培南），或 β - 内酰胺类/β - 内酰胺类酶抑制药（哌拉西林/他唑巴坦）+ 具有抗绿脓活性的氟喹诺酮类（环丙沙星、左氧氟沙星）或氨基糖苷类（丁胺卡那、庆大霉素、妥布霉素）联合治疗。怀疑有 MRSA 可选用利奈唑胺或万古霉素，怀疑有军团菌时可选用大环内酯类或氟喹诺酮类治疗。重症 HAP 常见病原体包括铜绿假单胞菌、不动杆菌、肺炎克雷伯杆菌、肠杆菌和 MRSA，初始治疗时应联合用药。同时要根据当地或单位的抗菌药敏感性情况具体选择用药。尽量不选择已经使用过的抗菌药，治疗中要尽可能增加不同病原体的覆盖，联合应用碳青霉烯类、氨基糖苷类和万古霉素是覆盖面最广的用药方案。

（2）如有真菌感染高危因素或证据，可给抗真菌治疗。使用抗菌药后通常在 2~3 天后进行疗效评估，如有效就继续目前用药。如无效，分析其原因，必要时调整治疗方案，增加对病原体的覆盖面，根据病原学检测结果调整用药。

（3）其他药物的治疗：抗炎药物，环氧合酶抑制药，如阿司匹林、吲哚美辛；前列腺素；氧化亚氮、免疫调节药；重组活化蛋白 C、糖皮质激素等疗效有待进一步确定。如 SIRS 反应明显的患者，可短期使用糖皮质激素，但应注意其不良反应。

（4）机械通气：用于治疗严重低氧血症通过吸氧不能改善者。分为无创和有创通气，对于意识清楚、痰少、能够配合的患者，可先使用无创通气，但使用1~2小时病情无好转者应尽快使用有创通气。同时，对比氧合指数小于150的患者，应尽早使用有创通气。

（5）对症支持治疗，维护患者内环境平衡，保护各系统功能。

3. 替加环素治疗多重耐药菌感染重症肺炎　替加环素是首个甘酰胺类抗菌药物，其抗菌谱覆盖革兰阳性菌、革兰阴性菌、厌氧菌等，并且包括许多耐药菌，FDA批准的适应证为复杂的皮肤及软组织感染、复杂的腹腔感染和社区获得性肺炎，是临床用于耐药菌感染患者新的选择。但目前不论是单一用药还是联合治疗，是治疗社区获得性感染还是医院获得性感染，甚至是多重耐药菌感染，替加环素的临床使用均按照标准剂量（100mg负荷剂量，50mg每12小时的维持剂量）。

由于替加环素在国内外上市时间较短，相应的研究病例较少，多是回顾性的研究，大多患者是重症感染，病情复杂，同时合并用药可能干扰了替加环素对于临床结局的判断，导致各个研究结果之间的差异。对于皮肤软组织感染、腹腔感染使用常规标准剂量能够清除病原菌，但是对于重症肺炎（医院获得性肺炎甚至是ICU获得性肺炎），尤其是MDR和XDR感染，使用高剂量替加环素可以改善药物代谢动力学特征，能够提高炎症肺组织局部药物浓度，以达到改善临床症状的目的。对于情况复杂的患者可结合药敏试验，考虑以高剂量替加环素为基础联合使用多种抗感染药物治疗，并且需要密切关注患者的肝肾功能等相应指标的变化。同时随着抗菌药物的滥用，全球已经有很多地方，如拉丁美洲、墨西哥等地，报道了替加环素耐药的情况。

高剂量替加环素用于治疗医院获得性肺炎目前面临着超适应证使用的问题，需要根据合理的循证医学试验、药代动力学理论、微生物检查结果和临床诊断来判断，并且需要考虑伦理等问题，否则难以评估患者的风险和获益。但是还需要更多的大样本随机临床试验来证实，高剂量的替加环素应该得到更多的临床医生和临床药师的重视，以期待能够为更多的重症感染患者找到最合适的治疗剂量。

第十一章　肺动脉高压

第一节　概述

一、疾病概述

肺动脉高压(pulmonary arterial hypertension，PAH)由多种心、肺或肺血管本身疾病所引起，表现为肺循环的压力和阻力增加，可导致右心负荷增大、右心功能不全、肺血流减少，而引起一系列临床表现。由于肺静脉压力主要取决于左心房压力的变化，因此，多以肺动脉压力表示肺静脉压力。目前广泛采用的 PAH 血流动力学定义为：静息状态下肺动脉平均压 >25mmHg，或运动状态下 >30mmHg。而相应的肺毛细血管嵌压(PCWP) <15mmHg。

根据肺动脉高压的临床表现，属于中医学"喘证""咯血""胸痛"等证范畴。胸闷胸痛、喘咳上气、心悸为特征，其病程缠绵，时轻时重，日久则见面色晦暗，唇甲青紫，脘腹胀闷，肢体浮肿，甚至咯血或喘脱。

二、病因

(一)西医病因病理

1. 肺动脉血流量增加

(1)左向右分流的先天性心血管异常：房间隔缺损、室间隔缺损、动脉导管未闭、永久性动脉干。

(2)后天获得性心内分流：主动脉瘤破裂或主动脉 Valsalva 动脉瘤破入右心室或右心房，心肌梗死后室间隔穿孔(缺损)。

2. 肺周围血管阻力增加

(1)肺血管床缩小：各种原因引起的肺动脉栓塞。

(2)肺动脉管壁病变：①肺动脉炎，雷诺综合征、硬皮病、局限性皮肤内钙质沉着、雷诺现象、指(趾)硬皮病及毛细管扩张综合征(CREST 综合征)、类风湿关节炎、系统性红斑狼疮、多发性神经炎、皮肌炎、肉芽肿动脉炎、嗜酸性粒细胞增多症、大动脉炎。②原发性肺动脉高压，丛性肺血管病、微血栓形成、肺静脉堵塞病；③肺动脉先天性狭窄。

(3)肺纤维化或肺间质肉芽肿：弥散性肺间质纤维化、放射性肺纤维化、粟粒性肺结核、尘肺、肺癌、肺囊性纤维化、特发性含铁血黄素沉着症等。

（4）低氧血症致肺血管痉挛：①慢性阻塞性肺疾病（COPD）。②呼吸运动障碍：胸膜病、胸廓畸形、多发性脊髓灰质炎、肌萎缩、肥胖症。③高原缺氧。

（5）血黏度改变：血浆黏度增加、红细胞增多症、红细胞积聚性增加、红细胞硬度增加。

3. 肺静脉压增高

（1）肺静脉堵塞：纵隔肿瘤或肉芽肿病、纵隔障炎、先天性肺静脉狭窄。

（2）心脏病：左心功能不全、二尖瓣狭窄或闭锁不全、二尖瓣环钙化、左房黏液瘤、三房心。

（二）中医病因病机

1. 病因　本病由多种疾患引起，病因很复杂，常见的病因有外邪犯肺、痰浊内蕴、久病劳欲等，致使肺气上逆，宣降失职，或气无所主，肾失摄纳而成。

（1）外邪犯肺：外感风寒或风热之邪，未能及时表散，邪蕴于肺，壅阻肺气，肺气不得宣降，因而上逆作喘。

（2）痰浊内蕴：凡急慢性疾患影响于肺，致肺气受阻，气津失布，津凝痰生；或脾失健运，痰浊内生，上干于肺，阻遏气道，气机不利，肃降失常，常为喘促发生的重要原因。

（3）情志失调：情怀不遂，忧思气结，肝失调达，气失疏泄，肺气闭阻，或郁怒伤肝，肝气横逆乘于肺脏，肺气不得肃降，升多降少，气逆而喘。

（4）久病劳欲：久病肺弱，咳伤肺气，肺气虚衰，气失所主，而发生喘促。肺气不足，血行不畅，又可导致气虚血瘀，致使喘促加重。若久病迁延不愈，由肺及肾，或劳欲伤肾，精气内夺，肺之气阴亏耗，不能下荫于肾，肾之真元伤损，根本不固，不能助肺纳气，气失摄纳，上出于肺，出多入少，逆气上奔为喘。若肾阳衰弱，肾不主水，水邪犯溢，干肺凌心，肺气上逆，心阳不振，亦可致喘，表现虚中夹实之候。

2. 病机　本病的发病主要在肺和肾，因肺为气之主，司呼吸，外合皮毛，内为五脏华盖，若外邪侵袭，或它脏病气上肺，皆可使肺失宣降，肺气胀满，呼吸不利而致喘促，如肺虚气失所主，亦可因肺气亏耗不足以息而为喘。肾为气之根，与肺同司气体之出纳，故肾元不固，摄纳失常则气不归元，阴阳不相接续，亦可气逆于肺而为喘。若脾虚痰浊饮邪上扰，或肝气逆乘亦无不与肺有关。

本病分虚实两类。实证在肺，为外邪、痰浊、肝郁气逆，邪壅肺气而宣降不利；虚证当责之肺、肾两脏，因精气不足，气阴亏耗而致肺肾出纳失常，尤以气虚为主。病情错杂者，每可下虚上实并见，或正虚邪实，虚实夹杂。但在病情发展的不同阶段，虚实之间有所侧重，或互相转化。如肺虚不能主气，出现气短难续。若肺病及脾，子盗母气，则脾气亦虚，脾虚失运，聚湿生痰，上渍与肺，肺气壅塞，气津失布，血行不利，可形成痰浊血瘀，此时病机以邪实为主，或邪实正虚互见。若迁延不愈，累及于肾，其病机则呈现肾失摄纳，痰瘀伏肺之肾虚肺实之候。若阳气虚衰，水无所主，水邪泛滥，又可上凌心肺。故叶天士有"在肺为实，在肾为虚"之说，扼要说明肺肾两脏病机的重点。概言之，皆为气机升降出纳失常常态所致。

本证的严重阶段，不但肺肾俱虚，在孤阳欲脱之时，病可及心。因心脉上通于肺，肺气治理调节心血的运行，宗气贯心肺，肾脉上络于心，心肾相互既济，又心阳根于命门之火，心脏阳气的盛衰，与先天肾气及后天呼吸之气皆有密切关系。故肺肾俱虚，亦可导致心气、心阳衰惫，鼓动血脉无力，血行瘀滞，面色、唇舌、指甲青紫，甚则出现喘汗致脱，亡阳、亡阴，则病情危笃。

三、临床表现

本病最常见的症状为进行性活动后气短，以及乏力、晕厥、胸痛、咯血、雷诺现象等，临床上无基础心肺疾病的人出现呼吸困难，或出现不能单纯用心肺疾病来解释的呼吸困难，都应考虑到肺动脉高压的可能。严重病例会于静息状态下出现症状。出现右心衰竭时可表现为下肢水肿、腹胀、厌食等；相关疾病的某些症状如结缔组织病的各种皮疹、红斑、关节肿痛等。

本病体征包括左侧胸骨旁抬举感、肺动脉瓣第二心音（P_2）亢进、分裂，剑突下心音增强；胸骨左缘第二肋间收缩期喷射性杂音，肺动脉明显扩张时，可出现肺动脉瓣关闭不全的舒张早期反流性杂音，即 Graham - Steel 杂音；右室扩张时，胸骨左缘第四肋间闻及三尖瓣全收缩期反流性杂音，吸气时增强。右心衰竭的患者可见颈静脉充盈、肝大、外周水肿、腹水以及肢端发冷，可出现中心型发绀。肺部听诊往往正常。

四、辅助检查

1. 常规检查　心电图：右心室肥厚或负荷过重以及右心房扩大改变可作为支持肺动脉高压的诊断依据，但心电图对诊断肺动脉高压的敏感性和特异性均不高，不能仅凭心电图正常就排除肺动脉高压。

2. 胸部 X 线　胸部 X 线检查多可发现异常，包括肺门动脉扩张伴远端外围分支纤细（"截断"征）、右心房室扩大；还可排除中重度肺部疾病以及左心疾病所致肺静脉高压。胸片正常不能排除轻度的左心疾病所致或肺静脉闭塞性 PAH。

3. 动脉血气分析　动脉血氧分压（PaO_2）通常正常或稍低于正常值，动脉血二氧化碳分压（$PaCO_2$）常因过度通气而降低。

4. 超声心动图　经胸多普勒超声心动图（TTE）是一项无创筛查方法。可以较清晰地显示心脏各腔室结构变化、各瓣膜运动变化以及大血管内血流频谱变化，间接推断肺循环压力的变化。超声心动图能够间接定量测定肺动脉压。超声心动图有助于鉴别诊断和病情评估，可发现左右心室直径和功能、三尖瓣、肺动脉瓣和二尖瓣的异常，右心室射血分数和左心室充盈情况，下腔静脉直径以及心包积液等。还能够直接判断心脏瓣膜和左室舒缩功能，明确是否存在肺动脉高压的因素；TTE 有助于左心瓣膜性心脏病和心肌病所致肺静脉高压以及先天性体 - 肺分流性心脏病的确诊；明确分流性先天性心脏病，有助于先天性心脏病的诊断。超声造影有助于卵圆孔开放或小的静脉窦型房间隔缺损的诊断。而经食管超声可用于小的房间隔缺损的诊断和缺损大小的确定。

5. 右心漂浮导管检查　右心漂浮导管测压是目前临床测定肺动脉压力最为准确的方法，也是评价各种无创性测压方法准确性的"金标准"。除准确测定肺动脉压力外，其在肺动脉高压诊断中的作用还包括：①测定肺动脉楔嵌压，提示诊断肺静脉性肺动脉高压。②测定心腔内血氧含量，有助于诊断先天性分流性心脏病。严格讲如无右心导管资料不能诊断肺动脉高压，ACCP诊治指南建议，所有拟诊肺动脉高压者均需行右心导管检查以明确诊断、明确病情严重程度及指导治疗。

右心导管可用于证实PAH的存在、评价血流动力学受损的程度、测定肺血管反应性。右心导管检查时应测定的项目包括：心率、右房压、肺动脉压（收缩压、舒张压、平均压）、肺毛细血管楔嵌压（PCWP）、心输出量（用温度稀释法，但有先天性体-肺循环分流时应采用Fick法）、血压、肺血管阻力（PVR）和体循环阻力、动脉及混合静脉血氧饱和度（如存在体循环分流，静脉血标本应取上腔静脉血）。肺动脉高压的判定标准：静息肺动脉平均压（mPAP）>25mmHg，或运动时mPAP>30mmHg，并且PCWP≤15mmHg，PVR>3mmHg/（L·min）（Wood单位）。

五、诊断

肺动脉高压临床表现缺乏特异性，诊断难度较大；而病理、病因识别技术的提高促进了肺动脉高压的临床诊断。肺动脉高压的诊断应包括以下四个方面：①结合临床表现和危险因素识别可疑的肺动脉高压的患者；②对高危或疑诊患者行血流动力学检查，明确是否存在肺动脉高压；③对证实肺动脉高压患者进行病因学分析和临床归类；④对肺动脉高压进行临床评估和功能评价。

临床上要诊断特发性肺动脉高压（IPAH）应该除外以下常见疾病：肺动脉栓塞（血栓、肿瘤）；结缔组织病；左→右分流性先天性心脏病；肺血管炎（大动脉炎累及肺血管等）；肺间质或肺实质性疾病；心脏瓣膜病；限制型心肌病；肥胖、睡眠呼吸暂停等；门静脉高压；肺静脉闭塞病；遗传性出血性毛细血管扩张症；肺毛细血管瘤样增生症；特发性肺动脉扩张。

第二节　中医治疗

一、辨证治疗

实喘治肺，治以祛邪利气。应区别寒、热、痰、气的不同，分别采用温宣、清肃、祛痰、降气等法。虚喘治在肺肾，以肾为主，治以培补摄纳。针对脏腑病机，采用补肺、纳肾、温阳、益气、养阴、固脱等法。虚实夹杂，下虚上实，当分清主次，权衡标本，适当处理。喘证多由其他疾病发展而来，积极治疗原发病，是阻断病势发展，提高临床疗效的关键。

1. 外寒内饮证

证候：喘息，呼吸气促，胸部胀闷，咳嗽，痰多稀薄色白，兼有头痛，鼻塞，无汗，恶寒，或伴发热，口不渴，舌苔薄白而滑，脉浮紧。

治法：温肺散寒。

方药：小青龙汤。生麻黄10g，桂枝10g，干姜10g，法半夏10g，白芍10g，北细辛3~5g，五味子10g。痰壅喘急较甚者，可加葶苈子15g，青皮15g，牡荆子15g，功善泻肺除壅，降逆平喘。兼郁热者，可加生石膏 30 g，黄芩 10 g，以清泄郁热，与小青龙汤为伍，温清并用，既散肺寒，又清郁热。

2. 痰热郁肺证

证候：喘咳气壅，胸部胀痛，痰多黏稠色黄，或夹血色，伴胸中烦热，身热，有汗，渴喜冷饮，面红，咽干，尿赤，大便或秘，舌苔黄或腻，脉滑数。

治法：宣肺泄热，降逆平喘。

方药：越婢加半夏汤。麻黄 10 g，生石膏 30 ~ 50 g，生姜 10 g，法半夏 10 g，生甘草 10 g，大枣 6 枚。

方中：麻黄、石膏，辛凉配伍，辛能宣肺散邪，凉能清泄内热；生姜、半夏散饮化痰以降逆；甘草、大枣安内攘外，以扶正祛邪。大量的石膏，一则制麻黄的辛温，使本方变为辛凉，二则功效专一，使本方专于清宣肺热。

3. 气虚阳弱证

证候：喘促短气，气怯声低，喉有鼾声，咳声低弱，痰吐稀薄，自汗畏风，极易感冒，或喘促日久，气息短促，呼多吸少，动则喘甚，气不得续，小便常因咳甚而失禁，或尿后余沥，面青肢冷，舌质淡、苔薄，脉微细或沉弱。

治法：益气温阳。

方药：补中益气汤、补元汤、芪附汤加减。生黄芪 30 g，西党参 30 g，炒白术 10 ~ 15 g，炙甘草 10 g，当归 10 g，升麻 10 g，北柴胡 10 g，陈皮 10 g，山萸肉 10 ~ 15 g，锁阳 10 ~ 15 g，熟附子 10 g。阳虚较甚者，可酌情选用补骨脂、葫芦巴；兼夹气阴两虚者，可配合生脉散或麦门冬汤以阴阳两补。

4. 痰瘀伏肺证

证候：胸部憋闷，咳嗽，咳痰，动则心悸、气喘，倦怠乏力，发绀，面色暗滞，口唇暗红，舌苔腻白或黄白相兼，脉象虚弦滑。

治法：祛痰行瘀。

方药：千缗汤、苓桂术甘汤、桂枝茯苓丸加减：小牙皂 6 g，法半夏 10 g，生姜 10 g，茯苓 30 g，桂枝 10 g，炒白术 10 g，炙甘草 10 g，桃仁 10 g，牡丹皮 10 g，赤芍 20 g，青皮 15 g，陈皮 10 g，葶苈子 15 ~ 30 g。若痰瘀化热，出现痰黄黏稠，口渴便结，舌质红暗，苔黄厚腻，脉滑数等痰热瘀阻证候时，可改用清化痰热、散瘀泄热方药。药用：金荞麦根 30 g，黄芩 10 g，白毛夏枯草 15 g，生石膏 30 g，浙贝母 10 g，海蛤壳 20 g，桃仁 10 g，牡丹皮 10 g，赤芍 20 g，生大黄 10 g，葶苈子 20 g，桔梗 30 g。兼有表邪遏肺，喘满症状较甚者，可合用麻杏石甘汤，以宣肺泄热。待痰热证候顿挫后，及时改用"温化"方药以图缓治。

二、验方精选

1. 治肺动脉高压经验方

方药：生黄芪 50 ~ 90 g，红参 15 ~ 30 g，白术 30 g，升麻 15 g，柴胡 15 g，当归 20 g，川芎 10 g，丹参 40 ~ 60 g，黄芩 30 g，厚朴 15 g，山萸肉 10 g。

用法：水煎服，每天 1 剂。

功效：补气升阳，活血化瘀。

方解：该病的主要病机是大气下陷、瘀血阻络所致。当然必须结合患者的体质状况、具体的表现，进行详细的辨证，加减用药。水肿者，加车前子30 g，咯血者加三七粉3～5 g。水煎服，每天1剂，30天为一个疗程。

2. 参附龙牡汤（《方剂学》）

方药：红参10 g，附子10 g，龙骨30 g，牡蛎30 g，沉香（分次冲服）4 g，刺五加15 g，石菖蒲6 g，葶苈子10 g，麝香（分次冲服）0.2 g。

用法：每天1剂，水煎2次，分2次温服。神志不清者，可给予鼻饲。

功效：益气回阳，救逆固脱。

方解：方中麝香、石菖蒲开窍化痰，沉香"能举在上之水与火，悉摄而返之于肾"（《本草思辨录》），葶苈子、刺五加强心逐饮，泻肺定喘，减慢心率，增加心输出量，降低肺动脉压。

3. 益肺纳肾汤（王果平方）

方药：黄芪24 g，丹参20 g，补骨脂12 g，熟地黄12 g，茯苓12 g，沉香6 g。痰多加橘红12 g，地龙12 g，浙贝母12 g。

用法：水煎服，每天1剂。

功效：益气补肺，纳肾平喘。

方解：方中黄芪益肺气，补骨脂、熟地黄、沉香纳肾气，茯苓利水消肿，丹参活血化瘀。水肿者加车前子15 g，薏苡仁15 g；发绀严重者，加川芎10 g、当归12 g；兼有阴虚者，加生地黄10 g、麦冬15 g；兼有便溏、胃脘不舒加白术15 g、陈皮10 g；兼有胸闷者，加杏仁12 g、瓜蒌18 g；气虚甚者，加人参9 g。

三、预防与调理

不同类肺动脉高压患者的预后有所不同。在肺动脉高压靶向药物问世前，PAH中的特发性肺动脉高压患者的自然病程最为明确，诊断后中位生存期仅为2～3年，且症状严重者预后更差，靶向药物治疗可使3年生存率明显提高，即便如此，由于大多数患者存在严重的血流动力学改变和功能障碍，远期临床预后不良。肺动脉高压和右室功能障碍同时存在者预后更差。所以，要重视预防和调理。

1. 重点预防肺动脉高压高危人群　如果家里有直系亲属患此病，应及早进行相关基因检测或者考虑到医院进行相关检查。除此，有一系列结缔组织疾病患者，如系统性硬皮病、系统性红斑狼疮、风湿性关节炎和多发性肌炎等患者，其中硬皮病患者应充分注意患此病可能，因为此病并发肺动脉高压可能高达30%。另外，有慢性心脏疾病患者、先天性心脏病（如房间隔、室间隔缺损、动脉导管未闭等）、下肢静脉栓塞等患者。容易忽略的人群是HIV感染者，减肥人群中服用食欲抑制药者（女性多见）也应关注本病。没有症状的患者应每3～6个月到有条件的大医院做超声检查。如果患者出现了不明原因的气急、干咳、腹胀甚至晕厥等症状，应及时去医院做超声等系统的检查，明确诊断。

2. 劳逸适度　劳逸包括劳累和安逸两个方面。过度劳累包括劳力过度、劳神过度和房劳过度。劳力过度则伤气，劳神过度则伤心脾，房劳过度则肾精耗伤。本病患者若不注意自我保护，劳力或劳神过度可能导致原发病的突然加重，或愈而复发。中医学认为，肾精是人生命之本，房劳过度肾精亏虚使人早衰、病情发展或加重。所以，患者应避免过度劳累，以免损伤肺、脾、肾的功能。过度的安逸则会使人气血流不畅，脾胃功能衰弱而出现食少乏力，肢体倦怠，或发胖水肿，动则心悸、气短、汗出，病情日益加重。因此，患者既不能过劳，更不能过于安逸。

3. 进行预防性治疗　气候与天气变化及饮食因素对本病都有重要影响。为了减轻发现时的痛苦，甚至杜绝到发病期再发病的目的，在掌握其发病规律后，可在发病前进行预防性的治疗。实践证明，预防性治疗常可取得良好的效果。

第三节　西医治疗

肺动脉高压应以治疗基础疾病、去除引起肺血管改变的原因为主；对于直接影响肺血管功能或结构的肺动脉高压，治疗上以纠正或逆转肺血管改变为主；对于严重的肺动脉高压，可以考虑介入或手术治疗。

一、一般治疗

1. 活动和旅行　适当调整日常活动，可提高生活质量，减少症状。体力活动强度不应过强。避免在餐后、气温过高及过低的情况下进行活动。低氧能够加重肺动脉高压患者肺血管收缩，尽量避免到海拔 1500~2000m 的低压低氧区。尽量避免飞机旅行，如必须乘坐时应吸氧。

2. 预防感染　肺动脉高压易发生肺部感染，肺炎占总死亡原因的 7%，因此应及早诊断、积极治疗。推荐使用流感和肺炎球菌疫苗。采用静脉导管持续给予前列环素的患者，若出现持续发热，应警惕导管相关感染。

3. 避孕、绝经期后激素替代治疗　怀孕和分娩会使患者病情恶化。育龄期妇女应采取适宜方法避孕。若怀孕应及时终止妊娠。若采用激素药物避孕，应考虑到对凝血功能的影响。绝经期妇女能否采用激素替代治疗，尚不明确。

4. 降低血液黏度　肺动脉高压患者、长期处于低氧血症患者(如存在右向左分流)往往出现红细胞增多症，红细胞比积升高。当患者出现头痛、注意力不集中等症状，伴有血细胞比容超过 65% 时，可考虑放血疗法以降低血液黏度，增加血液向组织释放氧的能力。

5. 抗凝治疗　肺动脉高压患者容易发生肺动脉原位血栓形成，加重 PAH，需要抗凝治疗。常用口服抗凝剂华法林，一般认为国际化标准比值 INR 目标值为 1.5~2.5。但对于门脉高压相关性肺动脉高压患者，由于消化道出血概率增加，应慎用抗凝药物。影响抗凝剂药效或增加胃肠道出血风险的药物应避免使用。

6. 氧疗　对于各型肺动脉高压患者，低氧均是加重肺循环压力的一个重要因素，一般认为应给予氧疗以使动脉血氧饱和度达到 90% 以上。

7. 抗心衰治疗　利尿药可消除水肿，减少血容量，减轻右心负荷，改善患者症状，对于存在右心功能不全的患者尤为适用，但应避免过快，以免引起低血压、电解质紊乱及肾功能不全；存在右心功能不全的患者可以小剂量应用洋地黄类药物，但应注意密切监测血药浓度；多巴胺、多巴酚丁胺能够增强心肌收缩，增加肾血流量，增大剂量尚能够维持血压，在晚期肺动脉高压患者适当应用有利于改善症状；血管紧张素转换酶抑制药和 β 受体阻滞药对于肺动脉高压的疗效还没有得到证实。

8. 心理治疗　IPAH 患者发病年龄较早(年龄中位数为 40 岁)，因体力活动受限、生活方式打乱，且常受到一些不良预后信息的影响，所以许多患者存在不同程度的焦虑和(或)抑郁。应为患者提供足够信息，与家属配合治疗，必要时建议患者接受心理医师的治疗。

9. 病因治疗　低氧性肺动脉高压应治疗基础肺部疾病，纠正缺氧是最主要的治疗方法。如继发于 COPD 的肺动脉高压患者，直接治疗措施应是积极控制呼吸道感染、改善通气、减轻组织缺氧等。

左心系统疾病引起的肺静脉淤血和压力增高是形成肺动脉高压的主要原因。要积极治疗左心病变，包括增强心肌收缩力，及时治疗左心瓣膜病等。

对于急性肺血栓栓塞所致的肺动脉高压，溶栓和抗凝治疗疗效显著；对肺动脉近端的慢性机化血栓可以行肺动脉血栓内膜剥脱术，有效的抗凝治疗可以防止疾病进一步发展。

有明确相关疾病或危险因素者，应治疗相关疾病如结缔组织病、肝病等，去除相关危险因素如减肥药、毒素等。

二、药物治疗

各型肺动脉高压均存在不同程度的肺血管功能或结构性改变。这些血管改变在 IPAH 表现更为明显，近年来，针对肺动脉高压肺血管功能和结构改变的药物治疗取得了较大进展，常用治疗药物如下：

1. 钙通道阻滞药(CCB)　CCB 通过抑制钙离子进入肺血管平滑肌细胞，扩张肺动脉，降低肺血管阻力，可明显降低静息及运动状态肺动脉压力和阻力。常用的 CCB 有硝苯地平和地尔硫草。心率较慢时通常选择硝苯地平，心率较快时选用地尔硫草。IPAH 患者的有效剂量通常较大，如硝苯地平为 120 ~ 240mg/d，地尔硫草为 240 ~ 720mg/d。急性血管反应试验阳性患者治疗宜从较小剂量开始(硝苯地平 30mg，每天 2 次，地尔硫草 60mg，每天 3 次)，数周内增加至最大耐受剂量。新一代 CCB(如氨氯地平和非洛地平)有效性、耐受性以及有效剂量尚缺乏评价。目前已明确，仅有少数患者经长期服用 CCB 使生存率得到改善。这部分患者有两个特点，即急性血管反应试验阳性；对长期 CCB 治疗能持续保持反应。

2. 前列环素类药物　前列环素可能通过以下机制起作用：松弛血管平滑肌、抑制血小板聚集、修复内皮细胞、抑制细胞迁移、增生而逆转肺血管的重塑、改善肺部对内皮素 - 1(ET - 1)的清除能力、增加肌肉收缩力、增强外周骨骼肌的氧利用、改善运动时的血流动力学情况。前列环素类似物包括静脉用依前列醇、口服贝前列素、吸入依洛前列素等。

(1)依前列醇：半衰期短(在循环中仅 3 ~ 5 分钟)，需持续中心静脉泵入，治疗可以从 2 ~ 4ng/(kg·min) 开始,根据不良反应的情况逐渐加量至目标剂量,最初 2 ~ 4 周的剂量为 10 ~ 15ng/(kg·min),为达到最佳疗效应继续加量,理想剂量为 20 ~ 40ng/(kg·min)。部分患者可能因突然停药而出现肺动脉高压反弹,使病情恶化甚至死亡,因此应避免突然停药。适用于各种类型的肺动脉高压,包括 IPAH、结缔组织疾病所致肺动脉高压、体 - 肺分流的先天性心脏病所致肺动脉高压以及门脉高压、Gaucher's 病、HIV 感染等所致肺动脉高压。

(2)曲前列环素:是一种三苯环的前列环素类似物,室温下仍保持稳定,可以采用皮下注射。不良反应与依前列醇类似,皮下注射部位的疼痛常限制剂量增加。

(3)贝前列环素钠:是第一个化学性质稳定、口服具有活性的前列环素类似物。空腹吸收迅速,口服后 30 分钟血药浓度达峰值,单剂口服的半衰期为 35 ~ 40 分钟。

(4)伊洛前列环素:是一种化学性质稳定的前列环素类似物,可通过静脉注射、口服和雾化吸入给药。雾化吸入伊洛前列环素(万他维)可以选择性地作用于肺循环,具有一定优势。吸入沉积在肺泡的伊洛前列环素可以直接作用于肺泡壁上的小动脉而产生舒张作用。为确保药物能沉积在肺泡,应使雾化颗粒直径足够小($3 ~ 5\mu m$)。单次吸入伊洛前列环素可以使 mPAP 降低 10% ~ 20%,作用持续 45 ~ 60 分钟,需多次吸入才能维持疗效(每天 6 ~ 12 次)。该药耐受性较好。不良反应常有咳嗽、面部潮红和头痛。目前伊洛前列环素在国内已经批准上市。静脉用伊洛前列环素疗效与依前列醇相当。

3. 内皮素 - 1 受体拮抗药 ET - 1 是强血管收缩剂,并能刺激肺血管平滑肌细胞增生。ET - 1 有 A 和 B 两种受体,激活 ETA 受体使血管收缩,血管平滑肌细胞增生;激活 ETB 受体则能促进血管扩张和一氧化氮释放。博森坦是最早合成的具有口服活性的内皮素 - 1 受体拮抗药,同时阻滞 ETA 受体和 ETB 受体。常用初始剂量为 62.5mg,每天 2 次。4 周后增量至 125mg,每天 2 次,或 250mg,每天 2 次,至少服药 16 周。目前在国内已经批准上市。博森坦的量效关系不明显,但其肝功能损害却与剂量成正比。除肝功损害外,其不良反应还包括贫血、致畸、睾丸萎缩、男性不育、液体潴留和下肢水肿等。

Sitaxsentan 是一种具有口服活性的选择性 ETA 受体拮抗药。剂量为 100 ~ 300mg,每天 1 次,共 12 周,肝功能损害发生率与剂量明显相关。Sitaxsentan 能够抑制华法林代谢过程中的肝酶 CYP2C9 P450 酶,与华法林同用时,应减少华法林量。安博森坦是另一种选择性的、具有口服活性 ETA 受体拮抗药,初步研究显示,能改善患者的运动耐量、血流动力学状态。

4. 磷酸二酯酶抑制药 - 5(PDE - 5) 西地那非是具有口服活性的选择性环磷酸鸟苷(cGMP) - PDE - 5 的抑制药,通过增加细胞内 cGMP 浓度使平滑肌细胞松弛、增生受抑而发挥药理作用。25 ~ 75mg,每天 3 次,均能改善心肺血流动力学状态和运动耐量,且不良反应发生率很低(如头痛、鼻腔充血和视力异常)。对于不适合应用已批准的治疗 PAH 的药物或治疗失败的患者,可考虑使用西地那非。2005 年 6 月美国 FDA 已批准西地那非 20mg,每天 3 次,用于肺动脉高压的治疗。

5. 一氧化氮(NO)与 L - 精氨酸(L - Arginine) NO 是一种血管内皮舒张因子,吸入 NO 可激活肺血管平滑肌细胞内鸟苷酸环化酶,使细胞内环磷酸鸟苷水平增高,游离钙浓度降低,从而选择性扩张肺血管。L - 精氨酸为 NO 的前体物质,口服或注射 L - 精氨酸可促进 NO 合成。吸入 NO 或应用 L-精氨酸,均能不同程度降低肺动脉压。NO 的长期应用价值尚无充分证据。

6. 急性血管扩张试验与药物策略选择 PAH 病变早期,血管平滑肌收缩经常存在,对药物治疗反应较好;晚期血管内膜和中层纤维化及血栓形成等限制了血管扩张,对治疗反应不佳,甚至出现矛盾反应。因此,ACCP 建议对所有肺动脉高压患者包括 IPAH 以及结缔组织病、先天性体肺分流、门脉高压、HIV 感染、药物、毒素等危险因素相关性肺动脉高压均应进行急性血管扩张试验,急性血管扩张试验的首要目标就是筛选出可能对口服钙通道拮抗药治疗有效的患者,并通过试验选择进一步治疗方案。不应根据经验应用 CCB,以免加重患者病情。如 IPAH 患者病情不稳定或合并严重右心功能衰竭而无法接受钙通道拮抗药治疗时,则不必进行血管扩张试验。肺静脉高压、低氧性肺动脉高压、栓塞性肺动脉高压以及其他类型肺动脉高压由于治疗原则不同,无须进行试验;对于合并严重右心衰竭或病情不稳定而无法接受钙通道阻滞药治疗者,也不必进行试验。

(1)试验药物和方法:①一氧化氮吸入,10~20ppm。②静脉应用依前列醇,初始 2ng/(kg·min)持续静脉滴注,以后每 10~15 分钟增加 2ng/(kg·min),一般不超过 12ng/(kg·min)。③静脉应用腺苷:初始 50μg/(kg·min),每 2 分钟增加 50μg/(kg·min),最大不超过 500μg/(kg·min)。用药过程中应用右心导管每 10~15 分钟监测一次血流动力学指标。当发生下列任何一种情况时中止试验:肺动脉压下降达到目标值;体循环收缩压下降 30% 或低于 85mmHg;③心率增加超过 40%;心率低于 65 次/分并出现低血压症状;发生不可耐受的头痛、头晕、恶心等不良反应;⑥血管扩张药已用至最大剂量。

(2)判断标准:通过常规右心导管检查测量肺动脉压及肺血管阻力。其敏感性的评价标准尚未完全统一,ACCP 及 ESC 的评价标准:应用血管扩张药后肺动脉压力下降 10~35mmHg,心输出量增加或不变,表示肺血管对药物治疗反应良好,即急性血管反应性试验阳性。有研究表明急性反应越敏感的患者,预示钙通道拮抗药长期有效的可能性越大。

急性血管扩张试验阳性患者,选择长期应用 CCB,其生存率能明显提高。目前主张小剂量开始,逐渐加大剂量,心功能不全患者慎用。对于 CCB 疗效判定,目前尚无统一的标准,多数资料建议 CCB 治疗过程中监测血流动力学变化,如治疗 12~16 周后,肺动脉高压功能分级达到或维持 I 或 II 级,血流动力学接近正常者为有效,否则应改用其他药物治疗。

急性血管反应性试验阴性及 CCB 疗效不佳者,治疗上根据肺动脉高压功能分级的不同而不同:急性血管反应性试验阴性而肺动脉高压功能分级为 I 级或 II 级者,可口服非选择性 ET-1 受体拮抗药波生坦治疗,能阻止甚至逆转肺血管重塑及右室肥厚。选择性 ETA 受体拮抗(Sitaxsentan)能明显改善心功能 II 级肺动脉高压患者的血流动力学,提高其 6 分钟步行距离。

肺动脉高压功能 III 级或 IV 级患者的治疗药物包括前列环素类药物及内皮素受体拮抗药。急性血管反应性试验阴性患者,长期应用前列环素类药物仍然有效。内皮素受体拮抗药也适用于肺动脉高压功能分级 III 级或 IV 级的患者,能明显改善血流动力学,改善其功能分级。

以上治疗效果不佳者，可考虑选择磷酸二酯酶-5抑制药，西地那非能降低肺动脉高压患者平均肺动脉压和肺血管阻力，但它对体循环血流动力学也产生一定影响，ACCP建议对于其他药物治疗无效的肺动脉高压患者可考虑应用西地那非。

7. 联合用药　长期的联合药物治疗是研究的热点。肺动脉高压联合治疗的思维来自于肿瘤学、左心衰竭以及高血压的联合治疗模式。当前肺动脉高压的治疗模式主要是：前列腺素衍生物、内皮素受体拮抗药、NO和抗凝治疗。将来治疗的关注点可能集中在肺动脉高压的细胞增生环节以及潜在的自身免疫机制方面。对于肺动脉高压，联合治疗可以综合作用于疾病发病机制的不同环节是大势所趋。然而，联合治疗的潜在药物毒性、高额费用以及药物之间的相互作用受到关注。

恰当的联合用药可增加疗效，减少药物剂量，减轻毒副反应。西地那非能增强NO吸入的降压疗效，并能防止NO突然停用时的肺血管收缩；西地那非联合吸入依洛前列素较两者单用时肺血管阻力降低更为显著。长期静脉应用依前列醇效果不佳者，加用西地那非后血流动力学明显改善。更深入的多中心随机、对照研究和系统评价仍在进行之中。

三、介入及手术治疗

介入及手术治疗均建议在有经验的医疗中心实施，以降低操作风险。

1. 房间隔球囊造口术　尽管右向左分流使体动脉血氧饱和度下降，但心房之间的分流可增加体循环血流量，结果氧运输增加。因此，房间隔缺损存在对严重肺动脉高压者可能有益。此外，心房水平分流能缓解右心房、室压力，减轻右心衰竭的症状和体征。适应证：晚期NYHA功能Ⅲ、Ⅳ级，反复出现晕厥和(或)右心衰竭者；肺移植术前过渡或其他治疗无效者。

2. 肺移植或心肺联合移植　肺和心肺移植术后3年和5年存活率分别为55%和45%。目前更多实施双肺移植；对于艾森-曼格综合征以及终末期心力衰竭患者，应考虑施行心肺联合移植，对某些复杂缺损以及某些室间隔缺损的患者，心肺联合移植存活率更高。肺移植或心肺联合移植适应证：晚期NYHA功能Ⅲ、Ⅳ级，经现有治疗病情无改善的患者。

3. 肺血栓动脉内膜剥脱术　对于明确的慢性血栓栓塞性肺动脉高压(CTEPH)，且病变部位在近端，可考虑进行肺血栓动脉内膜切除术，手术必须在经验丰富的医学中心开展。

第十二章　肺血栓栓塞症

第一节　概述

一、疾病概述

肺栓塞是以各种栓子阻塞肺动脉系统为其发病原因的一组疾病或临床综合征的总称，包括肺血栓栓塞症、脂肪栓塞综合征、羊水栓塞、空气栓塞等。其中肺血栓栓塞症占肺栓塞中的绝大多数，该病在我国绝非少见病，且发病率有逐年增高的趋势，死亡率高，但临床上易漏诊或误诊，如果早期诊断和治疗得当，生存的希望甚至康复的可能性是很大的。

肺血栓栓塞症为来自静脉系统或右心的血栓阻塞肺动脉或其分支所致疾病，以肺循环和呼吸功能障碍为其主要临床和病理生理特征。引起肺血栓栓塞症的血栓主要来源于深静脉血栓形成。

急性肺血栓栓塞症造成肺动脉较广泛阻塞时，可引起肺动脉高压，至一定程度导致右心失代偿、右心扩大，出现急性肺源性心脏病。

中医没有肺栓塞的病名，根据临床表现应归属于"血证""喘证""胸痹""厥证"等病症范畴。

二、病因

(一)西医病因病理

1. 病理与病理生理　引起肺血栓栓塞症的血栓可以来源于下腔静脉径路、上腔静脉径路或右心腔，其中大部分来源于下肢深静脉，特别是从腘静脉上端到髂静脉段的下肢近端深静脉。肺血栓栓塞症栓子的大小有很大的差异，可单发或多发，一般多部位或双侧性的血栓栓塞更为常见。

(1)对循环的影响：栓子阻塞肺动脉及其分支达一定程度后，通过机械阻塞作用，加之神经－体液因素和低氧所引起的肺动脉收缩，使肺循环阻力增加，肺动脉高压，继而引起右室扩大与右侧心力衰竭。右心扩大致室间隔左移，使左室功能受损，导致心排血量下降，进而可引起体循环低血压或休克；主动脉内低血压和右心房压升高，使冠状动脉灌注压下降，心肌血流减少，特别是右心室内膜下心肌处于低灌注状态。

（2）对呼吸的影响：肺动脉栓塞后不仅引起血流动力学的改变，同时还可因栓塞部位肺血流减少，肺泡无效腔量增大；肺内血流重新分布，通气/血流比例失调；神经体液因素引起支气管痉挛；肺泡表面活性物质分泌减少、肺泡萎陷、呼吸面积减小、肺顺应性下降等因素导致呼吸功能不全，出现低氧血症和低碳酸血症。

2. 危险因素　　肺血栓栓塞症的危险因素包括任何可以导致静脉血液淤滞、静脉系统内皮损伤和血液高凝状态的因素。原发性危险因素由遗传变异引起。继发性危险因素包括骨折、严重创伤、手术、恶性肿瘤、口服避孕药、充血性心力衰竭、心房颤动、因各种原因的制动或长期卧床、长途航空或乘车旅行、高龄等。上述危险因素可以单独存在，也可同时存在，协同作用。年龄可作为独立的危险因素，随着年龄的增长，肺血栓栓塞症的发病率逐渐增高。

（二）中医病因病机

本病多由久卧、久坐、产后、腹部或盆腔手术、外伤等后导致气血运行滞缓，或外伤手术损伤筋脉，气血运行不畅，以致瘀血阻于络道，脉络滞塞不通所致。

1. 病因

（1）瘀血痹肺：外因损及经脉，滋生恶血，恶血循经脉上攻，壅塞心肺，闭阻血脉，而成本证。

（2）痰瘀壅肺：内因致使痰湿内生，阻碍血行，血脉痹阻。

（3）肺闭气脱：年老或久病致使气阴两耗，气虚行血无力，瘀阻肺脉，肺之气血壅盛，甚则气血不相接续，阳气欲脱。

2. 病机　　本病常继发于创伤、术后、长期卧床等诱因引起深静脉血栓形成。中医认为久卧伤气，金刃损伤耗气伤血，气虚则血瘀，瘀血阻络，气血津液运行不畅，留津为痰为饮，痰浊瘀血随经而行，闭阻心肺，心不主血脉，肺治节失调，气血运行不畅而发为本病，故气虚、血瘀、痰浊为肺栓塞主要病机。

三、临床表现

肺血栓栓塞症临床表现的严重程度差别很大，可以从无症状到血流动力学不稳定，甚至发生猝死，主要取决于栓子的大小、多少、所致的肺栓塞范围、发作的急缓程度，以及栓塞前的心肺状况。肺血栓栓塞症的临床症状也多种多样，不同病例常有不同的症状组合，但均缺乏特异性。

1. 症状

（1）呼吸困难及气促（80%～90%）：肺栓塞最常见的症状，呼吸频率>20次/分，伴或不伴有发绀。呼吸困难严重程度多与栓塞面积有关，栓塞面积较小。可基本无呼吸困难，或呼吸困难发作较短暂。栓塞面积大，呼吸困难较严重，且持续时间长。

（2）胸痛：包括胸膜炎性胸痛（40%～70%）或心绞痛样胸痛（4%～12%），胸膜炎性胸痛多为钝痛，是由于栓塞部位附近的胸膜炎症所致，常与呼吸有关。心绞痛样胸痛为胸骨后疼痛，与肺动脉高压和冠状动脉供血不足有关。

（3）晕厥（11%～20%）：主要表现为突然发作的一过性意识丧失，多合并有呼吸困难和气促表现。多由于巨大栓塞所致，晕厥与脑供血不足有关；巨大栓塞可导致休克，甚至猝死。

（4）烦躁不安、惊恐甚至濒死感（55%）：主要由严重的呼吸困难和胸痛所致。当出现该症状时，往往提示栓塞面积较大，预后差。

（5）咯血（11%~30%）：常为小量咯血，大咯血少见；咯血主要反映栓塞局部肺泡出血性渗出。

（6）咳嗽（20%~37%）：多为干咳。有时可伴有少量白痰，合并肺部感染时可咳黄色脓痰。主要与炎症反应刺激呼吸道有关。

2. 体征

（1）呼吸急促（70%）：是常见的体征，呼吸频率：>20 次/分。

（2）心动过速（30%~40%）：心率>100 次/分。

（3）血压变化：严重时出现低血压甚至休克。

（4）发绀（11%~16%）：并不常见。

（5）发热（43%）：多为低热，少数为中等程度发热。

（6）颈静脉充盈或搏动（12%）。

（7）肺部可闻及哮鸣音或细湿啰音。

（8）胸腔积液的相应体征（24%~30%）。

（9）肺动脉瓣区第二音亢进，$P_2 > A_2$，三尖瓣区收缩期杂音。

四、辅助检查

1. **动脉血气分析** 常表现为低氧血症，低碳酸血症，肺泡–动脉血氧分压差[$P(A-a)O_2$]增大。部分患者的结果可以正常。

2. **心电图** 大多数病例表现有非特异性的心电图异常。较为多见的表现包括 $V_1 \sim V_4$ 的 T 波改变和 ST 段异常；部分病例可出现 $S_I Q_{III} T_{III}$ 征（即 I 导 S 波加深，III 导出现 Q/q 波及 T 波倒置）；其他心电图改变包括完全或不完全右束支传导阻滞、肺型 P 波、电轴右偏、顺钟向转位等。心电图的动态演变对于诊断具有更大意义。

3. **血浆 D–二聚体** D–二聚体是交联纤维蛋白在纤溶系统作用下产生的可溶性降解产物。对急性肺血栓栓塞有排除诊断价值。若其含量 <500μg/L，可基本除外急性肺血栓栓塞症。

4. **胸部 X 线片** 胸部 X 线片多有异常表现，但缺乏特异性。可表现为：区域性肺血管纹理变细、稀疏或消失，肺野透亮度增加；肺野局部浸润性阴影，尖端指向肺门的楔形阴影，肺不张或膨胀不全；③右下肺动脉干增宽或伴截断征，肺动脉段膨隆以及右心室扩大征；④患侧横膈抬高；⑤少到中量胸腔积液征等。仅凭 X 线不能确诊或排除肺栓塞，但在提供疑似肺栓塞线索和除外其他疾病方面具有重要作用。

5. **超声心动图** 无创的能够在床旁进行的检查，为急性肺血栓栓塞症的诊断提供重要线索。不仅能够诊断和除外其他心血管疾患，而且对于严重的肺栓塞病例，可以发现肺动脉高压、右室高负荷和肺源性心脏病的征象，提示或高度怀疑肺栓塞。若在右心房或右心室发现血栓，同时患者临床表现符合肺栓塞，可以做出诊断。超声检查偶可因发现肺动脉近端的血栓而确定诊断。

6. **核素肺通气/灌注扫描（V/Q 显像）** 肺血栓栓塞症重要的诊断方法。典型征象是呈肺段分布的肺灌注缺损，并与通气显像不匹配。但由于许多疾病可以同时影响患者的通气及血流状况，使通气灌注扫描在结果判定上较为复杂，需密切结合临床。通气/灌注显像的肺栓塞诊断分为高度可能、中度可能、低度可能及正常。如显示中度可能及低度可能，应进一步行其他检查以明确诊断。

7. 螺旋 CT 和电子束 CT 造影（CTPA）　由于电子束 CT 造影是无创的检查且方便，现指南中将其作为首选的肺栓塞诊断方法。该项检查能够发现段以上肺动脉内的栓子，是确诊肺栓塞的手段之一，但 CT 对亚段肺栓塞的诊断价值有限。直接征象为肺动脉内的低密度充盈缺损，部分或完全包在不透光的血流之间，或者呈完全充盈缺损，远端血管不显影；间接征象包括肺野楔形密度增高影，条带状的高密度区或盘状肺不张，中心肺动脉扩张及远端血管分支减少或消失。CT 扫描还可以同时显示肺及肺外的其他胸部疾患。电子束 CT 扫描速度更快，可在很大程度上避免因心搏和呼吸的影响而产生伪影。

8. 肺动脉造影　为诊断肺栓塞的金标准。是一种有创性检查，且费用昂贵，发生致命性或严重并发症的可能性分别为 0.1% 和 1.5%，应严格掌握其适应证。

9. 下肢深静脉血栓形成的检查　有超声技术、肢体阻抗容积图（IPG）、放射性核素静脉造影等。

五、诊断及分型

（一）诊断

肺血栓栓塞症诊断分三个步骤：疑诊 – 确诊 – 求因。

1. 根据临床情况疑诊肺血栓栓塞症

（1）对存在危险因素，特别是并存多个危险因素的病例，要有强的诊断意识。

（2）结合临床症状、体征，特别是在高危病例出现不明原因的呼吸困难、胸痛、晕厥和休克，或伴有单侧或双侧不对称性下肢肿胀、疼痛。

（3）结合心电图、X 线、动脉血气分析、D – 二聚体、超声心动图下肢深静脉超声。

2. 对疑诊肺栓塞病例安排进一步检查以明确肺栓塞诊断

（1）核素肺通气/灌注扫描。

（2）CT 肺动脉造影（CTPA）。

（3）肺动脉造影。

3. 寻找肺血栓栓塞症的成因和危险因素　只要疑诊肺血栓栓塞症，即要明确有无深静脉血栓形成，并安排相关检查尽可能发现其危险因素。并加以预防或采取有效的治疗措施。

（二）急性肺血栓栓塞症临床分型

1. 大面积肺栓塞　临床上以休克和低血压为主要表现，即体循环动脉收缩压 < 12.0kPa（90mmHg）或较基础血压下降幅度 ≥ 5.3kPa（40mmHg），持续 15 分钟以上。需除外新发生的心律失常、低血容量或感染中毒症等其他原因所致的血压下降。

2. 非大面积肺栓塞　不符合以上大面积肺血栓栓塞症的标准，即未出现休克和低血压的肺血栓栓塞症。非大面积肺栓塞中有一部分病例属于次大面积肺栓塞，即超声心动图显示右心室运动功能减退或临床上出现右心功能不全。

第二节 中医治疗

一、辨证治疗

1. 瘀血痹肺证

证候：胸痛，固定不移，咳喘，心悸，咯血或痰中带血，面紫，舌质暗红或有瘀斑、瘀点，脉涩或弦紧。

治法：活血祛瘀，通脉宣肺。

方药：血府逐瘀汤合二味参苏饮加减，红花、桃仁、当归、川芎、生地黄、赤芍、牛膝、桔梗、柴胡、枳壳、人参、苏木、甘草等。气虚明显，加黄芪；咯血明显者，加侧柏叶、白及、血余炭。

2. 痰瘀壅肺证

证候：胸闷痛，喘促，咳嗽痰多，神疲乏力，心悸，汗出，下肢青筋显露，苔质暗淡、苔白腻，脉沉或弦数。

治法：化痰定喘，破血通脉。

方药：定喘汤合桃核承气汤加减，炒白果、麻黄、款冬花、半夏、桑白皮、苏子、黄芩、杏仁、桃仁、桂枝、大黄、芒硝、甘草等。胸痛明显者，加延胡索、郁金、丝瓜络。

3. 虚热内炽证

证候：胸痛，咳嗽痰少或咳痰带血，心悸气短，五心烦热，口干，颧红，舌质红、少津，脉细数。

治法：滋阴润肺，宁络止血。

方药：百合固金汤加减，百合、北沙参、黄芩、牛地黄、麦门冬、黄芪、当归、赤芍、熟地黄、栀子、桑白皮、地骨皮、桔梗、仙鹤草、白及、三七等。胸痛明显者，加延胡索、郁金；咯血量多者，酌加侧柏叶、藕节炭。

4. 肺闭气脱证

证候：烦躁不安，面色苍白，四肢厥冷，大汗淋漓，胸闷痛，喘促，唇甲发绀，甚者神志不清或昏迷，脉微欲绝。

治法：回阳救逆，活血化瘀。

方药：参附汤加味，人参、黄芪、熟附片、当归、干姜、细辛、炙甘草等。汗出不止者，加五味子、浮小麦、煅龙骨；胸痛者，加郁金、赤芍、延胡索。

二、验方精选

1. 人参养荣汤(《太平惠民和剂局方》)

方药：白芍30 g，当归15 g，陈皮10 g，黄芪30 g，桂心(去粗皮)6 g，人参15 g，炒白术15 g，炙甘草9 g；熟地黄15 g，五味子8 g，茯苓15 g，远志20 g。

用法：水煎服。每天1剂，分2次服。

功效：益气养血，健脾养心。

方解：方中既用熟地黄、当归、芍药养血益阴，以补心肝之血少，又用人参、黄芪、白术、茯苓、炙甘草补气健脾，以益肺脾之气虚，合而使气旺血生，亦即"阳生阴长"之义。补血之品，阴柔多滞；益气之品，甘温多壅，故更用陈皮行气化滞，以利气血速生。桂心引导诸药入营以生血；五味子合参芪固表而敛汗；远志交济心肾以安神；姜枣鼓舞化源而和营卫。诸药相配，气血双补，补气生血，兼安心神，使气血两旺，诸症自除。

2. 血府逐瘀汤（《医林改错》）

方药：桃仁12 g，红花9 g，当归9 g，生地黄12 g，川芎8 g，赤芍6 g，牛膝9 g，桔梗5 g，柴胡4 g，枳壳6 g，甘草3 g。

用法：水煎服。每天1剂，分2次服。

功效：活血化瘀，行气止痛。

方解：因瘀血停滞于胸，使气机受阻、气滞血瘀、肝失柔和；若瘀血化热，则会瘀热上冲、胃气上逆。本方中当归、赤芍、川芎、桃仁、红花活血化瘀；柴胡疏肝解郁；枳壳、桔梗开胸行气；牛膝引热下行；生地清热养阴；甘草调和诸药。

3. 独参汤（《景岳全书》）

方药：3～10 g，可用至30 g。

用法：温火久煎。病情危重者，急煎，即时服用。

功效：大补元气，回阳救逆。

方解：独参汤的应用，以气虚为主证。凡虚而自汗、惊悸、眩晕、乏力、气短、遗精、泻痢、纳呆、头痛、困倦、腹痛、吐血、虚脱等均可用之。

三、预防与调理

本病的转归与病邪的性质、发病的特征、正气的强弱有关，但关键取决于正气的强弱和是否及时正确的治疗。首次发生血栓栓塞的病死率很不一致，取决于栓塞的范围和患者原来的心肺功能状态。有明显心肺功能障碍者严重栓塞后的死亡概率高（可能＞25%）。原来心肺功能正常者大多不致死亡，除非肺血管床的阻塞超过50%。首次发生的致命性栓塞常在1～2小时死亡。未经治疗患者反复栓塞的机会约达50%；其中半数可能死亡。抗凝治疗可使复发率降至约5%；其中约20%可能死亡。本病的预防宜根据临床情况采用相应的预防措施，主要方法为：①机械预防措施，包括加压弹力袜、下肢间歇序贯加压充气泵和腔静脉滤器；②药物预防措施，包括皮下注射小剂量肝素、低分子肝素和口服华法林。对重点高危人群，应根据病情轻重、年龄、是否合并其他危险因素等来评估发生DVT - PTE的危险性，并给予相应的预防措施。肺栓塞通常在患者离床活动的瞬间或排便增加腹压时发生，因此，对于下肢深静脉血栓形成患者，在血栓形成后的1～2周及溶栓治疗的早期，应绝对卧床休息，床上活动时避免动作过大，禁止按摩、挤压或热敷患肢。保持大便通畅，避免屏气用力的动作和下蹲过久。放置下腔静脉滤器可预防DVT后栓子脱落造成PE，可使DVT后PE的发生率＜5%。CVI患者，手术对于血管壁的轻微损伤都可能导致血栓的形成，特别是患者手术时肢体完全的放松或手术后肢体制动阶段。术后给予抗凝、祛瘀治疗或加用溶栓药物，抬高患肢，指导患者做足背屈和膝、踝关节伸屈活动，术后第3天鼓励患者下床活动，以促进下肢静脉回流，防止血栓形成。对于存在下肢血栓性浅静脉炎的患者在溶栓治疗时和安装滤器之前应尽量减少肢体的活动。

第三节　西医治疗

一、一般支持治疗

一般支持治疗仍然为急性 PTE 患者治疗中的重要环节，除严密监测患者病情变化、给予积极的呼吸与循环支持外，早期活动对于机体功能康复也有重要作用。对于急性 PTE，若血流动力学稳定，在充分抗凝的基础上，建议尽早下床活动。

研究显示，早期下床活动与血栓脱落致 PTE、深静脉血栓形成（DVT）进展、DVT 相关死亡等不良事件无明显相关。相反，早期下床活动可显著减少患侧疼痛等并发症，并减少 DVT 的进展，有助于机体功能康复。

二、急性 PTE 的抗凝治疗

1. 抗凝疗程的规范化　PTE 的抗凝治疗疗程是临床中经常遇到的问题。2018 版指南结合新近的循证医学证据将急性 PTE 的抗凝疗程进一步规范化，分为急性期抗凝治疗及延展期抗凝治疗。初始 3 个月的抗凝治疗，即急性期抗凝治疗；3 个月以后的抗凝治疗称为延展期抗凝治疗。

急性期抗凝疗程的确定主要基于近期的循证医学证据。与短程抗凝治疗（4~6 周）或长程抗凝治疗（6 个月或 12 个月）相比，发现 3 个月的抗凝治疗，患者可获得最佳的出血与复发平衡。这一结果在近期的 DOACs 的研究中也得到了进一步证实。因此，对于不合并恶性肿瘤的急性 PTE 患者，均需接受标准抗凝治疗至少 3 个月。

延展期抗凝治疗的主要目的是预防 PTE 复发，改善预后。对于无诱因的近端 DVT 或 PTE 患者，或者 PTE 二次复发的患者，延展期抗凝治疗可有效降低 PTE 的复发风险。急性 PTE 患者在 3 个月的抗凝治疗后，需评估是否进行延展期抗凝治疗。延展期抗凝治疗的时间则需根据延长抗凝疗程的获益风险比。对于血栓复发风险较高的患者，延展期抗凝对于预防复发具有重要意义。同时，延长抗凝治疗也会带来出血的风险。因此，临床医生需动态评估患者的复发风险与出血风险，以决定延展期抗凝治疗的时长。

2. DOACs 治疗　基于近期多项随机对照试验（RCT）的结果，急性 PTE 的初始抗凝治疗推荐选用低分子肝素、普通肝素、磺达肝癸钠、负荷量的利伐沙班或阿哌沙班。如果选用利伐沙班或阿哌沙班，在使用初期需给予负荷剂量；如果选择达比加群或者艾多沙班，应先给予胃肠外抗凝药物至少 5 天。

近年来多项大型 RCT 证实了 DOACs 在急性期抗凝治疗中的有效性及安全性。新近的荟萃分析对比了 DOACs 与传统抗凝治疗方案在静脉血栓栓塞症长期治疗中的应用，与低分子量肝素（LMWH）重叠华法林的方案比较，DOACs 具有相似的有效性和安全性（出血风险）。DOACs 较华法林大出血风险并未增高，颅脑出血的风险较华法林低。然而，目前尚缺乏不同 DOACs 间直接比较的证据，间接比较的证据显示不同 DOACs 有效性似乎无明显差异；而阿哌沙班安全性更好，抗凝相关出血风险低于其他 DOACs。

3. 偶然发现或亚段 PTE 的处理 随着影像技术的发展，亚段 PTE 和无症状性 PTE 越来越多见，但此类患者是否应进行抗凝治疗尚存争议。目前尚无亚段 PTE 的随机对照试验证据。因而对于此类患者是否应进行抗凝治疗尚不明确。现有证据均来自于队列研究。多项小型的回顾性研究结果显示，亚段 PTE 患者发生不良事件及 VTE 复发的风险较低，同时一些研究发现经抗凝治疗后亚段 PTE 患者出血风险显著增高，因此以上研究大多倾向于不对亚段 PTE 患者进行抗凝治疗。而一些学者的研究则得出了相反的结论，该研究发现，经 3 个月的抗凝治疗后，亚段 PTE 与近端 PTE 患者临床病程及预后相似，与疑诊 PTE 但最终除外 PTE 的患者相比，其 VTE 复发风险增高。所以，对于无症状偶然发现的 PTE，如果存在 VTE 进展危险因素或复发风险，建议给予至少 3 个月的抗凝治疗，推荐应用与急性 PTE 相同的治疗方案。亚段 PTE，如果存在相关临床症状，建议给予至少 3 个月的抗凝治疗，推荐应用与急性 PTE 相同的治疗方案。亚段 PTE（无症状且无下肢近端 DVT），若 VTE 复发风险低，建议临床观察；若 VTE 复发风险高，建议给予至少 3 个月的抗凝治疗，推荐应用与急性 PTE 相同的治疗方案。肿瘤合并偶然发现的 PTE 患者症状常常被掩盖或忽视。有研究显示，肿瘤合并症状性 VTE 和肿瘤合并无症状性 VTE 患者 6 个月的病死率分别为 47.5% 和 45.0%，而未合并 VTE 的肿瘤患者 6 个月病死率为 26.7%。另一项研究显示，肿瘤合并偶然发现的 PTE 与肿瘤合并症状性 PTE 的患者 12 个月的病死率（52.9% 对 53.3%）、大出血发生率（12.5% 对 8.6%）和复发率（10.4% 对 9.8%）差异无统计学意义。一项 113 例肿瘤合并偶然发现的 PTE 研究中，62 例未给予抗凝治疗，其中位生存率显著低于抗凝组（6.1 个月对 30.9 个月）。因此，大多数专家认为偶然发现的亚段 PTE 若合并肿瘤或其他 VTE 复发或进展的危险因素，则应该进行抗凝治疗。因此，根据是否存在 VTE 进展危险因素或复发风险选择相应的处理策略。

三、急性 PTE 的溶栓治疗

1. 溶栓方案 既往欧美指南推荐 100mg rt-PA 的溶栓方案，鉴于其潜在的出血风险。近年来，国内外学者提出减量溶栓方案，并验证其有效性和安全性。国内学者进行的多中心 RCT 显示，50mg rt-PA 溶栓方案与 100mg 溶栓方案相比临床疗效相同，而出血发生率显著降低。随后 Sharifi 等针对急性中危 PTE 患者进行了 50mg rt-PA 溶栓与单纯抗凝治疗比较，结果同样显示 50mg rt-PA 治疗可改善患者预后，同时不增加出血风险。近期 PETIHO 研究提示急性中高危 PTE 患者溶栓治疗增加大出血风险，Goldhaber 教授对此指出，减少溶栓药物剂量可能增加患者的获益风险比。新近的荟萃分析则进一步验证了 50mg rt-PA 溶栓方案的价值，发现其与 100mg rt-PA 相比，复发或病死率相似，但大出血发生率显著降低。基于以上证据，2018 版指南将半量溶栓方案（50mg rt-PA）与尿激酶 2 万 U/kg、重组链激酶 150 万 U，2 小时持续静脉滴注同等推荐用于急性 PTE 患者溶栓治疗。

2. 中危 PTE 的治疗选择 目前针对急性低危、高危 PTE 患者的治疗策略较为明确，但对于急性中危 PTE 患者，尤其是急性中高危 PTE 患者的初始溶栓还是抗凝的治疗选择仍存在较大争议。我们建议先给予抗凝治疗，并密切观察病情变化，一旦出现临床恶化，且无溶栓禁忌，建议给予溶栓治疗。PEITHO 研究将 1005 例伴有右心功能不全的 PTE 患者，随机进行替奈普酶联合肝素或单独肝素治疗，研究发现，溶栓治疗可预防心血管不良事件的发生，但会增加大出血事件（包括颅内出血）发生，净获益不明确；"补救性溶栓治疗"似乎有益于初始单独抗凝治疗后病情恶化（出现心血管事件）的患者。近期有多项荟萃分析探讨中危 PTE 患者是否应进行溶栓治疗的问题，但结论并不一致。因而目前对于中危 PTE 的溶栓问题尚需更多研究进一步探讨。

四、介入及手术治疗在急性 PTE 中的应用

在一些特殊情况下，如出血风险较高的高危或中危 PTE 患者，溶栓治疗或其他内科治疗均失败的 PTE 患者，可考虑采用介入或手术治疗。①急性高危 PTE 或伴临床恶化的中危 PTE，若有肺动脉主干或主要分支血栓，并存在高出血风险或溶栓禁忌，或经溶栓或积极的内科治疗无效，在具备介入专业技术和条件的情况下，可行经皮导管介入治疗；②低危 PTE 不建议导管介入治疗；③已接受抗凝治疗的急性 DVT 或 PTE，不推荐放置下腔静脉滤器；④急性高危 PTE，若有肺动脉主干或主要分支血栓，如存在溶栓禁忌、溶栓治疗或介入治疗失败、其他内科治疗无效，在具备外科专业技术和条件的情况下，可考虑行肺动脉血栓切除术。

有关急性 PTE 经皮导管介入治疗缺乏高质量的 RCT 证据。近期一项荟萃分析纳入 35 项经皮导管介入治疗 PTE 患者的非随机对照研究，结果显示 594 例患者介入治疗总成功率为 86.5%，次要和主要操作并发症分别是 7.9% 和 2.4%。在 PERFECT 研究中，前瞻性入选高危和中危 PTE 患者 101 例，导管介入治疗成功率分别为 85% 和 97%，经导管介入治疗后肺动脉压力降低，右室张力改善，且未发生严重出血。此外，可以在经皮导管介入治疗同时辅以肺动脉内溶栓治疗。对于系统性溶栓出血风险高的患者，如果有导管直接溶栓的设备和人员，导管直接溶栓优于系统性溶栓，导管溶栓时溶栓剂量可以进一步减低，从而降低出血风险。

肺动脉血栓切除术的常规指征为高危 PTE 且存在溶栓治疗（全身性或置管）禁忌，或者作为溶栓失败的一种选择。术前溶栓会增加出血风险，但并不是手术取栓的绝对禁忌。一项 136 例前瞻性随访研究显示，高危 PTE 患者肺动脉血栓切除组和溶栓组 30 天和 5 年的病死率差异没有统计学意义，外科肺动脉取栓组和溶栓组经通气灌注证实的残余血栓差异有统计学意义，弥散功能受损差异有统计学意义。提示高危患者行外科取栓可能减少残余血栓和肺功能受损。另一项回顾性研究纳入了 214 例外科肺动脉取栓术的患者，176 例（82.2%）为中危 PTE，38 例（17.8%）为高危 PTE，25 例（11.7%）死亡。因此，该研究认为对于急性高危和中危 PTE 来说，肺动脉血栓切除术是相对安全的。

但需注意的是，无论是介入治疗还是手术治疗，均应在有经验的中心进行；且其安全性及有效性仍需进一步的研究证实。

第十三章　特发性肺纤维化

第一节　概述

一、疾病概述

特发性肺纤维化(idiopathic pulmonary fibrosis，IPF)是一种不明原因的特殊类型的慢性致纤维化性间质性肺炎，其特征是病理组织学为寻常型间质性肺炎(UIP)。IPF 是许多肺间质疾病的一种，其发病率为 3/10 万人~6/10 万人，也有研究发现可能高达 13/10 万人~20/10 万人，并呈上升趋势。目前临床尚缺乏有效的治疗方法。从确诊起其平均生存期仅 2~3 年，5 年生存率不足 40%。起病隐匿，从症状发作到终末期呼吸功能不全或死亡，病程呈进行性恶化。其突出症状为进行性持续加重的呼吸困难，CT 以间质纤维化改变为主，且多见于中年以上，约 2/3 在 60 岁后出现症状。对激素及免疫抑制药效果均较差，预后不佳。

中医常将其归属于"咳嗽""喘证""肺痿"等范畴。综合近十几年来中医药研究肺纤维化的文献，基本上归为两方面：一是把此病归为"肺痹"，其理论来源于《素问·四时刺逆从论篇》《素问·五脏生成篇》；二是把此病归为"肺痿"，其理论来源于《金匮要略·肺痿肺痈咳嗽上气病脉证治篇》等。

二、病因

1. 西医病因和发病机制　IPF 的直接致病因子尚不清楚。迄今已有一些关于家族性肺纤维化的报道，因此，遗传因素或先天性易感因子的存在可能与本病的发病有关，尤其是第 14 对染色体上的特异基因可能是 IPF 的高危因素。此外，病毒感染或某些有毒物质是否与本病的发病有关，尚需进一步的研究。

IPF 的发病过程可概括为肺泡的免疫和炎症反应、肺实质损伤和受损肺泡修复(纤维化)三个环节，而慢性炎症则是基本的病理基础。在不明病因的作用下，首先被激活的是肺泡巨噬细胞。被激活的肺泡巨噬细胞可释放中性粒细胞趋化因子和许多间质细胞的生长因子、纤维蛋白、损伤上皮细胞的毒性氧化物等。巨噬细胞的上述递质可趋化中性粒细胞至肺泡并破坏肺泡壁，在肺泡炎的形成中起关键作用。同时，局部淋巴结在识别病因抗原后使特异性淋巴细胞发生克隆性增生，增生活化的淋巴细胞再循环到肺脏，启动特异性免疫反应。疾病的早期，肺泡内常见淋巴细胞增高；重症进展期，中性粒细胞明显增加。大量募集至肺泡的各种炎症细胞引起肺泡免疫性炎症反应和炎症细胞释放的毒性氧化物、蛋白酶类、细胞黏附分子及细胞毒等造成广泛的肺损伤。在肺损伤的同时，复杂的修复和纤维化过程也在进行。在肺泡巨噬细胞等细胞释放生成因子的作用下，合成Ⅰ型胶原的成纤维细胞异常增生和活化并随病程进展而持续。病程早期Ⅱ型胶原含量增加，此后Ⅰ型胶原含量增高，使Ⅲ型/Ⅰ型比值逐渐降低，胶原代谢失常。大量Ⅰ型胶原的沉积使肺纤维化不断进展，伴有平滑肌细胞的增生，肺内血管也被累及。正常的肺泡毁损，形成大片瘢痕组织，最终形成蜂窝肺。

（1）免疫和炎症反应：IPF最早期病变即下呼吸道的炎症反应，肺泡和间质内淋巴细胞、巨噬细胞和中性粒细胞数量增加。IPF早期可能产生抗原特异性免疫反应，T细胞活化需要识别抗原呈递细胞（如树突细胞和募集的单核细胞）表面的主要组织相容性复合体（MHC）相关抗原。致病因子可能造成上皮损伤，使之产生粒细胞–巨噬细胞集落刺激因子（GM–CSF），促使树突细胞分化。抗原特异性免疫反应依赖树突细胞向局部淋巴结迁移，特异性淋巴细胞克隆性增生，活化的淋巴细胞再循环，最后进入肺脏。

T淋巴细胞可能在IPF发病中起双重作用，一方面参与肺损伤；另一方面调节疾病进展。IPF患者肺泡T淋巴细胞处于活化状态，表达IL–2受体，自发分泌IFN–γ，对B淋巴细胞辅助功能加强。B淋巴细胞辅助功能加强有利于促进免疫复合物的产生。T细胞分泌产物既可抑制又可促进纤维化，IPF患者T细胞分泌的可溶性因子有些抑制成纤维细胞增生，有些增加成纤维细胞的胶原合成。

肺内产生的特异性免疫反应诱导炎症细胞向病变区聚集。炎症细胞的募集分为四步：①炎症细胞和内皮细胞发生微弱黏附；②炎症细胞和内皮细胞牢固黏附；③跨血管壁迁移；④在化学趋化梯度作用下向细胞外基质中迁移。选择素黏附因子、整合素黏附因子以及免疫球蛋白超基因家族都在炎症细胞和上皮细胞相互作用中发挥关键作用。早期炎症反应细胞因子如肿瘤坏死因子（TNF–α）快速诱导内皮细胞表达选择素分子，选择素与其白细胞配体结合后并不能抵抗血流产生的切力，而是在不断与内皮细胞接触、脱离过程中沿内皮细胞滚动。

细胞间牢固黏附依赖白细胞间黏附分子–1（ICAM–1）和白细胞功能抗原–1（LFA–1）之间的相互作用。TNF–α诱导内皮细胞表达ICAM–1；LFA–1和血小板内皮细胞黏附分子参与白细胞的渗出，它们在白细胞和内皮细胞间均有表达；尿激酶型纤溶酶原激活物（u–PA）可能参与炎症细胞从血管腔向肺泡腔内游走过程中不同组织的蛋白降解。IPF炎症细胞迁移依赖各种趋化因子，趋化淋巴细胞的IL–1，RANTES、单核细胞趋化蛋白–1（MCP–1）和巨噬细胞炎症蛋白–1α（MIP–1α），趋化单核细胞的补体成分C_5a、细胞因子（MCP–1、MIP–1α）以及含有RGD域的纤维连接蛋白片段，趋化中性粒细胞的白三烯B4（LTB_4）、IL–8和C_5a。肺泡巨噬细胞、内皮细胞、成纤维细胞、上皮细胞均是细胞因子的重要来源。尿激酶受体（u–PAR；CD87）对单核细胞的趋化必不可少，可能通过调节补体受体3的黏附功能而影响白细胞移动和活化。

（2）损伤：上皮细胞损伤是IPF的标志。病毒感染及免疫和炎症细胞产生的效应分子导致上皮细胞损伤，上皮细胞损伤和缺失使血清蛋白渗出到肺泡腔。肺泡基膜在损伤的过程中也受到破坏，炎症细胞（淋巴细胞、巨噬细胞和PMN）持续存在使肺泡壁损伤进一步加重。

（3）修复和纤维化：如果进入到肺泡腔的血清蛋白被清除、受损肺泡细胞得到替换、受损的细胞外基质得到恢复，受损肺泡可完全修复。炎症反应期形成的肺泡渗出物含有肺泡腔中不常有的细胞因子和递质，包括生长因子（血小板源性生长因子，PDGF；转化生长因子 - β，TGF - β；胰岛素样生长因子，IGF - 1）、纤维连接蛋白、凝血酶和纤维蛋白肽。

肺泡上皮细胞和巨噬细胞调节肺泡内纤维蛋白的形成和清除。正常肺泡腔内由于存在 u - PA 而保持着"净纤维蛋白溶解活性"，而 IPF 患者由于纤溶酶抑制物如纤溶酶原激活物抑制物 - 1（PAI - 1）水平增高，纤溶活性受到抑制，导致纤维蛋白在肺泡腔内聚集。实验发现 PAI - 1 转基因小鼠肺纤维化程度与基因量显著相关，过度表达 PAI - 1 小鼠肺纤维化程度较野生型小鼠加重，而缺乏 PAI - 1 的纯合子小鼠则不发生纤维化。如果肺泡腔内渗出物不能清除，成纤维细胞和其他细胞侵入，增生并产生新的基质蛋白，将富含纤维蛋白的渗出物转变成瘢痕。

在 IPF 的纤维化反应中，花生四烯酸代谢产物可能发挥重要作用。IPF 患者的肺匀浆中 LTB_4 含量较非纤维化肺匀浆高 15 倍，LTC_4 高 4 倍。白三烯直接影响成纤维细胞和其他系膜细胞，刺激成纤维细胞趋化、增生以及胶原合成，增强 IGF - O 的促分裂作用；另一方面 IPF 患者成纤维细胞合成前列腺素 E_2（PGE_2）能力降低，当内源性前列腺素 E_2 合成受到抑制时，白三烯对成纤维细胞促生长作用加强，放大白三烯促成纤维细胞增生的效应。

肺泡修复的重要特征是上皮细胞基膜再上皮化、Ⅱ型上皮细胞增生、覆盖损伤的基膜和局部机化的渗出物。这一过程受角化上皮生长因子和肝细胞生长因子影响，它们具有调节上皮细胞增生和迁移的功能。

在 IPF 发生过程中，肺泡塌陷使肺泡表面积丧失。肺泡塌陷源于上皮细胞丧失，使裸露的基底板层间直接接触，形成纤维组织，当病变累及多个肺泡时，导致融合性瘢痕形成。

3. 病理

（1）UIP/IPF 的病理：在开胸或胸腔镜肺活检所获得的 IPF 组织标本其病理改变表现为 UIP。由于 UIP 病变分布不均匀，从下肺的胸膜下、周边部获取的活组织标本常能看到较为典型的病理特点。

低倍显微镜下呈现广泛纤维化和蜂窝肺组织中常混杂炎性细胞浸润和肺泡间隔增厚等早期病变或正常肺组织，表现出"轻重不一，新老并存"的特点，即病变时相的不均一性。绝大部分纤维变区域由"老的"、无细胞成分的胶原束构成，同时也有增生活跃的肌成纤维细胞和成纤维细胞组成的小集合体，称为"成纤维细胞灶"，分布于炎症区、纤维变区和蜂窝变区。"成纤维细胞灶"的特点是在淡染的黏液样基质内有梭状的成纤维细胞，其长轴常与肺泡间隔长轴平行，由于其淡染基质与邻近深染的肺实质形成明显对比，低倍镜下很容易识别。"成纤维细胞灶"分布广泛，可见于炎症、纤维变和蜂窝变区域，为前期急性肺损伤后的机化，其中的肌成纤维细胞胶原合成活跃。"成纤维细胞灶"虽不是诊断 UIP 的特征性病理改变，却是诊断 UIP 的必需条件，它表明纤维化正在进行，而非既往损害造成的残余结局。由此可见，成纤维细胞灶、伴胶原沉积的瘢痕化和蜂窝变组成了 UIP 时相的异质性，这种不同时相的病变共存构成诊断 UIP 的重要特征，也是与其他间质性肺炎的关键鉴别点所在。

UIP 炎症性改变通常较轻，主要由小淋巴细胞组成，可见散在分布的浆细胞，偶可见中性、嗜酸性粒细胞。炎症主要发生在胶原沉积或蜂窝变区，在肺泡间隔完整的区域罕见。UIP 早期炎症病变并不一定突出，如果存在严重的炎症性改变时，可能不是 UIP，应考虑其他类型的间质性肺炎。

（2）应与 UIP/IPF 鉴别的其他特发性间质性肺炎的病理改变

1）DIP/RB - ILD：典型的病理学改变是肺泡腔内肺泡巨噬细胞（AM）均匀分布，见散在多核巨细胞。与此相伴的是轻、中度肺泡间隔增厚，伴少量炎性细胞浸润，无明显的纤维化和成纤维细胞灶。在低倍镜下病变均匀分布，时相一致，与 UIP 分布多样性形成鲜明对比。当 AM 聚积以细支气管周围气腔为主，而远端气腔不受累时，这一病理便称为 RB - ILD。间隔肥厚与 DIP 相似，所伴有气腔改变只限于细支气管周围的肺实质。

2）AIP：病理改变为弥散性肺泡损害（diffuse alveolar damage，DAD）。DAD 分为急性期（渗出期）和机化期（增生期）。前者表现为肺泡毛细血管基膜急性损伤后，炎性细胞进入肺泡腔内，血清蛋白和红细胞向肺泡腔内漏出；受损的肺泡壁 II 型肺泡上皮细胞再生并替代 I 型肺泡上皮，肺泡的被衬上皮坏死、脱落、间质水肿。在肺泡壁附近，坏死的上皮细胞、蛋白及纤维蛋白形成透明膜，呈嗜酸染色、灶状分布。肺泡间隔水肿和肺泡腔内出血。肺泡腔内逐渐可见成纤维细胞成分，进而导致肺泡腔内纤维化。DAD 机化期或增生期，II 型肺泡上皮细胞增生、肥大，并分化成 I 型上皮；透明膜形成，肺泡腔内渗出物吸收并向肺泡壁整合；成纤维细胞增生，间质和管腔内胶原沉积，肺泡隔显著增厚。如果病程迁延，或反复发生肺实质损害，可进展为严重纤维化及蜂窝肺。机化期的 DAD 也可在已经肥厚的呈黏液瘤样基质的肺泡间隔中出现特征性的成纤维细胞增生，与 UIP 的成纤维细胞灶相似，但呈弥散性分布，不同于 UIP 的灶性分布。

3）NSIP：肺泡壁明显增厚，呈不同程度的炎症和纤维化，病变时相分布一致。缺乏 UIP、DIP 或 AIP 的特异性改变。肺泡结构破坏较轻，肺泡间隔内由淋巴细胞和浆细胞混合构成的慢性炎症细胞浸润是 NSIP 特点。

需要指出的是，同一特发性间质性肺炎患者的不同肺叶甚至是同一肺叶的不同部位可能存在着病理所见的异质性。因此，有必要多处获取活组织标本，以准确地做出病理学诊断。

2. 中医病因病机

（1）病因：IPF 的病因主要为禀赋不足、外邪袭肺。禀赋精气薄弱，正气不足，易招致外邪袭肺。外邪袭肺，日久不愈，损伤肺气。《证治准绳》曰："劳伤血气，腠理虚而风邪乘之，内盛于肺也……久久不瘥，已成肺痿也。"

（2）病机：其病机有三，一是肺气损伤，早期多为阴虚与燥热并存并互为因果，日久常损伤肺气而致气阴两虚，气阴虚损不复而伤肺气导致肺气虚冷，常呈阴虚燥热、肺气虚冷二端。二是肺气受损可及二途，一为肺卫不固，容易感受外邪而使疾病发作加重，进一步促进疾病进展；二为肺气虚损累及他脏，累损脾土者，脾气不运则上不能养肺而又生痰浊，累损肾者，肾之阴阳不能濡养、温煦肺脏而致肺肾两虚。三是因虚致实，痹阻肺气。肺气虚损累及他脏，一则宣降气化失司而酿生痰浊，痰浊阻塞，可及血脉而成血瘀；二则气虚而推动血液无力、阴虚而濡润血脉失用，均可导致血瘀。血脉瘀阻导致津液运行失常而生痰浊，致使痰瘀互阻而酿浊毒，稽留结积，痹阻气血，复损肺气。因感受外邪的性质、体质寒热等不同，痰可分为痰热、痰湿，瘀血常兼其中。总之，本病病机为正虚络痹积损，正虚指肺肾虚损、由肺及肾；络痹指肺络痹阻；积损指痰浊、瘀血稽留及其互结成积并日益损伤正气，积损难复终致肺失所用。肺肾虚损为本，肺络痹阻、痰瘀互结为标；积损成痿、痹痿并存、虚实错杂为其特征。

三、临床表现

多见于50岁以上人群，起病隐匿渐进，无明显的发病时间，就诊时通常已有1～3年病史，男：女约2:1，早期可无阳性特征，平均存活2～4年，死亡率为65%～75%，预后差。

1. 症状

（1）呼吸困难：为最常见而突出的症状，呈进行性持续加重，且活动后为重。

（2）咳嗽：呈轻重不等的干咳，一般镇咳药不能控制。

2. 体征

（1）吸气末爆裂音（Velcro音）：典型者为双肺底部闻及吸气末的爆裂音（约占80%），且随病情加重逐渐向上蔓延。

（2）杵状指（趾）：40%～80%患者可出现杵状指（趾），且出现较早。

（3）晚期出现肺动脉高压、肺源性心脏病体征及呼吸衰竭表现。

四、辅助检查

1. 肺功能检查 典型表现为限制性通气功能障碍，肺活量（VC）减少，第一秒用力呼气量（FEV_1）占用力肺活量（FVC）百分率正常或增加；由于肺泡毛细血管破坏而引起弥散功能障碍，肺泡-动脉血氧分压差$[P(A-a)O_2]$增大，静息或运动后肺一氧化碳弥散量（DLCO）下降。

2. 胸部X线检查

（1）胸片：早期无异常发现，以后可见磨玻璃样阴影，而绝大多数患者在就诊时已出现典型的肺弥散阴影，以肺下叶及周围分布为主，且病变常为双侧、不对称，以网纹、线条、网结节、结节、蜂窝改变为主要表现，偶见肺门或纵隔增宽。

（2）高分辨率CT（HRCT）：病变以肺周边（胸膜下）及肺基底为显。可见磨玻璃样改变（常<30%的肺容积）、不规则线状或网状影、斑片状实变影、小结节影及蜂窝样改变，常见牵引性支气管或细支气管扩张，以上病变混合存在，其中网纹和蜂窝囊肿为其特征性改变。

3. 支气管肺泡灌洗（BAL） 对于IPF无特异性，但其结果可提示或除外其他疾病；若结合临床表现、HRCT及肺功能检查则对IPF诊断意义较大。70%～90%的IPF患者BALF中的中性粒细胞增多，40%～60%患者的嗜酸性粒细胞>5%，10%～20%为淋巴细胞增加，且中性粒细胞2倍于嗜酸性粒细胞的增加。曾有研究认为BALF中若以淋巴细胞增多为主者对治疗(皮质激素)反应较好,预后亦较好;而若以嗜中性及嗜酸性粒细胞为主则皮质激素治疗效果较差,且预后亦差。但以上结果为不恒定的数字,且因患者不能于治疗中耐受多次支气管镜检查,故现认为不宜作为预后的判断指标。

4. 肺组织活检及病理特点　电视辅助胸腔镜手术肺活检或开胸肺活检是诊断 IPF 的最可靠检查方式,可使 90% ~ 95% 的病例得到确诊。肺活检至少应在不同部位(≥2 个肺叶)取材,选择肉眼观察为中等度病变区及相对正常部位取肺组织,要深入到胸膜下的肺实质。经支气管肺活检(TBLB)因其标本过小,且 IPF 的病变又多呈灶性分布,故不能反映病理学改变的全貌,对 IPF 诊断意义不大;但因其损伤较小,安全,故患者易接受,且可行多次活检以助排除 IPF。并可用一些特殊的组织病理方法或染色确诊一些其他类型的间质疾病,如恶性肿瘤、结节病、嗜酸性肺炎、变应性肺炎等。

IPF 病理上表现为病变组织与正常组织互相错杂。不同部位的病变新旧参差,成纤维细胞灶和胶原沉积的瘢痕或蜂窝样变同时存在。

五、诊断

主要根据临床特征、胸部影像学改变、肺功能异常、病理活检综合做出诊断,并排除其他已知原因导致的 ILD,根据是否有外科肺活检的结果,有两种确诊标准。

1. 确诊标准一

(1)外科肺活检显示组织学符合普通型间质性肺炎的改变。

(2)同时具备下列条件:①排除其他已知的可引起 ILD 的疾病,如药物中毒、职业环境性接触和结缔组织病等;②肺功能检测有限制性通气功能障碍伴弥散功能下降;③常规 X 线或 HRCT 显示双下肺和胸膜下分布为主的网状改变或伴蜂窝肺,可伴有少量磨玻璃样阴影。

2. 确诊标准二　无外科肺活检时,需要符合下列所有 4 条主要指标和 3 条以上的次要指标。

(1)主要指标:①除外已知原因的 ILD,如某些药物毒性作用、职业环境接触史和结缔组织病等;②肺功能表现异常,包括限制性通气功能障碍;③胸部 HRCT 表现为双下肺和胸膜下分布为主的网状改变或伴蜂窝肺,可伴有极少量磨玻璃样阴影;④经纤维支气管镜肺活检或支气管肺泡灌洗液检查不支持其他疾病的诊断。

(2)次要指标:①年龄 >50 岁;②隐匿起病或无明确原因的进行性呼吸困难;③病程≥3 个月;④双肺听诊可闻及吸气性 Velcro 啰音。

第二节　中医治疗

一、辨证治疗

1. 阴虚火旺证

证候:咳吐浊唾涎沫,其质黏稠,不易咳出,或痰中带有血丝,其色鲜红,气急喘促,咽干而燥,渴喜凉饮,形体消瘦,皮毛干枯,午后潮热,舌红而干,脉虚数。

治法:滋阴清热,润肺生津。

方药:麦门冬汤或清燥救肺汤加减。麦冬 15 g,半夏 10 g,沙参 15 g,甘草 10 g,桑叶 15 g,枇杷叶 10 g,石膏 30 g,火麻仁 20 g,杏仁 10 g。

2. 脾肺虚寒证

证候:咳吐涎沫,其质清稀量多,口不渴,形寒,气短不足以息,脉象虚弱。

治法:温肺健脾,益气祛寒。

方药:甘草干姜汤或理中丸加减。甘草 10 g,干姜 10 g,党参 15 g,白术 15 g,细辛 3 g,五味子 10 g。

3. 寒热夹杂证

证候:咳吐浊唾涎沫,其质黏稠或清稀量多,气急喘促或短气不足以息;或咳唾脓血,咽干而燥,兼下利肢冷,形寒气短,舌红体胖,脉滑数。

治法:寒热平调,温清并用。

方药:麻黄升麻汤加减。麻黄 10 g,升麻 8 g,石膏 30 g,黄芩 12 g,干姜 10 g,桂枝 12 g,白术 12 g,前胡 12 g,红花 10 g,甘草 10 g。

二、单验方

1. 丝瓜络 20 g,水煎服,每天 2~3 次。

2. 锦灯笼 10 枚,水煎服,每天 3 次。

三、中成药

1. 金水宝胶囊 每次 3 粒,每天 3 次。

2. 石椒草咳喘颗粒 每次 6 g,每天 3 次。

3. 橘红丸 每次 1 丸,每天 3 次。

第三节 西医治疗

一、IPF 的病情及预后评估

早在 1994 年 Schwartz 等探讨了影响 IPF 进展及生存的因素。对 74 例 IPF 患者随访 4 年后发现,与 IPF 死亡相关的危险因素有:男性(HR 9);第一秒用力呼气容积(FEV$_1$)与用力肺活量(FVC)比值升高(HR 3.9);肺泡灌洗液前列腺素 E$_2$(PGE$_2$)升高。Poletti 等回顾了 1975 年(建库)到 2013 年的文献发现,6 个月内 FVC、一氧化碳弥散量(DLCO)、肺泡动脉氧分压差[P(A-a)O$_2$]的下降趋势可预测 IPF 是否会进展:若 FVC 占预计值百分比(FVC% pred)在 6 个月内下降 >10% 或 DLCO% pred 下降 >15% 或 PA-aO$_2$ 下降 >15mmHg(1mmHg=0.133kPa),则说明 IPF 存在进展。在此基础上,Zappalla 等提出了"FVC% pred 临界点下降"的概念,即 6 个月内 FVC% pred 下降 5%~10%,该组患者的中位生存时间较 FVC% pred 稳定型(即 6 个月内下降 < 5%)差异有统计学意义(14 个月对 29 个月)。2014 年 6 月至 2017 年 10 月,美国学者发起一项名为 IPF – PRO 登记研究,共纳入 662 例 IPF 患者,发现 IPF 严重度与 FVC% pred、DLCO% pred、前 1 年住院次数,综合生理指数(CPI)和 GAP 评分[性别、年龄及生理性指标(FVC、DLCO)]等有关。多因素分析发现年龄 > 62 岁、静息时吸氧及 FVC% pred 是 IPF 死亡的危险因素。

二、IPF 的治疗目标

1. 延缓疾病进展,预防急性加重 作为一种严重的致命性肺部疾病,IPF 的临床病程差异非常大,且难以预测。它会使肺组织纤维化,形成永久瘢痕,导致肺功能不可逆性持续下降,患者的 5 年生存率为 20% ~ 40% 。IPF 患者一旦出现急性加重,会显著增加患者的死亡风险。IPF 的治疗目标首先是阻止或延缓疾病进展,预防急性加重,最终延长患者的生存。

2. 减轻疾病症状,改善生活质量 呼吸困难是肺纤维化最常见的症状。轻度肺纤维化时,呼吸困难多在剧烈活动时出现,因此常被忽视或误诊为其他疾病。当肺纤维化进一步加重后,在静息时也会出现呼吸困难,严重者可出现进行性呼吸困难。其他困扰日常生活的症状有干咳、乏力等。许多患者诊断明确时已经到了中晚期,生活质量受到严重影响,甚至丧失日常活动能力。因此,改善呼吸困难以及干咳、乏力等症状有助于提高患者的生活质量。

三、IPF 长期药物治疗方案

随着近年来研究的不断深入,人们对 IPF 的治疗有了进一步的认识。虽然目前 IPF 的发病机制尚未完全阐明,但 IPF 的病理变化及相关病理机制研究为未来的 IPF 治疗提供了潜在靶点。

根据 IPF 诊治国际指南的推荐,其药物治疗主要包括尼达尼布、吡非尼酮、抗酸药等,不推荐使用三联疗法[联用泼尼松、硫唑嘌呤和 N – 乙酰半胱氨酸(NAC)]、干扰素 – γ、内皮素拮抗药和华法林等。

1. 尼达尼布 是一种多靶点酪氨酸激酶抑制药,通过阻断纤维化进程中信号转导通路的生长因子受体发挥作用,包括成纤维细胞生长因子受体(FGFR)、血小板衍化生长因子受体(PDGFR)以及血管内皮生长因子受体(VEGFR),着眼于 IPF 的关键发病机制,阻断成纤维细胞的增生、迁移和转化。尼达尼布作用机制明确、疗效显著,得到国内外指南共识的一致推荐。

TOMORROW 和 INPULSIS 临床试验与真实世界 IPF – PRO 研究显示,对于不同严重程度的 IPF 患者,尼达尼布均可减少 FVC 下降速率约 50% ,延缓疾病进展。TOMOR-ROW 和 INPULSIS 试验的汇总分析显示,尼达尼布治疗不仅降低 FVC 下降率,还可显著延长距首次急性加重时间、改善 IPF 患者健康相关生活质量,显著降低全因和治疗期间的病死率。TOMORROW 及 INPULSISON 开放性延展试验显示,在 52 周后继续应用尼达尼布 150mg 能够持续有效降低 FVC 下降速率、减少急性加重。一项纳入 12 项随机对照研究(RCT)的荟萃分析证实,相比其他长期治疗药物,唯有尼达尼布可显著降低 IPF 患者的急性加重风险。

在安全性方面，尼达尼布最常见的不良反应是轻中度腹泻，主要发生在治疗前3个月内，在不降低剂量或中止治疗的情况下，78.6%尼达尼布组受试者的腹泻不良事件能够得到有效管理。此外，六项研究试验的汇总数据分析显示，尼达尼布不良事件发生率低于INPUISIS试验的数据，并且开放性延展试验中并未增加新的安全性事件。

2. 吡非尼酮　是一种多效性的吡啶酮类似物，具有抗炎及抗纤维化特性。RCT显示，吡非尼酮能够延缓轻度IPF患者的肺功能下降，连续52周服用吡非尼酮可以延缓FVC下降速度约为45%，但是不能降低IPF急性加重风险。荟萃分析显示，吡非尼酮降低患者长期(120周)死亡风险，延长生存期。

吡非尼酮的不良反应包括光过敏、乏力、皮疹、胃部不适和厌食。临床3期研究显示，其发生率为20%~36%。总体来看，患者能够耐受吡非尼酮治疗，安全性较好。

3. 抗酸药物　应用抗酸药物包括质子泵抑制药或组胺H_2受体拮抗药，或可降低胃食管反流(GER)相关肺损伤的风险。虽然目前指南推荐IPF患者使用抗酸疗法，但是没有足够的循证医学证据支持这一建议。一项评价抗酸治疗对疾病进展作用的研究显示，与未进行抗酸治疗的患者相比，抗酸治疗可能增加IPF患者总体感染与肺部感染的风险。

4. NAC　除上述3种药物，关于IPF诊断和治疗，中国专家推荐NAC用于IPF的长期治疗。NAC单药可改善IPF患者咳痰症状，长期服用安全性好。PANTHER试验中，NAC单药治疗60周未能延缓FVC的下降，但对于部分TOLLIP基因表型的IPF患者，NAC显示出一定疗效。目前IPF国际指南并未推荐NAC类药物。

5. 药物联合治疗　联用多种治疗药物或可进一步改善IPF的预后。一项针对IPF的临床研究提示治疗12周时，尼达尼布联合吡非尼酮治疗可能优于尼达尼布单药，FVC绝对值下降67%，但需要注意联合治疗的潜在不良反应。

四、IPF长期管理策略

1. IPF的严重度分级　IPF的长期管理包括确诊、严重度分级、合并症处理及其按照指南推荐对IPF尽早开展非药物和药物治疗。

目前IPF病情分级尚未达成一致，根据澳洲及新西兰胸科学会推荐，FVC% pred > 50%者为"轻-中度IPF"，而FVC% pred≤50%者为"重度IPF"。

(1)轻-中度IPF：几乎所有抗纤维化临床试验的数据均来自"轻-中度IPF"患者。例如尼达尼布临床试验中，FVC% pred 为78.1%~80.5%，而在吡非尼酮试验中，FVC% pred 较低，为67.8%~76.0%。2015年美国胸科学会(ATS)联合欧洲呼吸学会(ERS)、日本呼吸学会(JRS)以及拉丁美洲胸科协会(ALAT)发布的国际专家共识中，对这组人群使用抗纤维化治疗是"有条件的积极推荐"。

(2)重度IPF：这类患者几乎被排除在既往的抗纤维化临床研究之外。有些小规模真实世界的队列研究表明，病情更严重者似乎更能从吡非尼酮中获益，而不良事件发生率相似。而INPULSIS-ON研究结果提示，尼达尼布对于不同FVC基线值(FVC% pred > 50%或≤50%)有相似的治疗获益(延缓FVC下降速率、改善生活质量、降低急性加重风险)。目前还有一项针对重度IPF患者的尼达尼布临床研究正在全球范围招募受试者(NCT02802345)。

2. IPF 合并症的管理　优化 IPF 合并症的治疗,可提高 IPF 患者生活质量和延长寿命,如早期抗感染、疫苗接种和常规健康检查等。IPF 患者常见的合并症包括肺动脉高压(PH)、肺气肿、睡眠呼吸紊乱、GER、心血管疾病和肺癌等。

(1)肺动脉高压(PH):研究显示,3% ~ 86% 的 IPF 患者合并 PH。大多数 IPF 患者的肺动脉压仅为轻度或中度升高,约 10% 的患者为重度 PH 且伴有心力衰竭。这类 PH 一般归为欧洲心脏病学(ESCS)及欧洲呼吸学会(ERS)制定的 PH 分类中的第三类即"慢性低氧性肺病疾病引起",也有部分患者归入第二类即"左心疾病引起"。血管舒张治疗不推荐用于第三类 PH。西地那非、波生坦、安布生森坦等均未能证明对 IPF 人群有效。STEP IPF 是一项针对晚期 IPF 患者的临床试验,西地那非与安慰剂分别用于这群患者(但不一定合并 PH)。其主要终点指标(6 分钟步行距离提高 20% 以上)未能达标;次要终点指标如氧合、呼吸困难和生活质量,均显著改善。合并中 - 重度 PH 的患者应转诊给专科医师,进行右心导管检查,或参加临床研究。对于合并右心力衰竭的患者建议吸氧和利尿。

(2)睡眠呼吸紊乱(OSA):IPF 人群中 OSA 并不少见,发生率为 59% ~ 90%。夜间低氧血症是非常普遍的,不仅在呼吸暂停时发生,也可发生于肺泡低通气或通气与灌注比例失调时。一项研究针对 IPF 合并中度及重度 OSA 的患者发现部分患者能耐受持续正压通气(CPAP)治疗,而另一部分患者不能耐受;结果显示,12 个月内改善夜间睡眠和日间功能状态可以提高患者的 2 年生存率。因此,当 IPF 患者同时存在中度及重度 OSA 时,是可以推荐 CPAP 治疗的,鉴于这部分患者对夜间正压通气的耐受性较低,可以将患者推荐给睡眠专科医师。夜间低氧且不能耐受 CPAP 的 IPF 患者可以考虑夜间氧疗。

(3)肺纤维化合并肺气肿(CPFE):CPFE 指 CT 影像同时存在肺纤维化与肺气肿,这些患者通常都吸烟。目前尚不清楚它是 1 个独立的疾病,还是 2 个疾病的重叠。CPFE 患者 IPF 的病理类型多数为 UIP,尽管肺纤维化病变广泛,其肺容积和肺功能通常保持较好,气流受阻仅见于部分 CPFE 患者。然而 DLCO 和肺泡弥散(Kco)通常严重降低,常进展为静息时低氧血症。高达 50% 的 CPFE 患者在确诊时就合并 PH,且病死率比 CPFE 不合并肺高压、IPF 不合并肺气肿的患者要高。该病合并肺癌的概率高于单纯 IPF 或者慢性阻塞性肺疾病。

CPFE 的治疗选择目前非常有限,因为肺气肿程度大于肺纤维化的患者通常被排除在吡非尼酮和尼达尼布的临床试验以外。INPULSIS 研究的亚组分析显示,合并肺气肿的 IPF 患者与不合并肺气肿的相比较,尼达尼布治疗仍然有疗效。对 CPFE 合并 PH 的患者,血管扩张药仍未获得认可。支气管舒张药可能使有气流受限的患者获益。

(4)胃食管反流(GER):是 IPF 患者的另一种常见共病状态,但 GER 在 IPF 患者中的真实患病率难以确定。一些大型流行病学研究表明,IPF 合并 GER 的流行率为 30% ~ 50%。利用食管 pH 监测的研究表明,GER 可能影响超过 80% 的 IPF 患者。诊断 GER 的理想模式尚不清楚,因为有些患者是沉默的 GER 和非酸性 GER。

据推测,GER 可能导致了某些 IPF 患者的疾病进展。在一项回顾性多中心队列研究中,抗酸治疗可改善 IPF 的生存率。另 3 个临床研究的亚组分析中,抗酸治疗可延缓肺功能下降,然而该结论未被另一项临床研究重复。两项 Ⅱ 期临床试验(NC02085018、

NCT0892968）用于评价药物或者手术治疗 GER 对 IPF 患者的影响，正在进行中。

3. IPF 非药物治疗 在非药物治疗方面，对于所有吸烟的 IPF 患者推荐戒烟。静息状态低氧血症 $[PaO_2 \leqslant 55mmHg(1mmHg = 0.133kPa)$，或动脉血氧饱和度 $(SaO_2) \leqslant 88\%]$ 的 IPF 患者应该接受长程氧疗，氧疗时间 $>15h/d$。鼓励患者早期接受肺康复治疗。肺移植仍然是特定患者唯一可能根治的治疗方法。

对 IPF 患者的治疗，临床医生应针对患者的实际情况开展个体化的长期管理，包括药物和非药物治疗，并密切监测疾病进展。同时，鼓励患者积极参与新的临床试验，使得 IPF 的治疗研究更深入。

第十四章 急性间质性肺炎

第一节 概述

一、疾病概述

急性间质性肺炎(AIP)是一种病因不明、起病急骤、病情进展迅速、预后差的间质性肺炎,Hamman 和 Rich 于 1935 年首次报道了本病,本病与特发性肺间质纤维化在临床特点、影像学和存活率等方面存在很大差异。1986 年由 Katzenstein 等首次提出,原为特发性肺间质纤维化(IPF)的一种亚型,直至 1998 年 Katzenstein 仍将其归为 IPF 的亚型,近年来,由于其临床及病理的独特性,美国胸科学会及欧洲呼吸学会认为 AIP 是有别于 IPF 的一种肺间质性疾病。AIP 最突出的临床特点是患者既往体健、无明显诱因出现两肺弥散性渗出性病变,若肺活检为弥散性肺泡损伤(DAD)机化期即可确诊。

本病与其他隐匿性肺间质纤维化相鉴别:急性间质性肺炎起病无任何诱因,包括感染、全身炎症反应综合征、毒性物质接触、结缔组织疾病、间质性肺疾病等;病程应少于 60 天;双肺弥散性渗出性病变,而既往无异常胸部影像学改变;肺活检显示机化或增生性弥散性肺泡损伤。

AIP 发病年龄不等,以成人居多,平均年龄约 50 岁,无性别差异,与吸烟无关。患者平均存活时间很短,大部分在 1~2 个月内死亡。

中医常将此病归属于"喘证""咳嗽"范畴。

二、病因

1. 西医病因和病理

(1)病因和发病机制:AIP 的病因和发病机制目前尚不清,大部分患者既往身体健康。急性间质性肺炎肺活检病理显示,在疾病整个过程中,从弥散性肺泡损伤、渗出期到机化期各个阶段均为弥散性、均一性病变。弥散性肺泡损伤早期肺泡毛细血管内皮受损导致大量蛋白质流进肺泡内形成透明纤维细胞膜,具体过程为激活的中性粒细胞和肺泡巨噬细胞产生炎症细胞因子,上调黏附细胞分子活性,促进中性粒细胞黏附聚集和穿过内皮细胞,导致毛细血管内皮受损;同时肺泡上皮也存在不同程度的损伤,正常肺泡上皮由 90% 的 I 型上皮细胞组成,主要是维护肺泡隔屏障作用和肺泡正常形态功能,另外 10% 由 II 型肺泡上皮细胞组成,产生肺泡表面活性物质并且具有一定储备功能,可以增生修复上皮。弥散性肺泡损伤早期，Ⅰ型上皮细胞首先受侵并且导致肺泡隔屏障损伤，严重病例肺泡壁发生支气管化，一般则由Ⅱ型肺泡上皮细胞增生修复，这些病变在某种程度上也促进了细胞黏附分子的表达。肺脏病理标本中出现间质增厚、渗出物机化（伴或不伴透明细胞膜部分溶解）和胶原形成则标志弥散性肺泡损伤从炎症渗出期发展到纤维化期，促进病情进展可能与肿瘤坏死因子和血小板源性生长因子等有关。间质增厚和纤维化病理过程可能与两个因素有关：①成纤维细胞逐渐向肺泡隔和肺泡腔渗出物迁移，增生并且转化为肌成纤维细胞，肌成纤维细胞早期生成Ⅲ、Ⅳ和Ⅵ型胶原蛋白和细胞基质蛋白、纤维结合素，后期出现Ⅰ型胶原蛋白则表明纤维化不可逆转；②肺间质中肺泡上皮和层粘连蛋白缺失及损伤导致肺泡基础膜裸露使得相邻肺泡隔粘连萎陷，由Ⅱ型肺泡上皮细胞修复重新上皮化。

（2）病理：AIP 的病理特点是双肺呈机化或增生性弥散性肺泡损伤，分为急性期（渗出期）和机化期（增生期）。急性期（渗出期）多发生在发病后 1～2 周，病理表现为肺泡上皮和基膜损伤，其渗出液中含有成纤维细胞、炎症细胞、巨噬细胞、纤维蛋白及脱落的上皮细胞，从而使肺泡腔及肺间质呈现水肿改变，肺泡腔内出血。机化期（增生期）多发生在 2～3 周，表现为间质增厚，成纤维细胞增生，可见广泛的肺泡间隔及肺泡腔纤维化。

2. 中医病因病机　肺燥阴伤和肺气虚冷是病机的主要方面，临床上此多见于素体阴虚燥热，或因急性感染加重者，此为虚热肺痿。虚冷肺痿多因内伤久咳、久喘等耗气伤阳，或虚热肺痿迁延日久，阴伤及阳，肺虚有寒，失于濡养。临床上此多见于素体阳气不足，或慢性病病程日久，如慢性支气管炎、支气管扩张等。一般认为，临床以肺燥津伤导致的虚热肺痿为多。

三、临床表现

急性起病，患者的前驱症状类似上呼吸道感染，如咳嗽、咳痰、肌肉疼痛、关节痛、发热、寒战和乏力。几天后发展为严重的活动性呼吸困难，并迅速陷入呼吸衰竭。其死亡率高（33%～75%），且绝大多数死亡发生在 3～4 周内。早期双肺可闻及湿啰音，中晚期可闻及 Velcro 啰音，并出现发绀、呼吸频率加快，无杵状指。

四、辅助检查

1. 影像学检查

（1）胸部平片：迅速进展的影像变化过程是 AIP 较为特征性的表现，具有以下特征：①早期主要为双侧中下肺的外周散在分布的实变阴影及磨玻璃影；②中期上述病变迅速由肺的外周向中轴蔓延，由中下肺向上扩展，且肺间质系统均有明显改变，肺间隔、小叶间隔及中轴间质增厚；③晚期的间质纤维化呈急速发展并伴有进行性肺组织及肺结构的破坏。

（2）HRCT：依病期不同，影像学所见也不同。就 HRCT 提供的各种所见本身而言，仅凭单一的影像学表现不能做出 AIP 的诊断。但综合患者的其他临床资料并结合 HRCT 各种所见的演变过程，是 AIP 临床诊断的重要依据。

胸部 HRCT 的主要表现：①磨玻璃影；②牵拉性支气管扩张；③实变影；④小叶间

隔增厚；⑤气管血管束增粗；⑥结节影；⑦网状影；⑧蜂窝状影等。上述表现中，蜂窝状影最少见。组织病理与 HRCT 影像相关关系的研究表明：在渗出期，会有部分残存的正常肺组织影像接近阴影区［指毛玻璃样变和（或）实变区］或存在于阴影区之中，不伴有支气管扩张影像的出现；增生期初期，磨玻璃影区和实变影区内支气管扩张影像的出现概率近乎相同，支气管牵拉性扩张影像的出现预示着渗出期将尽、某种程度的机化已经出现；增生期晚期，近乎全部肺阴影区均伴有支气管扩张影像的出现。AIP 的胸部 HRCT 所见可归纳为：疾病早期，磨玻璃影和实变影呈弥散或片状分布，肺外周和肺下野背部明显，多为对称性；随疾病进展，可出现网状影和牵拉性支气管扩张，少有轻度蜂窝肺。

2. 肺功能检查　主要表现为限制性通气功能障碍、肺弥散功能障碍。少数有轻度的气流受限，2/3 以上的患者有不同程度的运动后低氧血症表现。

3. 纤维支气管镜检查　对 AIP 的诊断有帮助，支气管肺泡灌洗液检查对排除弥散性肺泡出血、过敏性肺炎、嗜酸性粒细胞肺炎、某些特殊感染（如耶氏肺孢子虫肺炎）、巨细胞病毒性肺炎等有价值。由于绝大多数患者最终都要行机械通气治疗，产生气压伤的可能性增大，因此，经纤维支气管镜行肺脏活组织检查应慎重。

4. 外科肺活检　采取电视指引下经胸腔镜肺活检或小开胸肺活检进行病理诊断，是对肺脏病变诊断不清楚的急性间质性肺炎患者或肺纤维化患者的最直接和最可靠的诊断方法。可以确定间质性肺疾病的病理类型，帮助进行治疗选择和预后判断。但是，这种检查具有侵入性，并不对所有患者推荐。

五、诊断与鉴别诊断

1. 诊断　目前尚未有本病的统一诊断标准及临床特异性诊断指标，以下几点有助诊断：

（1）正常人（无肺部疾病史）发生急性间质性肺炎。

（2）迅速陷入呼吸功能衰竭。

（3）原因不明也无明显诱因。AIP 是特发性，在除外院外感染、吸入或摄入毒素，例如百草枯及药物、放射线、休克等致病因素后，始可诊断。

（4）对糖皮质激素治疗反应不佳，预后极为不良。

若具备上述 4 点并结合实验室、影像学检查，临床可考虑 AIP 诊断，但明确诊断仍需肺组织活检。

有学者提出 AIP 的诊断须符合以下要求：ARDS 的临床症状；弥散性肺泡损伤（DAD）的病理表现，AIP 肺活检与 DAD 一致，包括渗出期、增生期和（或）纤维化期。典型者病变呈弥散分布，但不同区域严重性有所不同。除外引起 ARDS 或 DAD 的相关原因。

2. 鉴别诊断

（1）急性呼吸窘迫综合征（ARDS）：多有原发病和明确的病因，如感染、外伤等，AIP 缺乏明确的病因和系统性的损伤。

（2）闭塞性细支气管炎伴机化性肺炎（BOOP）：起病急，但进展缓慢，极少发生呼吸衰竭。

（3）特发性肺间质纤维化（IPF）：也可出现进行性呼吸困难，但系慢性病程，胸部影像学表现有肺容积缩小及蜂窝肺改变，AIP 则不见上述表现，此外尚应排除结缔组织病和血管炎所致的急性肺间质改变，也应注意与心力衰竭、肺梗死相鉴别。

第二节　中医治疗

一、辨证论治

1. 痰热遏肺证

证候：气喘，咳嗽，痰黄黏，不易咳出，或伴胸部胀胸痛，胸中烦热，身热，面红，有汗，咽干，渴喜冷饮，尿赤，或便秘。舌质红，苔黄或黄腻；脉滑数。

治法：清泻痰热。

方药：清气化痰汤加减。陈皮 6 g，杏仁 6 g，枳实 6 g，黄芩 6 g，瓜蒌仁 6 g，茯苓 6 g，胆南星 6 g，制半夏 9 g。水煎内服，每日 1 剂。

2. 痰浊阻肺证

证候：气喘，胸满闷窒，甚则胸盈仰息，咳嗽，痰白黏，量多咳吐不利，或伴脘闷，呕恶，纳呆，口黏不渴。舌质淡，苔厚腻色白；脉滑。

治法：化痰降逆。

方药：二陈汤合三子养亲汤加减。制半夏 9 g，陈皮 15 g，茯苓 9 g，甘草 6 g，白芥子 6 g，紫苏子 9 g，莱菔子 9 g。水煎内服，每日 1 剂。

3. 阴虚肺热证

证候：气喘或气促，咳吐浊唾涎沫，其质较黏稠，或咳痰带血，咳声不扬，甚则音哑，舌红而干，脉虚数或细数。

治法：滋阴清热，润肺生津。

方药：清燥救肺汤加减。桑叶 9 g，石膏(先煎)12 g，太子参 9 g，胡麻仁 9 g，阿胶 9 g（烊化），麦冬 9 g，杏仁 9 g，枇杷叶 9 g。水煎内服，每日 1 剂。

4. 肺气虚冷证

证候：气喘，或短气不足以吸，咳吐涎沫，其质清稀量多，不渴。舌质淡，脉虚弱。

治法：温肺益气。

方药：甘草干姜汤加减。炙甘草 18 g，干姜 9 g，党参 15 g，黄芪 15 g，白术 12 g，茯苓 12 g，上药 15 g。水煎内服，每日 1 剂。

5. 肺脾气虚证

证候：喘促短气，气怯声低，或伴痰多，质稀色白，怕风，常易感冒，倦怠无力，食少便溏。舌质淡，苔白；脉细弱。

治法：健脾益气，培土生金。

方药：补中益气汤合玉屏风散加减。黄芪 20 g，人参 15 g，炙甘草 26 g，白术 10 g，当归 10 g，陈皮 10 g，升麻 6 g，柴胡 6 g，生姜 6 g，大枣 6 g，防风 10 g。水煎内服，每日

1 剂。

6. 肺肾气虚证

证候：短气息促，动则为甚，吸气不利，咳痰清稀或质黏起沫。可见脑转耳鸣，腰膝酸软，心悸，不耐劳累，畏寒肢冷，小便清长。舌淡苔白，质胖；脉沉细。

治法：补肺益肾，纳气平喘。

方药：补虚汤合参蛤散加减。

7. 肺肾阴虚证

证候：喘促动则尤甚，时有呛咳，潮热盗汗，痰黏量少难咳出，手足心热，腰酸。舌红，苔薄黄、少津或花剥苔，脉细数。

治法：滋肾养肺。

方药：生脉散合六味地黄丸加减。黄芪 20 g，茯苓 15 g，干姜 12 g，半夏 10 g，厚朴 15 g，五味子 15 g，陈皮 12 g，炙甘草 20 g，人参 15 g，蛤蚧粉 3 g$^{(冲服)}$。水煎内服，每日 1 剂。

8. 脾肾阳虚证

证候：喘促日久，呼多吸少，动则喘甚，气息不得续，痰多清稀，汗出肢冷，面浮肢肿。舌淡胖，脉沉细无力。

治法：温阳补肾纳气。

处方：金匮肾气丸合参蛤散加减。人参 15 g，麦冬 15 g，五味子 15 g，泽泻 15 g，茯苓 15 g，熟地黄 15 g，牡丹皮 15 g，山茱萸 15 g，山药 15 g，百合 15 g，玉竹 15 g。水煎服每日 1 剂。

9. 肾虚血瘀证

证候：喘促短气、呼多吸少，动则尤甚，唇面青紫，舌质暗红或有瘀斑、瘀点，脉虚而涩。

治法：纳气定喘、活血化瘀。

方药：七味都气丸合柴胡疏肝散加减。五味子 9 g，生地黄 15 g，熟地黄 15 g，人参 9 g，炙甘草 12 g，赤芍 12 g，白芍 12 g，三七粉 3 g$^{(冲服)}$，川芎 15 g，当归 12 g，地龙 12 g。水煎内服，每日 1 剂。

10. 水凌心肺证

证候：喘咳气逆，倚息难以平卧。咳痰稀白，心悸，面目肢体水肿，小便量少，怯寒肢冷，或面色晦暗，唇甲青紫。舌淡胖或胖暗或有瘀斑、瘀点，舌下青筋显露，苔白滑；脉沉细或带涩。

治法：温阳利水，泻壅平喘。

方药：真武汤合葶苈大枣泻肺汤加减。制附子 15 g$^{(先煎)}$，茯苓 15 g，白术 9 g，白芍 9 g，葶苈子 15 g，炙麻黄 6 g，生姜 6 g，大枣 9 g。水煎内服，每日 1 剂。

11. 喘脱证

证候：喘逆剧甚，张口抬肩，鼻翼翕动，端坐不能平卧，稍动则喘剧欲绝。舌淡无华或干瘦枯萎，少苔或无苔；脉浮大无根，或见歇止，或模糊不清。

治法：扶阳固脱，镇摄肾气。

　　方药：参附汤加紫石英、磁石、沉香、蛤蚧等。人参 12 g，制附子 9 g，煅紫石英 3 g，磁石 3 g，沉香 3 g，蛤蚧粉 3 g^{（冲服）}。水煎内服，每日 1 剂。

　　二、中成药制剂

　　1. 百合固金丸　能养阴润肺、化痰止咳，用于肺肾阴虚、干咳少痰、咽干喉痛者。养阴清肺丸功能养阴润燥、清肺利咽，用于阴虚肺燥、咽喉干痛、干咳少痰者。

　　2. 金水宝胶囊　具有补益肺肾、秘精益气的功效，用于肺肾两虚、精气不足、神疲乏力、久咳虚喘者。

第三节　西医治疗

　　1. 抗感染治疗　由于发病机制不清，且病情进展快，死亡高，目前国际推荐治疗方案是大剂量糖皮质激素[静脉甲基强的松龙 500～1000mg/d，3 天后改为泼尼松 1mg/（kg·d）或等效剂量激素继续治疗 4～8 周，根据患者病情和效果逐步减至维持剂量]联合免疫抑制药，免疫抑制药可选择环磷酰胺、环孢素 A 或他克莫司。要求糖皮质激素疗效长，减量要慢，低剂量至少维持 1 年以上。该方案目前尚无临床试验的证据支持，患者死亡率仍高达 60%～70%，需有创机械通气患者的死亡率达 90%。

　　2. 机械通气　当 AIP 患者出现呼吸频率增快，PaO_2 低于 60mmHg，氧疗不能改善时，应尽早采用人工机械通气治疗。

　　3. 细胞毒素和免疫抑制药　硫唑嘌呤和环磷酰胺是常用的二线药物，常和糖皮质激素联合使用，如甲基泼尼松龙 250mg + 环磷酰胺 1500mg/d。

　　4. 抗纤维化治疗　秋水仙碱、吡非尼酮、尼达尼布、青霉胺、血管紧张素转换酶抑制药和他汀类药物。就治疗来说，虽然吡非尼酮和尼达尼布已被批准用于抗纤维化治疗，但这些药物仅能够延缓肺功能下降速度，不能终止病情进展，更不能逆转病情，故远未达到临床治疗该病的要求。

　　5. 抗氧化剂　研究表明在泼尼松加硫唑嘌呤加大剂量乙酰半胱氨酸 600mg，每天 3 次，能保存肺纤维化患者的肺活量和弥散量。

　　6. 外科可考虑肺移植治疗。

第十五章　肺脓肿

第一节　概述

一、疾病概述

肺脓肿是由多种病因引起的肺组织化脓性病变。从发病途径分为吸入性肺脓肿（约占60%以上）、血源性肺脓肿、继发性肺脓肿。早期为化脓性炎症，继而坏死形成脓肿。脓肿破溃进入支气管后，患者可咳出大量脓性臭痰。

肺脓肿属中医"肺痈"范畴。中医认为本病是肺叶生疮，形成脓疡的一种病证，属内痈之一。肺痈的病名首见于汉代张仲景《金匮要略·肺痿肺痈咳嗽上气病脉症并治篇》。该书认为肺痈的病因是"风中于卫，呼气不入，热过于营，吸而不出，风伤皮毛，热伤血脉……热之所过，血为之凝滞，蓄结痈脓"。提示病起于风热伤肺，成痈机制在于血瘀热聚。在治疗上，《金匮要略》创制葶苈大枣泻肺汤和桔梗汤，分别治疗肺痈未成脓时和已成脓后。唐代《备急千金要方》创用苇茎汤以清肺排脓，活血消痈，成为后世治疗本病的要方。近代，中医药治疗肺痈取得新的进展，多数人主张按肺痈的病机演变分期治疗，在仿效古方的基础上，加强清热解毒消痈之力，研究专方专药，使疗效有所提高。

二、病因

1. 西医病因及发病机制　肺脓肿的发生发展，首先要有病原菌的感染。在牙周病、深睡、昏迷、癫痫发作、麻醉、过量饮酒的状态下，来自呼吸道和消化道的细菌感染分泌物或呕吐物，被误吸到支气管和肺内，造成小支气管阻塞，在人体抵抗力低下时，发展成肺脓肿，也有因肺梗死、肺创伤、坏死性肺炎、胸腔纵隔感染扩散引起的肺脓肿。常见的病原菌是厌氧菌，如：类杆菌、梭形杆菌；其次为有氧菌，如：假单胞菌、金黄色葡萄球菌、链球菌、流感嗜血杆菌等。带有病原菌的吸入物在阻塞支气管远端后病原菌迅速繁殖，发生炎性变或肺不张，继而引起小血管栓塞和肺组织坏死及液化，形成肺脓肿。如抗感染不彻底，或支气管引流不畅，经过急性期（一般为6周）和亚急性阶段（一般为3个月），逐渐转变为慢性肺脓肿。在急慢性炎症反复发作的过程中，受累的肺、支气管组织破坏和修复交错进行，使病情加重。

肺脓肿多为单发，周围有肺组织炎变及不同程度的纤维化。脓肿多在肺的边缘部，常与一个或几个小支气管相通。引流通畅者，可有坏死恶臭的脓痰排出，并形成空洞。

在脓肿的晚期，可跨肺段或肺叶，形成多房的破坏性病灶。发展快速者，可穿破胸膜而产生张力性脓气胸或伴有支气管－胸膜瘘。

肺脓肿的好发部位是上肺后段和下肺的背段，右侧较左侧多，最常见于右下肺。

（1）吸入口咽部细菌：①牙、牙周感染：神志不清、滥用乙醇或镇静药、癫痫、头部外伤、脑血管意外、糖尿病昏迷以及其他疾病所致的衰竭导致咳嗽反射消失误吸；②吞咽紊乱：食管良性或恶性狭窄、延髓麻痹、贲门失弛缓症、咽囊存在导致误吸。

（2）各种细菌混合感染：引起坏死性肺炎。

（3）远处血行播散：如尿道感染、腹部盆腔脓肿、左心心内膜炎、身上各种插管所致感染、感染性血栓性脉管炎。

（4）原有的肺病变：如支气管扩张、支气管堵塞（肿瘤、异物、先天异常）。

（5）原发或继发免疫缺陷：能引起肺脓肿的细菌很多，且多为混合感染，一般与上呼吸道、口腔常存细菌一致，包括需氧、兼性厌氧和厌氧细菌，如肺炎球菌、金黄色葡萄球菌、溶血性链球菌、变形杆菌、克雷伯菌、大肠杆菌、铜绿假单胞菌、变形杆菌等；厌氧菌有消化链球菌、脆弱类杆菌、坏死梭形杆菌等。近年来由于培养技术的进步，发现吸入性厌氧菌感染率可高达90%。

细支气管受感染物阻塞、小血管炎性阻塞，肺组织化脓性炎症、坏死，继而形成肺脓肿。液化的脓液积聚在脓腔内引起脓肿张力增高，最终致使脓肿破溃到支气管内，咳出大量脓痰，并在肺内形成有液平的脓腔，空洞壁表面常见残留坏死组织。镜检可见有大量中性粒细胞浸润。若脓肿靠近胸膜，可发生局限性纤维蛋白性胸膜炎，发生胸膜粘连；若为张力性脓肿破溃到胸膜腔，可形成脓胸或脓气胸。急性肺脓肿如果积极治疗且气道引流通畅，脓腔逐渐消失，病变完全吸收或仅剩少量纤维瘢痕。如果急性期治疗不彻底或支气管引流不畅，病程迁延3个月以上不能愈合，则转为慢性肺脓肿。病理变化为大量坏死组织残留脓腔，脓肿壁纤维组织增生，脓肿壁增厚伴肉芽组织形成。在肺脓肿形成的过程中坏死组织中残存的血管失去肺组织的支持，管壁损伤部分可形成血管瘤，腔壁表面肉芽组织血管较丰富，以及肺脓肿周围细支气管引起变形和扩张等因素，可引起咯血。

2. 中医病因病机　临证以咳嗽、胸痛、发热、咳吐腥臭浊痰，甚则脓血相兼为主要表现。早在张仲景时代，该病已经有了详细的描述。如《金匮要略·肺痿肺痈咳嗽上气篇》记载"咳而胸满振寒，脉数，咽干不渴，时出浊唾腥臭，久久吐脓如米粥者，为肺痈"，并提出"风中于卫，呼气不入，热过于营，吸而不出，风伤皮毛，热伤血脉……热之所过，血为之凝滞，蓄结痈脓"的病因见解。后世医家在此基础上不断丰富病因见解、病机演变规律、治疗原则等内容。目前我们认为肺痈常因感受外邪（多为风热毒邪），内犯于肺或是因痰热素盛，蒸灼肺叶，或是因正气内虚，外邪侵袭，郁蒸内伏之痰热，最终致热壅血瘀，蕴酿成痈而发病。本病的发生、发展不离痰、热（毒）、瘀等病理因素，常可贯穿疾病始终。

（1）病因

1）感受外邪：多为风热火毒之邪上受，侵袭肺脏；或因风寒之邪袭肺，未得及时发散，内蕴不解致郁而化热，肺受邪热熏灼、血热壅聚所致。

2）痰热素盛：或因饮食劳倦，或因平素嗜酒、恣食辛辣煎炸厚味，或有宿疾，而致酿湿蒸痰化热，熏灼于肺，痰热蕴蒸，热壅血瘀，最终蕴毒成痈化脓。

3）内外合邪：原有宿疾，肺脏素有痰热，或他脏痰浊瘀热蕴结日久，复加外邪侵袭，内外合邪，则更易引发本病。

（2）病机：本病病位在肺，由于邪热蕴肺，蒸液成痰，邪阻肺络，血滞为瘀，痰热与瘀血郁结不解，蕴酿成痈，血败肉腐化脓，肺络损伤，脓疡溃破外泄，其病理主要表现为邪盛的实热证候，脓疡溃后，方见阴伤气耗之象。

病理演变过程一般有初期、成痈、溃脓及恢复期等不同阶段。初期为风热（寒）侵袭卫表，内郁于肺；或内外合邪，肺卫同病。大致与肺脓肿炎症期，病灶部位炎性浸润，充血肿胀的病理变化一致。成痈期为痰浊热毒浸淫及血，血脉凝滞不畅，痰热破血郁结成痈。大致为组织坏死形成脓肿阶段。溃脓期是痰热瘀血壅阻肺络，肉腐血败化脓，肺络损伤，脓疡溃破，排出大量腥臭脓血浊痰，相当于肺脓肿坏死，组织液化，脓腔破溃，脓液通过气道排出的过程。恢复期多属脓疡溃后，邪毒渐尽，病情亦日趋好转，但因肺体损伤，可见邪去正虚，阴伤气耗之象。随着正气逐渐恢复，病灶趋向愈合。此期与肺脓肿坏死组织逐渐排尽，脓腔消失，组织修复的阶段，如溃后脓毒不净，邪恋正虚，阴伤气耗，可迁延反复，日久不愈，病情时轻时重，转成慢性。相当于肺脓肿支气管引流不畅，坏死组织残留在脓腔内，炎症持续存在形成的慢性肺脓肿，此外，如溃后大量咯血，可出现血块阻塞气道或气随血脱，汗出肢冷，脉微细数的危象，如脓肿向胸腔溃破，形成脓气胸恶候，预后较差。

三、临床表现

1. 症状　肺脓肿大多急性、亚急性起病，开始畏寒、高热、咳嗽、咳黏液痰或黏液脓痰。如炎症波及胸膜，有胸痛。病变范围广的，中毒症状重，呈全身衰竭，有气短、心跳快、出汗、食欲缺乏。1~2周后脓肿破入支气管，突然咳出大量脓痰，每日可多达数百毫升，因有厌氧菌感染，痰有臭味，静置后分为3层，由上而下为泡沫、黏液及脓渣。脓排出后，全身症状好转，体温下降，如能及时应用有效抗生素，则病变可在数周内渐好转，体温趋于正常，痰量减少，一般情况恢复正常。如治疗不及时、不彻底，用药不合适、不充分，身体抵抗力低，病变可渐转为慢性。有的破向胸腔形成脓气胸或支气管－胸膜瘘。此时症状时轻时重，主要是咳嗽、咳脓痰，不少有咯血，从痰中带血至大咯血、间断发热及胸痛等。因长期慢性中毒及消耗，不少患者出现消瘦、贫血，个别有脑、肝、肾转移脓肿。慢性脓肿常有不规则治疗史，病变稳定时情况稍好转。

2. 体征　早期病变范围小的无特殊体征；可发现肺实变体征（如呼吸音减弱、叩诊浊音、支气管呼吸音、吸气捻发音）以及胸膜摩擦音、胸腔积液、脓气胸体征（叩诊浊音、纵隔对侧移位、积液处呼吸音减弱），瓮状呼吸音罕见。病程较长的多有杵状指，胸廓也有塌陷畸形，活动差。有脓气胸、支气管－胸膜瘘者检查可见有相应的体征。

四、辅助检查

1. 实验室检查　急性肺脓肿血白细胞总数可达$(20\sim30)\times10^9/L$，中性粒细胞在80%以上，核明显左移，常有毒性颗粒。慢性患者的血白细胞可稍升高或正常，红细胞和血红蛋白减少。

2. 痰细菌学检查　病原学检查对肺脓肿诊断、鉴别诊断及指导治疗均十分重要。经口咳出的痰很易被口腔常存菌污染，咳出的痰液应及时做培养，不然污染菌在室温下大量繁殖难以发现致病菌，且接触空气后厌氧菌消亡，均会影响细菌培养的可靠性。所以急性肺脓肿的脓痰直接涂片染色可见很多细菌，如 α - 溶血链球菌、奈瑟球菌等口腔常存的条件致病菌；即使发现肺炎球菌、金黄色葡萄球菌、肠源革兰染色阴性杆菌、绿脓杆菌等，不一定就是肺脓肿的致病菌。较理想的方法是避开上呼吸道直接至肺脓肿部位或引流支气管内采样。如环甲膜穿刺以细导管在较深处吸取痰液或采用经纤维支气管镜双套管防污染毛刷，采取病灶痰液，做涂片染色检查和需氧、厌氧菌培养。但这些方法多为侵入性，各有特点，应根据情况选用。痰液检查应争取在采用抗生素前进行。细菌的药物敏感试验有助于选择有效抗生素。并发脓胸时，胸腔内脓液的需氧和厌氧培养较痰液更可靠。急性原发性肺脓肿不常伴菌血症，所以血培养对诊断帮助不大，而对血源性肺脓肿患者的血培养可发现致病菌。

3. 胸部影像学检查

(1)X 线检查：吸入性肺脓肿早期为化脓性炎症阶段，X 线呈大片浓密模糊浸润阴影，边缘不清，或为团片状浓密阴影，分布在一个或整个肺段，与细菌性肺炎相似。脓肿形成后，脓液经支气管排出，脓腔出现圆形透亮区及液平面，其四周被浓密炎症浸润所环绕。吸收恢复期，经脓液引流和抗生素治疗后，肺脓肿周围炎症先吸收，逐渐缩小至脓腔消失，最后仅残留纤维条索阴影。侧位 X 检查可明确肺脓肿的部位及范围大小，有助于做体位引流和外科手术治疗。

(2)胸部 CT 检查：可更好地了解病变范围、部位、空腔情况。多有浓密球形病灶，其中有液化或呈类圆形的厚壁脓腔，脓腔内可有液平面出现，脓腔内壁常表现为不规则状，周围有模糊炎性影。伴脓胸者尚有患侧胸腔积液改变。

4. 纤维支气管镜检查　最好在患者情况较稳定时进行，尽量不在高热及呼吸道炎症严重时检查。

5. 支气管造影　肺脓肿的支气管改变是相当明显的,支气管造影可了解病变部位及范围,发现平片未见到或断层上也不明确的病变,对确定治疗原则及手术方式有帮助。造影能见到扩张的支气管,充盈的脓腔,支气管的扭曲变形、狭窄及支气管 - 胸膜瘘。

五、诊断与鉴别诊断

(一)诊断

对有口腔手术、昏迷、呕吐或异物吸入后，突发畏寒、高热、咳嗽和咳大量脓臭痰等病史的患者，其血白细胞总数及中性粒细胞显著增高，X 线示浓密的炎性阴影中有空腔、液平，做出急性肺脓肿的诊断并不困难。有皮肤创伤感染，疖、痈等化脓性病灶，伴发热不退、咳嗽、咳痰等症状，X 线示两肺多发性小脓肿，可诊断为血源性肺脓肿。痰、血培养，包括厌氧菌以及药物敏感试验，对确定病因诊断、指导抗菌药物的选用有重要价值。

1. 急性肺脓肿

(1)可有口腔手术、全身麻醉、昏迷、异物吸入、齿槽溢脓、扁桃体炎、龋齿、肺炎或其他部位化脓性病灶之病史。

（2）可分以下几种：①急性吸入性肺脓肿：起病急骤、寒战、高热，多呈弛张热型、胸痛、咳嗽、咳大量脓痰或脓血样痰，常有恶臭，少数患者可有咯血；②血源性肺脓肿：多先有原发病灶，继有畏寒、高热、咳嗽、咳痰量不多，少有脓血。

（3）病变范围小，且局限于深部可无体征，病变范围较大时，局部叩诊呈浊音、语音震颤增强，呼吸音减低或增强，可闻及支气管呼吸音或湿性啰音。

（4）急性期白细胞总数及中性粒细胞增高。

（5）胸部 X 线检查　肺部可见大片浓密炎症阴影，其中有透亮区及液平。血源性肺脓肿则一肺或两肺见多个小片状阴影或球形阴影，其中可见小空洞及液面。

（6）痰培养及厌氧菌培养可培养出致病菌。

（7）需与细菌性肺炎、支气管扩张、空洞型肺结核、支气管肺癌继发感染等鉴别。

2. 慢性肺脓肿

（1）急性肺脓肿引流不畅或治疗不充分，病情迁延 3 个月以上而脓肿不吸收者。

（2）有不规则发热、贫血和消瘦，主要是咳脓痰和常有不等量咯血。

（3）部分患者出现杵状指（趾）。

（4）周围血白细胞一般无明显变化或略增高。

（5）X 线显示厚壁空洞，空洞周围有纤维组织增生，可有多房性透光区。有时在病变部位合并胸膜增厚，掩盖肺内的病变，只有加滤光板摄片或体层摄片才能显示脓肿。

（二）鉴别诊断

1. 细菌性肺炎　早期肺脓肿与细菌性肺炎在症状和 X 线表现很相似，但常见的肺炎链球菌肺炎多伴确有口唇疱疹、铁锈痰，不会有大量脓臭痰；X 线示肺叶或段性实变，或呈片状淡薄炎症病变，边缘模糊不清，没有空腔形成。

2. 空洞性肺结核继发感染　空洞性肺结核为一慢性病，常有呼吸道和全身症状，而无严重急性毒性症状和咳大量脓臭痰，痰中找到结核菌可确诊。但在并发化脓性细菌感染时，可出现急性感染症状和咳较多脓痰，由于化脓性细菌大量繁殖痰中难以检出结核菌。如患者过去无典型的慢性结核病史和临床表现，易将结核性空洞继发感染误诊为肺脓肿，所以要细心地询问病史和辨认 X 线有无慢性结核病的病理性变化，对诊断结核性空洞有帮助。如一时不能鉴别，可按急性肺脓肿治疗控制急性感染后，胸片可显示纤维空洞及周围多形性的结核病变。痰结核菌可转阳。

3. 支气管肺癌　支气管肺癌阻塞支气管常引起远端肺化脓性感染，但形成肺脓肿的病程相对较长，因有一个逐渐阻塞的过程，毒性症状多不明显，脓痰量亦较少。阻塞性感染由于支气管引流不畅，抗生素不易控制炎症和发热，因此在 40 岁以上出现肺局部反复感染，且抗生素疗效差的患者，要考虑有支气管肺癌所致阻塞性肺炎可能，应常规做纤支镜检查，以明确诊断。支气管鳞癌病变可发生坏死液化，形成空洞，但一般无毒性或急性感染症状。X 线示空洞壁较厚，多呈偏心空洞，残留的肿瘤组织使内壁凹凸不平，窄洞周围亦少炎症浸润，肺门淋巴结可能肿大，故不难与肺脓肿区分。经纤支镜肺组织活检，或痰液中找到癌细胞，肺癌的诊断得以确立。

4. 肺囊肿继发感染　囊肿继发感染时，其周围肺组织有炎症浸润，囊肿内可见液平，但炎症反应相对轻，无明显中毒症状和咳较多的脓痰。当感染控制，炎症吸收，应呈现光洁整齐的囊肿壁。如有以往的 X 线片做对照，诊断更容易。

第二节　中医治疗

一、辨证论治

1. 初（表证）期

证候：恶寒发热，咳嗽，胸痛，咳时尤甚，咳吐白色黏痰，痰量由少渐多，呼吸不利，口干鼻燥，舌质淡红，苔薄黄或薄白少津，脉浮数而滑。

治法：疏散风热，清肺散邪。

方药：银翘散加减。金银花 15 g，连翘 15 g，淡豆豉 9 g，薄荷 6 g$^{（后下）}$，甘草 6 g，桔梗 12 g，杏仁 12 g，牛蒡子 9 g，芦根 30 g，荆芥 6 g$^{（后下）}$，败酱草 30 g，鱼腥草 30 g，黄芩 12 g。每日 1 剂，水煎服。

加减：头痛者加菊花、桑叶等疏风热、清头目之品；内热转甚，恶寒不显，口渴者，去荆芥、薄荷、淡豆豉之辛散，加生石膏、蒲公英以清肺泻热；痰热蕴肺，咳甚痰多者，桔梗用量加重，并加瓜蒌仁、浙贝母、桑白皮、枇杷叶等祛痰宣肺之品；化燥伤阴者，可加沙参、麦门冬、天花粉等以滋阴清热、润肺生津；胸痛甚者加郁金、瓜蒌、桃仁等以清肺化痰、化瘀止痛。

2. 成痈期

证候：身热转甚，时时振寒，继而壮热汗出，烦躁不安，胸闷作痛，转侧不利，咳嗽气急，咳浊痰，味腥臭，口干咽燥，舌质红，苔黄腻，脉滑数。

治法：清肺解毒，化瘀消痈。

方剂：苇茎汤合五味消毒饮加减。苇茎 20 g，薏苡仁 20 g，冬瓜仁 15 g，桃仁 15 g，野菊花 15 g，紫花地丁 15 g，蒲公英 30 g，青天葵 15 g，金银花 30 g。每日 1 剂，水煎服。

加减：若痰热郁肺，胸闷喘满，咳吐痰浊量多者，加瓜蒌仁、桑白皮、葶苈子、射干以泻肺去壅；若肺热壅盛，壮热，心烦口渴者，可配石膏、知母、栀子等以清热泻火；大便秘结者，加大黄、枳实等以荡涤积热；若热毒瘀结，咳脓浊痰，有腥臭味者，合用犀黄丸，每日 3 次，每次 1 丸，空腹服，以解毒化瘀。

3. 溃脓期

证候：咳吐大量脓血痰，或如米粥，腥臭异常，有时咯血，胸中烦满而痛，甚则气喘不能卧，身热，面赤，烦渴喜饮，苔黄腻，舌质红或绛，脉滑数。

治法：排脓解毒。

方剂：桔梗汤合千金苇茎汤加味。苇茎 30 ~ 45 g，冬瓜仁 15 ~ 30 g，鱼腥草 30 g，桔梗 18 g，甘草 6 g，薏苡仁 30 g，桃仁 10 g，黄芩 15 g，金银花 30 g，败酱草 30 g，桑白皮 12 g。每日 1 剂，水煎服。

加减：若气虚汗出较甚者加黄芪补益肺气，又助排脓之力；津伤口渴心烦者，加沙参、麦门冬、百合等养阴生津之品；若咳血甚者，可加大蓟、小蓟、水牛角、三七、紫珠草、白茅根等以凉血止血；胸部胀满，咳喘不能平卧者，加炙麻黄、苏子、葶苈子等以降气平喘。

4. 恢复期

证候：身热渐退，咳嗽减轻，咯吐脓血渐少，臭味不甚，痰液转为清稀，舌质红或淡红，苔薄，脉细或细数无力。

治法：养阴益气清肺。

方药：沙参清肺汤或桔梗杏仁煎加减。前方功能益气养阴，清肺化痰，为恢复期调治之良方。方中北沙参、合欢皮、白及养阴补肺；生黄芪、太子参益气生肌；桔梗、甘草、薏苡仁、冬瓜仁解毒排除。后方养肺滋阴，兼清余毒，为肺痈后期气阴两伤，正虚邪恋，热毒未清，需扶正托邪而设。方中麦冬、百合、阿胶养阴润肺；贝母、杏仁、枳壳化痰降气；桔梗、金银花、红藤、夏枯草、连翘、甘草清热解毒排脓。若低热不退者，可加白薇、青蒿、地骨皮、功劳叶以退虚热；口燥咽干明显者，加芦根、天花粉以清热生津；若纳少便清者，可加扁豆、山药、白术以培土生金；咳吐脓血不净，或痰液一度清稀而复转稠浊时，可加鱼腥草、蒲公英、败酱草清热排脓解毒法。

二、中成药

1. 连翘败毒丸

功效：清热解毒，散风消肿。

用法：适用于肺痈初期及成痈期。每次 6 g，每日 2 次。

2. 养阴清肺膏

功效：养阴润燥，清肺利咽。适用于肺痈后期，邪热已退，气阴耗伤者。

用法：每次 10～20ml，每日 2～3 次。

3. 银翘解毒丸

功效：辛凉解表，清热解毒。适用于肺痈初期。

用法：每次 1 丸，每日 2～3 次，以芦根汤或温开水送服。

4. 清气化痰丸

功效：清肺化痰。

用法：适用于肺痈成痈期及溃脓期。每次 6～9 g，每日 2 次。

5. 一清胶囊

功效：清热泻火解毒，化瘀凉血止血。

用法：适用于肺痈成痈期。每次 2 粒，每日 3 次。

6. 复方鲜竹沥液

功效：清热化痰，止咳。

用法：适用于肺痈成痈期及溃脓期。每次 20ml，每日 2～3 次。

7. 痰热清注射液

功效：清热，解毒，化痰。

用法：适用于肺痈成痈期及溃脓期。静脉滴注，每次 20ml 加入 5% 葡萄糖注射液

500ml，每日 1 次。

三、中医特色治疗

1. 针灸

（1）肺痈初期：取大椎、合谷、曲池、外关、尺泽、鱼际穴，泻法，强刺激间歇留针 10 ~ 20 分钟，每日 2 次。

（2）肺痈成痈期：取合谷、尺泽、肺俞、膈俞、太渊、外关、委中、丰隆，泻法，强刺激间歇留针 30 分钟，每日 2 次。

（3）肺痈溃脓期：肺俞、膈俞、尺泽、委中、鱼际、内关、足三里。尺泽、委中用三棱针点刺出血，其余各穴用泻法，强刺激间歇留针 30 分钟，每日 2 次。

（4）肺痈恢复期：肺俞、膏肓俞、太溪、三阴交、太渊。低热不退加内关；痰多纳多加中脘、足三里。以上各穴均平补平泻，中等刺激留针 15 分钟。

2. 穴位敷贴

（1）肺痈成痈期、溃脓期：取大黄胶囊大黄粉，每次 1.5 g，以乙醇调敷神阙穴、丰隆穴，1 次 2 小时。

（2）肺痈成痈期和溃脓期：大蒜 100 g，芒硝 50 g，大黄 200 g。将大蒜和芒硝混合，捣如泥，敷药时下垫油纱布 2 ~ 4 层，外敷肺俞穴及胸背的阿是穴（湿性啰音区）1 次 2 小时，胸背部轮换敷，敷毕，去掉蒜糊膏，用温开水洗净蒜汁；再将大黄研细粉，醋调成糊，敷于阿是区，8 小时去掉，每日 1 次。

3. 推拿按摩　肺痈初期：拿风池，按风府、风门穴，推风池、肩井、肺俞穴，约 8 分钟。推印堂、太阳、头维、迎香穴，约 6 分钟。然后抹额部。从脊柱的大椎到命门穴及其两侧的背部用平推法治之。最后用单手拿颈部，按脊柱两侧及双手拿肩井穴结束，每日 1 次。

4. 耳针　适用于肺痈各期：可选用肺、胸、肾上腺、内分泌、皮质下、支气管，毫针强刺激，留针 1 小时，高热者耳背第一条静脉刺出血，每日 2 次。

5. 芒针　适用于肺痈成痈期和溃脓期：选穴：上脘、中脘、大椎 7 点（大椎平开，每隔一横指为 1 点，左右两侧各 3 点，加大椎共 7 点）、太冲透涌泉、丰隆、肺俞。大椎点刺出血，其余各穴均用泻法。

第三节　西医治疗

肺脓肿的治疗原则是选择敏感抗生素和采取适当方法进行脓肿引流。早期积极给予有效抗菌药物，使体温在 3 ~ 10 天下降至正常。抗生素总疗程 6 ~ 8 周，直至临床症状完全消失。痰液较多者行体位排痰引流并使用化痰药物，雾化吸入。治疗有效者，X 线显示脓腔及炎性病变完全消散，仅残留条索影。长期内科治疗效果不佳者予外科治疗。外科治疗包括脓肿引流术和肺切除术。

1. 抗生素治疗　应根据病原体予相应治疗。细菌性肺脓肿的标准治疗方案是克林霉素 600mg 静脉滴注，8 小时 1 次，也可根据情况选用静脉青霉素 G(240 万 ~ 1000 万 U/d)、第 2 代或第 3 代头孢菌素或其他敏感抗生素，如一种 β - 内酰胺/β - 内酰胺酶抑制药，并应加上甲硝唑、替硝唑或林可霉素(如疑有厌氧菌感染时)。目前推荐抗生素应用到胸部 X 线片显示肺脓肿吸收或仅存在小的稳定病灶，建议抗生素疗程为 4 ~ 6 周。

莫西沙星联合甲硝唑治疗肺脓肿：甲硝唑主要被用于治疗或者预防由厌氧菌导致的局部感染，是硝基咪唑衍生物，可以抑制阿米巴原虫进行氧化还原反应，能够杀灭厌氧细胞以及厌氧微生物，具有抗厌氧菌的作用。头孢哌酮舒巴坦是复合制剂，可以用来治疗由敏感菌导致的感染性疾病，并具有较弱的抗菌活性。莫西沙星的抗菌活性较好，一般在临床方面由于治疗呼吸系统感染、生殖系统感染以及皮肤软组织感染等疾病，具有抗菌范围广、抗菌效果良好以及不良反应发生情况较少、安全性较高等优点。

2. 体位引流　治疗效果不甚满意。

3. 应用纤维支气管镜肺灌洗治疗肺脓肿　可以有效清除患者机体脓腔内堆积大量的坏死性组织，使患者气道保持通畅。除此之外，还可以将抗生素药物等对症治疗的治疗药物经过纤维支气管镜注入，从而有效提高药物吸收浓度，提高药效。应用纤维支气管镜肺灌洗治疗肺脓肿比常规治疗方法临床效果更明显。值得一提的是，操作者在纤维支气管镜肺灌洗治疗过程中应有娴熟技术，动作准确而且轻柔，切勿用力过度；同时，在操作过程中密切观察患者的各项指标情况，若患者出现严重性低氧饱和度或者患者的心率急速下降时，应即刻停止操作，以及结合患者的实际情况拔出纤维支气管镜，密切观察患者的各项生命体征并给予对症处理。

4. 外科治疗　急性肺脓肿药物治疗效果不佳者可经皮穿刺引流。一般不手术，开胸手术的适应证：急性肺脓肿内科治疗 3 个月以上、脓肿较大超过 6cm、严重咯血、脓胸、支气管梗阻、临床考虑肺癌或突然破裂造成脓气胸。

第十六章 重症哮喘

第一节 概述

一、疾病概述

支气管哮喘（哮喘）是由气道多种炎性细胞和结构细胞（如嗜酸性粒细胞、肥大细胞、淋巴细胞、中性粒细胞、平滑肌细胞、气道上皮细胞等）和细胞组分参与的气道慢性炎症性疾病。这种慢性炎症导致气道高反应性，通常出现广泛多变的可逆性气流受限，并引起反复发作性的喘息、气急、胸闷或咳嗽等症状，常在夜间和（或）清晨发作、加剧，多数患者可自行缓解或经治疗缓解。而哮喘急性发作是指喘息、气促、咳嗽、胸闷等症状突然发生，或原有症状急剧加重，常有呼吸困难，以呼气流量降低为其特征，每因接触变应原、刺激物或呼吸道感染诱发。

哮喘是一种高度可变性的疾病，其临床症状反复发作是其固有的特征。一个哮喘患者在其自然病程当中不可避免地会出现急性发作，控制不良的患者更是频繁出现急性发作。哮喘急性发作是危害患者健康、影响生活质量、威胁患者生命的主要形式，是造成误工、误学的主要因素，是急诊就医和住院、耗用医疗卫生资源的主要原因，大多数哮喘相关死亡也与急性发作直接相关。

哮喘急性发作的表现形式、严重程度和发展速度差异很大，可在数小时或数天内出现，偶尔可在数分钟内即危及生命。临床上通常将哮喘急性发作的严重程度分为四级：轻度、中度、重度和危重，其中重度和危重急性发作是哮喘的极端形式，是呼吸系统疾病当中需要紧急处置的急重症，可统称为"急性重症哮喘"。既往所谓的"哮喘持续状态"，系指哮喘持续发作二十四小时不能缓解，现在也归入急性重症哮喘的范畴。此处的"急性重症哮喘"，不同于控制不良的哮喘或重度持续性哮喘，后者虽然症状频繁，但在一个时期内（数周、数月）在一个相对稳定的范围内波动，而急性重症哮喘或重度急性发作是在短时间（数天、数小时甚至几分钟）症状突然加重，并超出一般波动的幅度。

支气管哮喘根据其临床特点，属于中医学"哮证""喘证"等范畴，中医学对此有丰富的认识。《黄帝内经》虽无喘证病名，但有关"喘鸣"的记载与本病相类似。如《素问·阴阳别论》说："……起则熏肺，使人喘鸣。"汉代张仲景《金匮要略·肺痿肺痈咳嗽上气病篇》有"咳而上气，喉中水鸡声""其人喘，目如脱状""咳而上气，时时唾浊，但坐不得眠"等记载，详细地描述了哮喘发作的临床特点。张仲景治疗本病经验丰富，其创制的很多方剂如小青龙汤、射干麻黄汤、桂枝加厚朴杏子汤等，至今仍为治疗哮证常用之方。《诸病源候论》又有"嗽""上气喘息"等形象性病名。元代朱丹溪首创哮喘病名，把本病从笼统的"上气""喘鸣"中划出成为一个独立的病证，并阐明病理因素"专主于痰"提出"未发以扶正气为主，既发以攻邪气为急"的治疗原则，对后世影响颇大。清代叶天士据其发病情况的不同，分为痰哮、咸哮、醋哮、幼稚天哮等类别，有助审因论治。新中国成立以来，对哮喘的病因病理及治疗的认识，较前人更为全面深入，如在发作期使用清热解毒、活血化瘀、涤痰降气的方药，恢复期采用扶正固本等综合防治措施等方面，都有新的进展。

二、病因

1. 西医病因及发病机制

（1）发病机制和病理改变：哮喘是一种慢性气道炎症性疾病，目前确切的发病机制尚未完全阐明，有变态反应学说、T辅助细胞失衡学说、神经内分泌紊乱学说、平滑肌内源性功能失调学说、上下气道关联学说等，而现代学者均以气道炎症为哮喘发病的中心环节。此种气道炎症是以嗜酸性粒细胞为特征的多种炎性细胞浸润（中性粒细胞、嗜碱性粒细胞、肥大细胞）与气道黏膜下，损伤上皮细胞、内皮细胞等多种结构细胞，造成气道高反应性，激发支气管平滑肌收缩痉挛、黏膜充血水肿。在长期炎症的基础上，逐渐出现结构的异常改变，如上皮下胶原沉积（上皮下纤维化）、成纤维细胞和成肌纤维细胞增生、平滑肌增生肥厚、杯状细胞和黏液腺增生肥大、血管发生等，即所谓"气道重构"。在哮喘急性发作期，上述病理改变更形显著，尤其表现为：①上皮细胞破坏、脱落黏液纤毛系统功能紊乱；②强烈而持续的平滑肌痉挛；③黏液高分泌，可形成黏液栓导致管腔阻塞、局部肺不张、通气血流不匹配；④炎性细胞之中以中性粒细胞比例增加，特别是在急骤发生的所谓致死性哮喘，浸润的细胞以中性粒细胞为主；⑤坏死脱落的上皮细胞、炎性细胞碎屑堵塞支气管管腔。下面试以呼吸道病毒感染为例说明哮喘急性发作的机制和病理改变。

呼吸道病毒入侵下呼吸道，进入上皮细胞和单核–巨噬细胞。上皮破坏和上皮细胞功能改变是呼吸道病毒感染的特征，流感和副流感病毒、腺病毒及RSV感染导致鼻黏膜纤毛缺损，严重时出现上皮细胞坏死、脱落，引起渗透性增加，纤毛清除能力降低，使变应原有机会穿透并到达抗原呈递细胞，产生变应性炎症；另一方面，上皮产生或表达的保护性物质如上皮衍生舒张因子（NO）和神经肽链内切酶（NEP）的丧失可能导致平滑肌张力控制的降低。在对病毒的应答反应中，上述细胞产生趋化性和促炎性细胞因子，吸引并激活淋巴细胞及中性粒细胞、嗜酸性粒细胞。所有细胞均可产生介质，强化炎症反应如Th2细胞因子、IL–1β、IL–6、IL–11、肿瘤坏死因子α（TNF–α）、干扰素和趋化因子（IL–8、RANTES、MIP1–α）、激肽、补体、一氧化氮等。病毒也能增强嗜碱性粒细胞和肥大细胞产生这些介质的能力。同时，上皮的损伤或病毒的直接作用改变神经肽代谢及神经受体表达，可能介导肾上腺素受体功能障碍和 M_2 受体功能障碍，导致胆碱能神经活性增强。病毒尚可使缓激肽清除减少，导致平滑肌张力控制失调并使炎症反应进一步加强。有资料显示，RSV和副流感病毒感染后，特异性IgE及总IgE均增加，因此可能通过变应性机制参与病毒诱发哮喘的发生发展。此外，病毒性上呼吸道感染时鼻腔的正常保护功能遭到损害,导致鼻腔阻塞,通过口腔呼吸,吸入颗粒的穿透增加,并将干燥寒冷空气送至下呼吸道。病毒感染还可导致神经源性炎症和气道高反应性。

(2)病理生理:哮喘急性发作时存在严重的气道阻塞和气流受限,气道阻力显著升高,最大呼气流速(PEF)、用力呼气容积(EFV)、1秒用力呼气容积(FEV_1)、FEV/FVC、FEF 25% ~75%、V_{maxi}50%、V_{maxi}75%均显著下降。由于小气道狭窄甚至闭锁,导致多态性肺过度充气(DHI),残气量(RV)和功能残气量(FRC)及残气量/肺总量增加,大约50%的哮喘患者肺总量增加,FRC的增加也可能与进行性气道陷闭有关,呼吸急促和吸气肌的张力活动增加也是重要的原因。在肺容积增加及压力–容积曲线的上部呼吸时需要以较大的经肺压克服肺、胸弹性回缩力,从而造成呼吸动力异常和呼吸做功增加,出现严重的呼吸困难甚至呼吸窘迫。研究证实FRC增加2.5L,吸气功将增加11倍,临床上即可有呼吸困难的感觉。由于气道阻力和肺容积增加,导致胸内负压增高且波动增大,引起心脏前、后负荷的改变。低氧性肺血管收缩可使右心后负荷增大。

严重的气道阻塞导致吸入气体显著的分布不均和通气/血流(V/Q)比值失调,生理无效腔增大,对动脉血气及pH造成不利的影响。在早期仅表现为低氧血症,以及由于代偿性过度通气和呼吸驱动增强引起CO_2排除过多、低碳酸血症。低氧血症可能很快发展至危险的水平,其程度大致与气道阻塞的严重程度相关,当FEV_1小于1L时,一般可见明显的低氧血症(PaO_2 <60mmHg)。随着气道进行性陷闭,呼吸肌为克服过高的负荷而衰竭以及呼吸中枢驱动减弱(CO_2化学敏感性降低以及氧疗对呼吸中枢的抑制作用)均可造成低通气状态,有效肺泡通气降低,此时并发高碳酸血症。当FEV_1在0.75L以上或大于预计值的30%时,很少出现高碳酸血症。若FEV_1低于此水平,则极有可能出现高碳酸血症。轻中度急性发作罕有发生高碳酸血症(<10%),而急性重症哮喘时几乎均存在高碳酸血症,因为高碳酸血症伴随有潜在的高死亡率,应尽早发现、及时处理。另外,在部分危重哮喘患者,由于组织灌注障碍及循环衰竭,加之有时肝脏解毒障碍,常见代谢性酸中毒。

2. 中医病因病机

(1)外邪侵袭:外感风寒或风热之邪,未能及时表散,邪蕴于肺,壅阻肺气,气不布津,聚液生痰,或因吸入烟尘、花粉、动物毛屑、异体气味等,影响气体的宣降、津液凝聚、痰浊内生而致哮。

(2)饮食不当:过食生冷,寒饮内停,或嗜食肥甘厚味,积痰蒸热,或进食海膻发物,以致脾失健运,痰浊内生,上干于肺,壅塞气道,而致诱发。

(3)体虚病后:肺气不足,阳虚阴盛,气不化津,痰饮内生,或阴虚阳盛,热蒸液聚,痰热胶固,均可致哮。一般而言,体质不强者多以肾为主,而病后所致者多以肺为主。

病理因素以痰为主,如朱丹溪说:“哮喘专主于痰”,痰的产生主要由于人体津液不归正化,凝聚而成,如伏藏于肺,则成为发病的潜在“夙根”,因各种诱因如气候、饮食、情志、劳累等诱发。如《景岳全书·喘促》曰:“喘有夙根,遇寒即发,或遇劳即发者,亦名哮喘。”发作时的基本病理变化为“伏痰”遇感引触,痰随气升,气因痰阻,相互搏结,壅塞气道,气道狭窄,通畅不利,肺气宣降失常,引动停积之痰,而致痰鸣如吼,气息喘促。若长期反复发作,寒痰伤及脾肾之阳,痰热耗灼肺肾之阴,则可从实转虚,在平时表现为肺、脾、肾等脏气虚弱之候。如长期不愈,反复发作,病由肺脏影响及脾、肾、心,可导致肺气胀满,不能敛降的肺胀重证。

三、临床表现

1. 危重症哮喘临床表现　危重症哮喘在临床上呈极度的呼气性呼吸困难甚至呼吸窘迫,呼气浅、呼气长而费力,呼吸频率常>30 次/分,高枕或端坐呼吸,俯肩耸背,大汗淋漓,面色苍白或发绀,焦虑、烦躁,出现意识模糊甚至昏迷。根据患者说话的困难程度可大致判断哮喘急性发作的严重程度,说话无明显的困难、语句无中断为轻度,说话费力、常有中断为中度,只能说简单的句子为重度,只能发单词甚或完全不能说话为极重度。

体格检查,双肺可闻及广泛的高调哮鸣音,且随病情加重而增加,但在极重度的患者,由于气道闭锁和严重的呼吸肌疲劳,哮鸣音可减弱甚至消失,称之为"沉默胸",是病情危重的标志。出现沉默胸的另一种可能是合并自发性气胸。胸廓呈过度充气状态,胸锁乳突肌等辅助呼吸肌参与呼吸运动,可出现鼻翼翕动、三凹征等。由于胸腔压力的改变影响静脉回流,可出现吸气时收缩压下降和奇脉,但在危重的患者奇脉反而消失。由于呼吸肌特别是膈肌疲劳,可出现吸气时腹部反而凹陷,称之为胸腹矛盾呼吸。

(1) 缓慢的重度发作:大多数重症哮喘发生于那些严重的、控制不良的患者,其症状在数日内逐渐恶化。相关的因素包括:①重度哮喘患者通常肺功能的基础水平较低且对抗感染治疗的反应性相对较差;②这类患者通常对呼吸困难的感知能力受损,无法感知自身症状的恶化;③这类哮喘患者通常都有心理社会障碍或抑郁情绪,常有否认病情的倾向,依从性较差,不能坚持治疗和自我管理是其频繁急性发作的主要原因。

(2) 突发性重度发作:某些患者的症状可能会在短期进展为重度哮喘发作,在数分钟或数小时内发展为呼吸衰竭。这种发作通常发生在哮喘控制不良伴每日 PEF 大幅变异的背景上,但也可见于临床症状稳定的患者。可能的诱因包括 IgE 和非 IgE 介导的药物(阿司匹林,非类固醇类抗炎药物,β – 肾上腺素阻滞药)与食物反应(包括食物添加剂如亚硫酸盐防腐剂或谷氨酸钠)。

(3) 致死性哮喘:部分哮喘患者在急性加重期间可能死于哮喘的危险性增高,此类患者一般称为致死性哮喘(fatal asthma)或濒于致死性哮喘(near – fatal asthma,NFA)。此类患者具有以下特征:①发作过一次需要插管的呼吸衰竭;②不需插管但伴有呼吸性酸中毒的一次哮喘发作;③在长期使用口服皮质激素的情况下仍有两次或以上住院治疗;④有两次哮喘时伴发纵隔积气或气胸。

在致死性哮喘中比较特殊的有:①突发致死性哮喘(SFA),这些患者的气道中并无痰栓形成,提示以极度的平滑肌痉挛占优势,而在缓慢发作加重的患者,则以广泛的黏膜炎症为主。其他突发型患者可能还有气道的急性水肿可能与食物过敏症有关;②急性窒息性哮喘:致死性哮喘中有少数患者可能会出乎意料地突然发生重度哮喘发作,其特征为急骤发生反应性低下的症状在数分钟或数小时内发展为呼吸衰竭又称为"超急性哮喘"或"急性窒息性哮喘",主要见于支气管反应性很高的青年男性。这类患者通常在发作前并无哮喘控制不良的病史,在休息时并无显著的气流阻塞。这类患者可在出现症状后数小时,偶尔只有数分钟,从运动耐受良好的相对无症状状态进展至严重的状态,出现非常严重的呼吸功能不全，患者可能在见到医生之前，在向医院转运的途中或刚到达医院时，发生严重的呼吸功能不全或呼吸停止。

（4）脆性哮喘：1977 年首次提出"脆性哮喘"（BA）的概念。与"脆性糖尿病"类似，此类哮喘患者的主要病理生理指标如 FEV_1 或峰流速（PEF）呈现大幅度的波动。总的来说脆性哮喘极为罕见。初步估计在哮喘患者中 BA 只占 0.05%。此外亦尚不清楚脆性哮喘与其他类型的哮喘患者是否存在不同的发病机制。其发生机制与下述因素有关：①气道水肿；②神经反射；③类固醇激素反应性低下或吸收不良。

（5）流行性哮喘：在世界各地均有大规模哮喘急性发作的记录，称之为哮喘暴发或流行性哮喘，如果在短期内大量的哮喘患者前来就诊，无疑将加重卫生服务机构的负荷。据文献记载，至少有 12 个不同的地区发生过哮喘暴发流行，如：①大豆流行性哮喘：在意大利巴塞罗那和那不勒斯、西班牙卡他吉那（Cartagena）和 Tarragona 市、美国新奥尔良等地均有过报道。其特点是患者年龄偏大、吸烟，病情严重，每次暴发均有数例患者发展为重度哮喘发作，到达急诊室时濒于呼吸停止而需要机械通气；②雷雨性哮喘：在英国伦敦、伯明翰、澳大利亚墨尔本均有大雷雨天气发生哮喘暴发的报道。据推测可能系花粉颗粒通过渗透作用在雨中爆裂，触发先前已致敏的患者哮喘发作。此外与斯氏密度（Sferic density，雷雨时的闪电指标）也有关系。

2. **危重哮喘患者体格检查**　典型发作时，患者面色苍白、口唇发绀、可有明显的三凹征。常有辅助呼吸肌参与呼吸运动，胸锁乳突肌痉挛性收缩，胸廓饱满。有时呼吸运动呈现为矛盾运动，即吸气时下胸部向前、而上腹部则向侧内运动。呼气时明显延长，呼气期双肺满布哮鸣音。但危重哮喘患者呼吸音或哮鸣音可明显降低甚至消失，表现为所谓"静息胸"。"静息胸"一旦出现往往提示病变严重。可有血压下降，心率 >120 次/分，有时可发现"肺性奇脉"。如果患者出现神志改变、意识模糊、嗜睡、精神淡漠等，则为病情危重的征象。

四、辅助检查

1. **肺功能检查**　症状与查体所见与气流阻塞程度和气体交换障碍严重度的相关性很差。因此应采用客观测量方法如肺功能测定或 PEF 测定评估气流阻塞的严重程度。肺功能的测定对确定严重程度，指导治疗，决定是否入院和出院均非常重要。所有的急救医院都应备有肺功能仪或峰流速计，在治疗开始之前先进行检测，特别是对于严重呼吸窘迫的患者，初步评估时单次 PEF 测定可提供极为关键的信息。呼气峰流速率（PEFR）或 FEV_1 可在床旁直接测定，大多数患者能够接受此项检查，但对于特别严重的患者可能有一定困难，因为深吸气可能诱发支气管收缩，可以考虑推迟检查。文献推荐：治疗前最佳 PEF 值 <50% 预计值可作为重度哮喘发作的标准，GINA 则建议初次用支气管扩张药后的 PEFR 小于预期值或个人最佳值的 60% 或 <100L/min 应视为重度发作的指标。英国胸科协会的指南推荐根据治疗前初始的 PEFR 对急性发作的严重程度进行分级，若小于预计值或先前已知最佳记录的 50%，提示严重哮喘需要住院，若小于 33%，提示致命性哮喘，可能需要插管。更重要的是观察肺功能指标对初始治疗的反应性，早期改善（不少于 30 分钟）提示预后较好，而治疗 2 小时 PEFR 改变很小提示需要住院。

2. 动脉血气分析　动脉血气分析对重症哮喘价值很大，当 PERF 或 FEV_1 严重降低（<120L 和 <1L)时，需要常规进行血气分析。早期常常表现为轻度低氧血症和低碳酸血症、呼吸性碱中毒。随着病情加重和持续时间延长，低氧血症更加严重，当 FEV_1 <25% 时会出现高碳酸血症和呼吸性酸中毒。由于缺氧、消耗以及合并感染，大约有 1/4 的患者可出现代谢性酸中毒如乳酸性酸中毒。大量研究表明，$PaCO_2$ = 45mmHg 是哮喘急性发作的分水岭，是即将发生呼吸衰竭的前兆。若最初的 $PaCO_2$ 正常或偏高，以及动脉血氧低于 9kPa(70mmHg)，应反复检测动脉血气。另一项重要的客观检测手段是动脉氧合状态，可采用非侵入性方法如脉搏血氧仪持续监测血氧饱和度。血气分析可指导调整激素和支气管扩张药治疗，以及决定是否采取加强治疗和辅助通气。

3. X 线检查　X 线对诊断哮喘并无帮助，在初诊时没有必要马上进行这项检查，但在病情稍有缓解后应及时拍摄胸部 X 线片，以明确是否存在一些特殊情况或并发症，如支气管肺炎、肺不张、气胸、纵隔积气等。

4. 其他检查　急性重度哮喘患者的心电图常有异常改变，包括电轴右偏、顺钟向转位、右束支传导阻滞、室上性心律失常。这些改变可能反映存在低氧血症、pH 改变或肺动脉高压，也可能反映对心脏的直接机械效应。随着气道阻塞或低氧血症的好转，心电图改变通常会很快恢复正常。急性重度哮喘加重时可能出现低钾血症、高血糖和乳酸酸中毒。引起低钾血症的原因主要为大剂量使用 β_2-受体激动药、激素以及呼吸性碱中毒。高血糖多由激素治疗所致。

五、诊断与鉴别诊断

对于一个具有典型的哮喘病史的患者，结合症状、体征，诊断哮喘急性发作并不困难，而对那些既往病史不清楚来就诊而病情危重无法详细询问病史的患者，以及以突发的呼吸困难和意识障碍就诊的患者，诊断有一定的难度。此时需要和急性左心衰所致心源性肺水肿、大气道水肿、梗阻、心脑血管疾病、张力性自发性气胸以及 COPD 急性加重等鉴别。

哮喘急性发作诊断程序中更重要的内容是评估发作的严重程度和对治疗的反应性。严重程度的判断依据临床症状和体征，结合必要的实验室检查如胸部 X 线、动脉血气分析等，简易的床旁肺功能测试(使用支气管舒张药前后 FEV_1)对于判断严重程度和药物反应性均有很大的价值。

另一个很重要的内容是识别可能发展为致死性哮喘的患者，其特点归纳如下：

1. 有需要插管和机械通气的濒于致死性哮喘的病史。

2. 在过去一年中因为哮喘而住院或看急诊的患者。

3. 正在使用或最近刚刚停用口服糖皮质激素的患者。

4. 目前没有使用吸入性糖皮质激素的患者。

5. 过分依赖速效 β_2-受体激动药，特别是每月使用沙丁胺醇(或等效药物)超过 1 瓶的患者。

6. 有心理疾病或社会心理问题，包括使用镇静剂。

7. 有对哮喘治疗计划不依从的历史。

第二节　中医治疗

一、辨证论治

1. 发作期

（1）寒哮

证候：呼吸急促，喉中痰鸣，胸中满闷如窒，难以平卧，咳嗽，痰色白清稀多泡沫，小便清长，口不渴。初起可伴有恶寒、发热、头痛。舌质淡或淡红，苔白或腻，脉浮紧。

治法：温肺散寒，豁痰平喘。

方药：射干麻黄汤合小青龙汤加减。麻黄 8 g，苏子 12 g，杏仁 12 g，法半夏 12 g，细辛 6 g，五味子 10 g，生姜 3 片，紫菀 12 g，款冬花 12 g，射干 15 g，白芍 15 g，炙甘草 8 g。每日 1 剂，水煎服。

加减：若风寒较盛，恶寒头痛，全身骨节疼痛，加羌活 12 g、桂枝 9 g、威灵仙 12 g 以解外束之风寒；若痰多、气逆不得息者，加橘红 9 g、葶苈子 12 g、制南星 12 g 以祛痰定喘。

（2）热哮

证候：发热头痛，汗出，气促胸闷，喉中痰鸣，不得平卧，口干口苦，痰色黄稠，咳出困难，或大便秘结，小便黄。舌质红，苔黄或黄腻，脉浮滑数。

治法：清热宣肺，涤痰平喘。

方药：清肺定喘汤加减。鱼腥草 30 g，苇茎 20 g，麻黄 8 g，黄芩 15 g，桑白皮 15 g，杏仁 12 g，蒲公英 15 g，瓜蒌皮 12 g，冬瓜仁 15 g，地龙 12 g。每日 1 剂，水煎服。

加减：高热烦渴，痰多，色黄稠，难咳出加生石膏 30 g、青天葵 15 g、薄荷 6 g[后下]清肺热，解表里之热邪；大便不通，腹胀满，舌苔黄厚而干者，加大黄 9~12 g、枳壳 12 g 以清里热、通腑气。如患者对地龙过敏或服后有恶心、呕吐、胃肠不适者，可去地龙加葶苈子 12 g。

（3）风哮

证候：时发时止，发时喉中痰鸣有声。反复发作，未发时如常人，或伴咽痒，喷嚏，咳嗽，舌淡苔白，脉浮紧或弦。

治法：祛风宣肺，解痉平喘。

方药：桂枝加厚朴杏子汤加减。炙麻黄 8 g，桂枝 10 g，杏仁 10 g，白芍 10 g，防风 10 g，蝉蜕 10 g，乌梅 10 g，地龙 10 g，五味子 10 g，薄荷 6 g[后下]，甘草 6 g。每日 1 剂，水煎服。

加减：急躁易怒，胁肋隐痛加钩藤、牛膝以息风解痉降逆；痰热胶固加葶苈子、黄芩，桑白皮清痰热；顽痰加皂荚、胆南星、磁石以清化顽痰。

（4）痰瘀交阻

证候：气息喘促，喉中痰鸣，咳痰黏腻难出，或咳白色泡沫痰，面色晦暗，口唇肢末青紫。舌边紫暗，舌苔白腻，脉弦或涩。

治法：涤痰祛瘀，宣肺平喘。

方药：蠲哮汤加减。葶苈子 10 g，青皮 12 g，陈皮 12 g，川芎 12 g，赤芍 15 g，大黄 10 g，生姜 10 g，牡荆子 15 g，卫矛 10 g。每日 1 剂，水煎服。

加减：顽痰胶结加海蛤壳、礞石、皂荚清肺热蠲顽痰；瘀结重者加水蛭、桃仁活血化瘀；郁痰化热加黄芩、鱼腥草、青天葵清化热痰；风寒束肺加麻黄、细辛宣肺解表；大便溏薄者去大黄以免再伤脾胃正气。

(5)阳气暴脱

证候：喘息鼻扇，张口抬肩，神疲气短，面色青紫，四肢厥冷，汗出如油，舌色紫暗，舌苔白滑，脉微欲绝。

治法：回阳定喘，扶正固脱。

方药：回阳定喘汤。熟附子 15 g，干姜 9 g，炙麻黄 12 g，杏仁 12 g，党参 30 g，肉桂 3 g$^{(焗服)}$，炙甘草 10 g。每日 1～2 剂，水煎服。

加减：重证者，可以高丽参 12 g，另炖代党参，以加强益气固脱之效，回元气于乌有之乡。若汗多气逆，加生牡蛎 24 g、生龙骨 24 g、五味子 9 g、麻黄根 12 g 以加强敛汗固脱之效。

2. 缓解期

(1)肺气虚

证候：咳嗽，咳痰清稀色白，面色㿠白，气短，语声低微，自汗畏风，易患感冒。舌质淡红，苔薄白，脉细弱。

治法：益气固表，补肺平喘。

方药：玉屏风散加减。黄芪 30 g，防风 15 g，白术 10 g，桂枝 10 g，白芍 15 g，生姜 10 g，大枣 10 g，沙参 15 g，麦门冬 15 g。每日 1 剂，水煎服。

加减：咳嗽气逆，加杏仁、桔梗以宣降肺气；汗多表虚不固，重用黄芪，另加糯稻根、麻黄根、五味子、生牡蛎以固表敛汗。

(2)肺肾两虚

证候：咳嗽气短，自汗畏风，动则气促，腰膝酸软，遗精盗汗，脑转耳鸣，舌淡脉弱。

治法：肺肾双补。

方药：金水六君煎合四君子汤。熟地黄 15 g，当归 12 g，党参 15 g，陈皮 9 g，法半夏 12 g，茯苓 12 g，白术 12 g，炙甘草 6 g。每日 1 剂，水煎服。

加减：肺气虚明显者加黄芪 30 g、五味子 9 g、龙骨 24 g、牡蛎 24 g 以益气固表；肾气虚明显者加补骨脂 15 g、熟附子 12 g、淫羊藿 12 g、杜仲 12 g 以补肾壮阳、纳气平喘；咳嗽咳痰者配川贝母 9 g、杏仁 12 g、款冬花 12 g、苏子 9 g 以宣降肺气。

(3)肺脾肾虚

证候：哮喘缓解期，咳嗽气短，动则气促，痰色稀白，自汗乏力，食少纳呆，形寒肢冷，大便溏薄。舌淡红，苔白滑，脉细缓。

治法：益气，健脾，补肾。

方药：补芪六君子汤。补骨脂 15 g，黄芪 30 g，党参 30 g，茯苓 12 g，白术 12 g，陈皮 6 g，法半夏 12 g，炙甘草 6 g。每日 1 剂，水煎服。

加减：本方药性平和，可供哮喘缓解期患者长期服用。自汗加五味子 9 g、防风 6 g、牡蛎 24 g 以固表敛汗；气虚纳少便溏加炒麦芽 15 g、鸡内金 9 g、砂仁 6 g$^{(后下)}$芳香化湿健脾醒胃；痰湿素盛者加葶苈子 12 g、莱菔子 9 g、苏子 12 g 以蠲顽痰；肾阳不足者加熟附子 12 g、巴戟天 12 g、紫河车 6 g 共研细末，每日 2 次，每次 3 g$^{(冲服)}$，增强补骨脂补肾之功效。

（4）肺脾气虚

证候：咳嗽气短，痰液清稀，面色㿠白，自汗畏风，食少纳呆，大便溏，舌淡有齿印，苔白，脉濡弱。

治法：益气健脾，培土生金。

方药：六君益肺汤。党参 20 g，黄芪 20 g，茯苓 12 g，白术 12 g，炙甘草 6 g，防风 9 g，法半夏 12 g，陈皮 9 g。每日 1 剂，水煎服。

加减：咳嗽痰多可加杏仁 12 g、桔梗 12 g 以宣通肺气；汗多加麻黄根 12 g、牡蛎 30 g、五味子 9 g 加强益气固表之效；纳少便溏加谷芽 15 g、麦芽 15 g、山药 15 g、砂仁 6 g$^{(后下)}$健脾化湿。

（5）肾不纳气

证候：喘促日久，呼多吸少，动则喘息更甚，消瘦神疲，心悸，腰酸，或畏寒，自汗或盗汗，舌质淡红，脉沉细。

治法：补肾纳气。

方药：金匮肾气丸加味。熟地黄 15 g，山茱萸 12 g，山药 15 g，熟附子 12 g，桂枝 6 g，补骨脂 15 g，冬虫夏草 6 g$^{(另炖)}$，茯苓 12 g，牡丹皮 9 g，泽泻 9 g，五味子 6 g，每日 1 剂，水煎服。

加减：喘息甚者，可加蛤蚧 6 g、巴戟天 12 g 固肾纳气；形寒肢冷，腰膝酸软，去桂枝加肉桂 3 g$^{(焗服)}$、淫羊藿 15 g 温暖肝肾。

（6）脾虚痰阻

证候：咳喘痰多而黏稠，咳吐不爽，痰鸣胸脘满闷，恶心纳呆，大便不实，舌苔白滑或白腻，脉滑。

治法：健脾化痰，降逆平喘。

方药：六君子汤合三子养亲汤。党参 24 g，白术 15 g，茯苓 15 g，炙甘草 6 g，陈皮 6 g，法半夏 12 g，苏子 12 g，白芥子 9 g，莱菔子 15 g，每日 1 剂，水煎服。

加减：若纳呆，恶心明显，或大便溏泄，可加苍术 12 g、藿香 12 g、砂仁 6 g$^{(后下)}$，以芳香化湿，温运脾土；同时苏子、莱菔子减量。因植物种子均有油性，增强肠蠕动，故减少苏子、莱菔子的用量有利患者症状的改善。咳嗽痰多宜加川贝母 9 g、桔梗 12 g 宣肺行痰。

缓解期虽可见肺、脾、肾虚单独出现，但临床上更多的是多证并见，包括虚实夹杂，治疗上当具体辨证施治。

二、中成药

1. 珠贝定喘丸　理气化痰，镇咳平喘，补气温肾。用于治疗支气管哮喘、慢性支气管炎等久病喘咳，痰涎壅盛等症。含服或用温开水送服。每次 6 粒，每日 3 次。2 周为一个疗程。

2. 痰咳净　通窍顺气，止咳，化痰。用于支气管炎、咽炎等引起的咳嗽多痰、气促、气喘。含服。每次 0.2 g(一小药匙)，每日 3 ~ 6 次。2 周为一个疗程。

3. 蛤蚧定喘丸　滋阴清肺，止咳平喘。用于肺肾两虚、阴虚肺热所致的虚劳咳喘，气短烦热，胸满郁闷，自汗盗汗。口服。每次 1 丸，每日 2 次。2 周为一个疗程。

4. 河车大造丸　滋阴清热，补肾益肺。用于肺肾两亏，虚劳咳嗽，骨蒸潮热，盗汗遗精，腰膝酸软。口服。每次 6 g，每日 2 次。8 周为一个疗程。

5. 固本咳喘片　益气固表，健脾补肾。用于脾虚痰盛、肾气不固所致的咳嗽、痰多、喘息气促、动则喘剧。口服。一次 3 片，每日 3 次。12 周为一个疗程。

6. 玉屏风颗粒　益气，固表。止汗。用于表虚不固，自汗恶风，面色㿠白，或体虚易感风邪者。开水冲服。每次 5 g，每日 3 次。2 ~ 4 周为一个疗程。

7. 百令胶囊　功能：补肺肾，益精气。用于肺肾两虚引起的咳嗽、气喘、咯血、腰背酸痛。口服。5 ~ 15 粒/次，每日 3 次。8 周为一个疗程。

8. 喘可治注射液　温阳补肾，平喘止咳，有抗过敏、增强体液免疫与细胞免疫的功能。主治哮证属肾虚夹痰证，症见喘促日久，反复发作，面色苍白，腰酸肢软，畏寒，汗多；发时喘促气短，动则加重，喉有痰鸣，咳嗽，痰白清稀不畅，以及支气管炎、哮喘急性发作期间见上症者。肌内注射，每次 4ml，每日 1 次或隔日 1 次。发作期 2 周为一个疗程，缓解期 12 周为一个疗程。

9. 止喘灵注射液　平喘，止咳，祛痰。用于哮喘，咳嗽，胸闷痰多。肌内注射。每次 2ml，每日 2 ~ 3 次。1 ~ 2 周为一个疗程。

三、中医特色治疗

1. 体针

(1)哮喘反复

取穴：定喘，膏肓，肺俞，太渊。

操作：补法或补泻兼施。每日 1 次，1 个月为一个疗程。

(2)哮喘发作

取穴：鱼际。

操作：直刺或针尖向掌心斜刺，深 5 分左右，留针 20 分钟，每隔 5 分钟捻转行针 1 次。每次针一侧，每日 1 次，左右交替，10 次为一个疗程。

(3)虚证哮喘

取穴：中府，云门，天府，华盖，肺俞。

操作：采用补法或补泻兼施法针刺。每日 1 次，10 次为一个疗程。

(4)肺脾两虚

取穴：脾俞，肺俞，章门，足三里为主穴，可配用膻中，膏肓，中脘。

操作：补法为主或平补平泻，背俞穴可用温针法或针罐法。隔日 1 次，1 个月为一个疗程。

(5)肺肾两虚

取穴：肾俞，肺俞，关元，章门为主穴，可配用太溪，气海，志室，定喘，足三里。

操作：以补法为主，背俞穴用温针或针后加灸。隔日 1 次，1 个月为一个疗程。

2. 眼针　适用于哮喘发作。

取穴：肺区（双），上焦区（双）。

操作：用 5 分针，45°进针达到眼骨以得气为度（注意不要损伤眼球），留针 15 分钟，每 5 分钟运针 1 次，通常 10 分钟可缓解。

3. 耳针　适用于咳嗽变异性哮喘。

取穴：肝，肺，气管，神门，皮质下，风溪。

操作：用 30 号 1 寸长毫针针刺一侧耳穴，行中等刺激。留针 40 分钟，两耳交替，隔日 1 次，10 次为一个疗程。

4. 灸法

（1）寒哮

取穴：大椎、肺俞、膏肓、定喘。

操作：每次悬灸 20 分钟，每日 1 或 2 次，7 日一个疗程。

（2）虚哮

取穴：大椎、肺俞、膈俞、肾俞、中府、天突、膻中、气海、关元、足三里。

操作：悬灸或隔姜灸法。每日 1 次，每次取穴 3～5 个，轮流使用，7 日一个疗程。

5. 穴位敷贴

适应证：哮喘缓解期，体质偏虚寒的患者。

取穴：①双肺俞、双胃俞、双志室、膻中；②双脾俞、双风门、双膏肓、天突；③双肾俞、双定喘、双心俞、中脘。

操作：取白芥子、细辛、甘遂、延胡索按 4∶4∶1∶1 比例共研细末，取药末 10 g，以老姜汁（生姜去皮绞汁过滤）10ml 调和成 1cm×1cm×1cm 大小的药饼，用 5cm×5cm 胶布贴于穴位上。背部穴位均取双侧。每次 1 组，3 组交替使用。每次贴药 1 小时，10 日贴 1 次，共治疗 9 次，3 个月为一个疗程。

6. 推拿按摩

（1）气喘不能平卧：患者取坐位，医生先用双手拇指按压在大椎穴左右旁开 1.5 寸的位置，随着患者呼吸，双手拇指同时向下按压。患者呼气时用力稍重，吸气时用力略轻。

按压时间 2～3 分钟。然后双手拇指同时向下移动按压，直到第 7 胸椎位置为 1 遍，可反复操作 2～3 遍。

（2）痰鸣哮喘：患者取坐位，医生以双手拇指分别按压在肩峰前下方凹陷处，其余 4 指分布于腋窝部位，随患者呼吸向其肺尖方向用力。呼气时用力稍重，吸气时用力略轻。待患者呼吸 4～5 次后，两手拇指移至第 1～第 2 肋软骨，向胸内方向按压，其余 4 指分布于胸肋部位。然后，沿胸正中线旁开 2 寸的地方，依次向下移动，按压到胸骨剑突连接处，自上而下反复 3～5 遍。

第三节　西医治疗

重症哮喘治疗的主要目标是处理低氧血症，解除气流限制，逆转气道炎症，同时避免药物的严重不良反应。大多数药物推荐通过静脉途径给予。

一、评估

鉴于哮喘患者对症状的感知能力、依从性、用药技术等差异很大，影响哮喘控制的因素众多，必须由哮喘专科医师进行正规治疗、规律随访，才能做出重症哮喘的诊断。同时还强调了诊断只是万里长征的第一步，临床医师一定要重视评估，首先以表格的形式概述了诊断和评估内容，其中特别对于导致哮喘难以控制的因素（依从性、环境因素、药物及共患疾病）逐一进行罗列。

第一步，明确哮喘诊断。大多数哮喘患者通过典型的病史即可做出诊断，但重症哮喘患者的临床表现更为复杂，往往缺乏典型的哮喘特征，因此诊断时应特别注意以下两点，即行客观的气道可逆性确证试验和及时行高分辨胸部 CT 检查以排除其他易导致误诊的非哮喘疾病。在儿童中重点鉴别的疾病应包括呼吸调节紊乱、声带功能失调、毛细支气管炎和误吸、反流及吞咽障碍、早产及其相关疾病、气道异物、先天畸形、先天性心脏病、先天性和获得性免疫缺陷等；在成人中则应包括呼吸调节紊乱、声带功能失调、慢性阻塞性肺疾病、慢性支气管炎、肺气肿、过度通气综合征伴惊恐发作、上气道梗阻、慢性充血性心力衰竭、药物不良反应（如血管紧张素转化酶抑制药）、支气管扩张、囊性肺纤维化、α_1 抗胰蛋白酶缺乏症、过敏性肺炎、嗜酸性粒细胞肺浸润、肺栓塞、病毒性支气管炎、感冒后咳嗽、鼻后孔滴漏综合征、支气管损伤或异物（如淀粉样变、类癌、气管狭窄）、变态反应性支气管肺曲霉菌病、继发性气管支气管软化症、类癌综合征、Churg – Strauss 综合征、甲状腺功能亢进等常见病和少见病。由此可见，大部分的鉴别诊断还是可以通过详细的病史询问、体格检查以及完整的影像学检查进行排除。

第二步，明确是否属于重症哮喘。哮喘控制标准除应按照 GINA 的标准进行综合、全面地评估外，同时罗列了重症哮喘未控制的常见特征，其中涉及当前症状控制差，既往急性加重频繁和严重持续气流受限以及对于治疗的依赖性。①症状控制差：哮喘控制问卷（ACQ）持续大于 1.5，哮喘控制测试表（ACT）小于 20，或符合 GINA 定义的未控制；②频繁急性发作：前一年需要 2 次或以上连续使用全身性激素（每次 3 天以上）；③严重急性发作：前一年至少 1 次住院、进入 ICU 或需要机械通气；④持续性气流受限：尽管给予了强有力的支气管扩张药治疗，仍存在持续的气流受限（$FEV_1 < 80\%$ 预计值，$FEV_1/FVC < $ 正常值下限）；⑤应用高剂量 ICS 或全身性激素（或其他生物制剂）可以维持控制，但只要减量哮喘就会加重。

特别指出，2014 年欧洲呼吸病学会（ERS）/美国胸科医师协会（ATS）国际重症哮喘指南判断持续性气流受限的标准，仅强调气流受限为在充分支气管舒张后 $FEV_1 < 80\%$ 预计值（$FEV_1/FVC <$ 正常值下限），存在严重的认识缺陷。判断持续性气流受限的标准应为"尽管给予充分的支气管舒张药治疗，仍存在持续的气流受限（$FEV_1 < 80\%$ 预计值，$FEV_1/FVC <$ 正常值下限）。

第三步，明确共患疾病和危险因素，包括上呼吸道感染、鼻炎 – 鼻窦炎（鼻息肉）、社会和心理因素、声带功能障碍、肥胖、睡眠呼吸暂停综合征、内分泌紊乱和胃食管反流。危险因素主要包括职业暴露、室内刺激物、呼吸道感染；药物［阿司匹林、非甾体类抗炎药、血管紧张素转化酶抑制药（ACEI）、β 受体阻滞药］；食物过敏、吸烟、上气道炎症、胃食管反流、应激等。

第四步，区分哮喘的表型。

二、氧疗

绝大多数患者需要氧疗。氧疗不必控制，可通过鼻导管或面罩给予高浓度的氧气。以保证动脉血氧分压至少达到 9kPa（70mmHg）。重度哮喘患者的高碳酸血症并不会因氧疗而加重，高碳酸血症反映了气流阻塞的严重程度和肌肉疲劳，而非 CO_2 驱动力的降低。低氧血症的解除可增加输送到周围组织的氧，改善低氧性血管收缩及相关的肺动脉高压，对抗 β 受体激动药干扰通气血流比值引起的低氧血症，而且氧气本身即可能有支气管扩张效应。

三、β 受体激动药

雾化的 β_2 受体激动药是治疗急性哮喘最有效的支气管扩张药，应当用于所有的急性重症哮喘患者。

应尽早开始使用大剂量的雾化沙丁胺醇和特布他林，最好在向医院运送途中，在救护车上即开始使用。一般推荐通过喷射雾化器或氧气驱动的加湿雾化给予 β 受体激动药，也有研究表明通过较大容量的储雾器使用普通的定量吸入器（MDI）有同样的支气管扩张作用，且起效更快，费用更低。目前有许多不同的雾化器可供选择，医生应熟悉影响药物输出的因素，如驱动气体流速，雾室设计，充盈和残留容量，药液的物理特性及面罩或口含器的使用。急性重症哮喘时，沙丁胺醇推荐起始剂量为 2.5 ~ 5.0mg 或特布他林 5.0 ~ 10mg，用高流量氧雾。对起始治疗应该在 15 ~ 20 分钟有明显反应，如果反应不明显，应该再次给药。通常使用的方案是每 20 分钟沙丁胺醇 2.5 ~ 5.0mg，持续 60 分钟（3 剂），随后 4 ~ 6 小时每小时给予一次。对气道阻塞非常严重的患者，必要时可以通过雾化器连续给予 β 激动药直到获得临床反应，研究表明相对小剂量的 β_2 受体激动药持续雾化效果很好；另一种方案为儿童哮喘急性发作每小时连续雾化沙丁胺醇每千克体重 0.3mg，成人沙丁胺醇推荐给药速率应限制在每小时每公斤体重 0.1 ~ 0.2mg，可能时应在 4 小时内减小剂量。如果患者不能耐受吸入剂或者药物不能有效地进入气道，则应在第一个小时内每隔 20 分钟皮下注射硫酸特布他林或静脉滴注沙丁胺醇。但一般来说 β_2 受体激动药静脉给药较雾化吸入并无优势，雾化给药更有效、更安全。如果采用静脉途径给药，沙丁胺醇的推荐剂量为 5μg/min（3 ~ 20μg/min），并根据临床反应调整滴速。目前尚无证据支持常规静脉使用 β_2 受体激动药。联合使用 β_2 受体激动药和抗胆碱能制剂(如异丙托溴铵)能够取得更好的支气管舒张作用。

应注意大剂量使用 β 受体激动药时必须给氧,因为 $β_2$ 激动药能改变肺的通气灌流比率,可能会加重低氧血症。

四、糖皮质激素

糖皮质激素在急性哮喘加重的治疗中起着至关重要的作用。对于急性重症哮喘,激素应通过静脉途径给予,特别是对速效 $β_2$ 受体激动药初始治疗反应不完全或疗效不能维持,以及在口服糖皮质激素基础上仍然出现急性发作的患者。糖皮质类激素种类的选择并不重要,甲泼尼龙有更强的抗炎效力和更低的盐皮质激素活性与其他药物相比也更便宜,故可作为首选,可采用静脉注射或滴注,如每 6 小时甲泼尼龙 40mg,或每 6 小时 1mg/kg,至少持续 48 小时,或氢化可的松 400~1000mg 分次给药,持续滴注还是间歇冲击疗法疗效相近。地塞米松因半衰期较长,对肾上腺皮质功能抑制作用较强,一般不推荐使用。激素应尽早开始逐渐减量,但不能在临床症状和听诊异常完全恢复正常之前减量,其疗程一般为 5~7 天,通常不需要递减撤药。静脉给药和口服给药的序贯疗法有可能减少激素用量和不良反应,如静脉使用激素 2~3 天,继之以口服激素 3~5 天。

五、其他药物

1. 抗胆碱能制剂 哮喘急性发作时应在使用 $β_2$ 受体激动药和糖皮质激素的基础上使用抗胆碱能药物。目前认为抗胆碱能支气管扩张药作为急性重度哮喘的一线治疗药物,仅见于一种情况,即 β 阻滞药所致支气管痉挛。

2. 茶碱 迄今大多数的研究显示,在治疗的最初数小时内,如果按照强化的重复给药方案使用 β 激动药,静脉使用氨茶碱并不能取得额外的支气管扩张效应,且茶碱的不良反应和狭窄的治疗窗限制了茶碱的普遍应用。然而氨茶碱能促进小气道支气管扩张,而此处吸入性 $β_2$ 受体激动药无效。如果入院前未使用过茶碱,应该在 30 分钟内给予 6mg/kg 的负荷剂量,此后每小时予以维持量 0.5~0.9mg/kg,直到血清浓度达到 10~15μg/L 为止。对于已经使用氨茶碱口服和静脉制剂的患者,应当测定血药浓度使其维持在有效而安全的范围内。

3. 抗焦虑治疗 急性重症哮喘患者经常感到恐惧和焦虑,因此医务人员必须保持冷静的、使患者放心的方式,否则可能进一步加重患者的焦虑。绝对禁止使用抗焦虑和镇静药物,已证实这类药物可增加死亡率。

4. 抗生素 对于重度急性哮喘患者,不主张常规使用抗生素治疗但若重度哮喘发作时有发热、咳脓痰或者其他支气管肺炎的征象,则需要使用抗生素。

5. 黏液溶解剂 在急性重症哮喘的治疗中并无价值。全身使用支气管扩张药治疗并充分补充液体更有利于黏液的咳出。

6. 硫酸镁 研究表明在反复给予一定剂量的吸入性 $β_2$ 受体激动药之后,再给予硫酸镁静脉输入(每小时 25mg/kg),可显著改善肺功能。在重症哮喘治疗中静脉用硫酸镁主要用于那些对初期支气管扩张治疗反应较差的患者。

7. 氦氧(Heliox) 是一种氦、氧比为 80:20 构成的混合气体,推荐用于那些对标准治疗无反应的急性重症哮喘。氦氧的密度为空气的 1/3,氦氧吸入可减少为克服这种增加的阻力所必需的呼吸做功,因而可延缓呼吸肌疲劳和呼吸衰竭的发生。

8. 生物靶向药物 ①抗 IgE 单抗:对于在经过吸入大剂量糖皮质激素,并联合长效 β_2 受体激动药等其他控制药物治疗后,症状仍未控制的重症过敏性哮喘患者,推荐进行"叠加"治疗,即在 ICS、长效 β_2 受体激动药等常规控制药物基础上选择抗 IgE 单抗治疗,其疗效好且临床实践证实长期使用安全性良好;②抗 IL-5 单抗:其可通过阻断 IL-5 的作用,抑制体内的嗜酸性粒细胞增多,主要用于嗜酸性粒细胞增多的难治性哮喘,不仅可减少近 50% 的急性加重,还可以减少患者口服激素的剂量,改善哮喘控制和肺功能等;③抗 IL-13、IL-4 单抗:对于骨膜蛋白(Th2 反应标志物)水平高的患者,抗 IL-13 单抗可以减少超过 50% 的急性加重。虽然目前的临床研究已显示,抗 IL-4 受体具有非常好的治疗效果,但因为样本量小,还有待于进一步验证。但同时共识指出,鉴于重症哮喘的高度异质性和抗炎复杂性,可能还需要多通道结合抗炎,且所有目前生物靶向药物仅是对当前治疗药物的有效补充,而非替代。

气管热成形术(BT)能够减少气道平滑肌(ASM)的数量、降低 ASM 收缩力、改善哮喘控制水平,提高患者的生活质量并减少药物的使用,还可通过减少 ASM 数量从而减少血管生成因子的产生,延缓气道重塑进程。BT 术后,患者虽然在短期内哮喘恶化的风险增加,且呼吸道的不良反应也有增多,但可通过掌握 BT 的适应证、选择合适的患者、完善围术期管理,包括评估术前肺功能和合并疾病的控制情况、遵守手术操作规程、麻醉方式的选择及术后随访观察,来保障 BT 安全性和有效性。

六、机械通气

重度和危重哮喘急性发作经过上述药物治疗,临床症状和肺功能无改善甚至继续恶化,应及时给予机械通气治疗,可先采用经鼻或面罩无创机械通气(NPPV),若无效应尽早行气管插管机械通气。重度哮喘主要表现为呼气受限,因此通气策略应为吸气时间短而吸气流率高,以便最大限度地呼气,并限制过度膨胀。机械通气需要较高的吸气压,如果需要过高的气道峰压和平台压才能维持正常通气容积,可试用允许性高碳酸血症通气策略以减少呼吸机相关肺损伤。

是否采用机械通气呼吸支持基于对以下因素的评估:①临床评估:是决定是否使用机械通气的主要因素,包括以下几方面:患者的意识状态,嗜睡和昏睡的患者需要立刻行气管插管,而清醒合作的患者则无必要;疲劳的程度,有严重衰竭临床表现的患者需要气管插管,仅有呼吸费力而没有明显衰竭的患者可行 NPPV 治疗,不必立刻行气管插管。那些呼吸加快但无不适表现的患者通常不需要辅助通气;患者对疲劳的自我评估,对于一个自述极度疲劳、感到呼吸即将崩溃或自己要求辅助通气的患者可能需要机械通气;②治疗反应:突然发生严重呼吸困难和显著的高碳酸血症的患者似乎十分危重,但积极的支气管扩张药治疗可能很快见效,从而避免使用机械通气。慢性哮喘急性发作的患者,若在积极的治疗下仍然继续恶化,则需要通气辅助。患者状态的改变对于是否需要通气辅助具有十分重要的指导意义。无论患者的病情如何严重,只要状态改善,即不应当再考虑气管插管;③动脉血气分析:没有绝对的 $PaCO_2$ 水平作为气管插管的指征,但其水平却是哮喘严重程度的指标,也是监测病情进展的有用工具。出现高碳酸血症至少是 NPPV 的指征;④其他指标:如呼吸频率、呼气峰流速、FEV$_1$ 和奇脉,这些指标均可反映哮喘的严重程度,但均非气管插管的绝对标准。测定 PEF 和 FEV$_1$ 对于随访轻至中度哮喘患者的病情进展颇有意义,但对严重的哮喘患者价值不大,因为这类患者通常不能满意完成测量动作,而且用力呼气动作本身就会使支气管痉挛恶化。

(一)无创机械通气(NPPV)

对意识清晰的重症哮喘患者,可首先考虑通过密闭的面罩或鼻罩给予 NPPV,如持续性正压(CPAP)通气,可以改善患者的呼吸困难并减少其呼吸做功。NPPV 对加重期的COPD 患者的价值已经得到肯定,但在哮喘治疗中的地位尚有争议。考虑到 NPPV 的无创性、医疗费用以及患者的接受程度,只要推迟有创机械通气不至于影响患者的治疗,NPPV 是一个合理的选择。曾经发生过呼吸骤停、嗜睡或昏睡、呼吸道分泌物潴留以及症状迅速恶化的患者应当紧急气管插管并开始机械通气,而不宜试用 NPPV。明显疲劳的患者可以试用 NPPV,但是若不能迅速改善,应马上进行气管插管。

一般以使用面罩为宜,扣带位置应适宜,以达到舒适的封闭效果。依据所采用的是压力支持或容积支持,推荐 NPPV 设置为 5cmH$_2$O 的 CPAP 和 10cmH$_2$O 压力支持(相当于 15cmH$_2$O 的吸气性气道正压)或潮气量(VT)400 ~ 500ml。CPAP 和吸气辅助均应进行调整,使患者感觉呼吸最舒适,呼吸困难最轻。CPAP 应根据患者是否最易触发呼吸进行调整,而吸气辅助则应调整至最佳呼吸模式。

对那些呼吸深大用力的患者,流速过慢的 NPPV 可能不足以缓解呼吸困难,可采用以下方法解决:提高压力支持的流速反应(如可行的话);改用具有更快的流速反应性能的机械通气机;对于容积控制 NPPV 则加大吸气流速。

若患者在接受 NPPV 治疗时呼吸困难缓解不全甚至加重,应当及时撤除 NPPV 后再重新评价。

(二)气管插管和机械通气

气管插管和机械通气是哮喘所致的严重呼吸功能不全患者施行辅助通气的主要形式。虽然机械通气可以挽救生命,但总死亡率仍高达 12%,并可出现低血压、气压伤、肌病等并发症,肌病尤其严重地影响患者的康复,延长加强护理及住院时间。其他的并发症与气管插管有关,如患者活动受限,以及加强护理时与机械通气有关的医疗资源的耗费。因此,机械通气只限于绝对必须而不能作为常规使用,且应在其他的措施已作了最大的努力之后。

1. 气管插管和有创机械通气的指征 当患者到达急诊室已出现心搏骤停、不能说话、痉挛、神志模糊、意识丧失或发绀,尽管予以高浓度吸氧仍无好转,应紧急进行插管和人工通气。然而,对于治疗失败的非危急的重症哮喘,插管的指征较难掌握。推荐的指征包括 PaCO$_2$ 增高、乳酸酸中毒、呼吸频率增加以及出现衰竭征象、意识水平降低和低血压。如果对于患者是否应该进行机械通气犹豫不决,安全的做法是立即插管,而不必等到呼吸或心搏骤停时才开始。

2. 机械通气的策略 动力性肺膨胀过度(DHI)和肌病是影响重症哮喘机械通气患者预后两个最重要的因素。因此机械通气策略的基本出发点是评估 DHI 的程度,采用将其控制在安全范围内的通气方式。

决定 DHI 水平的三个主要因素是吸气量(VT)、呼气时间(Te)和气流阻塞的严重程度。基于所用的通气模式，呼气时间主要由呼吸机频率决定，并受到吸气时间或吸气流速的轻度影响。气流阻塞的严重程度不可能马上改变，因此在机械通气中必须通过调整通气参数来控制 DHI。而所有控制 DHI 的通气策略在大多数患者都会导致通气不足与高碳酸血症。重症哮喘机械通气患者的死亡率在最近二十年有了明显下降，与采用低通气策略有很大的关系；另一方面，低通气策略在减少 DHI 相关并发症的发生率和死亡率的同时，有可能间接地增加其他一些重要的并发症，比如说肌病的发病率。低通气策略时常常需要镇静和阻滞神经肌肉以保证患者对低通气的耐受，已发现这些措施以及哮喘药物治疗(特别是肠道外皮质激素)是造成肌病的主要因素。由此，某些专家不主张太长的或太深的经验性低通气，而推荐尽量使用安全范围内的最高通气水平。

机械通气应遵循以下原则：①保持最大肺容积始终低于安全界限：这个安全界限大约接近 TLC，大致相当于 $25cmH_2O$ 的平台压；②通过最大限度地改善肺泡通气量尽可能减少不必要的高碳酸血症：应保持最适肺泡通气量以最大限度地减少高碳酸血症，同时使 DHI 保持在安全范围之内，以减少对镇静剂和神经肌肉阻滞药的需求，降低发生肌病的危险；③机械通气的模式和参数的设定参见下文。

容量控制通气：①分钟通气量(VE)：是决定 DHI 水平的最重要的单个因素。文献报道，VE 为 115ml/kg 时，80% 以上的患者 DHI 在安全范围内，且无过度的高碳酸血症($PaCO_2$ 50~90mmHg)，而剩下的 15%~20% 的患者也不会发生极度危险的 DHI；②潮气量和频率：国外文献推荐的潮气量为 8ml/kg，相应的呼吸频率 10~14 次/分。国内推荐的潮气量为 5~10 ml/kg，呼吸频率 10~12 次/分，保证吸气峰压 $<50cmH_2O$，以后随支气管痉挛的解除，潮气量可适当提高而吸气峰压仍可维持在稳定水平；③吸气流速：文献推荐较低的吸气流速，或较长的吸气时间，以降低气道峰压，促进气体分布更均匀；④吸入氧浓度(FiO_2)：通常 FiO_2 为 40%~70%，应保证 β_2 维持 $SaO_2 \geqslant 95\%$；⑤呼气末正压(PEEP)：国外部分文献认为可能有害，不宜用于初始的控制性机械通气。国内文献推荐在吸气峰压 $<50cmH_2O$ 的前提下可采用 $<15cmH_2O$ 的 PEEP。

压力控制通气：压力控制通气的优点是能够确保压力不超过安全范围，理论上的优点还包括当气流阻塞恶化时，可自动降低通气量，而在气流阻塞改善时可增加通气量。但这一模式能否保证取得良好的通气尚有争议。目前关于压力控制和压力支持的资料非常有限，是否比容量控制通气优越尚需进一步验证。A/C 模式推荐的参数设置为：触发压 -0.2kPa，呼吸频率 22~35 次/分，吸气峰压 45~50cmH_2O。

3. 后续管理与撤机　对大多数患者，机械通气初期都需要低通气、重度镇静并使用神经肌肉阻滞药，需要评估动力性过度充气，调整呼吸频率(增加或降低)，以取得最佳的通气效果并维持 DHI 在安全范围内。后续的管理包括：

(1)尽早停止使用神经肌肉阻滞药，但是应持续使用足够的镇静剂以维持适宜水平的低通气。

(2)动态监测 P_{plat}、自身 PEEP、呼气流速模式：若有气流阻塞恶化，应降低呼吸频率以防止 DHI 超出安全水平。如果气流阻塞改善，则应当增加通气频率、减少镇静剂用量并使用低水平支持的自主呼吸。

（3）撤机：一旦气流阻塞有了明显的改善，CPAP 模式中大多数患者均能很快的停用 CPAP，只需要最低程度的压力支持。有持续性严重气流阻塞的患者，特别是合并肌无力的患者，可能会面临撤机困难，需要更细致的通气策略。

（4）低碳水化合物、高脂营养可能会降低 $PaCO_2$ 并因此降低维持正常碳酸血症所需的通气量。

（5）采用容许性高碳酸血症策略，可降低通气目标，降低维持正常 pH 所需的通气量，对撤机过程有所帮助。但过高水平的 CO_2 会造成患者的不耐受，增加对镇静剂和肌松剂的需要，合理的水平是 $PaCO_2 < 70mmHg$，$pH > 7.20$。

七、并发症的处理

某些危及生命的情况可以合并或加重急性哮喘发作，如纵隔积气或者气胸。一旦发生气胸，必须行紧急胸廓造口术。皮下气肿在急性重度哮喘中更为常见，但并不需要马上处理。心脏并发症或者心律失常可由低氧血症所致，也可能为 β 受体激动药或茶碱治疗的不良反应，可伴或不伴低钾血症。

急性重症哮喘常有脱水，应予适当补液（$2L/m^2$）以稀释痰液、促进痰液排除。对于老年人和心血管病患者，应谨慎控制补液量。大量黏稠痰液形成痰栓时可通过纤支镜做支气管肺泡冲洗。

初期的呼吸性碱中毒无须特殊处理。呼吸性酸中毒通过改善通气多能纠正。合并代谢性酸中毒需要及时纠正，一般通过静脉补充 $NaHCO_3$。

八、恢复期的处理

经过初期积极的治疗，大多数哮喘患者会在 5 天内恢复到基础水平，部分患者需要数周的时间才能完全恢复。一般而言，急性发作期的长短与恢复期的长短成正比。初始治疗症状显著改善，PEF 或 FEV_1 恢复到预计值或个人最佳值的 60% 以上者可回家继续治疗，PEF 或 FEV，40% ~ 60% 者应在监护下回到家庭或社区继续治疗。患者回家后至少需要继续口服 7 天糖皮质激素，按需使用支气管舒张药物直到恢复到急性发作前的水一平。然后再次开始吸入性糖皮质激素治疗，按需使用支气管舒张药。

哮喘急性发作固然是哮喘管理失败的标志，但同时也是进行患者教育和实施规范化治疗的良好契机。应告知患者每一次急性发作之后，另一次急性发作甚或死亡的危险将会增加。在出院时或近期的随访时，应当为患者制订一个详细的行动计划，审核患者是否正确使用药物、吸入装置和峰流速仪，找到急性发作的诱因并制订避免接触的措施，调整控制性治疗方案。这些患者应当给予密切监护、长期随访，并纳入患者教育计划。患者教育包括鼓励患者服从治疗，讲解有关疾病的性质，强调在病情突然恶化时进行紧急治疗及与医生联系的重要性。告知具有重症哮喘甚至致死性哮喘高危因素的患者及时予以口服泼尼松龙治疗，患者家中应备有泼尼松龙。对有精神障碍的哮喘患者随访应更密切，心理疾患可能干扰依从性，影响哮喘的控制，应安排精神治疗或心理治疗。

九、预防

重症哮喘对于患者及卫生服务机构均是一种严重的后果。但研究表明大部分重症哮喘是可以预防的,80%以上的哮喘死亡是可以避免的。

1. 建立医患之间的合作关系　是实现有效的哮喘管理的首要措施。其目的是指导患者自我管理,对治疗目标达成共识,制订个体化的管理计划,包括自我监测、对治疗方案和哮喘控制水平周期性评估、在症状和(或)PEF提示哮喘控制水平变化的情况下,针对控制水平及时调整治疗以达到哮喘控制。

2. 坚持不懈的患者教育　增加患者对疾病的认知,对治疗药物的了解,提高对长期治疗的依从性和坚持性,提高对哮喘急性发作的应对能力。具体内容包括让患者掌握药物吸入装置及方法,通过峰流速仪、哮喘日记、哮喘评估量表(如ACT哮喘测试问卷)等进行自我监测,了解哮喘急性发作的先兆和相应自我处理方法,知道如何、何时就医,了解心理因素在哮喘发病中的作用等。

3. 找到触发哮喘急性发作的诱因,减少患者对危险因素的接触,可改善哮喘控制并减少治疗药物需求量。早期确定职业性致敏因素,并防止患者进一步接触,是职业性哮喘管理的重要内容。

4. 尽早开始规范化的治疗,特别是以吸入性糖皮质激素为核心的抗炎治疗,让哮喘始终维持在完全和良好控制的水平,是预防哮喘急性发作乃至死亡的最有效的措施。

5. 根据哮喘的控制水平调整治疗方案　大多数哮喘急性发作是哮喘控制不良的后果,应当对哮喘进行动态的监测、评估和调整。在哮喘失去控制时尽快进行升级治疗。国外一项研究表明,73%的病例住院前调整治疗方案可能使患者避免因"重度"哮喘而住院。

6. 识别哮喘急性发作的征兆并进行早期干预　研究表明,大多数哮喘患者在急性发作之前5~7天会出现一系列先兆,如白天或夜间症状增加、缓解症状药物使用次数增加、PEF下降等。在这个"时间窗"或"机会窗"当中尽早进行干预,有可能表明一次急性发作或降低其严重程度,如短程增加吸入性糖皮质激素的剂量(4倍以上)或加用口服糖皮质激素。对于采用速效β_2受体激动药(福莫特罗)和布地奈德联合制剂(信必可)的患者,短程加量到每天4吸甚至8吸是一种非常有效的早期干预措施。

7. 筛选、识别具有哮喘死亡相关高危因素的患者,将其纳入严密的监控和管理计划,制订个体化的治疗和应急方案。

第十七章　呼吸衰竭

第一节　概述

一、疾病概述

呼吸的主要功能是不断地给机体提供氧气和从机体排出多余的二氧化碳。完整的呼吸功能包括外呼吸、气体的运输和内呼吸三个过程。外呼吸是指外界的气体与血液的气体在肺部进行交换的过程；气体的运输过程是血液携带运输氧和二氧化碳的过程；内呼吸是指血液与组织细胞之间进行气体交换及细胞内生物氧化的过程。呼吸衰竭通常是指外呼吸功能严重障碍的结果。

正常人动脉血氧分压（PaO_2）随年龄、运动及所处海拔高度而异，成年人在海平面静息时吸入空气，PaO_2 的正常范围为 $[(100 - 0.33 \times 年龄) \pm 5]$ mmHg，动脉血二氧化碳分压（$PaCO_2$）极少受年龄的影响。正常范围为 (40 ± 5) mmHg。当外呼吸功能严重障碍时，以致机体在海平面静息状态下吸入空气时，出现 PaO_2 低于 60mmHg 或伴有 $PaCO_2$ 高于 50mmHg 的病理过程，称为呼吸衰竭。

呼吸衰竭的分类方法较多，根据血液气体的变化特点，通常把呼吸衰竭分为低氧血症型（Ⅰ型）和高碳酸血症型（Ⅱ型）；根据主要的发病机制不同，也可将呼吸衰竭分为通气性和换气性两大类；根据原发病变部位不同又可将呼吸衰竭分为中枢性和外周性两类；根据发病急缓还可将呼吸衰竭分为急性和慢性两类。

本病中医学无此病名，其内容散见于"喘证""肺胀""昏迷""闭脱"等病证中。因肺主气司呼吸，根据肺脏生理病理特点及呼吸衰竭的发病特征，中医学对本病以"肺衰"命名。肺衰指因肺脏的各种长期疾患，或因邪毒伤肺，或心、脑、肾等脏病变及肺，使肺气衰竭，不能吐故纳新，浊气痰瘀内阻，以喘息抬肩、唇紫、肢凉、咳逆痰壅为主要表现的一类危重急证。其病位在肺，与心、脑、肾、脾、大肠等脏腑密切相关，肺衰多属虚实错杂，本虚标实，其虚责之于肺、肾、心衰竭，其实责之于热毒、痰火、瘀血、水湿壅滞于肺。

二、病因

（一）西医病因及发病机制

1. 病因　引起呼衰的原因很多，临床常见有以下几方面：

（1）气道阻塞性疾病：气管、支气管的炎症、异物、痉挛、肿瘤、纤维化瘢痕，如重症哮喘、慢性阻塞性肺疾病等导致气道阻塞和肺通气障碍，或通气/血流比例失调，造成缺氧和二氧化碳潴留，引起呼吸衰竭。

（2）肺组织病变：肺气肿、肺炎、弥散性肺纤维化、重度肺结核、矽肺、急性呼吸窘迫综合征（ARDS）、肺水肿等疾病均可累及肺泡和（或）肺间质，使参与呼吸的肺泡和有效弥散性面积减少，肺顺应性降低，通气/血流比例失调，导致缺氧和二氧化碳潴留，引起呼吸衰竭。

（3）肺血管疾病：肺血管炎、肺栓塞等引起通气/血流比例失调，或部分静脉血未经过氧合直接流入肺静脉，发生低氧血症，导致呼吸衰竭。

（4）心脏疾病：各种缺血性心脏疾病、心肌病、严重心瓣膜疾病、心包疾病、严重心律失常等均可导致通气和换气功能障碍，从而导致缺氧和（或）二氧化碳潴留。

（5）胸廓及胸膜疾病：强直性脊柱炎、严重的脊柱结核、类风湿样脊柱炎等致胸廓畸形，广泛的胸膜肥厚与粘连、胸廓外伤、手术创伤、气胸和胸腔积液等疾病，都可影响胸廓的活动和肺扩张，使通气减少和吸入气体分布不均，导致肺通气和换气功能障碍，引起呼吸衰竭。

（6）神经肌肉病变：脑炎、脑血管疾病、脑外伤、电击、镇静剂中毒等疾病可以直接或间接抑制呼吸中枢；脊髓灰质炎、重症肌无力、多发性神经炎、有机磷中毒、破伤风以及严重的钾代谢紊乱，均可累及呼吸肌功能，造成呼吸肌疲劳、无力、麻痹，导致呼吸动力下降而引起肺通气不足。

2. 发病机制和病理

（1）低氧血症和高碳酸血症发生机制：①通气不足：在静息呼吸空气时，总肺泡通气量约为 4L/min，才能维持正常的肺泡 PaO_2 和 $PaCO_2$ 肺泡通气量减少，会导致 PaO_2 下降，$PaCO_2$ 增加，肺泡-毛细血管分压差减少，引起缺氧和二氧化碳潴留，导致呼吸衰竭；②弥散障碍：肺内气体交换是通过弥散过程实现的。氧弥散能力仅为二氧化碳的 1/20，故弥散面积减少（如肺实变、肺气肿和肺不张）、弥散膜增厚（如肺水肿、肺间质纤维化）和气体弥散能力（系数）下降、气体分压差减低、气体和血液接触的时间以及心排血量失调或血红蛋内含量减少等因素，可影响气体的弥散度和弥散量，导致弥散障碍产生低氧血症；③通气/血流比例失调：有效气体交换除需足够肺泡通气外，还有赖于肺泡通气和血流比例的协调。正常肺泡通气量为 4L/min，肺毛细血管总血流量（Q）为 5L，两者之比为 0.8。如果此比率增大，吸入气体不能与血液进行有效的交换，即为无效腔样通气；比率减少，使静脉血不能充分氧合，则形成肺动-静脉样分流。通气/血流比例失调通常仅产生缺氧，而无二氧化碳潴留。其原因主要是：动脉与海合静脉血的氧分压差为 59mmHg，比二氧化碳分压差 59mmHg 大 10 倍；氧解离曲线呈 S 形，正常肺泡毛细血管血氧饱和度已处于曲线的平台，无法携带更多的氧以代偿低 PaO_2 区的血氧含量下降，而二氧化碳解离曲线在生理范围内呈直线，有利于通气良好区对通气不足区的代偿，排出足够的二氧化碳，不致出现二氧化碳潴留。而严重的通气/血流比例失调亦可导致二氧化碳潴留；④肺动静脉样分流肺部病变如肺泡萎陷、肺不张、肺水肿和肺炎实变等均可引起肺动静脉样分流增加，使静脉血没有接触肺泡进行气体交换的机会，直接流入肺静脉。当存在肺内分流时，提高吸氧浓度并不能提高分流静脉血的血氧分压，分流量越大，吸氧后提高动脉血氧分压效果越差；若分流量超过30%，吸氧并不能明显提高PaO_2常见疾病如肺动静脉瘘；⑤氧耗量：氧耗量增加是加重缺氧的原因之一。发热、呼吸困难、寒战和抽搐均增加氧耗量。寒战耗氧量可达500ml/min严重哮喘，随着呼吸做功的增加，用于呼吸的氧耗量可达到正常人的十几倍。氧耗量增加，肺泡氧分压下降。故氧耗量增加的患者，若同时伴有通气功能障碍，会出现严重的低氧血症。

上述原因引起肺的通气不足、弥散功能障碍、通气/血流比例失调、肺动－静脉样分流等病理变化，导致缺氧和二氧化碳潴留，引起肺、心、脑、肝、肾等多脏器缺氧，导致酸碱平衡失调和代谢紊乱。慢性呼吸衰竭常在数日或更长时间内缓慢发生（如COPD），机体相应产生一系列代偿反应，早期表现为Ⅰ型呼吸衰竭，病情进一步发展，导致Ⅱ型呼吸衰竭。

（2）缺氧、二氧化碳潴留对机体的影响：①缺氧对中枢神经系统的影响：人脑的重量虽只占体重的2%～2.5%，但脑组织耗氧占全身耗氧量的1/5～1/4，因而对缺氧最敏感，其中脑皮质更明显，完全停止供氧4～5分钟可引起不可逆的脑损害。缺氧对中枢神经的影响与其发生的速度和程度有关。轻度缺氧可引起注意力不集中，定向障碍，智力减退。急性缺氧可引起烦躁不安、昏迷、全身抽搐，可于短时间内死亡。缺氧还可引起脑毛细血管通透性增加导致脑水肿，脑细胞失去产生和传导神经冲动的功能，最终导致脑细胞死亡；②缺氧对呼吸系统的影响：急性缺氧可抑制呼吸中枢或致呼吸骤停。低氧血症对呼吸的影响远较二氧化碳潴留的影响为小。一般当$PaO_2 < 60mmHg$时，才会刺激颈动脉窦和主动脉体化学感受器，反射性兴奋呼吸中枢，增加通气。若缺氧程度缓慢加重，$PaO_2 < 30mmHg$时，则表现出对呼吸中枢的抑制作用。二氧化碳是强有力的呼吸中枢兴奋药，吸入二氧化碳浓度增加，可使$PaCO_2$增加，$PaCO_2$每增加1mmHg，则通气增加2L/min。而当$PaCO_2 > 80mmHg$时，则对呼吸中枢产生抑制和麻醉效应。此时呼吸运动要依靠PaO_2降低对外周化学感受器刺激作用得以维持，因此，对这类患者应避免吸入高浓度氧；③缺氧对循环系统的影响：早期缺氧时心率增快，血压上升，心输出量增大。严重缺氧和二氧化碳潴留时心输出量减少，心率减慢，血压下降，心律失常，心搏骤停。缺氧还可使肺小动脉痉挛，引起肺动脉高压，以致右心负荷过重，引起右心室扩张、肥大，最后导致右心衰竭；④缺氧对消化系统的影响：缺氧可直接损害肝细胞，导致转氨酶升高；缺氧可致患者消化功能障碍，表现为消化不良、食欲缺乏，严重者出现胃黏膜糜烂、溃疡、坏死和出血；⑤缺氧对肾脏的影响：缺氧可使肾血流量减少，肾小球滤过率下降，尿量和钠排出量减少，严重时可导致肾衰竭；⑥缺氧对酸碱平衡和电解质的影响：严重缺氧可抑制细胞能量代谢的中间过程，如三羧酸循环、氧化磷酸化作用以及有关酶的活动，产生乳酸和无机磷，引起代谢性酸中毒。由于能量不足，体内离子运转和钠泵功能障碍，细胞内的K^+转移到血液，细胞外的Na^+和H^+转移到细胞内，造成细胞内酸中毒和高钾血症。代谢性酸中毒所产生的固定酸与缓冲系统中HCO_3^-起作用，产生H_2CO_3，使组织二氧化碳分压增加。故急性呼吸衰竭，二氧化碳的潴留可使pH变值迅速下降，出现呼吸性酸中毒，如同时伴有严重代谢性酸中毒（实际碳酸氢盐AB < 22mmol/L），可引起血压下降、心律失常甚至心脏停搏。慢性呼吸衰竭因二氧化碳的潴留发展缓

慢，肾脏减少 HCO_3 排出，使 pH 不致明显下降。当体内二氧化碳长期增高时，HCO_3^- 也持续维持高水平，导致呼吸性酸中毒合并代谢性碱中毒。当二氧化碳潴留进一步加重，HCO_3^- 无法代偿时，出现失代偿性呼吸性酸中毒合并代谢性碱中毒。因血液中主要阴离子 HCO_3^- 和 Cl^- 之和相对恒定，当 HCO_3^- 增加时，Cl^- 则相应减少，产生低氯血症。

（二）中医病因病机

1. 病因　本病常由多种疾患引起，病因复杂，概言之有外感、内伤两大类。外感为六淫外邪侵袭肺系；内伤为饮食不当、情志失调、劳欲久病等导致肺气上逆，宣降失职，或气无所主，肾失摄纳而成。

（1）外邪侵袭：外邪（风寒、风热、燥邪等）袭体束肺，内郁肺气，外闭皮毛，阴遏阳气，致肺失宣降上逆而喘。

（2）饮食不节：过食生冷、肥甘厚味，或因嗜酒伤中，脾运失健，痰浊内生，上干于肺，壅阻肺气，升降不利，发为喘促。

（3）七情内伤：情志不遂，郁怒伤肝或惊恐伤及心肾，致肺气升降失常，气逆而喘。

（4）劳欲久病：过劳伤脾，过欲伤肾，加上久病肺虚，气阴亏耗，不能下荫于肾，脾肾既虚则摄纳无权而为喘。

2. 病机　本病多在肺、肾、脾、肝相关，重可累及于心；病理性质有虚实之分，实喘在肺，为外邪、痰浊、肝郁气逆，邪壅肺气，宣降不利所致；虚喘责之肺、肾两脏，因阳气不足，阴精消耗，而致肺肾出纳失常，尤以气虚为主。外邪所致失于表散者可由表及里；痰浊、肝郁所致日久不愈者可化热、化火；肺虚所致反复不愈者可伤及脾、肾；肾虚致喘复感外邪者可转为上实下虚之证；迁延日久致肺脾肾严重虚损者，可累及于心转为心阳虚脱，不能鼓动血脉则血行瘀滞，甚至出现喘汗致脱，亡阴、亡阳的危重局面。简而言之，其为本虚标实，虚实相兼之病证，由于久病损及多个脏腑，正虚邪实，互为因果，相互影响，因而病情迁延危重，病程缠绵难愈。

三、临床表现

1. 症状　急性呼吸衰竭或慢性呼吸衰竭失代偿期的临床表现较为典型；但慢性呼衰代偿期，由于病因、病理、病理生理的不同而显得多种多样。应注意临床多见的 COPD 常因急性呼吸道感染而诱发，所以表现为慢阻肺所致的咳喘症状因感染而加重，但因患者对感染反应差，不定有发热和白细胞增高。不同病因的呼衰除原发疾病的各种症状外，主要是缺氧和二氧化碳潴留所致的多脏器功能紊乱的表现。

（1）呼吸困难：往往是临床最早出现的症状，其随着呼吸功能减退而加重，表现为呼吸费力和自感空气不足。中枢性呼衰，呼吸困难主要表现在节律和频率方面的改变，可表现为潮式，间歇式或抽泣样呼吸；呼吸器官病变引起的周围性呼吸衰竭，多伴有呼吸劳累，辅助呼吸肌参与呼吸，表现为点头或提肩呼吸；COPD 患者由原来慢较深的呼吸变为浅快或不规则呼吸，虽然通气量无差别，但是呼吸浅快。无效腔量增大，肺泡通气量减少。呼吸衰竭不一定有呼吸困难，如中枢神经药物中毒时呼吸匀缓，表情淡漠或昏睡；重度肺气肿并发呼衰或肺性脑病引起二氧化碳麻醉时，往往没有明显的呼吸困难症状。

（2）发绀：是缺氧的典型症状。当动脉血氧饱和度低于80%、$PaO_2 > 50mmHg$ 时，可在血流量较大的口唇，口腔黏膜出现发绀；但缺氧不定都有发绀，因为发绀主要取决于血液中还原血红蛋白绝对值的大小，红细胞增多者发绀可明显，贫血者则不明显或不出现；严重休克者即使动脉血氧分压正常，也可出现发绀。发绀还受皮肤色素及心功能的影响。

（3）精神神经症状：缺氧和二氧化碳潴留都会引起精神神经症状。症状的轻重不但决定于缺氧和二氧化碳潴留的程度，也与人体的适应和代偿不有密切的关系。急性呼衰的症状较慢性病例明显。急性严重缺氧，可立即出现精神错乱，狂躁，昏迷，抽搐等症状。慢性缺氧多有智力、定向功能障碍。

二氧化碳麻醉，所谓"肺性脑病"是二氧化碳潴留的典型临床表现，有神志淡漠、肌肉震颤、间歇抽搐、嗜睡、昏迷等。但中枢抑制前的兴奋症状。如由于脑血管扩张引起头痛，逐渐出现恍惚，幻觉，昼夜颠倒，精神错乱，失眠，烦躁，躁动等，此时切忌用镇静剂或安眠药，以免加重二氧化碳潴留对中枢神经的抑制。但呼吸空气时，二氧化碳潴留很少引起昏迷，因昏迷前患者可能因缺氧而死亡。二氧化碳潴留不是决定精神症状的单一因素，pH 对精神症状亦有重要影响。若患者吸氧时，虽有严重的二氧化碳潴留，$PaCO_2$ 达 100mmHg（13.3kPa），如 pH 代偿，可无明显的神志改变，急性二氧化碳潴留 pH 低于 7.3 时，可出现嗜睡、昏迷等严重的精神症状。严重二氧化碳潴留可出现腱反射减弱或消失，锥体束征阳性等。

（4）血液循环系统的症状：严重的二氧化碳潴留和缺氧可引起心悸、球结膜充血水肿、心律失常、肺动脉高压、右心衰竭、低血压等。

（5）消化和泌尿系统症状：呼衰对肝肾功能都有影响，如溃疡病症状、上消化道出血、肝功能异常、肾功能不全、多为功能性肾功能不全、严重二氧化碳潴留、缺氧晚期，可出现肾衰竭。

（6）酸碱平衡和电解质紊乱：常见的异常动脉血气及酸碱失衡类型是：严重缺氧伴有呼吸性酸中毒（简称呼酸）、严重缺氧伴有呼酸并代谢性碱中毒、严重缺氧伴有呼酸并代谢性酸中毒、缺氧伴有呼吸性碱中毒、缺氧伴有呼吸性碱中毒、缺氧伴有三重酸碱失衡。

2. 体征　慢性呼衰患者胸部体格检查，均可见肋间隙增宽，桶状胸，呼吸运动度减弱，叩诊呈过清音，呼吸音减低，双肺干湿性啰音等。急性呼吸衰竭者多有原发病的体征特点。

四、辅助检查

1. 动脉血气分析

（1）急性呼吸衰竭：$PaO_2 < 60mmHg(8kPa)$，$PaCO_2 > 50mmHg(6.6kPa)$。

（2）慢性呼吸衰竭：血气指标可放宽，$PaO_2 < 50mmHg(6.6kPa)$，$PaCO_2 > 55mmHg$（7.3kPa）。

（3）Ⅰ型呼吸衰竭：海平面平静呼吸空气的条件下 $PaCO_2$ 正常或下降，$PaO_2 < 60mmHg$。

（4）Ⅱ型呼吸衰竭：海平面平静呼吸空气的条件下 $PaCO_2 > 50mmHg$，$PaO_2 < 60mmHg$。

(5)呼吸衰竭：吸氧条件下，计算氧合指数 = $PaO_2/FiO_2 < 300$。

轻度：$200mmHg < PaO_2/FiO_2 \leqslant 300mmHg$ with $PPEP \geqslant 5cmH_2O$。

中度：$100mmHg < PaO_2/FiO_2 \leqslant 200mmHg$ with $PPEP \geqslant 5cmH_2O$。

重度：$PaO_2/FiO_2 \leqslant 100mmHg$ with $PPEP \geqslant 5cmH_2O$。

2. 血常规　并发感染时血白细胞总数及中性粒细胞升高。

3. 胸部 X 线、CT 和其他影像学检查　为其原发病表现，有助于明确病因。

五、诊断

1. 诊断　①Ⅰ型呼吸衰竭为海平面平静呼吸空气的条件下 $PaCO_2$ 正常或下降，$PaO_2 < 60mmHg$；②Ⅱ型呼吸衰竭为海平面平静呼吸空气的条件下 $PaCO_2 > 50mmHg$，$PaO_2 < 60mmHg$。

2. 鉴别诊断　对呼吸衰竭的鉴别诊断，主要是对产生缺氧和高碳酸血症的病理生理机制及病因的鉴别。可根据基础疾病、临床表现、体征及相关的辅助检查，以及呼吸功能监测和疗效进行综合判断。

(1)气道阻塞性病变：气管 - 支气管的炎症、痉挛、异物、肿瘤纤维化瘢痕，慢性阻塞性肺疾病、重症哮喘等引起气道阻塞和肺通气不足的通气血流比例失调，导致缺氧和二氧化碳潴留引起呼吸衰竭。

(2)肺组织病变肺泡和肺间质的各种病变：如肺炎、肺气肿、严重肺结核性肺纤维化、肺水肿、肺尘埃沉着病等均可导致肺泡减少，有效弥散面积减少导致通气血流比例失调导致缺氧和二氧化碳潴留引起呼吸衰竭。

(3)肺血管病变：肺栓塞、肺血管炎等使肺毛细血管灌注减少，通气/血流比例失调或部分动脉血未经过氧合直接流入肺静脉导致呼吸衰竭。

(4)胸廓与胸膜病变：胸部外伤造成连枷胸、严重的脊柱畸形、各种原因所致的胸膜肥厚粘连、自发性或外伤性气胸、大量胸腔积液等均可影响胸廓活动，胸腔内负压降低使肺脏扩张受限造成通气不足和吸入气体分布不均导致肺通气和换气功能障碍引起呼吸衰竭。

(5)神经肌肉疾病、脑血管疾病、颅脑外伤、脑炎及镇静催眠药中毒均可抑制呼吸中枢；脊髓病变、肋间神经炎、重症肌无力以及钾代谢紊乱等均可累及呼吸肌功能造成呼吸肌无力麻痹导致呼吸动力下降而使肺通气不足。

第二节　中医治疗

一、辨证论治

1. 急性呼吸衰竭

(1)痰热壅盛

证候：喘促气急，喉间痰鸣，痰稠且黄，发热口渴，烦躁不安，口干、舌质红，苔黄厚，脉滑数。

治法：清肺化痰平喘。

方剂：清热化痰汤加减。

基本处方：苇茎15 g，薏苡仁20 g，冬瓜仁20 g，麻黄10 g，杏仁12 g，石膏30 g，甘草6 g，连翘15 g，黄芩15 g，桔梗12 g，鱼腥草20 g。每日1剂，水煎服。

方解：方中苇茎清肺泻热，石膏清泄肺热，是为主药，以薏苡仁清利湿热，以冬瓜仁、鱼腥草、桔梗清肺卫之热，又化痰排脓，杏仁苦温佐麻黄以止咳平喘，连翘、黄芩协助苇茎、石膏加强清肺泻热之功。

加减：热甚者，加黄连6 g、栀子12 g以加强清肺泻热祛湿之力；喘甚者，加瓜蒌子12 g以助泄肺平喘之力；夹瘀者，加桃仁12 g以化痰通瘀，痰瘀去而喘促可平。

（2）热犯心包

证候：喘促气急，高热夜甚，谵语神昏，心烦不寐，口不甚渴，舌红绛，脉细数。

治法：清新开窍。

方剂：清营汤加减。

基本处方：水牛角12 g，黄连12 g，生地黄12 g，麦门冬12 g，玄参12 g，金银花12 g，连翘12 g，郁金12 g，石菖蒲12 g。每日1剂，水煎服。

方解：方中水牛角咸寒，生地黄甘寒以清营凉血，玄参、麦门冬配生地黄以养阴清热，佐以金银花、连翘、黄连清热解毒，石菖蒲辛温芳香开窍、除痰，配丹参、郁金活血以消瘀热，共奏清心开窍之功。

加减：毒热盛者，加黄芩12 g、栀子12 g以加强清心营邪热之力；喘甚者，加瓜蒌15 g、桑白皮15 g以加强清热祛痰之力；昏迷者，加清开灵口服液2支、安宫牛黄丸1丸、至宝丹6 g以加强清热除痰开窍之力；抽搐者，加钩藤12 g、全蝎5 g、蜈蚣5 g以加强祛风、镇痉之功效。

（3）阳明腑实

证候：发热不恶寒，喘促气憋，腹胀满痛，大便秘结，小便短赤，舌苔黄燥，脉洪数。

治法：宣肺泻下。

方剂：宣白承气汤加减。

基本处方：石膏9 g，杏仁9 g，全瓜蒌15 g，大黄9 g$^{(后下)}$，桑白皮12 g，芒硝12 g$^{(冲服)}$。每日1剂，水煎服。

方解：方中大黄、芒硝泻热解毒，逐瘀荡积，石膏大清肺卫气分之邪热；杏仁止咳定喘，润肠通便，又助大黄泻热通便之功力，桑白皮，清热祛痰，散风通络，瓜蒌清热化痰，润肠通便，共奏宣肺泻下之功。

加减：喘甚者，加葶苈子12 g、枇杷叶10 g以加强下气除痰、泄肺平喘之力；腹胀者，加厚朴10 g、枳实12 g以行气消胀；热邪炽盛者，加知母12 g、黄芩12 g助大黄、石膏清解三焦邪热之力。

（4）气阴两竭

证候：呼吸微弱，间续不断，或叹气样呼吸，时有抽搐，神志昏沉，精神萎靡，汗出如油，舌红无苔，脉虚细数。

治法：补益气阴固脱。

方剂：生脉散合炙甘草汤加减。

基本处方：西洋参 12 g，麦门冬 12 g，生地黄 12 g，阿胶 12 g$^{(烊化)}$，五味子 12 g，黄芪 12 g，山药 12 g，牡蛎 12 g，炙甘草 12 g。每日 1 剂，水煎服。

方解：方中西洋参甘平补肺，大扶元气，与黄芪、山药同用，增强补气健脾作用，生地黄、麦门冬养阴生津，阿胶滋阴润肺，五味子酸收敛肺止汗，牡蛎固涩止汗，炙甘草补气缓急调和阴阳，共奏补气固脱之功。

加减：大汗淋漓，汗出如洗者加龙骨 30 g、牡蛎 25 g 以加强益气固脱之力；阳脱者，加熟附子 6 g、肉桂 3 g 以加强回阳救脱之力；暴喘下脱，肢厥滑泻者，加黑锡丹 10 g 以止泄固脱平喘。

2. 慢性呼吸衰竭

（1）肺气虚弱，痰瘀互结

证候：呼吸不畅，喘促短气，喉间痰鸣如锯，言语无力，咳声低微，自汗畏风，口唇青紫，或感咽喉不利，口干面红，舌质淡，苔白腻，脉细滑。

治法：补益肺气，涤痰祛瘀。

方剂：生脉散合三子养亲汤加减。

基本处方：党参 15 g，黄芪 15 g，麦门冬 12 g，五味子 12 g，白芥子 12 g，紫苏子 12 g，莱菔子 12 g，紫菀 12 g，款冬花 12 g，桔梗 12 g，川贝母 12 g，川芎 12 g，甘草 6 g。每日 1 剂，水煎服。

方解：方中人参大补元气，补肺益气生津为要，黄芪补中健脾，益气，佐人参培补元气，麦门冬养阴生津，五味子酸收敛肺止汗，白芥子温肺利气，畅膈利痰，苏子降气行痰，止咳平喘，莱菔子行气祛痰，桔梗宣肺化痰，紫菀、款冬花、川贝母润肺化痰降气，川芎行痰祛瘀，甘草调和诸药，共奏补益肺气、涤痰祛瘀之功。

加减：有阴虚者，加沙参 12 g、玉竹 15 g 以润肺生津；脾虚有寒，吐痰清稀，形寒肢冷者，加干姜 9 g、吴茱萸 6 g 协同人参、黄芪温中回阳益气救逆。

（2）肺脾两虚，痰瘀内阻

证候：喘粗气急，咳嗽痰多，脘腹胀满，肢体困重，口淡不渴，纳呆便溏，口唇青紫，舌淡胖，苔白滑，脉濡弱。

治法：温脾渗湿，化痰行瘀。

方剂：苓桂术甘汤加减。

基本处方：党参 15 g，茯苓 15 g，白术 15 g，炙甘草 6 g，法半夏 9 g，陈皮 12 g，桂枝 6 g，干姜 6 g，赤芍 12 g，桃仁 12 g。每日 1 剂，水煎服。

方解：方中茯苓健脾渗湿，祛痰化饮，桂枝，干姜温阳化饮，化气行水，陈皮、法半夏、白术健脾燥湿，党参健脾益气，赤芍、桃仁活血祛瘀，炙甘草益气和中，共奏温脾渗湿化痰行瘀之功。

加减：气虚甚者，加黄芪 15 g、玉竹 15 g 补益中气，养肺润燥；咳嗽痰多者，加薏苡仁 20 g、紫菀 15 g 加强化痰止咳之力；喘甚者，加苏子 12 g、白芥子 6 g 加强肃肺平喘之力。

（3）肺肾阴虚，痰郁化热

证候：呼吸浅促急迫，动则喘甚，痰多色黄，口唇、指甲发绀，耳鸣，腰酸，口干，心烦，手足心热，尿黄，舌质红，脉细数。

治法：滋肾纳气，清热化痰行瘀。

方剂：七味都气丸加减。

基本处方：熟地黄 12 g，山药 12 g，山茱萸 12 g，瓜蒌皮 12 g，浙贝母 12 g，川芎 12 g，丹参 12 g，牡丹皮 12 g，五味子 12 g，枸杞子 12 g，胡桃肉 12 g。每日 1 剂，水煎服。

方解：方用熟地黄滋肾填精为主药，辅以山茱萸养肝肾而涩精，山药补益脾阴而固精，佐以胡桃肉补肾纳气平喘，五味子、枸杞子益肺肾之阴精，敛耗散之肺气，以瓜蒌皮、浙贝母清化痰浊，用川芎、丹参、牡丹皮祛瘀，共奏滋肾纳气、清热化痰行瘀之功。

加减：喘促较甚者，合用参蛤散 6 g，以加强益气平喘之力；虚火明显者，加知母 12 g、黄柏 12 g 以加强滋阴降火之力；兼肺阴虚者，合用生脉散以加强润肺养阴之力。

（4）肾阳虚衰，痰瘀泛滥

证候：喘促日久，呼多吸少，心悸气短，动则喘促更甚，汗出肢冷，面青唇暗，精神疲惫，时有下肢或颜面水肿，舌质淡胖，苔白腻，脉沉弱无力。

治法：温肾纳气，祛瘀利水。

方剂：金匮肾气丸加减。

基本处方：熟地黄 12 g，山药 12 g，山茱萸 12 g，茯苓 12 g，泽泻 12 g，牡丹皮 12 g，熟附子 6 g，肉桂 9 g，白芍 12 g，白术 12 g，丹参 12 g。每日 1 剂，水煎服。

方解：方用熟地黄滋阴补肾为主，辅以山茱萸、山药补益肝脾精血，并以熟附子、肉桂温阳暖肾，以鼓舞肾气，壮元阳，益火之源以消阴翳，佐以茯苓、泽泻疏理气机，以温肾平喘，丹参、牡丹皮、白芍柔肝行瘀痰。共收温肾纳气、祛瘀利水之功。

加减：肺气虚者，加党参 15 g、黄芪 15 g 以加强温阳益气之力；稍动则喘者，加沉香 5 g、枳壳 12 g 以加强下气平喘之力；痰多者，加白芥子 6 g、苏子 12 g 以加强祛痰、化痰平喘之力。舌质青紫，增赤芍加强活血消瘀之力。

3. 肺性脑病

（1）痰迷心窍

证候：嗜睡，蒙眬，甚至昏迷，气促痰鸣，痰涎清稀，舌质暗，苔白腻，脉细滑。

治法：涤痰开窍。

方剂：导痰汤加减。

基本处方：法半夏 9 g，陈皮 12 g，茯苓 12 g，枳实 12 g，竹茹 12 g，制南星 12 g，石菖蒲 12 g，郁金 12 g，甘草 3 g。每日 1 剂，水煎服。

方解：方中制南星，半夏燥温化痰，陈皮，茯苓理气燥湿化痰，枳实行痰下气，竹茹化痰清热，石菖蒲，郁金化浊开窍，甘草调和诸药，共奏涤痰开窍之功。

加减：湿盛者，加苍术 10 g、薏苡仁 15 g 以加强燥湿祛痰利湿之力；痰多者，加桔梗 12 g、川贝母 15 g 以加强祛痰化痰之力；水肿尿少者，加沉香 6 g、琥珀 2 g 以加强益肾利水，温中降气之力。

（2）痰火扰心

证候：神昏谵语，躁动不安，痰黄而稠，呼吸气粗，大便秘结，舌苔黄厚腻，脉滑数有力。

治法：清热涤痰。

方剂：礞石滚痰丸加减。

基本处方：全蝎 2 条，蜈蚣 2 条，僵蚕 12 g，陈皮 12 g，杏仁 9 g，枳实 12 g，黄芩 12 g，瓜蒌仁 12 g，制南星 12 g，法半夏 9 g。每日 1 剂，水煎服。

方解：方中礞石攻逐陈积伏匿之老痰，大黄苦寒，清热泻火，荡涤实热，开痰火下行之路，黄芩、黄连、栀子以清热，制南星、茯苓燥湿化痰，石菖蒲、郁金化浊开窍，共奏清热涤痰之功。

加减：痰多者，加桔梗 12 g、川贝母 15 g 以加强祛痰化痰之力；痰郁而化热，热象重者，加连翘 12 g、鱼腥草 30 g 以加强清除邪热之力；痰火扰心，夜烦不寐者，加生地黄 15 g、夜交藤 12 g 以加强滋阴降火、除烦静心之功。

（3）元阳欲脱

证候：神志昏迷，面唇青紫，气息微弱，汗出如油，四肢厥冷，舌质淡胖，脉微欲绝。

治法：回阳救逆。

方剂：人参四逆汤加减。

基本处方：人参 30 g，熟附子 9 g^{（先煎）}，干姜 9 g，肉桂 12 g，甘草 6 g。每日 1 剂，水煎服。

方解：方中附子祛寒救逆，壮肾阳，补命火，干姜助附子而温中，守而不走，肉桂温壮元阳，祛寒破阴，人参大补元气，补益肺脾之中气，又益气生津，甘草调和诸药，共奏回阳救逆之功。

加减：气虚甚者，加黄芪 30 g、玉竹 15 g 以加强益气回阳之力；汗出多者，加龙骨 30 g、牡蛎 25 g 固涩止汗；发绀明显者，加丹参 20 g、川芎 12 g 以加强行气活血祛瘀之力。

（4）肝风内动

证候：肌肉颤动，手足抽搐，甚者癫痫样发作，气粗痰黄，手颤动，苔黄腻，脉弦数。

治法：平肝息风，清热涤痰。

方药：止痉散合清气化痰丸加减。

基本处方：全蝎 6 g，蜈蚣 2 条，僵蚕 10 g，陈皮 10 g，杏仁 9 g，枳实 9 g，黄芩 12 g，白芍 15 g，瓜蒌仁 12 g，制南星 12 g，法半夏 12 g。每日 1 剂，水煎服。

方解：方中全蝎、白芍、蜈蚣、僵蚕祛风止痉；制南星清热化痰；黄芩、瓜蒌仁降火、化热痰；枳实、陈皮下气开痞、消痰散结；杏仁宣利肺气；半夏燥湿化痰涤痰。

二、中药制剂

1. 安宫牛黄丸　功效：清热解毒，镇惊开窍。主治：喘证病属痰蒙神窍者。适用于痰蒙神窍所致的痰厥昏迷。每次 1 丸鼻饲，每日 1 次。

2. 复方鲜竹沥液　功效：清热化痰止咳。主治：喘证病属痰热壅肺者。适用于痰热咳嗽，痰黄黏稠之呼吸衰竭。每次 20ml，每日 2～3 次。

3. 蛇胆川贝液　功效：祛风止咳，除痰散结。主治：喘证病属痰热壅肺者。适用于风热咳嗽、痰多、气喘。每次 1 支，每日 2 次。

4. 祛痰止咳颗粒　功效：健脾燥湿，祛痰止咳。主治：喘证病属肺脾肾虚，痰浊阻肺者。适用于痰多、咳嗽、喘息等症。每次 12 g，每日 2 次。

5. 痰热清注射液　功效：清热、化痰、解毒。主治：感染性呼吸道疾病属痰热壅肺者。适用于呼吸衰竭属痰黄量多者。一般每次 20ml，重症患者每次可用 40ml，加入 5% 葡萄糖注射液或 0.9% 氧化钠注射液 250～500ml 静脉滴注，控制滴数每分钟不超过 60 滴，每日 1 次。

6. 参麦注射液　功效：益气固脱，养阴生津，生脉。主治：喘证病属气阴两虚者。适用于气阴两虚所致喘咳者。每次 20～100ml，用 5% 葡萄糖注射液 250～500ml 稀释后静脉滴注，每日 1 次。

7. 参附注射液　功效：回阳救逆，益气固脱。主治喘证病属元阳欲脱者。适用于阳气暴脱或阳虚所致的喘咳者。每次 20～100ml，用 5%～10% 葡萄糖注射液 250～500ml 稀释后静脉滴注，每日 1 次，或者每次 5～20ml，用 5%～10% 葡萄糖注射液 20ml 稀释后静脉推注，每日 1 次。

三、针灸

1. 体针

（1）痰热壅肺证

取穴：列缺、尺泽、肺俞、定喘、丰隆。

操作方法：定喘穴刺络拔罐，余穴针用泻法，留针时间 30 分钟，每日 1 次。

（2）阳明腑实证

取穴：足三里、上巨虚、丰隆、曲池。

操作方法：平补泻法，留针时间 30 分钟，每日 2 次，疗程为使用机械通气期间。

（3）肺脾肾虚证

取穴：肺俞、气海、定喘、足三里、太渊。

操作方法：定喘穴刺络拔罐，余穴针用补法，留针时间 30 分钟，每日 1 次。

2. 耳针

取穴：耳穴的脑、交感、肺、皮质下、肾等。

操作方法：先用毫针捻转数分钟，待病情缓解后再行单耳或双耳埋针 24～48 小时，隔日更换。

四、穴位注射

1. 醒脑静穴位注射

适应证：呼吸衰竭属热犯心包、痰火扰心者。

方法：醒脑静注射液 1～2ml 注射于膻中、曲池、中府、肺俞、足三里，双侧穴位可交替注射一次。

2. 喘可治穴位注射

适应证：呼吸衰竭辨证以肾气虚或脾气虚者。

方法：喘可治注射液各 1ml 注射双侧足三里穴位，每日 1 次，疗程为 1 周。

五、穴位敷贴

1. 白芥子穴位贴敷

适应证：呼吸衰竭之咳痰喘者。

方法：主要采用《张氏医通》白芥子涂法治疗咳喘病的经验。即用白芥子（炒）、甘遂、延胡索、细辛等药研面，用生姜汁调涂背部肺俞、心俞、膈俞穴位上，头伏当天贴 1 次，二、三伏各贴 1 次，每次贴 4~6 小时。

2. 坎离砂穴位贴敷

适应证：呼吸衰竭中医辨证属肾气虚或阳虚者。

方法：坎离砂贴敷双涌泉穴，每次 20 分钟，每日 1 次，疗程为 1 周。

3. 温补肾阳法脐疗

适应证：呼吸衰竭中医辨证属阳气虚衰者。

方法：脐疗方（附子 3 g、肉桂 1 g 研末混匀）蛋清调和后敷神阙穴，每次 30 分钟，每日 2 次，疗程为 1 周。

六、搐鼻法

适应证：呼吸抑制者。

方法：用搐鼻散（细辛，皂角，法半夏）和通关散（牙皂，细辛，薄荷，麝香）吹入患者鼻中，使之打喷嚏，以达到兴奋呼吸的目的。

第三节　西医治疗

一、急性呼吸衰竭治疗

呼吸衰竭的治疗原则是首先治疗原发的基础疾病，尽快消除诱发因素。即使对呼吸衰竭本身的治疗，也因患者的原发病不同、病情轻重不同，并发症的多少及严重程度不一而有所不同。

1. 药物治疗

（1）氧疗：无论何种原因导致的急慢性呼吸衰竭，给氧并将 PaO_2 提高到较安全水平，使 $PaO_2 > 55mmHg$ 都相当重要。

（2）呼吸兴奋剂：用于刺激呼吸中枢或外周化学感受器，增加通气量，使用时应注意保持患者气道通畅，无过量的分泌物潴留。以下药物可试用，但目前由于机械通气治疗的进展，此类药物在临床上已不常应用。

1）尼可刹米：0.375~0.75 g 入莫菲管，每 1~2 小时 1 次，或 3.75 g +5% 葡萄糖或生理盐水 300~500ml 静脉滴注。

2）纳洛酮：4~6mg，每 2~6 小时 1 次，入莫菲管。

3）烯丙哌三嗪：50 ~ 150mg，每天 2 ~ 3 次。需注意该药可引起肺动脉高压，并且增加低氧血症而产生的肺血管收缩反应。

4）甲羟孕酮 20mg，每天 3 次，有血栓形成倾向者慎用。

2. 建立人工气道和辅助通气　氧疗及一般治疗后，血气分析未见好转，且进行性恶化者、突发昏迷者应尽快建立人工气道，必要时进行辅助通气（无创通气或常规有创通气）治疗。

建立人工气道可采用面罩、经鼻或口气管内插管和气管切开三种方法，选择何种方法，取决于设备、技术条件和患者气道阻塞的部位及病情。呼吸衰竭患者选择何种机械通气模式，应该根据其基础病变、肺功能、血气分析结果及重要脏器的功能来决定。

3. 对症治疗

（1）支气管扩张药：有茶碱类、β_2 受体兴奋剂类，种类较多，其作用是扩张支气管，促进纤毛运动、增加膈肌收缩力，从而改善通气功能。

（2）祛痰药：促进痰液的排出，便于患者咳出或吸出，利于支气管腔通畅。

（3）糖皮质激素：COPD、支气管哮喘等以小气道病变为主，支气管平滑肌痉挛、黏膜水肿是影响通气的病理基础，糖皮质激素的应用对上述变化是针对性治疗。

（4）抗感染治疗：支气管、肺感染是呼吸衰竭最常见的诱发和加重因素，及时有效地控制感染也是治疗呼吸衰竭的根本措施。

（5）清除呼吸道分泌物：有效的呼吸道湿化、体位翻动、拍背、清醒患者鼓励咳嗽，行气管插管的患者，积极吸引均为解除分泌物潴留的有效方法。对于昏迷、无咳嗽反射者，可用纤维支气管镜进行气道管理，可在直视下清除段以上气道内的分泌物、血痂、痰痂，对由于分泌物堵塞所致的肺叶、段不张行抽吸、冲洗治疗，从而解除肺不张。

（6）营养治疗：慢性呼吸衰竭者，多合并营养不良，后者导致非特异性免疫功能低下，易诱发感染，使病情进一步加重。同时由于呼吸肌的营养不良，尤其是膈肌的受累，导致呼吸肌衰竭，其本身就是导致呼吸衰竭的一个独立因素。经口、肠道外给予充分的营养，保证热量的供应，避免负氮平衡，碳水化合物的给予量应占热量的 50% 以下，以降低呼吸商，减少 CO_2 的产生；支链氨基酸的给予，有利于呼吸肌疲劳的恢复；谷氨酸酰胺的给予，有利于保证肠黏膜上皮的再生和完整性。注意磷、镁的补充及维生素、纤维素的补充。

（7）肝素的应用：慢性呼吸衰竭者由于缺氧等因素刺激常并发继发性红细胞增高症，血液处于高黏稠状态，易发生静脉血栓，且肺栓塞本身就是 COPD 急性加重或诱发呼吸衰竭的一个重要因素。如无禁忌证，肝素 50mg，经静脉或深部皮下给药，每 6 ~ 8 小时 1 次，有利于换气功能的改善，应用时应监测凝血指标。低分子肝素 0.4 ~ 0.6ml 皮下注射每天 1 次或 12 小时 1 次，较普通肝素安全。

（8）纠正酸碱失衡和电解质紊乱。

二、慢性呼吸衰竭治疗

慢性呼吸衰竭多有一定的基础疾病，但急性发作发生失代偿性呼衰，可直接危及生命，必须采取及时而有效的抢救。呼衰处理的原则是保持呼吸道通畅条件下，改善缺 O_2

和纠正 CO_2 潴留，以及代谢功能紊乱，从而为基础疾病和诱发因素的治疗争取时间和创造条件，但具体措施应结合患者的实际情况而定。

1. 建立通畅的气道　在氧疗和改善通气之前，必须采取各种措施，使呼吸道保持通畅。如用多孔导管通过口腔、咽喉部，将分泌物或胃内反流物吸出。痰黏稠不易咳出，用溴己新喷雾吸入，亦可保留环甲膜穿刺塑料管，注入生理盐水稀释分泌物，或用支气管解痉剂 β_2 兴奋剂扩张支气管，必要时可给予肾上腺皮质激素吸入缓解支气管痉挛；还可用纤支镜吸出分泌物。如经上述处理效果差，则采用经鼻气管插管或气管切开，建立人工气道。

2. 氧疗　是通过提高肺泡内氧分压（ PaO_2 ），增加 O_2 弥散能力，提高动脉血氧分压和血氧饱和度，增加可利用的氧。

（1）缺氧不伴二氧化碳潴留的氧疗：氧疗对低肺泡通气、氧耗量增加，以及弥散功能障碍的患者可较好地纠正缺 O_2 ；通气/血流比例失调的患者提高吸入氧浓度后，可增加通气不足肺泡氧分压，改善它周围毛细血管血液氧的摄入，使 PaO_2 有所增加。对弥散性间质性肺炎、间质性肺纤维化、肺间质水肿、肺泡细胞癌及癌性淋巴管炎的患者，主要表现为弥散损害、通气/血流比例失调所致的缺氧，并刺激颈动脉窦、主动脉体化学感受器引起通气过度， $PaCO_2$ 偏低，可给予吸较高氧浓度（35% ~ 45%），纠正缺 O_2 ，通气随之改善。但晚期患者吸高浓度氧效果较差。

对肺炎所致的实变、肺水肿和肺不张引起的通气/血流比例失调和肺内动脉分流性缺 O_2 ，因氧疗并不能增加分流静脉血的氧合，如分流量小于 20%，吸入高浓度氧（ > 50%）可纠正缺 O_2 ；若超过 30%，其疗效差，如长期吸入高浓度氧会引起氧中毒。

（2）缺氧伴明显二氧化碳潴留的氧疗：其氧疗原则应给予低浓度（ < 35%）持续给氧，其原理如下。慢性呼吸衰竭失代偿者缺 O_2 伴 CO_2 潴留是通气不足的后果，由于高碳酸血症的慢性呼衰患者，其呼吸中枢化学感受器对 CO_2 反应性差，呼吸的维持主要靠低 O_2 血症对颈动脉窦、主动脉体的化学感受器的驱动作用。若吸入高浓度氧， PaO_2 迅速上升，使外周化学感受器失去低 O_2 血症的刺激，患者的呼吸变慢变浅， $PaCO_2$ 随之上升，严重时可陷入 CO_2 麻醉状态，这种神志改变往往与 $PaCO_2$ 上升的速度有关；吸入高浓度的 O_2 解除低 O_2 性肺血管收缩，使高肺泡通气与血流比（ V_A/QA ）的肺单位中的血流向低 V_A/QA 比肺单位，加重通气与血流比例失调，引起生理无效腔与潮气量之比（ V_D/V_T ）的增加，从而使肺泡通气量减少， $PaCO_2$ 进一步升高；根据血红蛋白氧离解曲线的特性，在严重缺 O_2 时， PaO_2 与 SaO_2 的关系处于氧离解曲线的陡直段， PaO_2 稍有升高， SaO_2 便有较多的增加，但仍有缺 O_2 ，能刺激化学感受器，减少对通气的影响；低浓度 O_2 疗能纠正低肺泡通气量（ V_A ）的肺泡氧分压（ PaO_2 ），此与吸入不同氧浓度时肺泡氧分压与肺泡通气量的关系曲线，都有前段陡直，后段平坦的特点。当吸入氧浓度在 30% 以上时，虽肺泡通气量低于 1.5L/min，肺泡氧分压保持在 10.67kPa（80mmHg），而肺泡二氧化碳分压（ $PaCO_2$ ）将超过 13.3kPa（100mmHg）。一般吸入低浓度 O_2 ， $PaCO_2$ 上升不超过 17/21，即 PaO_2 上升 2.8kPa（21mmHg），则 $PaCO_2$ 上升不超过 2.26kPa（17mmHg）。

（3）氧疗的方法：常用的氧疗为鼻导管或鼻塞吸氧，吸入氧浓度（ FiO_2 ）与吸入氧流量大致呈如下关系： $FiO_2 = 21 + 4 \times$ 吸入氧流量（L/min）。但应注意鼻塞吸入氧浓度随吸入每分通气量的变化而变化。如低通气量吸入，实际氧浓度要比计算的值高；高通气时则吸入的氧浓度比计算的值要低些。面罩供氧是通过 Venturi 原理，利用氧射流产生负压，吸入空气以稀释氧，调节空气进量可控制氧浓度在 25% ~ 50% 范围内，分档次调节结构，面罩内氧浓度稳定，不受呼吸频率和潮气量的影响。其缺点是进食、咳痰不便。氧疗一般以生理和临床的需要来调节吸入氧浓度，使动脉血氧分压达 8kPa 以上，或 SaO_2 为 90% 以上。氧耗量增加时，如发热可增加吸入氧浓度。合理的氧疗提高了呼衰的疗效，如慢阻肺呼衰患者长期低浓度氧疗（尤在夜间）能降低肺循环阻力和肺动脉压，增强心肌收缩力，从而提高患者活动耐力和延长存活时间。

3. 增加通气量减少 CO_2 潴留　CO_2 潴留是肺泡通气不足引起的，只有增加肺泡通气量才能有效地排出 CO_2。机械通气治疗呼衰疗效已肯定；而呼吸兴奋剂的应用，因其疗效不一，尚存在争论。现简介如下：

（1）合理应用呼吸兴奋剂：呼吸兴奋剂刺激呼吸中枢或周围化学感受器，通过增强呼吸中枢兴奋性，增加呼吸频率和潮气量以改善通气。与此同时，患者的氧耗量和 CO_2 产生量亦相应增加，且与通气量成正相关。由于其使用简单、经济，且有一定疗效，故仍较广泛应用于临床。患者低通气量若因中枢抑制为主，呼吸兴奋剂疗效较好；慢性阻塞性肺病呼衰时，因支气管 – 肺病变、中枢反应性低下或呼吸肌疲劳而引起低通气量，此时应用呼吸兴奋剂的利弊应按上述三种因素的主次而定。在神经传导系统和呼吸肌病变，以及肺炎、肺水肿和肺广泛间质纤维化的换气功能障碍者，则呼吸兴奋剂有弊无利，不宜使用。

在应用呼吸兴奋剂的同时，应重视减轻胸、肺和气道的机械负荷，如分泌物的引流、支气管解痉剂的应用、消除肺间质水肿和其他影响胸肺顺应性的因素。否则通气驱动会加重气急和增加呼吸功，同时需增加吸入氧浓度。此外，还要充分利用一些呼吸兴奋剂的神志回苏作用，要鼓励患者咳嗽、排痰，保持呼吸道的通畅。必要时可配合鼻或口鼻面罩机械通气支持。

尼可刹米是目前常用的呼吸中枢兴奋剂，增加通气量，亦有一定的促醒作用。嗜睡的患者可先静脉缓慢推注 0.375 ~ 0.75 g，随即以 3 ~ 3.75 g 加入 500ml 液体中，按 25 ~ 30 滴/分静脉滴注。密切观察患者的睫毛反应、神志改变，以及呼吸频率、幅度和节律，随访动脉血气，以便调节剂量。如出现皮肤瘙痒、烦躁等不良反应，须减慢滴速。若经 4 ~ 12 小时未见效，或出现肌肉抽搐严重反应，则应停用，必要时改换机械通气支持。

（2）合理应用机械通气：随着呼吸生理和病理生理的发展，鼻和口鼻面罩、人工气道、呼吸监护和呼吸机性能的不断完善，机械通气可使呼吸衰竭患者起死回生。实践证明，机械通气治疗呼衰的成败，除与呼吸机的性能有关外，更重要的是医务人员能随时掌握呼衰患者的病理生理变化，合理应用机械通气。通过增加通气量和提供适当的氧浓度，可在一定程度上改善换气功能和减少呼吸功的消耗，使呼衰患者缺 O_2、CO_2 潴留和酸碱平衡失调能得到不同程度的改善和纠正，一般不致死于呼衰。还应注意防治可能致死的气道感染、分泌物阻塞气道、高压肺创伤等并发症。即使在一些严重的呼衰合并多脏器功能衰竭的患者，经机械通气治疗后，由于改善了患者心、脑、肾、肝等脏器的供氧和机体内在环境，再给予鼻饲或静脉营养支持，为患者恢复创造条件，拯救了不少垂危患者的生命。对轻中度神志尚清，能配合的呼衰患者，可做鼻或口鼻面罩机械通气；病情严重，神志虽清但不合作、昏迷或有呼吸道大量分泌物的患者，应及时建立人工气道，如经鼻（或口）气管插管机械通气，选用带组织相容性好的高容低压气囊（＜3.3kPa）的聚氯乙烯或硅胶导管，导管能保留半个月以上，避免使用乳胶低容高压气囊的橡皮导管，因其反应大，可引起气道黏膜明显充血、水肿、糜烂乃至溃疡。在肺功能极差、反复发生呼衰、分泌物多、机体极度虚弱、营养不良、需长期机械通气支持的患者，可作气管切开，长期留置气管套管机械通气治疗。在使用呼吸机之前，医务人员一定要了解患者呼吸的病理生理，给予相适应的潮气量、呼吸频率和呼吸比等各种参数，如阻塞性通气需潮气量偏大，频率慢、呼气稍长的呼吸，而限制性通气患者则相反。可通过手捏简易呼吸囊作辅助呼吸过渡，随后再进行机械通气，并监测患者的临床表现，如胸廓活动度、气道压和血氧饱和度的变化等，一般20分钟后随访动脉血气再对呼吸机参数作进一步调整。在机械通气的不同时期，应选用不同的通气方式，如相当于手控呼吸囊辅助通气的控制或称辅助间歇正压通气（IPPV）、呼气末正压通气（PEEP）、同步间歇强制通气（SIMV）、压力支持通气（PSV）。还可将不同通气形式组合，如 PEEP + PSV 相结合为双水平正压通气（BiPAP）。PEEP 改善换气功能，SIMV 和 PSV 有利脱离呼吸机，以达到避免过度通气或通气不足。减少对心脏循环的影响。在机械通气期间要加强呼吸道和呼吸机管理。如做好呼吸道的湿化、分泌物的吸引，保持呼吸道通畅；呼吸机的清洁消毒和维修，避免交叉感染等。特别要强调的是必须加强呼吸和心血管的监护，及早发现问题，分析问题，并妥善给予解决，从而充分发挥机械通气治疗呼衰的积极作用，做到合理而又有效的应用机械通气，提高其疗效，减少并发症的发生。

4. 纠正酸碱平衡失调和电解质紊乱　在呼衰的诊治过程中，常见有以下几种类型的酸碱平衡失调。

（1）呼吸性酸中毒：由于肺泡通气不足，CO_2 在体内潴留产生高碳酸血症，改变了 $BHCO_3/H_2CO_3$ 的正常比例 1/20，产生急性呼吸性酸中毒。慢性呼吸衰竭患者，通过血液缓冲系统的作用和肾脏的调节（分泌 H^+，吸收 Na^+ 与 HCO_3^- 相结合成 $NaHCO_3$），使 pH 接近正常。呼衰失代酸中毒可以用碱剂（5% $NaHCO_3$）暂时纠正 pH，但会使通气减少，进一步加重 CO_2 潴留，所以没有去除产生酸中毒的根本原因。只有增加肺泡通气量才能纠正呼吸性酸中毒。

（2）呼吸性酸中毒合并代谢性酸中毒：由于低 O_2 血症、血容量不足、心排血量减少和周围循环障碍，体内固定酸如乳酸等增加，肾功能损害影响酸性代谢产物的排出。因此在呼酸的基础上可并发代谢性酸中毒。阴离子中的固定酸增多，HCO_3^- 相应减少，pH 下降。酸中毒使钾离子从细胞内向细胞外转移，血 K^+ 增加，HCO_3^- 减少，血 Cl^- 出现扩张性升高，Na^+ 向细胞内移动。治疗时，除了因酸中毒严重影响血压，或是在 pH ＜7.25 时才补充碱剂，因 $NaHCO_3$ 会加重 CO_2 潴留危险（$NaHCO_3$ + HAC→NaAC + H_2O + CO_2）。此时应提高通气量以纠正 CO_2 潴留，并治疗代谢性酸中毒的病因。

（3）呼吸性酸中毒合并代谢性碱中毒：在慢性呼吸性酸中毒的治疗过程中，常由于应用机械通气，使 CO_2 排出太快；补充碱性药物过量；应用糖皮质激素、利尿药，以致排钾增多；或者因为纠正酸中毒，钾离子向细胞内转移，产生低钾血症。呕吐或利尿药使血氯降低，亦可产生代谢性碱中毒，pH 偏高，BE 为正值。治疗时应防止以上发生碱中毒的医源性因素和避免 CO_2 排出过快，并给予适量氯化钾，以缓解碱中毒，一旦发生应及时处理。

（4）呼吸性碱中毒：患者因通气过度排出 CO_2 过多所致。

（5）呼吸性碱中毒合并代谢性碱中毒：系慢性呼衰患者机械通气，在短期内排出过多 CO_2，且低于正常值；又因肾代偿，机体碳酸氢盐绝对量增多所致。还可因处理不当，呼衰患者在呼吸性和代谢性酸中毒基础上，又因低钾、低氯引起代碱的三重酸碱平衡失调。

5. 合理使用利尿药　呼衰时，因肺间质、肺泡以及细支气管、支气管黏膜水肿引起肺泡萎陷、肺不张而影响换气功能，又因体内醛固酮、抗利尿激素增多所致水钠潴留。所以在呼衰心力衰竭时，试用呋塞米 10 ~ 20mg 后，如有血氧饱和度上升，证实有使用利尿药的指征。不过一定要在电解质无紊乱的情况时使用，并及时给以补充氯化钾、氯化钠（以消化道给药为主），以防发生碱中毒。

综上所述，在处理呼衰时，只要合理应用机械通气、给氧、利尿药和碱剂，鼻饲和静脉补充营养和电解质，特别在慢阻肺肺心病较长期很少进食、服用利尿药的患者更要注意。所以呼衰的酸碱平衡失调和电解质紊乱是有原因可查的，亦是可以防治的。

6. 抗感染治疗　呼吸道感染常诱发呼衰，又因分泌物的积滞使感染加重，尤在人工气道机械通气和免疫功能低下的患者可反复发生感染，且不易控制感染。所以呼衰患者一定要在保持呼吸道引流通畅的条件下，根据痰菌培养及药敏试验，选择有效的药物控制呼吸道感染。还必须指出，慢阻肺肺心病患者反复感染，且往往无发热，血白细胞不高，仅感气急加重、胃纳减退，如不及时处理，轻度感染也可导致失代偿性呼衰发生。

7. 防治消化道出血　对严重缺 O_2 和 CO_2 潴留患者，应常规给予西咪替丁或雷尼替丁口服，以预防消化道出血。若出现大量呕血或柏油样大便，应输新鲜血。需静脉给 H_2 受体拮抗药或奥美拉唑。防治消化道出血的关键在于纠正缺 O_2 和 CO_2 潴留。

8. 休克　引起休克的原因繁多，如酸中毒和电解质紊乱、严重感染、消化道出血、血容量不足、心力衰竭，以及机械通气气道压力过高等，应针对病因采取相应措施。经治疗未见好转，应给予血管活性药如多巴胺、间羟胺等以维持血压。

9. 营养支持　呼衰患者因摄入热量不足和呼吸功增加、发热等因素，导致能量消耗增加，机体处于负代谢。时间长会降低机体免疫功能，感染不易控制，呼吸机疲劳，以致发生呼吸泵衰竭，使抢救失败或病程延长。故抢救时，常规给鼻饲高蛋白、高脂肪和低碳水化合物，以及多种维生素和微量元素的饮食，必要时做静脉高营养治疗，一般每天热量达 14.6k/kg。

慢性呼吸衰竭，是慢性肺部疾病发展到严重阶段的表现，病变复杂，最主要的诱因是呼吸道感染或持续哮喘发作。因此经积极抗感染、改善通气及对症、支持治疗可以得到缓解。发展到最后可出现多脏器功能衰竭，预后差。但是，良好的专科治疗，也可使患者得以维持正常生活，并延长生存期。

第十八章 慢性阻塞性肺疾病

第一节 概述

一、疾病概述

慢性阻塞性肺疾病(chronic obstructive pulmonary disease，COPD)是一种可预防和治疗的常见疾病，其特征是持续存在的气流受限。气流受限呈进行性发展，与气道和肺脏对有毒颗粒或气体的慢性炎性反应增强有关。患者在疾病进展过程中常出现急性加重，后期可出现多种并发症。急性加重和并发症的出现将影响着 COPD 患者整体疾病的严重程度。COPD 是全球范围内首要的致残和致死性疾病，其带来的经济和社会负担逐年增长。由于香烟流行和大气污染的情况各不相同，各国调查方法、诊断标准和统计方法的差异，导致了各国的患病率数据差异很大。但总体来看，COPD 患病在吸烟者高于非吸烟者，男性高于女性，40 岁以上人群高于 40 岁以下人群。COPD 患者 80%分布在发展中国家，我国是 COPD 高发国家，40 岁以上人群 COPD 患病率为 8.2%。在近 20 年我国居民死因排名中，COPD 始终处于第三位。

肺功能检查对确定气流受限有重要意义。在吸入支气管舒张药后，第一秒用力呼气容积(FEV_1)/用力肺活量(FVC)<70%表明存在气流受限，并且不能完全逆转。慢性咳嗽、咳痰常先于气流受限许多年存在；但不是所有有咳嗽、咳痰症状的患者均会发展为COPD。部分患者可仅有不可逆气流受限改变而无慢性咳嗽、咳痰症状。

COPD 属于中医学的"咳嗽""喘病""肺胀"等范畴，其急性加重期可分为风寒袭肺、外寒内饮、痰热壅肺、痰湿阻肺、痰蒙心窍等证，稳定期可分为肺气虚、肺脾气虚、肺肾气虚、肺肾气阴两虚等证。血瘀既是 COPD 的主要病机，也是常见兼证，故急性加重期应采用清热、涤痰、活血、宣肺降气、开窍等治法，稳定期以益气、养阴为主，兼祛痰活血。慢性阻塞性肺疾病是现代医学病名，但中医学对此早有认识，历代在这方面有不少文献记载。早在 2000 年前的秦汉时期，人们即对包括慢性阻塞性肺疾病在内的呼吸系统疾病有了一定认识。在中医典籍《黄帝内经》中就有有关"咳嗽""喘证"及"肺胀""肺痹"等病症的论述，如对咳嗽就有专篇《素问·咳论》论述。从其成因来说，《内经》指出了内外两个方面，外因主要是风寒外感，内因则由于寒饮入胃，冷饮之邪，循胃口上膈，上干肺系而发病。《素问·咳论》指出："五气受病……肺为咳"，但不限于肺，"五脏六腑皆令人咳，非独肺也"。而五脏六腑皆令人咳，"皆聚于胃，关于肺"，说明他脏受邪，皆可影响肺而发病。

东汉时期的张仲景在《伤寒论》和《金匮要略》中对咳嗽、喘证、证治做了许多具体论述。如《伤寒论》治疗外寒内饮而致咳喘用小青龙汤，风寒致喘用麻黄汤，"下之微喘者，表不解"用桂枝加厚朴杏子汤，《金匮要略·肺痿肺痈咳嗽上气病脉证治》治表邪夹寒饮咳喘气逆用射干麻黄汤，治寒饮内停用苓甘五味姜辛汤，治虚火咳逆用麦门冬汤，治饮邪迫肺、喘而不得卧用葶苈大枣泻肺汤，治"喘息咳唾、胸背痛短气"用瓜蒌薤白半夏汤。有关肺胀亦有专门论述，如"上气喘而躁者，属肺胀，欲作风水，发汗则愈"，"咳而上气，此为肺胀，其人喘，目如脱状，脉浮大者，越婢加半夏汤主之""肺胀咳而上气，烦躁而喘，脉浮者，心下有水，小青龙加石膏汤主之。"此外，治痰浊壅塞用皂荚丸，水饮内结夹有脾虚郁热者则用泽漆汤，水饮上迫用厚朴麻黄汤，饮热互结（热盛）用越婢加半夏汤，饮热互结（饮盛）用小青龙加石膏汤等，均为后世之治奠定了基础。

隋代巢元方《诸病源候论》，在论述《内经》五脏六腑皆令人咳的基础上，又把咳嗽分为"风咳""寒咳""咳""肝咳""心咳""脾咳""肾咳""胆咳""厥阴咳"等十种，并做了症状的描述及鉴别，对后世影响较大；其论及喘证时，一方面指出"若气有余则喘满逆上"，一方面又有"阴阳俱伤，或血气偏损"导致"上气"之证。唐、宋时期论咳嗽大多宗巢氏之说，宋陈无泽《三因极一病证方论》将咳嗽分为内因、外因、不内外因三类；对喘证之治，唐代《千金方》《外台秘要》对方书广搜博采，如《外台》所载"肘后疗咳上气，喘息便欲绝，以人参末之"，即为后世治肺虚气脱之独参汤的滥觞；《千金方》论及肺胀多指肺实热证，《圣济总录》说明了肺胀的特点是既咳且喘，而且兼有气满胀感"其证气满胀，膨膨而咳喘"，已将肺胀作为一个独立的病名出现。

自隋唐以后，金元四大家对于咳嗽的病机分析及辨证治疗做了进一步的阐发，如金代刘完素、张子和更明确地把咳嗽与六气联系起来，提出"风、寒、暑、湿、燥、火皆令人咳"及"嗽分六气，无拘以寒说"，进一步阐明咳嗽与自然界"六淫"的关系，而刘完素及李东垣尤重视湿邪的致病因素，王好古《此事难知》专文阐发了"秋伤于湿，冬生咳嗽"的经义；刘河间《素问·病机气宜保命集·咳嗽论》说："咳谓无痰而有声，肺气伤而不清也；嗽为无声而有痰，脾湿动而为痰也；咳嗽谓有痰而有声，盖因伤于肺气，动于脾湿，咳而为嗽也"，指出了咳嗽于肺气、脾湿的关系。那时对喘证的论述，多各明一义，如刘河间论喘因于火热；张子和在此基础上，提出寒、饮、湿亦可引发"嗽急而喘"；朱丹溪认为喘与痰、火、水气有关，其对肺胀的认识也别具一格，提出"肺胀而嗽，或左或右，不得眠，此痰挟瘀血碍气而病"，其治疗宜"养血以流动乎气，降火疏肝以清痰"等观点，对后世各家影响颇大。明代医家对咳嗽的辨证论治又有新的补充，王纶《明医杂著·论咳嗽证治》强调治咳需分六淫七情及五脏相胜，脾肺虚实。王肯堂《证治准绳》、赵献可《医贯》结合脏腑生理功能并从其相互关系研究了咳嗽的病机。张景岳对外感、内伤咳嗽的病因病机证候治疗，论述颇详，提出外感咳嗽由肺而及他脏，故以肺为本，他脏为标；而内伤咳嗽则由他脏及肺，故以他脏为本，肺为标的见解。李中梓《医宗必读·卷九·咳嗽》对外感内伤咳嗽的治疗原则，作了指导性的说明"大抵治表者，药不宜静，静则留连不解，变生他病……治内者，药不宜动，动则虚火不宁，燥痒愈甚"，"然治表者虽宜动以散邪，若形病惧虚者，又当补中气而佐以和解，倘专于发散，恐肺气益弱，腠理益疏，邪乘虚入，病反增剧也。治内者，虽静以养阴，若命门火衰不能归元，则参芪桂附在所必用，否则气不化水，终无补于阴也……因气者利之，随其所见之证而调治"。喻嘉言《医门法律·卷五·咳嗽门》对于燥咳证治又有发挥，对内伤咳嗽提出"内伤咳嗽，治各不同，火盛壮水，金虚崇土，郁甚疏肝，气逆理肺，食积和中……"等治疗法则。对于喘证的论述也很丰富，如王肯堂《证治准绳》对喘证的临床特点作了较为详细的论述，秦景明《症因脉治》则将喘证的证候分类做了阐述。在治疗上，张景岳主张以虚实论治等。清代沈金鳌之《杂病源流犀烛》、程钟龄之《医学心悟》等均从不同角度阐发了咳嗽的辨治方法，使咳嗽的有关理论和实践经验不断得到充实；对喘证的论述也渐趋实用，如叶天士、张聿青、蒋宝素、方仁渊等皆有精辟阐发，如方氏说"实喘治肺，须兼治胃；虚喘治肾，宜兼治肺"等。

综上所述，历代医家在《内经》有关论述的基础上，通过实践，又不断有所丰富和发展，并且积累了许多治疗经验。新中国成立以来，在对肺、脾、肾等脏腑实质的研究方面以及老年性慢性支气管炎、肺气肿的防治方面做了大量工作，使中医对该病的传统认识和治疗方法得以进一步丰富和深化。

二、病因

(一)西医病因及发病机制

1. 病因

(1)吸烟：吸烟有害健康(包括主动吸烟和被动吸烟)，这已是众所周知的。为了减少吸烟给人类带来的危害，世界卫生组织(WHO)已将"反吸烟"列为21世纪卫生领域的三大主要行动目标(抗疟疾、反吸烟和助贫困)之一。全球每年死于吸烟的人数约为400万，平均每分钟有6人死于吸烟。据预测，到2030年因吸烟死亡的人数将上升到每年500万左右，其中70%在发展中国家。在工业发达国家，90%的肺癌、75%的慢性阻塞性肺疾病(COPD)和25%的冠心病死亡与吸烟有关。1964年，美国首次提出吸烟是呼吸系统疾病的危险因素，到1984年美国有关吸烟的报道着重于COPD，结论为"吸烟是美国人COPD的主要病因，吸烟对COPD的发病率和死亡率的影响远远超过所有其他的因素。通过纵向研究认为吸烟与肺功能下降有关，损害到一定程度时导致COPD的形成。"

1)人群的吸烟情况：我国是吸烟人数最多的国家，有超过67%的男性吸烟，总吸烟人数为3.2亿，占全世界吸烟人数的1/4。中国目前每天有2000人因吸烟而死亡，为世界之最。吸烟者COPD患病率明显高于不吸烟者，而且吸烟的种类和开始吸烟的年龄对COPD患病率有明显影响。另外，被动吸烟的成年人患COPD的机会增加10%~43%。

目前公认吸烟是COPD已知危险因素中最重要的危险因素，吸烟与COPD的发生和发展有非常密切的关系，吸烟人群中10%~20%将发生COPD，发病率远远高于不吸烟人群，而80%以上COPD的发生和发展与吸烟有关。

2)烟的成分和毒理：吸烟产生的烟雾经呼吸运动进入肺部，香烟的烟雾包括主流烟雾和侧流烟雾两部分，主流烟雾是吸烟者吸入肺部并可被排出的烟雾；侧流烟雾是由香烟燃烧末端所产生的烟雾，它由于燃烧温度比较低，以及不经过吸烟者肺部的过滤，某些毒性物质的浓度比主流烟雾还高。因此，被动吸烟者吸入的烟雾，不仅含有被吸烟者吸入肺部再呼出来的主流烟雾，也含有侧流烟雾，其中侧流烟雾占85%。香烟烟雾中约含4000种成分，其中许多成分是有毒的，香烟燃烧的烟雾分为气体和微粒两部分。气体中含有许多与颗粒状物质成分相同的以挥发形式出现的有机物质和毒性气体，如一氧化碳（CO）、一氧化氮、氨和氰化氢，还有丙烯醛、酚、SO_2、氰化物等。CO占香烟烟雾的2.8%~4.6%，进入人体内后大部分与红细胞内的血红蛋白结合，形成碳氧血红蛋白，引起缺氧和血管损伤；少部分与血管外的血红素蛋白如肌红蛋白、细胞色素氧化酶等结合，直接抑制细胞内呼吸。颗粒成分中粒子的平均直径约为0.4μm，故吸入后多沉积于小气道。这些颗粒含有许多毒性成分，包括尼古丁和其他生物碱（有机含氮碱），如亚硝胺、芳香族胺、链烷和链烯、苯类和萘、多核芳香族氢化合物、金属类、农用化学品和其他有机化合物等。

3）吸烟对肺功能的影响：许多的调查证明，吸烟是气道阻塞性疾病流行的主要因素，长期吸烟造成肺通气功能的损伤，到一定程度后引起明显的临床疾病。正常人FEV_1在25~35岁开始下降，FEV_1大约下降25ml/年，而吸烟者FEV_1下降的平均速率要快得多，有些吸烟者每年可下降100ml或更多。

4）吸烟与COPD的发生：吸烟造成的肺蛋白酶-抗蛋白酶失衡是导致肺气肿的重要原因。人体中存在α_1-抗胰蛋白酶（α_1-AT）、α_2巨球蛋白和抗白细胞蛋白酶等蛋白水解酶的拮抗物。ALP能够灭活弹性蛋白酶，其合成与排泌均在气管，其作用可能仅与上呼吸道的保护有关。α_1-AT是活性最强的一种，吸烟能引起肺组织α_1-AT活性的下降。吸烟者肺α_1-AT的活性仅是非吸烟者的61%。体外研究显示，香烟烟雾的水溶液能阻断血清中α_1-AT对弹性蛋白酶的抑制，用自由基清除剂能恢复α_1-AT的活性，提示香烟中的成分有抑制α_1-AT活性的作用。α_1-AT活性下降与香烟烟雾中的氧化剂有关，当α_1-AT受到氧化剂的作用后，其活性中心的蛋氨酸残基被氧化成硫氧蛋氨酸残基，活性中心的空间结构受到影响，氧化后α_1-AT不能和靶酶形成共价键相连的复合物，从而失去蛋白酶抑制药的作用。人体中存在的蛋白水解酶有木瓜蛋白酶、中性粒细胞蛋白酶和巨噬细胞蛋白酶等，在动物实验研究中，经支气管给予这些蛋白酶，会引起类似于人类肺气肿的实验性肺气肿模型。因此，肺组织含有过量的蛋白水解酶会形成肺气肿。实验和临床研究都证实弹性蛋白酶的重要性。

吸烟引起肺泡巨噬细胞和中性粒细胞的聚集和活化，并释放大量的弹性蛋白酶。正常非吸烟者巨噬细胞本身可释放出较高浓度的弹性蛋白酶，但吸烟者的肺泡巨噬细胞产生弹性蛋白酶比正常非吸烟者增加6倍，且酶活性单核/巨噬细胞数也比非吸烟者显著增高；吸烟者的肺泡巨噬细胞在体外培养的条件下也证实释放较高浓度的弹性蛋白酶，巨噬细胞产生的弹性蛋白酶对肺气肿发生起一定的作用。吸烟者中性粒细胞产生弹性蛋白酶的量比巨噬细胞更多，且中性粒细胞在死亡后也释放一定量的弹性蛋白酶。可见，吸烟引起的中性粒细胞在肺泡腔的聚集、活化在肺气肿的发生中起着更重要的作用。近年来研究发现，除上面提及的蛋白酶外，其他一些蛋白酶，特别是基质金属蛋白酶（MMP）在肺气肿时肺泡壁细胞外基质破坏中起重要作用，基质金属蛋白酶可降解肺泡壁的胶原纤维、弹性纤维、蛋白多糖、层粘连蛋白（LN）、纤维联结蛋白（FN）等几乎所有的细胞外基质成分，从而参与肺气肿的发生和发展。MMP 主要由多种基质细胞和肺巨噬细胞产生和释放。从吸烟伴亚临床肺气肿患者的肺泡灌洗液中发现 MMP_8 和 MMP_9 含量比非吸烟者增多，说明肺气肿患者肺部 MMP 的含量增多。在体外研究发现，从肺气肿患者的肺泡灌洗液获得的巨噬细胞分泌 MMP 的量明显增多。实验结果提示，吸烟诱导的巨噬细胞等细胞释放的 MMP 在肺气肿的形成中起关键作用。

无论是香烟的气相或微粒（主要是焦油）均含有较高浓度的自由基，每口烟雾有超过1018 种的自由基。香烟焦油的自由基至少有 4 种顺磁物；而气相烟中的自由基主要为烷氧基自由基。香烟焦油中的自由基寿命较长，气相烟中的自由基寿命较短。而肺的抗氧化系统包括酶和非酶系统，主要的抗氧化物酶包括超氧化物歧化酶（SOD）、谷胱甘肽（GSH）氧化还原系统和过氧化氢酶。非酶系统的抗氧化物可能包括维生素 E、维生素 C、维生素 A、β-胡萝卜素、尿酸、胆红素、黄酮类、血浆铜蓝蛋白等。Dutie 发现吸烟者血中红细胞 GSH 活性下降。吸烟者血中 β-胡萝卜素和维生素 C 下降。吸烟造成的氧化剂增多以及抗氧化活性的降低，损害肺组织的 DNA、蛋白质和脂类等，可能加速 COPD 的进展。

另外，无论是成人的主动吸烟还是儿童的被动吸烟都是呼吸道感染的危险因素，两者呼吸道感染的发病率都明显高于非吸烟者，而反复的气道感染使慢性支气管炎发生发展、病情加重并发展为肺气肿。此外，吸烟使支气管黏膜表面的纤毛细胞减少，而吸烟者支气管肺泡灌洗液中纤毛细胞数及动力蛋白增加，也提示吸烟使气道黏膜上皮脱落增加。另一研究发现香烟中的乙醛通过与纤毛蛋白结合成复合物，抑制纤毛动力蛋白 ATP 酶的活性，而减慢支气管上皮细胞纤毛的摆动。由于纤毛的缺失及摆动功能减弱，黏液分泌增加，痰液易在呼吸道积聚，对已黏附在气道的病原微生物不能有效清除，病原微生物易于繁殖，向下迁移及定植，导致下呼吸道的感染及肺组织的破坏。这些均可能促进 COPD 的发生。

（2）空气污染：空气污染对人类产生的危害是多样性的，大多数空气污染物直接影响呼吸和心血管系统。国内外大量流行病学调查和病因学研究证明，空气污染给人类带来诸多危害，大多数呼吸系统疾病与环境因素有关，尤其与空气污染直接相关。空气污染包括室外空气污染（主要是大气污染）和室内空气污染。长期生活在室外空气受到污染的区域可能是导致 COPD 发病的一个重要因素。对于已经患有 COPD 的患者，严重的城市空气污染可以使病情加重。室内空气污染（如厨房内燃料的烟尘污染）在 COPD 发病中的作用颇受重视；国内已有流行病学研究资料表明，居室环境与 COPD 易患性之间存在联系。

1）大气污染：呼吸系统是空气污染物直接作用的靶器官。有关文献报道，长期接触年平均浓度超过 $100\mu g/m^3$ 的烟尘和 SO_2 的居民，呼吸道疾病症状可能加重。根据我国五大城市 20 个全球大气监测点连续 12 年的 SO_2 和 TSP（总悬浮颗粒物）监测结果，五大城市有 80% 的人生活在 TSP 年平均浓度超过 $200\mu g/m^3$ 的环境中。在重污染的工业区，呼吸道疾病明显增加。在北京进行的两个居住区人群流行病学调查，收集 SO_2 和 TSP 与人群 COPD、肺心病和冠心病死亡率的资料，在控制了可能的混杂因子后，发现 SO_2 与上述 3 种疾病死亡率的相关有显著性意义；而 TSP 仅与 COPD 有显著的相关。国内对某炭黑厂的气体污染进行了调查，厂区周围大气中 TSP、SO_2（年平均浓度分别为 0.18 ~ 0.63mg/m^3、0.013 ~ 0.086mg/m^3）和附近居民呼吸道异常、咽炎、肺气肿等相关，观察组和对照组比较 $P < 0.05$。

肺功能是反映空气污染引起呼吸系统早期生理功能改变的亚临床指标。对重庆市某污染区（大气污染物日平均浓度为 SO_2 0.421mg/m^3；TSP 0.721mg/m^3；NO_x 0.414mg/m^3）的 174 名儿童肺功能进行了测定，结果其中 V_{25}、V_{50} 与大气污染水平呈显著意义的负相关关系，即大气污染水平增高，肺末梢小气道功能下降。

2）室内空气污染：随着社会的发展，室内空气污染逐渐引起人们的注意，室内空气质量已成为研究的热点。研究结果显示，燃料燃烧、烹饪、人类活动、建筑及装饰材料、办公设备、家用电器和通风空调系统等是影响室内空气质量的重要因素。

室内空气污染物主要分为以下几种类型：燃料燃烧生成物、烹调油烟；人体体味、吸烟产生的烟雾；家具、建材释放的有毒化学物质；家用电器、办公用品、日用品等产生的有害物质；细菌及微生物等。

煤气、液化石油气和天然气等燃料燃烧时会排出 CO、CO_2、SO_2 和醛类、苯并芘以及烟灰微细尘粒等有毒气体和颗粒。食用油在高温下会发生裂解，不同种类的食用油裂解产物总计达两百多种，主要有醛类、酮类烃、脂肪酸、芳香族化合物和杂环化合物等。

损害肺功能的空气污染物主要是 IP、SO_2 和 NO_2。如应用煤气炉家庭，儿童的 FVC 和 FEV_1 轻度降低，这些变化由 NO_2 暴露引起。大气 RSP、SO_2 浓度升至 200 ~ 250μg/m^3 时，小学生的肺通气功能和小气道功能当天即下降 3% ~ 5%。而上海的一项调查表明，儿童肺功能的下降与父亲在家中吸烟呈直线相关，与烹调用煤或用气关系不大。

另外，我国农村人口约占总人口的 70%，低质量的煤和生物燃料是多数农村地区的主要能源。这些燃料在简陋的炉灶中不完全燃烧，产生大量对健康有害的物质，侵害肺组织深部，造成呼吸系统损害，可以使肺癌及其他严重呼吸道疾病的风险明显增加。呼吸系统疾病是农村居民的主要死因之一。

（3）感染：感染与 COPD 发病机制之间的因果关系尚未被证实，并且一直是个有争议的问题。早期认为细菌感染在 COPD 发病机制中占主要地位，后来大部分学者则认为细菌感染在 COPD 发病机制中占次要地位，但感染学说在 COPD 的发病中仍占有一定的地位。

1）病毒感染：急性呼吸道病毒感染对人体可产生较多的影响，虽然大多数患者气道功能可完全恢复，但部分患者病毒感染控制后仍存在持续性气流受限，如儿童急性病毒性支气管炎后就会出现反复发作的喘息。其中，呼吸道合胞病毒（RSV）是最常见的一种，流感病毒（IV）、副流感病毒（PIV）、腺病毒（ADV）和鼻病毒（RV）等也很常见。

呼吸道病毒感染发生率很高，有些病毒侵入人体后，可侵犯重要器官。急性或隐性病毒感染后，病毒潜伏在组织内，形成潜在性感染，无临床症状。在某些条件刺激下，病毒可再度增生而出现急性发作。病毒长期存在组织内，形成慢性感染，不断增生，不排出病毒，在相当一段时间内可无临床症状。病毒感染后，形成慢发病毒感染，经过很长的潜伏期，以后出现慢性进行性疾病。有证据表明，年幼时经常发生上呼吸道感染的人更易导致 COPD，儿童期下呼吸道感染是 COPD 的独立危险因素之一，RSV 和 ADV 是主要的病原体。

呼吸道病毒感染可活化炎性细胞，使炎性细胞趋化侵入气道。体外实验证实 RV 和 RSV 感染时呼吸道上皮细胞分泌粒 - 巨噬细胞集落刺激因子，激活正常 T 细胞表达分泌因子、白介素等，这些细胞因子可明显促进炎性细胞进入呼吸道，活化的巨噬细胞还释放氧自由基，加强病毒在气道上皮复制造成的上皮质损伤。另外，呼吸道上皮可产生上皮细胞舒张因子（EDRF）、前列腺素 E_2（PGE_2），造成气道上皮坏死，EDRF 产生减少，造成气道狭窄。呼吸道上皮细胞还可产生抑制黏膜下成纤维细胞增生和代谢的活化物质，病毒感染可致上皮细胞抑制物质合成减少，支气管炎症和肺泡壁结缔组织增生，气道狭窄，促进 COPD 的形成与发展。病毒感染使呼吸道上皮细胞坏死，可导致呼吸道壁传入神经暴露，坏死的上皮刺激暴露的神经末梢，使其释放神经多肽，造成呼吸道平滑肌收缩，血管通透性增加，促进肺间质细胞和平滑肌增生，造成气道狭窄。病毒感染还可使黏膜下毛细血管通透性增加，使该区域水肿，组织水肿导致支气管上皮通透性增加，炎性介质进入呼吸道，呼吸道阻力增加。

2）肺炎衣原体感染：肺炎衣原体（CP）是一种重要的呼吸道病原微生物，系严格的人类病原体，在人与人之间传播。肺炎衣原体的急慢性或反复感染与人类许多疾病发病相关，其中与 COPD 的发生和发展关系尤为密切，甚至有学者把肺炎衣原体感染作为 COPD 新的发病机制，提出肺炎衣原体慢性感染学说。

肺炎衣原体的一般生物学特征与其他衣原体相似，系革兰染色阴性严格的细胞内寄生的病原体，在细胞质产生光镜可见的包涵体，同时具有 DNA 感染。

研究表明，COPD 患者既往有过肺炎衣原体感染或慢性感染的发生率很高，在急性加重期至少部分由肺炎衣原体急性感染引起。有研究表明，肺炎衣原体感染与 COPD 发病极为相关，肺炎衣原体慢性感染可能参与了 COPD 的发病机制和病理过程，但其是否存在因果关系及具体的作用机制有待进一步研究证实。

3）细菌感染：细菌感染在 COPD 发病中的作用一直有争论，较多研究者倾向于认为细菌感染主要起加重 COPD 相关肺损伤和临床症状的作用。近年来，一些有关细菌与气道上皮细胞相互作用及细菌诱发气道炎症机制的体外研究提示细菌在 COPD 发病中的作用可能更为重要。国内外有报道，以适量肺炎克雷伯杆菌和肺炎链球菌，多次经鼻腔注入大鼠肺内所复制的动物模型具有 COPD 的病理学特征。其中的机制值得进一步探讨。

（4）职业性粉尘和化学物质：在 17 世纪末和 18 世纪初，在英国磨工、纺织工人、织布工、成衣工和陶瓷工等工种中观察到肺病的发病率较高，此后逐渐引起医学家和社会各阶层的广泛关注。目前认为 COPD 与职业之间有一定的相关性。

1）无机粉尘：在矿工中所做的流行病学调查表明，慢性支气管炎与接触粉尘之间有密切的关系。慢性支气管炎（慢支）的咳嗽、咳痰等症状随年龄增加而发生率增高，其中粉尘在肺内累积沉淀的作用不容忽视。在非吸烟矿工中的调查提示，从井上到井下工作，也就是由相对少接触粉尘到多接触粉尘，其支气管炎发病率升高，这种改变在各年龄组均可见到。在吸烟矿工中，吸烟和粉尘有双重相加作用，两者均能使支气管黏膜腺体增生，体积增大，咳嗽和咳痰加重。

2）有机粉尘：源于植物和动物的粉尘常被称为有机粉尘。这类粉尘常见于农业生产环境、纺织业及建筑材料生产过程中。接触有机粉尘的环境包括动物饲养区、经常接触面粉、在昆虫出没地或充满纺织粉尘和木屑的地方工作。长期接触这些植物和动物原性的高分子化合物与 COPD 之间的关系目前尚不清楚。

（5）过敏因素：过敏的出现提示儿童时期哮喘的存在和肺功能的降低以及气道高反应性和 FEV_1 在成年进行性下降；同时也可能预示炎症反应和一些疾病（如 COPD）的发生。既往关于过敏因素与哮喘的研究较多，但过敏的出现是否预示后来 COPD 的发生，目前国内外的报道均较少。

（6）社会经济情况：社会经济地位与 COPD 的发病之间具有负相关关系，即社会经济地位较低的人群发生 COPD 的概率较大，可能与室内和室外空气污染、居室拥挤、营养较差以及其他与社会经济地位相关联的因素有关。迄今国内外关于社会经济情况与 COPD 之间关系的研究报道较少。

（7）个体因素：尽管吸烟是已知的最重要的 COPD 发病危险因素，但在吸烟人群中只有少数人（10% ~ 20%）发生 COPD。COPD 有明显的家族聚集现象，COPD 亲属中的发病率明显高于对照组亲属，且这种高发病率不能用其他已知危险因素解释。在早期发病的 COPD 患者的一级亲属中，只要他们吸烟或曾经吸烟，其肺功能即有明显的减退；父母与子女在肺功能上有较高的相关性，而且同胞兄弟姐妹之间的相关性要比配偶之间的相关性强；不同的国度、不同的民族 COPD 易感性也不同，且这种差别不能用生活习俗来解释。所有这些都说明 COPD 发病是多个基因相互作用的结果。

在目前的研究中，尽管发现许多基因与 COPD 的发生、发展有关，但唯一确定的 COPD 基因危险因素只有 α_1 – 抗胰蛋白酶基因，其他基因的研究结果不一致，究其原因可能系 COPD 是发病年龄较晚的疾病，发病时其父母或祖父母很少仍健在以提供典型的遗传学研究。其他如人群的基因异质性和种族差异性等也需要今后进一步研究。

2. 发病机制　早期，有些患者小气道功能（直径小于 2mm 的气道）已发生异常。缓解期大多恢复正常，随疾病发展，气道阻力增加、气流受限成为不可逆；病变局限于细小气道，仅闭合容积增大，反映肺组织弹性阻力及小气道阻力的动态肺顺应性降低。病变侵入大气道时，肺通气功能明显障碍，最大通气量降低。病情发展，肺组织弹性日益减退，肺泡持续扩大，回缩障碍，残气量及残气量占肺总量的百分比增加，肺气肿日益加重，大量肺泡周围的毛细血管受膨胀肺泡的挤压而退化，致使肺毛细血管大量减少，肺泡间的血流量减少，此时肺泡虽有通气，但肺泡壁无血液灌流，导致生理无效腔气量增大，也有部分肺区虽有血液灌流，但肺泡通气不良，不能参与气体交换，肺泡及毛细血管大量丧失，弥散面积减少，产生通气与血流比例失调，使换气功能发生障碍，通气和换气功能障碍可引起缺氧和二氧化碳潴留，发生不同程度的低氧血症和高碳酸血症，最终出现呼吸衰竭。

在 COPD 肺部病理学改变的基础上出现相应 COPD 特征性病理生理学改变，包括黏液高分泌、纤毛功能失调、气流受限、肺过度充气、气体交换异常、肺动脉高压和肺心病以及全身的不良反应。黏液高分泌和纤毛功能失调导致慢性咳嗽及多痰，这些症状可出现在其他症状和病理生理异常发生之前。小气道炎症、纤维化及管腔的渗出与 FEV_1、FEV_1/FVC 下降有关。肺泡附着的破坏，使小气道维持开放的能力受损亦有作用，但这在气流受限中所起的作用较小。

随着 COPD 的进展，外周气道阻塞、肺实质破坏及肺血管的异常等减少了肺气体交换能力，产生低氧血症，以后可出现高碳酸血症。长期慢性缺氧可导致肺血管广泛收缩和肺动脉高压，常伴有血管内膜增生，某些血管发生纤维化和闭塞，造成肺循环的结构重组。COPD 晚期出现的肺动脉高压是其重要的心血管并发症，并进而产生慢性肺源性心脏病及右心衰竭，提示预后不良。

COPD 可以导致全身不良反应，包括全身炎症和骨骼肌功能不良等方面。全身炎症表现为全身氧化负荷异常增高、循环血液中细胞因子浓度异常增高以及炎症细胞异常活化等；骨骼肌功能不良表现为骨骼肌重量逐渐减轻等。COPD 的全身不良反应具有重要的临床意义，它可加剧患者的活动能力受限，使生活质量下降，预后变差。

COPD 的病理改变主要表现为慢性支气管炎及肺气肿的病理变化。支气管黏膜上皮细胞变性、坏死，溃疡形成。纤毛倒伏、变短、不齐、粘连，部分脱落。缓解期黏膜上皮修复、增生、鳞状上皮化生和肉芽肿形成。杯状细胞数目增多肥大，分泌亢进，腔内分泌物潴留。基膜变厚坏死，支气管腺体增生肥大，各类炎症细胞浸润，以浆细胞、淋巴细胞为主。

急性发作期可见到大量中性粒细胞，严重者为化脓性炎症，黏膜充血、水肿、变性坏死和溃疡形成，基底部肉芽组织和机化纤维组织增生导致管腔狭窄，气道壁的结构重塑，胶原含量增加及瘢痕形成，肺气肿的病理改变可见肺过度膨胀，弹性减退，表面可见多个大小不一的大疱。镜下见肺泡壁变薄，肺泡腔扩大、破裂或形成大疱，血液供应减少，弹力纤维网破坏。细支气管壁有炎症细胞浸润。有的管腔纤细狭窄或扭曲扩张，管腔内有痰液存留，细支气管的血管内膜可增厚或管腔闭塞。

按累及肺小叶的部位，可将阻塞性肺气肿分为小叶中央型和全小叶型及于两者之间的混合型三类，其中以小叶中央型为多见。

（二）中医病因病机

引起慢性阻塞性肺疾病的病因，总括起来有反复感受外邪和饮食劳倦伤正两方面。外感之中以感受风寒、风热之邪及烟尘雾毒多见；内伤因素则有劳欲体虚、饮食不节及情志失调等。

1. 病因

（1）反复感邪：主要是外感风寒、风热及烟尘雾毒等。风寒外袭，或从口鼻，或经皮毛，内舍于肺，而致肺气郁闭，不得宣畅，肺气上逆，发为咳喘。外感风热，邪犯于肺，致使肺气壅实，邪热又可蒸液为痰，痰热留阻，肺失清肃，气机升降失常，肺气上逆而为咳喘。烟尘雾毒，熏灼肺津，损伤肺体，堕阻气道，肺之清肃之令不行而为咳喘；同时烟火熏灼，肺津煎熬成痰，痰阻气道，气失宣畅，亦致气逆咳喘。本病之久发，常由反复感受外邪，或由外邪伤正，而邪恋不解。或由肺经素有痰蕴，肺卫不固而外邪易侵。

（2）饮食不节：恣食生冷，肥甘油腻，或嗜酒伤中，脾失健运，痰浊内生，上干于肺，堕阻肺气，气机上逆，而作咳喘。湿痰郁久化热，或肺火素盛感受热蒸，可致痰火内郁。若痰湿阻肺或痰热蕴肺而又复感外邪，则见表里同病，寒热错杂的病证。

（3）劳欲过度和年老久病：劳欲太过则肺脾之气耗伤，肺气虚，津液失布，停而为饮；脾气虚，运化失常，痰湿内生，气虚及阳，阳气不足，肺失温养则寒饮内生，肺阻气逆而为咳喘。慢性久病气阴亏损，或年老体衰，或久病及肾，肺肾出纳失司，喘咳不已。

（4）情志刺激：长期的悲忧思虑，悲忧伤肺可致肺气痹阻，气机不利；思虑伤脾致脾气内结，运化失健，痰湿内生，痰湿上干于肺，壅阻肺气，可致痰多而胸闷喘促。精神抑郁，肝失条达，肝气逆肺，亦致肺失肃降，咳而喘逆。

本病在肺气肿阶段，多因久病肺虚，痰浊潴留，再感外邪诱使病情发作加剧。如长期咳嗽、气喘等迁延失治，痰浊潴留，肺失宣降，日久导致肺虚，成为发病的基础。如《诸病源候论·咳逆短气候》说："肺虚为微寒所伤则咳嗽，嗽则气还于肺间则肺胀，肺胀则气逆，而肺本虚，气为不足，复为邪所乘，壅否不能宣畅，故咳逆、短乏气也"。本病急性发作，往往由外邪（如风寒、风热）引动痰饮而致咳喘加剧；而脾肺气虚又是招致外邪入侵的内在因素。故临床每常表现为反复的外感及咳喘的急性发作。病情经久不愈，常由脾肺损及于肾，致肾气亏虚，摄纳无权，故病情重者常伴有气喘不能平卧、动则尤甚等肾不纳气之候。

2. 病机　有学者认为，肺气虚是发病的首要条件，肺气虚的实质包括呼吸道特异性和非特异性免疫功能低下，自主神经功能失调等。肺合皮毛，肺虚者呼吸道局部抵抗力下降，各种病邪每常乘虚侵入，引起反复发病。发展到脾虚及肾虚，则是病变从呼吸系统逐渐波及全身多系统的一个演变过程。此时呼吸道局部症状加重，同时出现消化、循环系统功能性及器质性改变，内分泌功能低下，自身免疫出现细胞能量代谢下降等病理生理及病理解剖的改变。这些改变反过来成为影响疾病过程的内在因素，使正愈虚而邪愈盛，邪愈盛则正更虚。有学者以肺功能测定作为慢性支气管炎等咳喘病病机的一项客观指标。如咳喘常表现为肺气未虚→肺气虚→脾肺两虚→肺脾肾俱虚，每一阶段均有相应的肺功能改变：肺气未虚，肺功能测定仅有小气道通气功能障碍，表现为 50% 肺活量最大呼气流速（V_{50}）、25% 肺活量最大呼气流速（V_{25}）最大呼气中段流速（MMEF）测值降低；肺气虚时，表现出气道全程的通气障碍，除上述测值下降外，补呼气量（ERV）、最大呼气 1 秒量（$FEV_{1.0}$）、最大呼气流速（PEF）测值也显著下降；当发展到肺脾两虚，表现出肺的弹性明显减退以及气道阻力增加，出现残气量（RV）、残气量与肺总量之比（RV/TLC）增高及时间肺活量（FVC）、肺活量（VC）、深吸气量（IC）的下降；最后发展至肺脾肾俱虚时，肺的弹性回缩力进一步下降，除上述肺功能测定异常外，常有功能残气量（FRC）增高。这些可作为中医认识本病病理演变过程的客观指标。

本病病机，在慢性支气管炎阶段，病变脏器主要在肺，而涉及脾、肾、肝。发病之初，多由反复感邪致肺气失宣，痰阻气逆。发病日久，肺气渐损而邪恋不去。邪滞又重伤正气，以致病久反复。素体不强，或久病之后，或过劳耗气，肺气不足，卫外不固亦易反复感邪。脾为后天之本，又为生痰之源，若饮食伤脾，或劳伤脾气，脾失健运、痰湿内生，而致病程缠绵，咳而多痰，久咳、久喘，病久及肾，肾失摄纳则喘促动甚。肝主调畅气机，肝失疏泄，气逆犯肺，亦致肺气上逆而喘咳。病理因素以痰为主。痰之生成或由肺气亏虚，气不布津，津凝成痰；或由脾运失健、生痰阻肺。如肺气虚寒，易致寒饮内生。若本病久延，气虚阳微，痰饮内阻，寒凝气滞，可进一步导致血行失畅，瘀血内停，而见痰瘀胶固之候。阳气不足，失于蒸化，水饮内停，甚或泛溢于肌肤，还可致水肿等变证。

本病发展到肺气肿阶段，多为慢性久病，邪恋主虚，本虚标实。则有痰、气、瘀及外邪的不同。本虚以肺、脾、肾不足为主。正虚是肺气肿发生的根本。发病之初以肺虚为主，常由慢性咳喘反复发作，久病伤正，而致肺虚。肺虚有气虚和阴虚之别。反复感受寒邪，或寒痰内饮久伏，常可导致肺气亏虚或肺气虚寒；风热燥邪犯肺，或邪热壅肺日久，肺阴受灼，常致肺阴亏虚。年老体衰，劳欲过度，或肺系病久及肾，均可耗伤肾之精气，肾虚失于摄纳则喘促气急，动则为甚。肾虚多以肾气（阳）亏虚为主。脾虚则由饮食伤脾、痰湿困脾及肺气虚耗，子盗母气所致。标实为痰、气、瘀和外邪。痰之形成，或由肺气郁闭，气不布津，津凝成痰；或由热壅于肺，灼津成痰；或由脾运失健，内生痰浊，上干于肺，而致"膈有胶固之痰"，痰阻肺气，肺失宣降。且肺有痰饮，易为外邪引动，外邪痰饮相搏，阻遏气道，致使咳喘加重。气者，是指"肺有壅滞之气"。外邪、痰浊阻肺，或肝气逆肺，邪阻肺壅，清气不易吸入，浊气不易呼出，痹阻胸间，症见胸膈满闷，胸高息促等。瘀者，或由肺气壅实，气滞而血涩；或由痰阻肺络，血行瘀滞；或由肺失治节，心血运行不利，心运过劳，血脉瘀阻；亦可由久病阴阳虚衰，不能鼓动血脉运行，而致血行涩滞，症见唇暗舌紫，舌下青筋紫暗，或颈静脉怒张等。外邪则以风为主，常夹寒、热、燥等侵袭肺卫，肺失宣肃，卫表失和，症见喘咳、咳痰，气急胸闷，恶寒发热，头身疼痛等。外邪反复袭肺，肺气益伤；而肺虚卫表失固，又易复感外邪，愈伤愈感，愈感愈伤。反复不已，终成肺气肿之候，后期常病及于心。因肺为气之主，肾为气之根。呼吸之息，赖肺主气以呼浊吸清，赖肾摄纳以引气归元。邪气壅实，肺失宣降，则肺气胀满；病久肺伤，气失所主，则气少不足以息。久病肾元亏虚，摄纳失常，则喘息声低，呼吸浅短难续。肺气肿阶段的主要病理变化，总不离肺、脾、肾诸脏。在病情严重阶段，不但肺、脾、肾俱虚，而且每多及心。心脉上通于肺，肺失治节，血行不利，可致心脉瘀阻；心肾水火互济，心阳根于命门，肾气肾阳亏虚，导致心气心阳衰惫，血脉鼓动无力，可致心悸、发绀，甚至出现喘促虚脱，亡阳亡阴之危候。

三、临床表现

COPD 特征性症状包括慢性咳嗽、咳痰和进行性加重的呼吸困难。患者在气流受限发生前数年，即可有慢性咳嗽咳痰症状。

1. 咳嗽 多为 COPD 的首发症状，但通常被患者所忽略，因为常被认为是吸烟和空气污染结果。初始时咳嗽多为间歇性，随着病情进展逐渐出现每天咳嗽。COPD 的慢性咳嗽可以有痰或无痰，有些患者在气流受限出现之前甚至完全没有咳嗽的病史。

2. 咳痰 COPD 患者在咳嗽时通常有少量黏痰。在流行病学定义上，患者反复咳嗽咳痰每年累计 3 个月，持续 2 年以上，排除其他病因即考虑慢性支气管炎。但这一定义并没有对痰量情况进行界定。临床上 COPD 患者痰量通常很难准确评估，但大量咳痰考虑存在支气管扩张，黏痰增多反映肺内炎症介质的增高，尤其是细菌感染诱发 COPD 急性加重时。

3. 呼吸困难 是 COPD 最重要的症状，是导致患者致残和精神焦虑的主要原因。典型的 COPD 呼吸困难是指呼吸沉重费力、缺氧的感觉。但由于个体和文化的差异，患者对这一症状的描述通常千差万别。

4. 喘息胸闷 属于非特异性症状，且日常变化较大。吸气相和呼气相的喘息可在胸部查体时听到。胸闷则常在活动后出现，是肋间肌等长收缩的结果。但即使缺乏喘息、胸闷症状也不能排除COPD。

5. 病情严重时的其他表现　疲倦、体重减轻、贫血是极重度COPD患者常见的问题。这些症状与预后有相关性，并且可能是其他疾病的征象（如结核、肺癌），因此应该进行长期评估。

四、辅助检查

1. 肺功能检查　是目前评估气流受限最客观、重复性最好的检查方法。肺功能检查需包括FVC、FEV_1，并计算FEV_1/FVC比值。现有指南都推荐以支气管扩张药后$FEV_1/FVC < 0.7$作为判断气流受限的标准，这一标准简单、可靠性好，并且已在无数临床试验中使用，是目前一系列治疗方案推荐的证据基础。但该比值也有一定的局限性，在老年人中可以造成过度诊断，而在45岁以下人群，尤其对于轻度COPD，可能存在诊断不足。峰流速测试敏感性高，但特异性不足，不能单一的用于COPD诊断检查。

2. 影像学检查　不是COPD诊断所必需的，但有助于排除其他疾病、筛查合并疾病，如并存的呼吸疾病（如肺纤维化、支气管扩张、胸膜疾病）、骨骼肌疾病（如脊柱后凸）和心脏疾病（如心脏长大）。与COPD相关的胸片征象包括膈肌低平、肺透光度增高、肺纹理稀疏。胸部CT不推荐作为COPD的常规检查，但当COPD诊断存疑时，CT扫描可以帮助鉴别其他并存的肺部疾病。此外，当考虑外科手术如肺减容术时，需要CT扫描确定肺气肿的分布，从而判断患者是否适合手术治疗。

3. 血氧检测和动脉血气分析　指脉氧检查可以评估患者氧饱和度以及是否需要进行氧疗。所有FEV_1低于预计值35%以下的稳定期COPD患者、有呼吸衰竭或右心功能不全的COPD患者，均需进行指脉氧监测。如指脉氧检查提示氧饱和度小于92%，需进行动脉血气分析检查。

五、诊断与鉴别诊断

（一）诊断

主要根据吸烟等高危因素史、临床症状、体征及肺功能检查等综合分析确定。不完全可逆的气流受限是COPD诊断的必备条件。吸入支气管舒张药后，$FEV_1/FVC < 70\%$及$FEV_1 < 80\%$预计值可确定为不完全可逆性气流受限。

有少数患者并无咳嗽、咳痰症状，仅在肺功能检查时，$FEV_1/FVC < 70\%$，而$FEV_1 \geqslant 80\%$预计值，在排除其他疾病后，亦可诊断为COPD。

COPD病程分期：急性加重期指在疾病过程中，短期内咳嗽、咳痰、气短和（或）喘息加重，痰量增多，痰呈脓性或黏液脓性，可伴发热等症状；稳定期则指患者咳嗽、咳痰、气短等症状稳定或症状较轻。

（二）病情评估

COPD评估的目的在于确定疾病的严重度，因为疾病严重度决定了患者的健康状况和远期风险（如急性加重、住院或死亡）。COPD的评估是根据患者临床症状、肺功能异常的严重程度、未来急性加重的风险度以及并发症的情况进行的综合评估。评估的最终目的是指导临床治疗。

1. 症状评估 呼吸困难是 COPD 最主要的症状，因此以前通常采用改良英国 MRC 呼吸困难指数(mMRC)对呼吸困难症状进行评估。然而，现在认识到仅对呼吸困难进行评估是不够的，因为还有很多其他症状影响病情。为了更好地评估病情，需要引入更多症状评估体系。现有有一些与疾病相关的生活质量评分系统(如 CRQ、SGRQ)，但由于太过复杂不适合临床常规使用，因此目前在 COPD 中仍推荐 CAT 和 CCQ 问卷进行评估。

COPD 评估测试(CAT)包括 8 个常见问题，评分范围为 0 ~ 40 分。CAT 与圣乔治呼吸问卷(SGRQ)相关性很好。

最近新增的临床 COPD 问卷(CCQ)主要包括 10 个项目，分别对症状、功能和精神状态进行评分，有利于发现 COPD 临床控制不佳的患者，也可作为追踪治疗效果的客观标准之一。根据现有的认识，将 CCQ 0 ~ 1 的患者归入 A 组和 C 组，即少症状组；将 CCQ > 1 分患者归入 B 组和 D 组，即多症状组。与 SGRQ 相比，CCQ 临床操作方便，且有很好的一致性。

2. 气流受限的评估 COPD 患者气流受限分级依据患者吸入支气管舒张药后的 FEV_1 进行评估(表 18 - 1)。

表 18 - 1　COPD 患者气流受限分级(支气管舒张药吸入后的 FEV_1)

		患者肺功能 $FEV_1/FVC < 0.70$
GOLD 1	轻度	$FEV_1 \geq 80\%$ pred
GOLD 2	中度	$50\% \leq FEV_1 < 80\%$ pred
GOLD 3	重度	$30\% \leq FEV_1 < 50\%$ pred
GOLD 4	极重度	$FEV_1 < 30\%$ pred

3. 急性加重风险评估 COPD 急性加重是 COPD 过程中的一个急性事件，定义为患者呼吸道症状加重超过日常变异，并需要改变药物治疗方案。目前是根据患者既往病程中发生急性加重的频率和肺功能指标来判断未来发生急性加重的风险。同为 COPD 患者，每个患者急性加重频率差异极大，既往病程中曾发生过频繁急性加重是一个很好的预测指标。气流受限加重与 COPD 急性加重频率和死亡风险增高相关，患者因 COPD 急性加重而住院的次数也与死亡风险相关。现有指南推荐根据患者急性加重病史来评估急性加重的风险，上一年发生 2 次或以上的急性加重(或一次因急性加重住院)提示患者急性加重风险增加。

4. 合并症评估 COPD 是一个因长期吸烟引起的疾病，在这个过程中患者常合并其他与吸烟和老化相关的疾病。这些合并症包括心血管疾病、骨质疏松、焦虑和抑郁、肺癌、感染、代谢综合征和糖尿病等。其中最常见的合并症是心血管疾病、抑郁和骨质疏松。此外，COPD 本身也可以引起明显的肺外效应包括体重减轻、营养不良和骨骼肌功能障碍。骨骼肌功能障碍也是导致患者运动耐力和健康状况降低的原因之一。

5. COPD 的综合评估 是根据 COPD 患者临床症状、肺功能分级以及急性加重的风险来进行的综合评估。进行慢性阻塞性肺疾病的综合评估时，需要完善症状评估和急性加重风险两个评估过程。

（三）鉴别诊断

1. 支气管哮喘　多在儿童或青少年期起病，以发作性喘息为特征，发作时两肺布满哮鸣音，常有家庭或个人过敏史，症状经治疗后可缓解或自行缓解。哮喘的气流受限多为可逆性，支气管舒张试验阳性。某些患者可能存在慢性支气管炎合并支气管哮喘，在这种情况下，表现为气流受限不完全可逆，从而使两种疾病难以区分。

2. 支气管扩张　有反复发作咳嗽、咳痰的特点，常反复咯血。合并感染时，咳大量脓性痰。查体常有肺部固定性湿啰音。部分胸部 X 线片显示肺纹理粗乱或呈卷发状，高分辨率 CT 可见支气管扩张改变。

3. 肺结核　可有午后低热、乏力、盗汗等结核中毒症状，痰检可发现抗酸杆菌，胸部 X 线片检查可发现病灶。

4. 弥散性泛细支气管炎　大多数患者为男性非吸烟者，几乎所有患者有慢性鼻窦炎；胸部 X 线片和高分辨率 CT 显示弥散性小叶中央结节影和过度充气征，红霉素治疗有效。

5. 支气管肺癌　表现为刺激性咳嗽、咳痰，可有痰中带血，或原有慢性咳嗽，咳嗽性质发生改变，胸部 X 线片及 CT 可发现占位病变、阻塞性肺不张或阻塞性肺炎。痰细胞学检查、纤维支气管镜检查以及肺活检可有助于明确诊断。

6. 其他原因所致呼吸气腔扩大　肺气肿是一个病理诊断名词。患者呼吸气腔均匀规则扩大而不伴有肺泡壁的破坏时，虽不符合肺气肿的严格定义，但临床上也常习惯称为肺气肿，如代偿性肺气肿、老年性肺气肿、唐氏综合征中的先天性肺气肿等。临床表现可以出现劳力性呼吸困难和肺气肿体征，但肺功能测定没有气流受限的改变，即 $FEV_1/FVC \geqslant 70\%$ ，与 COPD 不同。

第二节　中医治疗

一、辨证论治

1. 外寒里饮

证候：咳逆喘满不得卧，气短气急，咳痰白稀量多，呈泡沫状，胸部膨满，口干不欲饮，面色青暗，周身酸楚，头痛，恶寒，无汗，舌体胖大，舌质暗淡，舌苔白滑，脉浮紧。

治法：温肺散寒，涤痰降逆。

方药：小青龙汤加减。基本处方：麻黄 8 g，桂枝 10 g，白芍 12 g，干姜 10 g，射干 15 g，葶苈子 15 g，款冬花 12 g，紫菀 12 g，细辛 3 g，五味子 6 g，甘草 6 g。每日 1 剂，水煎服。

加减：饮邪内阻见痰多者加杏仁、炒莱菔子以止咳化痰；饮邪化热去干姜、细辛、桂枝，加桑白皮、黄芩、知母以清热化痰。

2. 痰浊阻肺

证候：胸满，咳嗽痰多，色白黏腻或呈泡沫，短气喘息，稍劳即著，怕风易汗，脘腹痞胀，纳少，泛恶，便溏，倦怠乏力，或面色紫暗，唇甲青紫，舌质偏淡或淡胖，或舌质紫暗，舌下青筋显露，苔薄腻或浊腻，脉小滑或代涩。

治法：化痰降逆。

方药：二陈汤合三子养亲汤加减。法半夏15 g，陈皮6 g，茯苓20 g，白芥子10 g，甘草6 g，莱菔子12 g，苏子15 g，香附12 g，砂仁6 g^{（后下）}，紫菀12 g，款冬花12 g，杏仁10 g。每日1剂，水煎服。

加减：咳逆胸闷加前胡以宣肺止咳、厚朴以燥湿化浊；脾虚便溏加党参、白术以健脾化湿；形寒肢冷加干姜、细辛以温肺散寒。

3. 痰热郁肺

证候：咳逆喘息气粗，胸满，咳痰黄或白，黏稠难咳，身热，烦躁，目睛胀突，溲黄，便干，口渴欲饮，或发热微恶寒，咽痒疼痛，身体酸楚，出汗。舌红或边尖红，舌苔黄或黄腻，脉数或滑数或浮滑数。

治法：清肺化痰，降逆平喘。

方药：定喘汤加苇茎汤加减。麻黄8 g，桑白皮12 g，苏子10 g，枳壳10 g，法半夏10 g，黄芩15 g，苇茎15 g，川贝母10 g，桃仁10 g，天竺黄10 g，杏仁12 g，甘草6 g。每日1剂，水煎服。

加减：热邪壅盛见高热者去法半夏、苏子，加青蒿、石膏、柴胡、鱼腥草以清热泻火，解表退热；喉痒加防风、白僵蚕以宣肺祛风。

4. 痰蒙神窍

证候：意识蒙眬，表情淡漠，嗜睡，或烦躁不安，或昏迷，谵妄，撮空理线，肢体瞤动，抽搐。咳逆喘促，咳痰黏稠或黄黏不爽，或伴痰鸣。唇甲青紫。舌质暗红或淡紫或紫绛，苔白腻或黄腻；脉细滑数。

治法：涤痰，开窍，息风。

方药：涤痰汤加减。胆南星6 g，半夏12 g，枳实9 g，茯苓9 g，橘红12 g，石菖蒲9 g，人参9 g，竹茹9 g，甘草6 g。每日1剂，水煎服。

5. 肺肾气虚

证候：呼吸浅短难续，甚则张口抬肩，倚息不能平卧，咳嗽，痰白如沫，咳吐不利，胸满闷窒，声低气怯，心悸，形寒汗出，面色晦暗，或腰膝酸软，小便清长，或尿后余沥，或咳则小便自遗，舌淡或暗紫，苔白润；脉沉细虚数无力，或有结代。

治法：补肺纳肾，降气平喘。

方药：补虚汤合参蛤散加减。黄芪9 g，茯苓9 g，干姜6 g，半夏12 g，厚朴9 g，五味子9 g，陈皮12 g，炙甘草6 g，人参9 g，蛤蚧粉3 g^{（冲服）}。每日1剂，水煎服。

加减：若肺虚有寒、怕冷，痰清稀如沫者，加肉桂、干姜、钟乳石以温肺化饮；如兼阴伤，见低热、舌红少苔者，加麦门冬、玉竹以养阴清热；气虚血瘀，如口唇发绀，面色鳖黑者，加当归、丹参、苏木以活血通脉；如见喘脱危象，急用参附汤送服蛤蚧粉或黑锡丹补气纳肾，回阳固脱。

6. 阳虚水泛

证候：喘咳不能平卧，咳痰清稀，胸满气憋，面浮，下肢肿，甚则一身悉肿，腹部胀满有水，尿少；脘痞，食欲缺乏，心悸，怕冷，面唇青紫，舌胖质暗，苔白滑；脉沉虚数或结代。

治法：温肾健脾，化饮利水。

方药：真武汤合五苓散加减。炮附子 15 g$^{(先煎)}$，白术 12 g，茯苓 12 g，芍药 12 g，生姜 12 g，泽泻 9 g，猪苓 9 g，桂枝 12 g。每日 1 剂，水煎服。

二、常用中药

1. 蜜麻黄

（1）性味归经：辛，苦，温。入肺、膀胱经。

（2）功效：发汗，平喘，利水。

（3）主治：伤寒表实，发热恶寒无汗，头痛鼻塞，骨节疼痛；咳嗽气喘；风水水肿，小便不利；风邪顽痹，皮肤不仁，风疹瘙痒。

（4）用法用量：内服，煎汤，1.5 ~ 10 g；或入丸散。

（5）临床应用：麻黄用于平喘止咳，一般需配杏仁，以增强平喘作用。在肺寒喘咳时，须加用干姜、细辛、五味子，以增强散寒、祛痰、镇咳的作用。

需注意的是，麻黄虽有治喘作用，但连续长时间使用后，效果会大减，所以，慢性咳嗽者一般不宜久服，可间歇使用。麻黄有兴奋大脑皮层的作用，如用量较大，往往会引起过度兴奋而致失眠用量宜从小量开始，逐渐探索合适的剂量。用蜜炙麻黄不良反应较小。

2. 杏仁

（1）性味归经：苦，微温，小毒。入肺、大肠经。

（2）功效：降气化痰，止咳平喘，润肠通便。

（3）主治：外感咳嗽喘满，肠燥便秘。

（4）用法用量：内服，煎汤，3 ~ 10 g；或入丸散。

（5）临床应用：杏仁为平喘止咳的常用药。在润肺方剂内，杏仁常不可少。用于止喘，治外感引起的燥咳尤为适宜。偏于风寒者配苏叶等，偏于风热者配桑叶等；用于定喘，主要通过祛痰降气，减轻肺气壅塞，使呼吸较通畅而有助于止喘，但只作为辅助药用，协助麻黄，用于实证咳嗽，肺热明显者配石膏，一般的热喘则配黄芩、白果、桑白皮等。

3. 紫菀

（1）性味归经：苦，辛，温。入肺经。

（2）功效：润肺下气，化痰止咳。

（3）主治：咳嗽，虚劳咳吐脓血，小便不利。

（4）用法用量：内服，煎汤，4.5 ~ 10 g；或入丸散。

（5）临床应用：紫菀主要用于慢性咳嗽，尤其寒咳，有痰涎壅塞，咳吐不爽，或痰中带血，配百部、荆芥等；如慢性咳嗽而偏于痨热，甚至咳吐脓血，则需配养阴清热药如天冬、黄芩等。

4. 款冬花

（1）性味归经：辛，微甘，温。入肺经。

（2）功效：润肺下气，化痰止咳。

（3）主治：新久咳嗽，气喘，痨嗽咳血。

（4）用法用量：内服，煎汤，3～10 g；熬膏，或入丸散。外用，适量，研末调敷。

（5）临床应用：款冬花为止咳常用药，前人经验认为本品温而不燥，有邪可散，散而不泄；无邪可润，润而不寒。因此，一切咳嗽，无论属寒热虚实，只要与肺经有关，都可用之。现代也用于治疗多种咳嗽，尤其伤风感冒，上呼吸道感染而有喘嗽者，更应常用。

5. 百部

（1）性味归经：苦，微甘，微温。入肺经。

（2）功效：润肺止咳，杀虫灭虱。

（3）主治：新久咳嗽，肺痨，百日咳，蛲虫病，体虱，癣疥。

（4）用法用量：内服，煎汤，3～10 g。外用，适量，煎水洗，或研末外敷；或浸酒涂擦。

（5）临床应用：前人认为百部能治新久咳嗽，久嗽者尤其适用，由肺热引起的新咳、痰喘也可用。现代多用于治肺结核，配白及、沙参、党参、川贝、麦冬、杏仁等。

6. 莱菔子

（1）性味归经：辛，甘，平。入脾、胃、肺、大肠经。

（2）功效：消食导滞，降气化痰。

（3）主治：食积气滞，脘腹胀满，腹泻，下痢后重，咳嗽多痰，气道喘满。

（4）用法用量：适量，研末调敷。

（5）临床应用：莱菔子用于治疗咳嗽痰喘，对慢性喘息支气管炎证见偏热、偏实者较合适，取其有化痰而降气的作用，从而减轻喘嗽，配苏子、白芥子等，或配白果、陈皮、熟地黄等。

7. 地龙

（1）性味归经：咸，寒。入肝、肺、肾经。

（2）功效：清热止痉，平肝息风，通经活络，平喘利尿。

（3）主治：热病发热狂躁，惊痫抽搐，肝阳头痛，中风偏瘫，风湿痹痛，肺热咳喘，小便不通。

（4）用法用量：内服，煎汤，5～10 g，或研末入丸散，每次1～2 g；鲜品拌糖或盐化水服。外用，适量，鲜品捣烂或取汁涂敷，研末撒或涂敷。

（5）临床应用：地龙临床可用于治疗支气管哮喘，取其有扩张支气管作用，配海螵蛸、天竺黄等。

8. 半夏

（1）性味归经：辛，温，有毒。入脾、胃、肺经。

（2）功效：燥湿化痰，降逆止呕，消痞散结。

（3）主治：咳喘痰多，呕吐反胃，胸腔痞满，头痛眩晕，夜卧不安，瘿瘤痰核，痈疽肿毒。

（4）用法用量：内服，煎汤，3～9 g，或入丸散。外用，生品适量，研末水调敷，或用酒、醋调敷。

(5)临床应用：半夏用于祛痰，主要用于湿痰，表现为咳嗽痰多，痰白黏稠，胸部作闷，常配陈皮、茯苓等，以此为基础，再随症酌加款冬、前胡、川贝等。

9. 鱼腥草

(1)性味归经：辛，微寒。入肺、膀胱、大肠经。

(2)功效：清热解毒，排脓消痈，利尿通淋。

(3)主治：肺痈吐脓，痰热喘咳，喉蛾，热病，痈肿疮毒，热淋。

(4)用法用量：内服，煎汤，15~25 g，不宜久煎；或鲜品捣汁，用量加倍。外用，适量，捣敷；或煎汤熏洗。

(5)临床应用：鱼腥草为治疗肺痈的常用药，有发热、咳嗽咳吐腐臭黏痰者，常配桔梗，加强祛痰作用。病情较重者加配苇茎汤，还可同时用鱼腥草煎汤代茶，加强消炎利尿作用。

10. 射干

(1)性味归经：苦，辛，寒，有毒。入肺、肝经。

(2)功效：清热解毒，祛痰利咽，消瘀散结。

(3)主治：治咽喉肿痛，痰壅咳嗽，瘰疬结核，疟母癥瘕，痈肿疮毒。

(4)用法用量：内服，煎汤，5~10 g，或入丸散；或鲜品捣汁。外用，适量，煎水外洗；或研末吹喉；或捣烂外敷。

(5)临床应用：射干治外感咳嗽多痰，如为风热咳嗽，如为风寒咳嗽而多痰，可配前胡、杏仁、贝母；如为风寒咳嗽而多痰，呼吸不畅有喘息，呼吸时候中有哮鸣音，相当于慢性喘息性支气管炎，或支气管哮喘，可配麻黄、生姜、细辛、五味子以温化寒痰。

11. 沙参

(1)性味归经：甘，微苦，微寒。入肺、胃经。

(2)功效：养阴清热，润肺化痰，益胃生津。

(3)主治：阴虚虚咳，痨嗽痰血，燥咳痰少，虚热喉痹，津伤口渴。

(4)用法用量：内服，煎汤，10~15 g，鲜品15~30 g；或入丸散。

(5)临床应用：沙参用于治肺虚燥咳，如久咳、干咳、痰少、津液不足，故肺结核、慢性气管炎的干咳均宜用沙参，常配麦冬、玉竹、桑叶，加强清润作用。又可单用沙参末6 g(或加配甘草末3 g)，开水送服，可长期服用。

12. 五味子

(1)性味归经：酸，温。入肺、心、肾经。

(2)功效：收敛固涩，益气生津，宁心安神。

(3)主治：久咳虚喘，梦遗滑精，尿频遗尿，久泻不止，自汗盗汗，津伤口渴，心悸失眠。

(4)用法用量：内服，煎汤，3~6 g；研末，每次1~3 g，熬膏；或入丸散。外用，适量，研末掺或煎水洗。

(5)临床应用：五味子用于治疗虚寒喘咳，如偏于肺虚咳喘，有寒痰、湿痰，常配干姜同用；如偏于肾虚喘咳，常配六味地黄汤同用；对老年慢性喘息性支气管炎，可配麻黄、钩藤；虚喘甚者，需加配磁石、远志等安神镇静药，才能收到较好的效果。

13. 紫河车

(1)性味归经：甘，咸，温。入肺、肝、肾经。

(2)功效：益气养血，补肾益精。

(3)主治：虚劳羸瘦，虚喘痹嗽，气虚无力，血虚面黄，阳痿遗精，不孕少乳。

(4)用法用量：内服，研末，每次1.5~3 g，重症加倍；或入丸散；新鲜胎盘，半个至1个，水煎服食，每周2~3次。

(5)临床应用：紫河车历来作为强壮药用，治各种劳损和虚弱，尤其气虚、血虚、咳喘。现代主要用于肺结核、神经衰弱、贫血、支气管哮喘、老年慢性气管炎等，但要长期服用才有效。

14. 蛤蚧

(1)性味归经：咸，平。入肺、肾经。

(2)功效：益肾补肺，定喘止嗽。

(3)主治：肺肾两虚气喘咳嗽，虚劳咳嗽，咯血，肾虚阳痿，遗精，消渴，小便频数。

(4)用法用量：内服，煎汤，3~6 g；研末，1~1.5 g；或入丸散。

(5)临床应用：蛤蚧主要用于虚喘，治虚症喘咳，包括肾阳虚和肺阴虚所致的慢性喘咳，例如支气管哮喘，心源性喘息，肺气肿，特别是治疗肺结核引起的喘咳，痰中带血，蛤蚧更是常用药，或配百部、紫菀、五味子；或配贝母、桑白皮、杏仁等。

15. 白果

(1)性味归经：甘，苦，涩，平，小毒。入肺、肾经。

(2)功效：敛肺定喘，止带缩尿。

(3)主治：哮喘痰嗽，白带，白浊，遗精，尿频，无名肿毒，癣疮等。

(4)用法用量：内服，煎汤，3~9 g；或捣汁。外用，适量，捣敷或切片涂。

(5)临床应用：白果主要用于肺虚咳喘，治疗慢性喘息性支气管炎尤为适用，常配麻黄、杏仁、桑白皮、紫菀等。

16. 细辛

(1)性味归经：辛，温，有小毒。入肺、肾、心经。

(2)功效：散寒祛风，止痛，温肺化饮，通窍。

(3)主治：风寒表证。头痛，牙痛，风湿痹痛，痰饮咳喘，鼻塞，鼻渊，口疮。

(4)用法用量：内服，煎汤，1.5~9 g；研末，1~3 g。外用，适量，吹鼻；塞耳；敷脐；或煎水含漱。

(5)临床应用：细辛用于治疗痰饮咳嗽，如慢性支气管炎、支气管扩张等有大量清稀痰液的咳嗽，有镇咳作用，常与干姜、五味子同用，前人的经验有"干姜细辛五味子为治疗痰饮咳嗽之良药。"但肺结核和其他干咳症，则不宜用。

17. 川贝母

(1)性味归经：甘，苦，微寒。入肺、心经。

(2)功效：清热润肺，化痰止咳，消肿散结。

(3)主治：肺虚久咳，虚劳咳嗽，燥热咳嗽，肺痈，瘰疬，痈肿，乳痈。

(4)用法用量：内服，煎汤，3~9 g；研末，1~1.5 g；或入丸散。外用，适量，研末撒或调敷。

(5)临床应用：川贝母药性缓和，气味不浓，小儿用之颇为合适。其润肺化痰作用较好，常用于慢性虚劳咳嗽，可配紫菀、款冬花等。

18. 旋覆花

(1)性味归经：苦，辛，咸，微温。入肺、胃、大肠经。

(2)功效：消痰行水，降气止呕。

(3)主治：咳喘痰黏，呕吐噫气，胸痞肋痛。

(4)用法用量：内服，煎汤(布包煎或滤去毛)，3~10 g。

(5)临床应用：旋覆花用于祛痰，治痰壅气逆，顽痰胶结，咳吐不爽，胸中痞闷，如慢性气管炎，常配桔梗、桑白皮、半夏、瓜蒌仁等。

19. 白芥子

(1)性味归经：辛，温。入肺、胃经。

(2)功效：化痰逐饮，散结消肿。

(3)主治：咳喘痰多，胸满肋痛，肢体麻木，关节肿痛，湿痰流注，阴疽肿毒。

(4)用法用量：内服，煎汤，3~10 g；或入丸散。外用，适量，研末调敷；或整粒敷穴位。

(5)临床应用：白芥子为温化寒痰常用药。用于寒痰滞于肋下，表现为咳嗽而痰多清稀、胸胁满闷作痛，可见于慢性气管炎、肺气肿，渗出性胸膜炎等，常配苏子、莱菔子等。

20. 甘草

(1)性味归经：甘，平。入脾、胃、心、肺经。

(2)功效：益气补中，缓急止痛，润肺止咳，泻火解毒，调和诸药。

(3)主治：倦怠食少，面黄肌瘦，心悸气短，腹痛气短，咳嗽气喘，咽喉肿痛，痈疮肿毒，小儿胎毒及药物、食物中毒。

(4)用法用量：内服，煎汤，2~6 g，调和诸药，用量宜小，作为主药用量宜稍大。

(5)临床应用：甘草用于热咳、燥咳，如上呼吸道感染，支气管炎引起的咳嗽，痰不多，色黄，难咳出，或干咳无痰。甘草在汤剂中能保护发炎的咽喉和气管的黏膜，减轻刺激，有助于止咳，多与杏仁、川贝、前胡、桑叶等止咳化痰药同用。

21. 白前

(1)性味归经：辛，甘，微温。入肺经。

(2)功效：祛痰止咳，泻肺降气，健胃调中。

(3)主治：肺气壅实之咳嗽痰多，气逆喘促，胃脘疼痛，小儿疳积，跌打损伤。

(4)用法用量：内服，煎汤，3~10 g；或入丸散。

(5)临床应用：白前用于咳嗽而见肺气壅实，咳痰不爽，喉有吼声，呼吸不畅，如急性支气管炎、肺气肿合并气管炎之咳嗽，取其有降气下痰作用，常配紫菀、半夏等；对于久咳，痰多，可用白前，配桑白皮、桔梗等。

22. 前胡

(1)性味归经：苦，辛，微寒。入肺、脾、肝经。

（2）功效：疏散风热，降气化痰。

（3）主治：外感风热，肺热痰郁，咳喘痰多，痰黄稠黏，呕逆食少，胸膈满闷。

（4）用法用量：内服，煎汤，5～10 g；或入丸散。

（5）临床应用：前胡辛散苦降，功擅下气消痰，治疗痰热壅肺，肺气不降，喘咳痰稠，胸满痞闷，常与杏仁、贝母、桑白皮等化痰止咳、降气平喘药同用；若痰壅肺，胸满短气，每与赤茯苓、杏仁、甘草为伍；若痰浊室于肺胃，咳嗽胸满，呕吐恶心，可配杏仁、陈皮、半夏等以化痰宣肺、和胃降逆。

23. 枇杷叶

（1）性味归经：苦，微辛，微寒。入肺、胃经。

（2）功效：清肺止咳，和胃降逆，止渴。

（3）主治：肺热咳嗽，阴虚劳嗽，咳血，衄血，吐血，胃热呕哕，妊娠恶阻，小儿吐乳，消渴及肺风面疮，酒糟鼻赤。

（4）用法用量：内服，煎汤，9～15 g，大剂量可用至 30 g，鲜品 15～30 g，去毛，纱布包煎；或熬膏；或入丸散。

（5）临床应用：枇杷叶味苦性寒，具有降气清肺止咳之功，用治肺热咳嗽，可配前胡、桑叶等以疏风宣肺止咳。以其止咳力佳，配以麦冬、阿胶又能治肺燥咳嗽；久咳痰血可配白及、藕节、生地黄、蛤粉、炒阿胶以清肺补肺，止咳止血；若兼痰多者，则再配川贝母、杏仁等以加强化痰作用。

24. 桑白皮

（1）性味归经：甘，辛，寒。入肺、脾经。

（2）功效：泻肺平喘，利水消肿。

（3）主治：肺热咳喘，水饮停肺，胀满喘息，水肿，脚气，小便不利。

（4）用法用量：内服，煎汤，9～15 g；或入丸散。外用，适量，捣汁涂或煎水洗。

（5）临床应用：桑白皮性寒降泄，能泻肺，凡肺经火热或水气为患，均可用之，尤其善泻肺热而平喘咳。治肺热喘咳，痰稠而黄，可配贝母、黄芩等，以清肺化痰；如肺热壅盛，阴虚有热，咳喘而兼身热心烦，手足心热者，常配地骨皮等以泻伏火，清虚热；治水饮停肺，胀满喘息，可配麻黄、杏仁、细辛、干姜等宣肺化饮药同用。

25. 桑叶

（1）性味归经：苦，甘，寒。入肺、肝经。

（2）功效：疏散风热，清肺，明目。

（3）主治：风热感冒，风温初起，发热头痛，汗出恶风，咳嗽胸痛；或肺燥干咳无痰，咽干口渴；风热及肝阳上扰，目赤肿痛。

（4）用法用量：内服，煎汤，4.5～9 g；或入丸散。外用，适量，煎水洗或捣敷。

（5）临床应用：桑叶味苦甘而性寒，有清燥肃肺之功，凡咳嗽痰黏，不易咳出，或痰中夹有血丝，咽干口渴，可用本品与沙参、麦冬、玉竹、天花粉等配伍；若燥热化火，头痛烦热，干咳无痰，气息喘促，需与石膏、阿胶、黑芝麻、枇杷叶等滋阴清热、润燥降逆之品同用；此外，用于阴虚劳热，咳嗽痰中带血，潮热盗汗，亦可于滋阴抗结核中加用菊花，有轻清疏泄、平抑气火之效。

26. 天南星

(1)性味归经：苦，辛，温，有毒。入肺、肝、脾经。

(2)功效：祛风止痉，化痰散结。

(3)主治：中风痰壅，口眼歪斜，半身不遂，手足麻痹，风痰眩晕，癫痫，惊风，破伤风，咳嗽痰多，痈肿，瘰疬，跌打损伤，毒蛇咬伤。

(4)用法用量：内服，煎汤，3~9 g，一般制后用；或入丸散。外用，生品适量，研末以醋或酒调敷患处。

(5)临床应用：天南星用于湿痰壅肺，咳嗽痰稠，胸膈胀闷。天南星可燥湿化痰，常与半夏同用，加枳实、橘红等行气药以顺气消痰，则疗效更佳；若热痰咳嗽者，可与半夏、黄芩同用，以清化痰热。

27. 瓜蒌

(1)性味归经：甘，微苦，寒。入肺、胃、大肠经。

(2)功效：清热化痰，宽胸散结，润燥滑肠。

(3)主治：肺热咳嗽，胸痹，结胸，消渴，便秘，痈肿疮毒。

(4)用法用量：内服，煎汤，9~20 g；或入丸散。外用，适量，捣敷。

(5)临床应用：瓜蒌清肺润燥，又能涤痰宽胸，对痰热阻肺、肺气壅遏之咳嗽胸闷，或咳痰黄稠不易咳出，胸膈痞满者，尤为相宜，常配伍清泄肺热的黄芩、枳实、胆南星等；与养阴清肺药同用，可用于肺燥阴伤，干咳痰少者；若咳嗽不止，可与乌梅、杏仁等止咳化痰、敛肺药同用。

三、常用方剂

1. 定喘汤

(1)组成：白果 12 g$^{(打)}$，麻黄 5 g，苏子 9 g，款冬花 9 g，半夏 9 g，桑白皮 9 g，黄芩 6 g，甘草 3 g。

(2)用法：水煎服。

(3)功效：宣肺降气，祛痰平喘。

(4)主治：外感风寒，内蕴痰热。症见胸闷气喘，咳嗽，痰多气急，喉中有哮鸣音，痰稠色黄或有表证，苔黄腻，脉滑数者。

(5)方解：本方是治疗痰热咳喘的有效方剂。方中以麻黄宣肺定喘，兼解表寒。白果敛肺止咳，化痰平喘，两药相配，一散一收，既可加强止咳平喘之力，又不致耗散，共为主药；以杏仁、苏子、半夏、冬花降气化痰，加强平喘作用，为辅药；黄芩配桑白皮清泻肺热，止咳平喘，为佐药；甘草调和诸药，兼化痰，为使药。诸药合用，共奏宣肺平喘、清热化痰之效，使外寒解而痰热除，喘咳自平。

(6)注意事项：若新感风寒，虽恶寒发热，无汗而喘，但内无痰热者，本方不宜使用。

(7)临床应用：本方主要用于慢性阻塞性肺疾病证属痰热蕴肺者。

2. 麻杏石甘汤

(1)组成：麻黄$^{(去节)}$6 g，杏仁$^{(去皮尖)}$9 g，甘草$^{(炙)}$6 g，石膏$^{(碎棉裹)}$24 g。

(2)用法：水煎服。

（3）功效：辛凉宣泄，清肺平喘。

（4）主治：外感表邪，化热传里，邪热壅肺之证。症见身热不解，有汗或无汗，咳逆气急，甚或鼻煽，口渴，舌苔薄白或黄，脉浮滑而数等。凡因外感表邪化热，痰遏于肺所致的咳嗽，气喘，或见鼻煽等邪热壅肺之证均可用之。

（5）方解：本方所主之病证，乃由表邪化热，痰遏于肺所致。方用石膏辛甘寒，泄肺胃之热以生津，麻黄辛苦温，宣肺解表而平喘，两药相制为用，既能宣肺，又能清热，一辛温，一辛寒，但辛寒大于辛温，以监制麻黄辛温之性而为辛凉之用，清热透邪，清肺定喘，共为主药。杏仁苦降以助麻黄止咳平喘，为佐药，甘草调和诸药，为使药。药仅四味，但配伍严谨，共奏辛凉宣肺、清泄肺热、止咳平喘之功。

（6）注意事项：本方是一首辛凉清宣之剂。若属风寒实喘，或虚喘患者，则不宜使用。

（7）临床应用：本方主要用于咳喘症状明显的支气管炎、肺炎、支气管哮喘等疾病，如发热等全身中毒症状重者酌加清热解毒药物，疗效更佳。

3. 泻白散

（1）组成：地骨皮30 g，桑白皮^{（炒）}30 g，甘草^{（炙）}3 g。

（2）用法：原方挫散，入粳米一撮，水二小盏，煎七分，食前服。现多水煎服。

（3）功效：泻肺清热，止咳平喘。

（4）主治：肺热咳喘，症见咳嗽，甚则气急，皮肤蒸热，日晡尤甚，舌红苔黄，脉细数。

（5）方解：本方所治乃肺有伏火郁热之证。肺主气、宜清肃下降，肺火郁结，则气逆不降，而为咳喘；肺合皮毛，肺有伏热，则皮肤蒸热，午后热甚；热邪伤及肺阴，故舌红、脉细数。方中桑白皮清泻肺热，止咳平喘，为主药；地骨皮协助主药泻肺中伏火，并退虚热，为辅药；粳米、甘草养胃和中，并防伤肺气，共为佐使。四药合用，泻肺平喘而不伤正。白者肺之色，"泻白"泻肺气之有余也。

（6）注意事项：本方多用于肺热伤阴，肺气不降之喘咳，尤宜正气不太伤，伏火不太甚者。如肺经热重，本方清热之力嫌弱，如阴伤太甚，则滋阴之力也嫌不足。

（7）临床应用：本方主要用于咳喘明显的支气管炎、肺结核、小儿麻疹、小儿肺炎等疾病，临床观察也表明本方对上述疾患有较好疗效。

4. 苇茎汤

（1）组成：苇茎60 g，薏苡仁30 g，桃仁30 枚，冬瓜仁30 g。

（2）用法：水煎服。

（3）功效：清肺化痰，逐瘀排脓。

（4）主治：邪热蕴肺，血脉瘀阻，瘀热内结之证。大凡咳吐脓痰，或痰血相兼，胸中隐隐作痛，肌肤甲错，脉滑数者。

（5）方解：本方原为主治肺痈之方，乃属于热毒蕴肺，痰瘀互结所致的证候。用于慢性阻塞性肺疾病属于痰热夹瘀之候尤为适宜。方中苇茎清肺泻热为主；冬瓜仁、薏苡仁清化痰热，利湿排脓为辅；桃仁活血祛瘀以消热结。方中冬瓜子，在本方中原书是为瓜瓣，前人有不同看法，如张玉路认为是甜瓜子，他说"甜瓜瓣专于开痰，《别录》治腹内结聚，破溃脓血，善逐垢腻而不伤正气，为肠胃内痈要药。"后人常以冬瓜子代瓜瓣。共具清化、逐瘀、排脓之功，以使痰、瘀两化，脓排热清，痈可渐消。

（6）注意事项：本方清热排脓之功虽强，然清热解毒之力尚嫌不足。

（7）临床应用：临床上多用于治疗肺脓肿、肺炎、支气管炎、肺心病、胸膜炎等呼吸系统感染性疾患。

5. 小陷胸汤

（1）组成：黄连6 g，半夏12 g，瓜蒌实30 g。

（2）用法：水煎服。

（3）功效：清热化痰，宽胸散结。

（4）主治：痰热互结。症见胸脘痞满，按之疼痛，发热或咳嗽，气急，痰黄黏稠，舌苔黄腻，脉滑数。

（5）方解：方中瓜蒌实清热化痰，通胸膈之痹为君药；黄连清热降火，除心下之痞为臣药；以半夏降逆消痞，除心下之结，与黄连合用，一辛一苦，辛开苦降，得瓜蒌实，则清热涤痰，其散结开痞之功益著。全方共奏清热开结涤痰之效。

（6）注意事项：由于本方能清热化痰、宽胸散结，故用治慢性阻塞性肺疾病之热痰咳嗽，痰稠色黄，胸膈不快之症。

（7）临床应用：临床多用于多种呼吸系统疾病、消化系统疾病等而属痰热内阻疾病。

6. 清金化痰汤

（1）组成：黄芩12 g，山栀子12 g，知母15 g，桑白皮15 g，瓜蒌仁15 g，贝母9 g，麦门冬9 g，橘红9 g，茯苓9 g，桔梗9 g，甘草3 g。

（2）用法：水煎服。

（3）功效：清肺化痰。

（4）主治：治疗热痰蕴肺，咳痰黄稠，舌苔黄腻，脉象滑数。

（5）方解：方中橘红理气化痰，使气顺则痰降；茯苓健脾利湿，湿去则痰自消；更以瓜蒌仁、贝母、桔梗清热涤痰、宽胸开结；麦冬、知母养阴清热、润肺止咳；黄芩、栀子、桑白皮清泻肺火；甘草补土而调和诸药。故全方有化痰止咳、清热润肺之功。适用于痰浊不化、蕴而化热之证。

（6）临床应用：临床应用于慢性阻塞性肺疾病证属痰热蕴肺者。

7. 清肺饮

（1）组成：桔梗4.5 g，黄芩9 g，山栀子9 g，连翘9 g，天花粉9 g，玄参9 g，薄荷6 g，甘草3 g。

（2）用法：水煎服。

（3）功效：宣肺清热，凉血滋阴。

（4）主治：热结上焦，肺失通调，小便不利，喘咳面肿，气逆胸满，脉右寸洪数。

（5）临床应用：临床应用于慢性阻塞性肺疾病证属痰热蕴肺而阴津不足者。

8. 苓桂术甘汤

（1）组成：茯苓12 g，桂枝9 g，白术6 g，炙甘草6 g。

（2）用法：水煎服。

(3)功效:宣肺降气,祛痰平喘。

(4)主治:中阳不足的痰饮病。症见心下有痰饮,胸胁支满,目眩及伤寒吐下后,心下逆满,气上冲胸,起则头眩,脉沉紧者。

(5)方解:本方为治疗痰饮病之主方。具有温化痰饮之功。方中以茯苓渗湿利水;白术燥湿健脾;炙甘草补中和胃;配以桂枝温通阳气。全方同用共奏健脾燥湿、温化痰饮之效。

(6)临床应用:现临床上广泛用于多种呼吸系统疾病、神经系统疾病、心血管疾病及风湿、神经内分泌疾患等。

9. 真武汤

(1)组成:茯苓9 g,芍药9 g,生姜9 g,白术6 g,附子(炮)9 g。

(2)用法:水煎服。

(3)功效:温阳利水。

(4)主治:少阴病有水气,腹痛,水便不利,四肢沉重疼痛,自下利;太阳病发汗,汗出不解,发热,咳喘,舌淡嫩,脉沉细,心下悸,头眩。

(5)方解:本方为治少阴阳虚水泛的代表方。以附子温肾壮阳、化气行水;白术燥湿行水;茯苓淡渗利水,白术、茯苓还能健脾;生姜温散水气;芍药养血和阴,以防水气消而燥热生。故全方能温肾健脾、化气利水。

(6)临床应用:临床广泛用于肺心病、慢性支气管炎、支气管哮喘等证属阳虚水泛者。

10. 小青龙汤

(1)组成:麻黄9 g,芍药9 g,细辛9 g,干姜9 g,甘草6 g,桂枝6 g,半夏9 g,五味子3 g。

(2)用法:水煎服。

(3)功效:温肺化饮,止咳平喘。

(4)主治:外感风寒,内停水饮。症见恶寒发热不渴,无汗,咳喘,痰多而稀,或痰饮咳喘,不得平卧,或身体痛重,头面四肢水肿,舌苔白滑,脉浮者。

(5)方解:本方所主之病证,乃是表寒不解,心下有水气,风寒束表,皮毛紧闭恶寒发热,口不渴,无汗,身疼脉浮。表寒引动内饮,水气内渍,所传不一,故可见胸痞、干呕、肢体水肿身重等症。对此外寒内饮之证,单纯解表则饮不化,单纯化饮则外邪不解。解表散寒,温肺化饮并用,才能使外邪得以宣解,停饮得以蠲化。方中以麻黄、桂枝发汗解表、宣肺平喘;白芍配桂枝以调和营卫;干姜、细辛以温肺化饮,外可辛散风寒;五味子敛肺以止咳,并防肺气之耗散;半夏燥湿化痰,蠲饮降浊;甘草调和诸药,并能合白芍酸甘化阴,缓麻、桂之辛散太过。药虽八味,配伍严谨,共成散寒解表、化饮平喘之功。

(6)临床应用:临床用于慢性支气管炎、支气管哮喘、慢性阻塞性肺气肿及肺心病等属于痰饮伏肺者。

11. 射干麻黄汤

(1)组成:射干9 g,麻黄12 g,生姜12 g,细辛、紫菀、款冬花各9 g,五味子3 g,大枣7 枚,半夏9 g。

（2）制剂用法：上药以水 1.2L，先煎麻黄二沸，去上沫，纳诸药煮取 300ml，分 3 次温服。

（3）功效：宣肺散寒，化饮止咳。

（4）主治：治疗外感风寒，痰饮上逆，咳而上气，喉中有水鸣声。

（5）方解：方中麻黄宣肺散寒，射干开结消痰，并为君药；生主散寒行水，半夏降逆化饮，共为臣药；紫菀、款冬花温润除痰，下气止咳，五味子收敛耗散之肺气，均为佐药；大枣益脾养胃，为使药诸药相配，共奏宣肺散寒、化饮止咳之功。

（6）临床应用：本方临床应用于慢性支气管炎、支气管哮喘证属痰饮伏肺者。

12. 麻黄汤

（1）组成：麻黄 6 g（去节），桂枝 4 g（去皮），炙甘草 3 g，杏仁 9 g（去皮、尖）。

（2）用法：上 4 味，用水 900ml，先煮麻黄，去上沫，纳诸药，煮取 300ml，去滓，温服 150ml，覆取微似汗。如一服汗出病瘥者，停后服。汗后不解，当以桂枝汤代之，汗多者，以温粉扑之。

（3）功效：发汗解表，宣肺平喘。

（4）主治：治疗外感风寒表实证，症见恶寒发热，头痛身疼，骨节疼痛，无汗而喘，不渴，苔薄白，脉浮紧。

（5）方解：本方为治疗表寒实证的主要方剂。方中麻黄发散风寒，宣肺平喘为君；桂枝辛温解肌为臣；杏仁宣降肺气，止咳平喘为佐；炙甘草调和诸药为使。

（6）注意事项：全方发汗作用较强，故表虚自汗、外感风热、体虚外感、产后、失血者均应忌用。

（7）临床应用：现代临床用于感冒、流行性感冒、支气管炎及支气管哮喘等病证而见上述症状者。

13. 枳实薤白桂枝汤

（1）组成：枳实 3 g，厚朴 12 g，薤白 9 g，桂枝 3 g，瓜蒌实 10 g（捣）。

（2）用法：上五味以水 1L，先煮枳实、厚朴，取 400ml，去滓，纳诸药，煮数沸，分 3 次温服。

（3）功效：理气宽胸，通络化饮。

（4）主治：治疗水饮停于胸胁，气机不畅，脉络失和而偏于胸阳不振者。症见胸闷不畅，胁肋胀痛，呼吸、咳嗽引痛，舌苔白，脉弦。

（5）方解：本方在《金匮要略》中是治疗胸痹的方剂，症见胸中痞闷满痛，胁下之气上逆，属胸中阳气不振、阴寒水气上逆者。因而方中以枳实、厚朴理气开结，化饮降逆；薤白温通胸阳，瓜蒌利气宽胸化痰，桂枝通阳化气。诸药组合，有通阳行气，宽胸开结，降逆化饮之功。

（6）临床应用：本方以治疗慢性阻塞性肺疾病证邪停胸胁、胸阳不振者为宜。

14. 苏子降气汤

（1）组成：紫苏子 9 g，半夏 9 g，前胡（去芦）6 g，厚朴（去粗皮，姜汁拌炒）6 g，肉桂 2 g，当归（去芦）6 g，甘草 4 g，陈皮 6 g。

（2）用法：水煎服。

（3）功效：降气平喘，祛痰止咳。

（4）主治：上盛下虚之痰涎壅盛，症见咳喘短气，胸膈满闷，舌苔白滑或白腻等。凡因痰涎壅盛，上壅于肺而致咳喘气短、胸膈满闷并有肾阳不足、肾不纳气而见呼多吸少、短气等上盛下虚之证皆可用之。

（5）方解：本方治上顾下，但以降气化痰平喘及祛痰为主，温肾纳气治下虚为辅。方中用苏子、半夏降气化痰，止咳平喘为主药；厚朴、前胡、陈皮宣降肺气、止咳平喘，协助主药以治上实，肉桂温肾纳气以治下虚，均为辅药；当归既可养血润肺，又能治咳喘气逆，生姜和胃降逆，甘草和中祛痰，调和诸药，均为佐使药。全方共奏降逆平喘、温化寒痰之功。

（6）临床应用：现代临床主要用于治疗支气管哮喘、慢性支气管炎、肺气肿、慢性肺源性心脏病等病证属肾阳不足而湿痰壅盛者。

15. 二陈汤

（1）组成：半夏9 g，橘红9 g，茯苓9 g，炙甘草6 g。

（2）用法：加生姜1片，乌梅1个，水煎服。

（3）功效：降气平喘，祛痰止咳。

（4）主治：湿痰咳嗽，症见咳嗽痰多色白，胸膈胀满，恶心呕吐，头眩心悸，舌苔白润，脉滑。

（5）方解：本方为治疗湿痰证之主方。方中以半夏为君，取其味辛性温燥，善能燥湿化痰，且可降逆和胃；橘红为臣，理气燥湿，使气顺而痰消；佐以茯苓健脾渗湿；生姜降逆化饮，既可制半夏之毒，且能助半夏、橘红行气消痰；复用少许乌梅收敛肺气，与半夏相伍，有散有收，相反相成，使祛痰而不伤正；使以甘草调和诸药，兼以润肺和中。药仅四味，配伍严谨，共奏燥湿化痰，理气和中之效。方中陈皮、半夏二味，用陈久者，则无过燥之弊，故有"二陈"之名。

（6）临床应用：临床上多用于治疗慢性支气管炎，支气管哮喘，慢性胃炎等。

16. 葶苈大枣泻肺汤

（1）组成：葶苈子10～20 g，大枣12枚。

（2）用法：水煎服。

（3）功效：逐痰下气，泻肺开闭。

（4）主治：喘不得卧；肺痈，胸满胀，一身面目水肿，鼻塞，清涕出，不闻香臭酸辛，咳逆上气，喘鸣迫塞、支饮胸满者，舌红苔黄腻或薄黄，脉数、弦滑数。

（5）方解：葶苈子消痰逐邪，开泄肺气，使痰浊得驱，肺气宣降自如，则喘息得平。大枣安中护正，使邪去而不伤正。

（6）临床应用：慢性阻塞性肺疾病急性发作期、肺脓肿、慢性支气管肺炎、支气管哮喘等。

17. 桂枝加厚朴杏子汤

（1）组成：桂枝9 g，芍药9 g，生姜9 g，甘草炙6 g，大枣3枚，厚朴（炙）6 g，杏仁6 g。

（2）用法：水煎服。

（3）功效：解肌发表，降气平喘。

（4）主治：宿有喘病，又感风寒而见桂枝汤证者；或风寒表证误用下剂后，表证未解而微喘者。

（5）方解：桂枝汤解肌祛风，调和营卫；炙厚朴苦辛温，化湿导滞，行气平喘；杏仁苦温，止咳定喘，表里同治，标本兼顾。

（6）临床应用：现代临床主要用于治疗支气管哮喘，急慢性支气引管炎，肺气肿、过敏性鼻炎等。

18. 麦门冬汤

（1）组成：麦门冬 60 g，半夏 9 g，人参 6 g，甘草 4 g，粳米 6 g，大枣 12 枚。

（2）用法：水煎服。

（3）功效：滋养肺胃，降逆和中。

（4）主治：虚热肺痿，咳嗽气喘，咽喉不利，咳痰不爽，或咳唾涎沫，口干咽燥，手足心热，舌红少苔，脉虚数。

（5）方解：麦冬滋养肺胃之阴，使阴复而火降；辅人参、甘草、粳米、大枣养阴益气生津，助麦门冬生阴，少用半夏降逆下气，化痰开结。方中大量麦门冬配半夏，则无滋腻碍胃、生痰之弊，而半夏因其量小亦无温燥伤阴、助火之嫌，两者相得益彰。

（6）临床应用：慢性阻塞性肺疾病缓解期、慢性支气管炎、支气管扩张、慢性咽喉炎或慢性萎缩性胃炎属胃阴不足、气逆呕吐者。

19. 香砂六君子汤

（1）组成：人参 10 g，白术 9 g，茯苓 9 g，炙甘草 6 g，半夏 2 g，陈皮 9 g，木香 9 g，砂仁 9 g。

（2）用法：水煎服。

（3）功效：益气补中，化痰降逆。

（4）主治：脾胃气虚，痰湿气滞所致脘腹胀满，消化不良及脾胃气虚，痰湿内生。症见气虚痰饮，呕泻痞闷，不思饮食，消瘦倦怠等其他疾病。

（5）方解：本方由六君子汤加木香、砂仁组成。以六君子汤益气补中、健脾养胃、行气化滞、燥湿祛痰；加木香行气，砂仁化湿醒脾、行气宽中。全方功能益气补中、化痰降逆。

（6）临床应用：临床广泛用于呼吸及消化系统等病证属脾虚痰郁气滞者。

20. 生脉散

（1）组成：人参 10 g，麦冬 15 g，五味子 6 g。

（2）用法：水煎服。

（3）功效：益气生津，敛阴止汗。

（4）主治：久咳肺虚，气阴两伤，症见呛咳少痰，气短自汗，口干舌燥，苔薄少津，脉虚数或虚细。或暑热汗多，耗气伤津，症见体倦气短，咽干口渴，脉虚细。

（5）方解：本方以人参甘平补肺，大扶元气为君；以麦冬甘寒养阴生津、清虚热而除烦为臣；五味子酸收敛肺止汗为佐使。此即"肺欲收，急食酸以收之"。全方以补肺、养心、滋阴着力，而获益气、生津之效。

（6）临床应用：本方为益气复脉著名方剂，近年本方剂型改为注射液，益气养阴功效尤强，现临床广泛用于呼吸系统、心血管系统疾病证属气阴两虚者。

21. 麦门冬汤

（1）组成：麦门冬 35 g，半夏 9 g，人参 6 g，甘草 4 g，粳米 6 g，大枣 4 枚。

（2）用法：水煎服。

（3）功效：滋养肺胃，降逆和中。

（4）主治：肺痿而症见咳唾涎沫，气喘，短气，口燥咽干，手足心热，舌干红，少苔等肺阴虚者；对于胃阴不足，胃失和降而呈呃逆、呕吐、便结、舌红少苔等者，也可以用本方加减治之。

（5）方解：本方为治肺痿之要方。重用麦门冬为君，以滋养肺胃之阴，且清虚火；半夏为臣，降逆化痰，与大量麦门冬配伍，则燥性减而降逆之性存，且又使麦门冬滋而不腻；人参为佐，补血益气，与麦门冬配伍，大有补气生津之功；复加粳米、大枣、甘草补脾益胃，使中气健运，津液自能上达于肺，于是胃得其养，肺得其润，故诸药合用，润降相宜，既滋肺胃，又降逆气。

（6）临床应用：临床广泛用于治疗呼吸系统疾病、消化系统疾病等证属津液枯燥、肺虚且热者。

22. 百合固金汤

（1）组成：生地黄 6 g，熟地黄 9 g，麦冬 5 g，百合 3 g，白芍 3 g，当归 3 g，贝母 3 g，生甘草 3 g，玄参 3 g，桔梗 3 g。

（2）用法：水煎服。

（3）功效：益气生津，敛阴止汗。

（4）主治：肺肾阴虚症见咳痰带血，咽喉燥痛，手足心热，骨蒸盗汗，舌红少苔，脉细数。

（5）方解：本方为养阴润肺，化痰止咳，清热止血之剂。方中以二地为君，滋阴补肾，生地黄又能凉血止血；麦冬、百合、贝母为臣，润肺养阴，且能化痰止咳；佐以玄参凉血滋阴清虚火；当归养血润燥；白芍养血益阴；桔梗宣利肺气而止咳化痰；使以甘草调和诸药，与桔梗合用，更利咽喉。合而用之，可使阴液渐充、虚火自清、肺肾得养，诸症自愈。水煎服。

（6）临床应用：现临床常用于肺结核、慢性阻塞性肺疾病、原发性肺癌、支气管扩张等病证属肺肾阴虚者。

四、中成药

1. 桂龙咳喘宁

（1）组成：桂枝、龙骨、半夏、黄连、川贝母、白芍、甘草等。

（2）用法：口服，每次五粒胶囊，每日 2~3 次。1 个月为一个疗程。儿童酌减。

（3）功效：健脾化痰，调和阴阳气血。

（4）主治：脾虚痰湿证，症见咳喘，痰多色白易咳，胸闷，脘痞，舌苔白腻者。

（5）方解：本方主要成分为桂枝、龙骨、半夏、黄连、川贝母、白芍和甘草等；依据中医"肺为娇脏"的理论，该方以"和法"为主；调中补虚而不壅，温化痰湿而不燥，清泄郁热而不寒。融辛开宣肺、苦降利肺、甘调扶正诸法于一炉。中医学有"无痰不作咳，无痰不作喘"。凡患咳喘病者，脾虚生湿，湿聚成痰，上干于肺，即为咳作喘。

（6）临床应用：本品对支气管哮喘和急慢性支气管炎和阻塞性肺气肿均有较明显的疗效。

2. 恒制咳喘胶囊

（1）组成：人参、西洋参、半夏、沉香、陈皮、佛手、砂仁、蔻仁、代赭石等。

（2）用法：每次 2 ~ 4 粒，每日 2 次，30 日为一个疗程。

（3）功效：扶正祛邪，强身健体，镇咳化痰，纳气平喘。

（4）主治：肺虚久咳，咳痰黏白，嗳气呃逆，或恶心呕吐，神疲乏力者。

（5）方解：方中人参，味甘，微温不燥，善补脾肺之气；西洋参，性凉，益肺养阴，可治肺虚久嗽，与人参合用，寒温相佐，相互制偏；法半夏主治脾胃二经，燥湿健脾化痰，和胃降逆止呕；陈皮、佛手、砂仁、蔻仁、代赭石等理气消痰、降逆镇咳。综观全方，组方严谨，选药精当，肺脾肾同治，标本兼顾，为治疗咳喘的良药。

（6）临床应用：本品对急慢性咳喘均有良好疗效。

3. 止喘灵注射液

（1）组成：主要成分是麻黄、杏仁、洋金华等。

（2）用法：肌内注射，每次 2ml，每天 2 ~ 3 次。7 岁以下儿童剂量酌减。1 ~ 2 周为一个疗程，或遵医嘱。

（3）功效：平喘、止咳、化痰。

（4）主治：咳喘痰鸣，胸闷，痰多稀薄，或呈泡沫样痰。

（5）注意事项：严重高血压、心脏病、前列腺肥大者慎用，青光眼禁用。本品应密闭、避光保存。

（6）临床应用：临床应用于支气管哮喘、慢性喘息型支气管炎急性发作期。

4. 黄芪注射液

（1）组成：黄芪。

（2）用法：肌内注射，一次 2 ~ 4ml，每天 1 ~ 2 次；静脉滴注，一次 10 ~ 20ml，每天 1 次或遵医嘱。

（3）功效：益气养元，扶正祛邪，养心通脉，健脾利湿。

（4）主治：用于肺气亏虚、心气虚损、血脉瘀阻之心功能不全及脾虚湿困之肺系病。

（5）注意事项：对本类药物有过敏史患者禁用。

（6）临床应用：临床应用于慢性阻塞性肺疾病、支气管哮喘、肺心病、肺间质纤维化等治疗。

5. 补肾防喘片（原名温阳片）

（1）组成：附片、生地黄、山药、补骨脂等 11 味中药。

（2）用法：咳喘发作季节前 1 ~ 3 个月开始服药，每次 4 ~ 6 片，每天 3 次，3 个月为一个疗程，每年服药 2 个疗程（100 片/瓶）。

（3）功效：温阳补肾，纳气平喘。

（4）主治：肾虚咳喘，症见气短，肢冷，畏寒，神疲，乏力，腰酸腿软，舌质淡胖，苔白，脉沉细无力。

（5）方解：该方由附片、生地黄、山药、补骨脂等 11 味中药组成。附片上助心阳以通脉，中温脾阳以健运，下补肾阳以益火，是温里扶阳的要药；生地清热凉血、生津；山药补脾胃、益肾、益气、养阴用于虚痰久咳之症；补骨脂补肾助阳、补肾纳气。因此，补肾防喘片旨在温阳补肾。

（6）临床应用：应用于慢性支气管哮喘和慢性支气管炎的防治，尤适用于病程长的"肾阳虚"哮喘患者。

6. 止嗽化痰颗粒

（1）组成：桔梗、知母、前胡、瓜蒌、半夏、川贝母、苦杏仁、百部等25味中药。

（2）功效：清肺止嗽，化痰定喘。

（3）主治：痰热证，表现为咳嗽，痰稠，气喘，口渴，大便干，尿黄，舌红苔黄等。对痰热有伤阴之征及湿痰有化热之象者，亦可服用。

（4）方解：药味较多，大致分析其方意，方中以川贝母、马兜铃清肺化痰为主；瓜蒌、桔梗等清热宣肺，化痰降气；陈皮、半夏、款冬花、五味子等有清热、降气化痰、宣散、敛肺等多种功能；杏仁专入肺经；甘草调和诸药；咳嗽证候不一，方药亦各异，本方药性既有寒、凉，又有温、平，但全方偏于寒凉。药味苦、甘、酸、辛均有，而以苦、酸、甘为多；主方以清金肃肺止咳之品占多，清肺又兼润肺，另入半夏、陈皮等燥湿化痰。综观全方用药特点为：温清并用，以清为主，润燥兼施，宣中有降，散中有敛。因此本方功能为宣肺化痰，止咳平喘。

（5）临床应用：主要适用于慢性支气管炎及急性支气管炎病程在半个月以上的痰热证型。

7. 蛤蚧定喘胶囊

（1）组成：蛤蚧、鳖甲、紫菀、黄连、苦杏仁等。

（2）功效：滋阴润肺，祛痰平喘。

（3）主治：用于虚劳咳喘，气短胸闷，自汗盗汗等。

（4）用法用量：口服，每次3粒，每日2次，或遵医嘱（每周一个疗程）。

（5）方解：该药以广西特产蛤蚧为主药，辅以鳖甲、紫菀、黄连、麻黄、苦杏仁等十多味中药组方而成。补养肾肺，平喘止咳化痰。并能增强体质，提高机体免疫功能，达到标本兼治的效果。

8. 先声咳喘宁

（1）组成：麻黄、石膏、苦杏仁、罂粟壳、百部、桔梗、甘草等。

（2）用法：口服。每次10ml，每日2次或遵医嘱。

（3）功效：宣通肺气，止咳平喘。

（4）主治：用于久咳，痰喘见于痰热证候者，症见咳喘频作，咳痰色黄，喘促胸闷。

（5）方解：方中麻黄辛散宣肺、苦降下气，以顺肺之宣发肃降之性，发散解表，止咳平喘；生石膏辛、甘、大寒，辛以解肌透表，甘以缓热生津，寒以泻火除烦，清肺热以肃降其气，热气降而咳喘自止，两药相配不失清泄肺热之性，更增宣肺解表、止咳平喘之功，共为主药。杏仁下气止咳平喘；桔梗宣肺、祛痰、利咽，两药同用，升降相因，宣通胸膈气机。百部润肺止咳。罂粟壳敛肺止咳，或使热盛伤阴之肺得润，或使辛散宣肺之药不致耗伤肺气。甘草调和诸药。

9. 鱼腥草注射液

（1）组成：鱼腥草挥发油。

（2）用法：注射液：肌内注射，每次 2ml，每日 2 ~ 3 次。或 30 ~ 40ml 加入 5% GS 或 5% GNS 500ml 中静脉滴注。

（3）功效：清热解毒，消肿排脓。

（4）主治：用于肺痈吐脓，痰热喘咳，热病，痈肿疮毒。

（5）注意事项：忌辛辣、刺激、油腻饮食。

（6）临床应用：临床应用于慢性阻塞性肺疾病急性发作期。

10. 金水宝胶囊（片）

（1）组成：人工发酵冬虫夏草菌丝。

（2）用法：胶囊：每粒 0.33 g，片剂每片 0.2 g，每日 3 次，每次 3 粒（5 片）。

（3）功效：益肾保肺，秘精益气。

（4）主治：肺肾两虚，精气不足，症见久咳盗汗，痰少或痰白而黏，身重乏力，头晕目眩，足麻肢胀，胸脘气闷或体胖痰多，阳痿，早泄，性欲减退等性功能低下症及老年人腰膝酸软，神疲畏寒，耳鸣失眠，记忆减退，牙齿松动。

（5）注意事项：饭后服用，贮于阴凉干燥处密闭保存。

（6）临床应用：主要用于慢性支气管炎，肺心病急性期，咳嗽型哮喘，心力衰竭，心律失常等病证。

11. 固本咳喘丸

（1）组成：人参、川贝母、五味子、细辛、白芥子等。

（2）用法：丸制，口服。每次 6 g，每日 3 次。

（3）功效：益气健脾，补肾固摄。

（4）临床应用：用于支气管炎，支气管哮喘，肺气肿及肺心病。

12. 痰热清注射液

（1）组成：黄芩、熊胆粉、山羊角、金银花、连翘、辅料为丙二醇。

（2）用法：常用量：成人一般每次 20ml，重症患者每次可用 40ml，加入 5% 葡萄糖注射液或 0.9% 氯化钠注射液 250 ~ 500ml，静脉滴注，控制滴数每分钟不超过 60 滴，每日 1 次；儿童 0.3 ~ 0.5ml/kg，最高剂量不超过 20ml，加入 5% 葡萄糖注射液或 0.9% 氯化钠注射液 100 ~ 200ml，静脉滴注，控制滴数每分钟 30 ~ 60 滴，每日 1 次；或遵医嘱。

（3）功效：清热，解毒，化痰。

（4）主治：用于风温肺热病属痰热阻肺证，症见：发热、咳嗽、咳痰不爽、口渴、舌红、苔黄等。可用于急性支气管炎、急性肺炎（早期）出现的上述症状。

（5）注意事项：①对本品、醇类过敏或过敏体质者禁用，过敏体质者或严重不良反应病史者禁用；②肝肾衰竭者禁用；③严重肺心病伴有心衰者禁用；④孕妇、24 个月以下婴幼儿禁用；⑤有表寒证者忌用。

（6）临床应用：用于风温肺热病痰热阻肺证，肺炎早期、急性支气管炎、慢性支气管炎急性发作、慢性阻塞性肺疾病急性加重期以及上呼吸道感染属上述证候者。

五、验方

1. 咳喘膏

（1）组成：生川乌 36 g，生草乌 36 g，当归 12 g，马钱子 48 g，野百合 36 g，官桂 48 g，赤芍 48 g，仙鹤草 48 g，老鹤草 48 g，鲜桑枝 30 g，鲜枣枝 30 g，鲜桃枝 30 g，鲜槐枝 30 g，鲜柳枝 30 g。

（2）用法：将上药放入铜锅内，用菜油 3 kg 浸 4 日，熬后去药渣；当熬至滴入水中不散时，将广丹炒如麦色 1 kg，徐徐撒入（此时须用文火），并以桃、柳粗枝 2 根（用麻皮扎在一起）不停地搅匀至滴入水中成膏药，再加入乳香、没药细粉各 24 g，搅匀冷却后即成膏药。用较薄的牛皮纸和棉布制成膏药布，裁成 5 cm² 大小，将膏药放在布面上，摊成 3.2 cm 直径的圆形即可。临用时烘软，在膏药中心加入纯净的白信粉 0.2 g。将本膏贴于督脉经的身柱穴。根据患者皮肤的老嫩和敏感等情况决定敷贴的时间。一般在春季、深秋、冬季敷贴，成人以 3 昼夜为宜。儿童及少年可酌减，盛夏及初秋气温较高时，应减少 6～10 小时。在揭去膏药时，要认真观察皮肤的反应，最理想的反应是局部微红，出现十几粒或几十粒像痱子大小的丘疹；若出现绿豆大小的小泡，也是较好的反应，为治疗有效的先兆。反应部位在过 2～4 日后才可轻轻洗揩。一般以敷贴 3 张膏药为一个疗程。

（3）功效：温肺散寒，止咳平喘。

（4）主治：治疗支气管哮喘、慢性喘息性支气管炎。

（5）方解：本方用生川、草乌祛风湿，散寒邪；当归、赤芍补血活血散瘀；马钱子通络散结，有较强的止咳作用；官桂暖脾胃、除积冷，以上诸药相伍，能起温肺散寒、止咳平喘作用；山鹤草益血养心；老鹤草益肺健中；野百合润肺宁心且缓和生川乌、生草乌、官桂之辛温；乳香、没药辛香走窜；而以白信治喘则屡见于前贤著作及民间验方。至于将膏药敷贴督脉经身柱穴之法，此穴内应肺系，外在肺俞之中，故于此敷贴膏药，此穴内应肺系，外在肺俞之中，故于此敷贴膏药，药理能直达病所，获效显著。

（6）注意事项：治疗期间及治疗后半年内应禁鱼腥（特别带鱼、黄鱼等海鲜）、公鸡、鹅、猪头等肉类食物。

2. 咳喘穴位敷贴散

（1）组成：白芥子 2 份，细辛、甘遂、仙茅各 1 份。

（2）用法：将上药烘干（或晒干），共研细末，过筛后密闭。同时与生姜汁调成糊状，取药适量涂在胶布上，然后敷贴在穴位上。第一组穴位：天突、定喘、丰隆；第二组穴位：肺俞、中喘；第三组穴位：膻中、肾俞、足三里。每年伏天初、中、末三伏的头每日上午敷药，3 次为一个疗程。每个患者需连续治疗 3 个疗程。每次敷贴时间：婴儿 1～2 小时，儿童 3～4 小时，成人 4～6 小时。涂药后局部有针刺样烧灼感或蚁走感，将药取下后局部潮红，不久即起小水泡，而后融合成大水泡，3～4 日后水泡逐渐吸收、结痂，7～10 日痂盖脱落，不留瘢痕。

（3）功效：宣通温补。

（4）主治：用于防治慢性支气管炎及哮喘等。

3. 消喘汤

（1）组成：炙麻黄 9 g，细辛 9 g，射干 9 g，生石膏 24 g，五味子 9 g，炙甘草 9 g，法半夏 9 g。

（2）用法：水煎服，每日 1 剂，分 3 次服。

（3）功效：宣肺化痰，平喘止咳。

（4）主治：咳喘等症。

（5）方解：本方乃小青龙汤、射干麻黄汤、麻杏石甘汤筛选配组而成。方中重用麻黄宣肺平喘，细辛温肺化饮，射干平逆降气，半夏化痰益蠲饮，五味子敛肺止咳以制细辛之散，生石膏清肺解热且制麻黄之"汗"，炙甘草润肺止咳，调和诸药，得以奏化痰宣肺、平喘止咳之效。喘因肺宣而平，咳因痰降而止。俗称"辛不过钱"，本方细辛用至 9 g，相当 3 钱，但只要对症准确，配方合法，临床应用尚未见不良反应。

4. 安金膏

（1）组成：南、北沙参各 120 g，大麦冬 120 g，生、炙甘草各 30 g，五味子 15 g，北细辛 15 g，炙麻黄 30 g，熟石膏 240 g，嫩射干 30 g，炙紫菀 90 g，炙款冬 90 g，炒防风 60 g，生黄芪 120 g，蒸茅术 60 g，竹沥、半夏各 90 g，薄橘红 60 g，乌梅肉 10 枚，白果肉 50 枚，炙桑皮 120 g，炙枇杷叶 120 g^(去毛, 包煎)。

（2）用法：先将药物用清水浸泡半小时，再在火上煎 1 小时，煎 2 次，去渣，滤净，浓缩加入白蜜 500 g，收膏备用。每次 15 g，早、晚白开水各冲服 1 次。

（3）功效：益气养阴，利肺化痰。

（4）主治：治疗慢性支气管炎缓解期，或伴发肺气肿者。

（5）方解：本方以玉屏风散、沙参麦冬饮、麦门冬汤、二陈汤诸方合并化裁而成。以玉屏风散益气固表；沙参麦冬饮、麦门冬汤合甘草、乌梅、五味子、细辛共用，酸以敛肺，甘以润肺，辛以助肺；乌梅与白果收敛；桑皮与枇杷叶肃降；麻黄、紫菀、冬花、射干等，宣肺祛痰止咳，以期祛邪务尽。

5. 清帝汤

（1）组成：麻黄 21 g，百部 21 g，人参 15 g，贝母 15 g，桔梗 15 g，公鸭 1 只，紫河车 1 个。

（2）用法：让鸭子饿 1～2 日，将胎盘（紫河车）切碎喂鸭，1 天内吃完，再让鸭饿一昼夜，宰后去毛和内脏，将诸药用干净纱布包裹好，置鸭腹中，不入油盐，隔火蒸 3～4 小时。汤肉并食，1～2 日食完。按上法，每周 1～2 次，4～8 次为一个疗程。亦可用人胚（从健康孕妇人流中收集，每次 3～5 个）代替胎盘。或简化鸭服食方法，把诸药和人胚用无色纱布包裹好，置鸭腹中，用针线缝好切口，隔水蒸 3～4 小时；小孩药量减半。药中人参用边条参和红参，贝母用川贝。

（3）功效：温肾益精，补气健脾，平喘止咳化痰。

（4）主治：治疗慢性喘息性支气管炎。

（5）方解：本方为清代太医满福洲治疗光绪皇帝的经验方。方中人参补肺气，益心补脾，胎盘温肾益精，补下元而固上焦；鸭性甘温，入肺肾二经，滋阴清肺。三药同用，增强滋补效力，固本扶正。麻黄平喘，百部润肺止咳，贝母清肺化痰，桔梗宣通上焦之肺气而利咽喉。全方补中有泻，润中有散，急中有缓，升中有降。用治本虚标实之喘咳症，祛邪不伤正气，温补而不留邪。

6. 加味麦味地黄汤

(1)组成：紫石英15 g，肉桂3 g，沉香3 g，麦冬10 g，五味子5 g，熟地黄10 g，山萸肉10 g，茯苓10 g，泽泻10 g，牡丹皮10 g，山药10 g，冬虫夏草6 g。

(2)用法：先将上药用水浸泡30分钟，再煎煮30分钟，每剂煎2次。将2次煎出之药液混合，每日1剂，早晚分服。

(3)功效：温肾润肺，纳气平喘。

(4)主治：治疗老年性肺气肿，支气管哮喘等。

(5)方解：老年人喘证，总以肾虚为本，此乃肾为气之根，年老肾气先衰且久病不愈，由肺及肾，以致肾气摄纳无权，逆气上奔而喘。故治应在温肾润肺之中佐以镇纳之味。方中熟地黄、五味子、冬虫夏草温肾纳气；紫石英、沉香温肾纳气，重镇降逆而平喘；麦冬润肺养阴；肉桂既能温补肾阳，又能引火归原，纳气归肾，与六味地黄相伍，肺肾同治，补肾纳气而平喘。此方治老年性肺气肿、支气管哮喘，每获良效。

(6)注意事项：风寒、痰热等实喘者，不宜用本方。平时慎风寒，节饮食，戒烟酒。

7. 咳喘丸

(1)组成：苦葶苈30 g，北五味子30 g，冬虫夏草30 g，远志30 g，桑皮12 g，麻黄60 g，川贝母30 g，生石膏30 g，苏地龙30 g，生甘草30 g。

(2)用法：共为细面，炼蜜为丸，每丸重6 g。每次服2丸，每日2~3次。

(3)功效：清肺化痰平喘，兼益肺肾。

(4)主治：治疗喘息型慢性支气管炎，缓解期肺气肿。

(5)方解：本方取葶苈，川贝、远志、桑皮化痰降气，以祛肺之邪实；麻黄、地龙、甘草宣肺缓急而平喘；生石膏清肺热；虫草、五味补肝气以补虚固本。全方共奏清肺化痰平喘，兼益肺肾之功。

(6)注意事项：对风寒袭肺或痰饮犯肺之咳喘证，非本方所宜。

8. 喘咳合剂

(1)组成：鱼腥草30 g，麻黄10 g，葶苈子10 g，杏仁10 g，前胡10 g，胆南星6 g，黄芩10 g，枳壳10 g，甘草6 g。

(2)用法：将上药按处方剂量比例，以十剂到数十剂，加水浸过药面2~4cm，煮沸半小时，滤渣取汁，将药渣再如法煎1次，去渣，将两煎药合并，低温浓缩成浸膏剂。按上方剂数，折合成剂量，每日1剂，分两次服。

(3)功效：清热化痰，宣肺定喘。

(4)主治：治疗痰热蕴肺，肺失宣降之咳喘实证。症见咳嗽喘满，胸高气逆，痰黄稠，舌苔黄腻，脉弦滑。

(5)注意事项：方中所选诸药，攻邪力雄，体弱肾虚者需慎之。

9. 强肺丸

(1)组成：南北沙参、生黄芪、炒白术、麦冬、补骨脂、炒山药、五味子、鱼腥草、法半夏、胆南星、远志肉各150 g，川贝、浙贝各100 g。

(2)用法：上为细末，炼蜜为丸。成人每日3次，每次10 g。连服2个月为一个疗程。

(3)功效：补肺健脾，纳气定喘，化痰止咳。

（4）主治：治疗阻塞性肺气肿。

（5）方解：本方中黄芪、白术补气固表；沙参、麦冬、五味子补益气阴，敛肺止咳；山药健脾补气；补骨脂温肾纳气；鱼腥草清肺化痰；法半夏、胆南星燥湿化痰；远志祛痰安神；川贝、浙贝润肺化痰止咳。

10. 黑锡丹

（1）组成：沉香^(镑)、附子^(炮，去皮、脐)、葫芦巴^(酒浸，炒)、阳起石^(研细，水飞)、茴香^(炒)、补骨脂^(酒浸，炒)、肉豆蔻^(面裹，煨)、金铃子^(蒸，去皮、核)、木香各 30 g，肉桂^(去皮)15 g，黑锡^(去滓)、硫黄^(透明者，结砂子)各 60 g。

（2）用法与用量：丸剂：每袋 125 g，用开水送服，成人每次 6 g，小儿每次 2～3 g，急救可用 9 g。

（3）功效：温壮下元，镇纳浮阳。

（4）主治：治疗真阳不足，肾不纳气，浊阴上泛，上盛下虚，痰壅胸中，上气喘促，四肢厥逆，冷汗不止，舌淡苔白，脉沉微；奔豚，气从小腹上冲胸，胸胁脘腹胀痛，或寒痛腹痛，肠鸣滑泄，或男子阳痿精冷，女子血海虚寒，月经不调，带下清稀，不孕。

（5）方解：方中黑锡镇摄浮阳，降逆平喘，硫黄温补命门，暖肾消寒，均为君药；附子、肉桂温肾助阳，引火归元，使虚阳复归肾中，阳起石、补骨脂、葫芦巴温命门，除冷气，能接纳下归之虚阳，并为臣药；茴香、沉香、肉豆蔻温中调气，降逆除痰，兼能暖肾，为佐药；然而，又恐诸药温燥太过，故用一味苦寒之川楝子，既能监制诸药，又有疏利肝气之用。配合成方，共奏温壮元阳、镇纳浮阳之功。

（6）注意事项：真阳暴脱，病势危急者，用人参汤和服更佳。孕妇及下焦阴亏者禁用；本方一般只能连服 2～3 次，多服、久服有铅中毒之虞。

（7）临床应用

1）肾阳虚气喘：用于肾阳虚而气喘的病证，此症大都发生于老年人或平素阳虚，同时又有哮喘的患者。除气喘外，患者大都怕冷，手足不温，小便清长等症状，用药后气喘症状改善或痊愈，全身血液循环改善。姜氏用黑锡丹 3～6 g，日服 2 次，治疗肺肾两虚及肾不纳气，动则气急，气短神乏，两目无神的哮喘患者，疗效良好。

2）急性哮喘发作期的辅助治疗：32 例急性哮喘发作期患者经中西医结合治疗无效或效差者，使用黑锡丹作为辅助治疗，效果较好。多以慢性喘息型支气管炎和支气管哮喘者为多，服药后，痰量大减，咳痰由稠转清，炎症消退，有两例服药前 17 - 羟和 17 - 酮类固醇分泌低于正常，服药后其分泌量达到正常。

3）哮喘：1 例患者哮喘数年，每日两发到 10 余日一发不等，1 例因受凉，使哮喘发作加重，服本方后痊愈。

11. 清肺化痰健脾汤

（1）组成：鱼腥草 30 g，薏苡仁 30 g，黄芩 9 g，贝母 9 g，杏仁 9 g，桑白皮 15 g，丹参 15 g，茯苓 12 g，炒白术 12 g，桔梗 6 g，炙甘草 6 g。

（2）用法：水煎服，每日 1 剂，分 2 次口服。

（3）功效：清热化痰，止咳平喘。

（4）主治：慢性支气管炎继发感染（痰热壅肺型）。咳嗽，气喘，发热，咳吐黄痰，神疲乏力，舌胖，苔黄腻，脉滑数。

（5）方解：本方证乃平素脾肾两虚，复感外邪入里化热，痰热郁肺而致咳喘。治宜健脾化痰，清肺。方中鱼腥草、败酱草、黄芩、桑白皮清肺；贝母、杏仁、桔梗化痰止咳；茯苓、薏苡仁、炒白术、炙甘草以健脾；久病入络，佐丹参以活血化瘀。诸药合用共奏清肺化痰，健脾止咳之功。

（6）临床应用：发热重者加金银花、连翘；喘甚加炙麻黄、海蛤壳；胸胁胀痛加郁金、佛手；咯血鲜红加大生地、藕节；便溏加炒山药、陈皮；心悸不宁加珍珠母、炒枣仁；全身水肿加桂枝、大腹皮。

12. 辛润止咳汤

（1）组成：半夏 6 g，细辛 3 g，生姜 5 片，炙远志 6 g，麦冬 10 g，炙马兜铃 10 g，炙枇杷叶 12 g，五味子 6 g，炒瓜蒌皮 15 g，天竺黄 10 g，炙甘草 6 g。

（2）用法：水煎服，每日 1 剂，分早、晚两次服。

（3）功效：辛温散寒，甘凉清热。

（4）主治：慢性支气管炎（阴虚肺燥型）。干咳频作，喉痒无痰，或呛咳夜甚，痰极少黏稠不爽，咳剧时连声不已，咽干口燥，或微恶寒，舌红少苔，脉弦细。

（5）方解：此方证乃属外寒内郁；化热伤津所致燥咳，治宜辛温散寒以解外，甘凉以清肺润燥，方用细辛、半夏、生姜以辛温散寒以解外；瓜蒌皮、枇杷叶、天竺黄清肺止咳；麦冬润肺滋阴；五味子敛肺止咳，全方共奏辛温散寒、甘凉清肺止咳之功。

（6）临床应用：久咳加诃子、罂粟壳以敛肺止咳；气急加麻黄以宣肺平喘；气逆作咳加苏子、降香以肃肺降气。

13. 芎桃丹汤

（1）组成：川芎 6 g，桃仁 10 g，丹参 10 g，紫菀 10 g，补骨脂 10 g，半夏 10 g。

（2）用法：水煎服，每日 1 剂，早、晚分服。

（3）功效：温补脾肾，活血化痰。

（4）主治：慢性支气管炎（痰瘀互结型）。咳喘不能平卧，痰多，胸闷，喉中痰鸣，舌质暗红或有瘀斑，苔腻，脉滑。

（5）方解：此方证乃脾肾气虚，痰瘀互阻，肺失清肃而致咳喘，治宜温补脾肾、活血化瘀、祛痰止咳。方用补骨脂以温补脾肾，化浊消痰；用川芎活血行气，配合丹参、桃仁活血化瘀，根据痰瘀同源理论，祛瘀即祛痰，痰瘀能去，顽咳自止，同时桃仁入肺经，荡涤肺中之痰瘀；紫菀、半夏降逆祛痰。诸药配伍共奏祛痰、活血化瘀之功效。

（6）临床应用：风热痰瘀者加鱼腥草 30 g，黄芩、桑白皮各 10 g，甘草 6 g；风寒痰瘀者加细辛 6 g，防风、苏梗、白芥子各 10 g；气虚痰瘀者加炙甘草 6 g，党参、白术、茯苓各 10 g。

14. 瓜蒌薤白半夏汤

（1）组成：全瓜蒌 15 g，薤白 12 g，半夏 10 g。

（2）用法：水煎服，日 1 剂口服。

（3）功效：通阳泄浊，降逆平喘。

（4）主治：慢性阻塞性肺气肿（痰热阻肺），咳喘，胸胁膨满，甚则喘息不能平卧，痰白，舌暗，苔腻，脉弦滑。

（5）方解：本方证乃咳喘日久，胸阳失于舒展，痰浊内生，并从热化，痰热壅肺而致，故主以性寒之瓜蒌，"痰热阻气，法当开上"。针对气痹邪恋特点，选用辛滑通阳，辛苦泄浊之药物薤白；半夏佐之通壅散结，展气豁痰，三药共奏下气化痰、止咳平喘之功。

（6）临床应用：喉中痰鸣加射干、石菖蒲、杏仁；痰热偏重加连翘、黄连、竹沥；痰黄脓加鱼腥草、千金苇茎汤；偏寒加葶苈子、苓桂术甘汤；挟瘀加桃仁、丹参、蛤壳。

15. 久咳丸

（1）组成：五味子 50 g，罂粟壳 60 g，枯矾 30 g，杏仁 72 g。

（2）用法：上四味研极细末，炼蜜为丸，如绿豆大。每服 10 ~ 15 粒，每日 2 次，白糖开水送下。如有外邪发热者，暂勿用之。

（3）方解：方中五味子敛肺、滋肾、生津，对肺虚咳嗽最宜。罂粟壳善于收敛肺气，对久咳尤合。李时珍对本品指出"咳嗽诸病既久，则气散不收，而肺胀痛剧，故俱宜此涩之、固之、收之、敛之。"枯矾擅长消痰燥湿，而杏仁功能消痰润肺。四味合用相辅相成，力专用宏，有定喘止嗽之功，无敛邪闭肺之弊。一般服 3 ~ 5 日即可平复，不致产生依赖性。

16. 姜氏慢支验方

（1）组成：百部 9 g，野荞麦 15 g，全瓜蒌 15 g，马勃 3 g，南天竹 6 g，天浆壳 3 只，五味子 9 g。

（2）用法：水煎 2 次，每次取汁 200ml。每日 200ml，分上、下午服用。

（3）方解：百部治咳有卓效，不拘新老寒热虚实皆可配伍用之。野荞麦能抑菌治咳。全瓜蒌有抗菌作用，能润肺、祛痰、止咳、平喘。马勃治老咳嗽。南天竹镇咳平喘。天浆壳化痰止咳平喘。五味子补肺滋肾，平喘止咳。本方寓温补清消、止咳化痰于一炉，可以不拘寒热虚实，新旧老小皆可服之。

（4）临床应用：痰多加川贝 10 g、法半夏 10 g、桔梗 10 g。痰黄成块成丝加竹沥 10ml、竹茹 10 g、海蛤粉 10 g、天竺黄 9 g。干咳无痰或爽少而黏，加麦冬 10 g、天冬 10 g、北沙参 10 g、木蝴蝶 9 g。若阳虚肢冷畏寒，脉微舌淡者，加制附子 10 g[先煎]、干姜 4 g。如气短懒言，四肢无力，加黄芪 15 g、党参 15 g。如脾虚痰多咳唾不止，加入香砂六君子丸、干姜 5 g。

17. 扶正培本丸

（1）组成：熟地黄 300 g，紫河车 80 g，党参 130 g，补骨脂 120 g，五味子 120 g，炙黄芪 140 g，炒山药 110 g，茯苓 60 g，苏子 100 g，麦冬 40 g，白芍 40 g，炙冬花 100 g，法半夏 40 g，陈皮 40 g，丹参 200 g。

（2）用法：共研细末，等量炼蜜为丸，每丸重 9 g。每日早、晚各服两丸，连服 3 个月。

（3）方解：熟地黄、河车补肾填精为君。补骨脂、五味子、黄芪、党参、山药、茯苓益肺脾肾为臣。法半夏化痰，冬花止咳，苏子降气，陈皮理气，白芍敛阴，麦冬润肺，六者为佐，丹参活血为使。动物实验证明举方耐低温、抗高温、抗疲劳的能力均较对照组为强，表明应激状态较好。且肝组织化学检查显示核糖核酸、肝糖原的含量也较对照组增多，提示合成代谢占优势。

六、针刺疗法

1. 体针　①对症取穴：止咳取列缺、尺泽、合谷、太渊穴；化痰取丰隆、阴陵泉、足三里、脾俞穴；平喘取孔最、天突、鱼际、定喘、肺俞穴；②辨证取穴：外感咳喘取合谷、曲池、尺泽、肺俞、定喘等穴。寒邪犯肺者，加外关、列缺；痰多加丰隆；胸憋闷加内关、膻中；邪热壅肺者，加鱼际、大椎；喘重者加天突。内伤咳喘取肺俞、太白、太冲、尺泽、丰隆、章门、足三里、气海等穴。脾胃虚弱加内关、膻中、阴陵泉、中脘；肝火犯肺加行间、鱼际、三阴交；肺肾阴虚加肾俞、太溪、膏肓穴；肾阳不足，肾不纳气加肾俞、关元、涌泉穴。

操作：每次可选 2~4 穴，有风寒表证可加刺；寒证用温针，平补平泻法；热证用强刺；实证用泻法；虚证用补法。外感留针 15~20 分钟，间隔 5 分钟捻转行针 1 次，每日 1 次。内伤久病留针 30 分钟，隔日 1 次，10 次为一个疗程。

2. 艾灸　取穴：①肺俞、风门、天突、足三里；②大椎、膏肓、膻中、气海。两组穴位交替使用，艾条温和灸法，每日 1 次，每穴灸 20 分钟。适用于寒证、虚证，或痰湿偏虚者。

3. 耳针　选耳部肺、脾、肾、气管、平咽、三焦、神门、支气管等穴，侧重止咳取气管、肺穴，侧重化痰取脾、肾穴，侧重平喘取平喘、交感、神门穴，侧重清热消炎取肾上腺、皮质下穴。

操作：用耳穴埋针或埋豆，每日或隔日 1 次，每次取 2~4 穴，留针 20~30 分钟，10 次为一个疗程。或用王不留行橡皮膏固定后贴压上述穴区，每日自行压 3~4 次，每次 2~3 分钟，至酸痛为度，3~4 日取下，隔日再贴，两耳交替使用，连用 1 个月，有较好预防作用。

4. 电针　取：孔最、定喘、内关、鱼际。毫针得气后接电疗仪，先用密波，5 分钟后改疏密波，10 分钟后，电弱刺激量渐增至中等刺激。每日或隔日 1 次，10 次为一个疗程。

5. 梅花针　取肺俞、尺泽、孔最、风门、合谷、太渊、风府、华佗夹脊穴。梅花针叩击或弹刺出血，隔日 1 次，10 次为一个疗程。

6. 三棱针疗法　取大椎、定喘、肺俞、膈俞、脾俞、风门、条口、丰隆穴。用三棱针点刺出血。胸背部穴点刺出血后可拔罐。每周 1 次，5 次为一个疗程。

另：取肺俞、风门、外喘息（大椎旁开 1.5 寸）、天突、膻中、中府掌 3 点穴，兼风热表证加风池、大椎，慢性期则按所犯脏腑而重点加用相应背俞穴。凡热证、实证，均用泻法，以截根法和挑罐法为主；凡属虚寒证，宜补法，以挑筋法，挑摆法或挑灸法。有较强的止咳平喘功效。

7. 拔罐　取穴背部 1~12 胸椎两侧，足太阳膀胱经背部第一侧线上。两侧各拔火罐 5~6 只，至皮肤瘀血为度。隔 2~3 日拔罐 1 次，5 次为一个疗程。

七、外治疗法

1. 敷贴疗法

（1）伏天敷贴法：炙白芥子、延胡索各 20 g，甘遂、细辛各 12 g，将上药共研细末，为 1 年用量（1 人）。每年夏季三伏天使用，每次用 1/3 药面，加生姜汁调成稠膏状（每次用鲜生姜 100 g，洗净浸泡后捣碎，挤出姜汁），分别摊在 6 块直径 5cm 的软纸或塑料布上，贴在背部两侧肺俞、心俞、膈俞 6 个穴位上，然后用橡皮膏固定。一般贴 3~5 小时，如果局部有烧灼感或疼痛，可提前取下，如贴后局部有发痒、发热舒适感，可多贴几小时，待干燥后再揭下。每隔 10 日贴 1 次，共贴 3 次。无论缓解期患者或有现症的患者均可使用，一般可连续贴治 2~3 年。宜在晴天中午前后贴治，贴药后不宜过多活动。

（2）慢性阻塞性肺疾病膏四季敷贴法：①慢性阻塞性肺疾病 1 号膏药物：组成为芫花、皂角、细辛、肉桂、麻黄、大黄、木鳖子、甘遂、川乌、蓖麻子、白芥子、鹅不食草、川椒、巴豆等，制成膏剂备用血取穴：第一组取天突、大椎、肺俞（双）；第二组取人迎（双）、中府（双）。两组穴位交替贴用，4 日换贴 1 次，10 日为一个疗程；②慢性阻塞性肺疾病 2 号：膏药物组成为白芥子、甘遂、延胡索、细辛、沉香、干姜、洋金花、樟脑等，制成膏剂备用。取穴：甲组取肺俞、膈俞，乙组取大椎、膏肓、腹中、命门、灵台。每 5 日贴药 1 次，两组穴交替贴用，3 次为一个疗程，贴药 24~48 小时后即可揭下。以上贴法不分季节，各个时令均可使用。

2. 推拿疗法

（1）推大椎：用示指、中指、无名指推大椎穴，1~2 分钟。

（2）推天突：用示指或中指缓推天突穴，1~2 分钟。

（3）揉膻中：双手揉膻中穴，1~2 分钟。

（4）一指法：用一指法，对膀胱、风门、肺俞、膏肓、肾俞等穴施术，可配合擦脊背，以热为度。

3. 按摩疗法　常用石砒椒散（白砒 1.5 g，白胡椒 9 g，研末）。用四层纱布包好，酒精适量浸渍散药使之微湿润，取少许做按摩用。取穴：肺俞（双）、膻中、大椎、天突。每日 1 组，交替按摩。上药可供 1 人用 10~15 日。初伏开始，连按摩 3 个月；每穴不超过 0.5 分钟；皮肤出现小水泡，涂甲紫数次即愈。

4. 穴位注射疗法　取穴法同针灸疗法，每次可选 2~3 穴。可用 6 号半注射器针头刺入穴位得气后，回抽无回血，可注入 0.5~1ml 当归注射液或川芎嗪注射液，缓解期可用黄芪注射液，拔针后，局部轻揉 1 分钟，隔日 1 次，1 个月为一个疗程。

5. 穴位埋藏　取膻中、肾俞、肺俞、脾俞等穴。

操作：局部麻醉后，将兔脑垂体混悬液埋入上述穴位，1~3 个月后重复埋藏，3 次为一个疗程。

另：取鱼际、肺俞、脾俞、肾俞、膻中等穴，常规消毒后，局麻，取"0"号羊肠线用三角缝针埋于穴位下肌层内，每个月 2 次，3 个月一个疗程。

第三节　西医治疗

一、稳定期的治疗

稳定期 COPD 治疗面临的两个主要问题是 COPD 诊断和态度。首先，COPD 的诊断是容易的。即使得到诊断，其临床重要性常常被低估。这个低估可能部分反映了许多临床医生在关于 COPD 患者治疗过程中的错误倾向。关于 COPD 患者的这种不恰当的态度主要与目前对 COPD 患者稳定期的干预治疗无法产生实质性的临床疗效有关。

对稳定期 COPD 的处理的总体方案的特点是应根据疾病的严重程度进行分级治疗这种治疗策略要依据患者病情严重性评价和对各种疗法的反应。COPD 严重程度取决于症状和气流受限的严重程度，以及其他因素例如急性加重（AE）的频率和严重程度、并发症、呼吸衰竭、伴发病（心血管疾病、睡眠相关性疾患等）和患者的一般健康状态。治疗方案应依据患者的教育水平以及接受所推荐的治疗方法的意愿、习惯和当地条件以及药物供应的情况而定。

稳定期 COPD 治疗目的应该是：①减轻症状，阻止病情发展；②缓解或阻止肺功能下降；③改善活动能力，提高生活质量；④降低病死率。

（一）戒烟

吸烟是 COPD 发生发展中最重要的一个危险因素。在美国，大约80%的 COPD 患者目前吸烟或者以前吸烟，并且吸烟可以解释 COPD 患者大约80%的死亡率。已知吸烟使 FEV_1 进行性下降，是 COPD 病因中重要的致病因素之一。因此，停止吸烟是防治 COPD 的重要措施。发达国家吸烟率以每年1%的速度下降，而发展中国家吸烟率则以每年2%的速度上升。戒烟可以减轻咳嗽和咳痰症状，还可以减轻气道反应，同时可以明显改善轻度 COPD 患者的肺功能。因此，应该积极鼓励患者戒烟。

认识到吸烟是原发性疾病，不纯粹是生活方式的选择，戒烟不应该作为保持健康的行为，所以应该修改戒烟方法。提供戒烟的方法越多，戒烟率越高。目前美国有关部门关于戒烟的指南根据吸烟状况和戒烟要求提出了一个特别的行动计划。指南之后，更重要的是需要在行动和药物等方面采取切实可行的措施以帮助吸烟者戒烟，这对于戒烟后再次吸烟也是同样重要的。虽然预防再次吸烟的措施是有限的，但是临床医生可以采取某些可能有帮助的措施，尤其是，许多患者会在应激状态下如喝酒时复吸，劝说患者尽量避免酗酒，因为许多吸烟者在喝酒时免不了要抽上几支。

翁心植教授号召医务工作者树立起不吸烟的模范形象，并在门诊工作中参照美国癌症学会提出的四个戒烟"A"字，即①询问（ask）患者是否吸烟；②劝告（advise）吸烟者戒烟，宣传戒烟对健康的好处；③帮助（assist）吸烟者用各种有效的方法戒烟；④安排随诊（arrange），询问复诊的吸烟患者是否已戒烟，若未戒烟应继续说服患者戒烟。戒烟可能引起戒断综合征，因烟中尼古丁是一种成瘾性精神兴奋剂，吸烟时大量尼古丁直接进入动脉循环系统形成峰值，以达到满足患者的大脑中尼古丁的有效浓度。为此，美国学者采用"尼古丁替代疗法"，即给患者经皮注射一定剂量的尼古丁，相当于每天吸烟一包半，维持大约血药浓度的一半，就可部分改善戒断综合征，提高戒烟成功率至30%～40%。

（二）支气管扩张药的应用

经过数十年之后，许多 COPD 患者缓慢、逐渐丧失肺功能。由于肺功能缓慢损害，身体功能也逐渐下降。既然这些患者在劳力时出现呼吸困难，那么他们常常限制活动量以避免出现呼吸困难。患者常常只在肺功能受到严重受损时才出现呼吸困难的症状。临床医生如果发现患者体力活动逐渐减少，就有可能对患者做出较早期的诊断。尽管治疗计划应该建立在个体化的基础上，但是有资料表明，阶梯式的分级治疗方法策略应该以疾病的严重程度为基础。

有症状的患者均应接受药物治疗。药物治疗可减少或消除症状、提高活动耐力、减少 AE 次数和严重程度以及改善健康状态。但至今还没有药物能够延缓肺功能的下降速度。吸入和口服治疗方法中，以吸入治疗为首选。包括 β_2 受体激动药、抗胆碱能药物和甲基黄嘌呤等三类。支气管扩张药最主要的作用是松弛平滑肌及改善潮式呼吸过程中的肺排空。虽然 FEV_1 升高可能并不大，但由于肺容积有明显改善，并延迟了运动过程中动态过度充气的发生，从而减轻呼吸困难。总之，COPD 越严重，肺容积的改变相对于 FEV_1 的改变越重要。其他因素如营养状态、心肺功能和外周肌力也影响活动耐力，可能会限制支气扩张药的疗效。现在主张吸入长效 β_2 受体激动药（LABA）与吸入糖皮质激素（ICS）的混合制剂能更有效的改善肺功能、减轻症状，且更方便。在 FEV_1 占预计值的百分比 <50% 的患者中，合并用药改善 AE 及健康状态的效果最明显，明显优于单一用药。

支气管扩张药是减轻症状性 COPD 患者呼吸困难的主要药物。从这方面来看，大多数 COPD 患者的肺功能经使用支气管扩张药得到轻微的改善（100 ~ 300ml），FEV_1 1500ml、即使是 FEV_1% 仅为 35% 患者在支气管扩张药治疗之后肺功能仍有一定的改善。

1. β_2 受体激动药　选择性 β_2 受体激动药除了舒张支气管平滑肌外，近来发现还可以减少细菌对气道上皮细胞的黏着，从而减少 AECOPD 的发生。此外，β_2 受体激动药与激素合用，可使激素受体活性增加。β_2 受体激动药通常分为长效 β_2 受体激动药（LABA）和短效 β_2 受体激动药（SABA）两种。

（1）SABA：包括沙丁胺醇，它可当作这类药物的标准型。这些药作用于气道的 β 受体。吸入 SABA 5 分钟内产生支气管扩张效应，并且一般在 30 分钟内达到最大效应。尽管支气管扩张效应常常在 2 小时之后逐渐消失，但是有时能维持接近 4 小时。由于支气管扩张药起效快，因此常常作为"急救药"使用。这在哮喘患者中较常使用，哮喘发作的结果是以支气管痉挛而出现突发性呼吸困难。COPD 患者，突发性呼吸困难以劳力时更常见。尽管这些 SABA 可能对一些患者有效，但是更多的症状性 COPD 患者需要持续的支气管扩张药治疗。对这些患者，由于需要频繁给药，SABA 的使用是不方便的。另外，SABA 规则使用超过 3 个月疗效会有所降低。

SABA 也有口服剂型。一般情况下，虽然口服给药对高选择性的患者有好处，但是口服给药的全身性不良反应比吸入给药大得多。速效支气管扩张药的缓释剂适合一天给药 2 次。部分速效支气管扩张药可一天给药 1 次。

定期用 SABA 较为便宜，但不如 LABA 方便。不同作用机制与作用时间的药物联合可增强支气管舒张作用，减少不良反应。SABA 和抗胆碱药异丙托溴胺联合应用与各自单用相比，可使 FEV_1 获得较大与较持久的改善；β_2 受体激动药、抗胆碱药物和（或）茶碱联合应用，肺功能与健康状况亦可获进一步改善。吸入的如沙丁胺醇和特布他林通常为缓解症状而临时给药。轻度患者可以选择 β_2 受体激动药定量气雾剂（MDI）吸入，1 ~ 2 喷/6 小时，每喷 100μg，24 小时不应超过 8 ~ 12 喷；中度持续症状患者 1 ~ 4 喷，4 次/天，或加用溴化异丙托品 MDI 气雾剂吸入，2 ~ 6 喷/6 ~ 8 小时，每喷 20μg，通常不宜超过此应用频度。

（2）LABA：所谓的 LABA 与 SABA 的区别是由于其作用时间超过 12 小时，适合一天

2 次给药。目前吸入性制剂有两种：沙美特罗和福莫特罗。沙美特罗是一个部分激动药，比 SABA 起效慢。支气管扩张效应可通过在给药后 30 分钟出现 2 小时效应高峰。给药 12 小时后，支气管扩张效应仍然存在。福莫特罗是一个更完全的受体激动药，并且其起效时间与沙丁胺醇相似。它的支气管扩张效应也至少持续 12 小时。LABA 的有效性大大方便了 COPD 患者的治疗。使用 LABA，为患者在白天和夜晚提供平稳的支气管扩张状态成为可能。因此，这些药物不仅更方便，而且在时间上更有优势。LABA 剂量超过临床推荐剂量没有好处，并且可能增加不良反应。

在原理上，LABA 可能有非支气管扩张药的效应，这对 COPD 患者有好处。关于这点，沙美特罗比福莫特罗研究更广泛。据几个模拟系统研究显示，沙美特罗可降低炎症细胞活化，减轻水肿的形成和促进水肿的清除，并且可减轻细菌诱导的细胞损伤。这些效应是否有临床意义尚有待研究，但或许是使用沙美特罗的 COPD 患者 AE 频率减少的原因。福莫特罗是否有类似的非支气管扩张药效应尚未清楚。几项大型临床试验均显示使用福莫特罗不能减少 COPD 患者 AE 的频率。值得注意的是，这些研究是以显示支气管扩张效应而设计的，因此不可能有充分的证据说明福莫特罗对 AE 的效应。LABA 也能改善疾病相关健康状况（有时也称生活质量）。虽然对 COPD 患者有益的综合治疗机制尚未完全明确，但是不同患者之间的差异通常是多因素影响的结果。

（3）不良反应：吸入 β_2 受体激动药可出现全身性不良反应，最常见的是心悸和震颤。低钾血症和室性心律失常也可出现。这些全身性反应不仅由肺吸收的药物引起，而且还由沉积在咽喉部的药物引起。因此，这些不良反应可能通过使用减少口服沉积的装置而减轻。

2. 抗胆碱能药物　有研究者认为，抗胆碱能药物是治疗 COPD 的支气管扩张药中最有效的一类药物，因为迷走神经张力过高是 COPD 气流阻塞唯一可逆的因素。抗胆碱能药物还可以抑制黏液高分泌状态。常用的异丙托溴胺吸入剂可阻断 M_2 受体，通常每天应用 3 ~ 4 次，每次 40 ~ 80μg，几乎没有全身吸收，故全身不良反应很少见。一种新的长效抗胆碱能药物——噻托溴铵近来被应用于临床。与异丙托溴胺每天 4 次给药相比，噻托溴铵每天 1 次给药更有效，它可以改善肺功能，减轻症状，减少 AE 次数。该药耐受性好，唯一引起注意的不良反应是口干，但通常不会导致长期治疗中断。

气道毒蕈碱受体亚型的存在提示高选择性的毒蕈碱受体拮抗药比目前的非选择性的毒蕈碱受体拮抗药如异丙托溴胺效果好。M_1 受体位于副交感神经节；M_3 受体位于平滑肌及腺体上，介导乙酰胆碱引起的呼吸道平滑肌收缩及黏液分泌；相反，M_2 受体位于胆碱能神经末梢突触前膜，对乙酰胆碱的释放起着负反馈调节作用。非选择性的抗胆碱能药物阻断 M_1 受体和 M_3 受体，导致气管舒张。然而阻断 M_2 受体却导致乙酰胆碱释放增加。选择性的 M_3 受体拮抗药 darifencin（UK88525）及混合性的 M_1/M_3 拮抗药 revatropate（UK112166）均在临床研究之中。看来最有希望的药物是噻托溴铵，它可以与 M_2 受体快速分离，而与 M_1 受体和 M_3 受体缓慢分离，因此可以长时间阻断乙酰胆碱对人类气道平滑肌细胞的收缩作用，而促进乙酰胆碱释放的作用是短期的。

3. 茶碱类药物　在 COPD 治疗中较为常用，尤其在我国。该类药物具有支气管舒张作用，并能通过改善肺过度充气而减轻症状，其作用机制可能是通过对周围气道的作用。茶碱类还可以减轻呼吸肌疲劳,刺激呼吸中枢,改善黏膜纤毛清除能力。此外,它既可舒张冠状动脉,又可舒张肺血管,因此除了可以缓解心绞痛外,还可以降低肺动脉高压。茶碱类对 COPD 的患者有抗炎作用,近来发现低剂量的茶碱类药物可以减少诱导痰中的炎性标志物。另外,茶碱类药物还有改善心搏血量、扩张全身和肺血管、增加水盐排出、兴奋中枢神经系统、改善呼吸肌功能以及某些抗炎作用等。但总的来看,在一般治疗量血浓度下,茶碱的其他多方面作用不很突出。

茶碱安全的血药浓度范围是 7~12mg/L。额外追加剂量或药物相互作用导致较高的血药浓度,但一般无严重不良反应,除非血药浓度达到中毒浓度 20~25mg/L。但有些因素可以影响血清茶碱浓度,吸烟可促进茶碱代谢,高龄、心衰、肝脏疾病、肺炎和干扰肝脏代谢的药物(大环内酯类抗生素、环丙沙星、别嘌呤醇、西咪替丁)可降低药物的清除率。在这些情况下,给予通常剂量有可能导致茶碱中毒或不能达到有效血药浓度。因此,当开始应用茶碱或加用另外的药物时,应考虑可能的相互作用,必要时应调整剂量。由于茶碱类药的药物动力学可预测性较好,故其缓释制剂更为合理。

缓释型或控释型茶碱每天 1 次或 2 次口服可达稳定的血浆浓度,对 COPD 有一定效果。茶碱血浓度监测对估计疗效和不良反应有一定意义。血茶碱浓度 >5mg/L,即有治疗作用;>15mg/L 时不良反应明显增加。吸烟、饮酒、服用抗惊厥药、利福平等可引起肝脏酶受损并减少茶碱半衰期。老人、持续发热、心力衰竭和肝功能明显障碍者应用茶碱时容易过量。同时应用西咪替丁、大环内酯类药物(红霉素等)、氟喹诺酮类药物(环丙沙星等)和口服避孕药等都可使茶碱血浓度增加。

4. 支气管扩张药联合治疗 尽管开始使用一种支气管扩张药治疗是合理的,但是大多数 COPD 患者很难取得良好的效应。联合使用两或三种支气管扩张药却能明显改善支气管扩张作用和临床疗效。已有不少研究报道了联合使用 β₂ 受体激动药(短效或长效)与抗胆碱能药或茶碱类,以及联合使用抗胆碱能药和茶碱类,或者联合使用上述三种支气管扩张药联合治疗的临床资料。尽管在每个患者中的临床反应存在差异,但是支气管扩张药的联合使用确有其合理性,已经在现有的相关的指南中鼓励使用。固定联合吸入含有 SABA 沙丁胺醇和短效抗胆碱能药 ipratropium 是可行的,并得到了广泛的应用。在临床研究中,联合使用的支气管扩张效应明显优于各种药物的单独使用。在将来有可能提供其他固定联合吸入支气管扩张药,使用的方便性可能会受到患者及医生的欢迎。

尽管多种支气管扩张药的联合治疗的相互作用机制尚未完全明了,然而支气管扩张药联合治疗取得很好疗效已经得到多项临床研究资料的证实。比如,茶碱类有数种作用机制,其中包括抑制磷酸二酯酶活性。至于联合使用是否产生更大的支气管扩张效应尚未明确,由于 β₂ 受体激动药通过活化 β 受体增加 cAMP 的浓度,这些药物的联合使用能升高细胞内 cAMP 的浓度。β 受体与 M 受体的相互作用增加了抗胆碱能药与 β₂ 受体激动药之间的协同的可能性。

(三)激素

1. ICS 为了寻求改变 COPD 的病情转归的途径,四个大型临床研究对 ICS 进行了评估，但无一能证实 ICS 能明显减少肺功能下降。尽管一项荟萃分析表明，FEV_1 率每年下降减少 5ml，但这样的结果几乎没有实际意义。因此，目前不推荐常规使用 ICS 预防 COPD 患者的肺功能下降。

ICS 对 COPD 患者有另外两个可能的好处。首先，ICS 可以轻度改善气流，最大幅度可以改善 50 ~ 100ml，这个结果实际上不低于支气管扩张药的效果；其次，ICS 在加用 LABA 之时同样可以显示明确的疗效。这发现表明，使用最大剂量支气管扩张药的 COPD 患者使用 ICS 有可能进一步改善肺功能。

ICS 对 AECOPD 也有确切的治疗作用，其作用的机制尚未清楚，但这种作用已经在几项氟替卡松和布地奈德临床试验得到证实。因此，现行的指南推荐 ICS 可在发作频繁的 AECOPD 患者使用。

AECOPD 是生活质量的主要决定指标。有这种疾病的患者健康状态进行性下降，ICS 可减缓生活质量的下降速度。有人指出 ICS 对健康状态有好处是与 AE 减少有关。回顾性研究的资料表明，对住院的 AECOPD 患者使用 ICS 可减少病死率，ICS 这一作用似乎不仅仅是因为减少了口服激素的并发症，AE 次数的减少被认为是一种可能的机制。回顾性研究的资料也越来越多，但其中却无一项研究资料显示 ICS 能够延长患者的生存时间，评估 ICS 对生存影响的前瞻性研究正在进行之中。

ICS 与 LABA 的协同作用可能性近年引起了很大的关注，尤其是在哮喘控制方面的应用更为广泛，并取得了较好的近期疗效。目前看来，COPD 患者普遍欢迎这些联合制剂的使用，显然是其发挥较好疗效的缘故，即使不考虑到两种药物的协同作用，这些剂型使用起来十分方便，患者乐于接受。

需要指出的是，ICS 并不是完全没有不良反应，其全身性不良反应包括紫斑，对骨密度的不良影响。尽管这些不良反应的临床意义仍未清楚，但是临床医生应该权衡利弊，同时监测和防治不良反应。

全身性使用激素在 COPD 稳定期应尽量避免使用。全身性使用激素有多种严重的不良反应，并且经常使用可使病死率升高。全身性激素在 COPD 的 AE 期可以使用，但是一般而言使用超过 14 天是不必要的，而且没有好处。

2. 激素的使用指征　目前尚未有较为可靠的指标可以预测哪些患者适合于激素治疗。先前的指南推荐用口服激素试验来决定哪些患者应该给予 ICS，显然这一做法缺乏循证医学的依据，因为即使短期全身性使用激素也可能产生不良反应，因此目前不再推荐使用。关于 ICS 试验目前仍在进行之中，虽然 FEV_1 的改变发生经过数周时间即可显现，但是患者需要几个月的时间才感觉到症状的改善。这一做法在实际工作中显然难以实现。病情严重的患者（$FEV_1 < 50\%$ 预计值）的患者出现 AE 更可能频繁，这些患者最需要的是预防 AE，只是很难预测哪些患者，什么时候会 AE。既然大多数患者每年平均出现数次 AE，出现 1 次或 2 次减轻不那么容易识别，因此判断患者病情是否改善更是困难。

（四）抗生素

目前不再推荐常规使用抗生素作为治疗缓解期 COPD 患者有几个原因：首先，COPD 患者的临床特征在许多早期的研究是不完善的，一些支气管扩张的患者也被包括在研究资料之中；其次，在感染的细菌菌株及其药敏试验结果报告出来之前，在缓解期 COPD 患者常规使用抗生素显然是缺乏依据的。

（五）其他药物

1. 祛痰药（黏液溶解剂） COPD 气道内可产生大量黏液分泌物，可促使继发感染，并影响气道通畅，应用祛痰药似有利于气道引流通畅，改善通气，但除少数有黏痰患者获效外，总的来说效果并不十分确切。常用药物有盐酸氨溴索、乙酰半胱氨酸等。

2. 抗氧化剂 COPD 气道炎症使氧化负荷加重，促使 COPD 的病理、生理变化。应用抗氧化剂如 N - 乙酰半胱氨酸可降低疾病反复加重的频率。但目前尚缺乏长期、多中心临床研究结果，有待今后进行严格的临床研究考证。

3. 免疫调节剂 对降低 COPD 的 AE 严重程度可能具有一定的作用。但尚未得到确证，不推荐常规使用缓解期 COPD 患者。

4. 中医治疗 辨证施治是中医治疗的原则，对 COPD 的治疗亦应据此原则进行。实践中体验到某些中药具有祛痰、支气管舒张、免疫调节等作用，值得深入的研究。

5. 疫苗

（1）流感疫苗：据报道，流感疫苗使 COPD 患者病情有所缓解，也使得死亡减少 50%。正如其他老年性疾病患者一样，许多 COPD 患者年龄较大，应该推荐使用含有灭活或无活力病毒的疫苗。值得指出的是，这种疫苗接种既不可能预防其他病原体的感染，也不可能对流感病毒感染本身提供可靠的预防。

（2）肺炎球菌疫苗：含有肺炎球菌的多价毒性细胞型的肺炎球菌疫苗已经在老年患者包括 COPD 患者中使用。尽管使用的时间已经不短，但该疫苗在这些患者中的有效性尚未得到证实。其他一些药物的干预也在 COPD 患者中推荐使用。这些干预措施都已经得到不同级别的证据支持，但在日常工作中应用尚不多。

（六）长期氧疗

COPD 稳定期进行长期氧疗（LTOT）对具有慢性呼吸衰竭的患者可提高生存率。对血流动力学、血液学特征、运动能力、肺生理和精神状态都会产生有益的影响。LTOT 应在 Ⅲ级重度 COPD 患者应用，具体指征是：①PaO_2 <55mmHg 有或无高碳酸血症；②PaO_2 55 ~ 70mmHg，或 SaO_2 <88%，并有肺动脉高压、心力衰竭水肿或红细胞增多症（血细胞比容 >55%）。

LTOT 一般是经鼻导管吸入氧气，流量 1.0 ~ 2.0L/min，吸氧持续时间 >15h/d。LTOT 的目的是使患者在海平面水平，静息状态下，达到 PaO_2 ≥60mmHg 和（或）使 SaO_2 升至 90%，这样才可维持重要器官的功能，保证周围组织的氧供。

（七）营养治疗

稳定期 COPD 患者可观察到体重减轻和无脂体重下降，与气流受限程度无关。体重下降尤其是肌肉萎缩与病死率增高有关。营养干预应着重于预防和早期治疗体重下降，以防止能量失衡。当患者符合以下一种或多种情况时应考虑营养治疗：BMI <21kg/m^2，不自主的体重减轻（在 6 个月内 >10% 或在 1 个月内 >5%）和无脂体重下降（男性 <16kg/m^2，女性 <15kg/m^2）等。营养治疗首先是改变患者的饮食习惯，然后进一步使用

高能量密度的营养品，并应在 1 天之中分成数次给予，以避免食欲缺乏以及高热量负荷所引起的代谢和通气需要增加。

（八）心理治疗

据报道 COPD 患者中焦虑和抑郁的发生率比普通人群高得多。许多患者也许尚未确诊或只有轻微的症状。即使亚临床状态的精神疾病也与 COPD 患者发病率的增加有关。治疗能减轻精神症状，更重要的是还有其他好处。积极给予康复治疗和配合药物治疗是治疗 COPD 患者的关键。适当治疗精神及伴随疾病也具有良好的辅助效果。

迄今为止，尚未有能明确改善 COPD 患者的精神治疗干预措施，伴随有焦虑和抑郁的 COPD 患者似乎与其他患者的治疗没有太大的区别。苯二氮䓬类对肺功能具有抑制作用，因此应尽量避免使用。据报道，去甲阿米替林、sertraline 和 buspirone 可减轻 COPD 患者的焦虑症状。一项小样本研究显示，buspirone 能够减轻呼吸困难并且没有抑制肺通气或灌注的不良反应。buspirone 是一个有效的抗抑郁药，对戒烟也有好处。

（九）睡眠

COPD 患者睡眠时可伴有血氧饱和度降低，原因主要是疾病本身而不是睡眠呼吸暂停所致。无论主观上还是客观上，COPD 患者的睡眠质量显著下降。睡眠呼吸暂停在 COPD 中的发病率与健康同龄人大致相同。但是这两种情况并存时睡眠中血氧饱和度下降更明显。COPD 患者的临床病史采集应包括睡眠质量问卷和可能并存的睡眠呼吸暂停。临床上怀疑睡眠呼吸暂停，存在低氧血症，又不能用清醒时动脉血氧水平解释，肺动脉高压与肺功能损害程度不成比例的 COPD 患者，需做睡眠监测。COPD 的睡眠问题处理重点是减少咳嗽和呼吸困难，从而最大限度减少睡眠障碍。严重 COPD 患者应尽可能避免使用安眠药。

（十）肺康复治疗

肺康复治疗是综合的、多渠道的，涉及教育患者、药物治疗和运动训练。多个环节教育有助于使患者理解自身的病情提高其治疗的依从性。康复治疗的主要措施是运动训练。结合康复治疗的药物治疗的综合治疗措施应该会取得更理想的疗效。

（十一）伴随疾病的治疗

COPD 患者常常合并多种伴随疾病。已知吸烟能增加许多疾病的风险，包括动脉粥样硬化性疾病、骨质疏松和消化性溃疡。其他疾病如抑郁症可能是由 COPD 引起的慢性功能不全所导致，既然抑郁患者的调查结果显示吸烟率较高，可能也与吸烟相关。积极地治疗 COPD 伴随疾病也大大有助于 COPD 的治疗。尤其是抑郁症的治疗可能是 COPD 患者完全接受药物和康复治疗的基本措施。

总之，稳定期 COPD 的处理原则是根据病情的严重程度不同，选择的治疗方法也有所不同。

二、急性加重期的治疗

早期 COPD 发生急性加重（AE）并不常见，中重度肺功能损害者发生频率明显增加，如 FEV_1 超过 1.5L，每年 AE 少于 1 次，如 FEV_1 低至 1.25L，每年 AE 的次数将大于 2.5

次。频繁发生 AE 对患者的自然病程将产生不利影响，如肺功能损害、气道炎症加重和气道定植菌增加。

AECOPD 定义为：COPD 患者的呼吸困难、咳嗽和（或）咳痰在基础水平上出现急性改变，超出每天的日常变异，需要改变治疗方案。AE 的原因可以是感染性的或是非感染性的。气促加重是 AE 的主要表现，常伴有喘息、胸闷、咳嗽、咳痰增多、痰液的颜色和黏稠度发生改变和发热。AE 也可伴有一些非特异性主诉，例如：身体不适、失眠、嗜睡、疲乏、抑郁以及意识模糊。运动耐受力下降、发热和（或）胸部 X 线异常表现提示新的肺部病变可能是 COPD 病情加剧的先兆。在慢性咳嗽的基础上出现痰量增加和脓性痰提示细菌感染。

严重 AECOPD 的住院病死率高达 11%，入住 ICU 者病死率 1% ~24%，约半数患者出院后 6 个月内将至少再入院 1 次。早期诊断和干预可能是阻止疾病进展的关键环节。

（一）临床评估

由于 COPD 是慢性疾病，即使在稳定期，其症状水平也是波动的。因此，评价 AE-COPD 的疗效，不像社区获得性肺炎的观察指标那么明确，以有效率、细菌清除率和不良反应就可以评价其疗效和安全性。目前一致认为 AECOPD 的疗效评价应包括以下内容：①短期效果，包括治愈/改善情况、恢复速度、细菌负荷减少（清除）、气道炎症反应减轻、生活质量改善和肺功能恢复时间等指标；②长期效果，包括 AE 的间期、肺功能恶化能否减缓、生活质量和医疗费用等。

1. 确定 AECOPD 的原因　引起 AECOPD 的最常见原因是气管 - 支气管感染，主要是病毒、细菌感染。部分病例 AE 的原因尚难以确定。肺炎、充血性心力衰竭、气胸、胸腔积液、肺血栓栓塞症、心律失常等可以引起与 AECOPD 类似的症状，需加以鉴别。

2. 诊断和严重性评价

（1）临床表现：AECOPD 的主要症状是气促加重，常伴有喘息、胸闷、咳嗽加剧、痰量增加、痰液颜色和（或）黏度改变以及发热等，此外亦可出现全身不适、失眠、嗜睡、疲乏、抑郁和精神紊乱等症状。当患者出现运动耐力下降、发热和（或）胸部 X 线影像异常时可能为 AECOPD 的征兆。痰量增加及出现脓性痰常提示细菌感染。与 AE 前的病史、症状、体格检查、肺功能测定、动脉血气分析和其他实验检查指标进行比较，对判断 AE-COPD 的严重性甚为重要。应注意了解本次 AE 或新症状出现的时间，气促、咳嗽的严重程度和频度，痰量和颜色，日常活动的受限程度，是否曾出现水肿及水肿持续时间，既往 AE 情况和有无住院治疗，以及目前的治疗方案等。本次 AE 肺功能和动脉血气结果与既往对比可提供非常重要的信息，这些指标的急性改变较其绝对值更为重要。对于严重 COPD 患者，神志变化是 AE 的最重要指标，一旦出现需及时送医院诊治。是否出现辅助呼吸肌参与呼吸运动、胸腹矛盾呼吸、发绀、外周水肿、右心衰竭、血流动力学不稳定等征象亦有助于判定 AECOPD 的严重程度。

（2）动脉血气分析：对于住院患者来说，动脉血气分析对评价 AE 的严重程度是必要的。在呼吸室内空气条件下，$PaO_2 < 60mmHg$ 和（或）$SaO_2 < 90\%$，提示呼吸衰竭。如 $PaO_2 < 50mmHg$，$PaCO_2 > 70mmHg$，$pH < 7.30$，提示病情危重，需加严密监护或住重症监护治疗病房（ICU）治疗。

（3）肺功能测定：AECOPD 患者常常难以满意地进行肺功能检查。$FEV_1 < 1L$ 可提示病情危重。

（4）胸部 X 线：胸部 X 线照片（后前位加侧位）对于发现症状类似 AECOPD 的其他疾病诊断十分有用。心电图检查有助于诊断右室肥厚、心律失常以及心肌缺血性发作。肺栓塞很难与 AE 区别，尤其是在严重的 COPD 患者。其原因为右室肥厚和肺动脉增宽，可导致心电图和 X 线表现容易相混淆、螺旋 CT 和血管造影以及测定特异性 D-二聚体是目前可用的在 COPD 患者中诊断肺栓塞最好方法，而肺通气-灌注扫描价值不大。动脉收缩压降低，以及高流量吸氧亦无法使 PaO_2 上升至 $> 60mmHg$，也提示可能存在肺栓塞。如果有强力的征象提示肺栓塞的存在，推荐在治疗 AE 的同时进行相应的治疗。

（5）心电图检查：AECOPD 合并肺心病时 ECG 检测可以发现：①Ⅱ、Ⅲ、aVF 导联出现肺性 P 波，提示右房负荷过重；②$S_I S_{II} S_{III}$ 波型；③$S_I Q_{III}$ 波型；④不完全性右束支传导阻滞；⑤右心室肥大，根据 QRS 轴 $\geq +120°$ 确定，V_1 导联以 R 波为主波或 V_5 和 V_6 导联 R/S 比值 < 1（这些标准中至少有两项才能提高对右心室肥大的疑诊）；⑥QRS 低电压。

（6）其他实验室检查：外周血细胞计数可以发现红细胞增多症（血细胞比容 $> 55\%$）或出血。白细胞计数通常意义不大。在病情 AE 间出现咳脓痰提示感染存在，可以考虑抗生素的使用：肺炎链球菌、流感嗜血杆菌和卡他莫拉氏菌是 AECOPD 期最常见的致病菌。如果感染对最初的抗菌药物治疗无效，应该进行痰培养和药物敏感试验检查。生化检查可提示 AE 是否由于电解质紊乱（低钠、低钾血症等）、糖尿病危象或营养不良（低蛋白血症）所致，也能提示代谢性酸碱紊乱。

（二）医院外治疗

对于 AECOPD 早期、病情较轻的患者可以在院外治疗，但需特别注意病情变化，及时决定送医院治疗的时机。AECOPD 期的院外治疗包括适当增加以往所用支气管扩张药的量及频度。若未曾使用抗胆碱药物，可以加用，直至病情缓解。对更严重的病例，可以给予数天较大剂量的雾化治疗，如沙丁胺醇 $2500\mu g$、异丙托溴胺 $500\mu g$、或沙丁胺醇 $1000\mu g$ 加异丙托溴胺 $250 \sim 500\mu g$ 雾化吸入。全身使用糖皮质激素（简称激素）对 AE 治疗有益，可能加快病情缓解和肺功能恢复。如果患者的基础 $FEV_1 < 50\%$ 预计值，除支气管扩张药外可考虑加用激素，如口服泼尼松龙每天 $30 \sim 40mg$，连用 $7 \sim 10$ 天。COPD 症状加重，特别是痰量增加并呈脓性时可考虑给予抗生素治疗。抗生素的选用需依据患者所在地常见病原菌类型及药物敏感情况决定。

（三）住院治疗

AECOPD 死亡的危险性与出现呼吸性酸中毒、有明显的并发症和需要人工通气密切相关。无上述特征的患者死亡的危险性不高，但严重的 COPD 患者常需要住院治疗。试图完全在院外处理这类患者的成功率相当有限，但首先经过急诊室的评价，然后在具有一定监护和救治条件的前提下让患者回家继续治疗的成功率却高得多。然而，对于这种方法的详细的成本-效益分析尚需进一步确定。

1. 保持呼吸道通畅　AECOPD 通常伴有不同程度的呼吸衰竭，保持呼吸道通畅是重要的治疗措施。方法有：①仰卧、头后仰、抬下颌、张口位；②鼓励咳嗽，加强翻身、拍背、体位排痰；③有支气管痉挛者积极使用支气管扩张药，如 β_2 受体激动药、抗胆碱药物、激素和氨茶碱，慢性呼吸衰竭时多口服给药或使用气雾剂，急性呼吸衰竭时则主要经静脉给药；④必要时建立人工气道，在病情危重而又不具备气管内插管条件时，可先建立简便人工气道（有口咽通气道、鼻咽通气道和喉罩）；在气管插管后机械通气抢救成功，估计短期内不能撤机者，或患者不能耐受插管者，或呼吸泵衰竭通气不足且易发生吸入性肺炎者，应考虑气管切开。

老年患者心肺储备功能差，难以耐受低氧血症和高碳酸血症，是否建立人工气道，应主要考虑病情是否需要，高龄不应成为延迟建立人工气通的理由；在施行气管插管或气管切开时，也应采取措施减少并发症的发生，如用纤维支气管镜引导以减少盲目插管的创伤，有时可在气管切开前先行插入气管插管，清理气道并行一定时间的机械通气，使缺氧和 CO_2 潴留得到部分纠正，病情较为稳定后再行气管切开手术，使老年呼吸衰竭患者安全度过手术的机会增加。

2. 控制性氧疗　氧疗的目的是提高 PaO_2，减轻缺氧造成的重要器官功能损害，并减少呼吸肌做功。氧疗是 AECOPD 期患者住院的基础治疗。无严重并发症的 AECOPD 期患者氧疗后较容易达到满意的氧合水平（$PaO_2 > 60mmHg$ 或 $SaO_2 > 90\%$），但有可能发生潜在的 CO_2 潴留。给氧途径包括鼻导管或 Venturi 面罩，其中 Venturi 面罩更能精确地调节吸入氧浓度。氧疗 30 分钟后应复查动脉血气以确认氧合满意而未引起 CO_2 潴留或酸中毒。伴随的呼吸衰竭类型不同，氧疗原则也不同。Ⅰ型呼吸衰竭因无 CO_2 潴留，可按需给氧，氧浓度（FiO_2）可提高到 $40\% \sim 50\%$，氧流量 $4 \sim 5L/min$，当 PaO_2 达 70mmHg，应降低吸氧浓度。Ⅱ型呼吸衰竭因呼吸中枢对 CO_2 刺激不敏感，主要靠缺氧刺激来维持呼吸，故应以控制性氧疗为原则，采用低流量（$1 \sim 2L/min$，）、低浓度（$FiO_2 25\% \sim 30\%$）持续给氧。每天 24 小时给氧比 12 小时给氧效果更佳，不仅缓解缺氧所致的肺血管收缩、降低肺动脉压、延缓肺心病进程，而且改善患者智力、记忆力及运动协调能力。因此，主张给老年 COPD 患者进行长期氧疗，以提高生活质量和生存率。$PaCO_2$ 很高的患者，采用鼻塞法吸氧，氧浓度从 25% 开始，缓慢增加，使 PaO_2 接近 60mmHg，同时 $PaCO_2$ 又无明显升高，即达到预期效果。若 PaO_2 接近 60mmHg、$PaCO_2$ 升高幅度 $< 12mmHg$、pH 无变化，吸氧浓度不变，但需密切监测 $PaCO_2$。若氧浓度达 30% 时，PaO_2 仍 $<55mmHg$、$PaCO_2 > 70 \sim 80mmHg$、$pH < 7.25$ 时，应考虑机械通气。

3. 抗生素　根据 Miravitlles 的"阈值假说"，抗菌治疗存在如下的可能：①减少气道内细菌的负荷量，减少 AECOPD 发生；②早期用抗生素治疗可缩短 AE 的恢复时间；③强力的较广谱的抗生素可以延长 AE 的间期。如果这些可能性都存在，抗生素的预防性治疗、早期或新的抗生素应用可以改善患者的预后。Wison 等报道，应用新氟喹诺酮类莫昔沙星，与阿莫西林、克拉霉素和头孢呋辛酯等常用药物对比，临床治愈率、细菌清除率高于常规药物组，且莫昔沙星组在治疗过程中较少并用其他抗生素，AE 间隔时间延长 28 天。

当患者呼吸困难加重，咳嗽伴有痰量增加及脓性痰时，应根据患者所在地常见病原菌类型及药物敏感情况积极选用抗生素。COPD 患者多有支气管 – 肺部感染反复发作及反复应用抗生素的病史，且部分患者合并有支气管扩张，因此这些患者感染的细菌耐药情况较一般肺部感染患者更为严重。长期应用广谱抗生素和激素者易继发真菌感染，宜采取预防和抗真菌措施。

约50%的AECOPD患者为细菌感染所致，故应重视预防措施。如对易感人群接种肺炎链球菌、流感嗜血杆菌和流感病毒疫苗已在发达国家有较多开展。国内也有人用绿脓杆菌疫苗防治肺部感染。COPD的主要致病菌在国内仍以革兰阴性杆菌占多数，大约为80%，常见菌依次为绿脓杆菌、肠杆菌属、不动杆菌、肺炎克雷伯菌和变形杆菌，革兰阳性球菌占20%，以金葡菌和表皮葡萄球菌为多见，且约半数为耐甲氧西林金葡菌。应针对致病菌选用有效的杀菌剂，但临床上最初的治疗往往凭经验用药。

4. 支气管扩张药　AECOPD所致慢性呼衰时可适当增加支气管扩张药的量及频度。短效β_2受体激动药较适用于AECOPD所致慢性呼衰的治疗。若未曾使用抗胆碱能药物，或疗效不显著时，可以加用抗胆碱能药物。长效抗胆碱能药物对三种M受体都能结合并起抑制作用，起效迅速而作用可持续24小时以上。对更严重的病例，可以给予数天较大剂量的雾化治疗，并考虑静脉茶碱类药物，监测血茶碱浓度对估计疗效和不良反应有一定意义。磷酸二酯酶-4抑制药同时具有抗炎作用。皮质激素和β_2受体激动药疗效上有互相增强作用，两者的混合制剂目前已经投入临床使用。

5. 激素　AECOPD期住院患者宜在应用支气管扩张药基础上加服或静脉使用激素。激素的剂量要权衡疗效及安全性，建议口服泼尼松龙30～40mg/d，连续10～14天。也可静脉给予甲泼尼龙。延长给药时间不能增加疗效，相反使不良反应增加。

近年"新"的药物和治疗的进展是将哮喘的治疗方法应用于COPD的治疗。包括长效β_2受体激动药(LABA)、吸入激素(ICS)和白三烯受体拮抗药在AECOPD的早期治疗中有一定的作用，可作为口服糖皮质激素的替代或辅助用药。虽然以上药物不能影响COPD的发展进程，已有几项随机、安慰剂对照研究显示吸入的短效和长效支气管扩张药(包括沙丁胺醇、异丙托品、沙美特罗和福莫特罗等)可以减少AECOPD的发作频率，减轻症状。规律吸入长效支气管扩张药的效果优于短效舒张药。

6. 呼吸兴奋剂　当呼吸中枢兴奋性降低或抑制时，呼吸幅度变小、频率减慢，或有明显的CO_2潴留时，可给予呼吸兴奋剂。COPD呼衰时，因支气管-肺病变、中枢反应性低下或呼吸肌疲劳而引起低通气者，此时应用呼吸兴奋剂的利弊应按上述三种因素的主次而定：对神经传导与呼吸肌病变、肺炎、肺水肿和肺广泛间质纤维化所致的换气功能障碍者，则呼吸兴奋剂有弊无利，不宜使用。应用呼吸兴奋剂的前提是保持气道通畅和已解除气道痉挛，在氧疗的同时运用。常用尼可刹米，可先静脉推注0.375～0.750g，然后以3.00～3.75g加入500ml液体中，按25～30滴/分静脉滴注，并根据意识、呼吸频率、幅度、节律及动脉血气分析调节剂量。当Ⅱ型呼衰PaO_2接近正常或pH基本代偿时，应停止使用，以防止碱中毒。如经治疗病情未见好转，应中断使用呼吸兴奋剂，并说服患者和家属采用机械通气。

尼克刹米对部分COPD伴呼吸衰竭者有一定增加通气和减轻CO_2潴留作用，但其作用时间短，又增加氧耗量，滴注过快可发生不良反应，应权衡利弊决定是否应用。近来有人采用纳洛酮静脉注射治疗COPD合并肺性脑病取得一定成效，其机制是：COPD患

者血浆 β－内啡肽样活性物质水平增高，β－内啡肽可能参与了 COPD 患者的呼吸调控，而纳洛酮是 β－内啡肽拮抗药，改善脑皮层供血，保护和恢复脑细胞功能，故可试用。亦有人使用呼吸兴奋剂 pimexion 治疗 COPD 伴低氧血症，结果显示用药后 PaO_2 明显提高，PEF 增加。该药的主要成分为甲哌咕诺，既有中枢性又有周围性呼吸兴奋作用，同时可缓解支气管痉挛，增加肺泡通气量，可供选用。

7. 机械通气　AECOPD 患者在经过最佳的药物治疗和氧疗后，有呼吸性酸中毒（pH＜7.36）和（或）严重呼吸困难持续存在，应使用 NIPPV 治疗。所有患者在考虑机械通气管前均应行动脉血气分析。如 pH＜7.25，NIPPV 应在 ICU 进行，并做好插管的准备。联合使用持续气道正压（CPAP，4～8cmH$_2$O 水平）和压力支持通气（PSV，如 10～15cmH$_2$O 水平）是治疗 COPD 最有效的 NIPPV 模式。患者如符合 NIPPV 排除标准，应考虑立即插管并收入 ICU。

（1）NIPPV：可以降低 $PaCO_2$，减轻呼吸困难，从而降低气管插管和有创机械通气的使用，缩短住院天数，降低患者的病死率。使用 NIPPV 要注意掌握合理的操作方法，避免漏气，从低压力开始逐渐增加辅助吸气压和采用有利于降低 $PaCO_2$ 的方法，从而提高 NIPPV 的效果。

（2）有创性机械通气：在积极药物治疗的条件下，患者呼吸衰竭仍进行性恶化，出现危及生命的酸碱异常和（或）神志改变时宜用有创性机械通气治疗。在决定终末期 COPD 患者是否使用机械通气时还需参考病情好转的可能性、患者自身意愿及强化治疗的条件。使用最广泛的三种通气模式包括辅助/控制（A/C）通气、PSV 或同步间歇指令通气（SIMV）、SIMV＋PSV。因 COPD 患者广泛存在内源性呼气末正压（PEEPi），为减少因 PEEPi 所致吸气功耗增加和人机不协调，可常规加用一适度水平（约为 PEEPi 的 70%～80%）的外源性呼气末正压（PEEPe）。COPD 病例的撤机可能会遇到困难，需设计和实施一周密的方案。NIPPV 已被用于帮助早期脱机，初步取得了良好的效果。

8. 纠正酸碱平衡失调及电解质紊乱

（1）呼酸合并代酸：纠正单纯性呼酸的主要措施是积极改善通气，促使 CO_2 排出。单纯性代酸多为低氧所致的乳酸性酸中毒，主要措施是纠正缺氧。两者单独存在时，原则上不用碱性药物。若两者同时存在且 pH＜7.20，可用小量碱性药物。碳酸氢钠有加重 CO_2、潴留的可能，最好与呼吸兴奋剂、支气管扩张药合用。

（2）高碳酸血症后碱中毒（呼酸并代碱）：多见于机械通气时 CO_2 排出过快，或低钾、低氯血症，或不适当使用碱性药物，应避免。低氯性碱中毒应给予高氯性溶液静脉滴注（如盐酸精氨酸），必要时可加服醛固酮拮抗药；如通气已改善，$PaCO_2$ 已下降而血浆 HCO_3^- 浓度仍高者，可谨慎短期口服乙酰唑胺 0.25 g，每天 2 次，有助于碱中毒的纠正。

（3）三重酸碱失衡：应针对三重酸碱失衡的主要矛盾采取相应措施，其目的是使"三重型"转化为"二重型"，以致转化为单纯型，直到正常的酸碱状态，使病情得以改善。

（4）电解质紊乱：以低钾、低氯、低钠血症最常见，多为摄入不足和（或）排出过多（利尿药）所致。治疗主要补充钾、氯及钠，低钾血症不易纠正时应补充镁。

9. 加强营养支持　营养支持的原则包括：①对危重期患者以减轻呼吸负荷及减少

自身组织分解为目标；②对稳定期患者以促使机体营养指标恢复正常为目标；③双能源供应热能，即由脂肪和糖类混合供应热能，两者能量比为4:6或5:5，要特别避免过多的糖摄入，以免增加CO_2生成量，加重呼酸；④维持适当的热能与氮量之比，为(100~150)kcal:1g；⑤补充高于生理需要量的维生素；⑥补足谷氨酰胺以防止肠黏膜屏障受损而引起细菌易位，招致多器官功能衰竭；⑦可补充重组人生长激素以促进合成代谢；⑧尽量通过肠内营养途径补充营养，或肠内、外营养支持合用。

10. 并发症处理

(1)慢性肺心病：COPD是引起慢性肺心病的最常见原因，占80%~90%。COPD引起肺心病进而发生心力衰竭的主要机制为：缺氧、高碳酸血症和呼吸性酸中毒导致肺血管收缩、痉挛、阻力增加，肺动脉压力增高，右心扩张、肥大，最终导致心力衰竭。

AECOPD本身及其他并发症的治疗措施均有助于肺心病心力衰竭的控制。此外，还需注意以下几个问题。

1)利尿药治疗：利尿药通过作用于肾远曲小管或Henle襻，抑制钠的吸收达到利尿效果，从而减轻心脏负荷。但仅用利尿药往往不能完全控制COPD合并肺心病的心力衰竭和水肿，因右心衰竭所致静脉压增高并不是引起肺心病水肿的唯一原因，低氧和高碳酸血症导致肾功能不全，并进一步引发继发性高醛固酮血症，在水肿发生中也起着重要作用。故处理肺心病水肿应着重改善通气和换气功能。随着低氧血症和高碳酸血症的纠正，可产生自发性利尿，右心衰竭和水肿会迅速缓解，一般无需用利尿药。严重水肿者，当呼吸功能改善后右心衰竭改善不明显的患者，可小剂量联合应用保钾和排钾利尿药，如氢氯噻嗪25mg/d，氨苯蝶啶50~100mg/d，可逐渐增加剂量直至尿量增加。一旦病情控制，应立即停用。

COPD合并肺心病患者往往排痰不畅，应用利尿药后可使痰液更加黏稠，故应加强气道局部湿化并翻身拍背，促进排痰。利尿药应用后还可引起低钾、低氯性碱中毒，也应注意。

2)血管扩张药：血管扩张药使肺动脉扩张，肺血管压力下降，减轻右心后负荷。但血管扩张药可使因肺泡缺氧而收缩或关闭的肺小动脉和肺毛细血管重新开放，因此加重已存在的右向左分流，加重通气/灌流比例失调，使PaO_2进一步降低。另外，大多数血管扩张药在扩张静脉和肺小动脉的同时也扩张体动脉，使体循环压下降，反射性使心率加快，加重心肌和组织缺氧。以上不良反应在一定程度上限制了血管扩张药在肺心病心衰治疗中的应用。

3)洋地黄类：洋地黄类药物用于感染等诱因已被控制，呼吸功能已改善，并应用利尿药后仍不能控制的心力衰竭患者；或者右心衰竭合并室上性心动过速或快速房颤的患者；以及合并急性左心衰竭者。缺氧心肌对洋地黄敏感，易发生中毒反应，故用量应酌减，一般为常规剂量的1/2或1/3量。宜选用作用迅速、排泄快的洋地黄药物。低氧血症和感染等均可使心率增快，故不宜以心率作为洋地黄药物调节剂量和判断疗效的指标。用药前了解既往洋地黄类药物用药史。用药过程中应随时监测血钾和血氧分压。

(2)肺性脑病：肺性脑病是呼衰的主要并发症和主要死因。除重视上述治疗措施外，尽量不用镇静剂，必要时可用水合氯醛灌肠；缺氧和CO_2潴留可引起脑水肿，脱水过多又可导致血液浓缩、痰液黏稠而加重呼衰，故应以轻中度脱水为宜，并给予适量的胶体溶液，促使细胞内液和细胞外液回收到血管内，有利于液体排出。

（3）休克：原因为心力衰竭、感染以及机械通气压力过高等，应针对病因采取相应措施。如经治疗未见好转，应给予血管活性药物如多巴胺、间羟胺等，以维持血压。

（4）多器官功能衰竭：防治多器官功能衰竭的关键是：①掌握好氧疗及机械通气的时机和方法，迅速改善通气，纠正缺氧；②及时有效地控制感染；③及时发现和处理低血压状态，避免器官低灌注；④尽早恢复胃肠内营养，并补充谷氨酰胺和给予调整肠道微生态制剂，维持肠和膜屏障功能，防止肠道细菌易位；⑤常规给予胃黏膜保护剂，以免一旦发生应激性溃疡而加速多器官功能衰竭的发生、发展。

AECOPD 单用呼吸困难和痰的变化来定义是不够的，因为患者的日常症状的变化本身是波动的。以治疗的场所对 AECOPD 的病情进行分级虽然可以反映病情变化的程度，但不能排除其他因素的影响。早期发现 AECOPD 比较困难，应建议患者使用症状日记卡，以便早期报告，早期得到诊断和治疗。抗生素和激素可能改善患者症状、缩短恢复时间、降低急诊和住院率、减少 AE 的频率，从而对减缓肺功能的减损和提高患者的生活质量有所帮助。

第十九章　睡眠呼吸暂停综合征

第一节　概述

一、疾病概述

睡眠呼吸暂停综合征(SAS)是指成人在每晚 7 个小时睡眠中，呼吸暂停反复发作在 30 次以上，或睡眠呼吸暂停低通气指数大于 5 次，老年人大于 10 次。

所谓呼吸暂停是指睡眠过程中口、鼻呼吸气流均停止 10 秒以上；低通气是指睡眠过程中呼吸气流强度(幅度)较基础水平降低 50% 以上，并伴血氧饱和度(SaO_2)较基础水平下降≥4%；睡眠呼吸暂停低通气指数(AHI)或呼吸紊乱指数(RDI)是指平均每小时睡眠中呼吸暂停加上低通气的次数；呼吸暂停指数(AI)是指平均每小时睡眠中呼吸暂停次数。SAS 的临床主要表现有：打鼾、夜间呼吸睡眠暂停，反复憋醒；白天嗜睡、乏力、晨起头痛、头昏、注意力不集中、记忆力减退、夜尿多甚至遗尿、性欲减退、阳痿、睡眠行为异常(包括睡眠中惊叫、呓语、夜游、幻听、幻视等)、反应迟钝、性格急躁或抑郁等。

1965 年，法国的 Gastaut 和德国的 Jimg、Kuhlo 等最先对睡眠呼吸暂停进行了描述，直至 1972 年方引起临床医生的关注。其后，于 1976 年由美国学者 Guilleminauh 等正式将之命名为睡眠呼吸暂停综合征，并制定了诊断标准。随着睡眠呼吸监测仪器的应用和完善，逐渐引起了人们的重视，并进行了较为深入的研究，我国直至 20 世纪 80 年代方开展这方面的研究工作。SAS 发病率高达 2% ~ 10%，与高发病率的支气管哮喘匹敌，已成为 21 世纪的公共卫生疾病。但由于目前相当一部分医务人员和患者对本病的普遍性、严重性、危害性等缺乏足够的重视，加上一些患者以高血压、心绞痛、头痛等表现为首发症状，引起误诊，使不少患者得不到及时的、正确的诊断和治疗，危险性极大。

中医虽无"睡眠呼吸暂停综合征"的病名，但相似的记载最早可见于东汉时期张仲景所著的《伤寒论·辨太阳病脉证并治第一》："风温为病，脉阴阳俱浮，自汗出，身重，多眠睡，鼻息必鼾，语言难出。"已认识到伴有自汗出、身重、多眠睡等证候的打鼾属病理现象。以后医家对鼾症也有一定的描述。如隋朝巢元方在《诸病源候论》中指出："鼾眠者，眠里咽喉间有声也。人喉咙上下也，气血若调，虽瘰痹不妨宣畅，气有不和，则冲击咽喉，涩而不利亦作声。"另外，还散见于中医"嗜卧""嗜睡"等病证中。

二、病因

(一)西医病因病理

经现代医学研究,SAS患者在睡眠时出现呼吸暂停,与呼吸中枢和上气道在睡眠时所处的兴奋和调节状态密切相关。最主要的病理变化是低氧血症,呼吸暂停可引起血氧饱和度下降至60%~80%,引起儿茶酚胺、肾素-血管紧张素及内皮素增加,导致肺血管和全身微血管收缩、内分泌功能失调、神经调节功能紊乱,血流动力学发生改变,造成心肺脑等组织脏器缺血、缺氧加重,最终诱发肺动脉高压、高血压、心律失常、心绞痛、心肌梗死、心力衰竭等多系统的损害。另外,夜间反复发生的睡眠结构紊乱,严重影响患者的睡眠质量,导致白天嗜睡、晨起头痛、疲劳和记忆力下降等,大大减低工作效能,甚至引起交通事故、生产操作性事故等一系列的社会危害问题。

1. 阻塞性睡眠呼吸暂停综合征(OSAS) 占SAS发病率的90%左右。常见病因有:

(1)肥胖:肥胖引起咽部脂肪沉积增多,上气道的解剖和功能异常。

(2)鼻部疾患:鼻中隔偏曲、鼻息肉、鼻部良恶性肿瘤和肥厚性鼻炎等。

(3)咽部疾患:扁桃体肥大、腺样体增生和腭垂粗长等。

(4)颌面部结构异常:小颌、缩颌和颅底发育异常等。

(5)颈部疾患:颈部肿瘤压迫或烧伤等。

(6)内分泌和代谢性疾患:巨舌、甲状腺功能减退和肢端肥大症等。

OSAS发病的主要机制是上气道解剖异常和呼吸功能紊乱。上气道结构狭窄和软组织松弛、塌陷,使在睡眠期间吸气时呼吸做功增加,咽肌的关闭压和开放压失衡,外层肌群张力降低,导致上呼吸道阻力进一步增大;加之睡眠期间神经因素作用使上气道肌肉(以腭帆张肌和颏舌肌为主)基础张力减低,放电丧失或放电和膈肌的收缩不相协调,难以克服吸气产生的咽部负压状态,致使上气道阻塞更为严重,从而产生打鼾、呼吸暂停,造成血氧饱和度逐渐降低,二氧化碳分压逐渐升高,pH下降。然后再通过刺激化学和压力感受器,兴奋脑干网状激活系统,产生觉醒,恢复气流。当重新入睡后,将再次发生OSAS,以此循环反复。

2. 中枢性睡眠呼吸暂停综合征(CSAS) 比较少见。可单独存在,也可与OSAS并存。常见因素有:①中枢神经系统疾病:脑干损伤、脑肿瘤、脑梗死、脑炎、脑出血等;②神经肌肉疾患:肌强直性营养不良、脊髓灰质炎等;③充血性心力衰竭;④一些OSAS患者行腭垂腭咽成形术后或气管切开术后。

由于上述原发性或继发性因素,患者在睡眠时高级中枢对呼吸中枢的影响减弱,呼吸中枢对高碳酸血症和低氧血症刺激的反应性减弱,对上气道、肺和胸壁反射性调节信号刺激的反应性也下降,呼吸驱动降低或消失,呼吸控制不稳定而诱发CSAS。随着呼吸暂停时间的延长,血氧饱和度逐渐降低,二氧化碳分压逐渐升高,pH逐渐下降,至一定程度后达到呼吸中枢的反应性阈值,患者呼吸恢复,短暂觉醒。当重新入睡后,将再次发生CSAS,周而复始,反复发作。在非快动眼睡眠Ⅰ期、Ⅱ期,因睡眠较浅,易于觉醒,呼吸调节功能不稳定,故更容易发生CSAS。

（二）中医病因病理

根据现代中医观点，SAS 的发生，系先天禀赋异常，后天调摄失当所致。其发病机制往往与下述有关：

1. 先天禀赋异常　如先天性鼻中隔偏曲、下颌后缩、小颌畸形、巨舌等上气道解剖结构异常，导致气道不畅，呼吸不利而暂停。具有一定的家族史。

2. 饮食不当　SAS 患者多有肥胖。随着生活水平的提高，肥胖者日渐增多。《脾胃论》曰："能食而肥……油腻，厚味，滋生痰涎。"嗜食酒酪肥甘、膏粱厚味，使脾失健运，不能运化与转输水谷精微，聚湿生痰，痰湿血脂聚集，以致体态臃肿。痰湿上阻于气，壅滞不畅，痰气交阻，肺气不利，入夜益甚，使肺主气、司呼吸功能失常，出现鼾声如雷、呼吸暂停等症状。痰湿浊脂壅塞，则致血脉痹阻，痰、湿、气、瘀血交阻，互为因果，更是加重病情。严重者可并发肺动脉高压、右心衰竭、冠心病、红细胞增多症与血栓形成等。

3. 重度吸烟　嗜烟成性，熏蒸清道，灼津成痰，上阻咽喉，肺失宣降，气机升降失常，痰气搏击气道而作鼾，甚至呼吸暂停。

4. 外感六淫　感受风温热邪伤阴耗气，灼津成痰，咽喉肿胀壅塞，气血痹阻；或感受风寒湿之邪，引动痰湿，均将诱发或加重本病。

5. 体虚病后　素禀虚弱，或病后体虚，或劳倦内伤，损伤脏腑功能。心主神明，统帅高级中枢神经功能活动；肺主气，司呼吸，肺气通于鼻。"肺为气之主，肾为气之根，肺主出气，肾主纳气，阴阳相交，呼吸乃和"。心阳不振，失却主神明统帅作用；肺气虚弱，失于宣降，肾亏摄纳无权，呼吸失却均匀和调，则夜间打鼾、呼吸表浅甚至呼吸暂停。或肺脾肾虚，脾不能转输水湿，肺不能布散津液，肾不能蒸化水液，而致阴津水液凝聚成痰，壅遏肺气。

从上可知，SAS 属本虚标实，主要病理因素为痰湿、血瘀、气滞。主要病机为痰湿内阻，气滞血瘀，肺脾肾虚，心阳不足，尤以脾失健运，肺气不利为关键。对于阻塞性睡眠呼吸暂停综合征患者，一般来说，在病变早期，脾虚痰湿内生，上阻于肺，肺气壅滞；进而导致气滞血瘀，复加肺脾气虚，血瘀益甚，病情进展；日久损及肾阳、心阳，渐失推动、温煦之功，而见胸中窒闷、心悸怔忡、阳痿、夜尿频多或遗尿等；晚期可阳损及阴，阴阳俱损，甚至痰蒙神窍而昏迷。对于中枢性睡眠呼吸暂停综合征患者以虚证表现为主，与心肺脾肾等脏功能低下密切相关。

三、临床诊断

1. 白天临床表现

（1）嗜睡：是 OSAS 最常见的症状，轻者表现为工作时间或上下午困倦、睡意，或开会时打瞌睡，严重时吃饭、与人谈话时即可入睡，甚至发生严重的后果，如驾车时打瞌睡导致交通事故。

（2）头晕乏力：夜间反复呼吸暂停、低氧血症，使睡眠连续性中断，醒觉次数增多，睡眠质量下降，常有轻重不同的头晕、疲倦、乏力。

（3）神经行为异常：注意力不集中，精细操作能力下降，记忆力和判断力下降，症状严重时甚至不能胜任工作而失业，老年人可表现为痴呆症。夜间低氧血症对大脑的损害以及睡眠结构的改变，尤其深睡眠减少是主要的原因。

（4）晨起头痛：常有清晨头痛，隐痛多见，不剧烈，可持续 1~2 小时，有时需服止痛药才能缓解。与血压升高、颅内压及脑血流的变化有关。

（5）个性变化：烦躁、易激动、焦虑等，家庭和社会生活均受一定影响，由于与家庭成员和朋友情感逐渐疏远，可以出现抑郁症。

（6）性功能减退：约有 30% 的患者可出现性功能障碍，甚至阳痿。

2. 夜间临床表现

（1）打鼾：是 OSAS 主要症状，鼾声不规则，高低不等，往往是鼾声 – 气流停止 – 喘气鼾声交替出现，一般气流中断停止的时间为 20~30 秒，个别长达 2 分钟以上，可观察到患者有明显的发绀。

（2）呼吸暂停：75% 的同室或同床睡眠者发现患者有呼吸暂停，常常担心呼吸不能恢复而推醒患者。OSAS 者有明显的胸腹矛盾运动，呼吸暂停多随着喘气、憋醒或响亮的鼾声而终止。

（3）憋醒：呼吸暂停后突然憋醒，常伴有翻身，四肢不自主运动，甚至抽搐，或突然坐起，感觉心悸、胸闷或心前区不适。

（4）多动不安：因低氧血症，患者夜间翻身，转动较频繁。

（5）多汗：出汗较多，以颈部、上胸部明显，与气道阻塞后呼吸用力增加及呼吸暂停后高碳酸血症有关。

（6）遗尿：部分患者出现遗尿，随 SAS 治疗后症状的改善而消失。

（7）睡眠行为异常：表现为恐惧、惊叫、呓语、夜游、幻听等。

3. 全身器官损害的表现　部分患者以全身系统器官损害为首要临床表现。①高血压病内科治疗效果不好；②冠心病各种类型的心律失常；③肺心病和呼吸衰竭；④缺血性或出血性脑血管病；⑤精神异常，如躁狂性精神病或抑郁症；⑥糖尿病。

4. 体征　肥胖，颈短粗，或有小颌畸形，或扁桃体肥大、腭垂粗长、咽腔狭窄，或有甲状腺功能减低，或有肢端肥大症，或有高血压等。

四、辅助检查

1. 一般检查　血常规可见红细胞增多。动脉血气分析可见 SaO_2、PaO_2 下降、$PaCO_2$ 上升和 pH 下降（主要表现在夜间睡眠时）。心电图检查可见电轴右偏、心律失常等。胸片可有心脏扩大和肺动脉高压等表现。肺功能检查在 OSAS 患者可有最大呼气流量 – 容积曲线的吸气和呼气环呈现锯齿状扑动波，并且最大吸气量明显减少。

2. 影像学和内镜检查　主要检查项目有颅咽结构 X 线像、上气道 CT 断层扫描、磁共振扫描和鼻咽镜等。目的在于检测上气道有无解剖结构异常，狭窄和阻塞的具体部位，有助于探讨病因和选择治疗方案。

3. 多导睡眠图（PSG）　至目前为止，PSG 是诊断睡眠呼吸暂停综合征的"金标准"。PSG 能自动监测心电图（ECG）、脑电图（EEG）、眼电图（EOG）、肌电图（EMG）、口鼻气流、胸腹呼吸运动、体位、肢体活动、鼾声和血氧饱和度等。夜间睡眠监测不应少于 7 小时。同时需注意轻度 OSAS 患者可能存在较大的每夜变异率，因此可能导致漏诊。

临床应用指征：①临床上怀疑为 OSAS 患者；②临床上有其他症状体征支持患有 OSAS，如夜间哮喘、肺或神经肌肉疾患影响睡眠；③难以解释的白天低氧血症或红细胞增多症；④原因不明的夜间心律失常、夜间心绞痛和清晨高血压；⑤监测患者夜间睡眠时低氧程度，为氧疗提供客观依据；⑥评价各种治疗手段对 OSAS 的治疗效果；⑦诊断其他睡眠障碍性疾病。

PSG 操作复杂费时，且仪器昂贵，较难普及，尤其在基层无多导睡眠监测仪时，可采用便携式简易初筛仪对高危患者进行初筛，监测患者在睡眠时口、鼻气流有无间断，以及监测血氧饱和度有无下降等。

五、诊断与鉴别诊断

（一）诊断

1. 分型

（1）阻塞型（OSAS）：现在也称为阻塞性睡眠呼吸暂停低通气综合征（OSAHS）。指呼吸暂停时鼻和口腔无气流通过，但胸、腹式呼吸运动仍然存在，这是临床上最为常见一型，是由于呼吸道过窄或喉部组织在睡眠时松弛下垂等原因，导致患者在睡眠时上呼吸道阻塞，空气不能顺利通过，从而导致呼吸减弱甚至停止。其特征是睡眠状态中反复发生上气道完全和（或）不完全阻塞，间断的低氧血症或合并高碳酸血症、睡眠结构紊乱、伴有打鼾频繁发生、血氧饱和度下降、白天嗜睡等病症。

（2）中枢型（CSAS）：指鼻和口腔气流与胸、腹式呼吸运动同时暂停，膈肌和肋间肌也都停止活动，这与呼吸中枢控制功能改变有关。

（3）混合型（MSAS）：指一次呼吸暂停过程中，开始时出现中枢型呼吸暂停，继之出现阻塞型呼吸暂停。

2. OSAHS 诊断标准　根据阻塞性睡眠呼吸暂停低通气综合征诊治指南（草案）进行诊断。

（1）病史：夜间睡眠时打鼾且鼾声不规律，呼吸不规则，反复觉醒，白天嗜睡明显，有心律失常等。

（2）体征：肥胖，颈短粗，或有小颌畸形，或扁桃体肥大、腭垂粗长、咽腔狭窄，或有甲状腺功能减低，或有肢端肥大症，或有高血压等。

（3）多导睡眠图（PSG）监测：结果显示每晚 7 小时睡眠中呼吸暂停和低通气反复发作超过 30 次，或 AHI 每小时大于或等于 5 次。

3. 病情分度　根据 AHI 和夜间血氧饱和度结果，将 OSAHS 病情分为轻、中、重度。其中以 AHI 作为主要的判断标准，夜间最低血氧饱和度作为参考标准。

（二）鉴别诊断

需要与本综合征相鉴别的呼吸系统疾病的特点如下：

1. 肥胖-通气不足综合征　患者多极度肥胖，一般均伴有肺心病，主要症状为气短，发绀，头晕，心悸，水肿，无力，有时白天嗜睡且打鼾，夜间入睡时呼吸浅表，呼吸间断，并可有颜面潮红、颈静脉怒张等。

2. 肺泡低换气综合征　主要为呼吸中枢神经控制机制失常所致，故称中枢性肺泡通气不足或原发性肺泡通气不足，有类似综合征表现。患者有自主呼吸障碍而随意呼吸保存，即入睡后有呼吸障碍而觉醒时恢复正常的特殊表现。

3. 呼吸抑制综合征　又称 Gallavardin 综合征。病因是当中枢神经受刺激时，呼吸中枢对刺激的易感性增加，常于劳累或紧张时出现呼吸抑制，休息后缓解。多合并冠状动脉硬化或功能性供血不足，因而使兴奋呼吸的化学感受器，尤其是颈动脉体功能低下，故在缺氧时不时出现通气增加，反而造成呼吸抑制。

4. 原发性肺泡换气低下综合征　病因可能由于某种原因造成延髓呼吸中枢功能不全而引起的慢性肺泡换气低下，久之呼吸中枢对 CO_2 刺激的反应不敏感，对缺氧反应低下。患者安静时呼吸呈轻度抑制，睡眠时呼吸有暂停现象，发绀。

5. 肺泡换气低下综合征　病因主要由肺与肺外疾病所引起的双肺通气功能减低，造成通气血流比例失调和肺泡换气功能低下。临床表现为 PaO_2 下降 $PaCO_2$ 升高肺泡通气换气功能障碍的综合征。

第二节　中医治疗

一、痰湿内阻、肺气壅滞

1. 治法　健脾化痰、顺气开窍。

2. 方剂　二陈汤（《太平惠民和剂局方》）化裁。

3. 组成　姜半夏，陈皮，白茯苓，甘草，党参，苍术，白术，石菖蒲，广郁金，杏仁，川朴，旋覆花，代赭石，苏子，桔梗，浙贝。

4. 加减　如痰湿郁而化热，症见口黏、口苦、口臭、痰黄或质黏难咳、苔黄腻、脉滑数者，佐以黄连、黄芩、鲜竹沥、竹茹、胆南星和瓜蒌等；咽中如有炙脔，胸胁满闷显著，可用半夏厚朴汤（《金匮要略》）；症见多食则脘腹胀满、大便溏糊，食后则昏昏欲睡者，则佐以鸡内金、山楂、薏苡仁等。

二、痰浊壅塞、气滞血瘀

1. 治法　理气化痰、活血开窍。

2. 方剂　涤痰汤（《济生方》）合血府逐瘀汤（《医林改错》）加减。

3. 组成　姜半夏，白茯苓，陈皮，甘草，川朴，石菖蒲，胆南星，枳实，白芥子，广郁金，桃仁，红花，紫丹参，当归，桔梗。

4. 加减　如痰浊郁而化热，症见痰黄或质黏难咳、苔黄腻、脉滑数者，佐以黄芩、鲜竹沥、竹茹、胆南星、鲜芦根、射干和瓜蒌等；如神倦乏力，少气懒言，气虚症状明显者，佐以党参、白术等。

三、肺脾肾亏、痰瘀交阻

1. 治法　益肾健脾、祛瘀除痰。

2. 方剂　金水六君子煎(《景岳全书》)化裁。

3. 组成　当归，熟地黄，姜半夏，白茯苓，陈皮，甘草，太子参，黄芪，紫丹参，石菖蒲，广郁金，胆南星，白芥子，枳实，广地龙，仙灵脾。

4. 加减　如腰膝酸软，畏寒肢冷，遗精遗尿，阳痿等肾阳亏虚症状较为显著，可加强补肾之品，酌情选用肉桂、制附片、川牛膝、桑螵蛸、鹿胶、菟丝子、紫石英和补骨脂等。如瘀象较著，则加用活血祛瘀之品如桃仁、红花、炮山甲、川芎等。如伴有性格急躁、性情忧郁者，可佐以制香附、夏枯草、醋柴胡等。

四、心肺两虚

1. 治法　温心阳、益肺气、运神机。

2. 方剂　麻黄附子细辛汤(《伤寒论》)合生脉散(《备急千金要方》)化裁。

3. 组成　生麻黄，制附片，细辛，党参，黄芪，炙甘草，五味子，麦冬，茯苓，紫丹参，当归，炙远志，石菖蒲，广郁金，桔梗。

4. 加减　如心烦、手足心热，舌红苔少，阴虚明显，则改用天王补心丹(《摄生秘笈》)合生脉散(《内外伤辨惑论》)化裁；气阴不足甚者，可服用野山参、西洋参或生晒参。

五、肺肾亏虚

1. 治法　益肺肾、开神窍。

2. 方剂　金匮肾气丸(《金匮要略》)化裁。

3. 组成　熟附子，桂枝，熟地黄，山茱萸，怀山药，白茯苓，泽泻，仙灵脾，黄芪，党参，五味子，石菖蒲，广郁金，桔梗。

4. 加减　如肺肾阴虚内热，可改用麦味地黄丸(《医级》)化裁；肺气不足显著者，可加用参蛤散(《济生方》)；如见口唇发绀、舌黯红或有瘀点，可佐以紫丹参、当归、赤芍、广地龙和虎杖等。

上述五型，无论以实证为主，或以虚证为主，均须运用活血化痰开窍之品如石菖蒲、广郁金等。临床实践证明，中医药治疗SAS对改善患者的临床症状及提高其生活质量具有良好的作用。

第三节　西医治疗

一、一般治疗

OSAHS的一般治疗主要包括减肥、改变体位等。在OSAHS的诊疗指南中，减肥被认为是一种基本而重要的治疗手段。研究显示，肥胖与多个炎性递质密切相关，如CRP、

IL-6等，且参与OSAHS心血管疾病的进展。那么通过减肥能否下调OSAHS体内炎性因子水平，改善临床症状，降低AHI呢？Sahlman等研究发现，OSAHS患者体内的炎性因子CRP、IL-6与体质量有关，随着体质量的下降体内炎性因子水平下降。非肥胖OS-AHS患者在进行2个月的减肥锻炼后，AHI未见明显改善，CRP也无明显改变，且在参考范围内，而体质量正常是导致CRP无明显变化的原因。虽然该研究仅进行2个月的减肥锻炼，较之前的研究时间短，但两个研究说明肥胖可能是导致体内炎性因子增加的原因，OSAHS疾病本身可能不会导致CRP变化。然而Kardassis等通过对19例行减肥手术后的肥胖OSAHS患者进行10年的随访研究，证实肥胖型OSAHS患者经过减肥手术后体质量减轻，AHI及IL-6、TNF-α、CRP水平均明显下降，临床症状改善，心脏功能增强，但是后期随访患者临床症状改善效果不理想。减轻体质量对于OSAHS是重要的治疗方法，通过改善体质量下调炎性因子的水平，从而改善内皮功能。OSAHS机制复杂多样，虽然通过单纯的减轻体质量可改善OSAHS症状，但是仍需更多的研究阐明不同的炎症机制及作用途径。

二、手术治疗

目前手术治疗不作为OSAHS患者的首选治疗方法。但对于儿童OSAHS患者，扁桃体肥大是其产生此类疾病的重要原因，通过手术治疗可以有效改善OSAHS患儿AHI及临床症状，那么其对体内炎性因子的影响如何呢？Chu等对90例患有OSAHS的肥胖儿童进行扁桃体切除术后，发现术后6个月AHI明显下降，BMI未见明显变化，而IL-6及TNF-α水平也未见明显变化，这可能是因为IL-6及TNF-α水平受肥胖因素的影响。Eun等对51例确诊为OSAHS的成人患者进行腭咽成形及舌根射频消融术，术后4周，患者临床症状改善，神经功能缺损度（ESS）评分下降，虽BMI没有改变，但体内炎性因子IL-6、TNF-α水平较术前下降，且改变的比例与OSAHS的严重程度无关。这与Chu等研究不同，可能是因为成人合并其他疾病，其炎性因子的改变可能与其他疾病相关，因此需要进一步研究。

三、持续正压通气（CPAP）

CPAP是OSAHS首选的治疗方式。CPAP可以明确改善OSAHS患者的临床症状及降低AHI。近年来，越来越多的研究表明，OSAHS患者通过CPAP治疗减轻了全身炎性反应。Schiza等对528例新诊断OSAHS患者通过6个月有效的CPAP治疗，分别在治疗后3个月、6个月、12个月测定CRP水平均下降。Friedman等对10项研究，共325例患者进行Meta分析，发现OSAHS患者在接受平均4个月的CPAP治疗（1~6个月）后，CRP明显下降。这与之前Schiza等研究相似。有研究也持相反观点，Drummond等对98例男性OSAHS患者进行前瞻性研究，发现OSAHS患者血清中CRP水平明显高于正常人，但是无论是短期还是长期的CPAP治疗，血清CRP及IL-6水平均未见明显改善。那么CPAP治疗对于炎性因子TNF-α影响如何呢？Hegglin等对12例女性及54例男性OS-AHS患者进行研究，发现OSAHS患者的TNF-α水平较正常人高，且经过8个月的CPAP治疗后，TNF-α水平在男性患者中明显下降，而在女性患者中却没有改变，然而这种性别差异也可能是因为女性患者例数较少，最终影响结果。有趣的是在男性患者中，尽管 CPAP 治疗的依从性不高，但仍能降低 TNF－α 水平。但是 Karamanli 等研究显示，35 例 OSAHS 患者经 CPAP 治疗后血清中 TNF－α 无明显改变，这与 Hegglin 等研究不一致，可能是由于病例标本较少，且患者可能合并心血管等其他疾病，最终影响结果。Kohler 等将 100 例 OSAHS 患者随机分为治疗组（4 周的 CPAP 治疗）及亚治疗组进行研究，发现经 CPAP 治疗后，血清中 IL－6 及超敏 C 反应蛋白（hs－CRP）水平未见明显改善，这可能是由于 CPAP 治疗时间不够，且可能有其他因素影响结果，如肥胖等。而 Xie 等对 35 个研究，共 1985 例患者进行 Meta 分析，发现 OSAHS 患者通过 CPAP 治疗后 IL－6、CRP、TNF－α 等炎性标志物水平可下降。OSAHS 患者发生的上气道阻塞所致的慢性间断缺氧是激活炎性通路的重要机制，通过 CPAP 治疗可以改善气道阻塞症状，但是现在仍有较多研究表明，CPAP 只能短期改善临床症状及炎性反应，远期效果仍不满意，在持续有效的 CPAP 治疗后，仍存在全身炎性反应，从而影响患者预后。主要原因有以下 3 点：①影响炎性因子的因素众多，如肥胖等，有很多病例可能有合并疾病，最终影响结果；②部分研究样本较少，且随机对照试验不多；③CPAP 治疗的依从性低，但是经 CPAP 治疗多久能改善炎性反应尚不可知，仍需进一步研究。

四、其他治疗

上述一些常规治疗的疗效及依从性等不尽人意，人们在积极寻找新的治疗方法，如下颌肌电刺激、口腔矫正器、牙托、局部手术矫形等。研究发现通过下颌电刺激、口腔矫正器等治疗后可以有效缓解患者嗜睡、睡眠紊乱等临床表现，并可以改善血压，降低心血管疾病等并发症发病率。但对于炎性因子的影响如何，目前国内外相关的研究较少，需要更深入的研究。

综上所述，OSAHS 与炎性因子的关系密切，炎性因子参与 OSAHS 患者心脑血管并发症的发生及发展。通过积极有效的治疗，可以改善患者症状及降低体内炎性因子水平，减少后期并发症。但由于 OSAHS 致病的病理生理机制的复杂性，临床上治疗手段的有限性及患者对此类疾病的认识不足，炎性反应作为 OSAHS 形成的主要病理生理过程，在 OSAHS 的发病中具体影响尚未被阐述清楚，有待进一步研究。通过对 OSAHS 的积极治疗，能否改善炎性反应仍存在一些争议，需进一步证实。

第二十章　肺源性心脏病

第一节　概述

一、疾病概述

肺源性心脏病是指各种不同病因损伤肺的结构和功能，引起肺循环阻力增加，进而发生肺动脉高压，导致右心功能损害的一种心脏病。其病因有原发于肺的疾病，包括肺实质及肺间质的病变，肺血管病变及胸廓病变；原发于呼吸中枢的疾病致肺通气换气功能障碍等。在肺源性心脏病发生发展过程中，患者均有肺循环阻力增加，肺动脉高压，右心负荷增加，进而引起右心室肥厚或扩大，最后发生右心功能不全，晚期出现右心衰竭，按病程的缓急，肺源性心脏可分为急性和慢性两类。

急性肺源性心脏病是由于肺循环血流阻力增加，肺动脉压急剧升高，超过右心负荷，右心排血量骤然降低，引起右心室急剧扩张和急性右心功能衰竭的临床病理生理综合征。它可以表现为肺循环阻力绝对升高而右心室收缩力正常，也可以表现为右心室收缩力的明显下降而肺循环阻力相对轻度升高两种情况。主要原因是来自静脉系统或右心的栓子进入肺循环，引起肺动脉主干或其分支的大面积栓塞，同时伴发广泛的肺小动脉痉挛而导致显著的肺动脉高压。

慢性肺心病是由肺组织、肺血管或胸廓的慢性病变引起肺组织结构和（或）功能异常，产生肺血管阻力增加，肺动脉压力增高，使右心室扩张和（或）肥厚，伴或不伴右心功能衰竭的心脏病，并排除先天性心脏病和左心病变引起者。临床上除原有肺、胸疾病的各种症状外，逐步出现肺、心功能衰竭以及其他器官损害的征象。肺、心功能代偿期主要临床表现为咳嗽、咳痰、气促，活动后可有心悸、呼吸困难、乏力和劳动力下降。急性感染可使上述症状加重。少有胸痛或咯血。肺、心功能失代偿期主要临床表现为呼吸困难加重，气促明显，常有头痛、失眠、食欲下降，甚至出现表情冷漠、神志恍惚、谵妄等肺性脑病的表现。急性肺心病常见于急性大面积肺栓塞。常见临床症状有不明原因的呼吸困难及气促，胸痛，晕厥，烦躁不安、惊恐，咯血，咳嗽、心悸等。

本病一般属于中医学"肺胀""喘证""痰饮""心悸""水肿"范畴。本病证候大致分为实证类（寒饮停肺证、痰热壅肺证、痰湿阻肺证、阳虚水泛证、痰蒙神窍证）；虚证类（心肺气虚证、肺肾气虚证、肺肾气阴两虚证）；兼证类（血瘀证）共三类九证候。依"急则治其标，缓则治其本"的原则，急则以清热、涤痰、活血、化饮利水、宣肺降气、开窍立法而兼顾正气；缓则以补肺、养心、益肾为主，并根据气虚、阳虚之偏而分别益气、温阳，兼顾祛痰活血。

二、病因

（一）西医病因及发病机制

1. 急性肺心病　最常见的原因为严重的肺动脉栓塞。栓子的来源包括：

（1）周围静脉血栓：绝大多数为下肢深静脉血栓和盆腔深静脉血栓脱落所致。

（2）右心血栓：包括来自右心房、右心室及肺动脉瓣或三尖瓣的血栓，如慢性心力衰竭、慢性心房纤颤、先天性心脏病、心肌梗死累及右心室心内膜下等所致的右心附壁血栓和心内膜炎所致的肺动脉瓣或三尖瓣的血栓，均可脱落引起肺动脉栓塞。

（3）癌栓：癌症患者癌细胞转移过程中形成的癌栓可经血液循环至肺，引起肺小动脉广泛栓塞浸润，造成肺动脉管腔进行性狭窄与阻塞。

（4）其他：如空气栓、脂肪栓、羊水栓等进入肺循环，均可使肺动脉压力急剧升高，发生急性肺源性心脏病。

此外，急性呼吸窘迫综合征（ARDS）、急性冠脉综合征和严重脓毒症所致的右心室收缩力受损也可出现急性肺源性心脏病。

2. 慢性肺心病病因

（1）支气管、肺组织疾病：影响气道为主的病变和以影响肺间质或肺泡为主的病变。前者以慢性阻塞性肺疾病（COPD）最常见，占80%～90%；其次为支气管哮喘、支气管扩张等引起气道阻塞时；后者肺泡弹性减退或扩张受限，常见疾病有肺结核、肺尘埃沉着病（尘肺）、放射病、特发性弥散性肺间质纤维化、弥散性泛细支气管炎、结节病、肺泡微石病等。

（2）胸廓疾病：广泛胸膜粘连、类风湿性脊柱炎、胸廓和脊柱畸形等使胸廓活动受限，肺脏受压，支气管扭曲变形，肺泡通气不足，动脉血氧分压降低，肺血管收缩，最终导致肺循环高压和慢性肺心病。

（3）神经肌肉疾病：如重症肌无力、急性炎症性脱髓鞘性多发性神经病、脊髓灰质炎等。由于呼吸中枢兴奋性降低或神经肌肉传递功能障碍或呼吸肌麻痹，呼吸活动减弱，肺泡通气不足，由于肺泡通气不足致低氧血症。

（4）肺血管疾病：广泛或反复发生的结节性肺动脉炎及多发性肺小动脉栓塞、肺动脉炎、原发性肺动脉高压等，致肺动脉高压，右心负荷加重，发展为慢性肺心病。

（5）通气驱动力失常性疾病：包括肥胖－低通气综合征、原发性肺泡低通气、睡眠呼吸暂停综合征等。

3. 慢性肺心病病理　包括肺部基础病变、肺动脉病变和心脏病变等。

（1）肺部基础病变：慢性肺心病病因不同，肺部原发病变也不同，如慢性支气管炎表现为气道黏液高分泌；慢性细支气管炎主要表现为小气道管壁单核巨噬细胞和CD_8^+T淋巴细胞浸润、杯状细胞增生；肺气肿表现为终末支气管远端膨胀伴有气腔壁破坏；特发性PAH肺实质影响较少。

（2）肺动脉病变：主要表现为肺动脉内膜增厚，管腔狭窄或闭塞，中膜平滑肌细胞肥大，外膜胶原纤维增生。原发疾病不同病理表现也有不同，如 COPD 等主要引起中膜增厚，远端肺动脉增生性内膜闭塞，肺气肿造成不同程度血管床破坏和纤维化；PAH 主要累及远端肺血管，内膜向心性或离心性增生和纤维化，可出现丛样病变，扩张性病变；肺静脉闭塞症主要表现为中隔静脉和中隔前肺小静脉纤维化闭塞，静脉动脉化，毛细血管不规则增生等；CTEPH 可见机化血栓替代正常内膜，管腔不同程度狭窄、网状化和中性粒细胞带状化，甚至完全闭塞等。

（3）心脏病变：主要表现为心脏重量增加，右室肥大，室壁增厚，心腔扩大，肺动脉圆锥膨隆，心尖圆钝，心脏顺钟向转位。镜检心肌纤维不同程度的肥大或萎缩性变形，灶性心肌纤维坏死及纤维化，心肌间质水肿。

（4）其他脏器病变：肺性脑病者脑重量增加，脑膜血管扩张充血，蛛网膜下隙少量出血。上消化道出血和溃疡者见胃黏膜糜烂，多发性点状出血和浅表溃疡等。肝脏损害者肝组织明显出血，肝细胞变性，灶性坏死和淤血性肝硬化。肾脏损害者肾间质充血，肾皮质灶性出血，肾小管上皮细胞坏死和腔内蛋白管型。

（二）中医病因病机

肺胀是由于长期慢性咳喘气逆反复发作，以致引起五脏功能失调，气血津液运行输布障碍，终致肺失肃降，肾不纳气出现胸中胀满、上气咳喘、动则尤甚，或伴痰涎壅盛，甚则面色晦暗、唇舌发绀、颜面四肢水肿、病程缠绵经久不愈。因此其病位主要在肺，兼及心、脾、肾等脏腑。归结其病因病机可以有如下几种情况：

1. 肺脾肾虚，水停痰凝　禀赋不足，年高体弱，嗜烟酗酒、过劳忧伤、频繁外感等内外因素，使肺脾肾三脏功能受损。肺虚卫外不固，外邪侵犯其气失宣，则发咳嗽、咳痰、喘息等候。肺病经久不愈，反复发作，形成宿疾，正气必衰，进而累及脾、肾、心等脏。脾失健运则津液转输无能，水湿内停，化饮生痰，上干于肺，久则阻塞气道，呼吸不利，而为肺胀；肾阳虚衰不能制水，水湿浸淫肌肤则成水肿，下焦阴寒之气夹水饮上逆于肺，可致喘咳气逆为肺胀；又因肺为气之主，肾为气之根，病由肺及肾，肺肾俱虚，摄纳无权，则每见咳逆气促，不能平卧，动则喘甚，自汗易感冒等候。

2. 痰瘀互结　痰既是一种病理产物，又是继发病因。肺朝百脉而助心行血，肺朝日则无力推动血行，每致心血瘀阻，出现心悸、胸闷、发绀、舌暗；水气凌心可使心悸、气短加重；心血瘀阻又使水道进一步壅滞而发生水肿。正如《丹溪心法·咳嗽》："肺胀而嗽，或左或右，不得眠，此痰夹瘀血碍气而病……"。

肺胀病久肺、脾、心、肾俱虚，更易为外邪所侵，外邪引动伏痰，反复发病，使正虚，造成恶性循环。如病至晚期，痰浊蒙蔽清窍，可引起神昏谵语，烦躁不安等；痰热相兼，热极引动肝风可出现惊厥抽搐；如气滞血瘀，脉道不畅，或火热迫血妄行常引起出血；又如热毒炽盛而致气阴两伤，或出血量多而致气血衰微；或痰涎壅盛而致肺气闭塞者：均可导致肺气闭塞者，均可导致阴绝阳脱，而出现大汗淋漓、四肢厥冷、脉微欲绝之危证。

本病病因与外感六淫、痰湿、水饮、瘀血息息相关，病位主要在肺、脾、肾、心等脏。本虚标实、虚实夹杂为本病之特点。本虚为肺脾肾心俱虚；标实为水饮内停、痰浊内阻、气滞血瘀为患。

三、临床表现

1. 肺、心功能代偿期 常见症状包括慢性咳嗽、咳痰和喘息，活动后心悸、气促、乏力明显，劳动耐力下降，有不同程度的发绀。胸痛可能与右心缺血有关，或因壁层胸膜，或纵隔纤维化及粘连所致。可有咯血，多为支气管黏膜表面的毛细血管或肺小动脉破裂所致。体格检查见明显肺气肿表现，如桶状胸、肋间隙增宽、肺部叩诊过清音、肝上界和肺下界下移、肺底活动度缩小，听诊普遍呼吸音降低，急性期常可闻及干湿啰音。右心室扩大、心音遥远、肺动脉瓣第二音亢进，提示有肺动脉高压存在。三尖瓣可闻及收缩期杂音，剑突下可及心脏收缩期搏动，提示右心室肥厚和扩大。因肺气肿胸腔内压升高，腔静脉回流障碍，可出现颈静脉充盈，肝下缘因膈肌下移而可在肋缘触及。

2. 肺、心功能失代偿期

（1）呼吸衰竭：急性呼吸道感染为最常见诱因，主要表现为缺氧和二氧化碳潴留所致的一系列症状。患者发绀明显，呼吸困难加重，被迫坐位，患者呼吸节律、频率和强度均表现异常。常有头痛，夜间为著。当有中、重度呼吸衰竭时可出现轻重不等的肺性脑病表现。体格检查见球结膜充血水肿、眼底网膜血管扩张和视盘水肿等颅压升高表现。腱反射减弱或消失，锥体束征阳性。此外，高碳酸血症可导致周围血管扩张，皮肤潮红，儿茶酚胺分泌亢进而大量出汗。早期心排血量增加，血压升高，晚期血压下降，甚至休克。

（2）心力衰竭：主要表现为右心衰竭。患者心悸、气短、发绀更明显，腹胀、食欲缺乏、尿少，查体颈静脉怒张，肝大有压痛，肝颈静脉回流征阳性，可出现腹腔积液及下肢水肿。此时静脉压明显升高，心率增快或可出现心律失常，剑突下可闻及收缩期反流性杂音，吸气时增强，可出现三尖瓣舒张中期杂音甚至三尖瓣舒张期奔马律。少数患者可出现急性肺水肿或全心衰竭。

（3）其他器官系统损害：包括肺性脑病、酸碱平衡失调、水电解质代谢紊乱、消化道出血、肾脏损害、肝脏损害、休克等。

四、辅助检查

1. 血液检查 在缺氧的慢性肺心病患者，外周血红细胞计数和血红蛋白可增高，血细胞比容、血液黏滞度增高，合并感染时，可见白细胞和中性粒细胞增加。部分患者出现肝肾功能异常及电解质、酸碱失衡。

2. X线检查 除肺部原发疾病的表现外，还有肺动脉高压和右心增大等表现。

（1）肺部原发疾病的X线表现：可见肺纹理增多、扭曲和变形，病情较重可伴有纤维化；肺野透亮度增强、膈下降、胸廓增大、肋骨上抬。侧位呈前后径增大，还可见肺结核、支气管扩张、肺纤维化、广泛胸膜增厚等X线征象。

（2）心血管征象

1）肺血管X线征象：右下肺动脉扩张，横径≥15mm，其横径与气管比值≥1.07，肺动脉段突出≥3mm，中央肺动脉扩张，外周肺血管纤细。

2）心脏X线征象：心尖上翘或圆突，右侧位见心前缘向前隆凸，心前间隙变小，有时可见扩大的右心室将左心室后推与脊柱阴影重叠。右心衰竭时心脏面积多呈明显扩大，肺淤血加重，心力衰竭控制后心脏扩大、肺动脉高压和肺淤血情况可有所缩小或控制。

3. 心电图检查　主要为右心房、心室增大的表现，可见肺型 P 波、电轴右偏、右束支传导阻滞及低电压等，有时需与心肌梗死相鉴别。

4. 超声心动图检查　表现为右心室内径增大，左右心室内径比值变小，右心室流出道内径增宽，右心室流出道/左心房内径比值增大。室间隔运动减低，出现矛盾运动，右心室射血前期/右心室射血期比值增高，可见肺总动脉和右肺动脉内径增宽。

5. 血气分析　慢性阻塞性肺病出现呼吸衰竭表现为低氧血症和高碳酸血症，原发性肺血管疾病或肺间质病变可仅表现为低氧血症。

6. 其他　右心导管检查有助于慢性肺心病的早期诊断，核素心血管造影有助于了解右心室功能的变化。

五、诊断与鉴别诊断

（一）诊断

患者有慢性肺、胸疾病或肺血管病史，如出现脉动脉高压、右心室肥大、右心功能不全，并有心电图、X 线改变，再参考心电向量图、超声心动图、肺阻抗图、肺功能等即可诊断。

1. 慢性肺、胸疾病或肺血管病变的诊断　主要根据病史、体征、心电图、X 线，并可参考放射性核素、超声心动图、心电向量图、肺功能或其他检查判定。

2. 右心功能不全　主要表现为颈静脉怒张、肝大压痛、肝颈静脉反流征阳性、下肢水肿及静脉压增高等。

3. 肺动脉高压、右心室增大的诊断依据

（1）体征：剑突下出现收缩期搏动，肺动脉瓣区第二心音亢进，$P_2 > A_2$，二尖瓣区心音较心尖部明显增强或出现收缩期杂音。

（2）X 线征象和诊断标准：①右肺下动脉干扩张，横径≥15mm。右肺下动脉横径与气管横径比值≥1.7 或经动态观察较原右肺下动脉干增宽 2mm 以上；②肺动脉脉段中度凸出或其高度≥3mm；③中心肺动脉扩张和外周分支纤细两者形成鲜明对比；④圆锥部显著凸出（右前斜位 45°）或"锥高"≥7mm；⑤右心室增大（结合不同体位判断）。

（3）心电图诊断标准

1）主要条件：①额面平均电轴≥＋90°；②V_1 R/S≥1；③重度顺钟向转位（V_5 R/S≤1）；④$RV_1 + SV_5 > 1.05$；⑤aVR R/S 或 R/Q≥1；⑥$V_{1\sim3}$ 呈 QS、Qr、qr（需除外心肌梗死）；⑦肺型 P 波 P 电压≥0.22mV 或电压≥0.2mV 呈尖峰型，结合 P 电轴＞＋80°或当低电压时，P 电压＞1/2 R，呈尖峰型，结合电轴＞＋80°。

2）次要条件：①肢体导联低电压；②右束支传导阻滞（不完全性或完全性）。

具有一条主要的即可诊断，两条次要的为可疑慢性肺心病的心电图表现。

（4）超声心动图诊断标准

1）主要条件：①右心室流出道内径≥30mm；②右心室内径≥20mm；③右心室前壁

的厚度≥5.0mm 或有前壁搏动幅度增强者；④左/右心室内径比值 <2；⑤右肺动脉内径≥18mm，或肺动脉干≥20mm；⑥右心室流出道/左心房内径比值 >1.4；⑦肺动脉瓣曲线出现肺动脉高压征象者（α 波低平或 <2mm，有收缩中期关闭征等）。

2) 参考条件：①室间隔厚度≥12mm，振幅 <5mm 或呈矛盾运动象者；②右心房增大，≥25mm（剑突下区）；③三尖瓣前叶曲线 DF、EF 速度增快。F 峰呈高尖型，或有 AC 间期延长者；④二尖瓣前叶曲线幅度低，CE <18mm，CD 段上升缓慢、延长，呈水平位或有 EF 下降速度减慢，<90mm/s。

说明：凡有肺胸疾病的患者，具有上述两项条件者（其中必具一项主要条件）均可诊断为慢性肺心病。上述标准仅适于心前区探测部位。

(5) 心电向量图诊断标准：在肺胸疾病基础上，心电向量图具有右心室及/或右心房增大指征者均符合诊断。

1) 右心室肥厚

A. 轻度右心室肥厚：①横面 QRS 环呈狭长形，逆钟向运行，自左前转向右后方，其 S/R >1.2；②X 轴（额面或横面）右/左向量比值 >0.58；③S 向量角 < -180°伴 S 向量电压 >0.6mV；④横面 QRS 环呈逆钟向运行，其右后面积占总面积 20% 以上伴额面 QRS 环呈顺钟向运行，最大向量方位 > +60°；⑤右下面积占总面积20% 以上；⑥右上面积占总面积 20% 以上。上述两条（六项）中具有一项即可诊断。

B. 中度右心室肥厚：①其向前加右后面积总面积 70% 以上且右后向量 >0.6mV；②横面 QRS 环呈"8"字形，主体及终末部均向右后方位。以上两条具有一条即可诊断。

C. 重度右心室肥厚横面环 QRS 呈顺钟向运行，向右向前，T 环向左后。

2) 右心房增大：①额面或侧面最大 P 向量电压 >0.18mV；②横面 P 环呈顺钟向运行；③横面向前 P 向量 >0.06mV。以上二条符合一条即可诊断，额面最大 P 向量 > +75°作为参考条件。

可疑慢性肺心病的诊断依据：横面 QRS 环呈肺气肿图形（环体向后，最大 QRS 环向量沿 +270°轴后伸，环体幅度减低和变窄），其额面最大 QRS 向量方位 > +60°或肺气肿图形其右后面积占总面积的 15% 以上，合并右束支传导阻滞或终末传导延缓作为参考条件。

(6) 放射性核素：肺灌注扫描肺上部血流增加下部减少，即表示可能有肺动脉高压。

(二) 鉴别诊断

1. 冠状动脉粥样硬化性心脏病（简称冠心病） 慢性肺心病和冠心病均多见于老年人，可以同时并存。冠心病有典型心绞痛、心肌梗死的病史或心电图表现、体征及辅助检查，可见左心室肥大为主的征象，可有冠心病的高危因素如原发性高血压、高脂血症、糖尿病等。对慢性肺心病合并冠心病者需仔细询问病史，并行有关心、肺功能检查以鉴别。

2. 风湿性心脏瓣膜病 风湿性心脏病应与慢性肺心病相鉴别，尤其三尖瓣病变。前者多有风湿性关节炎和心肌炎病史，可同时多瓣膜受累，X 线、心电图和超声心动图有助于鉴别。

3. 其他 尚需与先天性心脏病、原发性心肌病及慢性缩窄性心包炎等相鉴别。

第二节　中医治疗

一、辨证施治

1. 发作期

（1）风寒束肺

证候：咳逆喘促，胸部膨隆胀满，不得卧，痰稀泡沫样，量多，口干不欲饮，或伴恶寒重，发热，肢体酸楚，身痛无汗，严重时面浮目肿，唇舌发青，舌淡暗苔白滑，脉浮紧。

治法：宣肺散寒，温化水饮。

方药：小青龙汤加减。麻黄6 g，桂枝9 g，白芍9 g，细辛9 g，干姜4 g，法半夏12 g，茯苓15 g，陈皮6 g，五味子9 g，生甘草3 g，每日2剂，水煎服。

加减：痰多壅盛可加苏子9 g、莱菔子12 g、白芥子9 g以降气化痰；周身骨节疼痛剧烈，加羌活12 g、独活12 g、威灵仙15 g疏解风寒；本病虽由风寒引动内饮所致，但常有化热趋势，如兼有烦躁、口苦、口渴、舌苔薄黄不滑等"寒包热"症，可加石膏18 g、竹叶9 g、鱼腥草24 g以清热化痰除烦；形寒肢冷，下肢肿甚，仿真武汤意，加熟附子10个、茯苓皮60 g、白术15 g，温阳化饮。

（2）痰热困肺

证候：咳喘烦躁，气急胸满，痰黄黏稠，不易咳出，口干、口苦、口臭，或伴身热，汗出，舌暗红苔黄腻少津，脉弦滑或滑数。

治法：清热化痰，祛痰平喘。

方药：麻杏石甘汤合苇茎汤加减。炙麻黄8 g，生石膏20 g^(先煎)，杏仁12 g，生甘草3 g，苇茎30 g，薏苡仁30 g，冬瓜仁18 g，桃仁12 g，鱼腥草30 g，竹黄15 g，瓜蒌皮15 g。每日2剂，水煎服。

加减：痰黏难出，可加天花粉30 g、海蛤壳15 g、浙贝母15 g以清肺化痰；咽痛加射干9 g、牛蒡子15 g、玄参15 g、岗梅根15 g清热利咽；口干多饮加天花粉18 g、黄芩9 g清热生津；心烦不寐加用竹叶9 g、淡豆豉9 g、连翘9 g以清心除烦；大便难，加大黄10 g通腑泄热；若见尿少，水肿，可加葶苈子15 g、石韦15 g、车前子15 g以利尿消肿。本证可配合肺热清200ml，灌肠治疗，每日1次。具有通腑泄热的作用（肺热清为自拟方，药物为苇茎30 g，桃仁10 g，薏苡仁30 g，冬瓜仁30 g，牡丹皮15 g，大黄15 g）。

（3）燥热伤肺

证候：咳喘，胸满胁痛，不能平卧，痰少，黏稠难咳，鼻干口燥、咽干、心烦或伴发热，微畏寒，大便干结，小便短赤，唇干舌红，苔薄黄或黄腻而燥，脉浮数。

治法：清肺养阴，润燥化痰。

方药：桑杏汤合清肺救燥汤加减。桑叶15 g，杏仁12 g，浙贝母15 g，沙参15 g，栀子9 g，淡豆豉12 g，梨皮15 g，枇杷叶15 g，石膏30 g，花粉30 g，火麻仁20 g，甘草6

g，每日 2 剂，水煎服。

加减：无畏冷发热，去桑叶、淡豆豉之宣散；酌加白豆蔻 3 g 以护胃；便秘者加全瓜蒌 18 g、知母 9 g、郁李仁 15 g 以润肠通便，通泄腑气；口干多饮，加麦门冬 15 g、鲜芦根 30 g 以清热润肺生津；胸满胁痛较甚，加瓜蒌皮 12 g、郁金 9 g、丝瓜络地以利气活络止痛；痰中带血丝，加牡丹皮 9 g、侧柏叶 15 g、白茅根 24 g 以凉血止血；痰少难出，加玄参 15 g、海蛤壳 24 g 咸寒软坚化痰。

（4）肺热腑实

证候：咳逆喘息，痰涎壅盛，身热，大便秘结，脘腹胀满，纳呆，舌暗红苔黄燥，脉滑数。

治法：通腑泄热，清肺化痰。

方药：宣白承气汤加减。大黄 9 g$^{(后下)}$，生石膏 15 g，杏仁 12 g，全瓜蒌 18 g，胆南星 9 g，枳实 9 g，厚朴 15 g，火麻仁 20 g，桑白皮 15 g，苇茎 30 g，每日 1 剂，水煎服。服药后半日，大便不通者加服 1 剂。

加减：腹胀甚加槟榔 12 g 行气消胀；口干咽燥引饮，舌苔焦黄起刺，加玄参 30 g、麦门冬 18 g、生地黄 18 g，以增液通下。

（5）阳虚水停

证候：心悸，咳而上气，咳痰清稀，动则喘甚，不能平卧，身肿，以下肢为甚，小便短少或清长，颜面晦暗，口唇发绀，形寒肢冷，腰膝酸软，冷汗时出，舌淡胖或紫暗苔白滑，脉沉滑或结代。

治法：温阳利水，活血化瘀。

方药：真武汤加减。熟附子 15 g，干姜 6 g，肉桂 1.5 g$^{(焗服)}$，茯苓皮 30 g，白术 15 g，葶苈子 15 g，白芍 15 g，丹参 15 g，益母草 18 g。每日 2 剂，水煎服。

加减：咳痰黄稠，加黄芩 9 g、瓜蒌 18 g、桑白皮 18 g、石韦 30 g 清热化痰；阳损及阴，出现口干咽燥，手足心热，可酌减熟附子用量，加生地黄 18 g、天门冬 15 g、玄参 24 g 以养阴配阳；气虚欲脱，可用红参 10 g 另炖服；水肿甚，加防己 15 g、车前子 30 g、泽泻 24 g 以利水消肿；喘甚加炙麻黄 6 g、苏子 15 g 宣降肺气以平喘。

（6）痰热内闭

证候：神志昏蒙，或烦躁不安，面赤谵语，或舌强语謇，气促痰声漉漉，咳痰难出，舌暗红苔黄浊，脉滑或促。

治法：化痰开窍，通腑醒神。

方药：菖蒲郁金汤加减，送服安宫牛黄丸。石菖蒲 12 g，郁金 15 g，生大黄 6 g，竹沥水 100ml，胆南星 9 g，竹叶 9 g，川木通 6 g，灯心草 3 g，甘草 3 g，日 2 剂，水煎服，送服安宫牛黄丸 1 丸。

加减：痰声漉漉，竹沥加量，并用生姜汁 10ml 助竹沥化风痰；并送服猴枣散 2 支；唇甲暗紫，加桃仁 12 g、红花 6 g、丹参 15 g 以活血化瘀。

（7）寒痰内闭

证候：神志恍惚或不清，痰声漉漉，痰塞气壅，面色青黑，四肢发凉，甚则舌强卷缩，六脉沉伏。

治法：温阳利气，化痰开窍。

方药：三生饮送服至宝丹。生附子 6 g，生川乌 6 g，生南星 6 g，木香 12 g^(后下)，生姜 6 片，法半夏 15 g，石菖蒲 15 g。每日 2 剂，水煎服。

加减：若气虚欲脱，可改用独参汤送服至宝丹以助气开窍；若频频呕吐白沫，头痛者，可加吴茱萸，驱阴化浊止呕。

(8) 痰热动风

证候：除痰热壅肺诸症外，尚见神昏躁动、谵语、肢体瞤动，抽搐，便秘，舌体颤动，舌质紫暗，苔黄浊，脉弦大滑数。

治法：清热化痰，开窍息风。

方药：羚羊钩藤汤加减，送服紫雪丹。羚羊角粉 2 ~ 4 g^(冲服)，钩藤 15 g，桑叶 6 g，菊花 9 g，浙贝母 15 g，竹黄 12 g，地龙 12 g，竹茹 18 g，栀子 9 g，茯神 15 g，白芍 18 g，生地黄 18 g。每日 1 剂，水煎两次，分两次服，送服紫雪 6 g。

加减：若无羚羊角可用山羊角 25 g 或水牛角 25 g 代之。手足抽搐，加用全蝎 6 g、蜈蚣 3 g 以解痉；大便秘结，加用大黄 9 g 以通腑泄热醒神。

(9) 热瘀伤络

主证：咳逆喘促，脘腹胀满，面红，口干，烦躁不安或神志不清，舌红或紫暗有瘀斑，苔黄，脉弦细数。

治法：清热凉血，化瘀止血。

方药：犀角地黄汤合 + 灰散加减。水牛角 30 g^(先煎)，生地黄 15 g，赤芍 15 g，牡丹皮 15 g，侧柏叶 15 g，地榆 15 g，茜草根 15 g，藕节炭 15 g，蒲黄炭 10 g，三七末 6 g^(冲服)，大小蓟 15 g。每日 1 剂，水煎两次，分两次服。

加减：脘腹胀满，大便秘结，加大黄 10 g、枳实 15 g 以通腑泄热，大黄尚有止血之功。

(10) 肺肾虚衰

证候：呼吸短促不续，点头摇肩，倚息不能平卧，喉中痰鸣，声低气怯，无力咳痰，纳少，形容憔悴，舌质淡或紫黯，脉沉细无力。

治法：补肺纳肾，利气祛痰。

方药：平喘固本汤加减。人参 10 g^(炖服)，冬虫夏草 5 g^(炖服)，五味子 10 g，紫河车 6 g，海蛤壳 15 g，磁石 30 g^(先煎)，沉香 4 g，玄参 24 g，川贝母 10 g。每日 1 剂，水煎两次，分两次服。

加减：痰黄稠，加鱼腥草 30 g、青黛 9 g 清热化痰；甲唇色黯，加当归 12 g、赤芍 18 g 养血活血；肾阳虚衰，寒痰阻肺，仿阳和汤意，加白芥子 10 g、肉桂 1.5 g^(焗服)、鹿角胶 15 g^(烊化)、干姜 6 g 以温化痰饮，纳呆加麦芽 30 g、芒果核 30 g 消食增欲。

(11) 元阳欲绝

证候：神志不清，胸高气促，喉间鼾音，额汗如珠或冷汗自出，四肢厥逆，鼻头发冷，脉微欲绝。

治法：回阳固阴救逆。

方药：参附龙牡汤合参麦饮加减。红参 10 g^(另炖服)，熟附子 10 g，干姜 6 g，甘草 9 g，麦门冬 15 g，五味子 9 g，龙骨 24 g，牡蛎 24 g，每日 2~3 剂，水煎频服。

加减：口唇青紫，舌质紫暗者，加丹参 20 g、桃仁 12 g、红花 9 g 活血祛瘀；气喘欲绝，加服蛤蚧粉 6 g 以收纳浮阳。

2. 缓解期

(1) 肺肾两虚，痰瘀阻络

证候：胸满气短，语声低怯，动则气喘或面色晦暗，形容憔悴或面目水肿，舌淡苔白脉沉弱涩。

治法：补肺益气，温肾纳气，兼化痰瘀。

方药：人参蛤蚧散加减。人参 10 g$^{(另炖服)}$，蛤蚧 1 对，杏仁 10 g，桑白皮 12 g，知母 9 g，川贝母 9 g，甘草 3 g，茯苓 15 g，桃仁 12 g，丹参 15 g。每日 1 剂，水煎服，或按比例磨成散剂，每次 6 g，日 2 次，常服。

加减：素体阴虚可加服六味地黄 12 g；素体阳虚，加服金匮肾气丸 12 g；呼吸短促不续加胡桃肉 15 g、沉香 4 g、磁石 24 g、怀牛膝 15 g 以加强纳气之功，痰多难出，加皂荚 6 g 以化痰浊。

(2) 心肺肾虚，气逆不纳

证候：以胸中膨膨胀满为主，时气上冲胸，动则气促心悸，素有轻微咳嗽，痰白量少，神疲寐差，腰膝酸软，耳鸣，尿频，时自汗出，舌淡暗苔薄白有津，脉细弱或促结，双寸浮。

治法：酸敛固冲，补益元气，兼化痰瘀。

方药：《百一选方》皱肺丸化裁。

加减：可加用紫河车、胡桃肉以填补肾精，唇舌紫暗，舌有瘀斑可合用《普济方》皱肺丸(五灵脂 30 g、柏子仁 10 g、胡桃 8 枚研成膏，滴水为丸，如小豆大，煎炙甘草汤下 15 丸)。

(3) 阴虚燥热，气逆不降

证候：素体阴虚或继发肺痨之后，咳逆喘满，形体消瘦，皮枯毛悴，五心烦热，骨蒸盗汗，痰少，时有痰中带血丝，口燥鼻干，服温补药诸症反甚，唇红咽干，大便干结，舌边尖红苔薄或花剥，脉细数。

治法：补肺润燥，滋阴降火。

方药：《证治准绳》皱肺丸加减。款冬花 30 g，知母 30 g，秦艽 30 g，百部 30 g$^{(去心)}$，紫菀茸 30 g，川贝母 30 g，阿胶 30 g，糯米 30 g$^{(炒)}$，杏仁 120 g$^{(去皮尖另研)}$。制成丸每次 6 g，每日 2 次。亦可按比例变为汤剂，每日 1 剂，水煎服。

加减：苔黄腻，苔剥，可加马兜铃清郁热，降气化痰，其尚有治痨之功，骨蒸潮热较甚，可仿清骨散意，加银柴胡 12 g、胡黄连 9 g、鳖甲 15 g、地骨皮 9 g 清热养阴除蒸。

二、中成药

1. 蛇胆川贝液　功能：清热除痰止咳。适用于痰热郁肺或痰瘀阻肺者。每次 10ml，每日 2~3 次，7~10 日一个疗程。

2. 蛇胆陈皮液　功能：理气化痰止咳。适应于痰浊内阻者。每次 10ml，每日 3 次，7~10 日一个疗程。

3. 诺迪康胶囊　功能：益气活血，通脉止痛。适用于痰瘀阻肺者。每次 1~2 粒，每日 3 次，15~20 日一个疗程。

4. 三拗片　功能：宣肺解表降气。适用于寒饮射肺者。每次 2 片，每日 3 次，7 日一个疗程。

5. 痰热清注射液　功能：清热、化痰、解毒。适用于痰热郁肺者。每次 20ml，重症患者每次可用 40ml，加入 5% 葡萄糖注射液或 0.9% 氯化钠注射液 250~500ml，静脉滴注，每分钟不超过 60 滴，每日 1 次；3~5 日一个疗程。表寒者、肝肾功能不全者、伴有心力衰竭者禁用。

6. 清开灵注射液　功能：清热解毒，化痰通络，醒神开窍。适用于痰热郁肺者。每次 20~40ml 加入 10% 葡萄糖注射液 200ml 或氯化钠注射液 100ml 静脉滴注，每日 1 次，3~5 日一个疗程。

7. 丹参注射液　功能：活血化瘀通脉。适用于痰瘀阻肺者。每次 10ml 加入 5% 葡萄糖注射液 100~500ml 稀释静脉滴注，每日 1 次，7~14 日一个疗程。

8. 参附注射液　功能：益气温阳，回阳救逆。适用于阳虚水泛、阴竭阳脱者。每次 20~100ml 加入 5%~10% 葡萄糖注射液 250~500ml 稀释后静脉滴注，每日 1 次，5~7 日一个疗程。

9. 参麦注射液　功能：益气固脱，养阴生津。适用于阴竭阳脱者。每次 20~100ml 加入 5% 葡萄糖注射液 250~500ml 稀释后静脉滴注，每日 1 次，5~7 日一个疗程。

三、中医特色治疗

1. 体针

(1) 寒饮射肺者，取穴：大椎、肺俞、合谷、风池、风门等，毫针浅刺，用泻法。

(2) 痰热郁肺者，取穴：大椎、肺俞、合谷、曲池、外关等，毫针浅刺，用泻法。

(3) 阳虚水泛者，取穴：肺俞、肾俞、丰隆、阴陵泉、足三里、三阴交等，毫针浅刺，用平补平泻法。

(4) 肺脾肾虚者，取穴：肺俞、定喘、脾俞、肾俞、足三里、三阴交、关元、气海，毫针浅刺，用补法。

2. 耳针　取耳穴脑、交感、肺、皮质下、肾等。可先用毫针刺入捻转数分钟，待病情缓解后再行埋针。

3. 三棱针点刺放血　痰热郁肺及痰瘀阻肺体实者，选取大椎、肺俞（双）、孔最（双）、丰隆（双），将三棱针和欲刺部位常规消毒，押手按压欲刺穴位两旁，使其皮肤绷紧，用腕力迅速、平稳、准确地点刺穴位，深度 1~2 分，随即迅速退出，压手同时放松，然后拔罐 10 分钟，使血充分流出。

4. 穴位贴敷　主要针对缓解期，采取冬病夏治原则，最好在夏日三伏天涂治。白芥子涂法：白芥子末 30 g，吴茱萸、甘遂、细辛末各 15 g，姜汁调涂肺俞、定喘、膏肓等穴，3~5 日一换。

第三节 西医治疗

一、急性肺源性心脏病的治疗

病情急剧恶化，血压降低、严重呼吸困难、发绀或休克，属于大块肺动脉栓塞，必须紧急溶栓治疗。病情平稳且血流动力学稳定者，卧床休息、吸氧、镇痛、扩张肺血管，加强抗凝而不溶栓治疗。

1. 缓解疼痛和呼吸困难 病情急剧恶化，血压降低、严重呼吸困难、发绀或休克，必须积极抢救。卧床休息，吸氧；剧烈胸痛时可皮下或静脉注射罂粟碱 30～60mg，具有止痛、扩张肺血管、解除血管痉挛的作用。

2. 抗休克处理 可用羟乙基淀粉代血浆（706 代血浆）或生理盐水 500～1000ml 尽快补充血容量，以提升血压，若血压仍低，液体中加入多巴酚丁胺以 2.5～10.0μg/（kg·min）静脉滴注。

3. 解除血管痉挛 静脉推注阿托品 0.75～10mg，以降低迷走神经张力，防止或改善肺动脉栓塞发生时肺血管和冠状动脉的反射性痉挛。

4. 抗凝及溶栓治疗

（1）溶栓治疗：是大块肺动脉栓塞并发严重血流动力学不稳定、病情急剧恶化时的急救措施。血压降低、严重呼吸困难、发绀或休克时，唯一能紧急解除肺循环急性梗阻的措施为尽快溶栓。链激酶、尿激酶和组织型纤溶酶原激活药（tPA）能使血浆纤溶酶原快速转换成纤溶酶，并强化纤溶酶活性，使肺动脉栓塞溶解，肺循环急性梗阻状态开通或改善。溶栓治疗的禁忌证包括颅内疾病（脑出血史、颅内肿瘤、脑创伤或手术、脑卒中未超过 2 个月）、任何部位的活动性出血、原有出血性因素（如肝肾功能障碍）、妊娠、严重未控制的高血压（血压 >180/110mmHg）、10 天内的手术史等是溶栓治疗的主要禁忌证。

（2）溶栓方法：①链激酶：患者可先用氢化可的松 100mg 或地塞米松 5～10mg 静脉推注，然后每 12 小时重复推注 1 次，可减轻链激酶的过敏反应和发热反应。首先静脉推注链激酶 25 万 U 的负荷剂量，继之以每小时 10 万 U 连续静脉滴注 24 小时；②尿激酶：首次剂量为 4400U/kg，静脉推注 10 分钟，随后以每小时 4400U/kg 连续滴注 12 小时；③tPA：可用每小时 50mg 静脉滴注 2 小时，如果重复肺动脉造影未见血块溶解；且无出血并发症，可在随后 4 小时用 40mg（每小时 10mg）连续静脉滴注，输入溶栓剂 tPA 前后，应该使用肝素，应使 APTT 值升至正常对照值的 1.5～2.5 倍，然后肝素维持连续静脉滴注。

所有接受溶栓治疗者出血危险性均会增加，尤其是近期手术伤口部位、静脉穿刺部位、有创性操作部位和消化道出血部位。因此，应该尽量避免有创性操作，必要时加压包扎阻止渗血。严重大出血则需停止溶栓剂，并给予冷冻，或给予新鲜血浆以补充新鲜的纤维蛋白原。此外，即刻用抗纤溶药物氨基己酸 5g 加入 100ml 生理盐水或 5% 葡萄糖中，在 15 ~ 30 分钟内静脉滴注，然后以每小时 1 g 维持滴注，可逆转纤维蛋白溶解状态。

（3）防止进一步血栓形成和栓塞：重点是防止血栓形成进一步发展和再发栓塞，可用肝素持续静脉滴注，应使 APTT 值升至正常对照值的 1.5 ~ 2.5 倍，或使 APTT 值保持在 60 ~ 80 秒。有证据表明，肝素持续静脉滴注可减少出血性并发症，可避免肝素间歇性静脉推注引起的肝素血浓度出现高峰和低谷。快速静脉推注肝素负荷剂量（100U/kg）后，如果采用间歇给药方法，则肝素的剂量需能维持部分促凝血酶原激酶时间（APTT）达对照值的 1.5 ~ 2 倍，最初 24 小时内达到治疗作用的 APTT 非常关键，否则静脉血栓栓塞的复发率高。开始治疗后，可每 4 小时复查 APTT，可根据 APTT 测定结果追加肝素或减少肝素静脉注射，以达到足够的 APTT 值，并在肝素治疗的第 1 天开始口服华法林治疗，口服华法林与肝素静脉推注可重叠 5 ~ 7 天，直到 INR（INR 2.0 ~ 3.0 为宜）达到治疗范围。第 1 天口服华法林 10mg，随后调整每月剂量，以保持凝血酶原时间在正常对照的 2.0 ~ 3.0 倍。抗凝治疗的疗程需根据病情个别调整，对于病因明确且属可逆性者（如手术后），抗凝治疗可在 2 ~ 3 个月后停止。否则，抗凝治疗可根据经验维持 3 ~ 6 个月，对慢性疾病有血栓栓塞高发因素者，需要考虑长期抗凝治疗。

5. 外科治疗　个别病例可考虑外科手术取出血栓。肺栓子切除术适用于大范围肺栓塞发生后，收缩血压 ≤90mmHg。排尿量少和 PaO_2 ≤60mmHg，持续达 1 小时应在栓子切除前做好肺血管造影，以证实肺栓塞的诊断，并继以下腔静脉阻断和静脉给药肝素治疗。大范围肺栓塞造成心搏骤停，通常的复苏措施往往无效，因为肺脏的血流受阻塞，在此情况下，肺栓子切除术应紧急进行。

6. 放置滤器　采用下腔静脉过滤器阻断下肢静脉血栓来源。抗凝治疗有禁忌的患者，或虽进行足量的抗凝治疗仍反复出现肺栓塞的患者，放置下腔静脉过滤器是一种治疗选择。过滤器通过导管经颈内静脉导入下腔静脉，阻断的最合适部位为肾静脉入口的下方。接受腔静脉阻断治疗者，在处理深静脉血栓塞后，需抗凝治疗至少 6 个月。

二、慢性肺源性心脏病的治疗

除治疗肺胸基础疾病、改善肺心功能外，还需维护各系统器官的功能，采取措施予以救治，包括控制感染、通畅呼吸道、改善呼吸功能、纠正缺氧和二氧化碳潴留，以及纠正呼吸和心力衰竭。

1. 缓解期　采用中西药结合的综合措施，目的是增强患者的免疫功能，去除诱发因素，减少或避免急性加重期的发生，逐渐使肺、心功能得到部分恢复。

（1）呼吸锻炼：目的是增强膈肌的活动，提高潮气量，变浅速呼吸为深慢的呼吸。锻炼方式包括腹式呼吸、缩唇呼吸等，也可采取上身前倾的姿势进行呼气，使腹壁放松，膈肌活动增加，辅助呼吸肌的活动减弱。

（2）增强机体免疫力：肺心病患者免疫力往往是降低的，且以细胞免疫功能降低为主，导致疾病反复发作，提高机体免疫力，减少患者急性发作次数具有重要的意义。提高机体免疫力的制剂包括扶正固本的中药制剂，如玉屏风散等；胸腺肽直接增强细胞免疫功能以及注射流感疫苗、肺炎疫苗等激发机体自身免疫功能等，可酌情考虑使用。

2. 急性加重期

（1）控制呼吸道感染：呼吸道感染是肺心病急性加重常见的原因之一，因此控制呼吸道感染是治疗慢性肺心病患者心肺功能衰竭的重要环节。可参考痰菌培养及药物敏感试验选择抗菌药物，在没有确定病原菌类型前，可根据患者的症状、体征、血常规、胸部影像学及患者所处的感染环境，并结合痰涂片革兰染色选用抗菌药物。院外感染以革兰阳性菌多见，院内感染以革兰阴性菌为主，同时患者如长期使用广谱抗菌药及激素等免疫抑制药等还应警惕双重感染。

（2）保持呼吸道通畅：为改善通气功能，应清除口咽部分泌物，防止胃内容物反流至气管，经常变换体位，鼓励用力咳嗽以利排痰。久病体弱、无力咳痰者，咳嗽时用手轻拍患者背部协助排痰。如通气严重不足、神志不清、咳嗽反射迟钝且痰多、黏稠、阻塞呼吸道者，应建立人工气道，定期吸痰，湿化气道及痰液。可用黏液溶解剂和祛痰剂，同时可给予支气管扩张药如选择性 β_2 受体激动药、茶碱类药物，必要时可使用糖皮质激素控制气道非特异性炎症。

（3）纠正缺氧和二氧化碳潴留

1）氧疗：缺氧不伴二氧化碳潴留（Ⅰ型呼衰）的氧疗应给予高浓度吸氧（>35%），使 PaO_2 提高到 8kPa（60mmHg）或 SaO_2 达 90% 以上，吸高浓度氧时间不宜过长，以免发生氧中毒。缺氧伴二氧化碳潴留（Ⅱ型呼衰）的氧疗应予以持续低流量吸氧，但必须保证患者氧合［即 PaO_2 >59mmHg 和（或）SaO_2 >89%］。氧疗可采用双腔鼻管、鼻导管或面罩吸氧，以 1~2L/min 的氧流量吸入。

2）呼吸兴奋药：适当应用呼吸兴奋药以增加通气量，促进二氧化碳排出。呼吸兴奋药包括有尼可刹米、洛贝林、多沙普仑等。对于嗜睡的患者，可先静脉缓慢推注。密切观察患者的睫毛反应、意识状态、呼吸频率、动脉血气的变化，以便调节剂量。发生肺性脑病时，可酌情使用肺脑合剂，促进通气、抗感染、减轻脑水肿等。

3）机械通气：对于严重呼吸衰竭不能纠正者，应及早进行机械通气，包括无创呼吸机及有创呼吸机的使用。

（4）纠正酸碱失衡和电解质紊乱：肺心病急性加重期容易出现酸碱失衡和电解质紊乱，常见呼吸性酸中毒、呼吸性酸中毒合并代谢性酸中毒或代谢性碱中毒。呼吸性酸中毒的治疗，在于改善通气，呼吸性酸中毒合并代谢性酸中毒时，pH 明显降低，当 pH <7.2 时，治疗上除注意改善通气外，还应根据情况静脉滴注碳酸氢钠溶液，边治疗边观察，呼吸性酸中毒合并代谢性碱中毒时，大多与低血钾、低血氯有关，应注意补充氯化钾。危重患者可能出现三重性酸碱失衡，电解质紊乱应连续监测，针对性治疗。除对钾、钠、氯、钙及镁等电解质监测外，还重视低磷血症问题。

（5）降低肺动脉压：氧疗是治疗肺动脉高压的措施之一，长期氧疗可降低肺心病患者的患病率和病死率，每天吸氧的时间应不少于 15 小时。肺动脉高压靶向药物治疗应根据肺动脉高压类型而定。

（6）控制心力衰竭：肺心病心力衰竭的治疗与其他心脏病心力衰竭的治疗有其不同之处，因为肺心病患者通常在积极控制感染、改善呼吸功能后心力衰竭便能得到改善。但对治疗后无效或较重患者，可适当选用利尿、正性肌力药。

1）利尿药：利尿药的使用可减轻右心负荷，可达到减轻水肿、减轻肝淤血的目的。但使用过程中需警惕血容量减少所致的心室灌注不足、电解质紊乱等问题，因此利尿不宜过快过猛，应选择缓和的利尿药，剂量应偏小，疗程不宜过长，根据尿量和水肿情况及时调整用药。

2）正性肌力药物：强心药等正性肌力药物可改善左室收缩功能异常，但对于肺心病单纯右心功能衰竭效果欠佳，且因患者本身存在低氧等状况更易出现心律失常等不良反应。但如患者合并慢性快室率心房纤颤时，可酌情使用小剂量强心药纠正快室率房颤。使用强心药过程中应注意纠正患者缺氧，并监测电解质，避免电解质紊乱尤其是低钾血症，防止洋地黄中毒。

3）选择性 β 受体阻断药：已有研究表明选择性 β 受体阻断药可降低慢性心力衰竭患者的病死率，但是由于肺心病患者基础胸肺疾病的存在，β 受体阻断药可能加重患者呼吸道痉挛，故而以往的右心衰竭患者很少使用 β 受体阻断药，然而近期发表的多个临床试验表明选择性 β 受体阻断药，如比索洛尔，用于患有慢性阻塞性肺疾病的心力衰竭患者是安全有效的，其获益超过风险。

（7）抗凝治疗：抗凝治疗可减少患者血栓形成和血栓栓塞的风险，降低病死率。

（8）治疗并发症：包括对肺性脑病、酸碱电解质紊乱、消化道出血、心律失常等的治疗。

（9）加强护理：严密观察病情变化，宜加强心肺功能的监护。翻身、拍背排除呼吸道分泌物是改善通气功能的一项有效措施。

3. 预后　预后因原发疾病不同而异，与缓解期时的心肺功能状况及是否得到积极正确缓解期治疗管理密切相关。病死率已随医疗技术的发展而逐年下降。没有危重合并症的肺心病失代偿者经积极合理抢救治疗，愈后仍较好；合并有肺脑、消化道大出血、DIC、多器官功能衰竭者愈后较差。

第二十一章　肺癌

第一节　概述

一、疾病概述

肺癌又称支气管肺癌，绝大多数肺癌起源于支气管黏膜上皮，是最常见的肺原发性恶性肿瘤，为当前世界各地最常见的恶性肿瘤之一。每年死亡人数达 140 万，占所有恶性肿瘤死亡人数的 18%。本病有两种基本类型即小细胞肺癌（small cell lung cancer, SCLC）和非小细胞肺癌（non small cell lung cancer, NSCLC），其中有 80% ~85% 为非小细胞肺癌又可分为鳞状上皮细胞癌（鳞癌）、腺癌和大细胞癌等。肺癌总的 5 年生存率仅为 15.6%，而不同临床分期的患者预后有着显著差异，原位癌的治愈率接近 100%，而 Ⅰ ~Ⅱ 期和 Ⅲ ~Ⅳ 期肺癌患者的 5 年生存率分别为 25% ~73% 和 2% ~24%。由于肺癌在起病初期并无特异性的症状，故我国约 75% 的肺癌患者在诊断时已属晚期。

肺癌是当今世界上严重威胁人类健康与生命的恶性肿瘤，发病率在多数国家呈明显上升趋势，在重工业发达国家中发病率较高，城市高于农村，男性多于女性。近年来，我国许多大城市，肺癌已在恶性肿瘤发病率中占据第一位。肺癌在男性常见肿瘤中占首位，在女性常见肿瘤中占第二位。在癌症死亡中肺癌已是男性的第一死亡原因，女性为第三死亡原因。预计至 2025 年我国每年死于肺癌者达 90 万人。

肺癌的发病部位一般有一定规律，即右肺多于左肺，上叶多于下叶，从主支气管到细支气管均可发生癌肿。根据肺癌发生部位的不同，临床上将肺癌分为中央型肺癌、周围型肺癌及弥散型肺癌三类，其中起源于主支气管、肺叶支气管的肺癌，位置靠近肺门者称为中央型肺癌；起源于肺段支气管以下的肺癌，位置在肺的周围者称为周围型肺癌；起源于细支气管或肺泡，弥散分布于两肺者为弥散型肺癌。生长在气管或分叉处的为气管癌，很少见。

在中国古代文献中虽无"肺癌"病名，但就其临床症状和体征，类似于中医文献所描述的"肺积""肺痈""息贲""肺岩""痞癖""喘证""痰饮""咯血""胸痛""咳嗽""短气""虚劳"等病证的范畴。肺癌为肺部肿物，有形之块，中医以"积""瘀"名之。《难经·五十六难》曰："肺之积名曰息贲，在右胁下，覆大如杯，久不已，令人洒淅寒热，喘咳，发肺痈"。《素问》云："肺咳之状，咳而喘息，甚至咳血……而面浮气逆"。《素问·奇病论》说："病胁下满，气逆，二、三岁不已……名曰息贲。"后世医书《济生方》亦谓："息贲之状，在右肋下，覆大如杯，喘息奔溢，是为肺积；诊其脉浮而毛，其色白，其病气逆，背痛少气，喜忘目瞑，肤寒，皮肿时痛，或如虱缘，或如针刺。"两宋时期陈无择治疗肺积之咳嗽方的适应证与金元时期李东垣治疗肺积的息贲丸，都类似于肺癌的症状。从上述文献摘录可见，中医文献里对肺癌常见的症状，如咳嗽、咳痰、咯血、气促、发热、疼痛、肿块等均已有所描述。

二、病因

（一）西医病因及发病机制

1. 病因

（1）烟草：吸烟是引起肺癌的重要因素。男性吸烟者患肺癌的危险性是不吸烟者的10倍，重度吸烟者是不吸烟者的20倍。同时，每天吸烟数目越多，持续年数越长，则患肺癌的机会越大。烟草中含有多种致癌物，主要的是3，4苯丙芘。现在认为吸烟不但与鳞癌和小细胞癌有关，而且与腺癌也有关，故不吸烟和戒烟是预防肺癌综合措施中的一个关键。

（2）大气污染：大约10%的肺癌发生于非吸烟者，这主要是污染的大气环境中致癌因素所致。城市居民患肺癌的机会比农村居民高两倍，说明城市空气中有较高浓度的致癌物，它们是机动车和厂矿排出的大量含苯丙芘的有毒气体、二氧化硫及砷化合物等。因此控制和减少大气污染亦是预防肺癌的重要措施之一。

（3）职业关系：经常接触某些非金属和金属物质者，患肺癌的危险是普通人的 6~10 倍。石棉工人、矿工、纺织工和建筑工人等肺癌的发生率较高。接触放射性物质如 ^{210}Po（钋）、^{60}Co（钴）、^{90}Sr（锶）等也能诱发肺癌。烟草与石棉有协同作用，重度吸烟的石棉工患肺癌的危险性是不吸烟和不接触石棉者的92倍。

（4）饮食因素：如果在饮食中长期缺乏维生素 A，则容易发生肺癌，其发生率是不缺乏维生素 A 者的 3 倍。若饮食中胆固醇摄入过多，亦使肺癌发生率增高。

（5）遗传因素：许多家族有多人患肺癌或其他肿瘤的病史。有肿瘤家族史者肺癌的发生率较无家族史者高 2.5~3 倍。

2. 发病机制　肺癌的发生是包括调控增生、分化和凋亡的关键基因在内的若干体细胞基因改变累积的结果。这些基因包括原癌基因、抑癌基因和与凋亡相关的控制基因。此外，常见的改变还包括染色体重排（如染色体中间缺失和非相互易位）、微卫星不稳定、端粒末端转移酶表达失调和血管生成。

在临床可见的肿瘤出现前，支气管上皮会发生一系列形态学上的癌前变化，如增生、发育异常和原位癌。这是支气管上皮慢性暴露于致癌物的结果。这些癌前细胞可能包含若干与肺癌细胞相同的分子遗传异常。因此可以在分子水平上确定一些危险因素，用来鉴别正常组织与可能恶性进展的癌前支气管组织。鉴别与描述导致肺癌发生发展的遗传改变为我们提供了许多种分子标志物，这些分子标志物最终将带来对肺癌诊断标准的全新定义，带来肺癌早期诊断的新工具和新型的靶向性的癌前期治疗方法。

原癌基因是显性癌基因在正常细胞中的副本，其所编码的蛋白在细胞表型转化时起促进作用。原癌基因的激活是通过其中一个等位基因获得功能而达成的。其获得功能的方式包括染色体易位、基因扩增、点突变和构成性过表达等。

（1）ras：信号传导始于胞外的生长因子与其受体的结合，进而引发一系列蛋白的级联式激活。ras 基因编码蛋白 p21，p21 定位于细胞膜内侧，具有鸟苷三磷酸酶（GTPase）活性，参与信号传导。ras 基因的激活性点突变导致 p21 的 GTPase 活性丢失并促进细胞生长。

肺癌中 ras 原癌基因的突变较为常见。非小细胞肺癌（NSCLC）有 20% ~30% 发生 ras 原癌基因的突变，肺腺癌中 ras 原癌基因突变的比例较高。约 85% 的 ras 突变发生在第 12 密码子，第 13 或 61 密码子的突变也较常见。研究显示，吸烟与 ras 突变之间存在一定的相关性。对于 ras 突变与 NSCLC 患者的生存期之间的关系有较多的报道，但结果不尽相同。现一般认为，对于进展期的肿瘤患者，ras 突变对患者的生存期没有广泛的影响，但在可切除的早期肺癌患者中，ras 突变者手术切除后的生存期较短。总之，ras 突变对肺癌患者的预后意义仍需要更多的试验进行验证。

（2）p53：抑癌基因 p53 的产物 p53 蛋白对于基因组的整体稳定性具有关键作用，它作为一个转录因子，调节着控制细胞周期检查点、凋亡、DNA 修复和血管生成的若干基因的表达。许多肿瘤中均有 p53 的突变，肺癌也是其中之一。常见的 p53 突变位点包括第 72、第 175、第 245、第 248、第 249、第 273、第 282 密码子，约 90% 的 p53 突变发生在 p53 蛋白中央的 DNA 结合区，这些突变影响 p53 蛋白的 DNA 结合活性，导致 p53 介导的转录活性的缺失，从而引发一系列功能失调。p53 突变或缺失出现在约 90% 的 SCLC 和 50% 的 NSCLC 中。p53 突变对肺癌患者生存期的影响尚无定论，文献对此结论不一。现认为，至少在肺腺癌中，p53 突变与患者预后不良有一定相关性。另有研究显示，患者 p53 状态可能与顺铂治疗及放疗的疗效相关，野生型 p53 缺失的患者化疗、放疗的疗效较差，但这一相关性仍需进一步的研究确认。研究者观察到抗微管蛋白药物如紫杉烷类和长春碱类对于 p53 突变的细胞疗效很高，而恢复这些细胞的 p53 野生型状态则会降低该细胞对这些药物的敏感性。这一发现可用来解释这些药物对 NSCLC 这类过去认为抗药性较强的肿瘤的相对较好的疗效；另一方面，顺铂及烷化剂则对 p53 野生型的肿瘤作用较强。不同的突变及其组合对不同类型的化疗药或化疗药组合的敏感性的研究现正在进行中，其结果对肺癌患者的基于肿瘤分子特征的个体化治疗有非常重大的意义。

（3）Rb：抑癌基因视网膜母细胞瘤基因（Rb）与细胞周期调控有关。该基因的失活首先在视网膜母细胞瘤中被检测到。在 NSCLC 中，有 20% ~30% 存在该基因的失活，而这一比例在 SCLC 中可达 90% 以上。现有研究显示，Rb 基因的失活可导致化疗敏感性的提高，但 Rb 表达状态的预后意义及对治疗的指导意义尚未完全阐明，Rb 基因与 p16 INK4a – cyclin D1 – cyclin – dependent kinase 4 – Rb 途径中其他分子事件的协同作用可能意义更为重大。

（4）p16：INK4a 与周期蛋白依赖性激酶：抑癌基因 p16 与 Rb 基因的功能密切相关，其产物 p16 蛋白是周期蛋白依赖性激酶（CDK），尤其是 CDK4 和 CDK6 的抑制物，而 CDK4 和 CDK6 则可以通过磷酸化使 Rb 失活。p16 通过抑制 Rb 的磷酸化确保了 Rb 的生长控制功能的发挥。而 p16 的失活则导致 Rb 的持续性磷酸化失活。在 40% ~70% 的

NSCLC 中存在 p16 的突变、缺失或其启动子的甲基化。研究显示，p16 的表达与患者生存期存在一定的关联，但尚需进一步的研究证实。

（5）细胞周期蛋白：D1 与 CDK 形成复合物发挥转录调节作用，参与 Rb 的磷酸化失活。约 30% 的 NSCLC 存在 cyclin D1 的过表达，部分伴有其基因的扩增。cyclin D1 的过表达与不良预后相关，尤其对于早期肿瘤这一关系更为明显。此外，cyclin – A 阴性的 NSCLC 患者生存期长于 cyclin – A 阳性的 NSCLC，cyclin – B1 的过表达也是早期鳞状细胞癌（SCC，NSCLC 亚型之一）的不良预后因素。

（6）p27/Kip：p27/Kip1 是 CDK 的抑制物，可以阻碍多个 cyclin/CDK 复合物的活性。超过 80% 的 NSCLC 标本中 p27 蛋白表达减弱，与肿瘤的进展程度呈负相关。研究显示 p27 蛋白的低表达是 NSCLC，特别是术后患者的不良预后因素。此外，p27 阴性的患者其淋巴结转移的发生率也显著增高。至于 SCLC，有约 40% 出现 p27 的负性调节因子 S 期激酶相关蛋白 2（SKP2）的表达增强，这提示 p27 可能对 SCLC 也具有一定的意义。更为重要的是，有研究显示 p27 的高表达预示着基于铂剂化疗的较好效果，而且 p27 的表达对赫赛汀（Trastuzumab/Herceptin）、吉非替尼（Iressa/Gefitinib）的疗效也有影响。

（7）erbB1：erbB1 基因编码表皮生长因子（EGF）受体（EGFR），该受体不仅与 EGF 结合，也与转化生长因子（TGF）– α 以及同属于 EGF 家族的双向调节因子（amphiregulin）结合。在绝大多数的 NSCLC 标本中，EGFR 与 TGF – α 共表达而检测不到 EGF。报道显示，约 45% 的 NSCLC 过表达 EGFR，超过 60% 过表达 TGF – α，约 38% 两者同时过表达。EGFR 过表达是肺癌的不良预后因素之一。

（8）erbB2/HER2/neu：erbB2 基因编码受体 HER – 2/neu，该受体属于 EGFR 家族，研究显示，在 20% ~30% 的 NSCLC 中 HER –2 过表达，腺癌这一比例高于鳞状细胞癌。与乳腺癌不同的是，肺癌中 erbB2 基因的高度扩增很少。HER – 2 过表达与 NSCLC 及 SCLC 患者生存期缩短相关，是肺癌的不良预后因素。对于早期 NSCLC 患者术后的生存期，HER –2 的表达也是有意义的预后因素。但阻断酪氨酸激酶活性对于 HER –2 过表达及无 HER –2 过表达的 NSCLC 的治疗作用未见明显差异。

（9）bcl – 2：在约 35% 的 NSCLC 中可以检测到抗凋亡的原癌基因 bcl – 2 的表达，其中腺癌的表达率（约 61%）高于鳞状细胞癌（约 32%）。bcl – 2 蛋白抑制凋亡，而磷酸化可以阻断其功能进而导致凋亡。有趣的是，研究显示 bcl – 2 的表达可以延长 SCLC 患者的生存期，而对 NSCLC 患者，虽然不同的研究报道存在一定争议，但多项研究的综合结果亦倾向于 bcl – 2 的表达是 NSCLC 患者的有利的预后指标。

（10）myc：原癌基因 myc 是信号传导的最终核内靶点之一。myc 的激活在 SCLC 中很为常见，特别是在那些具有与预后不良相关的表型的细胞系中，主要激活方式为基因扩增或转录失调。此外，有报道显示在约 50% 的 NSCLC 及一定比例的相关癌前病变中可检测到 myc 基因的表达，提示 myc 基因的改变可能是肺癌发生过程中的一个早期分子事件。

（11）脆性组氨酸三联体基因：抑癌基因脆性组氨酸三联体（FHIT）基因定位于 3p14.2，该区域是肺癌细胞中 3 号染色体短臂最常发生缺失的区域之一。FHIT 的 cDNA 长 1.1kb，含有 10 个外显子，产物为含有 147 个氨基酸残基的 16.8kDa 的多肽，参与细胞应激反应的信号传导，可导致细胞周期阻滞，与凋亡调控有关。有研究者通过对超过100 例的原发肺癌的分析发现，使用基于 RT - PCR 的方法可在 80% 的 SCLC 和 42% 的 NSCLC 中检测到 FHIT 表达的异常。序列分析显示，最常见的异常为第 4 至 8 外显子或第 5~8 外显子的缺失。FHIT 表达异常的肿瘤中同时缺少一个 FHIT 等位基因，提示存在 FHIT 基因功能的缺失。FHIT 基因的异常可能早期参与肺癌的发生。正常支气管黏膜总是表达 FHIT 蛋白，而癌前病变从中度发育异常进展到重度发育异常以致原位癌的过程中，FHIT 蛋白的表达进行性丢失。对 474 例原发 NSCLC 的免疫组织化学检测显示，73% 的 FHIT 蛋白表达阴性，鳞状细胞癌的阴性率要高于腺癌。未发现 FHIT 蛋白的表达与肿瘤体积的关系，FHIT 蛋白阳性和阴性患者的总生存期未发现显著差别，但有研究者报道 FHIT 蛋白的表达状态与吸烟有关，提示 FHIT 是烟草烟雾中致癌物的优先靶点之一，FHIT 蛋白有望在筛查中作为烟草相关损伤的早期分子标志物。

（二）中医病因病机

中医学认为，肺癌发生的基本原因是正气虚损与邪毒入侵相互作用，导致痰瘀毒壅于肺。

1. 正气内虚　年老体衰，久患肺疾，肺气虚羸，卫外不固，易招邪侵；或劳气虚弱，肺阴亏损；或他脏失调，累及肺脏，外邪乘虚而入，留滞不去，气机不畅，瘀久而成块。

2. 痰湿蕴肺　脾失运化，水湿痰浊内聚，贮于肺络，肺气宣降失常，痰阻气滞，外邪凝结，形成肿块。

3. 烟毒内蕴　长期吸烟，热灼津液，阴液内耗，致肺阴不足，气随阴亏，加痰湿瘀血凝结，形成肿块。

4. 邪毒侵肺　肺为娇脏，邪毒易侵，如工业废气、石棉、矿石粉尘、煤焦烟尘物质等，致使肺气失宣，郁滞不行，气不布津，聚液生痰或血瘀于内，邪毒、痰湿、血郁交结于肺，日久成块而为癌肿。

总之，肺癌发生是由于脏腑气血阴阳失调，复感邪毒，肺失治节，宣降失司，气血运行不畅，为痰为饮，瘀阻脉络，日久形成肺部积块。病变部位在肺，晚期可波及其发病以正虚为根本，因虚而致实，机体产生痰湿、按血、毒聚、气郁等病理改变，全身为虚、局部为实的疾病，虚以阴虚、气阴两虚多见，实则以气滞、血瘀、痰凝、机变化为主。

三、临床表现

肺癌是世界上最常见的恶性肿瘤之一，肺癌的症状和体征与肿瘤发生的部位、大小、病理类型、病程长短、有无转移和有无并发症有关。大致可归纳为四大类，即由原发肿块、胸内蔓延、远处转移引起的症状和肺外表现。从诊断意义上来讲，肺癌早期患者约 1/3 以上无症状；中央型肺癌与周围型肺癌由于其位置和功能损害不同，所产生症状也不尽相同；而晚期患者临床表现多样，易与其他疾病相混淆。

（一）由原发肿瘤引起的症状

1. 咳嗽、咳痰　咳嗽是肺癌较早出现的症状，瘤细胞生长在较大气道时多为阵发性刺激性干咳。易与伤风感冒相混淆，常不为患者注意。当癌灶增大影响支气管引流时可有黏液状痰液；若发生继发感染可出现脓性痰液，痰量也可增加。肺泡细胞癌可有大量白色泡沫样痰。

2. 咯血　癌灶表面受损或癌瘤发生溃疡引起血管破裂而有血痰，由于损伤血管大小和程度不同、可发生血痰或咯血，中央型肺癌多见。

3. 胸闷、气急　肿瘤引起支气管狭窄；肿瘤转移至纵隔肺门淋巴结，从而压迫主支气管或隆嵴；转移至胸膜或心包膜引起大量胸腔积液或心包积液；或有上腔静脉阻塞或有膈肌麻痹及肺部广泛转移；或发生气胸等均可影响肺功能发生胸闷气促。

4. 喘鸣　因支气管部分阻塞造成狭窄，空气通过时出现哮喘声，患者能自己听到，声音较大时外人也可听到。45 岁以后，既往无心脏病或过敏史，突然出现喘鸣，首先应当考虑是否有支气管肺癌。

5. 体重下降　由于肿瘤毒素和消耗的原因，并有感染、疼痛所致的食欲缺乏，可表现为消瘦或恶病质。

6. 发热　一般肿瘤可因坏死引起发热，多数发热的原因是肿瘤在支气管腔内生长致管腔受压或阻塞，引起阻塞性肺炎。中央型肺癌常因较大的支气管狭窄或阻塞，远端的支气管分泌物潴留而引起感染发热。当肿瘤过大时，可因肿瘤组织坏死吸收或肿瘤组织分泌致热原而引起发热，即为癌性发热，常在肿瘤晚期广泛转移时出现。

7. 肺癌炎性症状　肺癌炎症多表现为支气管炎、肺不张或阻塞后肺炎，患者常合并有发热、咳嗽、痰多等症状。

(二)局部区域组织和器官受侵症状

1. 胸痛　肿瘤位于胸膜附近时，可表现为钝痛、隐痛，随呼吸或咳嗽时加重。侵犯肋骨、脊柱时疼痛持续而明显，有压痛点，与呼吸和咳嗽无关。肩部或胸背部持续疼痛，常提示上肺叶内侧近纵隔处有肺癌外侵可能。

2. 声音嘶哑　肿瘤直接压迫或转移至纵隔淋巴结后压迫喉返神经(多见左侧)使声带麻痹可致声音嘶哑。

3. 上腔静脉阻塞综合征　肿瘤直接侵犯或纵隔淋巴结压迫上腔静脉，可使上腔静脉回流受阻，产生胸壁静脉曲张和上肢、颈面部水肿。严重者皮肤呈暗紫色，球结膜充血，视物模糊，头痛头晕。

4. 吞咽困难　很多肺癌患者可能由于肿瘤本身或者转移的淋巴结压迫食管导致食管的变形、移位，单纯的变形、移位并不足以引起食管阻塞而表现出明显的吞咽困难。肿瘤直接侵犯食管是导致吞咽困难的主要原因，严重者可引起支气管－食管瘘，导致肺部感染。

5. Pancoast 综合征　是由于肺尖肿瘤侵袭临近结构引起肩部及上胸部的疼痛。疼痛常由肿瘤直接侵袭胸壁及第 1、第 2 肋骨引起，在部分病例系由侵袭横突和上胸椎体引起。癌肿侵犯或压迫颈交感神经引起 Horner 综合征，表现为患侧眼睑下垂、瞳孔缩小、眼球内陷、同侧额部或胸壁无汗或少汗、感觉异常。

6. 膈肌麻痹　当肿瘤侵犯膈神经时，可出现膈神经麻痹，出现胸闷、气急和顽固性呃逆。还可引起膈肌位置升高，运动消失或呼吸中患侧膈肌出现反常运动，即吸气时膈肌上升，呼气时下降。

7. 心包积液　因心包或心肌的直接受累或转移而引起心包积液，可表现为心率加快、心律失常或心力衰竭等。

（三）远处转移症状

肺癌易于发生远处转移，其发生部位依其频度依次为脑、骨、肾上腺、肝等。有时转移灶症状为其首发症状，需引起注意。

1. 脑转移 恶性肿瘤的脑转移25%~30%由肺癌引起，其中以小细胞肺癌最常见。脑转移的临床症状及体征随着转移部位、脑水肿范围及颅内压力而异。以颅内压增高表现者，可出现进行性头痛、眩晕、恶心、喷射性呕吐及语言不清或失语、复视、视力模糊，一侧肢体无力，动作震颤，肢体感觉异常和疼痛，深部腱反射消失，进行性瘫痪等。精神上的改变也是脑转移常见的表现。有些患者脑转移的症状出现在肺部症状之前。

2. 骨转移 肿瘤引起的脊柱转移多为溶骨性改变，骨转移以肋骨、脊椎、骨盆及四肢长骨为多。引起的疼痛持续而明显，有压痛点，侵犯脊椎可压迫椎管，导致阻塞和脊髓压迫症状。

3. 肾上腺转移 一般无明显自觉症状，可呈现Addison病（艾迪生病），血浆皮质醇减少或消失。临床上呈现乏力易倦、食欲缺乏、恶心呕吐、腹泻、皮肤色素增加、腋毛脱落、低血压等。

4. 肝转移 临床表现为明显的食欲缺乏、恶心、消瘦、肝区疼痛；检查时肝脏在短期呈进行性肿大，正常轮廓消失，柔韧度不一致，触之有高低不平结节，甚至可见黄疸、腹腔积液，腹部叩诊有移动性浊音。

5. 其他位置转移 肺癌的转移可涉及身体各个部位，呈现的体征也多种多样。较常见的还有皮肤、皮下组织、肌肉、腹腔内等部位的转移，症状常与转移部位相关。

（四）副瘤综合征

副瘤综合征，是指由于肿瘤的产物（包括异位激素的产生）或异常的免疫反应（包括交叉免疫、自身免疫和免疫复合物沉着等）或其他不明原因，引起内分泌、神经、消化、造血、骨关节、肾脏及皮肤等系统发生病变，出现相应的临床表现。这些表现不是由原发肿瘤或转移灶所在部位直接引起的而是通过上述途径间接引起的，10%~20%的肺癌患者可有副瘤综合征的表现。

1. 内分泌综合征

（1）高钙血症：Bender和Hanson回顾了200例支气管源性肺癌，发现高钙血症的发病率为12.5%。肺癌患者的高钙血症常伴随着骨转移，但无骨骼的累及更常见。鳞癌是最常发生高钙血症的类型。癌性高钙血症的患者血中甲状旁腺激素的活性增强，可刺激骨骼和肾远曲小管对钙的重吸收。高钙血症的临床症状取决于血清钙的水平和达到该水平的速度。早期症状有恶心、呕吐、疲劳、嗜睡、厌食、肌无力、便秘、多尿烦渴。如不治疗，可出现意识模糊、反应迟钝、抽搐昏迷等神经症状，以及心动过缓和房性、室性心律失常。当血钙高于13mg/dl或有高钙血症症状时通常需要治疗。

（2）抗利尿激素分泌异常综合征：最常见于SCLC，引起稀释性低钠血症，表现为食欲缺乏、恶心、呕吐、乏力、嗜睡等水中毒症状。

（3）异位ACTH综合征：近5%的SCLC可引起库欣综合征，表现为肌力减退、水肿、高血压、尿糖升高。

（4）神经综合征：相对比较罕见，经常在肺癌未确诊前就已发生，SCLC 是最常见与综合征相关的组织类型。其来源被认为与自身免疫过程相关，肿瘤可产生与神经系统正常表达相似的物质。可有小脑皮质变性、脊髓小脑变性、周围神经病变、重症肌无力和肌病等。

（5）肺癌相关性皮肤黏膜综合征：如微黑棘皮症、全身黑变病、皮肌炎等。

（6）其他：肺癌，尤其是 SCLC 可产生其他激素样物质，如促性腺激素可致男性乳房肥大，释放生长激素释放因子引起肢端肥大，5－羟色胺分泌过多引起类癌综合征，表现为哮鸣样支气管痉挛、阵发性心动过速、水样腹泻、皮肤潮红等。

2. 其他肺外表现

（1）多发性周围神经炎：常伴有混合型感觉、运动障碍。

（2）肌无力样综合征：多见于 SCLC，与神经终末部位的乙酰胆碱释放缺陷有关。临床上表现为类似肌无力的症状，即随意肌力减退。70% 以上的病例对新斯的明试验反应欠佳，肌电图低频反复刺激显示动作电位波幅递减，而高频刺激时可引起暂时性波幅增高，该特点可与真正的肌无力征区别。

（3）肥大性肺性骨关节病：常见于肺癌，也可见于胸膜间皮瘤和肺转移瘤，表现为杵状指及肥大性骨关节病变，多见于 NSCLC。

（五）肺癌晚期的症状

肺癌晚期症状比肺癌早期症状明显，一般而言肺癌晚期症状主要包括晚期局部症状和晚期扩散转移症状，病情的严重度不同，局部症状也会有所不同。另外根据转移部位的不同，会出现相应的不同症状。

1. 局限性喘鸣音　为局限性哮鸣音，多在吸气阶段出现，咳嗽后并不消失。

2. 声音嘶哑　淋巴结转移压迫或侵犯喉返神经时出现。

3. 上腔静脉综合征　肿瘤压迫或侵犯上腔静脉回流受阻，产生头面、颈、上肢水肿，上胸部静脉曲张并水肿，伴头晕、胸闷、气急等症状。

4. Horner 综合征　肺尖痛压迫或侵犯颈交感神经节时，出现患侧眼球凹陷，上睑下垂、瞳孔缩小、眼裂狭窄、患侧上半胸部皮肤温度升高、无汗等。

5. 肩臂疼痛　肺尖癌压迫或侵犯臂丛神经时，出现该侧肩部上肢放射状疼痛。

6. 膈神经麻痹　膈神经受侵时出现气急胸闷，X 线透视示膈肌矛盾运动。

7. 吞咽困难　纵隔淋巴结节肿大压迫食管所致，压迫气管可致呼吸困难，甚至窒息死亡。

8. 心包受侵　心包受侵时出现心包积液、气急、心律失常，心功能不全等临床表现。

9. 胸膜转移　可见胸痛，癌性胸腔积液等。

10. 肺癌转移　肺癌的血行转移常见部位依次是骨、肝、脑、肾、肾上腺、皮下组织等，另外肺癌内转移也较常见。临床随转移部位不同而有相应的症状、体征。

11. 肺外体征　常见有四肢关节疼痛或杵状指，多发性神经炎，重症肌无力，库欣病、男性乳房增生肥大、高钙血症或低钙血症、精神异常等。

（五）肺癌重症表现

1. 颅内高压　多由肺癌颅内转移所致，可有剧烈头痛、恶心、喷射性呕吐、头晕等。

2. 大量恶性胸腔积液　为肺癌侵犯胸膜所致，需尽快予胸穿抽液或引流以尽快减压，缓解呼吸困难症状，可予胸膜粘连固定术以减少胸液渗出。

3. 大量恶性心包积液　为肺癌心包转移所致，如心脏压塞症状明显，尽快予心包穿刺引流减轻症状。

4. 上腔静脉阻塞综合征　多由肺尖部肺上沟癌或小细胞肺癌纵隔转移压迫上腔静脉所致，可表现为上胸部、颈部、颜面部肿胀、浅表血管迂曲、怒张、气促等。

5. Horner 综合征　为肺癌侵犯颈交感神经所致，表现为同侧额部颜面部少汗或无汗、同侧眼睑下垂、眼球内陷及腋下臂内侧烧灼疼痛。

6. 急性横纹肌溶解综合征　表现为全身肌肉酸痛、急性肾功能不全等。

7. 肿瘤溶解综合征　多在有效化疗过程中出现，可有高热、疼痛、肾功能不全等。

8. 急性心功能不全。

四、辅助检查

1. 胸部 X 线检查

（1）中央型肺癌的 X 线特征：肿瘤发生于总支气管、叶和段支气管。①直接 X 线征象：多为一侧肺门见类圆形阴影，边缘毛糙，或有分叶或切迹等表现，支气管造影可见支气管壁不规则增厚、狭窄、中断或腔内肿物；②间接 X 线征象：由于肿块的生长，可使支气管部分或完全阻塞，形成局限性肺气肿、肺不张、阻塞性肺炎和继发性肺脓肿等征象。

（2）周围型肺癌的 X 线特征：肿瘤发生于段以下支气管。早期常呈现局限性小斑片状阴影，也可呈球状、网状或结节状阴影。肿块周边可有毛刺、切迹和分叶，常有胸膜被牵拽即胸膜皱缩征。动态观察可见肿块逐渐增大，引流的肺门淋巴结肿大、胸腔积液、肋骨被侵犯等。如发生癌性空洞，多呈偏心性，内壁不规则，凹凸不平，可作为与肺脓肿和肺结核空洞鉴别的参考。

（3）细支气管肺泡癌的 X 线特征：可表现为肺部孤立结节阴影、肺炎型或双肺弥散性水结节型，后者颇似血行播散型肺结核。部分病灶发展缓慢，可经历数年无变化，易于被误诊为浸润型或血行播散型肺结核、肺炎和间质性炎。

2. 胸部 CT　可发现细小的和普通 X 线摄片难以显示的部位（如位于心脏后、脊柱旁、肺尖、近膈面及肋骨头部位等）的病灶，能显示肺门及纵隔淋巴结的肿大，有助于肺癌的临床分期。

3. 磁共振成像（MRI）　MRI 在明确肿瘤与大血管之间关系，分辨肺门淋巴结或血管阴影方面优于 CT，而在发现小病灶（＜5mm）方面不如 CT 高。

4. 痰脱落细胞学检查　当怀疑肺癌时痰脱落细胞检查为一项重要检查。为提高痰检阳性率，必须留取气管深部咳出的痰并及时送检，保持标本新鲜，可送检达 6 次以上，痰脱落细胞学检查的阳性率可达 80% 左右，其中中央型肺癌较高。亦可配合免疫组化检查。

5. 纤维支气管镜检查　这是诊断肺癌的主要方法之一，对于中央型肺癌，刷检加活检的阳性率可达 90% 左右。对周围型肺癌，可在荧光屏透视指导下行经纤支镜肺活检（TBLB）或肺泡灌洗（BAL）等检查。荧光肺部内镜成像术（LIFE），可分辨出支气管黏膜的原位癌和癌前期病变，以便进行活检，可提高早期诊断的阳性率，也有助于更好地选择手术切除范围。

6. 经胸壁细针穿刺活检　在透视、胸部 CT 或 B 超引导下采用细针经胸壁穿刺进行肺部病灶针吸活检或切割镜检。创伤小、操作简便，尤适用于病灶紧贴胸膜或距胸壁较近的病灶。

7. 经胸腔镜、纵隔镜或经支气管内镜超声（EBUS）下活检　有助于肺癌的诊断和临床分期。

8. 锁骨上肿大淋巴结活检　用注射器对锁骨下肿大淋巴结直接穿刺活检，可在门诊进行，操作简便。

9. 核素闪烁显像

（1）骨闪烁显像：可以了解有无骨转移，其敏感性、特异性和准确性较高。

（2）正电子发射断层显像（PET）和 PET – CT：PET – CT 是将 PET 和 CT 整合在一台仪器上，组成一个完整的显像系统，被称作 PET – CT 系统，患者在检查时经过快速的全身扫描，以同时获得 CT 解剖图像和 PFT 功能代谢图像，使医生同时获得生物代谢信息和精准的解剖定位。

10. 肿瘤标志物的检测　目前尚无任何一种血清肿瘤标志物对诊断肺癌具有理想的特异性。目前临床上用于 NSCI。诊断的癌标志物包括癌胚抗原（CEA）、组织多肽抗原（TPA）、鳞癌抗原（SCC – Ag）和细胞角蛋白 19 片段抗原（CYFRA21 – 1）等；用于 SCI。诊断的癌标志物包括神经元特异性烯醇化酶（NSE）、蛙皮素（BN）、肌酸磷酸同工酶 BB（CPK – BB）和胃泌肽（GRP）等。

11. 肺癌的基因诊断　肺癌的发生认为是由于原癌基因的激活和抑癌基因的缺失所致，因此癌基因产物的突变等有助于诊断早期肺癌。肿瘤细胞以非整倍染色体或四倍体为主，可通过 DNA 定量分析仪对支气管镜活检标本或胸腔积液进行 DNA 定量分析。

12. 其他细胞或病理检查　胸腔积液细胞学检查、胸膜、肝或骨髓活检。

13. 开胸手术探查　若经过上述多项检查仍未能明确诊断而又高度怀疑肺癌时，可考虑行开胸手术探查。

五、诊断与鉴别诊断

（一）诊断

肺癌的治疗效果与预后取决于能否早期诊断和合理治疗及肺癌的恶性程度。早期诊断有赖于高危人群的防癌检查和及时就诊，也需要医务人员高度警惕，避免误诊。高危人群或有下列情况者应提高警惕，及时进行排癌检查。

1. 刺激性咳嗽 2～3 周而抗感染、镇咳治疗无效。

2. 原有慢性呼吸道疾病，近来咳嗽性质改变者。

3. 近 2～3 个月持续痰中带血而无其他原因可以解释者。

4. 同一部位、反复发作的肺炎。

5. 原因不明的肺脓肿，无毒性症状，无大量脓痰，无异物吸入史，且抗感染治疗疗效不佳。

6. 原因不明的四肢关节疼痛及杵状指（趾）。

7. X 线显示局限性肺气肿或段、叶性肺不张。

8. 肺部孤立性圆形病灶和单侧性肺门阴影增大者。

9. 原有肺结核病灶已稳定，而其他部位又出现新增大的病灶者。

10. 无中毒症状的血性、进行性增多的胸腔积液者。

一般根据病史、临床表现、体格检查和相关的辅助检查，80%～90%的肺癌患者可确诊。必要的辅助检查中，发现肺癌的最常用检查是影像学，而确诊的必要手段则是细胞学、病理学检查。

（二）鉴别诊断

1. 肺结核

（1）肺门淋巴结结核、锁骨下浸润病灶、肺不张、结核球、空洞形成、粟粒样病变、胸腔积液等各种结核病变都可酷似肺癌。结核多发于老年人或儿童，常有低热、盗汗等结核中毒症状，结核菌素试验多为强阳性，抗结核治疗有效。肺结核球常需与周围型肺癌相鉴别：结核球常位于上叶尖后段、下叶背段，密度较高、不均匀，可有钙化，边缘光滑，少有毛刺，常有周围卫星灶，空泡征和胸膜牵连征少见，如有空洞，壁较厚，内壁光滑，外壁清楚；而周围型肺癌部位不定，可发生于任何部位，密度比较均匀，边缘轮廓毛糙，可伴有短毛刺，分叶有切迹，典型者呈脐样切迹，无卫星灶，可有胸膜增厚和胸膜牵拉征，其空洞洞壁厚薄不一，凹凸不平。

（2）肺泡细胞癌需与粟粒型肺结核相鉴别，特别是亚急性粟粒型肺结核，两者都可呈大小不等、分布不均的结节状播散病灶，临床表现上均有低热、咳嗽、咯血等表现，两者不易区分。必要时甚至需要开胸活检。

2. 肺炎　周围型肺癌常需要和炎性假瘤鉴别，后者为炎症吸收不全遗留的圆形病灶，在病史中有发热、白细胞升高等呼吸道感染等可追踪，胸片表现先呈片状浸润，密度较深，边缘无分叶，轮廓较模糊，经积极的抗生素治疗可吸收；而肺癌不一定伴感染，X 线上形态逐渐增大，形成块影，密度浓，有分叶和短毛刺。

3. 肺脓肿　患者多起病急骤，伴寒战高热，大量脓痰，白细胞计数和中性粒细胞分类增高。空洞多位于上叶后段和下叶背段，但有组织坏死时，洞腔内可见液平面。空洞周围有大片炎性浸润，引流支气管影少见。而癌性空洞的患者以中老年多见，伴痰血，癌性空洞是在肿块的基础上形成的，通常壁较厚，多偏心，空洞的肿块轮廓常不规则，内壁凹凸不平，可有分叶，肿块周围无更多的浸润性病灶。可通过肺穿刺或气管镜，痰培养等明确。

4. 纵隔肿瘤　位于右上叶前段外周部的肺癌可深入纵隔，酷似纵隔肿瘤。纵隔肿瘤一般无症状，体检发现或压迫近邻组织器官出现相应的症状，主要表现为肿块中心大部分在纵隔内，边缘光滑，恶性者可有大分叶，块影较大，特殊肿瘤如畸胎瘤可有碎骨牙齿等影像。肺癌多有呼吸道症状，块影中心位于肺内，边缘毛糙伴毛刺分叶，病灶小于纵隔肿瘤，可通过 CT 或 MRI 加以鉴别。

5. 肺部孤立性结节的鉴别　肺部孤立性结节是指单个边界清楚的肺部阴影，对于结节大小的上限有争议，目前大多数学者认为结节的直径 <3cm，≥3cm 者为恶性病变的可能性大，通常称为肿块。孤立性结节中最常见的是原发性肺癌，大概占 80%。通常根据结节的生长速度、形状和钙化图像、伴随症状来进行鉴别。对于性质未定的结节，大部分专家认为在某些特定的情况下还是有必要进行活检的，当然通过系列胸片比较观察相对比较消极。

6. 结核性胸膜炎　恶性胸腔积液的患者临床上有呼吸困难进行性加重，伴持续性胸痛而无发热者，胸腔积液为渗出液性质，乳酸脱氢酶（lactate dehydrogenase，LDH）>500U/L，结合胸腔积液中肿瘤标志物如 CEA、CYFRA21 - 1、NSE，细胞学可明确诊断；而结核性胸膜炎者起病可伴发热、乏力、盗汗等结核中毒症状，胸腔积液浅黄、草绿色，胸腔积液腺节脱氨酶（adenosine deaminase，ADA）>70U/L（敏感性为 98%，特异性为 96%），结合胸腔积液中脱落细胞、痰检及 PPD、胸膜活检可进一步明确。

7. 绒毛膜癌导致的肺栓塞　绒毛膜癌引起的肺栓塞（PE）临床上很少见。癌症引起的肺栓塞，栓子的性质可以是血栓或者癌栓。育龄期的女性患者存在疑难的肺栓塞或肺动脉高压，应考虑绒毛膜癌的可能性。

CTPA 为一种新的 PE 诊断方法，是常用的 PE 确诊手段之一，但无法判断栓子的来源，再加上癌性栓塞不常见，极易漏诊。PET/CT 通过显示氟脱氧葡萄糖的高摄取率来判断病变组织的来源，对于鉴别癌栓非常敏感。对于组织学诊断困难的患者来说，β - HCG 是诊断绒毛膜癌的最重要手段，高水平的 β - HCG 是诊断绒毛膜癌的可靠指标。

化疗在治疗绒毛膜癌有较好的疗效。绒毛膜癌患者经化疗后，预后能被扭转，甚至在晚期阶段，5 年生存率为 86%。继发于正常妊娠的绒毛膜癌的预后较差，常需要联合化疗。绒毛膜癌的总的治疗原则是化疗为主，手术、放疗为辅，在依据 WHO 预后评分系统及 FIGO 分期的基础上，实行分层次或个体化治疗。癌性肺栓塞的治疗目前尚无统一的标准，可参考肺血栓栓塞的治疗方案。

第二节　中医治疗

一、辨证论治

1. 气滞血瘀证

证候：咳嗽，咳痰，或痰血暗红，胸闷胀痛或刺痛，面青唇暗，肺中积块，舌质暗紫或有瘀斑瘀点，脉弦或涩。

治法：化瘀散结，行气止痛。

方药：血府逐瘀汤加减。

基本处方：当归 9 g，生地黄 9 g，桃仁 12 g，红花 9 g，枳壳 6 g，赤芍 6 g，柴胡 3 g，甘草 3 g，桔梗 4.5 g，牛膝 10 g。

加减：临床应用时还可加夏枯草、山慈菇、贝母、黄药子、守宫、干蟾皮等以化痰散结。若气滞血瘀重而胸痛甚者，加乳香、没药、延胡索行瘀止痛；若肺络伤反复咯血，加藕节、三七、茜草根止血；脾气虚见食少、乏力、气短者，加黄芪、党参、白术；瘀滞化热，损伤气津，见口干、口舌糜烂者，加沙参、天花粉、生地黄、知母。

2. 痰湿毒蕴证

证候：咳嗽痰多，胸闷气短，肺中积块，可见胸胁疼痛，纳差便溏，神疲乏力，舌质暗淡或有瘀斑，苔厚腻，脉弦滑。

治法：祛湿化痰。

方药：二陈汤合瓜蒌薤白半夏汤加减。

加减：若胸闷，咳喘较甚者，可加用葶苈大枣泻肺汤以泻肺行水；痰热甚而痰黄黏稠难咳者，加海蛤壳、鱼腥草、黄芩清热化痰；血瘀而胸痛甚者，郁金、乳香、延胡索行瘀止痛；脾虚纳呆食少者，加鸡内金、炒谷芽等健脾开胃。

3. 阴虚毒热证

证候：咳嗽，无痰或少痰，或有痰中带血，甚则反复咯血，肺中积块，心烦，少寐，手足心热，或低热盗汗，或邪热炽盛，羁留不退，口渴，大便秘结，舌质红，苔薄黄，脉细数或数大。

治法：养阴清热，解毒散结。

方药：沙参麦门冬汤合五味消毒饮加减。

基本处方：陈皮 12 g，茯苓 24 g，半夏 12 g，瓜蒌 15 g，薤白 9 g，黄芩 9 g，郁金 9 g，川芎 12 g，党参 24 g，白术 15 g，鱼腥草 15 g。

加减：若气虚咳喘者，加西洋参、冬虫夏草、山海螺；痰热恋肺，加半枝莲，白花蛇舌草；阴虚肠燥而大便干结者，加瓜蒌、火麻仁润肠通便。

4. 气阴两虚证

证候：咳嗽无力，有痰或无痰，或痰中带血，肺中积块，神疲乏力，时有心悸，汗出口干，发热或午后潮热，手足，心热，纳呆脘胀，舌红苔薄，或舌质胖嫩有齿痕，脉细数无力。

治法：益气养阴，化痰散结。

方药：沙参麦门冬汤加减。

基本处方：黄芪 20 g，白术 15 g，北沙参 15 g，麦门冬 15 g，党参 15 g，浙贝母 10 g，姜半夏 10 g，枳壳 15 g，红豆杉 2 g，猫爪草 10 g，仙鹤草 10 g，炙甘草 15 g。

加减：亦可选用大补元煎、生脉散、麦味地黄丸加减。可加川贝母、山慈菇化痰散结。若兼有瘀血者，可加入桃仁、红花、郁金、延胡索、丹参、三棱、莪术等活血化瘀。

二、常用中药制剂

1. 复方斑蝥胶囊

功效：破血消癥，攻毒蚀疮。适于各证型肺癌。

用法：口服，每次 3 粒。3 个月为一个疗程。

2. 清肺散结丸

功效：清肺散结，活血止痛，解毒化痰。用于肺癌气阴两虚，痰热瘀阻证，也可作为肺癌手术、放化疗的辅助用药。

用法：口服，每次 3 g，每日 2 次；或遵医嘱。

3. 康莱特软胶囊

功效：益气养阴，消癥散结。适用于手术前及不宜手术的脾虚痰湿型、气阴两虚型原发性非小细胞肺癌。

用法：口服，每次 6 粒，每日 4 次。宜联合放、化疗使用。

4. 康莱特注射液

功效：益气养阴。适用于不宜手术的气阴两虚、脾虚湿困型原发性非小细胞肺癌及原发性肝癌。配合放、化疗有一定的增效作用。对中晚期肿瘤患者具有一定的抗恶病质和止痛作用。

用法：缓慢静脉滴注 200ml，每日 1 次，21 天为一个疗程，间隔 3～5 日后可进行下一个疗程。

第三节　西医治疗

一、手术治疗

1. 手术治疗原则　解剖性肺切除术是早期肺癌的主要治疗手段，也是目前临床治愈肺癌的重要方法。肺癌手术分为完全性切除、不完全性切除和不确定性切除。应力争完全性切除，以期达到完整地切除肿瘤，减少肿瘤转移和复发，并且进行精准的病理 TNM 分期，应力争分子病理分型，指导术后综合治疗。对于可手术切除的肺癌应当遵守外科原则。

2. 手术适应证　① Ⅰ 、Ⅱ 期和部分 Ⅲ 期（$T_{1～2}N_2M_0$；$T_4N_{0～1}M_0$ 可完全性切除）NSCLC 和 Ⅰ 期 SCLC（$T_{1～2}N_0M_0$）；②部分 Ⅳ 期 NSCLC，有单发对侧肺转移，单发脑或肾上转移者；③临床高度怀疑肺癌的肺内结节，经各种检查无法定性诊断，可手术探查。

3. 手术禁忌证　①全身状况不佳，心、肺、肝、肾等重要脏器功能不能耐受手术者；②绝大部分诊断明确的Ⅳ期、大部分Ⅲ B 期和部分Ⅲ A 期 NSCLC。

二、化学药物治疗（简称化疗）

1. 小细胞肺癌的化疗　小细胞肺癌对于化疗敏感很多化疗药物可提高小细胞肺癌的缓解率，如足叶乙苷（VP－16）、鬼臼噻吩苷（VM－26）、卡铂（CBP）、顺铂（DDP）、长春地辛（VDS）、阿霉素（ADM）、环磷酰胺（CTX）及异环磷酰胺（IFO）等。一般诱导化疗以 2～3 个周期为宜，较大病灶经化疗后缩小，以利手术治疗及放疗。化疗获得缓解后，25%～50% 肺部复发，因此，化疗缓解后局部治疗仍很重要。常用方案是足叶乙苷加顺铂或卡铂。

（1）EP 方案：VP－16 100mg/m²，静脉滴注，第 1～第 4 天；DDP 75mg/m²，静脉滴注，第 1 天。每 3 周为一周期，共 4～6 周期。

（2）EC 方案：VP－16 100mg/m^2，静脉滴注，第 1～第 4 天；CBP 300mg/m^2，静脉滴注，第 1 天。每 3 周为一周期，共 4～6 周期。

2. 非小细胞肺癌的化疗 非小细胞肺癌综合化疗可使 30%～40% 患者部分缓解，5% 完全缓解，一年生存率 40%。对 NSCLC Ⅰ期、Ⅱ期患者手术后进行化疗，以防术后局部复发或远处转移。IDA 期患者应于术前、术后进行全身化疗，Ⅲ期及Ⅳ期患者已不宜手术或放疗，可通过化疗延长生存期。

（1）TP 方案：紫杉醇 135～175mg/m^2，静脉滴注，第 1 天；DDP 60～80mg/m^2，静脉滴注，第 1 天。每 3 周为一周期，4 周期为一个疗程。

（2）NP 方案：长春瑞滨（NVB）25mg/m^2，静脉滴注，第 1、第 8 天；DDP 25mg/m^2，静脉滴注，第 1 至第 4 天。每 4 周为一周期，4 周期为一个疗程。

（3）GP 方案：吉西他滨 1000mg/m^2，静脉滴注，第 1、第 8 天；DDP 25mg/m^2，静脉滴注，第 1 至第 4 天。每 3 周为一周期，2～3 周期为一个疗程。为二线方案。

对化疗无效或不能耐受化疗的患者，可进行优势人群筛选后采用吉非替尼、厄洛替尼等靶向药物治疗，靶向药物联合化疗可提高临床疗效。

3. 姑息治疗 目的是缓解症状、减轻痛苦、改善生活质量。所有肺癌患者都应全程接受姑息医学的症状筛查、评估和治疗。筛查的症状既包括疼痛、呼吸困难、乏力等常见躯体症状，也应包括睡眠障碍、焦虑抑郁等心理问题。

三、放射治疗（简称放疗）

放疗是肺癌治疗的重要手段，利用放射线可缩小或消除病灶。肺癌放疗包括根治性放疗、姑息性放疗、辅助性放疗和预防性放疗等。

1. 放疗的原则

（1）根治性放疗：适用于 Karnofsky 功能状态评分标准评分 ≥70 分的患者，包括因医源性和（或）个人因素不能手术的早期 NSCLC、不可切除的局部晚期 NSCLC 和局限期 SCLC。

（2）姑息性放疗：适用于对晚期肺癌原发灶和转移灶的减症治疗。对于 NSCLC 单发脑转移灶手术切除患者可以进行术后全脑放疗，广泛期 SCLC 的胸部放疗。

（3）辅助性放疗：适应于术前放疗、术后放疗切缘阳性（R$_1$ 和 R$_2$）的患者；外科探查不够的患者或手术切缘近者；对于术后 pN2 阳性的患者，鼓励参加术后放疗的临床研究。

（4）术后放疗：设计应当参考患者手术病理报告和手术记录。

（5）预防性放疗：适用于全身治疗有效的 SCLC 患者全脑放疗。

（6）同步放化疗适用范围：不能手术的Ⅲ A 及Ⅲ B 期患者，建议同步放化疗方案为 EP 方案（足叶乙苷＋顺铂）、NP 方案（长春瑞滨＋顺铂）和含紫杉类方案。如果患者不能耐受，可以行序贯化放疗放疗。

（7）接受放化疗的患者，潜在毒副反应会增大，治疗前应当告知患者。放疗设计和实施时，应当注意对肺、心脏、食管和脊髓的保护。治疗过程中应当尽可能避免因毒副反应处理不当导致放疗非计划性中断。

（8）采用三维适形放疗技术或图像引导放疗等先进的放疗技术，建议在具有优良的放射物理技术条件下，开展立体放射治疗（SBRT）。

（9）放疗靶区勾画时，推荐增强 CT 定位或 PET – CT 定位。可以参考 PET – CT 的肿瘤生物屏障，在增强 CT 定位影像中勾画肿瘤放疗靶区。

（10）接受放疗或放化疗的患者，治疗休息期间应当予以充分的监测和支持治疗。

2. NSCLC 放疗的适应证　放疗可用于因身体原因不能手术治疗的早期 NSCLC 患者的根治性前疗、可手术患者的术前及术后辅助治疗、局部晚期病灶无法切除患者的局部治疗和晚期不可治愈患者的重要姑息治疗手段。

3. SCLC 放疗的适应证　放化疗综合治疗是局限期 SCLC 的标准治疗。局限期患者建议初始治疗就行同步化放疗或先行 2 个周期诱导化疗后行同步化放疗。如果患者不能耐受，也可行序贯化疗。如果病情允许，局限期 SCLC 的放射治疗应当尽早开始，可以考虑与第 1 或第 2 期化疗同步进行。如果病灶巨大，放射治疗导致肺损伤的风险过高，则可以考虑在第 3 个周期化疗时同步放疗。

4. 预防性脑照射　局限期 SCLC 患者，在胸内病灶经治疗达到完全缓解后推荐行预防性脑照射，达到部分缓解的患者也推荐行预防性脑照射。广泛期 SCLC 在化疗有效的情况下，行预防性脑照射亦可降低 SCLC 脑转移发生的风险。预防性脑照射推荐时间为所有化放疗结束后 3 回左右进行，之前应行增强脑核磁检查以排除脑转移，建议全脑放疗剂量为 25 gy，2 周内分 10 次完成。

5. 晚期肺癌患者的姑息放疗　主要目的是为了解决因原发灶或转移灶导致的局部压迫症状、骨转移导致的疼痛以及脑转移导致的神经症状等。

6. 治疗效果　放射治疗的疗效评价按照 WHO 实体瘤疗效评价标准（RECIST）进行。

7. 防护　采用常规的放疗技术，应当注意对肺、心脏、食管和脊髓的保护，以避免对身体重要器官的严重放射性损伤。急性放射性肺损伤请参照国际肿瘤放射治疗协作组急性放射损伤分组标准。

四、生物反应调节药（BRM）

生物反应调节药（BRM）为小细胞肺癌提供了一种新的治疗手段，如小剂量干扰素（2×10^6 U）每周 3 次间歇疗法。转移因子、左旋咪唑、集落刺激因子（CSF）在肺癌的治疗中都能增加机体对化疗、放疗的耐受性，提高疗效。

五、其他治疗方法

对于失去手术指征，全身化疗无效的晚期癌症患者，可通过支气管动脉灌注化疗（BAI）缓解症状，减轻患者痛苦。经纤维支气管镜介导，将抗癌药物直接注入肿瘤，还可进行腔内放疗、激光切除，以减轻肿瘤引起的气道阻塞和控制出血。

第二十二章　肺性脑病

第一节　概述

一、疾病概述

肺性脑病是一组由缺氧和二氧化碳潴留导致的神经精神障碍综合征，又称二氧化碳麻醉。肺性脑病（简称肺脑）是呼吸衰竭所引起的高碳酸血症、低氧血症、酸碱平衡失调及脑组织 pH 下降等一系列内环境紊乱的脑部综合征，是肺源性心脏病严重并发症之一，该病发病后进展较快，病情危重，预后差，死亡率高。对此，应加强对肺性脑病的临床观察，早发现，早处理，并有针对性地加强各项护理，可有效缓解病情，大大降低死亡率。

该病属于中医"昏迷""喘证""肺胀"等病症范畴，乃由痰浊、瘀热上扰清窍或气阴亏虚所致。

二、病因

1. 西医病因与发病机制

（1）原发疾病：慢性肺部疾病，最常见的为慢性支气管炎、哮喘、肺气肿、肺源性心脏病。其他如胸廓畸形、重症结核、肺纤维化、肺癌等病也可成为其病因。

（2）神经系统疾病：格林－巴利综合征、脑干肿瘤、脑干炎症、颈椎损伤、进行性延髓麻痹、重症肌无力危象等病均可造成呼吸肌麻痹。

（3）诱发因素：①急性或慢性肺部感染；②药物影响：如异丙嗪、异戊巴比妥、苯巴比妥、哌替啶、吗啡等。另外，长时间高浓度吸氧也可触发肺性脑病的发生；③水和电解质平衡紊乱；④急性或慢性气道阻塞，如痰、异物等堵塞气管、支气管。

低氧血症、二氧化碳潴留和酸中毒三个因素共同损伤脑血管和脑细胞是最根本的发病机制。

本病主要病理改变是由于脑部毛细血管的扩张、充血和通透性增高所引起。肉眼可见软脑膜血管充血、扩张，脑表面渗血和点状出血，蛛网膜下隙也可有血性渗出。脑切面呈弥散性水肿和点状出血。镜下有弥散性神经细胞变性、血管周围水肿和软化灶。

2. 中医病因病机　肺胀神昏是多种慢性肺部疾病反复发作，经久不愈导致肺气胀满，呼吸困难，吐故纳新障碍，气虚血瘀痰阻，蒙蔽清窍。本病以气虚阴耗阳衰为本，痰阻血瘀、蒙蔽清窍为标。

《丹溪心法·咳嗽》篇指出："肺胀而嗽，或左或右不得眠，此痰挟瘀血碍气而病"。说明肺胀喘嗽的病理因素主要是痰，是痰阻碍肺气所致。若复感外邪，痰浊滞留，则病情加剧。痰浊的形成与肺脾关系密切，但心、肝亦能生痰。如慢性肺部疾患因迁延失治，而痰浊滞留，气还肺间，日久导致肺虚，成为发病基础。痰浊既为病理产物，又为致病因素。久病肺虚或痰瘀既成，加上肺虚无力排出，愈益潴留加深，气道被阻，清气不足而浊气有余。浊邪害清，痰蒙神窍，发生肺性脑病。《诸病源候论》曰："气短好眠，为诸痰之候。"故痰浊实为肺性脑病发生的主要原因。

三、临床表现

1. 前驱症状　头痛、头晕、记忆力减退、精神萎靡、失眠及多汗和睡眠时间颠倒；性格改变、突然多语或沉默、易怒或易笑、嗜好改变；定向力、计算力障碍；球结膜充血水肿。

2. 临床类型　①兴奋型：烦躁不安、呕吐、紧张、幻听幻视、言语杂乱，甚至狂叫乱动、抽搐、肌颤、瞳孔改变和视盘水肿，严重时可出现痫样抽搐、偏瘫及病理反射，然后进入深昏迷；②抑制型：表情淡漠、精神萎靡等，逐渐进入嗜睡、浅昏迷、呼吸不规则，当瞳孔改变时，随之进入深昏迷；③不定型：兴奋与抑制症状交替出现，最后进入深昏迷。

3. 临床分级　①轻型：神志恍惚、淡漠、嗜睡、精神异常或兴奋、多语，无神经系统阳性体征；②中型：出现浅昏迷、谵妄、躁动、肌肉轻度抽搐或语无伦次、结膜充血、水肿、多汗和腹胀，对各种刺激反射迟钝、瞳孔对光反射迟钝，无上消化道出血或 DIC 等并发症；③重型：结膜充血、水肿、多汗或有眼底视盘水肿，对各种刺激无反应，反射消失或出现病理反射征、瞳孔扩大或缩小、昏迷或出现痫样抽搐，可合并有上消化道出血、休克或 DIC。

四、辅助检查

1. 缺氧　在不吸氧的情况下，患者多有不同程度严重缺氧，PaO_2 下降。

2. 急性呼吸性酸中毒　呈 $PaCO_2$ 增加、HCO_3^- 因回收时间短，只轻度增加 3 ~ 4mmol/L，HCO_3^- 与 $PaCO_2$ 比值小于 0.6，血 pH 下降，HCO_3^-、CO_2 总量（TCO_2）、CO_2 结合力大致接近正常参考值，细胞内 K^+ 外移，血 K^+ 增加，血 K^+ 与 pH 改变关系为 pH 下降 0.1，血清 K^+ 增加 0.4 ~ 1.2mmol/L。

3. 慢性呼吸性酸中毒　呈 $PaCO_2$ 增高，因肾脏有足够时间回收 HCO_3^-，HCO_3^- 与 $PaCO_2$ 比值小于或等于 0.6，故 pH 常可代偿在正常范围内，HCO_3^-、TCO_2、CO_2 结合力呈代偿性增高，血 K^+ 值因 pH 接近正常而呈正常或下降，又因 HCO_3^- 回收增加，血 Cl^- 呈下降。

4. 呼吸性酸中毒合并代谢性碱中毒　呈 $PaCO_2$ 增高，HCO_3^- 明显增高，其值超过呼吸性酸中毒代偿范围值之上，BE 大于 15mmol/L，标准碳酸氢盐（SB）、CO_2 结合力明显增加，血 K^+、血 Cl^- 下降、血 Na^+ 不变，因碱中毒，血 Ca^{2+} 下降。

5. 呼吸性酸中毒合并代谢性酸中毒　呈 $PaCO_2$ 增加，代谢性酸性物质潴留机体内，pH 呈显著下降，而 HCO_3^-、SB、CO_2 结合力呈下降或正常，血 K^+ 因酸中毒而增加，血 Cl^- 正常或增加，BE 正常或负值。

五、诊断与鉴别诊断

根据存在有肺性脑病的诱发因素，再结合临床表现、血气及电解质改变，基层单位可依据 CO_2CP 增高，血 K^+ 增高，血 Cl^- 下降和结合临床表现做出诊断。

肺源性心脏病（下称肺心病）表现为神经、精神症状，除肺脑外，尚有 10% ~ 37% 的病例可因其他原因引起，如脑血管意外，糖尿病酮症酸中毒，低血糖昏迷，严重电解质紊乱（低 Cl^-、低 Na^+、低 K^+、低 Mg^{2+}）、碱中毒、尿毒症、肝性脑病、感染中毒性脑病、DIC、药物等，临床上须注意鉴别。

第二节 中医治疗

一、辨证论治

1. 痰浊闭窍

证候：面色晦暗，头痛如蒙，嗜睡少言。静而不烦，咳嗽气促，喉中痰鸣，恶心欲呕，脘闷腹胀，纳少，舌质淡，苔腻，脉沉滑。

治法：肃肺平喘，涤痰开窍。

方药：三子养亲汤合涤痰汤加减。白芥子 10 g，炒莱菔子 6 g，紫苏子 10 g，葶苈子 10 g，法半夏 10 g，胆南星 10 g，石菖蒲 10 g，郁金 10 g，竹茹 10 g，远志 10 g。

若身热汗出者，加金银花、薄荷、蝉蜕；烦躁不安、苔黄腻者，加黄芩、鱼腥草。

2. 痰热壅盛

证候：神昏谵妄，烦躁，面红目赤，喉中痰鸣，痰黄而黏稠，呼吸气促，小便短赤，舌红，苔黄腻，脉滑数。

治法：化痰清热，开窍醒神。

方药：小陷胸汤加味。黄连 6 g，瓜蒌 12 g，法半夏 10 g，黄芩 10 g，栀子仁 10 g，金银花 20 g，蒲公英 20 g，石菖蒲 10 g，葶苈子 10 g，远志 10 g。

若大便燥结者，加瓜蒌仁、杏仁。

3. 痰瘀互结

证候：面色晦暗，头痛部位固定，夜间为甚，神志时清时昧，口唇紫暗，喘促气短，痰涎壅盛，胸腹满闷，舌质紫暗，苔腻，脉滑数。

治法：肃肺化痰，活血开窍。

方药：血府逐瘀汤合三子养亲汤加减。桃仁 10 g，红花 10 g，赤芍 10 g，川芎 5 g，柴胡 10 g，桔梗 10 g，葶苈子 10 g，紫苏子 10 g，炒莱菔子 10 g，法半夏 10 g，矮地茶 15 g，金银花 20 g。

若肢体抽搐者，加僵蚕、钩藤；舌质红者。加黄芩、鱼腥草。

4. 气阴亏竭

证候：喘促气急，气难接续，神志时清时昧，汗出如洗，口唇发绀，舌紫暗，苔薄白，脉细微而数。

治法：益气养阴，纳气固脱。

方药：生脉散合都气丸加减。白参10 g，麦冬10 g，五味子5 g，生地黄15 g，山茱萸12 g，山药15 g，泽泻10 g，茯苓10 g，紫菀10 g，丹参15 g，远志10 g，煅牡蛎30 g。

若痰声漉漉者，加胆南星、川贝母；四肢厥冷而舌质淡者，加肉桂、附子。

二、单方验方

1. 清化痰热方　瓜蒌30 g，败酱草30 g，黄芩9 g，法半夏9 g，胆南星9 g，陈皮9 g，前胡9 g，桔梗9 g，杏仁9 g，茯苓9 g，郁金9 g，石菖蒲9 g，厚朴6 g，枳实6 g，远志6 g。用于痰热壅盛证。

2. 醒神散　羚羊角粉1.5 g，石菖蒲9 g，郁金9 g，天竺黄6 g，黄芩6 g，栀子6 g，黄连6 g，人工牛黄0.25 g，冰片0.25 g。为末，6 g/次，冲服。用于痰热动风者。

三、中成药

1. 清开灵注射液　20～40ml/次，静脉滴注，1 次/天。
2. 醒脑静注射液　10～20ml/次，静脉滴注，1 次/天。

四、针灸疗法

体针：取百会、水沟、涌泉、承山、三阴交。平补平泻。

第三节　西医治疗

一、解除气道阻塞，保持呼吸道通畅

采取多种综合有效措施，积极改善与调整通气；增加肺泡通气量，纠正缺氧与 CO_2 潴留，降低 $PaCO_2$，是抢救本病的关键。

1. 控制感染　感染诱发本病，而肺性脑病形成后又进一步削弱机体与呼吸道的防御－免疫功能，促使感染发展而使疾病难于治疗。应根据临床表现、痰培养与药敏结果选择有效抗生素。

2. 呼吸兴奋药　由于痰液阻塞气道及支气管平滑肌处于痉挛状态，呼吸兴奋药并非首选。临床多主张用于经抗生素、解痉平喘药物治疗后，气道基本通畅、呼吸机撤离前后、自主呼吸微弱及昏迷者。氨茶碱、地塞米松、抗生素、呼吸兴奋药等药物组成的肺脑合剂有解痉、抗炎和增加肺泡通气量的作用，可酌情选用。

3. 酮治疗肺性脑病　纳洛酮属于阿片受体拮抗药，此药在进入人体后主要作用于 μ 受体，具有起效快、拮抗阿片受体的作用强等特点，可有效地改善肺性脑病患者二氧化碳潴留和缺氧的症状。纳洛酮是羟二氢吗啡酮的衍生物，它能快速透过血－脑屏障并能起到兴奋呼吸中枢神经的作用，可有效地缓解患者的高碳酸血症及低氧血症，并帮助

其快速恢复意识。纳洛酮可促进机体内超氧化物歧化酶(SOD)的生成,从而起到清除氧自由基的作用,进而能有效地提高人体组织与氧气结合的能力以及呼吸中枢对二氧化碳的敏感度,最终起到缓解患者呼吸困难的作用。使用纳洛酮对肺性脑病患者进行治疗,可有效地减少其因长期使用尼可刹米而出现的呼吸肌疲劳等不良反应。

4. 合理应用平喘药物 解除气道痉挛有利于痰液排出,减少气道阻力,增加肺泡通气量。临床上常用茶碱类和 β 受体兴奋药。

5. 建立人工气道,实施辅助机械呼吸 是抢救肺性脑病的最佳适应证和有效措施。经短期上述处理后,肺性脑病无明显改善时应及早采用机械通气。经气管插管抢救 3~5 天无好转时应做气管切开接呼吸机(经鼻插管时间可适当延长)。

二、纠正酸碱与电解质失衡

肺性脑病为严重呼吸性酸中毒致脑组织 pH 下降而继发中枢神经系统表现。对呼吸性酸碱失衡及继发的电解质失衡应及时处理。

三、解除脑水肿

脱水药可消除或减轻脑水肿,降低颅内压,但对脑组织内 pH 无影响。在利尿治疗无效时可考虑应用,常用 20% 甘露醇或少量地塞米松。

四、其他对症治疗

如应用抗癫痫、抗精神药物。上消化道出血时可用止血药物、制酸药物及胃肠减压等。

第二十三章　气胸

第一节　概述

一、疾病概述

气胸是指气体进入胸膜腔造成积气状态。气胸可分成自发性、外伤性和医源性三类。自发性气胸又可分成原发性气胸(PSP)和继发性气胸(SSP),前者发生在无明显基础肺疾病的人群,后者常发生在有基础肺疾病的患者,如慢性阻塞性肺疾病(COPD)等。外伤性气胸系胸壁的直接或间接损伤引起的气胸。医源性气胸由诊断和治疗操作所致,如肺活检后的气胸。

本病中医学称为"胸痹""咳嗽""喘证"。传统医学对自发性气胸的认识:历代中医文献中无气胸之病名,亦无专文对气胸进行阐述,但根据其发作症状的胸痛、胸闷、咳嗽、气短,归于中医之胸痹、胁痛、咳嗽、喘证、肺胀范畴。如"胸痹之病,喘息咳唾,胸背痛,短气"(《金匮要略·胸痹心痛短气病》);"肺胀者,虚满而喘咳"(《灵枢·胀论》);"咳而上气,此为肺胀,其人喘,目如脱状"(《金匮要略·肺痿肺痈咳嗽上气》);"其证气胀满,膨膨而咳喘"(《圣济总录·肺胀门》)等。

二、病因

1. **西医病因病理**　根据肺部有无原发疾病,通常将自发性气胸分为原发性(或特发性)自发性气胸和继发性自发性气胸。

(1)原发性自发性气胸:是指常规胸部 X 线检查未发现明显病变者所发生的气胸,通常是由位于脏层胸膜下肺大疱或小囊肿破裂引起,多见在肺尖部。此型气胸好发于 20 ~ 40 岁、体型瘦长男性,右侧多见,并且易复发(30% 见于同侧复发,10% 发生于对侧)。吸烟可增加原发性自发性气胸危险度。

(2)继发性自发性气胸:是在原有肺部疾病基础上发生,最常见病因为慢性阻塞性肺疾病(COPD)和肺结核。肺囊性纤维化、支气管哮喘、间质性肺部疾病、肺癌、肺尘埃沉着病、急性细菌性肺炎(金黄色葡萄球菌性肺炎)等均可引起继发性自发性气胸。偶因胸膜上有异位子宫内膜,在经期可以破裂而发生气胸,称为月经性气胸。此型气胸发生机制是在原有肺部疾病基础上形成肺气肿、肺大疱或直接胸膜损伤所致。此型气胸患者肺通气储备功能较差,一旦发生,气胸症状重,影响心肺功能明显,危险性大。

2. 中医病因病机　本病的发病原因有：外邪袭肺、咳喘损肺、创伤肺膜及用力努责等。

肺司呼吸，皮毛为之合。肺气不足，外邪客于皮毛，则肺窍道闭塞，闭则肺气壅塞损裂，乃至呼吸不利突发本病。

素有肺结核病史，又努力持重伤气，加之喜烟、茶，烟辛袭肺，多喝积饮，触动饮邪，肺气宣肃失司，肺之络脉损伤，肺泡破裂，乃暴发咳喘、胸痛。剧烈咳嗽，损伤脉络，瘀血停着，亦可发病。

宿痰加外感，痰饮阻肺，肺络失和，外邪袭肺，宣肃失司，更因咳喘之甚，肺膜损伤，气入胸腔，肺气壅塞，因而加重肺胀喘咳。

另外，少阳胆经受病，而肝胆互为表里，肝郁气滞则胸胁受痛。

综上所述，临床上以气滞血瘀、肺脾气虚、胸阳不振、痰热壅肺为多见。治疗当以辨证选方施治。

三、临床表现

1. 症状

（1）胸痛：患者常有剧烈咳嗽、屏气、抬举重物、用力过猛、大笑等能引起胸膜腔内压增高的诱发因素。患者突感一侧胸痛，呈针刺样或刀割样，持续时间较短，继之出现胸闷、呼吸困难，为胸膜破裂时损伤感觉神经所引起。

（2）呼吸困难：为最常见、最突出的表现。严重程度与肺有无基础疾病及肺功能状态、气胸发生速度、胸膜腔内积气量及压力三个因素有关，肺原有基础疾病且肺功能差、胸腔气体积聚迅速、量多，则呼吸困难严重，患者不能平卧或取被迫健侧卧位，以减轻呼吸困难。张力性气胸时，由于胸膜腔内压骤升、患侧肺完全压缩、纵隔移位，回心血量减少，可迅速出现呼吸循环障碍，表现为表情紧张、烦躁不安、挣扎坐位、胸闷、发绀、出冷汗、脉速、虚脱、心律失常，甚至出现休克、意识丧失和呼吸衰竭。

（3）咳嗽：由于气体刺激胸膜，可有轻到中度刺激性干咳。

2. 体征　取决于积气量的多少。少量气胸时体征不明显。大量气胸时，气管向健侧移位，患侧胸廓饱满，呼吸运动与语颤减弱，叩诊呈鼓音，心浊音界缩小或消失。听诊呼吸音减弱或消失，左侧气胸或并发纵隔气肿时可在左心缘处听到与心脏搏动一致的气泡破裂的嘎吱音或劈啪音。液气胸时，可闻及胸内振水声。

3. 常见并发症

（1）血气胸：由自发性气胸引起胸膜粘连带内的血管断裂所致。发病急骤，除胸闷、气短外，胸痛呈持续加重，同时伴头昏，面色苍白，脉细数，低血压等。短时间内出现大量征，X线显示液气平面。胸腔穿刺为全血。

（2）慢性气胸：指气胸延续3个月以上不吸收者。慢性气胸肺不完全扩张的因素为：胸膜粘连带牵引，使胸膜裂孔持续开放；裂孔穿过囊肿或肺组织，形成支气管胸膜瘘；脏层纤维素沉着、机化，限制肺脏扩张，支气管管腔内病变引起完全阻塞，使萎陷的肺脏不能重新充气。

气胸常见的并发症有胸腔积液、脓气胸、纵隔气肿、皮下气肿、呼吸衰竭等。

四、辅助检查

1. X 线　是诊断气胸的最重要方法。典型表现为：被压缩肺边缘呈外凸弧形线状阴影，称为气胸线，线外透亮度增强，无肺纹理。

2. 胸部 CT　表现为胸膜腔内极低密度气体影，伴有肺组织不同程度的压缩萎陷改变。

3. 心理、社会状况　气胸常突然起病，患者易出现焦虑、恐惧心理；多次复发易伴抑郁情绪；特发性气胸的青年人，自觉身体健康，常对患病不太重视，易致复发。

五、诊断与鉴别诊断

1. 诊断　根据临床症状、体征及 X 线表现，典型的自发性气胸的诊断通常诊断不难。突发一侧胸痛伴有呼吸困难，并有气胸体征，则可做出气胸的初步诊断。X 线检查显示的气胸影像学特征是确切依据。但对于有慢性阻塞性肺基础疾病的患者，特别是有肺大疱的患者，气胸的症状往往被基础疾病所掩盖或与之重叠，但并发气胸时，症状突然加重是一重要特点。因此临床上对于不能用其他原因解释或经处理症状无改善的呼吸困难，一定要想到气胸的可能。应详细地询问病史，全面仔细地查体，应及时行 X 线检查，以达到明确诊断。对于病情危重及不宜搬动做 X 线检查而高度怀疑气胸者，可在胸腔积气体征最明显处进行诊断性穿刺，测压抽气，如为正压且抽出气体，表明有气胸存在，即应抽出气体或必要时行胸腔闭式引流排气治疗。

2. 鉴别诊断

(1) 支气管哮喘与慢性阻塞性肺疾病：两者均有不同程度的气促及呼吸困难，体征亦与自发性气胸相似，但支气管哮喘患者常有反复哮喘阵发性发作史，COPD 患者的呼吸困难多呈长期缓慢进行性加重。X 线检查有助鉴别。

(2) 急性心肌梗死：患者亦有突然胸痛、胸闷，甚至呼吸困难、休克等临床表现，但常有高血压、冠状动脉粥样硬化性心脏病史。体征、心电图、X 线检查、血清酶学检查有助于诊断。

(3) 肺血栓栓塞症：大面积肺栓塞也可突发起病，呼吸困难，胸痛，烦躁不安，惊恐甚或濒死感，临床上酷似自发性气胸。但患者可有咯血、低热和晕厥，并常有下肢或盆腔血栓性静脉炎、骨折、手术后、脑卒中、心房颤动等病史，或发生于长期卧床的老年患者。体检、胸部 X 线检查可鉴别。

(4) 肺大疱：位于肺周边的肺大疱，尤其是巨型肺大疱易被误认为气胸。肺大疱通常起病缓慢，呼吸困难并不严重，而气胸症状多突然发生。影像学上，肺大疱气腔呈圆形或卵圆形，疱内有细小的条纹理，为肺小叶或血管的残遗物。肺大疱向周围膨胀，将肺压向肺尖区、肋膈角及心膈角。而气胸则呈胸外侧的透光带，其中无肺纹理可见。

(5) 其他：消化性溃疡穿孔、胸膜炎、肺癌、膈疝等，偶可有急起的胸痛、上腹痛及气促等，亦应注意与自发性气胸鉴别。

第二节 中医治疗

一、辨证论治

1. 气滞血瘀

证候：咳嗽，气急，胸闷，或胸痛，甚至气喘，面色发青，大汗，舌暗，苔薄白，脉弦。

治法：宣肺理气，活血化瘀。

方剂：血府逐瘀汤加减。

基本处方：当归9 g，生地黄9 g，桃仁12 g，红花9 g，枳壳6 g，赤芍6 g，川芎5 g，柴胡3 g，桔梗9 g，牛膝6 g，甘草6 g。每日1剂，水煎服。

2. 肺脾气虚

证候：咳嗽，气喘，胸闷，动则加重，或胸痛，汗出，面色白，舌淡，苔白，脉沉弱。

治法：补肺健脾，宣肺理气。

方剂：补中益气汤加减。

基本处方：黄芪15 g，党参10 g，白术9 g，陈皮6 g，升麻6 g，当归10 g，柴胡6 g，炙甘草9 g。每日1剂，水煎服。

3. 胸阳不振

证候：胸胁闷痛，咳吐白痰，口干不欲饮，舌质淡红，苔白腻，脉沉细无力。

治法：温阳通痹，泻肺止咳。

方剂：苓桂术甘汤合葶苈大枣汤加减。

基本处方：茯苓12 g，白术、葶苈子、大枣、白芥子、陈皮、法半夏各10 g，桂枝、薤白各6 g，甘草5 g。

4. 痰热壅肺

证候：胸痛、气促、咳嗽、咳痰黄稠，舌质红，苔黄腻，脉弦数。

治法：清热泻肺，宽胸理气。

方剂：小陷胸汤加味。

基本处方：瓜蒌、法半夏、柴胡、黄芩、橘络、姜黄、党参各10 g，生地黄、熟地黄、麦门冬、天花粉、沙参、竹茹、苏子各10 g，桔梗6 g，甘草3 g。

二、中药制剂

气阴两虚者可予生脉注射液静脉滴注益气养阴。若病情危笃、端坐呼吸、大汗淋漓、阳气欲脱者，可予参附注射液静脉滴注益气回阳。

第三节　西医治疗

自发性气胸治疗的目的在于排出气体、缓解症状，促使肺复张，防止复发。持续性或复发性气胸（前者系指自发性气胸经肋间切开水封瓶引流或加用持续负压吸引，仍然漏气超过 14 天者；而后者则指单侧气胸发作超过 2 次或双侧性气胸发作 3 次以上者。这两种气胸通称为顽固性气胸）均提示肺内有不可逆的病理改变，因此积极治疗、预防复发十分重要。

一、保守治疗

保守治疗主要适用于稳定型小量气胸，首次发生的症状较轻的闭合性气胸。应严格卧床休息，酌情予镇静、镇痛等药物。由于胸腔内气体分压和肺毛细血管内气体分压存在压力差，每日可自行吸收胸腔内气体容积（胸片的气胸面积）的 1.25% ~ 1.8%。高浓度吸氧可加快胸腔内气体的吸收，经鼻导管或面罩吸入 10L/min 的氧，可达到比较满意的疗效。保守治疗需密切监测病情改变，尤其在气胸发生后 24 ~ 48 小时。如患者年龄偏大，并有肺基础疾病如 COPD，其胸膜破裂口愈合慢，呼吸困难等症状严重，即使气胸量较小，原则上不主张采取保守治疗。

此外，不可忽视肺基础疾病的治疗。如明确因肺结核并发气胸，应予抗结核药物；由肺部肿瘤所致气胸者，可先做胸腔闭式引流，待明确肿瘤的病理学类型及有无转移等情况后，再进一步做针对性治疗。COPD 合并气胸者应注意积极控制肺部感染，解除气道痉挛等。

二、氧疗

持续吸入高浓度氧疗法（面罩呼吸，氧流量 3L/min）可使气胸患者气体吸收率提高达 4.2%，肺完全复张时间平均缩短至 5 天（范围 3 ~ 7 天），较一般卧床休息肺复张所需时间明显缩短。其机制是提高血中 PaO_2，使氮分压（PN）下降，从而增加胸膜腔与血液间的 PN 差，促使胸膜腔内的氮气向血液转递（氮 – 氧交换），加快肺复张。

三、排气疗法

排气疗法适用于呼吸困难明显、肺压缩程度较重的患者，尤其是张力性气胸需要紧急排气者。肺萎缩程度小于 20%，如不伴有呼吸困难者可以不排气，气体可在 2 ~ 4 周自行吸收。

1. 胸膜腔穿刺抽气法　用气胸针在患侧锁骨中线第 2 前肋间或腋下区第 4、第 5 或第 6 肋间于皮肤消毒后直接穿刺入胸膜腔，随后连接于 50ml 或 100ml 注射器，或人工气胸机抽气并测压，直至患者呼吸困难缓解为止。一般一次抽气不宜超过 1000ml 为宜，每日或隔日抽气 1 次。如属张力性气胸，病情紧急，又无其他抽气设备时，为了抢救患者生命，可用粗针头迅速刺入胸膜腔以达到暂时减压的目的。

2. 胸腔闭式引流术　单纯气胸者通常选择第 2 前肋间插入引流管；局限性气胸或有胸膜粘连者，应 X 线透视定位插管；液气胸需排气排液者，多选择上胸部插管引流，有时需置上、下两根引流管。将引流管连接于床旁的单瓶水封正压连续排气装置。本法适用于各种类型的气胸，尤其是张力性气胸。如单次引流肺不能复张，可考虑持续负压引流，或将引流管连接于集水封调压为一体的单瓶便携式气胸引流装置。

四、化学性胸膜固定术

部分患者气胸复发率高，为了预防复发，可胸腔内注入硬化剂，产生无菌性胸膜炎症，使脏层和壁层胸膜粘连，从而消灭胸膜腔间隙。主要适应于不宜手术或拒绝手术的下列患者：①持续性或复发性气胸；②双侧气胸；③合并肺大疱；④肺功能不全，不能耐受手术者。常用硬化剂有多西环素、滑石粉等，用生理盐水 60～100ml 稀释后经胸腔导管注入，夹管 1～2 小时后引流；或经胸腔镜直视下喷洒粉剂。胸腔注入硬化剂前，尽可能使肺完全复张。为避免药物引起的局部剧痛，先注入适量利多卡因，让患者转动体位，充分麻醉胸膜，15～20 分钟后注入硬化剂。若一次无效，可重复注药。观察 1～4 天，经 X 线透视或摄片证实气胸已吸收，可拔除引流管。此法成功率高，主要不良反应为胸痛、发热。滑石粉可引起急性呼吸窘迫综合征，应用时应予注意。

五、抗感染

对有肺部感染基础疾病者或有合并感染证据患者，以及行胸膜闭式引流时间较长者，需酌情使用抗菌药物以防治感染。

六、外科手术治疗

经内科治疗无效的气胸可为手术的适应证，主要适应于长期气胸、血气胸、双侧气胸、复发性气胸、张力性气胸引流失败者、胸膜增厚致肺膨胀不全或影像学有多发性肺大疱者。手术治疗成功率高，复发率低。

1. 胸腔镜直视下粘连带烙断术　促使破口关闭；对肺大疱或破裂口喷涂纤维蛋白胶或医用 ZT 胶；或用 Nd: YAG 激光或二氧化碳激光烧灼 <20mm 的肺大疱。电视辅助胸腔镜手术（VATS）可行肺大疱结扎、肺段或肺叶切除，具有微创、安全等优点。

2. 开胸手术　如无禁忌，亦可考虑开胸修补破口，肺大疱结扎，手术过程中用纱布擦拭胸腔上部壁层胸膜，有助于促进术后胸膜粘连。若肺内原有明显病变，可考虑将肺叶或肺段切除。

七、并发症及其处理

1. 脓气胸　由金黄色葡萄球菌、肺炎克雷伯菌、铜绿假单胞菌、结核杆菌以及多种厌氧菌引起的坏死性肺炎、肺脓肿以及干酪样肺炎可并发脓气胸，也可因胸穿或肋间插管引流所致。病情多危重，常有支气管胸膜瘘形成。脓液中可查到病原菌。除积极使用抗生素外，应插管引流，胸腔内生理盐水冲洗，必要时尚应根据其身体情况考虑手术。

2. 血气胸　自发性气胸伴有胸膜腔内出血常与胸膜粘连带内血管断裂有关，肺完全复张后，出血多能自行停止，若继续出血不止，除抽气排液及适当输血外，应考虑开胸结扎出血的血管。

3. 纵隔气肿与皮下气肿　由于肺泡破裂逸出的气体入肺间质，形成间质性肺气肿。

肺间质内的气体沿血管鞘可进入纵隔，甚至进入胸部或腹部皮下组织，导致皮下气肿。张力性气胸抽气或闭式引流后，亦可沿针孔或切口出现胸壁皮下气肿，或全身皮下气肿及纵隔气肿。大多数患者并无症状，但颈部可因皮下积气而变粗。气体积聚在纵隔间隙可压迫纵隔大血管，出现干咳、呼吸困难、呕吐及胸骨后疼痛，并向双肩或双臂放射。疼痛常因呼吸运动及吞咽动作而加剧。患者发绀、颈静脉怒张、脉速、低血压、心浊音界缩小或消失、心音遥远、心尖部可听到清晰的与心跳同步的"咔嗒"声（Hamman 征）。X 线检查于纵隔旁或心缘旁（主要为左心缘）可见透明带。皮下气肿及纵隔气肿随胸腔内气体排出减压而自行吸收。吸入浓度较高的氧可增加纵隔内氧浓度，有利于气肿消散。若纵隔气肿张力过高影响呼吸及循环，可做胸骨上窝切开排气。

第二十四章　急性肺水肿

第一节　概述

一、疾病概述

急性肺水肿是指心室排血量下降，左心室充盈障碍或左心负荷突然明显增加，导致左心室舒张期末压或左心房压急剧升高，肺静脉血流受限，引起肺静脉和肺毛细血管流体静压升高，当超过肺毛细血管血浆胶体渗透压25mmHg时，大量浆液渗出至肺间质和肺泡内，影响呼吸功能，继而发生呼吸困难、发绀和咳粉红色泡沫痰等一系列症状。

急性肺水肿属于中医"喘证""支饮"范畴。

二、病因

(一)西医病因与病理

1. 病因

(1)心源性急性肺水肿：①急性左心衰竭：高血压性心脏病、主动脉瓣疾病、冠心病（急性心肌梗死）、心肌病、急性病毒性心肌炎、儿童急性风湿性心肌炎、急性肾小球肾炎；②急性舒张功能障碍心力衰竭：左室肥厚、急性心肌缺血、糖尿病心肌病、心肌间质浸润性疾病如心脏淀粉样变、血色素沉着症；③急性二尖瓣口阻塞：严重二尖瓣狭窄伴快速心室率、左房黏液瘤或左房球瓣样血栓或左房赘生物嵌顿二尖瓣口；④急性左室射血障碍：急性乳头肌功能不全、乳头肌或腱索断裂、急性二尖瓣脱垂、急性主动脉瓣关闭不全、急性室间隔穿孔。

(2)非心源性急性肺水肿：①肺毛细血管通透性增加：见于尿毒症、放射性肺炎、吸入性肺炎、感染性肺水肿(细菌或病毒)、淹溺、烟雾或毒性气体吸入；②急性呼吸窘迫综合征：创伤肺、休克肺、长时间正压呼吸、过多输液；③弥散性血管内凝血：见于恶性疟疾、感染后免疫复合物疾病、休克、子痫、羊水栓塞或内毒素反应；④药物免疫反应：如呋喃妥因、磺胺类、肼屈嗪、六烃季铵、甲氨蝶呤、白消安等；⑤复张后肺水肿：大量或快速胸腔抽液或抽气后发生的急性肺水肿；⑥高原性肺水肿：急速登上海拔4000m以上的高原所致的急性肺水肿；⑦神经源性肺水肿：见于头颅骨折、颅内出血或脑肿瘤；⑧麻醉药过量：如海洛因、美沙酮所致。

2. 病理

(1)肺毛细血管压增高(心源性肺水肿)：见于由各种原因所致的左房压和肺楔嵌压(PCWP)增高。当 PCWP 显著增高(25～30mmHg)，且持续 1 小时及以上，即可引起急性肺水肿。这在血浆胶体压低(如低蛋白血症)时极易发生。此时血浆成分先漏入肺间质组织。引起间质性肺水肿；进而渗入到肺泡间隙，引起肺泡水肿。

(2)肺毛细血管通透性增高(非心源性肺水肿)：由于各种原因所致的肺毛细血管通透性增高，可使大量血浆成分渗透到肺间质和肺泡内。可能是有害因素直接引起弥散性肺毛细血管损伤，或通过血管活性物质，如组胺、激肽、前列腺素等作用的结果。

(二)中医病因病机

1. 病因

(1)外邪袭肺：主要是感受风寒、风热、风湿及秽浊污水呛入肺系。风、寒、热、湿之邪或从口鼻内侵入肺，或经皮毛内舍于肺，致肺气壅阻，气不布津，水津内停，外邪闭肺。肺失通调，水不下达而壅阻于肺，肺气失于宣发肃降。病因于寒者，寒饮内生，肺气失宣；病因于热者，水壅热结，肺气不降，若因秽浊污水呛入肺系，气道受阻，污浊内停，则肺失清肃，气机上逆。

(2)心病及肺：心慌动悸或心痛久发，心气、心阳受损，气虚阳微，鼓动无力，而致心血瘀阻。血行不利，肺络瘀滞，肺气不利，故可见喘咳心悸，咯痰带血，唇紫舌暗等症。心肺同处胸中，心气阳虚，少火微弱，肺失温煦亦致肺气凝闭，水失布散、下达，停滞于肺，故心病及肺以瘀阻水停尤多。

(3)久病体虚：久咳久喘、肺胀、水肿、虚劳等病，日久不复。一则久病肺气虚冷，肺失温养，虚寒痰饮内生，津液失布而留阻；一则病久肾阳衰微，失于蒸化，致阳虚水泛，水气凌心犯肺，肾阳衰微，心失温煦，可致心肾阳虚，甚则见阳气外脱之危重证候。水肿久延，肺脾肾三脏交亏，水毒潴留，上凌心肺，亦属危重。又有虚劳病患，气血阴阳俱虚，病及五脏，精不化气，气不化水，五脏衰竭。

2. 病机　本病之主要病机为水饮痰瘀壅阻肺气。病属至危至急。肺为邪阻，失于呼浊吸清，致清气不入，浊气不出，宗气无所生，精血无所成。邪气弥盛，正气消散，以致不治，病理性质总属病急标实，但有邪实为主与正虚邪实之分。邪实为水饮、痰、瘀壅阻于肺，致肺气痹阻。水饮又可见寒饮阻肺与水热互结之不同。正虚主要是阳虚气衰，病变主脏在肺，涉及肾、心与脾。急性起病者，邪实为主，病主在肺。久病而发或他脏及肺者，多因虚致实。或久病肺脏自虚，气虚阳微，气不布津，津液留为痰、饮，内阻于肺；或心脏病久，心气、心阳不足，致肺失温养，血脉不利，血不利而为水饮，瘀阻于肺；或久病肾衰，肾阳不足，失于蒸化，水液内停，上凌心肺，或久病肺、脾、肾三脏俱虚，水无制约，横行泛溢，侵害五脏，标虽在肺，而本为多脏同病，极易发生亡阳、虚脱等重危病情，甚至导致死亡。

三、临床表现

根据水肿发展的过程分为肺间质水肿期和肺泡水肿期。

1. 肺间质水肿期　患者常感到胸闷，恐惧，咳嗽，有呼吸困难。体征：面色苍白、呼吸急促、心动过速、血压升高，可闻及哮鸣音。X 线检查：肺血管纹理模糊，肺门阴影不清楚，肺小叶间隔加宽，形成 Kerley A 线和 B 线。血气分析：$PaCO_2$ 偏低，pH↑、呈呼吸性碱中毒。

2. 肺泡水肿期　患者面色更苍白，更觉呼吸困难、出冷汗等。体征：口唇、甲床发绀，咳出大量粉红色泡沫痰，全麻患者可表现呼吸道阻力增加和发绀，经气管导管喷出大量粉红色泡沫痰；双肺听诊：满肺湿啰音，血压下降。X 线检查：主要是肺泡状增密阴影，相互融合成不规则片状模糊影，弥散分布或局限于一侧或一叶，或见于肺门两侧，由内向外逐渐变淡，形成所谓蝴蝶状。血气分析：$PaCO_2$ 偏高和（或）PaO_2 下降，pH 偏低，表现为低氧血症和呼吸性酸中毒。

四、辅助检查

1. 血气分析　有严重的动脉氧分压（PaO_2）降低，动脉血氧降低，由于通气过度可致二氧化碳分压（$PaCO_2$）降低，表现为呼吸性碱中毒。常伴有酸中毒，与组织灌注不足、二氧化碳潴留有关。无创测定血氧饱和度可用作长时间、持续和动态监测。

2. X 线检查　是诊断肺水肿的重要方法。肺水肿的早期，X 线主要特点是肺上部，特别是肺尖部血管扩张和淤血，有显著的肺纹理增粗。

（1）间质性肺水肿：主要特点表现在 X 线片上肺血管、支气管、淋巴管的肺纹理增多、增粗和边缘模糊不清，可见到 Kerley 线。据其发病过程和程度不同又分成 A、B、C 线。A 线多见于肺上、中部，是参差不齐的、走向肺门的、不分叉约长 4cm 的线性阴影。B 线为短而轮廓清晰、水平走向的线状阴影，多见于肺下部的肋膈角。C 线为细而交错的线状阴影，可见于肺野的任何部位，但最常见于肺中央与基底部。A、C 线常见于急性发作的病例，而 B 线则常见于发病慢的病例。因间质内积液，故肺野密度普遍增高。

（2）肺泡性肺水肿：分布和形态在不同患者中各有差异，一般将其分为 3 种：①中央型肺水肿：呈大片状模糊阴影，聚集于以肺门为中心的肺野中心部分，两侧较对称，其密度以在肺门区最高，向外逐渐变淡，形似蝶翼状，肺尖、肺底及肺外围部分清晰；②弥散型肺水肿：为两肺广泛分布的大小不一、密度不均、边缘模糊的阴影，常融合成片，分布不对称，以肺野内中带为主；③局限性肺水肿：仅累及单侧或局限于一叶。

值得指出的是，虽然肺水肿多为双侧性，但单侧性肺水肿也不罕见。所以，不能因只有单侧 X 线表现就加以否定。

五、诊断与鉴别诊断

1. 诊断

（1）心源性肺水肿的诊断：需满足 3 个条件，即肺水肿的存在、原发心脏疾患和诱发因素。根据既往心脏病史，突发严重呼吸困难、剧烈咳嗽和咯粉红色泡沫样痰，典型心源性肺水肿的诊断并不困难。心脏杂音、舒张期奔马律、肺部湿啰音和发绀等体征，以及胸部 X 线检查对确诊肺水肿可提供重要佐证。

（2）非心源性肺水肿的诊断：存在如创伤、重症感染、毒害气体吸入、误吸、中毒、淹溺、体外循环、急性胰腺炎、过敏、神经血管性因素等特殊的病史；有引起肺渗出的病理基础；出现肺水肿的临床表现和胸部 X 线检查；排除左心衰竭和慢性肺疾病急性发作等可以诊断。

2. 鉴别诊断

（1）支气管哮喘：原有哮喘病史，一般无下肢水肿，肺部哮鸣音明显。

（2）肺炎：一般伴有发热，血常规检查较高，X 线影较局限。

第二节　中医治疗

一、辨证论治

1. 水气乘肺证

治法：泻肺利水。

治法：葶苈大枣泻肺汤合五苓散加减。葶苈子 10 g$^{（包煎）}$、桂枝 5 g、白术 12 g、猪苓 10 g、茯苓 15 g、泽泻 12 g、桑白皮 12 g、麻黄 5 g、杏仁 6 g、大枣 5 枚。

加减：若水郁化热，水热互结于胸肺，症见身热，喘逆，咳吐泡沫痰，胸闷，烦渴欲饮，大便秘结，小便短赤，可加大黄、芒硝、甘遂，或改用大陷胸丸。若水饮涌盛，胸胁胀满，喘迫痰多，端坐呼吸，不能平卧，可配用十枣汤、控涎丹。若兼有恶寒发热，咳嗽胸痛，周身酸痛等表证，可加防风、防己，并加重麻黄用量。

方解：常用药中葶苈子、桑白皮泻肺和利气，上肺中水气；桂枝化气通阳，配白术、猪苓、茯苓、泽泻利水渗湿，使水有去路；麻黄宣肺平喘，又能利水；杏仁肃降肺气，与麻黄相伍，一升一降，去肺中之水壅，恢复肺气宣发肃降之功能；大枣和缓，顾护正气，防猛泻伤症。

若水热互结，腑气不利，加大黄、芒硝、甘遂，泻热通腑泄浊，使水气热毒从前后二阴分泻，或改用大陷胸丸（葶苈子、大黄、芒硝、甘遂、杏仁、白蜜）泻肺利水，清热泄浊。水邪涌盛，配用十枣汤（大戟、甘遂、芫花为末，枣汤送下）或控涎丹（甘遂、大戟、白芥子）峻逐水积痰涎。兼有表证者，麻黄生用，并增加剂量，加防风、防己解表利水。

2. 寒饮停肺证

治法：温肺化饮。

方药：小青龙汤加味。桂枝 10 g、麻黄 5 g、干姜 5 g、细辛 3 g、制半夏 10 g、白芍 10 g、五味子 6 g、甘草 3 g、云茯苓 15 g、白术 12 g。

加减：若痰浊内盛，喘咳痰浊稠黏夹有泡沫，舌苔厚腻者，可酌配三子养亲汤或导痰汤，或加白芥子、苏子、南星、枳实、莱菔子等；若寒痰闭肺，喉中痰声漉漉，四肢发冷，神志恍惚，可配用三生饮。

方解：常用药中，桂枝、麻黄辛温散寒，宣肺平喘；干姜、细辛、半夏散寒化饮，配五味子之收敛，可防辛散太过，耗散肺气；白芍与桂枝相伍调和营卫；白术、茯苓，健脾渗湿利水；甘草调和诸药。本方既可用于寒饮停肺，内寒为主者，亦可用于内外皆寒，表寒内饮者。

痰浊盛，加白芥子、苏子、南星、枳实、莱菔子化痰泄浊降逆。寒痰闭肺，配用三生饮（生南星、生川乌、生附子、木香、生姜）温阳散寒，化痰通闭。

3. 瘀阻肺络证

治法：活血化瘀，通络利水。

方药：桃红四物汤合四苓散加减。桃仁 10 g、红花 6 g、川芎 10 g、丹参 15 g、赤芍 12 g、当归 12 g、川牛膝 12 g、泽泻 12 g、益母草 20 g、猪茯苓各 12 g。

加减：胸部刺痛明显，咳痰夹有血凝块者，加乳香、没药、延胡索。咳吐多量暗红色泡沫痰者，加赤小豆、泽兰、葶苈子、桑白皮等。

方解：常用药中，桃仁、红花、川芎、丹参、赤芍、当归，活血化瘀，兼以养血，泽泻、猪茯苓，利水渗湿；牛膝活血，引血下行；益母草活血兼利尿。

胸痛明显者，加乳香、没药、延胡索，活血止痛。喘咳痰多者，加赤小豆、泽兰、葶苈子、桑白皮、泻肺、活血、利水。

4. 心病及肺证

治法：益气温阳蠲化水饮。

方药：炙甘草汤合苓桂术甘汤加减。人参 12 g$^{(另炖)}$、炙甘草 12 g、桂枝 6 g、生地 10 g、阿胶 10 g$^{(烊化)}$、茯苓 15 g、白术 12 g、万年青根 6 g、干姜 6 g、大枣 5 枚。

加减：兼有心血瘀阻，症见心胸疼痛，舌唇发绀，脉结代，加丹参、川芎、桃仁、泽兰、益母草。心阳虚衰，肢冷畏寒者，加制附片、肉桂。兼有心阴心血不足，症见头昏，面额潮红，虚烦不寐，脉细数者，加大麦冬、玉竹、知母、当归。肺中水气较甚，喘急痰多，不能平卧者，加泽泻、猪苓、葶苈子。

方解：常用药中，人参、干姜、炙甘草、大枣温肺益气；生地、阿胶滋阴养心；桂枝、茯苓、白术通阳化饮；万年青根强心利尿。

心血瘀阻者，加丹参、川芎、桃仁活血化瘀，泽兰、益母草活血利尿。阳虚内寒甚者，加制附片、肉桂温阳散寒。有心阴心血不足者，加麦冬、玉竹滋养心阴，知母滋阴清虚热，当归养心血。肺中水气较甚者，加泽泻、猪苓、葶苈子淡渗利湿，祛肺中水气。

5. 阳虚水泛证

治法：温通心肾，利水消肿。

方药：真武汤合五苓散加减。制附子 10 g、黄芩 30 g、肉桂 5 g、白术 12 g、茯苓 15 g、猪苓 12 g、泽泻 12 g、车前子 10 g$^{(包煎)}$、生姜 3 片。

加减：肾阳虚甚，肢冷面青，加补骨脂、菟丝子、巴戟天。兼心气不足者，加人参。水肿甚者，加北五加皮、大腹皮。喘咳气急，加灵磁石、五味子。

方解：常用药中，附子、肉桂、黄芩温补心肾；白术健脾利水；茯苓、猪苓、泽泻、车前子渗湿利水，生姜温散水气。

肾阳虚甚，加补骨脂、菟丝子、巴戟天温补肾阳。心气虚，加人参增强补气作用。水肿甚加北五加皮、大腹皮利水消肿。喘逆，加灵磁石益肾镇纳，五味子敛肺止喘。

6. 气虚脱证

治法：益气回阳，救逆固脱。

方药：参附龙牡汤加味。人参 12 g$^{(另炖)}$、炮附子 9 g、煅龙骨 30 g$^{(先下)}$、煅牡蛎 30

g$^{(先下)}$、干姜 6 g、山萸肉 15 g、麦冬 15 g、五味子 6 g。

加减：喘逆甚剧，张口抬肩，鼻翼翕动，端坐不能平卧者，加服黑锡丹 3 g、蛤蚧粉 2 g；咯吐泡沫血痰者，加花蕊石、三七粉、仙鹤草。若阳虚外脱而又见有邪气内闭之候，诚宜外固其脱，内开邪闭。若为痰浊水饮内闭，症见喉中涌痰作响，咯吐不爽等，配服苏合香丸和猴枣散；若为痰热内闭，症见汗出肢冷而又身热烦躁，神昏谵语，配服安宫牛黄丸或至宝丹。

方解：常用药中，人参大补元气，益气回阳；附子回阳救逆；龙骨、牡蛎收敛固脱；干姜温阳驱寒。山萸肉补肝肾，敛汗固脱；麦冬、五味子敛肺止喘，滋阴配阳。

若喘逆甚剧，加蛤蚧粉、黑锡丹，补益肺肾，镇纳止喘。咯吐泡沫血痰者，加花蕊石、三七粉、仙鹤草，化瘀止血。兼痰浊内闭者，加苏合香丸芳香开闭，猴枣散豁痰祛瘀。兼痰热内闭者，加安宫牛黄丸或至宝丹凉开窍闭。

二、单味药治疗

1. 葶苈子

药理：增强心肌收缩力，具有强心苷样作用，增加尿量，减轻肺水肿。

用法：每日 6～10 g，煎后分次内服。粉剂，每次 1～2 g，每日 3 次，水冲服。

2. 北五加皮

药理：含多种强心苷，具有强心利尿、祛风湿作用。口服消化道吸收，不良反应为恶心、呕吐、腹胀、心动过缓。

用法：入煎剂，每日 6～10 g，煎后分两次内服，提取物北五加皮粗甙，片剂，每片 10mg，口服每次 10mg，第 1、第 2 天每日 3～4 次，以后每日 1～2 次。

3. 万年青

药理：含有多种万年青强心苷，作用与洋地黄相似，有增强心肌收缩力、利尿、减慢心率的作用。不良反应有恶心、呕吐。主要用于控制心力衰竭及心源性肺水肿。

用法：每日 20～30 g，水煎分 2 次服。亦可用煎剂灌肠给药。

4. 蟾酥

药理：蟾毒配质和蟾蜍毒素有强心作用，蟾毒配质的基本化学结构类似强心苷配糖基。蟾蜍有抗炎作用，其作用与激素相似，用于心源性肺水肿。

用法：本品有毒，应严格掌握用量，且不宜久服，一般入丸剂用。临床用量每次 10mg，每日 3 次。

5. 铃兰

药理：具有较强的强心作用，主要强心苷成分为铃兰毒苷。用于心源性肺水肿及全身水肿。

用法：研粉吞服，每次 0.1～0.3 g，日服 1～2 次。或用本品 250 g，研粉，加 40% 酒精 3000ml，浸泡，渗漉后取 2500ml，每次服 1～2ml，日服 1～2 次。

6. 福寿草

药理：本品含磁麻甙、福寿草甙及福寿毒甙等多种强心苷，具有显著的强心、利尿、镇静和降心率作用，用于心源性肺水肿。

用法：每次 0.05 g，研细，吞服，每日 2 次。有房室传导阻滞及心动过缓者忌用。

7. 桑白皮

药理：本品含多种糖类，有利尿作用，能带出较多氧化物，并有降压作用。用于高压性肺水肿。

用法：干品每日 15～20 g 煎服。鲜品可用 100～200 g 煎服。

第三节　西医治疗

一、氧气治疗

无论心源性肺水肿还是非心源性肺水肿，均应采取氧气疗法。给予湿化的氧气以防呼吸道黏膜过度干燥。亦可通过 30% 酒精滤氧瓶湿化，适于有大量泡沫痰的患者。

1. 给氧方法

(1)鼻导管吸氧：是最常用的方法。按 8L/min 则可提供 40% 氧浓度；患者若张口呼吸，则氧吸入浓度会降低。

(2)面罩吸氧：按 5～6L/min 则可提供 50%～60% 氧浓度；当按 12L/min 时则可吸入为 100% 氧浓度。

(3)正压给氧：吸入 100% 氧后 $PaPO_2$ 仍低于 60mmHg，或有大脑缺氧或有进行性高碳酸血症表现(高度嗜睡或迟钝)或有严重呼吸性酸中毒(pH < 7.15)不能迅速改善者，应立即经口鼻无创双水平气道正压通气(BiPAP)。通常吸气峰压(IPAP)为 12～25cmH$_2$O，平均(16.9±5.6)cmH$_2$O；呼气末压(EPAP)4～8cmH$_2$O，平均(5.2±0.8)cmH$_2$O；氧流量 5～10L/min。依据血气分析结果，调整呼吸机参数，通气时间依病情而定。BiPAP 无效者，可行气管内插管，改为有创控制性正压通气。这样，不仅可以提供足够氧气，还可减少静脉回流，并使水肿液从肺间质或肺泡吸收，有助于减轻肺水肿。但连续正压呼吸可能会引起心排血量下降，并可能会导致冠状动脉供血不足和休克。

2. 注意防止氧中毒　给予高浓度氧(60%～100%)，则至少应每 12 小时停用几分钟，以防氧中毒。氧中毒的早期表现有虚弱，恶心、呕吐或刺激性咳嗽，严重者胸骨下段烧灼疼痛，是其特征表现，氧中毒时几乎总是存在，并随呼吸而加重，随着动脉血氧合越来越困难和不能解释的片状肺浸润，应高度疑及氧中毒。严重氧中毒可出现脑症状，包括全身抽搐。上述症状可能出现在吸入高浓度氧的 72 小时之内。

二、心源性急性肺水肿治疗

发生心源性急性肺水肿应及时抢救：①取坐位或半坐位，两足下垂(AMI 或休克除外)；②舌下含化硝酸甘油片：0.5mg/次，每 5 分钟一次，可连续含化 6 次。含化后能迅速扩张全身小静脉，减少回心血量，缓解肺淤血症状，通常 1～2 分钟见效；③吗啡：可扩张周围静脉，减慢心率；也可解除患者的紧张和焦虑，是急性肺水肿之良药。通常 5～10mg 皮下或肌内注射。但在支气管哮喘、慢性肺疾病、颅内出血等有呼吸抑制者禁用；④利尿药：呋塞米静脉注射，能迅速扩张全身小静脉，同时排出过多的水钠潴留，十分有效。可 40 ~ 60mg/次，静脉注射；⑤静脉血管扩张药：硝酸甘油 10 ~ 20mg 加 10% 葡萄糖注射液 250 ~ 500ml 静脉滴注。起始 10μg/min，逐渐增加剂量，有效量为 20 ~ 200μg/min。适用于冠心病、急性心肌梗死所致的急性肺水肿。硝普钠 25 ~ 50mg 加 10% 葡萄糖注射液 500ml 避光静脉滴注。起始 10 ~ 15μg/min，以后每 5 ~ 10 分钟增加 5 ~ 10μg/min。适用于心脏前后负荷均高的患者，如高血压合并的急性肺水肿、急性心肌梗死合并急性左心衰竭等；⑥快速洋地黄制剂：常用毛花甙丙 0.4mg 加 10% 葡萄糖注射液 10ml 或毒毛旋花子甙 K 0.25mg 加 10% 葡萄糖注射液 10ml 缓慢静脉注射（10 ~ 15 分钟）。前者适于心室率快（特别是心房颤动）患者，后者适于心室率不快的冠心病患者；⑦氨茶碱 0.25g 加 5% 葡萄糖注射液 20ml 缓慢静脉注射（15 ~ 20 分钟）。静脉注射快时，可有头痛、面红、心悸、头晕、心前区闷痛、低血压。适于伴有支气管痉挛，哮鸣音的患者；⑧急性肺水肿发生于过速性心律失常者，药物治疗无效时应做直流电复律（完全洋地黄化者除外）；如急性肺水肿发生于缓慢心律失常，药物治疗无效，则应安装心脏起搏器治疗。

三、非心源性急性肺水肿治疗

其治疗与心源性肺水肿不同，此时洋地黄和利尿药无效。如肺水肿与过敏反应有关，可用糖皮质激素。急性肺水肿由海洛因中毒引起，可用氧疗法。海洛因和美沙酮过量，可用纳洛酮治疗。高原肺水肿可立即卧床休息，吸入 100% 浓度氧，快速转运患者到平原。肺水肿与革兰阴性菌引起的休克有关，则可用大量抗生素或糖皮质激素。肺水肿与弥散性血管内凝血有关，低分子右旋糖酐和肝素可能有效。

第二十五章　急性肺损伤与急性呼吸窘迫综合征

第一节　概述

一、疾病概述

急性肺损伤(ALI)/急性呼吸窘迫综合征(ARDS)是指由心源性以外的各种肺内外致病因素所导致的急性、进行性缺氧性呼吸衰竭。ALI 和 ARDS 是具有共同性质的病理生理改变的不同的疾病过程,严重的 ALI 或 ALI 的最终严重阶段被定义为 ARDS,是多器官功能障碍综合征(MODS)中最先出现的器官功能障碍,在 MODS 的整个发病过程中居重要甚至是决定性的地位。ALI/ARDS 两者主要的并列病理生理特征为肺微血管通透性增高而导致的肺泡渗出液中富含蛋白质的肺水肿及透明膜形成,并伴有肺间质纤维化。由肺内炎症细胞(中性粒细胞、巨噬细胞)为主导的肺内炎症反应失控导致的肺泡毛细血管膜损伤,是形成肺毛细血管通透性增高、肺水肿的病理生理基础。病理生理改变以肺顺应性降低,肺内分流增加及通气/血流比例失调为主。临床表现为顽固性低氧血症、呼吸频数和呼吸窘迫,胸部 X 线显示为双肺弥散性浸润影,后期多并发多器官功能障碍。

急性肺损伤(ALI)/急性呼吸窘迫综合征(ARDS)是一种常见危重症,影响其生存质量,病死率极高,严重威胁重症患者的生命,引起世界各国学者的高度重视。

ALI 和 ARDS 属于中医"喘证""暴喘""喘脱"范畴。中医医籍所记载的损伤、产后、温病、失血、痈疽等原因所致的喘逆,与 ALI 和 ARDS 的临床表现相似。

二、病因

1. 西医病因病理

(1)肺外因素:如脓毒症、急性重症胰腺炎、大量输血、休克、创伤(多发性骨折、胸腹部外伤、烧伤),心源性(心肌梗死、心脏复率后、体外循环)。其他有羊水栓塞、CO 中毒、肠梗阻、酮症酸中毒、中枢神经系统出血等。

(2)肺内因素:如重症肺炎、卡氏肺孢子虫肺炎、有害气体吸入、胃内容物误吸、肺挫伤等。

各种病因通过共同的通道产生肺病理解剖和生理方面的改变,其确切发病机制尚未完全阐明。ALI 和 ARDS 是全身炎症反应综合征(SIRS)的一部分,故将 ALI 和 ARDS 视为 SIRS 在肺部的表现。另外,有害气体的吸入、胃内容物误吸等可直接损伤肺泡–毛细血管膜(ACM),造成肺毛细血管通透性增加,使水分甚至蛋白质聚积于肺间质和肺泡内,引起肺顺应性降低,功能残气量减少,V/Q 比例失调,肺内分流量增加和严重低氧血症等一系列病理生理改变,导致 ALI 和 ARDS。

ALI 和 ARDS 病理改变的特征为非特异性、弥散性肺泡损伤,肉眼所见,肺脏广泛充血、水肿,含水量增加是正常的 3 ~ 4 倍。病理可分为渗出期、增生期和纤维化期。渗出期(损伤 24 小时内)表现为富含蛋白质的渗出液"淹没"肺间质和肺泡,同时有红细胞渗出(出血)和纤维素沉积。发病近 72 小时,血浆蛋白凝结细胞碎片、纤维素及残余的肺表面的活性物质可以黏附在剥离的肺泡上,形成具有特征性的透明膜。渗出期以肺水肿为临床突出表现,属于较易于控制的时期。增生期(3 ~ 10 天)表现为肺泡隔膜明显增厚,增生的成纤维细胞、浆细胞、白细胞和组织细胞浸润,透明膜开始机化,可见小的肺不张,此阶段毛细血管内皮细胞损伤更加明显,有灶状细胞肿胀。纤维化期(7 ~ 10 天)特点是在肺泡间质成纤维细胞增生的同时,伴有炎性细胞浸润。病变最终导致肺间质和支气管周围纤维化。

2. 中医病因病机　ARDS 多因感受外邪、创伤瘀毒,或内伤久病体虚,而致邪毒或瘀毒内伤肺肾,使气血闭,脏气衰惫而成。

(1)感受外邪:六淫或疫毒直中于肺,肺气郁闭,痰浊内生,逆而为喘。肺主气而朝百脉,心主血,肺气闭塞,易致心血不畅,加重肺气闭塞。

(2)创伤瘀毒:外伤失血气脱,使肺气衰败,肺失肃降而喘逆;胸部创伤,肺络受伤,肺体受损,气血失和,血瘀内结,肺络不畅,血脉瘀阻,浊气内逆,清气亏少,脏真受伤而生痰湿,逆而为喘。

(3)内伤久病:宿疾恶化或医治失当,肺气虚损,或他脏虚损传肺,久病迁延,肺肾俱虚,以致气阴衰败,肾不纳气,元阳欲绝,气虚欲脱而致喘息不能卧。

ARDS 病位在于肺肾,热毒、瘀血闭郁肺气,或久病肺肾之气虚血瘀,而致上气喘促,为本病基本病机特点。病理性质总属本虚标实,虚实夹杂,虚为肺肾亏虚,实表现为热毒瘀血。前气被邪毒所遏,失其宣肃,内生痰浊,肺气上逆而为喘促息数,呼吸窘迫。或创伤所致热毒植肺,或疫毒炽盛,灼伤肺络,痰瘀互结,阻碍气机,致肺气上逆而喘。内伤久病,病情恶化,日渐危笃,肺气欲绝,气阴两伤,易致正气脱竭而死。

三、临床表现

1. 症状与体征　ARDS 大多数于原发病起病后 72 小时内发生,几乎不超过 7 天。除原发病的相应症状和体征外,最早出现的症状是呼吸增快,并呈进行性加重的呼吸困难、发绀,常伴有烦躁、焦虑、出汗等。其呼吸困难的特点是呼吸深快、费力,患者常感到胸廓紧束、严重憋气,即呼吸窘迫,不能用通常的吸氧疗法改善,亦不能用其他原发心肺疾病(如气胸、肺气肿、肺不张、肺炎、心力衰竭)解释。早期体征可无异常,或仅在双肺闻及少量细湿啰音;后期多可闻及水泡音,可有管状呼吸音。

2. 临床分期

(1)损伤期:损伤后 4 ~ 6 小时以原发病表现为主,呼吸可增快,呼吸频率可 > 25

次／分，出现过度通气，但无呼吸窘迫。X 线无阳性发现，PaO_2 尚属正常或正常低值。此期容易恢复。

（2）相对稳定期：损伤后 6 ~ 48 小时，逐渐出现呼吸困难、频率加快、低氧血症、过度通气、$PaCO_2$ 降低、肺部体征不明显。X 线可见肺纹理增多、模糊和网状浸润影，提示肺血管周围液体积聚增多和间质性水肿。

（3）呼吸衰竭期：损伤后 48 小时，呼吸困难、窘迫和出现发绀，常规氧疗无效，也不能用其他原发心肺疾病来解释。呼吸频率可达 35 ~ 50 次／分，胸部听诊可闻及湿啰音。X 线两肺有散在片状阴影或呈磨玻璃样改变。血气分析 PaO_2 和 $PaCO_2$ 均降低，低氧血症更加明显，常呈代谢性酸中毒合并呼吸性碱中毒。

（4）终末期：极度呼吸困难和严重发绀，出现神经精神症状如嗜睡、谵妄、昏迷等。X 线示融合成大片状浸润阴影。血气分析严重低氧血症、CO_2 潴留，常有混合性酸碱失衡，最终可发生循环功能衰竭。

四、辅助检查

1. 动脉血气分析　早期低氧血症是其特点，氧合指数（PaO_2/FiO_2）是诊断 ALI 和 ARDS 与判断预后的重要指标。早期 $PaO_2 < 60mmHg$ 或吸入氧气浓度（FiO_2）$> 50\%$ 时，PaO_2 仍 $< 50mmHg$，$PaO_2/FiO_2 \leqslant 300mmHg$，诊断 ALI；$PaO_2/FiO_2 \leqslant 200mmHg$，诊断 ARDS。早期 $PaCO_2$ 正常或偏低，后期则出现增高。肺泡 – 动脉氧分压（$PA - aDO_2$）可增加至 100mmHg，甚至 300mmHg（正常值 $< 60mmHg$）。吸纯氧 15 分钟后，$PA - aDO_2$ 仍 $> 200mmHg$ 有诊断意义。因为 ARDS 主要是换气功能障碍，$PA - aDO_2$ 虽是计算值，但其是判断换气功能障碍的重要指标之一，并能较准确的换算，故应予以采用。

2. X 线检查　发病 1 天后，即可见两肺散布大小不等、边缘模糊的浓密斑片状阴影。可融合成大片磨玻璃样影。发病 5 天后磨玻璃样影密度增加，心影边缘不清，呈"白肺"样改变（磨砂玻璃状）。值得注意的是 ARDS 的 X 线改变常较临床症状迟 4 ~ 24 小时。另外 X 线改变受治疗干预的影响很大。

3. 肺 CT　CT 可见肺渗出性改变和肺实变。CT 显示的病变范围大小常能较准确地反映气体交换的异常和肺顺应性的改变。

4. 血流动力学监测　ARDS 的血流动力学常表现为 PAWP 正常或降低，心输出量增高。通过 PAWP 监测，有助于 ARDS 与心源性肺水肿的鉴别诊断。也可直接指导 ARDS 的液体治疗，避免输液过多，也可防止容量不足。

五、诊断与鉴别诊断

1. ALI／ARDS 的高危因素

（1）直接肺损伤因素：严重肺感染、胃内容物吸入、肺挫伤、吸入有毒气体、淹溺、氧中毒等。

（2）间接肺损伤因素：脓毒症、严重的非胸部创伤、重症胰腺炎、大量输血、体外循环、DIC 等。

2. ALI／ARDS 的诊断标准　①有发病的高危因素；②急性起病，呼吸频数和（或）呼吸窘迫；③低氧血症：ALI 时 $PaO_2/FiO_2 \leqslant 300mmHg$；ARDS 时 $PaO_2/FiO_2 \leqslant 200\ mmHg$；

④胸部 X 线检查两肺浸润阴影；⑤肺毛细血管楔压（PCWP）≤18mmHg 或临床上能排除心源性肺水肿。

3. 鉴别诊断　上述 ALI/ARDS 的诊断标准并非特异性的，建立诊断时必须排除大片肺不张、自发性气胸、上气道阻塞、急性肺栓塞和心源性肺水肿等。通常能通过详细询问病史、体检和 X 线等做出鉴别。心源性肺水肿患者卧位时呼吸困难加重，咳粉红色泡沫样痰，肺湿啰音多在肺底部，对强心、利尿等治疗效果较好；鉴别困难时，可通过测定 PAWP、超声心动图检测心室功能等做出判断并指导此后的治疗。

第二节　中医治疗

一、辨证论治

1. 热毒犯肺

证候：喘促气粗，鼻翼翕动，高热面赤，躁动不宁，甚或谵语神昏，咳痰黄稠，舌质红苔黄腻，脉滑数。

治法：清热解毒，化痰降逆。

方药：黄连解毒汤合苇茎汤加减。黄连 12 g，黄芩 12 g，栀子 12 g，石膏 9 g，知母 12 g，金银花 12 g，连翘 12 g，苇茎 12 g，冬瓜仁 30 g，桃仁 12 g，薏苡仁 30 g，杏仁 9 g。每日 1 剂，水煎服。

2. 腑结肺痹

证候：喘促气急，发热不恶寒，腹满，大便秘结，烦躁，甚或谵语、昏迷，痰涎壅盛，舌质红苔黄燥，脉弦数。

治法：通腑泻下，宣肺平喘。

方药：宣白承气汤加减。石膏 9 g，杏仁 9 g，瓜蒌皮 12 g，桑白皮 12 g，葶苈子 12 g，黄芩 12 g，枳实 12 g，大黄 9 g$^{(后下)}$，厚朴 12 g，芒硝 9 g$^{(冲服)}$。每日 1 剂，水煎服。

3. 外伤致喘

证候：严重损伤后出现呼吸急促，唇面青紫，神倦乏力，烦躁，腹满便秘，舌质暗红苔白，脉细涩或沉细弱。

治法：通腑逐瘀，益气救脱。

方药：桃仁承气汤合生脉散加减。大黄 12 g$^{(后下)}$，芒硝 9 g$^{(冲服)}$，桃仁 12 g，赤芍 12 g，当归 12 g，甘草 6 g，麦门冬 12 g，五味子 12 g，人参 12 g，厚朴 12 g，红花 12 g。每日 1 剂，水煎服。

4. 阴阳欲脱

证候：喘促气急加剧，呼多吸少，面色晦暗，神疲汗多，脉微欲绝。

治法：回阳救逆。

方剂：四逆汤加味。熟附子 9 g$^{(先煎)}$，人参 12 g，干姜 9 g，炙甘草 12 g，龙骨 12

g^(先煎)，煅牡蛎 12 g^(先煎)，麦门冬 12 g，五味子 12 g。每日 1 剂，水煎服。

二、中药制剂

气阴两虚者，可予生脉注射液（或参麦注射液）静脉滴注以益气养阴。阳气欲脱者，可予参附注射液静脉推注、静脉滴注或持续静脉泵入回阳救逆、益气固脱。热毒内盛甚至昏迷者，可予醒脑静注射液静脉滴注开窍醒脑，凉血行气、清热解毒。

三、针灸疗法

主穴：大椎、肺俞、风门、定喘、天突。

手法：用强刺激手法。

第三节　西医治疗

一、原发病治疗

全身性感染、创伤、休克、烧伤、急性重症胰腺炎等是导致 ALI/ARDS 的常见病因。严重感染患者有 25%～50% 发生 ALI/ARDS，而且在感染、创伤等导致的多器官功能障碍（MODS）中，肺往往也是最早发生衰竭的器官。目前认为，感染、创伤后的全身炎症反应是导致 ARDS 的根本原因。控制原发病，遏制其诱导的全身失控性炎症反应，是预防和治疗 ALI/ARDS 的重要环节。

二、呼吸支持治疗

1. 氧疗　ALI/ARDS 患者吸氧治疗的目的是改善低氧血症，使动脉血氧分压（PaO_2）达到 60～80mmHg。可根据低氧血症改善的程度和治疗反应调整氧疗方式，首先使用鼻导管，当需要较高的吸氧浓度时，应采用可调节吸氧浓度的文丘里面罩或带贮氧袋的非重吸式氧气面罩（可提供高达 90% 的氧浓度）。ARDS 患者往往低氧血症严重，大多数患者一旦诊断明确，常规的氧疗常常难以奏效，机械通气仍然是最主要的呼吸支持手段。

2. 无创机械通气（NIV）　可以避免气管插管和气管切开引起的并发症，近年来得到了广泛的推广应用。但迄今为止，尚无足够的资料显示 NIV 可以作为 ALI/ARDS 导致的急性低氧性呼吸衰竭的常规治疗方法。当 ARDS 患者神志清楚、血流动力学稳定，并能够得到严密监测和随时可行气管插管时，可以尝试 NIV 治疗。Sevransky 等建议，在治疗全身性感染引起的 ALI/ARDS 时，如果预计患者的病情能够在 48～72 小时缓解，可以考虑应用 NIV。

3. 有创机械通气

（1）机械通气的时机选择：ARDS 患者经高浓度吸氧仍不能改善低氧血症时，应气管插管进行有创机械通气。ARDS 患者呼吸功明显增加，表现为严重的呼吸困难，经过早期气管插管机械通气可降低呼吸功，改善呼吸困难，缓解呼吸窘迫，并能够更有效地改善全身缺氧，防止肺外器官功能损害。

(2)肺保护性通气：由于 ARDS 患者大量肺泡塌陷，肺容积明显减少，常规或大潮气量通气易导致肺泡过度膨胀和气道平台压过高，加重肺及肺外器官的损伤。目前有 5 项多中心 RCT 研究结果证实大部分小潮气量通气组 ARDS 患者病死率显著降低。

气道平台压能够客观反映肺泡内压，过度升高可导致呼吸机相关肺损伤。在多中心 RCT 研究中，小潮气量组的气道平台压均 $<30cmH_2O$，若按气道平台压分组，随气道平台压升高，病死率显著升高。说明在实施肺保护性通气策略时，限制气道平台压比限制潮气量更为重要。

由于 ARDS 肺容积明显减少，为限制气道平台压，有时不得不将潮气量降低，允许动脉血二氧化碳分压($PaCO_2$)高于正常，即所谓的允许性高碳酸血症。

(3)肺复张：充分复张 ARDS 塌陷肺泡是纠正低氧血症和保证 PEEP 效应的重要手段。为限制气道平台压而被迫采取的小潮气量通气往往不利于 ARDS 塌陷肺泡的膨胀，而 PEEP 维持肺复张的效应依赖于吸气期肺泡的膨胀程度。目前临床常用的肺复张手法包括控制性肺膨胀、PEEP 递增法及压力控制法(PCV 法)。其中实施控制性肺膨胀采用恒压通气方式，推荐吸气压力 $30 \sim 45cmH_2O$、持续时间 $30 \sim 40$ 秒。临床研究证实，肺复张手法能有效地促进塌陷肺泡复张，改善氧合，降低肺内分流，但也有学者持不同的意见。值得注意的是，肺复张手法可能影响患者的循环状态，实施过程中应密切监测。

(4)PEEP 的选择：ARDS 广泛肺泡塌陷不但可导致顽固的低氧血症，而且部分可复张的肺泡周期性开放而产生剪切力，导致或加重呼吸机相关肺损伤。充分复张塌陷肺泡后应用适当水平 PEEP 防止呼气末肺泡塌陷，改善低氧血症，并避免剪切力，防治呼吸机相关肺损伤。因此，ARDS 应采用能防止肺泡塌陷的最低 PEEP。

ARDS 最佳 PEEP 的选择目前仍存在争议。最佳 PEEP 水平是在最低吸入氧浓度下达到最高的氧分压和血氧饱和度。Barbas 通过荟萃分析比较了不同 PEEP 对 ARDS 患者生存率的影响，结果表明 PEEP $>12cmH_2O$、尤其是 $>16cmH_2O$ 时可明显改善生存率。有学者建议可参照肺静态压力 – 容积(P – V)曲线低位转折点压力来选择 PEEP。Amato 及 Villar 的研究显示，在小潮气量通气的同时，以静态 P – V 曲线低位转折点压力 + $2cmH_2O$ 作为 PEEP，结果与常规通气相比 ARDS 患者的病死率明显降低。若有条件，应根据静态 P – V 曲线低位转折点压力 + $2cmH_2O$ 来确定 PEEP。

(5)自主呼吸：自主呼吸过程中膈肌主动收缩可增加 ARDS 患者肺重力依赖区的通气，改善通气血流比例失调，改善氧合。一项前瞻性对照研究显示，与控制通气相比，保留自主呼吸的患者镇静剂使用量、机械通气时间和 ICU 住院时间均明显减少。因此，在循环功能稳定，人机协调性较好的情况下，ARDS 患者机械通气时有必要保留自主呼吸。

(6)半卧位：ARDS 患者合并 VAP 往往使肺损伤进一步恶化，因此预防 VAP 具有重要的临床意义。机械通气患者平卧位易发生 VAP。研究表明，机械通气患者平卧位和半卧位(头部抬高 45°以上)VAP 的患病率分别为 34% 和 8% ($P = 0.003$)。可见，半卧位显著降低机械通气患者 VAP 的发生。因此，除非有脊髓损伤等体位改变的禁忌证，机械通气患者均应保持半卧位，以预防 VAP 的发生。

(7)俯卧位通气：其通过降低胸腔内压力梯度、促进分泌物引流和促进肺内液体移动，明显改善氧合。一项随机研究采用每天 7 小时俯卧位通气，连续 7 天，结果表明俯卧位通气明显改善 ARDS 患者氧合，但对病死率无明显影响。然而。若依据 PaO_2/FiO_2 对患者进行分层分析结果显示，$PaO_2/FiO_2 < 88mmHg$ 的患者俯卧位通气后病死率明显降低。此外，依据简化急性生理评分（SAPS）Ⅱ进行分层分析显示，SAPS Ⅱ 高于 49 分的患者采用俯卧位通气后病死率显著降低。最近，另外一项每天 20 小时俯卧位通气的 RCT 研究显示，俯卧位通气有降低严重低氧血症患者病死率的趋势。可见，对于常规机械通气治疗无效的重度 ARDS 患者，可考虑采用俯卧位通气。

（8）镇静镇痛与肌松：机械通气患者应考虑使用镇静镇痛剂，以缓解焦虑、躁动、疼痛，减少过度的氧耗。合适的镇静状态、适当的镇痛是保证患者安全和舒适的基本环节。

危重患者应用肌松药后，可能延长机械通气时间、导致肺泡塌陷和增加 VAP 发生率，并可能延长住院时间。机械通气的 ARDS 患者应尽量避免使用肌松药物。如确有必要使用肌松药物，应监测肌松水平以指导用药剂量，以预防膈肌功能不全和 VAP 的发生。

4. 液体通气　部分液体通气是在常规机械通气的基础上经气管插管向肺内注入相当于功能残气量的全氟碳化合物，以降低肺泡表面张力，并促进肺重力依赖区塌陷肺泡复张。研究显示，部分液体通气 72 小时后，ARDS 患者肺顺应性可以得到改善，并且改善气体交换，对循环无明显影响。但患者预后均无明显改善，病死率仍达 50% 左右。但也有不同研究结果，液体通气可作为严重 ARDS 患者常规机械通气无效时的一种选择。

5. 体外膜氧合技术（ECMO）　建立体外循环后可减轻肺负担、有利于肺功能恢复。非对照临床研究提示，严重的 ARDS 患者应用 ECMO 后存活率46% ~ 66%。但 RCT 研究显示，ECMO 并不改善 ARDS 患者的预后。随着 ECMO 技术的改进，需要进一步的大规模研究结果来证实 ECMO 在 ARDS 治疗中的地位。

三、ALI/ARDS 药物治疗

1. 液体管理　高通透性肺水肿 ALI/ARDS 的病理生理特征，肺水肿的程度与 ALI/ARDS 的预后成正相关，因此，通过积极的液体管理，改善 ALI/ARDS 患者的肺水肿具有重要的临床意义。

研究显示，液体负平衡与感染性休克患者病死率的降低显著相关，且对于创伤导致的 ALI/ARDS 患者。液体正平衡使患者病死率明显增加。应用利尿药减轻肺水肿可能改善肺部病理情况，缩短机械通气时间，进而减少呼吸机相关肺炎等并发症的发生。但是利尿减轻肺水肿的过程可能会导致心输出量下降，器官灌注不足。因此，ALI/ARDS 患者的液体管理必需考虑到两者的平衡，必须在保证脏器灌注前提下进行。

ARDS 患者采用晶体还是胶体液进行液体复苏一直存在争论。最近的大规模 RCT 研究显示，应用白蛋白进行液体复苏，在改善生存率、脏器功能保护、机械通气时间及 ICU 住院时间等方面与生理盐水无明显差异。但值得注意的是，胶体渗透压是决定毛细血管渗出和肺水肿严重程度的重要因素。研究证实，低蛋白血症是严重感染患者发生 ARDS 的独立危险因素，而且低蛋白血症可导致 ARDS 病情进一步恶化，并使机械通气时间延长，病死率也明显增加。

2. 糖皮质激素　全身和局部的炎症反应是 ALI/ARDS 发生和发展的重要机制，研究显示血浆和肺泡灌洗液中的炎症因子浓度升高与 ARDS 病死率成正相关。长期以来，大量的研究试图应用糖皮质激素控制炎症反应，预防和治疗 ARDS。早期的三项多中心 RCT 研究观察了大剂量糖皮质激素对 ARDS 的预防和早期治疗作用，结果糖皮质激素既不能预防 ARDS 的发生，对早期 ARDS 也没有治疗作用。但对于过敏原因导致的 ARDS 患者，早期应用糖皮质激素经验性治疗可能有效。此外感染性休克并发 ARDS 的患者，如合并有肾上腺皮质功能不全，可考虑应用替代剂量的糖皮质激素。持续的过度炎症反应和肺纤维化是导致 ARDS 晚期病情恶化和治疗困难的重要原因。糖皮质激素能抑制 ARDS 晚期持续存在的炎症反应，并能防止过度的胶原沉积，从而有可能对晚期 ARDS 有保护作用。然而，部分临床研究并没有得到理想的效果。

3. 一氧化氮(NO)吸入　可选择性扩张肺血管，而且 NO 分布于肺内通气良好的区域，扩张该区域的肺血管，显著降低肺动脉压，减少肺内分流，改善通气血流比例失调，并且可减少肺水肿形成。临床研究显示，NO 吸入可使约60%的 ARDS 患者氧合改善，同时肺动脉压、肺内分流明显下降，但对平均动脉压和心输出量无明显影响。但是氧合改善效果也仅限于开始 NO 吸入治疗的24～48小时。两个 RCT 研究证实 NO 吸入并不能改善 ARDS 患者的病死率。因此，吸入 NO 不宜作为 ARDS 患者的常规治疗手段，仅在一般治疗无效的严重低氧血症时可考虑应用。

4. 肺泡表面活性物质　ARDS 患者存在肺泡表面活性物质减少或功能丧失，易引起肺泡塌陷。肺泡表面活性物质能降低肺泡表面张力，减轻肺炎症反应，阻止氧自由基对细胞膜的氧化损伤。因此，补充肺泡表面活性物质可能成为 ARDS 的治疗手段。但是，研究显示临床疗效并不理想。目前肺泡表面活性物质的应用仍存在许多尚未解决的问题，如最佳用药剂量、具体给药时间、给药间隔和药物来源等。因此，还不能将其作为 ARDS 的常规治疗手段。

5. 前列腺素 E_1(PGE$_1$)　不仅是血管活性药物，还具有免疫调节作用，可抑制巨噬细胞和中性粒细胞的活性，发挥抗炎作用。但是 PGE$_1$ 没有组织特异性，静脉注射 PGE$_1$ 会引起全身血管舒张，导致低血压。静脉注射 PGE$_1$ 用于治疗 ALL/ARDS，目前已经完成了多个 RCT 研究，但无论是持续静脉注射 PGE$_1$ 还是间断静脉注射脂质体 PGE$_1$，与安慰剂组相比，PGE$_1$ 组在28天病死率、机械通气时间和氧合等方面并无益处。有研究报道吸入型 PGE$_1$ 可以改善氧合，但这需要进一步 RCT 研究证实。因此，只有在 ALL/ARDS 患者低氧血症难以纠正时，可以考虑吸入 PGE$_1$ 治疗。

6. N-乙酰半胱氨酸和丙半胱氨酸　抗氧化剂 N-乙酰半胱氨酸(NAC)和丙半胱氨酸通过提供合成谷胱甘肽(GSH)的前体物质半胱氨酸，提高细胞内 GSH 水平，依靠 GSH 氧化还原反应来清除体内氧自由基，从而减轻肺损伤。但丙半胱氨酸的Ⅱ、Ⅲ期临床试验也证实不能改善 ARDS 患者预后。因此，尚无足够证据支持 NAC 等抗氧化剂用于治疗 ARDS。

7. 酮康唑　是一种抗真菌药，但可抑制白三烯和血栓素 A_2 合成，同时还可抑制肺泡巨噬细胞释放促炎因子，有可能用于 ARDS 治疗。但仍需要进一步临床试验证实。目前仍没有证据支持酮康唑可用于 ARDS 常规治疗，同时为避免抗耐药，对于酮康唑的预防性应用也应慎重。

8. 受体激动药　对急性肺损伤患者使用受体激动药，可以借助上调患者肺泡上皮细胞中 Na$^+$ 转运，使肺血管进一步扩张，达到改善肺泡自身通气，促进肺泡分泌表面活性剂，清除肺部水肿。根据 Briot R 等的研究发现，对于肺血管通透性进一步增加的急性肺损伤患者，采用静脉注射的方式，注入特布他林，以 7 g/kg，30 分钟内注射完毕的标准，在治疗一段时间后，大部分患者血管的通透性都有明显降低，仅有小部分患者，因为自身血管通透性，未得到明显改善，最终走向死亡。此外，在 Perkins GD 等在研究中指出，沙丁胺醇对于改善患者肺部通透性可以起到有效帮助。

9. 其他　如环氧化酶抑制药，细胞因子单克隆抗体或拮抗药，已酮可可碱及其衍化物，利索茶碱，重组人活化蛋白 C，鱼油等药物在 ALI/ARDS 中的治疗价值尚在探讨中。

四、ALI/ARDS 的肾脏替代治疗

合并急性肾损伤的 ARDS 患者可采用持续的静脉 – 静脉血液滤过或间断血液透析治疗。

五、干细胞治疗

随着近些年医学界对急性肺损伤临床治疗工作、相关研究的进一步深入，以及先进治疗技术和药物的出现，使得干细胞治疗成为目前临床研究中的热点之一。对 ALI/ARDS 患者来讲，干细胞治疗可以帮助患者增加营养因子的分泌量，调节局部炎症问题，修复肺部损伤情况。就当前临床治疗工作来看，干细胞治疗已经被应用到各类型器官损伤的治疗工作中，包括我们熟知的帕金森、炎性肠病、心肌梗死等相关疾病早期临床治疗中。就 ALI/ARDS 来讲，充质干细胞治疗是目前临床研究的重点。并且，已经有研究证明，干细胞治疗对 ALI/ARDS 患者具有潜在的治疗价值。有试验研究后发现，当干细胞被注入气管内部后，肺泡膜的通透性会因此明显降低，患者的炎症也可以因此得到有效的抑制。并且，此种治疗方式还可以提升患者本身对于大肠杆菌入侵的抵抗能力。

第二十六章　咯血

第一节　概述

一、疾病概述

咯血是指喉部以下呼吸道或肺血管破裂，血液随咳嗽经喉咯出的过程，咯血量的多少与受损血管的性质及数量有直接的关系。咯血最常见的病因为肺结核、支气管扩张和支气管肺癌。咯血的先兆为胸闷、喉痒、咳嗽等，咯出的血多为鲜红色，伴有泡沫或痰，呈碱性。咯血可引起窒息、休克、肺不张、肺部感染等严重的并发症。由于目前国内外尚缺乏一个统一的分类标准，故各家对大咯血的定义亦有所不同。通常大咯血是指：1 次咯血量超过 100ml，或 24 小时内咯血量超过 600ml 以上者。需要强调的是，对咯血患者病情严重程度的判断，不要过分拘泥于咯血量的多少，而应当结合患者的一般情况，包括营养状况、面色、脉搏、呼吸、血压以及有否发绀等，进行综合判断。

咯血属中医"血证(咳血)"范畴。

二、病因

1. 西医病因　引起咯血的原因很多，以呼吸系统和心血管疾病为常见，其中肺结核、风湿性心脏病二尖瓣狭窄、支气管扩张和肺癌是我国临床咯血的常见病因，但仍有 5% ~ 15% 患者的咯血原因不明，称隐匿性咯血。部分隐匿性咯血可能由于气管、支气管非特异性溃疡、静脉曲张、早期腺瘤、支气管小结石及轻微支气管扩张等病变引起。

(1)支气管疾病：常见的有支气管扩张症、支气管肺癌、支气管内膜结核、慢性支气管炎等。较少见的有支气管内结石、良性支气管腺瘤、支气管黏膜非特异性溃疡等。

(2)肺部疾病：肺结核是最常见的咯血原因之一，占所有咯血总数的 60% ~ 92.4%，可发生于肺结核的任何类型和分期。此外肺炎、肺脓肿、肺淤血、肺梗死、肺肿瘤、肺真菌病、肺吸虫病、肺泡微结石症、肺泡炎、肺含铁血黄素沉着症和肺出血肾炎综合征等均可致不同程度的咯血。

(3)心血管疾病：较常见的是二尖瓣狭窄所致的咯血。原发性肺动脉高压和某些先天性心脏病，如房间隔缺损、动脉导管未闭等引起肺动脉高压时也可致咯血。

(4)其他：血液病(如血小板减少性紫癜、白血病、血友病、再生障碍性贫血等)、急性传染病(如肺出血型钩端螺旋体病、流行性出血热等)、结缔组织病(如结节性多动脉炎、系统性红斑狼疮、白塞病、Wegener 肉芽肿等)、子宫内膜异位症等。

2. 中医病因病机　肺为娇脏,喜润恶燥,喜清恶浊,不耐寒热,内外之邪扰肺,发为咳血;或因燥热袭肺,肺失清肃,而上逆为咳,损伤肺络,血溢呼吸道,引起咳血;或因情志不遂,肝郁化火,或暴怒气逆,肝气化火,火随气窜,上逆于肺,肺络受损而咳血;或因肺阴亏虚,阴虚则火旺,灼伤肺络,血溢呼吸道,引起咳血。

三、临床表现

1. 年龄　青壮年咯血常见于肺结核、支气管扩张、二尖瓣狭窄等。40 岁以上有长期吸烟史(纸烟 20 支/天 × 20 年)者,应高度注意支气管肺癌的可能性。儿童慢性咳嗽伴少量咯血与低色素贫血,须注意特发性含铁血黄素沉着症的可能。

2. 咯血量　咯血量大小的标准尚无明确的界定,但一般认为每天咯血量在 100ml 以内为小量,100~500ml 为中等量,500ml 以上或一次咯血 100~500ml 为大量。大量咯血主要见于空洞性肺结核、支气管扩张和慢性肺脓肿。支气管肺癌少有大咯血,主要表现为痰中带血,呈持续或间断性。慢性支气管炎和支原体肺炎也可出现痰中带血或血性痰,但常伴有剧烈咳嗽。

3. 颜色和性状　因肺结核、支气管扩张、肺脓肿和出血性疾病所致咯血,其颜色为鲜红色;铁锈色血痰可见于典型的肺炎球菌肺炎,也可见于肺吸虫病和肺泡出血;砖红色胶冻样痰见于典型的肺炎克雷伯杆菌肺炎。二尖瓣狭窄所致咯血多为暗红色;左心衰竭所致咯血为浆液性粉红色泡沫痰;肺栓塞引起咯血为黏稠暗红色血痰。

四、辅助检查

1. 胸部 X 线检查　对肺部疾病诊断意义较大,如发现胸部平片有圆形支气管影、双轨征,有利于支气管扩张的诊断;有气液平面支持肺脓肿的诊断,团块样阴影有利于肺癌的诊断,肺曲霉菌病在圆形团块阴影内可见一新月形 X 线透亮阴影,为真菌球。胸部 X 线阴影不是特异性病因的表现,需与病史、体征及其他等检查综合分析,判断咯血的原因。

2. 痰液检查　痰液中寻找结核菌和其他细菌、寄生虫卵、癌细胞等,可以帮助确定诊断。

3. 支气管碘油造影　可确诊支气管扩张。

4. 血液检查　出血时间、凝血时间、血小板等检查,可以决定咯血是否由于全身性疾病引起。

五、诊断

凡符合咯血定义者即可诊断。咯血量大小的标准尚无明确的界定,但一般认为每天咯血量在 100ml 以内为小量,100~500ml 为中等量,500ml 以上或一次咯血 100~500ml 为大量。

第二节 中医治疗

一、辨证论治

1. 风热犯肺证

证候：咳嗽，喉痒，痰中夹血，发热，微恶风寒，汗出，头痛，舌红，苔薄黄，脉浮数。

治法：疏风清热止咳。

方药：疏风止咳汤。桑叶 12 g，菊花 12 g，黄芩 12 g，金银花 20 g，连翘 30 g，桔梗 12 g，蒲公英 20 g，栀子 10 g，藕节 12 g，茅根 30 g，生地 20 g，牡丹皮 12 g，血余碳 12 g，甘草 6 g，水煎服。热炎宁、鱼腥草丸口服。

2. 燥邪犯肺证

证候：喉痒咳嗽，痰中带血，鼻燥，或有身热，舌红，少津，苔薄黄，脉数。

治法：生津润肺、止咳止血。

方药：桑杏止咳汤。桑叶 12 g，杏仁 12 g，沙参 12 g，麦冬 12 g，桑葚 12 g，紫菀 12 g，冬花 12 g，地骨皮 12 g，瓜蒌 15 g，陈皮 12 g，半夏 12 g，生地 20 g，牡丹皮 12 g，藕节 20 g，茅根 30 g，茜草碳 12 g，甘草 6 g，水煎服。沙参丸、凉血丸口服。

3. 肝火犯肺证

证候：咳嗽阵作，痰中带血或咯血鲜红，胸胁胀痛，烦躁易怒，口苦，面赤，舌质红，苔薄黄，脉弦数。

治法：清肝泻肺止血。

方药：清肝止咳汤。青黛 10 g，文蛤 12 g，黄芩 12 g，黄柏 12 g，栀子 12 g，茅根 30 g，地骨皮 12 g，桑皮 12 g，连翘 20 g，板蓝根 15 g，忍冬藤 15 g，山豆根 12 g，瓜蒌 15 g，紫菀 12 g，小蓟 12 g，白及 12 g，甘草 6 g，水煎服。黛蛤丸、血胆丸口服。

4. 肺热炽盛证

证候：咳血鲜红、量多，痰黄稠，身壮热，胸闷心烦，口渴引饮，大便干结，小便短，舌红，苔黄干，脉洪数。

治法：清热泻肺止血。

方药：清肺止咳汤。金银花 30 g，连翘 30 g，菊花 12 g，桑叶 12 g，黄芩 12 g，桔梗 12 g，瓜蒌 30 g，芦根 20 g，蒲公英 30 g，地丁 20 g，石膏 30 g，知母 12 g，茅根 30 g，仙鹤草 15 g，地榆炭 12 g，甘草 6 g，水煎服。胆木丸、清开灵口服。

5. 阴虚火旺证

证候：咳嗽，痰少难咳，痰中带血或反复咳血，血色鲜红，口干咽燥，颧红，潮热盗汗，舌质红，苔少而干，脉细数。

治法：滋阴降火、清肺止血。

方药：养阴清肺汤。百合 12 g，沙参 12 g，麦冬 12 g，桑葚 12 g，白果 12 g，地骨皮 12 g，桑皮 12 g，瓜蒌 20 g，元参 12 g，茅根 30 g，仙鹤草 12 g，阿胶 10 g，三七 5 g，杏仁 12 g，黄精 12 g，玉竹 12 g，甘草 6 g，水煎服。麦味丸、蛇胆丸口服。

6. 气不摄血证

证候：咳嗽，气短懒言，痰中带血，神疲乏力，畏冷自汗，面白无华，唇甲色淡，舌淡，脉细弱。

治法：益气摄血。

方药：益气止咳汤：党参 20 g，白术 12 g，茯苓 12 g，黄芪 20 g，灵芝 15 g，莲子 12 g，桑叶 12 g，山药 20 g，瓜蒌 12 g，紫菀 12 g，冬花 12 g，地骨皮 12 g，茅根 20 g，仙鹤草 12 g，血余炭 12 g，三七 3 g，甘草 6 g，水煎服。参茯丸、白药丸口服。

二、单方验方

1. 白及粉　5 g，3 次/日。

2. 三七粉　0.5 ~ 1 g，3 次/日。

3. 十灰散（丸）　10 g，顿服。

第三节　西医治疗

咯血急诊治疗的重点在于及时制止出血，保持呼吸道通畅，防止气道阻塞，维持患者的生命功能；并同时进行病因治疗。

一、一般疗法

1. 卧床休息及对症处理　少量咯血，如痰中带血，一般无须特殊处理，适当减少活动量，对症治疗即可；中等量咯血者应卧床休息；大量咯血者应绝对卧床休息。取患侧卧位避免吸入性肺炎或肺不张。出血部位不明时宜平卧位。

2. 镇静　对精神紧张、恐惧不安者，应解除不必要的顾虑，必要时可给少量镇静药，如安定 10mg 或苯巴比妥钠 0.1 ~ 0.2 g 肌内注射，或口服安定 2.5mg 或艾司唑仑 2mg，3 次/天。

3. 镇咳　原则上一般不用镇咳药。剧咳者可给予喷托维林 25 ~ 50mg，3 次/天，或可待因 15 ~ 30mg，3 次/天口服，作为对症处理，并有降低胸内肺循环压的作用。年老体弱肺功能不全者，咯血时慎用镇咳药以免抑制咳嗽反射和呼吸中枢，使血块不能咳出而窒息。禁用吗啡、哌替啶等以免抑制咳嗽反射使血液及分泌物淤滞气道内，引起窒息及继发感染。

4. 严密观察与护理　应密切观察患者，随时做大咯血和窒息的各项抢救准备。注意体温、脉搏、呼吸、心率和血压等生命体征，定期记录咯血量，若有口渴、烦躁、厥冷、面色苍白、咯血不止或窒息表现者应及时抢救。

二、止血治疗

1. 止血药的应用　视病情选用下列药物。

（1）一般止血药：通过改善出凝血机制、毛细血管及血小板功能而起作用，实际上临床上常见的咯血并非或不完全是上述原因所致，故其治疗效果并不确切，此类药物仅作为辅助止血药物，可酌情选 1 ~ 3 种。①维生素 K_1 10mg 肌内注射或缓慢静脉滴注，1 ~ 2 次/天，或维生素 K_4 4 ~ 8mg，2 ~ 3 次/天，口服；②酚磺乙胺：0.25 ~ 0.75 g 肌内注射或静脉滴注 2 ~ 3 次/天，或 1 ~ 2 g 加入 5% ~ 10% 葡萄糖液 500ml 中，静脉滴注，1 次/天或 0.5 ~ 1.0g 2 次/天，口服；③6 - 氨基己酸：4 ~ 6 g 加入 5% 葡萄糖液 250ml 中，静脉滴注，15 ~ 30 分钟滴完，继以 1 g/h 静脉滴注维持 12 ~ 24 小时或更长时间；④止血芳酸：0.1 ~ 0.2 g 加入 25% 葡萄糖液 20 ~ 40ml 中，静脉滴注，2 ~ 3 次/天；或 0.3 ~ 0.6 g 加入 5% ~ 10% 葡萄糖液 500ml 中，静脉滴注，1 ~ 2 次/天；⑤立止血：1kU 第 1 天静脉注射，第 2 天、第 4 天立止血 1kU 肌内注射各 1 次；⑥云南白药：0.3 ~ 0.5 g，口服，3 次/天。

（2）缩血管类药物：主要是垂体后叶素，在降低肺小动脉压止血的同时，体循环压也相应升高，如患者体质较差，大剂量或持续应用更易出现头痛、头晕等不良反应，使用范围受到一定限制。大咯血时，可用 5 ~ 10U 加入 25% 葡萄糖液 20 ~ 40ml 中，缓慢静脉滴注（10 ~ 20 辅助），2 ~ 6 小时后可重复静脉注射；或继以 10 ~ 20U 加入葡萄糖液 250 ~ 500ml 中，静脉滴注，每天总量以不超过 40U 为宜，大咯血控制后仍可继续用药 1 ~ 2 天，2 次/天，每次 5 ~ 10U，肌内注射，以巩固止血效果。高血压、冠心病、心力衰竭、动脉硬化、肺心病、孕妇等原则上禁用，若非用不可，宜从小剂量开始，并应在密切观察下进行。

（3）血管扩张药：可扩张血管降低肺动脉压及肺楔压以减少回心血量，起到"内放血"的作用。对于使用垂体后叶素无效或有冠心病、肺心病、高血压及妊娠患者宜使用酚妥拉明、普鲁卡因、巴曲亭等药物或联合使用。血管扩张药对垂体后叶素禁忌者尤为适用，应在补足血容量的基础上运用，临床上常用的药物有：①酚妥拉明：为 α - 受体阻滞药。可用 10 ~ 20mg 加入 5% 葡萄糖液 250 ~ 500ml 中，静脉滴注，可连用 5 ~ 7 天。大咯血患者也可先静脉滴注 5 ~ 10mg；②硝酸甘油：可用 5 ~ 10mg 加入 5% ~ 10% 葡萄糖液 250 ~ 500ml 中，静脉滴注。尤适用于与垂体后叶素合用；③M 受体阻滞药：阿托品 1mg 或山莨菪碱（654 - 2）10mg，肌内注射、皮下注射，1 次/6 ~ 8 小时；④普鲁卡因：常用 0.5% 普鲁卡因 10ml（50mg）加入 25% 葡萄糖液 40ml 中，静脉滴注，1 ~ 2 次/天；或 0.3 ~ 0.5 g 加入 5% 葡萄糖液 500ml 中，静脉滴注，2 次/天，见效后减量。少数人对本品过敏，首次用此药时应做皮试。剂量过大，注射过快可引起颜面潮红、谵妄、兴奋和惊厥；⑤其他药物：如糖皮质激素、10% 高渗盐水、西咪替丁、甲硝唑等均有一定的疗效。

2. 经纤维支气管镜局部止血疗法　咯血期间及早行纤维支气管镜检查不仅能确诊出血部位，而且可以用硬质气管镜和纤维支气管镜插入出血侧支气管，将血液吸出行镜下止血。

（1）冷盐水灌洗：4℃ 冷盐水 500ml 或加入肾上腺素 4mg 分次注入出血肺段，停留 1 分钟后吸出，并行面罩给氧或高频通气，多数出血可停止。对内科保守治疗无效，未能明确病灶，又不拟行支气管动脉栓塞或手术者可采用。

（2）气囊导管止血：经纤支镜将气囊导管送入相应出血支气管，使气囊充气或充水，堵塞出血支气管并压迫止血，且防止出血淹溺健肺，24 小时后放松气囊，观察数小时无出血即可拔管。常用于不能手术的在咯血或纤支镜检查后的大出血。

（3）局部给药：通过纤支镜对出血灶喷洒 0.1% 肾上腺素或去甲肾上腺素 0.3 ~ 0.5ml 或麻黄碱 30mg，或凝血酶、止血酶等。

（4）激光冷冻止血：一般用于气管及第一、第二级支气管部位明确的出血灶。

3. 选择性支气管动脉栓塞术　经股动脉插管，将漂浮导管插入到病变区域支气管动脉分支的血管腔内，注入明胶海绵或氧化纤维素或无水乙醇等栓塞物。应将病变的支气管动脉主干 2 ~ 3cm 以下支气管动脉及分支完全栓塞；应防止脊髓动脉栓塞和远端小动脉栓塞并发症。

4. 人工气腹　人工气腹对顽固性咯血，经常规治疗无效者可试用，部分患者可取得良好的效果。首次注气 500 ~ 600ml，3 ~ 4 天后再注入等量的气体。

5. 手术治疗

（1）适应证：①24 小时咯血量超过 1500ml 或 24 小时内 1 次咯血量达 500ml，经内科治疗无效者；②反复大咯血，有引起窒息先兆时；③一叶肺或一侧肺有明确的慢性不可逆病变。

（2）禁忌证：①两肺广泛的弥散性病变；②非原发性肺部病变所引起的咯血；③肺癌晚期的咯血；④全身情况差，心肺功能不全；⑤出凝血机制障碍。

三、原发病的治疗

咯血的病因很多，应根据不同的病因，采取相应的措施针对原发病进行治疗，如二尖瓣狭窄、急性左心衰所致的咯血，应按急性左心衰处理；全身性出血性疾病者，可少量多次输新鲜血；肺结核引起的咯血，应抗结核治疗；肺炎或支气管扩张引起的咯血，应选用敏感的抗生素控制感染；肺肿瘤所致者，有手术适应证时应及早手术。

四、并发症的治疗

1. 窒息　是咯血患者致死的主要原因，应及早识别和抢救，窒息抢救的重点是保持呼吸道通畅和纠正缺氧。其具体措施为：

（1）体位引流：①对于一次大咯血窒息者，立即抱起患者下半身，倒置使身体躯干与床成 40° ~ 90°，由另一人轻托患者的头部向背部屈曲并拍击背部，倒出肺内积血，防止血液淹溺整个气道；②对一侧肺已切除，余肺发生咯血窒息者，将患者卧于切除肺一侧，健侧肺在上方，头低脚高。

（2）清除积血：用开口器将患者口打开，并用舌钳将舌拉出，清除口咽部积血；或用导管自鼻腔插至咽喉部，用吸引器吸出口、鼻、咽喉内的血块，并刺激咽喉部，使患者用力咳出气道内的积血；必要时可用气管插管或气管切开，通过冲洗和吸引，亦可迅速恢复呼吸道通畅。

（3）高流量吸氧，同时注射呼吸兴奋药如尼可刹米、洛贝林等。

（4）其他措施：包括迅速建立输液通道，使用止血药物及补充血容量、纠正休克、抗感染、准备气管插管及机械通气、加强监测和护理。

2. 出血性休克　治疗上应迅速补充血容量(输液或输血)适当使用血管活性药，但血压不易升得太高，以免加重或诱发咯血。

3. 肺不张及肺炎　因大咯血血块堵塞支气管，或因患者过度紧张，镇静剂、镇咳剂用量过大，妨碍支气管内分泌物或血液的排出，阻塞支气管导致肺不张，且常合并感染。一旦出现应鼓励患者咳嗽，并行体位引流，停用镇静镇咳剂，应用祛痰剂及解痉剂雾化吸入，并适当应用抗生素。有条件时可在纤支镜下吸出血块。

参 考 文 献

[1] 李为民，刘伦旭．呼吸系统疾病基础与临床[M]．北京：人民卫生出版社，2017.

[2] 陈志强，杨关林．中西医结合内科学[M]．北京：中国中医药出版社，2016.

[3] 李书军，尤蔚．肺炎[M]．北京：中国医药科技出版社，2016.

[4] 蔡郑姬．呼吸病学的研究进展及发展趋势[M]．中国医药指南，2014，12（18）：75－76.

[5] 李泽庚，彭波，张念志．中医内科呼吸学科的学科研究思路与实践[J]．中医药管理杂志，2015，17（8）：706－708.

[6] Maeder MT, Kleiner R, Weilenmann D. Severely worsening dyspnea after initiation of macitentan therapy for pulmonary arterial hypertension[J]. Int J Cardiol, 2016, 202：244－245.

[7] 徐华智．中医呼吸系统疾病研究的现状及未来临床研究思路[J]．中医中药，2015，15（20）：174.

[8] 王有奎．呼吸病中医诊治与调理[M]．北京：人民军医出版社，2010.

[9] 卢琰琰，廖炼炼，黄洪．天灸疗法应用于中医肺系疾病的研究进展[J]．湖南中医杂志，2016，32（4）：181－182.

[10] 王禄，韩丽华，孟泳．现代呼吸病中西医论治策略[M]．郑州：郑州大学出版社，2014.

[11] 郑心．中西医结合呼吸病诊治学[M]．济南：山东科学技术出版社，2016.

[12] 王辰，高占成．呼吸与危重症医学分册[M]．北京：人民卫生出版社，2016.

[13] 李德志．呼吸内镜介入诊疗[M]．长春：吉林科学技术出版社，2016.

[14] 刘芳，陈华文，路光明．临床呼吸病学[M]．武汉：湖北科学技术出版社，2016.

[15] 吴丛山．呼吸系统疾病的检验诊断与临床[M]．上海：上海交通大学出版社，2015.

[16] 王辰，陈荣昌．呼吸支持技术[M]．北京：人民卫生出版社，2018.

[17] 阎锡新．呼吸衰竭[M]．北京：人民卫生出版社，2016.

[18] 蔡映云，吕迁洲．临床药物治疗学·呼吸系统疾病[M]．北京：人民卫生出版社，2016.

[19] 梁群．呼吸重症疾病的诊断与治疗[M]．北京：人民卫生出版社，2014.

[20] 刘大为．实用重症医学（第2版）[M]．北京：人民卫生出版社，2017.

[21] 许光兰，陈平．呼吸内科中西医结合诊疗手册[M]．北京：化学工业出版社，2015.

[22] 林琳，张忠德．呼吸科专病中医临床诊治（第3版）[M]．北京：人民卫生出版社，2013.

[23] 李顺民，彭立生．呼吸系统疾病中医特色疗法[M]．北京：人民卫生出版社，2018.

[24] 芦良花，张红梅，臧舒婷．实用急诊急救护理手册[M]．郑州：河南科学技术出版社，2017.

[25] 朱蕾．机械通气（第4版）[M]．上海：上海科学技术出版社，2017.

[26] 阮满真，黄海燕．危重症护理监护技术[M]．北京：人民军医出版社，2013.

[27] （清）黄元御．长沙药解[M]．北京：中国医药科技出版社，2017.

[28] 李成文，刘彬．黄元御用药心法[M]．北京：中国中医药出版社，2017.

[29] 王艺萍，肖菲，黎嘉嘉，等．床旁超声指导设定重度急性呼吸窘迫综合征患者的通气时间[J]．中华医学杂志，2015，95（19）：1448－1452.

［30］任小芳．新编临床急危重症护理学［M］．陕西：西安交通大学出版社，2015.

［31］王敬东，李长江．急危重症医学诊疗［M］．上海：同济大学出版社，2014.

［32］周向东，熊玮，胡建林．呼吸内科临床速查掌中宝［M］．北京：军事医学科学出版社，2014.

［33］胡建林，杨和平．呼吸疾病鉴别诊断与治疗学（第2版）［M］．北京：人民军医出版社，2015.

［34］张根葆．病理生理学（第2版）［M］．北京：中国科学技术大学出版社，2017.

［35］周德生，肖志红．中医外治方全书（珍藏本）［M］．长沙：湖南科学技术出版社，2015.

［36］冯原．呼吸内科疾病诊疗与用药指导［M］．成都：西南交通大学出版社，2015.

［37］杨理．临床常见肺系疾病的中西医诊治［M］．兰州：甘肃科学技术出版社，2015.

［38］黄菊艳，齐晓霞．临床护理常规［M］．北京：中国医药科技出版社，2016.

［39］荆伟，招丽华．肺源性心脏病治疗药物的研究进展［J］．中国现代药物应用，2017，11（3）：195 －196.

［40］中国重症超声研究组（CCUSG），重症血流动力学治疗协作组．中国重症超声专家共识［J］．临床荟萃，2017，32（5）：369 －383.

［41］刘大为，王小亭，张宏民，等．重症血流动力学治疗——北京共识［J］．中华内科杂志，2015，54（3）：248 －271.

［42］陶卫龙．中医药治疗间质性肺炎概述［J］．河南中医，2014，34（7）：1421 －1422.